조선의인지

조선의인지

박훈평 지음

KSI 한국학술정보[주]

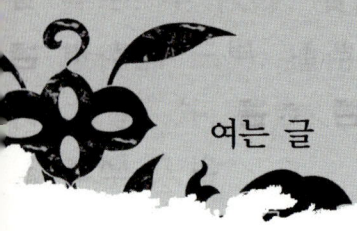

여는 글

    일전에 內鍼醫 許任의 家系에 대해 조사한 적이 있습니다. 許의 衛聖勳 錄勳에 착안하여 <忠勳府謄錄>과 <衛聖原從功臣錄券>을 살폈고, 그동안 알려지지 않았던 두 아들의 존재를 확인했습니다. 史料를 통해 얻어지는 새로운 정보에 대한 첫 경험이었죠. 이후 다른 朝鮮時代 醫家들에 대해서도 그러한 方法論으로 한 명씩 자료를 모아왔고 그 결과물이 이 책입니다.

    醫家들 다수의 자료를 모으다 보니 조선시대 醫官제도에 대해서도 더 정확한 이해를 하게 됩니다.

    예를 들어 御醫란 일반적으로 堂上官 以上의 內醫라 말해집니다. 그런데 史料를 통해 고증하면 이는 틀린 말입니다. 通訓大夫나 禦侮將軍의 堂下 正三品 資品일 경우에도 御醫라 칭합니다. 加差御醫라 구분하는 경우도 있으나, 御醫라 아울러 칭하는 예도 <承政院日記>나 <實錄> 등에서 쉽게 찾을 수 있습니다. 또한 醫藥同參이나 內鍼醫도 御醫라 불렀죠. 使臣 陪從 醫員 중에 堂下官이 분명한 同參이나 內鍼醫를 御醫로 기록하는 것도 이 때문입니다. 그리고 同參이나 內鍼醫가 內醫가 될 경우에는 御醫의 資品으로 加資시키고 이를 관례라고 표현한 내용도 <承政院日記>에 있습니다. 따라서 御醫는 醫藥同參, 內鍼醫와 正三品 이상의 內醫를 아울러 지칭하는 용어입니다.

    다른 예를 들자면 從九品 審藥을 品階만 보고 微官末職으로 여기는 것입니다. 그런데 史料에 보면 功을 세운 醫官에게 兩南의 審藥 職을 내리는 사례가 자주 나옵니다. 正三品 醫官이 兩南의 審藥 職을 달라고 국왕에게 청하는 내용도 있죠. 審藥은 八道에서 조정과 왕실로 올리는 藥材를 檢受하기 위해, 중앙에서 지방으로 파견한 醫官입니다. 하지만 審藥의 祿俸은 따로 중앙에서 나오지 않고, 자신이 檢受한 藥材의 일부로 충당하였습니다. 따라서 藥材가 豊足한 兩南의 審藥職은 공식적으로 致富할 수 있는 기회였습니다.

    자료를 통해 醫官들을 고증하는 일은 이후로도 계속할 생각입니다. 中人家門들 상당수가 賤出이나 庶孽에서 시작하다 보니 족보에 疏略하게 기록되거나 미기록되어 이에 대해 보충하는 작업이 녹록지 않았습니다. 아직 부족한 점이 많지만 연구 자료로서 同學과 後學 분들에게 쓰임 받을 것을 기쁘게 생각하며 여기에 한 번 매듭을 만들어봅니다.

武珍 雲巖山下

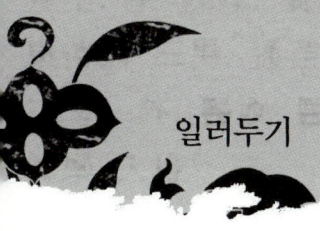

일러두기

- 수록 醫家는 三醫司 등의 醫官職에 종사했거나, 王室 醫療에 관련된 인물로 한정했으나 外方醫라도 醫書 著者나 主要 醫官 家系의 인물은 수록했습니다.

- 각 인물들에 대한 자료는 다음과 같은 순서로 기록되었습니다.

  한글명 / 漢字名 / 生沒年月日
  本貫 / 字號, 初諱, 異名, 居住地
  家族關係
  科擧, 取才 / 勳爵 / 醫種 / 資品 / 醫官 職 / 東班 職 / 西班 職
  主要生涯履歷
  家系, 世數

- 科擧나 取才 합격자의 경우 生沒, 가족관계, 字名은 <榜目>을 기준으로 하고, 그에 대해 따로 병기하지 않았으나, 다른 인용문헌이 있을 경우에는 인용 처를 우측에 병기했습니다.

- <族譜>라고 표기된 것은 각 해당 가문의 족보를 지칭 합니다. <先>은 각 해당 <先生案>을 지칭합니다.

- (?) 표시는 추측되나 정확하게는 고증되지 않은 경우입니다.

- 각 성씨 말미에 세 명 이상의 醫人을 배출한 가계는 가계별로 總數와 初人을 따로 기록하였습니다.

- 原從功臣은 원래 元從功臣이나 明 太祖 名을 避諱하여 바뀌었습니다. 算學, 算員은 正祖 名을 避諱, 正祖 즉위 후 籌學, 計士로 개칭되었습니다. 內醫院은 世宗 朝(1443年)에 典醫監에서 분리되었고, 高宗 朝에 典醫司(1885年), 太醫院(1895年)으로 개칭되었습니다. 따라서 典醫, 內醫, 典醫, 太醫는 같은 용어지만 시기에 따라 다르게 표기했습니다.

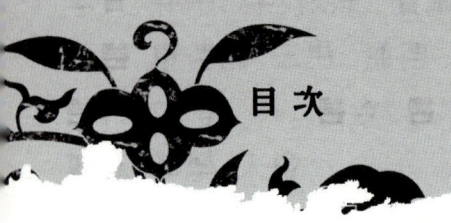

目次

書名 略字

<高> ：高麗史節要

<光海君私親> ：光海君私親追崇都監儀軌

<繼後> ：繼後謄錄

<禁衛> ：禁衛營謄錄

<對馬> ：對馬島宗家文書

<大同門鍾記> ：平壤大同門鍾記

<大韓> ：大韓帝國官員履歷書

<老> ：老稼齋燕行日記

<陶山> ：陶山及門諸賢錄

<東> ：東宮日記

<等> ：等第八世譜

<柳大統曆> ：柳成龍備忘記入大統曆

<馬醫方> ：新編集成馬醫方

<萬> ：萬姓譜

<黙齋> ：黙齋日記

<勿川> ：勿川先生文集

<眉巖> ：眉巖日記

<眉巖 草> ：眉巖日記草

<赴瀋> ：赴瀋日記

<分門> ：分門瘟疫易解方

<寫> ：寫字廳先生案

<山陵> ：山陵都監儀軌

<三功臣> ：扈聖宣武淸難三功臣都監儀軌

<上> ：上言謄錄

<算先> ：算學先生案

<桑韓> ：桑韓唱和塤篪集

<璿源> ：璿源譜略修正儀軌

<宣懿> ：宣懿王后國葬都監儀軌

<省> ：日省錄

<姓> ：姓源錄

<姓續> ：姓源錄 續編

<姓號> ：姓號譜彙

<仙搓> ：仙搓筆談抄錄

<承> ：承政院日記

<辛壬> ：辛壬紀年提要

<實> ：朝鮮王朝實錄

<完薦> ：兩廳完薦記

<藥房> ：藥房日記

<御營> ：御營廳謄錄

<御營抄> ：御營廳抄謄錄

<燕日> ：燕行日記

<燕行> ：燕行記事

<熱河> ：熱河日記

<愚谷> ：愚谷日記

<龍泉> ：龍泉談寂記

<園所> ：徽慶園園所都監儀軌

<陰崖> ：陰崖日記

<醫> ：醫科榜目

<醫等> ：醫等第譜

<醫先> ：醫科先生案

<義順館> ： 義順館迎詔圖　　　　　<推鞫> ： 推鞫日記

<義州謄錄> ： 義州府狀啓謄錄　　　<春秋> ： 春秋日記

<醫帖> ： 典醫監官案帖　　　　　<太> ： 太醫院先生案

<醫八> ： 醫科八世譜　　　　　　<八> ： 醫譯籌八世譜

<壯襄> ： 壯襄公征討時錢部胡圖　<八道> ： 八道總錄

<典享司> ： 典享司發關册　　　　<褒貶> ： 褒貶謄錄

<政和> ： 重修政和經史證類備用本草　<寒皐> ： 寒皐觀外史

<朝京> ： 朝京日錄　　　　　　　<咸鏡> ： 咸鏡監營啓錄

<竹> ： 竹溪日記　　　　　　　　<惠啓> ： 惠民署提調啓本

<參> ： 議藥同參先生案　　　　　<皇城> ： 皇城新聞

<總> ： 總督府官報　　　　　　　<黃海兵> ： 黃海兵營啓錄

<鍼> ： 內鍼醫先生案　　　　　　<會盟錄> ： 功臣會盟錄

<鍼擇> ： 鍼灸擇日編集　　　　　<孝章> ： 孝章世子墓所都監儀軌

資品 官職 略字

嘉善 ： 嘉善大夫
嘉義 ： 嘉義大夫
嘉靖 ： 嘉靖大夫
廣主 ： 廣興主簿
歸別 ： 歸厚別提
內 ： 內醫
內奉 ： 內醫奉事
內正 ： 內醫院正
內主 ： 內醫主簿
內僉 ： 內醫僉正
內鍼 ： 內鍼醫
導主 ： 司導主簿
同參 ： 議藥同參
別 ： 別提
僕主 ： 司僕主簿
氷別 ： 氷庫別提
賓主 ： 禮賓主簿
寫字 ： 寫字官
算 ： 算學 = 籌學
牲主 ： 典牲主簿
宣略 ： 宣略校尉
設提 ： 典設別提
瞻主 ： 內瞻主簿
昭威 ： 昭威將軍
崇祿 ： 崇祿大夫

崇政 ： 崇政大夫
苑別 ： 掌苑別提
禦侮 ： 禦侮將軍
譯主 ： 司譯主簿
譯取 ： 譯取才
雲正 ： 觀象監正
律別 ： 律科別提
醫敎 ： 典醫敎授
醫奉 ： 典醫奉事
醫正 ： 典醫監正
衣主 ： 尙衣主簿
盈主 ： 義盈主簿
醫主 ： 典醫主簿
醫直 ： 典醫直長
醫參 ： 典醫參奉
醫僉 ： 典醫僉正
瓦別 ： 瓦署別提
甕主 ： 司甕主簿
獄主 ： 典獄主簿
外 ： 外醫
資憲 ： 資憲大夫
資主 ： 內資主簿
宰主 ： 司宰主簿
正憲 ： 正憲大夫
籌 ： 籌學

朝奉 ： 朝奉大夫　　　　　　　　通德 ： 通德郎
朝散 ： 朝散大夫　　　　　　　　通政 ： 通政大夫
腫敎 ： 治腫敎授　　　　　　　　通訓 ： 通訓大夫
腫徒 ： 治腫廳生徒　　　　　　　圃別 ： 司圃別提
紙別 ： 造紙別提　　　　　　　　活別 ： 活人別提
鍼取 ： 鍼灸取才　　　　　　　　活參 ： 活人參奉
太 ： 太醫　　　　　　　　　　　惠主 ： 惠民主簿

康氏

昇平 信川

강길우 康吉祐 1870~?
本貫 昇平. 字 㻶玄. 康載暹 繼子
康載欽 子. 譯科 趙行德 壻
醫科. 外. 醫主<醫>
1891 (高宗28) 式年試 醫科
* 14世

강대립 康大立 1612.11.5~1672.6.10
本貫 昇平. 字 信伯
同知 康繼賢 三男. 內醫 康順俊 從姪
譯通政 崔泳 壻. 外醫 崔忠男 孫壻
金益俊 壻<族譜>
醫科. 寧國元從勳. 外. 醫僉<醫>
1635 (仁祖13) 增廣試 醫科
1636.6.15~1637.6.2 (仁祖14~15)
－<朝京> 冬至使行 醫員
1645.8.20. 藥房. 寧國元從 三等 錄勳
1648.12.20. 全南審藥 除授<承>
1656.1.22 (孝宗7) 任 平安審藥<承>
1672.6.10 (顯宗13) 卒<族譜>
* 6世

강덕령 康德齡 1691.7.20~1762.12.21
本貫 昇平. 字 德甫<族譜>
內醫 康天衢 次男. 醫科 李齊漢 壻
外. 惠主<姓>
1735 (英祖11) 惠民主簿<康命巖 譯>

1762.12.21 (英祖38) 卒<族譜>
* 9世

강만태 康萬泰 康晚泰 1655~1694.9.11
本貫 昇平
醫科 康大立 三男. 內醫 康汝泰 弟
醫科. 外. 醫判<姓>
1683 (肅宗9) 增廣試 醫科
1694.4.1. 張希載 關聯 鞫問<承>
1694.9.11 (肅宗20) 無告罪 死刑<承>
* 7世

강맹헌 康孟獻 ?
本貫 未詳
外. 審藥
1571.10.1. 全羅審藥 赴任<眉巖>

강명구 康明衢 1688~1750.8.7
本貫 昇平. 字 爾順<族譜>
內醫 康汝泰 三男. 武科 方必矩 壻<姓續>
外. 朝奉. 活參<康壽億 武>
1736. 朝奉. 前 活人參奉<康壽億 武>
1750.8.7 (英祖26) 卒<族譜>
* 8世

강명길 康命吉 1737.3.20~1800.7.13
本貫 昇平. 字 君錫. 初名 命徽
外醫 康德齡 四男. 算學 林瑞雨 壻
醫科. 算學. 首醫. 內
崇祿<太>. 牧使 知樞
著書 <濟衆新編>(1799年) <通玄集>
乾隆 算學 入格
1759.4.28 (英祖35) 典醫奉事<承>

1768 (英祖44) 式年試 醫科壯元. 初壯
1769.6.9 (英祖45) 內醫院入院＜承＞
1773.12.22~74.2.18 桃源察訪＜承＞
1774.2.17 (英祖50) 加通政＜承＞
1774.2.18. 副護軍 除授＜承＞
1774.3.12~6.13. 僉知＜承＞
1774.6.19. 副護軍 除授＜承＞
1774.12.5. 加嘉善. 同知 除授＜承＞
1774.12.9. 副護軍 除授＜承＞
1775.5.2 (英祖51) 副護軍 除授＜承＞
1775.5.23. 知事 除授＜承＞
1775.9.21. 加正憲＜承＞
1775.9.22. 衿川縣監. 除授＜承＞
1776.10.15. 副護軍 除授＜承＞
1782.11.28 (正祖6) 加資(崇政)＜承＞
1785.6.24~9.9 (正祖9) 五衛將＜承＞
1786.5.6 (正祖10) 加資(崇祿)＜承＞
1786.7.11. 首醫. 汰＜承＞
1790.11.30~12.14. 仁川府使＜先＞
1790.12.14~91.1.18 朔寧郡守＜先＞
1791.1.18~1792.5.30. 高陽郡守＜承＞
1792.5.30~1794.4.28. 豐德府使＜承＞
1794.4.28~11.6. 富平府使. 罷職＜先＞
1800.2.17~2.27. 楊州牧使＜先＞
1800.2.27 (正祖24) 上護軍 除授＜承＞
1800.7.13 (純祖即位) 卒＜族譜＞
-＜承＞ 1800.8.1 記事 鞠問 中 物故
* 10世

강명오 康命五 1724.9.18~?.6.15
本貫 昇平. 字 攸好, 君擎
外醫 康德齡 三男. 通德 金厚東 壻
醫科. 算學. 外. 醫僉＜醫＞

乾隆 算學 入格
1756 (英祖32) 式年試 醫科
1769.5.22. 典醫主簿. 海美 定配＜承＞
* 10世

강명휘 康命徽 = **강명길** 康命吉 ?

강문욱 康文郁 ?
本貫 昇平. 字 聖弼＜族譜＞
外醫 康晉昌 長男. 玄* 壻
外. 醫直＜康永祐 醫＞＜族譜＞
* 11世

강문익 康文翼 1811.3.9~1857.1.7
本貫 昇平. 字 聖輔
內醫 康晉三 三男. 察訪 金學禧 壻
韓宜豐 壻＜族譜＞
醫科. 籌學. 外. 醫正＜醫＞
1832 (純祖32) 籌學 入格
1843 (憲宗9) 色掌. 式年試 醫科
1849. 式年試 醫科 參試＜醫先＞
1855. 式年試 醫科 參試＜醫先＞
1857.1.7 (哲宗8) 卒＜族譜＞
* 12世

강석우 康錫祐 1866.4.18~1912.4.2
本貫 昇平. 字 士範
康載憲 繼子. 計士 康載熙 長男
外醫 康遇周 孫. 外醫 洪宜聞 壻
醫科
1882 (高宗19) 增廣試 醫科
1912.4.2. 卒＜族譜＞
* 14世

강선우 康善祐 1871.1.25~1947.2.18
本貫 昇平. 字 明叔
計士 康載熙 次男. 醫科 康錫祐 弟
醫科 康文翼 孫. 安東三 胥<族譜>
醫科
1891 (高宗28) 式年試 醫科
1947.2.18. 卒<族譜>
* 14世

강성구 康聖衢 1664.1.28~1703.3.11
本貫 昇平. 字 爾極<族譜>
內醫 康汝泰 長男. 內醫 韓俊興 胥
醫科. 外. 醫僉<醫>
1687 (肅宗13) 式年試 醫科
1703.3.11 (肅宗29) 卒<族譜>
* 8世

강순검 康順儉 1573~?
本貫 昇平
內醫 康孝義 子. 李崇壽 胥
醫科. 衛聖元從勳. 定運元從勳
內. 內正<太>
1603 (宣祖36) 式年試 醫科
1614.8.27. 參奉. 衛聖元從 三等 錄勳
1614.10.11 內參. 定運元從勳 三等
1619.12.13 (光海11) 掌務官. 賞<實>
* <定運元從功臣 錄券> "姜順儉" 誤記
* 5世

강여태 康汝泰 1646.1.19~1714.1.17
本貫 昇平. 字 亨叔
醫科 康大立 長男. 金兒華 胥
醫科. 內. 內正<太>

1675 (肅宗1) 增廣試 醫科
1689 (肅宗15) 內醫院入院<太>
1693.3.15 (肅宗19) 掌務官. 賞<承>
1714.1.17 (肅宗40) 卒<族譜>
* 7世

강영균 康永勻 1867.12.13~?
本貫 信川. 初名 洪大 僉知 康禹鉉 子
勳四等. 太. 嘉善<承>. 勅三等
廣濟院長 內藏院卿. 秘書院丞
1888.3 (高宗25) 繕工監假監役<大韓>
1898.11. 任 太醫院兼典醫<大韓>
1899.4.28. 兼典醫. 加通政<承>
1899.5.18~21. 侍從. 奏六等<承>
1899.9.13~21. 侍從. 奏五等<承>
1900.12.29 (光武4) 任 廣濟院長<承>
1902.3.20~21 (光武6) 秘書院丞<承>
1902.4.3. 任 廣濟院長. 奏一等<承>
1903.4.10. 任 中樞院議官<承>
1903.4.17~5.19. 廣濟院長<承>
1903.4.26. 廣濟院長. 加嘉善<官報>
1904.2.13. 嘉善. 任 鐵道院監督<承>
1904.7.9. 任 內藏院卿. 勅三等<承>
1906.3.28. 兼典醫. 敍 勳四等<承>
1907.1.21. 嘉善. 陸軍三等軍醫<承>
1907.1.22. 改名 康永勻<承>
* <太> 未收錄
* 23世 / 谷山派

강영우 康永祐 1873.4.24~1950.4.24
本貫 昇平. 字 釋老. 康載復 子
外醫 康文郁 孫. 僉知 方漢哲 胥
醫科. 外. 判二等. 醫參<醫>. 主事

15

1888 (高宗25) 式年試 醫科
1893.10.18~20. 順康圓守奉官<承>
1895.3~1896.7. 東京慶應義塾<大韓>
1896.9~1899.7. 東京工業學校<大韓>
1904.6. 六品. 鐵道技師 奏六等<大韓>
1907.12 (隆熙1) 判二等
-<大韓> 帝室財産整理局 主事
1950.4.24. 卒<族譜>
* 14世

강우주 康遇周 1783.10.19~1811.2.23
本貫 昇平. 字 國輔<族譜>
內醫 康晉三 長男. 內醫 李命鎰 胥
外. 通德<族譜>. 醫直<康錫祐 醫>
1811.2.23 (純祖11) 卒<族譜>
* 12世

강은우 康殷祐 1870.8.16~1886.8
本貫 昇平
外醫 康載弘 繼子. 籌學 康載倫 子
內醫 康晉三 曾孫. 醫科 金鏞賢 胥
醫科. 外. 醫主<醫>
1870 (高宗7) 增廣試 醫科
1886.8 (高宗21) 卒<族譜>
* 14世

강재건 康載健 1821~?
本貫 昇平. 字 伯剛. 引義 康文顯 子
同參 康晉成 孫. 金光奎 胥
籌學. 外. 醫直<醫帖>
1835 (憲宗1) 籌學入格
1880 (高宗17) 前 典醫直長<醫帖>
* 13世

강재기 康載箕 ?
本貫 昇平. 計士 康文爀 子
外醫 洪英喆 胥<康顯祐 籌>
外. 醫徒<完薦>
1866.6 (高宗3) 典醫生徒<完薦>
* 13世

강재원 康載元 = 강재훈 康載薰

강재홍 康載弘 1830.3.29~1878.12.27
本貫 昇平. 字 季容
籌學 康文煥 四男. 內醫 康晋三 孫
籌學 韓宜昌, 趙龍奎 胥<醫八>
籌學. 外. 醫直<醫等>
1844 (憲宗10) 籌學 入格
1861 (哲宗12) 元<醫八>
1878.12.27 (高宗15) 卒<族譜>
* 13世

강재훈 康載薰 1836~?
本貫 昇平. 字 和卿. 初名 載元
醫科 康文翼 子. 譯科 朴猷煥 胥
籌學. 外. 醫直<醫帖>
1852 (哲宗3) 籌學入格
1880 (高宗17) 前 典醫直長<醫帖>
* 13世

강종우 康鍾祐 1870.4.1~1930.1.8
本貫 昇平. 字 敬五. 籌學 康載健 三男
同參 康晉成 曾孫. 籌敎 李瀋相 胥
醫科. 籌學
1885 (高宗22) 增廣試 醫科
1886 (高宗23) 籌學 入格

1930.1.8. 卒<族譜>

* 14世

강진삼 康晉三 1758.11.27~1830.10.11

本貫 昇平. 字 仲擧. 初名 康晉錫

首醫 康命吉 次男. 算別 李思勗 甥

金宗遠 甥<族譜>

醫科. 內<太>. 嘉善. 資主. 郡守. 同知

1777 (正祖1) 式年試 醫科

1777 (正祖1) 內醫院 入院<太>

1785.12.28. 內資主簿 除授<承>

1786.1.7. 尙衣主簿 相換. 御醫<承>

1786.5.6~1787.9. 羅州監牧官<承>

1787.9.10 (正祖11) 副司果 除授<承>

1790.6.24 (正祖14) 加資(通政)<承>

1790.10.28~12.25. 僉知<承>

1792.8.9~8.20 (正祖16) 五衛將<承>

1793.9.28~10.14 (正祖17) 同知<承>

1799.4.3 任 陽智縣監. 高陽守 相換<承>

1799.4.4~1799.6.29. 金浦郡守<先>

1799.6.29 (正祖23) 御醫 還屬<承>

1800.2.17 (正祖24) 賞<承>

1826.11.15. 還屬. 護軍 除授<承>

1830.10.11 (純祖30) 卒<族譜>

* 11世

강진석 康晉錫 = 강진삼 康晉三

강진성 康晉成 1777.1.13~1850.11.8

本貫 昇平. 字 仲綏

首醫 康命吉 三男. 引儀 李最明 甥

同參<參>. 醫直<承>. 活別

1793.3.7. 前 典醫直長. 同參差下<承>

1798.12.20~99.12.16 活人別提<承>

1800.3.25. 實病已久, 同參減下<承>

1850.11.8 (哲宗1) 卒<族譜>

* <參> "造紙別提" 誤記<造紙 先>

* 11世

강진창 康晋昌 ?

本貫 昇平

籌學 康命集 長男. 首醫 康命吉 從姪

外. 朝散<準戶口>. 醫參<康永祐 醫>

* 11世

강천구 康天衢 1668.11.12~1753.12.2

本貫 昇平. 字 爾則

內醫 康汝泰 次男. 朴益康 甥

醫科. 揚武元從勳. 內. 資憲<太>. 同知

1693 (肅宗19) 式年試 醫科

1717 (肅宗43) 內醫院入院<太>

1718.7.7 (肅宗44) 加資(通政)<承>

1723.10.7. 脫喪(母喪). 還屬<承>

1723.10.11 (景宗3) 副護軍 除授<承>

1728.7.15. 折衝. 揚武元從 二等 錄勳

1736.7.21~12.11. 忠翊將<承>

1736.9.1 (英祖12) 僉知 除授<承>

1744.9.20 (英祖20) 加嘉善<承>

1746.10.4~10.23 (英祖22) 同知<承>

1746.10.29. 副護軍 除授<承>

1751.閏5.6~12.15. 同知<承>

1751.12.18. 副護軍 除授<承>

1753.12.2 (英祖29) 卒<族譜>

* 8世

강필신 康弼臣 ?
本貫 未詳
外. 惠久 <省>
1788.10.12. 惠民署別單祿官 <省>

강홍대 康洪大 = 강영균 康永勻

강효의 康孝義 康孝儀 1542~?
本貫 昇平. 字 宜淑
武科 康世弘 次男. 申守滇 胥
醫科. 亨難元從勳. 內. 內正 <實>
1564 (明宗19) 式年試 醫科 <太>
1610.11.5 內醫正. 號牌法關聯 上疏 <實>
1614.7.18. 判官. 亨難元從 一等 錄勳
* <醫> 未收錄
* 4世

강후태 康後泰 ?
本貫 昇平
醫科 康大立 次男. 算學 李綱 胥
醫科. 外. 醫主 <醫>
1681 (肅宗7) 式年試 醫科
* 7世

昇平康氏
/ 4世 內醫 康孝義 以後 28名

昇平康氏 = 信川康氏 楊洲派
昇平 世數 +25 = 信川 世數

姜氏
晉州

강경서 姜景瑞 ?
本貫 未詳
光國元從勳. 外. 惠參 <錄券>
1591.閏3.2 惠參. 光國元從 三等 錄勳

강경희 姜璟熙 1875~?
本貫 晉州. 字 景玉
醫科 姜達秀 子. 醫科 姜瑛熙 弟
醫科. 外. 醫主 <醫>
1885 (高宗22) 增廣試 醫科
* 守雲系 11世

강구연 姜九淵 ?
本貫 未詳. 昌平 居 <實>
外. 醫判 <實>
1473.12.7. 前 醫判. 凌辱縣令 <實>
1474.1.19. 杖一百徒三年 <實>

강달수 姜達秀 1856~?
本貫 晉州. 字 子三. 姜仁淳 子
僉知 姜和淳 繼子. 外醫 姜允鎭 孫
外醫 李宅懋 外孫. 譯科 金東奎 胥
醫科. 同參 <醫帖>. 醫正 <完薦>
1876 (高宗13) 式年試 醫科 壯元
1884.9 (高宗21) 典醫正 <完薦>
* <參> 未收錄
* 守雲系 10世

강대기 姜大祺 ?
本貫 晉州. 字 聖瑞
姜壽永 子. 徐得臣 胥
醫科. 外. 醫判<醫>
1618 (光海10) 式年試 醫科

강만기 姜萬紀 ?
本貫 未詳
外. 藥房
1704.9.6. 禮曹藥房. 汰<上>

강만재 姜萬載 ?
本貫 未詳
外. 藥房
1704.9.6. 議政府藥房. 汰<上>

강면형 姜冕亨 1867~?
本貫 晉州. 字 元玉. 姜壽永 子
外醫 姜緯永 繼子. 李象儀 胥
醫科
1885 (高宗22) 增廣試 醫科
* 武科 禺聖系 8世

강석신 姜碩臣 ?
本貫 未詳
外. 惠參<承>
1777.8.19 (正祖1) 惠民參奉<承>

강성기 姜聖基 = 강성신 姜聖臣 誤記

강성신 姜聖臣 ?
本貫 晉州
外醫 姜熙明 子. 崔致奎 胥<姓>

外. 醫直. 司果<姜直淳 醫>
* 守雲系 7世

강세진 姜世鎭 ?
本貫 晉州
外醫 姜聖臣 子. 外醫 林聖濟 胥
外. 醫直<安山李 族譜>. 司果
1819 (純祖19) 司果<姜直淳 醫>
* 守雲系 8世

강영희 姜瑛熙 1871~?
本貫 晉州. 字 英玉. 醫科 姜達秀 子
姜萬秀 繼子. 譯科嘉義 方漢奎 胥
醫科. 外. 醫主<醫>
1884.9 (高宗21) 童蒙. 譯完薦<完薦>
1885 (高宗22) 式年試 醫科
* 守雲系 11世

강용호 姜勇虎 ?
本貫 未詳. 清州 居
外. 醫生<實>
1541.2.26. 清州醫生. 徒役中<實>

강위빙 姜渭聘 1671~?
本貫 晉州. 字 君望
武科訓主 姜得健 子. 內鍼 崔尙燻 胥
同參. 通政<參>. 惠主<八> 察訪. 僉知
1698.6.9. 義禁府 月令醫員<承>
1707.閏4.14. 義禁府 月令醫員<承>
1722.5.1. 惠民醫員. 同參 差下<承>
1722.5.5 (景宗2) 副司果 除授<承>
1727.6.22 (英祖3) 副司果 除授<承>
1728.12.28. 司圃別提 除授<先>

1731.3.18 (英祖7) 引儀 除授 <承>

1732.1.11~2.27. 西部主簿 <承>

1732.2.27. 典牲主簿 除授 <承>

1732.10.12. 重林察訪 除授 <承>

1736.2.8~2.16. 南部主簿 <承>

1736.2.16~1737.3.3. 瓦署別提 <承>

1737.3.3. 桃源察訪 除授 <承>

1741.7.24 (英祖17) 加資(通政) <承>

1741.8.2 (英祖17) 副護軍 除授 <承>

1742.3.3~12.27. 忠翊將 <承>

1742.5.9 (英祖18) 僉知 除授 <承>

1743.1.9 (英祖19) 賞 <承>

* 守雲系 4世

강위영 姜緯永 ?

本貫 晉州

外醫 姜鼎欽 子. 瓦別 柳浹 胥

外. 六品. 奏六等

惠久 <鄭讀畛 雲>. 郡守

1864.12.20. 御營廳鍼醫. 遞職 <承>

1886.11.9 (高宗23) 機器局司事 <承>

1889.7.8. 機器局主事. 減下 <承>

1896.1.16~1897.5.7. 通津郡守 <承>

- <官報> 六品. 奏六等

* 武科 禹聖系 7世

강윤례 姜允禮 ?

本貫 晉州

姜命周 子. 內醫 姜二儀 從兄弟 <姓>

內. 內正 <太>

강윤진 姜允鎭 ?

本貫 晉州. 外醫 姜聖臣 子

外. 惠主 <姜達秀 醫>

* 守雲系 8世

강이문 姜彛文 1775~?

本貫 晉州. 字 聖章

通德郎 姜伋 繼子. 承旨 姜俒 子

生員. 儒醫. 監察. 郡守

1822 (純祖22) 式年試 生員 二等

1830.5.5. 監察. 議藥 同參事 <實>

* 19世 / 殷烈公派

강이의 姜二儀 ?

本貫 晉州

姜啓周 子. 內醫 姜允禮 從兄弟 <姓>

內. 通政 <太>

강정원 姜廷元 ?

本貫 未詳

1633.10.24. 藥材未納拘禁 <承>

1645.9.19. 醫員. 零陵香知者 <承>

강정흠 姜鼎欽 ?

本貫 晉州. 姜世勳 子

外. 惠主 <姜冕亨 醫>

* 武科 禹聖系 6世

강직순 姜直淳 1794~?

本貫 晉州. 字 惟清

外醫 姜世鎭 子. 譯判 李元基 胥

醫科. 外. 醫正 <姓>

1819 (純祖19) 久任. 式年試 醫科

1824.2.2. 義禁府 月令醫員 <承>

1826.8.25. 義禁府 月令醫員 <承>

1837. 式年試 醫科 參試<醫先>

* 守雲系 9世

강진수 姜進秀 1873~?

本貫 晉州. 字 子益. 折衝 姜和淳 子

外醫 姜允鎭 孫. 醫科 鄭宜復 胥

醫科. 外. 醫正<完薦>

1885 (高宗22) 增廣試 醫科

* 守雲系 10世

강찬희 姜璨熙 1863~?

本貫 晉州. 字 粲玉

外醫 姜海秀 子. 武科 鄭左坤 胥

醫科. 外. 醫主<醫>

1883.4.13. 醫科 初試 入格人. 喪中<承>

1885 (高宗22) 式年試 醫科

* 守雲系 11世

강창흠 姜昶欽 姜昌欽 ?

本貫 晉州

太. 通政<官報>. 中樞議官. 副司果

1891.7.22 (高宗28) 副司果 除授<承>

1898.7.30 (光武2) 兼典醫. 加資<省>

1901.7.9 (光武5) 監官. 六品. 賞<承>

1901.8.15~8.17. 中樞院議官<承>

1903.9.16. 兼典醫. 守令待窠調用<省>

1906.5.15 (光武10) 加通政<官報>

* <太> 未收錄

* 22世 / 博士公派

강최현 姜最顯 1750~?

本貫 晉州. 鏡城 居. 僉使 姜起周 子

武科. 儒醫. 嘉善<姜在璜 生>

軍僉. 縣監. 同知

1790 (正祖14) 武科. 增廣試 丙科

1800.6.27. 外方醫. 最稱精明<承>

1800.6.28. 軍器僉正. 議藥入侍<承>

강치손 姜致孫 ?

本貫 未詳

平難元從勳. 外. 醫生<錄券>

1591.3.21. 醫生. 平難元從 三等 錄勳

강한수 姜漢秀 姜漢壽 ?

本貫 晉州

醫科 姜直淳 子<姜璡熙 譯>(?)

外. 醫直<李命錫 醫>

1870 (高宗7) 典醫直長<李命錫 醫>

* 守雲系 10世

강해수 姜海秀 ?

本貫 晉州

醫科 姜直淳 子. 外醫 玄光一 胥

外. 醫直<姜瑗熙 譯>

1866.3 (高宗1) 典醫奉事<完薦>

1885 (高宗22) 典醫直長<姜瑗熙 譯>

* 守雲系 10世

강태익 姜泰益 姜泰翼 1791~?

本貫 未詳. 字 稚嶠

同參<參>. 副司勇

1830.閏4.28. 外醫. 同參差下<承>

1830.閏4.28. 副司勇 除授<承>

1830.6.9 (純祖30) 靈光縣 定配<承>

1830.11.21. 釋放<承>

1842.4.15. 前 同參. 還差<藥房>

1843.10.8 (憲宗9) 同參. 賞<省>

강희명 姜熙明 ?
本貫 晉州. 他名 姜熙珉
武科嘉義 姜宇柱 子. 同參 姜渭聘 孫
張多良 胥<姓>
外. 惠主<姜直淳 醫>
1774. 金信璧 妻父<金信璧 譯>
* 守雲系 6世

강희민 姜熙珉<姓> = 강희명 姜熙明

晉州姜氏
守雲系 4世 同參 姜渭聘 以後 13名
武科 禹聖系 6世 外醫 姜鼎欽 以後 3名

江氏

강득주 江得舟 ?
本貫 未詳
1483.7.14 (成宗14) 醫員. 陞職<實>
1490.7.7 (成宗21) 職牒還給<實>
1497.6.8 (燕山3) 職牒還給<實>

堅氏
川寧 單本

견림 堅霖 ?
本貫 川寧. 字 商輔
禦侮 堅世傑 子. 李春祥 胥
醫科. 光國元從勳. 宣武元從勳
內. 通訓. 醫正<錄券>. 內正<太>
1564 (明宗19) 前 醫副奉. 式年試 醫科
1591.閏3.2. 醫正. 光國元從勳 一等
1600. 通訓. 內主<堅後閔 醫>
1601.4.15 (宣祖34) 入侍<實>
1605.4.16. 僉正. 宣武元從 三等 錄勳

견후민 堅後閔 1568~1644
本貫 川寧. 內醫 堅霖 子. 文寬 胥
醫科. 亨難元從勳. 內. 嘉義<太>. 甕主
1600 (宣祖33) 審藥. 式年試 醫科
1614.7.18. 醫員. 亨難元從 三等 錄勳
1619.12.13. 侍藥廳 掌務官. 賞<實>
1619.12.29 (光海11) 司甕主簿<實>
1628.8.29 (仁祖6) 黃蠟膏關拿囚<承>
1631.2.29 (仁祖9) 加嘉善<承>
1642.4.12 (仁祖20) 賞<承>

견후증 堅後曾 ?
本貫 川寧. 內醫 堅霖 子
內醫 堅後閔 第. 畫員 李興孝 胥
醫科
1605 (宣祖38) 增廣試 醫科 壯元

慶氏

清州 單本

경국창 慶國昌 1694.1.2~?.10.2
本貫 清州. 字 永命. 永明<族譜>
算別 慶溥 繼子. 計士 慶浩 子
醫科 慶起昌 從弟. 譯科 韓重琦 胥
醫科. 外. 惠主<醫>. 副司果
1720 (肅宗46) 式年試 醫科
1720.3.27 (肅宗46) 副司果 除授<承>
* 16世 / 都使公派

경기창 慶起昌 ?
本貫 清州. 字 士興. 計士 慶潤 次男
護軍 慶澤 繼子. 醫科 朴漢相 胥
醫科. 外. 惠主<族譜>
1687 (肅宗13) 式年試 醫科
1696.6.12. 義禁府 月令醫員<承>
1701.8~1701.12. 都監醫員<山陵>
1701.11.5. 義禁府 月令醫員<承>
1708.6.9. 東學假官惠參. 罷職<承>
* 16世 / 都使公派

경면 慶冕 1714.6.15~1770.7.25
本貫 清州. 字 仲晦. 重輝<族譜>
寫字官 慶啓昌 子. 醫科 慶起昌 姪
司果 李瑞白 胥
醫科. 外. 惠主<醫>
1738.2.19 (英祖14) 承文院肄習<承>
1738.4.3 (英祖14) 惠民參奉<承>

1744 (英祖20) 式年試 醫科
1770.7.25 (英祖46) 卒<族譜>
* 17世 / 都使公派

경방 慶雱 ?
本貫 清州. 字 澤甫, 澤之
致善<族譜>. 參判 慶世昌 庶子
金世瀚 胥. 李鍊 胥
醫科. 內. 嘉善<醫><族譜>
醫教<慶應吉 武>. 內正<太>
1533.2.2 (中宗28) 典醫參奉<實>
1540 (中宗35) 前 直長. 式年試 醫科
* 11世 / 月松公派

경석운 慶碩運 1735~1801
本貫 清州. 字 大卿. 寫字官 慶昱 子
醫科 慶冕 姪. 上護軍 李震燠 胥
醫科. 算學. 外. 惠教<醫>
乾隆 算學 入格
1753.3.26. 寫字官. 副司勇 除授<承>
1768 (英祖44) 訓導. 式年試 醫科
1777.8.19 (正祖1) 惠民主簿<承>
1801 (純祖1) 卒<族譜>
* 18世 / 都使公派

경성운 慶成運 1739~1781
本貫 清州. 字 守而
首醫 慶絢 三男. 通德郎 金景奎 胥
醫科. 內<太>. 通政<承>. 僉知
1762 (英祖38) 式年試 醫科
1766 (英祖42) 內醫院入院<太>
1775.9.21 (英祖51) 加通政<承>
1775.12.20~1776.2.12. 僉知<承>

1775.2.19 (英祖52) 護軍 除授 <承>

* 18世 / 都使公派

경시행 慶時行 ?

本貫 淸州. 字 行仲. 府使 慶渾 子

醫科. 外. 醫參 <醫>

1564 (明宗19) 醫參. 式年試 醫科 六位

* 12世 / 提學公派

경식 慶軾 ?

本貫 淸州. 字 子瞻 <族譜>

外醫 慶興運 子. 籌學 崔復大 壻

外. 通德 <族譜>. 醫直 <慶致敎 籌>

1832 (純祖32) 典醫直長 <慶致敎 籌>

* 19世 / 都使公派

경예 慶輗 1784.5.1~1812.11.6

本貫 淸州. 字 子衝 <族譜>

通德 慶章運 子. 首醫 慶絢 孫

譯科通政 洪達洛 壻

醫科. 籌學. 外. 醫判 <醫>. 副司果 <族譜>

1804 (純祖4) 籌學 入格

1807 (純祖7) 式年試 醫科 壯元

1810.1.25. 義禁府 月令醫員 <承>

1812.3.1. 義禁府 月令醫員 <承>

1812.11.6 (純祖12) 卒 <族譜>

* 19世 / 都使公派

경옥 慶鈺 1844.11.18~?

本貫 淸州. 字 君相 算學 慶致孝 繼子

醫科 慶致一 長男. 計士 李炳亨 壻

醫科. 籌學. 太. 嘉善

醫正 <醫>. 郡守. 副司果 <族譜>

1861 (哲宗12) 色掌. 式年試 醫科

1871 (高宗8) 籌學 入格

1875.8 (高宗12) 典醫正 <完薦>

1888 (高宗25) 增廣試 醫科 參試 <醫>

1900.12.30. 任 太醫院典醫補 <承>

1900.3.21 (光武4) 加通政 <承>

1903.5.21~1905.1.7. 金提郡守 <承>

1905.12.25. 任 太醫院兼典醫 <承>

1906.12.14. 兼典醫. 加資 <承>

1907.8.2 (隆熙1) 典醫. 賞 <省>

* <太> 未收錄

* 21世 / 都使公派

경우 慶雩 = 경방 慶雱 誤記

경전 慶銓 1828~?

本貫 淸州. 字 德衡. 公直 <族譜>

醫科 慶致學 子. 外醫 安大榮 壻

醫科. 內鍼 <鍼>. 惠久 <醫>. 副司果 <族譜>

1858 (哲宗9) 式年試 醫科

1860.7.14. 內鍼醫 差下 <藥房>

1879.10.1. 脫喪. 還屬 <承>

1881.12.23 (高宗18) 醫官. 賞 <承>

* 21世 / 都使公派

경집 慶輯 1776~1821

本貫 淸州. 字 子和

內醫 慶成運 次男

計士 崔璟 壻. 內醫 崔始崙 孫壻

醫科. 內. 嘉善 <太>. 同知

1801 (純祖1) 式年試 醫科

1802 (純祖2) 內醫院入院 <太>

1809.1.20. 前 奉事. 內醫還差 <承>

1815.11.29. 已加資, 御醫陞差 <承>
1820.6.24 (純祖20) 五衛將 除授 <承>
1820.12.10 (純祖20) 加資(嘉善) <承>
1821.2.10 (純祖21) 同知 除授 <承>
* 19世 / 都使公派

경치맹 慶致孟 1810.1.21~?.10.3
本貫 淸州. 字 鄒卿
慶興 子. 方彥準 胥 <族譜>
外. 惠直 <完薦>. 司果 <族譜>
1859 (哲宗10) 惠民直長 <韓榮鎭 籌>
* 20世 / 都使公派

경치일 慶致一 1819.1.23~?
本貫 淸州. 字 道汝. 通德郎 慶輗 子
首醫 慶絢 玄孫. 算訓 尹得源 胥
醫科. 外. 醫正 <完薦>. 副司果 <醫>
1846 (憲宗12) 色掌. 式年試 醫科
1867 (高宗4) 典醫正 <慶鈺 譯>
* 20世 / 都使公派

경치학 慶致學 1790.3.16~1877
本貫 淸州. 字 聖習. 可效 <族譜>
將士郎 慶輻 子. 醫科 慶冕 曾孫
安大榮 胥
醫科. 外. 壽通政 <醫>. 醫敎 <醫>
1813 (純祖13) 惠久. 式年試 醫科
1870.1.3 (高宗7) 主簿. 加通政 <省>
1870.6.13. 卒 <族譜>
* 20世 / 都使公派

경필영 慶必永 1869.12.25~1907.9.28
本貫 淸州. 字 仁壽

醫科 慶鈺 子. 醫科 洪宜升 胥
醫科. 籌學. 外. 奏三等. 醫僉 <醫> 郡守
1875.8 (高宗12) 童蒙. 譯完薦 <完薦>
1882.2.11(陽). 典醫參奉 除授 <大韓>
1882 (高宗19) 籌學 入格
1885 (高宗22) 式年試 醫科
1886.4.20. 陞六. 任 副司果 <大韓>
1886.5.15. 典醫直長 除授 <大韓>
1894.9.10. 任 農商衙門主事 <承>
1895.閏5.28. 任 漢城府主事 <承>
1896.7.6 (高宗33) 陞 判四等 <大韓>
1897.7.6 (光武1) 陞 判三等 <大韓>
1897.9.18 (光武1) 陞 判二等 <承>
1898.6.29~1900.3.14 (光武2~4)
-<承> 長水郡守. 奏五等
1900.3.14~1901.8.27 (光武4~5)
-<承> 鎭安郡守. 奏四等
1901.8.28~1902.4.6. 眞寶郡守 <承>
1902.1.9 (光武6) 加通政 <大韓>
1902.4.6~5.6. 孟山郡守. 奏三等 <承>
1902.5.6 (光武6) 比安郡守 除授 <承>
1903.閏5.17. 任 中樞院議官 <承>
1906.2.14. 文義郡守 除授 <承>
1907.9.28. 義兵亂 被殺 <皇城>
* 22世 / 都使公派

경현 慶絢 1712~1781.5.6
本貫 淸州. 字 文伯
醫科 慶國昌 子. 譯科 金景璧 胥
算學 慶溥 孫. 內醫 金必衍 胥 <醫先>
醫科. 首醫. 內. 崇祿 <太>. 縣令. 知事
1735 (英祖11) 增廣試 醫科
1738.4.3 (英祖14) 典醫主簿. 汰 <承>

1744 (英祖20) 內醫院入院 <太>

1746.6.27. 掌務官. 加資 <承>

1746.7.1. 未經準職. 加資改正 <承>

1755.5.11 (英祖31) 兼察御醫 <承>

1756.11.26 (英祖32) 加通政 <承>

1758.4.12 (英祖34) 僉知 除授 <承>

1761.4.7 (英祖37) 加嘉善 <承>

1761.6.24~1762.1.18. 同知 <承>

1761.12.7 (英祖37) 加嘉義 <承>

1764.12.25~1767.4. 振威縣令 <承>

1766.3.30 (英祖42) 加資憲 <承>

1767.4.14 (英祖43) 副護軍 除授 <承>

1768.2.7 (英祖44) 知中樞 除授 <承>

1768.2.17. 知事 除授 <承>

1768.2.20. 副護軍 除授 <承>

1769.2.10 (英祖45) 副護軍 除授 <承>

1769.7.11. 加正憲 <承>

1773.9.22 (英祖49) 加資 <承>

1779.6.24 (正祖3) 入侍 <承>

1781.5.6 (正祖5) 卒 <族譜>

* <太> 陽川縣令 記錄

* 17世 / 都使公派

경흥운 慶興運 ?

本貫 淸州. 字 起文 <族譜>

首醫 慶絢 次男. 金履元 胥

外. 腫敎 <慶輅 纂>. 賓主. 察訪

1767.12.20 (英祖43) 瞻主 除授 <承>

1769.12.12. 禮賓主簿 除授 <承>

1770.閏5.16. 平丘察訪 除授 <承>

* 18世 / 都使公派

都使公派 / 16世 醫科 慶起昌 以後 16名

景氏
泰仁

경도학 景道學 1846.6.7~?

本貫 泰仁. 景致賢 子. 申浩 胥

外. 通政 <承>, 醫主. 中樞院議官

1894 (高宗31) 典醫主簿 <景變 醫>

1902.3.16~17. 任 中樞院議官 <承>

1907.1.20. 監董. 六品. 加通政 <承>

1914.2.7. 醫生免許 89號 發給 <總>

경변 景變 ?

本貫 泰仁. 外醫 景道學 子. 李承豹 胥

醫科

1894 (高宗31) 式年試 醫科

高氏
濟州 單本

고경락 高景洛 1782.10.5~1856.5.20

本貫 濟州. 字 寅源 <族譜>

醫科 高應星 獨子. 朴再純 胥 <姓>

外. 惠主 <完薦> <等> <姓>

1782.10.5 (正祖6) 生 <族譜>

1856.5.20 (哲宗7) 卒<族譜>

* 25世 / 典書公派

고경석 高景哲 1768.4.12~1817.7.20

本貫 濟州. 字 聖希<族譜>

外醫 高應壽 次男. 僉知 金宗瀚 胥

外. 醫直<姓><高在晋 醫>

1768 (英祖44) 生<族譜>

1817.7.20 (純祖17) 卒<族譜>

* 25世 / 典書公派

고경성 高景晟 ?

本貫 未詳

平難元從勳. 外

1591.3.21. 醫員. 平難元從 三等 錄勳

고경우 高景禹 1759.7.4~1795.7.9

本貫 濟州. 字 宅#<族譜>

譯科 高師臣 長男<族譜>

醫科 高師義 姪. 趙光最 胥

外. 活參<姓>

1759.7.4 (英祖35) 生<族譜>

1795.7.9 (正祖19) 卒<族譜>

* 25世 / 典書公派

고경은 高景殷 1749.9.23~1820.5.7

本貫 濟州. 字 而敬

外醫 高應斗 長男

醫科 高應星 姪. 崔斗杓 胥

醫科. 內<太>. 通政<承>. 僉知<醫先>

1777 (正祖1) 惠久. 式年試 醫科

1777.8.19 (正祖1) 惠民奉事<承>

1792.7.2. 惠民主簿. 內醫院入院<承>

1802.10.9 (純祖2) 加通政<承>

1802.10.15 (純祖2) 副護軍 除授<承>

1812.12.27~1813.1.14. 五衛將<承>

1820.5.7 (純祖20) 卒<族譜>

* 25世 / 典書公派

고경직 高景稷 1763.1.30~1807.9.16

本貫 濟州. 字 聖佑<族譜>

外醫 高應壽 長男. 李宗衡 胥

外. 惠敎<姓><高在晟 醫>

1807.9.6 (純祖7) 卒<族譜>

* 25世 / 典書公派

고기 高祺 ?

本貫 未詳

平難元從勳. 外. 鍼醫<眉巖>

1574.3.2 (宣祖7) 善針醫<眉巖>

1574.3.3. 鍼醫. 柳希春 見<眉巖>

1591.3.21. 醫員. 平難元從 三等 錄勳

고도성 高道性 ?

本貫 開城

醫科 高衡遠 子. 譯正 趙重鑌 胥

外. 惠訓<高世昌 醫>

1849 (憲宗15) 惠民訓導<高世昌 醫>

1849.12.10. 六曹醫員. 上<褒貶>

1850.12.12 (哲宗1) 六曹醫員. 上<褒貶>

1851.6.11 (哲宗2) 六曹醫員. 上<褒貶>

* 28世 / 濟州高氏- 文忠公派

고려 高呂 ?~1402.10.16

本貫 濟州. 兵使 高永壽 長男<族譜>

開國勳. 高城君. 嘉善. 典醫監<實>

1392 (恭讓4) 中郎將. 鄭夢周 被殺
1392.8.20. 典醫監. 三等 開國勳 錄勳
1402.10.16 (太宗2) 高城君. 卒<實>
* 非 醫人
* 15世 / 文忠公派 (高城君派 始祖)

고명호 高命祜 1730~?
本貫 開城. 字 聖來
同參 高挺參 繼子
武科萬戶 高必武 子. 醫科 崔東峻 胥
醫科. 外. 惠主<醫>
1768 (英祖44) 式年試 醫科
* 26世 / 濟州高氏- 文忠公派

고사의 高師義 1731.7.3~1801.3.2
本貫 濟州. 字 君邦<族譜>
武科 高世謙 長男. 譯僉 鄭道常 胥
外. 醫直<八>. 雲直<高景燾 譯>
1731.7.3 (英祖7) 生<族譜>
1801.3.2 (純祖1) 卒<族譜>
* 24世 / 典書公派

고성업 高成業 1606~?
本貫 未詳
外. 醫久<推鞫>
1639.6.22. 典獄署 月令醫員<承>
1651.12.13 典醫前衛 禁府救療醫<推鞫>
* <推鞫> 1651.12.13 "四十六世"

고세보 高世輔 ?
本貫 未詳
靖國原從勳. 首醫. 內<實>
嘉善<實>. 同知. 活人提調

1501.4.5 (燕山7) 加通政<實>
1504.8.8 (燕山10) 加嘉善<實>
1505 (燕山11) 同知 除授<實>
-<實> 1507.1.27 記事
1506.2.5 (燕山12) 加嘉靖<實>
1506.9.5. "資憲, 嘉靖加,改正"<實>
1507.1.27 (中宗2) 同知<實>
1507.4.20. 僉知. 靖國原從 一等 錄勳
1514.1.1 (中宗9)
-<陰崖> 任 惠民提調. 活人提調 相換
1517.12.8 (中宗12) 醫官. 入侍<實>

고세방 高世方 = **고세원** 高世元 誤記

고세원 高世元 ?
本貫 濟州. 字 和安<族譜>
引儀 高尙嶁 次男<族譜>
外醫 金辰昌 胥<姓>
外. 惠主<李治 醫>. 氷別<八>
1780 (正祖4) 惠民主簿<李亨鎭 雲>
* 23世 / 典書公派

고세창 高世昌 1819~?
本貫 開城. 字 聖雷. 高允昇 子
外醫 高道性 繼子. 白永煥 胥
醫科. 外. 惠直<醫>. 醫主<完薦>
1849 (憲宗15) 式年試 醫科
* 29世 / 濟州高氏- 文忠公派

고영명 高永明 1887.3.8~1950.1.18
木貫 濟州. 字 德天
高鎭圭 三男. 外醫 高在暉 從孫
金世華 胥<族譜>

外方<族譜>. 通善<族譜>. 内部主事
1950.1.18. 卒<族譜>
＊ 28世 / 典書公派

고영택 高永澤 1851.2.21〜?
本貫 濟州. 字 春卿
外醫 高鎭鴻 次男<族譜>. 李熙麟 胥
譯科 李命基 胥. 外醫 金碩奎 胥<八>
醫科. 外. 醫主<醫>
1851.2.21 (哲宗2) 生<族譜>
1882 (高宗19) 式年試 醫科
＊ 28世 / 典書公派

고운필 高運弼 ?
本貫 開城
醫科 高世昌 子. 外醫 趙永緯 胥
外. 惠參<完薦>
1875.8 (高宗12) 惠民參奉<完薦>
＊ 30世 / 濟州高氏- 文忠公派

고응두 高應斗 1720.1.2〜1774.12.26
本貫 濟州. 字 士昂<族譜>
譯科 高世爀 長男. 譯正 金洙 胥
外. 醫直<高景殷 醫>
1720.1.2 (景宗即位) 生<族譜>
1774.12.26 (英祖5) 쫄<族譜>
＊ 24世 / 典書公派

고응성 高應星 1737.3.19〜1803.7.7
本貫 濟州. 字 天章. 初名 應翼
譯科 高世爀 四男<族譜>. 李廷祿 胥
醫科. 外. 惠主<醫>
1763 (英祖39) 惠訓. 增廣試 醫科

1764.12.16 任 黃海監營審藥<蓬壺日記>
1777.8.19 (正祖1) 惠民主簿<承>
1803.7.7 (純祖3) 卒<族譜>
＊ 24世 / 典書公派

고응수 高應壽 1738.11.23〜1787.3.2
本貫 濟州. 字 明瑞. 一名 應鼎<族譜>
通德郎 高世協 獨子
外醫 高世元 從姪. 朴泰說 胥
外. 通訓<族譜>. 惠主<高在元 譯>
醫奉<高鎭恒 醫>. 資主<族譜>
1777.8.19 (正祖1) 典醫監醫員<承>
1787.3.2 (正祖11) 卒<族譜>
＊ 24世 / 典書公派

고응정 高應鼎 = 고응수 高應壽

고응추 高應樞 ?
本貫 濟州. 字 福星<族譜>
外醫 高世元 獨子<族譜>
譯直 金泰瀚 胥<高景祿 譯>
外. 醫直<姓>
1813 (純祖13) 典醫直長<高景祿 譯>
＊ 24世 / 典書公派

고일민 高逸民 ?
本貫 未詳
醫科
1585 (宣祖18) 式年試 醫科

고일현 高一鉉 1856.9.16〜?
本貫 濟州
太. 通政<承>. 奏四等

1897.9.3. 任 法律起草委員 <大韓>

1902.6.28. 任 太醫院兼典醫 <大韓>

1905.2.20. 任 典醫. 奏四等 <承>

1905.5.25. 海州碑閣功. 加通政 <承>

1914.3.21. 醫生免許 181號 發給 <總>

* <太> 未收錄

고재성 高在晟 1800.1.20~1851.11.1

本貫 濟州. 字 英叔

外醫 高景稷 四男. 譯科 趙是亨 胥

醫科. 外. 醫正 <醫> <完薦>

1840 (憲宗6) 判官. 式年試 醫科

1851.11.1 (哲宗2) 卒 <族譜>

* 26世 / 典書公派

고재양 高在暘 1795.12.22~1870.11.13

本貫 濟州. 字 德哉 <族譜>

外醫 高景晳 次男. 外醫 尹啓爀 胥

外. 惠主 <李容奭 醫>

1795 (正祖19) 生 <族譜>

1846 (憲宗12) 惠民奉事 <高鎭恒 醫>

1870.11.13 (高宗7) 卒 <族譜>

* 26世 / 典書公派

고재욱 高在旭 1778.10.27~1804.3.19

本貫 濟州. 字 寅錫 <族譜>

內醫 高景殷 獨子. 雲科 金象萬 胥 <姓>

外. 惠主 <高永澤 醫>

1778.10.27 (正祖2) 生 <族譜>

1804.3.19 (純祖4) 卒 <族譜>

* 26世 / 典書公派

고재위 高在暐 ?

本貫 濟州. 字 郡柳 <族譜>. 高景魯 獨子

醫科 高應星 從孫. 林# 胥 <族譜>

外. 參奉 <族譜>

1804.5.17 (純祖4) 承文院 肄習 <承>

1812.10.27. 義禁府 月令醫員 <承>

1823.11.7. 義禁府 月令醫員 <承>

* 26世 / 典書公派

고재진 高在晋 1787.10.3~1821.8.16

本貫 濟州. 字 士晋

外醫 高景晳 長男. 察訪 崔鳳民 胥

醫科. 外. 醫正 <醫>

1811.6.23. 典醫參奉. 罷職 <省>

1812 (純祖12) 增廣試 醫科

1821.8.16 (純祖21) 卒 <族譜>

* 26世 / 典書公派

고재창 高在昌 1789.11.9~1829.6.7

本貫 濟州. 字 文中 <族譜>

外醫 高景稷 次男 <族譜>

外醫 高應壽 孫. 內醫 安聖輔 胥

外. 惠直 <高鎭豊 譯>

1789 (正祖13) 生 <族譜>

1828 (純祖28) 惠民直長 <高鎭豊 譯>

1829.6.7 (純祖29) 卒 <族譜>

* 26世 / 典書公派

고재형 高在亨 1802.2.25~1867.8.6

本貫 濟州. 字 通汝 <族譜>

雲科 高景檜 次男

外醫 高應壽 孫. 律科 田命熙 胥

外. 惠奉 <高鎭郁 譯>

1802.2.25 (純祖2) 生＜族譜＞

1834.10.2. 全羅審藥＜完營日錄＞

1867.8.6 (高宗4) 卒＜族譜＞

＊ 26世 / 典書公派

고재황 高在晃 ?~1829.3.21

本貫 濟州. 字 光之＜族譜＞

外醫 高景洛 獨子

外. 惠直＜完薦＞

1829.3.21 (純祖29) 卒＜族譜＞

＊ 26世 / 典書公派

고재휘 高在暉 1809.4.22~1860.6.28

本貫 濟州. 字 重旭＜族譜＞

譯科 高景栻 三男. 外醫 高應壽 孫

計士 金倫敎 胥

外. 宣略＜族譜＞ 惠主＜八＞. 副司果＜族譜＞

1809 (純祖9) 生＜族譜＞

1860.6.28 (哲宗11) 卒＜族譜＞

＊ 26世 / 典書公派

고정민 高定民 ?

本貫 未詳

醫科

1585 (宣祖18) 式年試 醫科

고정삼 高挺參 高挺三 1680~1753(?)

本貫 開城. 字 義伯

高誠國 子. 李以俊 胥＜高命祜 醫＞

同參. 通政＜參＞. 僉知

1719.1.29 (肅宗45) 耆老所藥房＜承＞

1719.2.5 (肅宗45) 副司勇 除授＜承＞

1723.7.11. 前 醫副奉. 耆老藥房＜上＞

1745.6.3. 耆老藥房. 同參差下＜承＞

1745.6.5 (英祖21) 副司果 除授＜承＞

1746.2.8 (英祖22) 加通政＜承＞

1749.8.10~1750.1.11. 忠壯將＜承＞

1749.8.20 (英祖25) 僉知 除授＜承＞

1753.3.3 (英祖29) 有頉＜承＞

＊ 25世 / 濟州高氏- 文忠公派

고준영 高俊永 1859~?

本貫 開城. 字 仲秀. 同參 高鑴 繼子

高鉉 子. 李柔 胥

醫科. 內＜承＞. 通訓. 醫主＜醫＞

1879 (高宗16) 式年試 醫科

1879.12.22. 鑴 子. 內醫院入院＜承＞

1881.12.23. 御醫差下. 賞＜承＞

1885.2.27 (高宗22) 掌務官. 陞六＜承＞

1886.5.30. 身病. 內醫減下＜承＞

1888.12.15. 高鑴 子. 內醫還＜承＞

1890.7.7. 醫員間不和. 汰＜承＞

＊ ＜太＞ 未收錄

＊ 29世 / 濟州高氏- 文忠公派

고준필 高俊弼 ?

本貫 開成

外. 惠主＜完薦＞

1879.11.20. 義禁府 月令醫員＜承＞

1884.9 (高宗21) 惠民主簿＜完薦＞

1885.3.4. 義禁府 月令醫員＜承＞

＊ 29世 / 濟州高氏- 文忠公派 (?)

고증 高曾 ?

本貫 未詳. 首醫 高世輔 子

外. 惠敎＜陰崖日記＞

1514.1.1 (中宗9) 惠敎<陰崖日記>

고진국 高鎭國 1826.3.17~1866.5.20
本貫 濟州. 字 紀卿<族譜>
外醫 高在晃 繼子
高在春 次男. 譯科 玄膺祖 胥
外. 惠直<完薦>
1826.3.17 (純祖26) 生<族譜>
1866.5.20 (高宗3) 卒<族譜>
* 27世 / 典書公派

고진상 高鎭祥 ?
本貫 濟州. 字 德仲<族譜>
外醫 高在暉 獨子. 鄭# 胥<族譜>
外. 惠參<完薦>
* 27世 / 典書公派

고진원 高晋遠 1760~?
本貫 開城. 字 明叔. 醫科 高命祜 子
外醫 方泰載 胥. 醫科 方世均 孫壻
醫科. 外. 惠主<醫>
1783 (正祖7) 增廣試 醫科
* 27世 / 濟州高氏- 文忠公派

고진항 高鎭恒 1822.9.7~1879.8.8
本貫 濟州. 字 景久
外醫 高在暘 次男. 外醫 高在暉 繼子
外醫 金允浩 胥
醫科. 外. 醫僉<醫>
1846 (憲宗12) 式年試 醫科
1879.8.8 (高宗16) 卒<族譜>
* 27世 / 典書公派

고진홍 高鎭鴻 1806.9.5~1864.4.17
本貫 濟州. 字 仲遠<族譜>
外醫 高在旭 三男. 武科 李敬賢 胥
外. 惠奉<高永澤 醫>
1806 (純祖6) 生<族譜>
1864.4.17 (高宗1) 卒<族譜>
* 27世 / 典書公派

고천수 高天授 ?
本貫 未詳
醫科. 外
1684 (肅宗10) 式年試 醫科
1688.1.25. 義禁府 月令醫員<承>

고형원 高衡遠 1754~?
本貫 開城. 字 平叔
醫科 高命祜 子. 趙翼鎭 胥
醫科. 外. 惠訓<醫>
1777.8.19 (正祖1) 惠民參奉<承>
1783 (正祖7) 增廣試 醫科
* 27世 / 濟州高氏- 文忠公派

고훈 高鑂 ?
本貫 開城. 雲直 高益均 子
外醫 李杞 胥<高俊永 醫>
同參<承>. 正憲<承>. 惠直<八>. 府使
1874.6.19. 外醫. 同參差下<承>
1875.6.4 (高宗12) 同參. 陞六<承>
1876.12.30. 晉州巨濟等 監牧官<省>
1879.12.26~80.12.20. 龍仁守<承>
1880.12.20. 高陽郡守 除授<承>
1881.7.12 (高宗18) 加通政<承>
1881.12.23 (高宗18) 加資<省>

1887.11.23. 陽川縣令 除授 <承>
1888.1.27. 始興兼任 陽川縣令 <承>
1889.12.9 (高宗26) 加資憲 <承>
1889.12.27 (高宗26) 加正憲 <承>
1893.3.26. 長湍府使 除授 <承>
1894.4.27～7.14. 抱川縣監 <省>
1895.4.29. 任 典醫司兼典醫 <承>
* <參> 未收錄
* 28世 / 濟州高氏- 文忠公派

濟州高氏
典書公派 / 23世 外醫 高世元 以後 27名
文忠公派 / 25世 同參 高挺參 以後 10名

開城高氏 = 濟州高氏 文忠公派

公氏
金浦

공자유 公子由 ?
本貫 金浦. 文典籍 公珪 父
外. 朝散. 惠奉 <公珪 進>
1513. 朝散. 前 惠奉 <公珪 進>

孔氏
昌原(曲阜) 單本

공언창 孔彦昌 ?
本貫 昌原. 孔明謙 獨子
外. 惠參 <族譜>
* 13世 / 孤山公派

공의달 孔義達 ?
本貫 昌原. 孔悌老 子
武科 朴元仁 胥. 大司憲 孔瑞麟 父
外. 惠訓 <孔瑞麟 生> 中部主. 縣監
1507. 前 惠民訓導 <孔瑞麟 生>
1519.2.10. 龍安縣監 改差 <實>
1520.閏8.18 (中宗15) 中部主簿 <實>
* 5世 / 無派

郭氏
玄風

곽금 郭嶔 ?
本貫 未詳
醫科. 昭武元從勳. 外
1605 (宣祖38) 增廣試 醫科

1624.8.20~1625.3.26 (仁祖2~3)
-<東槎錄> 日本通信使行 醫員
1628.9.17. 醫員. 昭武元從 三等 錄勳

곽선완 郭善完 ?
本貫 未詳. 堤川 居
蔭. 儒醫. 司勇
1698.7.20. 以醫術有名稱<承>
1700.12.22. 士人. 議藥入侍<承>
1709.12.26 (肅宗35) 司勇 除授<承>
1714.6.1 (肅宗40) 副司勇 除授<承>
1714.6.10. 副司勇. 醫官入侍<承>

곽재태 郭再泰 1708~?
本貫 玄風. 字 士宗
武科萬戶 郭三碩 次男<姓續>
李柱亮 胥. 方弘矩 外孫
趙聖禧 胥<醫先>
醫科. 外. 老嘉善. 惠主<醫>. 老同知
1735 (英祖11) 式年試 醫科
1777.8.19 (正祖1) 惠民主簿<承>
1788.10.12. 惠民署別單祿官<省>
1790.6.24 (正祖14) 僉知 除授<省>
1794.3.11~3.27 (正祖18) 同知<承>
1795.1.2. 前 同知. 京 中部 居<省>
* 23世 / 畿湖系 參奉公派

곽정순 郭正淳 ?
本貫 未詳
1894.4.13. 義禁府 月令醫員<承>

곽종 郭鍾 1857~?
本貫 玄風. 字 致華. 改名 郭鍾元

郭命夏 繼子. 律科 郭命祚 子
醫科 郭再泰 繼孫. 金夔男 胥<醫八>
醫科. 外. 醫判<醫>
1890 (高宗27) 元<醫八>
1894 (高宗31) 式年試 醫科
* 25世 / 畿湖系 參奉公派

곽종원 郭鍾元 = 곽종 郭鍾

具氏
綾州 昌原

구공설 具公卨 ?
本貫 未詳. 吏曹參判 具岱 子
醫科. 外. 醫教<醫>
1624 (仁祖2) 式年試 醫科
1639.6.16 (仁祖17) 醫學教授<承>

구담 具澹 ?
本貫 綾州. 字 淨叔
廢 綾陽尉 具文景 三男. 具壽永 孫
醫科. 外. 惠教<醫>
1564 (明宗19) 前 惠教. 式年試 醫科
* 12世 / 都元帥派

구사경 具思敬 仇思敬 ?
本貫 昌原
外. 道醫員<實>

1438.10.24 (世宗20) 全羅處置使 道醫員 <實>

구사협 具思協 ?
本貫 綾州. 具涵 次男
醫科 具澹 姪. 李楘 胥 <族譜>
外. 醫久 <晚悔集>
1608.3.12. 行公州 承命救療 <晚悔集>
* 13世 / 都元帥派

구징 具澄 ?
本貫 綾州. 縣令 具希景 七男
醫科 具澹 從兄弟 <族譜>
外. 審藥
1572.1.28. 江原審藥 <眉巖 草>
1574.5.11~11.1 聖節使行醫員 <朝天記>
* 12世 / 都元帥派

綾州具氏
都元帥派 / 12世 醫科 具澹 以後 3名

丘氏
平海 單本

구상륜 丘尙崙 ?
本貫 平海
內鍼 <鍼>
1652.9.4. 鍼醫. 以病不仕, 汰 <承>

權氏
公州 安東

권도 權道 ?
本貫 未詳. 字 大原. 號 卑牡
外. 副司果 <桑韓>
1719.4.11~1720.1.24 (肅宗45~46)
- <桑韓> <海遊錄> 通信使行 良醫

권덕연 權德淵 ?
本貫 安東
牧使 權博 庶次男. 部將 金瑁 胥
外. 醫參 <穌齋集>
* 21世 / 樞密公派

권득인 權得仁 ?
本貫 安東. 異名 得中 <族譜>
律習主簿 權禎 次男. 同知 李泉龍 胥
醫科
1609 (光海1) 式年試 醫科
* 22世 / 副正公派

권득중 權得中 = 권득인 權得仁

권만년 權萬年 1636~?
本貫 安東. 字 壽萬
同參. 察訪. 廣興主簿 <參>. 司果
1685.12.18. 前 司果. 同參差下 <承>
1690.1.18 (肅宗18) 司果 <歸別 先>
1690.1.18. 歸厚別提 除授 <先>

1692.5.15. 平陵察訪 下直 <承>
1696.12.21 (肅宗22) 同參. 賞 <承>

권만중 權萬重 ?
本貫 安東
權世亨 子. 金錫命 胥
外. 醫直 <權廷基 律>
1753 (英祖29) 典醫直長 <權廷基 律>

권변 權變 ?
本貫 未詳
外. 醫主 <實>
1472.1.18 (成宗3) 典醫主簿 <實>

권상명 權尙明 1712~?
本貫 安東. 字 君誠
察訪 權熽 三男. 首醫 權聖徵 孫
宋圭錫 胥 <族譜>
內鍼 <鍼> 壽通政 圃別. 察訪. 僉知
1755.1.15 (英祖31) 內鍼醫差下 <承>
1755.1.21 (英祖31) 副司勇 除授 <承>
1767.8.9. 司圃別提 除授 <先>
1768.12.21~71.5.14 安奇察訪 <承>
1771.5.14. 豊德連驛定配 <承>
1774.7.18. 前 察訪. 復職調用 <承>
1790.6.28 (正祖14) 僉知 除授 <承>
* 26世 / 副正公派

권상은 權尙殷 1708~1769
本貫 安東. 字 士正. 初名 權尙正
察訪 權熽 長男. 首醫 權聖徵 孫
內醫 金壽峴 胥
醫科. 內 <太>. 通政 <承>. 僉使. 僉知

1726 (英祖2) 式年試 醫科
1742 (英祖18) 內醫院入院 <太>
1758.1.4 (英祖34) 加通政 <承>
1758.2.5 (英祖34) 僉知 除授 <承>
1759.9.3. 蒜山僉使 除授 <承>
* 26世 / 副正公派

권상희 權尙禧 ?
本貫 安東
外醫 權煒 子. 韓以蔓 胥 <姓>
外. 醫徒 <姓>
* 26世 / 副正公派

권섬 權蟾 ?
本貫 公州. 字 光甫. 公州 居
權永守 子
醫科
1498 (燕山4) 式年試 醫科

권성경 權聖經 = 권수경 權守經

권성규 權聖揆 1671~?
本貫 安東. 字 一卿. 首醫 權愉 子
同參 權聖徵 弟. 金昌翼 胥 <姓>
同參 <參>. 通政. 察訪. 引儀. 護軍
1690.10.9 (肅宗16) 假引儀 <承>
1702.1.11 (肅宗28) 引儀 除授 <承>
1707.12.26. 禮賓主簿 <沙斤 先>
1707.12.26. 沙斤察訪 除授 <承>
1708.2. (肅宗34) 沙斤察訪 赴任 <先>
1710.5. (肅宗36) 沙斤察訪 瓜遞 <先>
1714.10.13. 副司果 除授 <承>
1718.12.22. 副護軍 除授 <承>

1720.3.27 (肅宗46) 護軍 除授＜承＞

1721.1.10. 瓦署別提 除授＜承＞

1721.6.3～8.10. 典獄主簿＜承＞

1721.8.18. 造紙別提 除授＜先＞

1722.2.21. 典牲主簿 除授＜承＞

1724.5.17. 活人別提 除授＜承＞

1724.5.21 (英祖1) 西 活人別提＜承＞

1725.7.12～8.20. 掌苑別提＜先＞＜承＞

* 24世 / 副正公派

권성징 權聖徵 1666～1738.3.10

本貫 安東. 字 信卿

首醫 權愉 次男＜族譜＞. 李春和 胥＜姓＞

揚武元從勳. 內鍼＜鍼＞. 同參

崇祿＜參＞. 縣監. 知事

1689.閏3.12. 鍼醫. 同參差下＜承＞

1689.尹3.13. 副司勇 除授＜承＞

1700.5.27 (肅宗26) 僉知 除授＜承＞

1700.12.21 (肅宗26) 僉知 除授＜承＞

1702.11.28～1703.4.11 (肅宗28～29)

-＜承＞ 册封奏請兼 冬至使行 御醫

1703.6.13 (肅宗29) 使行 御醫. 賞

1703.10.18～1704.10.8. 忠翊將＜承＞

1705.9.24 (肅宗31) 副司直 除授＜承＞

1705.12.4 (肅宗31) 加資(嘉善)＜承＞

1706.7.16 (肅宗32) 同知樞 除授＜承＞

1709.1.10 (肅宗35) 副護軍 除授＜承＞

1709.8.23. 振威縣令 除授＜承＞

1710.2.10 (肅宗36) 加資(嘉義)＜承＞

1711.8.1～1714.4. 砥平監監＜承＞

1714.4.4 (肅宗40) 副司直 除授＜承＞

1715.5.28. 副司直 除授＜承＞

1714.6.24. 加資(資憲)＜承＞

1714.7.24. 同知樞 除授＜承＞

1715.6.23 (肅宗41) 同知樞 除授＜承＞

1722.4.21. 交河縣監 除授＜承＞

1723.9.28 (景宗3) 加正憲＜承＞

1724.閏4.10 (景宗4) 加崇政＜承＞

1725.6.9 (英祖1) 加崇祿＜承＞

1727.8.15. 漣川縣監 除授＜承＞

1727.8.25～28.11.23 果川縣監＜先＞

1728.7.15. 縣監. 揚武元從 一等 錄勳

1728.4.28 孝章世子卒. 削職放送＜承＞

1731.9.12 (英祖7) 知事 除授＜承＞

1738.3.10 (英祖14) 卒＜承＞

* 24世 / 副正公派

권수 權燧 1697～?

本貫 安東. 字 晦叔

同參 權聖揆 次男. 同參 金有鉉 胥＜族譜＞

內鍼＜鍼＞. 思陵令. 縣監. 副司果

1730.4.25 (英祖6) 內鍼醫 差下＜承＞

1730.4.28 (英祖6) 副司勇 除授＜承＞

1732.9.24 (英祖8) 副司果 除授＜承＞

1741.2.4. 造紙別提 除授＜先＞

1742.8.5 (英祖18) 引儀 除授＜承＞

1758.10.18 (英祖34) 監察 除授＜承＞

1759.5.3 (英祖35) 思陵令 除授＜承＞

1760.6.25～7.7. 抱川縣監＜承＞

* 25世 / 副正公派

권수경 權守經 1675～?

本貫 安東. 字 季常. 初名 權聖經

內鍼醫 權悌 次男＜族譜＞

揚武元從勳. 內鍼. 同參. 通政

腫敎＜鍼＞. 東部主＜參＞. 察訪. 副護軍

1710 (肅宗36) 內鍼醫差下<鍼>

1710.2.10. 醫官. 賞<承>

1716.8.7. 東部主簿 除授<承>

1719.12.22. 副護軍 除授<承>

1720.8.17 (景宗卽位) 引儀 除授<承>

1721.3~1721.7 (景宗1)

-<鞿翁遺稿> 引儀. 謝恩使行 御醫

1722.2.14. 瓦署別提 除授<承>

1722.7.6 (景宗2) 重林察訪 除授<承>

1726.4.17. 鍼醫. 同參 差下<承>

1727.4.12 (英祖3) 引儀 除授<承>

1727.10.11. 引儀. 改名權守經<承>

1728.7.15. 引義. 揚武元從 一等 錄勳

1728.12.3. 典獄主簿 除授<承>

1728.12.27~30.10.7 召村察訪<承>

1731.2.11 (英祖7) 副司果 除授<承>

1732.4.16. 鍼醫. 同參 差下<承>

1737.5.29 (英祖13) 同參. 入侍<承>

* 24世 / 副正公派

권심 權沈 ?

本貫 未詳

亨難元從. 衛聖元從. 翼社元從勳. 外

1614.7.18. 醫員. 亨難元從 三等 錄勳

1614.8.27. 醫員. 衛聖元從 二等 錄勳

1614.10.29. 醫員. 翼社元從 三等 錄勳

권위 權煒 ?~1737.10.17

本貫 安東. 權必經 獨子

內鍼 權守經 姪. 內鍼 權悌 孫<族譜>

外. 鍼醫<御營>. 西部主簿. 察訪

1731.3.18 (英祖7) 氷庫別提 除授<承>

1732.5.13 (英祖8) 西部主簿 除授<承>

1733.2.22 (英祖9) 挑源察訪 除授<承>

1737.5.10. 前 察訪. 鍼醫 差下<御營>

1737.10.17 (英祖13) 身死<承>

* 25世 / 副正公派

권유 權愉 1616~1693

本貫 安東. 字 樂而. 權致中 獨子

醫科 權得仁 姪. 鄭松齡 胥

進士 黃時立, 田大年 胥<族譜>

醫科. 首醫. 保社元從勳. 內

崇祿<太>. 內正<醫>. 郡守

1639 (仁祖17) 式年試 醫科

1643 (仁祖21) 內醫院入院<太>

1666.1.23. 御醫. 加資(通政)<承>

1666.1.27 (顯宗7) 護軍. 謝恩<承>

1675.3.6 (肅宗1) 加資(嘉善)<承>

1675.12.23 (肅宗1) 同知 謝恩<承>

1675.12.27~1676.6. 陽智縣監<承>

-<先> 1676.1. 赴任

1676.6.13 (肅宗2) 加資(嘉義)<承>

1676.6~1677.3.2. 陽川縣令<承><先>

1678.3.8 (肅宗4) 副司直. 加資憲<承>

1681.7.9 (肅宗7) 振威縣令<承>

1682.4.9. 振威守. 高陽守 相換<承>

1683.11.14 (肅宗9) 加資(正憲)<承>

1684.11.21 (肅宗10) 加資(崇政)<承>

1684.11.26. 知樞. 恩津縣監 除授<承>

1684.11.26~85.1.19 果川縣監<先>

1689.1.21 (肅宗15) 加資(崇祿)<承>

1694.5. 前 縣令. 保社元從 一等 錄勳

* 23世 / 副正公派

권이중 權以中 1758~?
本貫 安東. 字 平叔
權極天 子. 曹聖臣 胥 <權祥奎 武>
同參 <參>. 饔主. 縣監
1813.11.30. 嶺南醫人. 同參差下 <承>
1814.3.5 (純祖14) 副司勇 <承>
1814.6.12~6.24. 敦寧主簿 <承>
1814.6.24. 司饔主簿 除授 <承>
1815.2.29. 楊口縣監 除授 <承>
1818.8.25. 醫官. 入侍 <承>
* 29世 / 僕射公派

권제 權悌 1621~?
本貫 安東. 字 士順
權得中 獨子. 醫科 權得仁 姪 <族譜>
內鍼 <鍼>
* 23世 / 副正公派

권준 權焌 1701~1763
本貫 安東. 字 晦叔
同參 權聖揆 三男. 醫科 韓益泰 胥
醫科. 內. 通訓. 內正 <太>
1722 (景宗3) 增廣試 醫科
1726.2.13. 義禁府 月令醫員 <承>
1726.2.15. 義禁府 月令醫員 <承>
1735 (英祖11) 內醫院入院 <太>
1737.9.11. 兼察御醫 陞差 <承>
1742.2.29 (英祖18) 降入 內醫 <承>
1748.9.30 (英祖24) 御醫. 汰 <承>
* 25世 / 副正公派

권징 權懲 ?
本貫 未詳

內鍼 <鍼>
1669.10.9 (顯宗9) 入侍 <承>
1670.閏2.12 (顯宗10) 入侍 <承>

권찬 權攢 1430~1487.6.11
本貫 安東. 字 聚之. 權煊 三男 <族譜>
司馬. 翊戴勳. 玄福君
醫習. 內. 正憲 <實>. 判書. 護軍
1462. 司馬試. 醫習 <成宗實>
1466 (世祖12) 內醫主簿 <成宗 實>
1466.12.16 (世祖12) 司憲府監察 <實>
1467.11.17. 工曹佐郎. 兼醫敎 <實>
1468.9.22. 司瞻僉正. 加超階 <實>
1468.10.28. 通訓. 三等 翊戴功臣 錄
1469.2.7 (睿宗1) 護軍 <實>
1469.2.13. 玄福君 封君 <實>
1469.5.20. 嘉善 <實>
1477.3.8 (成宗8) 加嘉靖 <實>
1477.5.19. 加資憲. 義興衛 護軍 <實>
1478.12.12 (成宗9) 加正憲 <實>
1483.6.28. 正憲. 工曹判書 <實>
1487.6.11 (成宗18) 卒 <實>
* <太> 名 "權纘" 誤記
* 19世 / 樞密公派

권평 權平 1671~?
本貫 安東. 字 正叔. 南原 居
同參 <參>. 引儀. 獄主. 副司果
1714.3.21. 南原士人. 同參 差下 <承>
1714.3.27 (肅宗40) 副司勇 除授 <承>
1717.7.23 (肅宗43) 引儀 除授 <承>
1718.12.26~19.2.10 典獄主簿 <承>
1719.2.10. 造紙別提 除授 <先>

1720.3.27 (肅宗46) 副司果 除授 <承>
1720.10.24. 下鄕. 同參 汰 <承>

권희남 權希男 ?
本貫 未詳
扈聖元從勳. 衛聖元從勳. 外
1605.4.5. 醫員. 扈聖元從 三等 錄勳
1614.8.27. 醫員. 衛聖元從 一等 錄勳

安東權氏
副正公派 / 22世 醫科 權得仁 以後 12名

奇氏
幸州 單本

기두문 奇斗文 ?
本貫 幸州. 號 嘗白幹 <桑韓醫談>
外. 宣務郎. 典涓直長 <兩東唱和後錄>
1711.5.15~1712.2.25 (肅宗37~38)
- <東槎日記> 前 直長. 通信使行 良醫

기익준 奇益俊 ?
本貫 幸州. 字 英甫 <醫先>
折衝 奇彥良 子. 譯科 奇益獻 弟
醫科
1606 (宣祖39) 增廣試 醫科
* 14世

기정철 奇廷哲 ?
本貫 幸州
外. 醫久 <承>
1651.2.12. 義禁府 月令醫員 <承>
1651.8.28. 義禁府 月令醫員 <承>
1659.12.6 醫監醫官 院 月令劑藥官 <承>

金氏

江陵 康津 開城 慶州 固城
光山 交河 金海 樂安 密陽
保寧 扶安 尙州 三陟 善山
水原 順天 安東 安義 彥陽
永川 禮安 沃川 牛峰 蔚山
原州 義城 仁同 臨陂 全州
珍島 昌原 淸道 靑陽 淸州
淸風 漆原 平山 泰安 漢陽
咸昌 海州 興德 興陽

김간 金幹 ?
本貫 未詳
儒醫. 兼醫敎. 盈主
1507. 醫敎. 式年試 醫科 參試 <醫>
1514.9.28 (中宗9) 義盈主簿 <實>

김건방 金健邦 ?
本貫 未詳
亨難元從勳. 外

1614.7.18. 醫員. 亨難元從 三等 錄勳

김건영 金建永 ?
本貫 金海
外. 惠主<李炳升 譯>
1834 (純祖34) 惠民主簿<李炳升 譯>
* 嘉善 守良系 10世 (?)

김경 金鏡 ?
本貫 光山. 字 明仲. 譯科 金粹源 子
譯科 金世珍 孫. 內醫 金鎰 兄
醫科. 外. 醫奉<醫>
1564 (明宗19) 奉事. 式年試 醫科 一位

김경구 金景球 1789~?
本貫 三陟. 字 美伯. 譯奉 金基夏 子
外醫 金聲夏 繼子. 譯奉 卞光浩 胥
醫科. 內<太>. 嘉義. 惠直<省>. 同知
1819 (純祖19) 式年試 醫科
1830.5.5 (純祖30) 副司勇. 入侍<承>
1830.5.6. 副司果. 入侍<承>
1830.11.15. 前 惠直. 內醫院入院<承>
1831.3.10. 內醫. 御醫差下<承>
1834.11.25. 純祖 卒. 古今島定配<承>
1837.2.27 (憲宗3) 定配 釋放<承>
1839.5.8~5.12 (憲宗5) 景福將<承>
1839.5.10. 同知 除授<承>
1845.7.26 (憲宗11) 加資<省>
1846.7.15 (憲宗12) 入侍<省>
* 杜之系 9世

김경림 金景琳 1766~1830
本貫 三陟. 字 美哉. 譯科 金寅夏 子

醫科 金鼎泰 從曾孫. 譯判 李成河 胥
醫科. 內<太>. 嘉善<醫>. 同樞
1790 (正祖14) 惠久. 增廣試 醫科
1804 (純祖4) 內醫院入院<太>
1812.1.18 (純祖12) 御醫陞差<承>
1812.3.29. 加資(通政)<承>
1812.4.26. 僉知 除授<承>
1818.4.2 (純祖18) 副護軍 除授<承>
1820.12.10 (純祖20) 加嘉善<承>
1824.12.22~1825.1.10. 五衛將<承>
1825.1.7 (純祖25) 同知 除授<承>
1830.9.29~10.12. 同知<承>
1830.11.1 (純祖30) 護軍 除授<承>
* 杜之系 9世

김경묵 金景黙 ?
本貫 雪城. 內醫 金必祜 子
外. 活參<醫八>
* 開城金氏 - 芝宣派 悌元系 9世

김경선 金敬善 1583~?
本貫 交河
外醫 金俊 子. 譯正 洪彦忠 胥
醫科. 亨難元從勳. 外. 醫僉<醫>
1609 (光海1) 增廣試 醫科
1614.7.18. 醫員. 亨難元從 三等 錄勳

김경수 金景洙 1774~?
本貫 慶州. 字 景直
外醫 金允行 獨子<姓續>
外醫 鄭在信 胥
譯判 李寅旭 胥<醫先>
醫科. 外. 醫正<醫>

41

1809 (純祖9) 增廣試 醫科

1814.1.16. 義禁府 月令醫員 <承>

1819.10.25. 義禁府 月令醫員 <承>

* 64世 / 大安君派 (忠宣公派)

김경오 金敬吾 ?

本貫 未詳

1749.7.8. 義禁府 月令醫員 <承>

1750.2.15. 義禁府 月令醫員 <承>

김경우 金擎宇 1641~?

本貫 義城

醫科 金浩 子. 內醫 李柱漢 胥

醫科. 外. 醫正 <醫>

1675 (肅宗1) 久任. 增廣試 醫科

1677.3.20. 醫員 <崇陵修改都監儀軌>

* 瑞元系 5世

김경운 金庚運 ?

本貫 金海

金瑞九 子. 內醫 金必衍 胥

外. 醫直 <金在淵 律>

1771 (英祖47) 典醫直長 <金在淵 律>

김경윤 金景潤 1677~?

本貫 未詳. 字 盛澤

同參 <參>. 副司勇

1724.閏4.14. 外方醫. 同參 差下 <承>

1724.尹4.15. 副司勇 除授 <承>

1727.11.23 (英祖3) 同參. 賞 <承>

김경진 金敬珍 ?

本貫 未詳

外. 惠民助教 <實>

1413.8.6. 惠民助教. 學 馬醫方 <實>

김경집 金慶集 1836~?

本貫 金海. 字 元善. 醫科 金澄 繼子

外醫 金泓 子 <醫等>. 崔潤植 胥

外. 醫直 <金煥 醫> <醫八>

1870.10 (高宗7) 幼學. 入譯徒 <完薦>

1883 (高宗20) 陞 <醫八>

1884 (高宗21) 典醫直長 <完薦>

* <醫八> 生年記錄

* 順孫系 12世

김경해 金景海 ?

本貫 密陽

外. 醫奉 <金有貴 醫>

1650 (孝宗1) 典醫奉事 <金有貴 醫>

김경행 金景行 ?

本貫 交河. 文科同知 金成九 父

醫科. 靖社元從勳. 內. 嘉義 <太>

內正 <醫>. 同知 <太>

1605 (宣祖38) 增廣試 醫科

1624. 通訓. 內醫直長 <金成九 生>

1625.9.1. 直長. 靖社元從 一等 錄勳

1631.2.29 (仁祖9) 加嘉善 <承>

김경화 金慶華 1628~1708

本貫 慶州. 字 雲瑞. 司果 金老榮 子

外醫 金繼榮 姪. 禮賓主簿 李仁民 胥

醫科. 保社元從勳. 內. 嘉善 <太>

內正 <醫>. 同知 <醫>

1650 (孝宗1) 增廣試 醫科

1662 (顯宗3) 內醫院入院＜太＞

1684.5.5 (肅宗10) 御醫陞差＜承＞

1684.11.26. 副護軍 除授＜承＞

1684.11.27 (肅宗10) 護軍＜承＞

1694.5. 副司果. 保社元從 一等 錄勳

＊ 25世 / 將軍公派 (鷄林君派)

김경호 金景瑚 ?

本貫 三陟 (?)

外. 藥房＜襃貶＞

1810.12.12 (純祖10) 六曹醫員. 上＜襃貶＞

1811.12.12 (純祖11) 六曹醫員. 上＜襃貶＞

1812.6.12 (純祖12) 六曹醫員. 上＜襃貶＞

＊ 杜之系 9世 (?)

김경효 金敬孝 1747.5.10～1775.10.15

本貫 樂安. 字 綬之＜族譜＞

籌學 金有泰 次男. 醫科 金有澤 姪

李景微 胥＜族譜＞

外. 通德＜族譜＞. 醫直＜金在瑚 醫＞

司果＜金得仁 雲＞

1775.10.15 (英祖51) 卒＜族譜＞

＊ 21世 / 大提學公派

김경후 金景垕 ?

本貫 靑陽

醫科 金世顯 長男. 鄭枝豪 胥＜姓＞

外. 同知＜姓續＞

1730.11.11. 義禁府 月令醫員＜承＞

＊ 9世 / 監務公系

김경훈 金景勳 1759～?

本貫 開城. 字 大哉. 同參 金世彦 孫

同參＜參＞. 嘉義＜承＞. 同知

1796.4.10. 同參差下. 任 副司果＜承＞

1800.3.25. 遭故. 有頉＜省＞

1811.1.23 (純祖11) 加通政＜承＞

1811.2.14. 加設僉知 除授＜承＞

1812.10.25～1813.2.10. 五衛將＜承＞

1812.10.28 (純祖12) 僉知 除授＜承＞

1820.2.29 (純祖20) 加資(嘉善)＜承＞

1821.2.10 (純祖21) 同知 除授＜承＞

1822.1.25 (純祖22) 加資(嘉義)＜承＞

1830.5.6 (純祖30) 入直＜省＞

＊ ＜參＞ "嘉善" 誤謬

＊ 開城金氏 - 芝宣派 悌元系 9世

김경훈 金慶勳 1801～?

本貫 靑陽. 字 善汝

譯科 金格 子. 外醫 金宗濂 孫

醫科 韓宗宅 胥. 內醫 秦東秀 胥

醫科. 內. 通政. 醫教＜醫＞. 僉知＜太＞

1837 (憲宗3) 式年試 醫科

1846 (憲宗12) 內醫院入院＜太＞

1854.1.25. 前 內醫. 還屬＜藥房＞

1858.10.23 (哲宗9) 別掌務. 賞＜省＞

＊ 12世 / 監務公系

김경흥 金景興 1769.5.4～1803.4.19

本貫 牛峰. 內鍼醫 金順行 子

護軍 彭履大 胥＜族譜＞

外. 惠直＜八＞

1803.4.19 (純祖3) 卒＜族譜＞

＊ 24世 / 繼同公派

김경희 金敬熙 ?
本貫 未詳
外. 醫副奉<醫帖>
1880 (高宗17) 前 典醫副奉事<醫帖>

김계남 金啓南 1852~?
本貫 安義. 字 擎宇
外醫 金相器 子. 外醫 李圭昌 胥
醫科. 外. 醫正<完薦>
1885 (高宗22) 式年試 醫科
1893.8 (高宗30) 典醫正<完薦>
* 武科掌別 士祿系 10世

김계만 金繼萬 ?
本貫 未詳
外. 醫直<醫帖>
1880 (高宗17) 前 典醫直長<醫帖>

김계량 金季良 1717~?
本貫 未詳. 字 伯善
同參<參>. 崇祿<參>. 郡守. 僉使
1753.10.30. 吏文學官 差下<承>
1753.11.3 (英祖29) 副司勇 除授<承>
1757.9.3. 前 吏文學官. 同參差下<承>
1757.9.12 (英祖33) 副司勇 除授<承>
1758.1.4 (英祖34) 加通政<承>
1759.3.20~5.2 (英祖35) 僉知<承>
1759.6.1 (英祖35) 副護軍 除授<承>
1764.12.25~1766.6.9. 德浦僉使<承>
1766.2.1 (英祖42) 加嘉善<承>
1766.3.30 (英祖42) 加嘉義<承>
1766.6.9. 砥平縣監. 除授<承>
1768.2.28~3.11 (英祖44) 同知<承>

1768.7.28~1769.3.4. 麻田郡守<承>
1769.3.4~1771.6. 陽川縣令<承>
1769.7.11 (英祖45) 加資憲<承>
1770.10.30 (英祖46) 加正憲<承>
1773.11.28. 副護軍 除授<承>
1790.6.29. 前 同參. 還屬<承>
1790.6.29 (正祖14) 老加資(崇祿)<承>
1790.7.1. 令 該曹口傳 付軍職<承>

김계영 金繼榮 ?
本貫 慶州. 同知 金胤輝 子
崔忠男 胥<金錫龜 醫>
外. 審藥
1634.5. 醫員<世子册禮都廳儀軌>
1643.5.27 (仁祖21) 任 忠淸審藥<承>
* 24世 / 將軍公派 (鷄林君派)

김계윤 金繼胤 ?
本貫 光山. 字 伯紹. 進士 金克愼 子
醫科. 外. 醫參<醫>
1507 (中宗2) 前 參奉. 式年試 醫科
* 23世 / 良簡公派 (恭安公派)

김계장 金繼長 ?
本貫 未詳
1620 (光海12) 冬至使行 醫員<月沙集>

김계종 金繼宗 1615~?
本貫 慶州. 字 子述
同知 金義賢 子. 譯科 張仁健 胥
醫科
1646 (仁祖24) 式年試 醫科

김계혁 金繼爀 ?
本貫 善山. 外醫 金奎敬 繼子
外醫 金得垕 子. 白尙淳 胥<姓>
外. 醫徒<完薦>
* 僉知 慶得系 9世

김계현 金繼賢 ?~1619
本貫 未詳
外. 審藥<實>
1619.7.3. 平安審藥. 被監事杖殺<實>

김계훈 金啓勳 1776~1805
本貫 靑陽. 字 景沃
內醫 金橙 長男<姓續>
算學 崔孝閔 胥
醫科. 內<太>. 通政. 內奉<八>. 僉知
1798 (正祖22) 色掌. 式年試 醫科
1804.4.2~5.6. 五衛將 除授<承>
1804.4.4 (純祖4) 僉知 除授<承>
1805. 內醫院入院. 未許參卒<太>
* 12世 / 監務公系

김공상 金公祥 ?
本貫 金海
外. 醫直<姓>

김공저 金公著 ?~1507.閏1.27
本貫 未詳
內. 通政<實>. 判官. 僉知
1496.閏3.18 (燕山2) 內醫奉事<實>
1501.4.5 (燕山7) 加資<實>
1504.1.6. 主簿. 判官 除授<實>
1504.8.8 (燕山10) 加通政<實>

1505 (燕山11) 僉知 除授<實>
1506.2.5 (燕山12) 加嘉善<實>
1506.9.5 (中宗1) 嘉善加, 今改正<實>
1507.閏1.27 朴元宗等圖謀發覺斬刑<實>
* <太> 未收錄

김관조 金觀祚 1816~1869(?)
本貫 固城. 字 德卿
內醫 金龜紹 子. 醫科 金顯祚 弟
醫科. 內<太>. 內正<醫>. 副司正<醫>
1846 (憲宗12) 式年試 醫科 壯元
1863 (高宗1) 內醫院入院<太>
1869.9.9 (高宗7) 有頉<承>
* 50世 / 安山派

김관하 金寬夏 ?
本貫 三陟. 金重元 子
醫科 金鼎泰 從孫. 盧*煥 胥<姓>
外. 醫奉<金景瑋 譯>
1777 (正祖1) 典醫奉事<金景瑋 譯>
* 杜之系 8世

김관희 金觀熙 1731~?
本貫 金海. 字 正叔
內醫 金東桓 子. 譯正 李再炫 胥
醫科. 外. 醫正<醫>
1763 (英祖39) 增廣試 醫科
1777.8.19 (正祖1) 典醫監醫員<承>
1783. 式年試 醫科 參試<醫先>
* 嘉善 守良系 7世

김광국 金光國 1727~1797
本貫 慶州. 字 元賓

內醫 金聖守 子. 武科 張洵 胥

醫科. 首醫. 內. 嘉義＜太＞. 同知＜醫＞

1747 (英祖23) 式年試 醫科

1749 (英祖25) 內醫院入院＜太＞

1782.12.3. 前 醫官. 蕩滌＜承＞

1786.7.13 還屬. 首醫差下 任 副護軍＜承＞

1786.12.26～1787.1.16. 五衛將＜承＞

1788.9.8 (正祖12) 入侍＜承＞

1789.3.1 (正祖13) 前 首醫＜承＞

1789.3.24. 前 御醫. 還屬＜承＞

1791.1.26 (正祖15) 首醫＜承＞

1793.10.21 (正祖17) 入侍＜承＞

* 29世 / 將軍公派 (鷄林君派)

김광련 金光鍊 1788～?

本貫 未詳. 德川 居

外. 醫生＜關西啓錄＞

1822.10.26. 物故者 檢屍＜關西啓錄＞

김광두 金光斗 1750～?

本貫 海州. 字 晦叔

醫科 金道復 子. 李彥箕 胥

醫科. 外. 醫正＜醫＞

1773 (英祖49) 增廣試 醫科

1777.8.19 (正祖1) 典醫監醫員＜承＞

1798.9.2. 前 醫僉. 父 壽職上訴＜承＞·

* 伯系 9世

김광사 金光泗 ?

本貫 未詳. 號 小心軒

外. 副司果＜桑韓＞

1715.1.7 (肅宗41) 副司勇 除授＜承＞

1719.4.11～1720.1.24 (肅宗45～46)

-＜桑韓＞ 副司果. 通信使行 醫員

김광수 金光洙 1792～?

本貫 慶州. 字 晦汝. 金廷禹 長男

外醫 金重瑞 孫. 金孝曾 胥＜姓＞

同參. 嘉義＜參＞

1831.9.2 (純祖31) 外醫. 同參 差下＜承＞

1831.9.2. 副司勇 除授＜承＞

1834.2.20 (純祖34) 有頉＜承＞

1835.9.5. 前 同參. 脫喪. 還屬＜承＞

1835.9.6 (憲宗1) 副司果 除授＜承＞

1849.1.10. 同參. 加通政＜省＞

1852.6.10 (哲宗3) 同參. 加資＜藥房＞

* 64世 / 大安君派 (忠宣公派)

김광연 金光淵 1752～?

本貫 金海. 字 仲明

譯正 金致福 子. 醫科 金震夏 再從孫

醫科 崔恒徵 外孫. 司果 卞泰謙 胥

醫科. 外. 醫判＜醫＞

1790 (正祖14) 增廣試 醫科

1797.9.2. 義禁府 月令醫員＜承＞

* 順孫系 8世

김광열 金光說 1804～?

本貫 慶州. 字 稚巖. 外醫 金聖謇 子

醫科 金富三 孫. 醫科 崔學仁 胥

籌學. 內鍼＜鍼＞

1825 (純祖25) 籌學 入格

1834.12.16. 醫人. 內鍼醫 差下＜承＞

* 29世 / 將軍公派 (鷄林君派)

김광온 金光溫 1744~1802(?)
本貫 固城. 字 汝寶
內鍼 金鼎新 子. 首醫 慶絢 胥 <姓>
內鍼 <鍼>. 副司勇
1788.10.6 (正祖12) 內鍼醫差下 <承>
1788.10.7 (正祖12) 副司勇 除授 <承>
1802.4.2 (純祖2) 有頉 <承>
* 49世 / 安山派

김광운 金光運 ?
本貫 未詳
外. 惠直 <承>
1777.8.19 (正祖1) 惠民直長 <承>

김광의 金光義 ?
本貫 密陽
外. 醫直 <李宜信 譯>

김광익 金光翼 ?
本貫 金海. 武科 金履福 子
外醫 金德恒 孫. 籌學 崔墀 胥
外. 寫字. 嘉善. 醫直. 護軍 <金澄 醫>
1796.4.29 (正祖20) 醫官 <承>
1798 (正祖22) 典醫直長 <金埼 籌>
* 順孫系 8世

김광저 金光著 ?
本貫 固城. 金哲麟 子
同參 金漢齡 三從孫. 鄭東起 胥
外. 醫久. 司果 <金逵曾 律>
1801 (純祖1) 典醫醫員 <金逵曾 律>
* 48世 / 安山派

김광집 金光鏶 1779~?
本貫 固城. 字 用九. 初名 金錫禹
通德 金埴 子. 內醫 金成五 三從姪
外醫 李尙培 胥. 譯科 金績禹 胥
醫科. 外. 醫正 <醫>
1803 (純祖3) 增廣試 醫科
1811.3.12. 義禁府 月令醫員 <承>
* 49世 / 安山派

김광추 金光樞 ?
本貫 海州. 外醫 金道漸 子
外. 醫直 <等>
* 伯系 9世

김광필 金光弼 ?
本貫 興陽. 字 文輔 居 水原
秉節 金閏 子
醫科. 外. 醫直 <醫>
1513 (中宗8) 前 直長. 式年試 醫科一位

김광한 金光漢 ?
本貫 未詳
外. 治腫醫
1665 (顯宗6) 前 治腫醫員 <上>

김광현 金光顯 1734~1809
本貫 固城. 字 晦之
外醫 金鼎輔 子. 內鍼 金鼎新 姪
內醫 金成五 三從姪. 算訓 洪得夏 胥
醫科. 首醫. 內. 崇政 <太>. 縣監. 知事
1763 (英祖39) 惠久. 增廣試 醫科
1767 (英祖43) 內醫院入院 <太>
1771.11.1 (英祖47) 御醫陞差 <承>

1771.12.17. 兼御醫. 姑降入直 <承>

1782.11.28 (正祖6) 加資(通政) <承>

1782.12.12 (正祖6) 加資(嘉善) <承>

1783.7.13 (正祖7) 僉知 除授 <承>

1787.10.11 (正祖11) 同知 除授 <承>

1797.9.24~10.4. 五衛將 <承>

1802.8.21. 首醫. 加資(嘉義) <承>

1802.11.13. 行 護軍. 加資憲 <承>

1802.11.13~16. 果川縣監. 未赴 <承>

1802.11.16 (純祖2) 大護軍 除授 <承>

1802.12.8~1803.1.9. 知事 <承>

1805.2.28. 大護軍. 加正憲 <承>

1807.2.4 (純祖7) 加崇政 <承>

* 49世 / 安山派

김광후 金光垕 ?

本貫 青陽. 醫科 金世顯 次男 <姓>

外. 惠直 <承>

1727.12.12 (英祖3) 惠民直長 <承>

1738.4.3 (英祖14) 惠民參奉. 汰 <承>

1741.6.14. 東學假官惠民參奉 <承>

* 9世 / 監務公系

김괴 金塊 ?

本貫 光山. 字 子堅. 判書 金良璥 子

醫科. 外. 通政 <實>. 醫正 <實>

1498 (燕山4) 式年試 醫科 壯元

1504.4.1. 前 正. 完原君 妾 無告 <實>

1504.4.7 (燕山10) 加通政 <實>

1506.10.1. 無告 關 放諸海外 <實>

* <醫> "本貫尙州" 記 / <氏族原流>, 父
  良璥, 叔 良琬 <文> : 光山記錄

* 世數 不傳 / 別派 - 縣令公 孝敏派

김구 金榘 1799~1875(?)

本貫 青陽. 字 與規, 致矩

醫科 金宗洛 子. 外醫 韓致儉 胥

醫科. 同參 <參>. 醫正 <醫>. 司勇

1822 (純祖22) 式年試 醫科. 初壯

1825.2.26. 義禁府 月令醫員 <承>

1826.7.22. 義禁府 月令醫員 <承>

1849.1.10. 同參. 待令醫官 差下 <省>

1859. 增廣試 醫科 參試 <醫先>

1872.7.18 (高宗9) 司勇 <繼後>

1875.1.17 (高宗12) 同參. 有頉 <承>

* 11世 / 監務公系

김구명 金九鳴 ?

本貫 三陟. 醫科 金德亮 子 <姓>

外. 惠主 <姓>

1739.12.11. 義禁府 月令醫員 <承>

1743.10.30. 義禁府 月令醫員 <承>

* 25世 / 校尉公派 (府使公派)

김구삼 金九三 1696~?

本貫 慶州. 字 受甫

內醫 金垕 子. 算學 尹斗望 胥

醫科. 外. 惠教 <姓>

1721 (景宗1) 惠久. 增廣試 醫科

1732.5.26. 義禁府 月令醫員 <承>

1733.8.3 (英祖9) 救療官. 賞 <承>

* 27世 / 將軍公派 (鷄林君派)

김구정 金九鼎 ?

本貫 三陟. 醫科 金重亮 子

外. 惠主 <姓>

* 25世 / 校尉公派 (府使公派)

김국빈 金國賓 1654.11.3~1728.6.28
本貫 樂安. 字 觀卿
內醫 金汝器 子. 內醫 金慶華 胥
醫科. 內. 折衝<太>. 副司直
1678 (肅宗4) 增廣試 醫科
1686 (肅宗12) 內醫院入院<太>
1714.6.29 (肅宗40) 副司直 除授<承>
1714.9.27 (肅宗40) 副司正 除授<承>
1720.3.9 (肅宗46) 加資(通政)<承>
1720.4.27 (肅宗46) 副司直 除授<承>
1728.6.28 (英祖4) 卒<族譜>
* 18世 / 大提學公派

김국상 金國祥 ?
本貫 珍島
金孟善 子. 李積 胥<金瀅 醫>
外. 惠徒<實>
1558. 惠徒. 妻 李氏<宣祖 實>
1579 (宣祖12) 惠民生徒<宣祖 實>

김귀경 金龜慶 ?
本貫 未詳
1730.11.21. 義禁府 月令醫員<承>

김귀남 金貴男 ?
本貫 仁同<尹聖訓 醫>
亨難元從勳. 外
1614.7.18. 醫員. 亨難元從 三等 錄勳
1616.7~1617.9. 都監醫員<光海君私親>

김귀상 金龜相 ?
本貫 未詳. 庶孼. 居昌 居
內鍼<實>. 通政. 衣判. 縣監

1607.2.21~5.7. 典設別坐<竹>
1613.7.16 (光海5) 宗簿主簿<竹>
1616.11.27. 加資. 尙衣判官 除授<實>
1619.6.19~1620.5.1. 砥平縣監<實>
* <鍼> 未收錄

김귀소 金龜紹 1769~1818
本貫 固城. 字 寶汝
內醫 金成五 繼子. 察訪 金成九 子
朴秀光 胥. 文載熙 胥<醫先>
醫科. 內. 通政<承>. 僉知
1801 (純祖1) 式年試 醫科
1804 (純祖4) 內醫院入院<太>
1812.3.29 (純祖12) 加資(通政)<承>
1812.3.30. 旣已加資, 御醫陞差<承>
1812.426 (純祖12) 僉知 除授<承>
* 49世 / 安山派

김귀수 金龜壽 ?
本貫 光山
醫科 金必積 長男. 崔泰陽 胥<姓>
外. 醫直<李敬鎭 譯>
1752.8.27. 義禁府 月令醫員<承>
1753.3.26. 義禁府 月令醫員<承>
1755.6.12. 院 月令劑藥官<承>
* 同知 永還系 6世

김귀흥 金貴興 ?
本貫 未詳
內<實>
1453.9.26. 醫員. 東班職除授<實>

김규 金珪 1771~?

本貫 金海. 字 舜瑞. 金光濟 子

醫科 金光淵 姪. 計士 洪履誼 胥

醫科. 內. 資憲 <太>

1798 (正祖22) 式年試 醫科

1809.2.2. 義禁府 月令醫員 <承>

1811 (純祖11) 內醫院入院 <太>

1822.11.29 (純祖22) 御醫陞差 <承>

1836.4.5 (憲宗2) 加通政 <省>

1843.9.1 (憲宗9) 醫官 <實>

* 順孫系 9世

김규 金槼 1787~?

本貫 靑陽. 字 致矩

醫科 金宗洛 子. 趙得禧 胥

醫科. 外. 醫僉 <醫等>

1809 (純祖9) 增廣試 醫科

1812.1.22. 義禁府 月令醫員 <承>

1851. 增廣試 醫科 參試 <醫先>

* 11世 / 監務公系

김규경 金奎敬 ?

本貫 善山. 外醫 金得禧 子 <姓>

外. 醫奉 <姓>. 司果 <金載燮 醫>

* 僉知 慶得系 8世

김규명 金奎明 ?

本貫 未詳

外. 藥房 <褒貶>

1876.12.11 (高宗31) 六曹醫員. 上 <褒貶>

1877.6.12 (高宗14) 六曹醫員. 上 <褒貶>

1870.12.12. 義禁府 月令醫員 <承>

1884.4.7. 義禁府 月令醫員 <承>

김규서 金逵瑞 ?

本貫 慶州. 武科 金衡齡 子

同參 金福齡 姪. 武科 盧齊愼 胥

外. 腫敎 <省>. 瓦別. 監牧

1790.6.14 (正祖14) 治腫敎授. 汰 <省>

1794.6.28 (正祖18) 瓦署別提 除授 <承>

1794.12.21. 南陽監牧官 除授 <承>

* 62世 / 大安君派 (忠宣公派)

김규섭 金奎燮 1852~?

本貫 淸道. 字 景五

金弼相 子. 外醫 金順基 胥

醫科

1891 (高宗28) 式年試 醫科

김균흥 金均興 1867~?

本貫 金海. 字 起卿

外醫 金瑾炯 子. 寫字官 李熙珉 胥

醫科

1887.9 (高宗24) 幼學. 譯完薦 <完薦>

1891 (高宗28) 增廣試 醫科

* 嘉善 守良系 13世 (?)

김극간 金克幹 ?

本貫 未詳

醫科

1603 (宣祖36) 式年試 醫科

김극명 金克明 ?

本貫 未詳

1483.9.3. 迎接都監醫員. 敍用 <實>

김극상 金克祥 ?
本貫 龍宮. 算訓 金俊慶 子. 朴爾溟 壻
律科. 外
1651 (孝宗2) 式年試 律科
1674.2~1674.6. 都監醫員<山陵>

김극충 金克忠 1601~1656
本貫 義城. 字 士淑
金翼南 獨子. 文直提學 金巐 玄孫
李仁嶷 壻
外. 通訓. 惠直<族譜>
* 20世 / 詹事公派

김근원 金近源 1776~?
本貫 光山. 字 遠卿
司果 金南郁 次男<姓續>
通德 金南耆 繼子. 內醫 金進源 弟
內醫 金必衍 曾孫. 引儀 崔廷說 壻
醫科. 內<太>. 通政<承>. 醫僉. 僉知
1801 (純祖1) 增廣試 醫科 壯元
1808.8.1. 義禁府 月令醫員<承>
1811.1.19. 前 醫僉. 內醫院入院<承>
1812.3.29 (純祖12) 加資<承>
1812.3.30 加資改正. 未經準職<承>
1822.12.3. 內醫. 加資(通政)<承>
1824.4.2~4.15 (純祖24) 五衛將<承>
1824.4.14 (純祖24) 僉知 除授<承>
1834 (純祖34) 內醫. 汰<醫先>
* 同知 永還系 8世

김근형 金瑾炯 ?
本貫 金海
金仁淳 子. 譯科嘉善 金繼述 壻

外. 醫直<金均興 醫>
1880 (高宗17) 前 典醫直長<醫帖>
* 嘉善 守良系 12世 (?)

김기 金機 = 김기 金杞

김기 金杞 1776~?
本貫 靑陽. 字 稚能. 初名 金機
醫科 金宗湜 子. 玄時謐 壻
醫科. 外. 醫正<醫>
1798 (正祖22) 久任. 式年試 醫科 壯元
1807. 式年試 醫科 參試<醫先>
1809.3.15. 義禁府 月令醫員<承>
1813. 式年試 醫科 參試<醫先>
* 11世 / 監務公系

김기남 金驥男 1789~?
本貫 三陟. 字 奇千
內醫 金景琳 子. 算學 洪勉道 壻
醫科. 內<太>. 嘉義<八>. 同知<醫>
1810 (純祖10) 惠久. 式年試 醫科
1821.5.6. 前 惠直. 內醫院入院<承>
1858.10.23 (哲宗9) 御醫. 加資<省>
1861.3 (哲宗12) 嘉善<完薦>
1862.2.29 (哲宗13) 加資(嘉義)<省>
1866.4.7 (高宗3) 醫官. 入侍<承>
* 杜之系 10世

김기명 金起明 ?
本貫 光山. 外醫 金學曾 子
圖畵教授 卞池海 壻<八>
外. 惠主<八><等>
1840 (憲宗6) 惠民主簿<崔鍾植 譯>

* 僉正 墩系 10世

김기수 金基洙 ?
本貫 慶州. 金聖忠 子. 鄭兢煥 胥 <姓>
外. 惠參 <完薦>
* 64世 / 大安君派 (忠宣公派)

김기순 金記淳 ?
本貫 未詳
1800.6.28. 外方醫, 幼學 入侍 <承>

김기언 金錡彦 1769~?
本貫 金海. 字 仁叟
醫科 金在南 長男. 算學 李思一 胥
醫科. 籌學. 外. 醫判 <醫>
1803(純祖3) 惠久. 增廣試 醫科 壯元
1803 (純祖3) 籌學 入格
* 嘉善 守良系 9世

김기영 金基永 ?
本貫 金海
外. 惠參 <李奎淵 譯>
1861.3 (哲宗12) 惠民生徒 <完薦>
* 嘉善 守良系 10世 (?)

김기영 金耆榮 1874~?
本貫 開城. 字 季通. 金濟完 子
外醫 金允鍾 孫. 外醫 朴有岱 外孫
醫科
1888 (高宗25) 式年試 醫科
* 24世 / 中京松南派

김기협 金紀協 金奇協 1738~?

本貫 海州. 字 用五
醫科 金光斗 次男. 譯科 玄義溫 胥
醫科. 籌學. 外. 醫正 <醫>
1813 (純祖13) 色掌. 式年試 醫科
1819.3.27. 義禁府 月令醫員 <承>
1836.3.11. 義禁府 月令醫員 <承>
1832 (純祖32) 籌學 入格
* 伯系 10世

김길호 金吉浩 ?
本貫 未詳
左翼元從勳. 內 <實>. 宣略. 司直
1452.5.18 (端宗卽位) 內醫 <實>
1453.7.15. 日僧 喜益, 學醫術 <實>
1455.12.27. 行 司直. 左翼元從 二等
1460.12.6. 永膺大君 不治. 鞫問 <實>
* <太> 未收錄

김낙구 金樂九 ?
本貫 全州. 金以儉 次男
內鍼 金履固 孫. 李寅華 胥 <姓>
外. 惠主 <李容彬 譯>
1886 (高宗23) 惠民直長 <八>
* 武科 仁男系 7世

김낙련 金樂鍊 1873~?
本貫 牛峰. 字 允三
司譯前銜 金載琦 子. 醫科 邊泰桓 胥
醫科
1891 (高宗28) 增廣試 醫科
* 26世 / 繼同公派

김낙선 金樂善 ?
本貫 靑陽
外. 惠主<李周爀 雲>
1861 (哲宗12) 惠民直長<八>
1864.8 (高宗1) 惠民主簿<完薦>
* 14世 / 監務公系 (?)

김낙오 金樂禑 1767~1815
本貫 全州. 字 公祐
同參 金守儉 子. 武兼 趙一璧 胥
籌學. 外. 醫直<等><姓>
1804.9.23. 義禁府 月令醫員<承>
1807 (純祖7) 籌學 入格
1809.7.8. 義禁府 月令醫員<承>
1815. 卒 <承> 17.12.9. 子 金宗友 脫喪
* 武科 仁男系 7世

김낙용 金樂鏞 ?
本貫 金海
內醫 金珪 子. 算別 李圭晉 胥
外. 醫直<金澂 醫>
1850 (哲宗1) 典醫直長<金澂 醫>
* 順孫系 10世

김낙일 金樂一 ?
本貫 全州. 金以儉 長男
內醫 金履固 孫. 金復瑞 胥<姓>
外. 惠參<八>. 活參<金濬河 譯>
1834. 朴敎民 妻父<朴敎民 醫>
* 武科 仁男系 7世

김낙중 金樂中 1745~?
本貫 安義. 字 天逸

司果 金得漢 繼子. 外醫 金載漢 從姪
折衝 金麗漢 子. 同知 劉道彦 胥
醫科. 外. 通政. 醫正<醫>. 僉知
1768 (英祖44) 式年試 醫科
1792.11.3~1793.3.20 (正祖15~16)
-<燕行錄> 主簿. 陳賀使行 醫員
1802.8.15 (純祖2) 前 僉正<承>
1802.10.22 (純祖2) 前 僉知. 賞<承>
* 武科掌別 士祿系 7世

김낙희 金樂禧 ?
本貫 全州. 同參 金守儉 子
首醫 金履亨 孫. 算學 李元燁 胥
外. 通德. 醫直<金濬升 籌><姓>
1812 (純祖12) 通德<金曾友 醫>
* 武科 仁男系 7世

김남기 金南箕 ?
本貫 未詳
1777.8.10. 義禁府 月令醫員<承>

김남선 金南善 1766~?
本貫 光山. 字 士順
內醫 金應壽 子. 算學 金宗一 胥
醫科. 外. 醫主<醫>
1792 (正祖16) 式年試 醫科 壯元
* 同知 永還系 7世

김남엽 金南燁 1764~?
本貫 光山. 字 季璋
醫科 金興壽 子. 崔得禧 胥
醫科. 外. 醫正<醫>
1786 (正祖10) 式年試 醫科

1788.10.12. 典醫監別單祿官 <省>

1809.3.1. 義禁府 月令醫員 <承>

1811.8.28. 義禁府 月令醫員 <承>

1812. 增廣試 醫科 參試 <醫先>

* 同知 永還系 7世

김대득 金大得 ?

本貫 未詳

光國元從勳. 外. 醫直 <錄券>

1591.閏3.2. 醫直. 光國元從 三等 錄勳

김대용 金大容 1588~?

本貫 慶州. 金彦光 子. 李彦光 胥

醫科

1609 (光海1) 增廣試 醫科

김대진 金大鎭 ?

本貫 未詳

太. 嘉善 <官報>

1898.7.30 (光武2) 兼典醫. 陞六 <承>

1899.10.15. 典醫. 加資(通政) <承>

1903.4.19(陽). 兼典醫. 加嘉善 <官報>

* <太> 未收錄

김덕광 金德廣 ?

本貫 未詳

1631.12.8. 義禁府 月令醫員 <承>

김덕량 金德亮 1693~?

本貫 三陟. 字 潤甫

內醫 金壽峴 子. 醫科 金尙炫 胥

醫科. 外. 惠教 <醫>

1719 (肅宗45) 增廣試 醫科 壯元

1727.5.22. 義禁府 月令醫員 <承>

1739.6.9. 義禁府 月令醫員 <承>

1752.12.17. 前 惠民主簿. 訴 <承>

* 24世 / 校尉公派 (府使公派)

김덕륜 金德崙 1703~1767.9.4

本貫 雪城. 字 子潤

宣略 金禹昌 子

外醫 金禹錫 從姪. 金壽聃 胥

譯科. 同參. 崇祿 <參>. 縣監. 知事

<桑韓醫問答>, <兩東筆語>, <朝鮮筆談>

1727 (英祖3) 增廣試 譯科 三位. 倭學

1747.11~1748.閏7.30 (英祖23~24)

-<桑韓醫問答> 通信使行 醫員

1750.11.21. 前 主簿. 同參差下 <承>

1750.11.25 (英祖26) 司果 除授 <承>

1752.10.27 (英祖28) 加通政 <承>

1753.7.18~9.7 (英祖29) 忠壯將 <承>

1756.9.16 (英祖32) 加嘉善 <承>

1756.12.25. 同知 除授 <承>

1757.3.7 (英祖33) 加嘉義 <承>

1758.1.4 (英祖34) 加資憲 <承>

1759.1.2 (英祖35) 加正憲 <承>

1759.5.14. 知事 除授 <承>

1759.6.17. 差備待令. 加資(崇政) <承>

1759.閏6.20. 副護軍 除授 <承>

1759.7.4. 陽智縣監 除授 <承>

1761.4.7 (英祖37) 加崇祿 <承>

1765.6.1 (英祖41) 副護軍 除授 <承>

1767.7.19 (英祖43) 同參. 有頉 <承>

1767.9.4 (英祖43) 卒 <承>

* 開城金氏 - 芝宣派 悌元系 6世

김덕리 金德履 1691~?

本貫 未詳. 字 潤甫. 金範錫

同參. 通政<參>. 活別. 監牧. 僉知

1725.8.3 (英祖1) 幼學. 同參差下<承>

1730.10.26. 活人別提 除授<承>

1731.8.4. 珍島監牧官 除授<承>

1736.8.9. 禮賓別提 除授<承>

1737.6.21 (英祖13) 瓦署別提<承>

1738.7.29~1741.7. 重林察訪<承>

1741.7.2 (英祖17) 副司果 除授<承>

1744.4.11. 任 沙斤察訪. 未赴<承:先>

1744.5.11 (英祖20) 加通政<承>

1744.5.18. 僉知 除授<承>

1744.7.12. 入侍<承>

김덕삼 金德三 = 김응삼 金應三

김덕우 金德友 ?

本貫 未詳

外. 審藥

1863.6.10. 黃海兵營審藥<黃海兵>

김덕진 金德振 ?

本貫 商山. 字 景集. 金安 三男

外. 壯仕郎. 惠參<族譜>

* 23世 / 內苑令派

김덕항 金德恒 ?

本貫 金海. 上護軍 金以錫 子

外醫 金尙光 從姪. 韓後成 胥<姓>

外. 治敎<八>. 氷別. 察訪

1745.7.24 (英祖21) 氷別 除授<承>

1747.9.27. 桃源察訪 除授<承>

* 順孫系 6世

김덕현 金德鉉 1735~?

本貫 善山. 字 伯升

金天維 長男<姓續>

外醫 金天經 從姪. 崔尙淵 胥

內鍼<鍼>. 惠參<金守敬 律>. 副司勇

1783 (正祖7) 惠民參奉<金守敬 律>

1785.1.21. 醫人. 內鍼醫 差下<承>

1785.1.25 (正祖9) 副司勇 除授<承>

* 僉知 慶得系 7世

김덕화 金德華 ?

本貫 雪城. 雲參 金禹聲 三男<姓續>

同參 金德崙 再從兄弟. 武科 趙璞 胥

外. 醫直<牛峰金 族譜><姓>

1765 (英祖41) 典醫直長<金世禧 譯>

* 開城金氏 - 芝宣派 悌元系 6世

김덕홍 金德洪 ?

本貫 原州. 字 正中. 奉事 金萬壽 子

醫科. 外. 雲直<醫>

1513 (中宗8) 雲直. 式年試 醫科 一位

김덕후 金德厚 ?

本貫 未詳

外. 審藥

1625.4.24. 江原審藥 除授<承>

김덕후 金德厚 ?

本貫 未詳

1816.閏6.18. 禁府 月令醫員<承>

1816.閏6.22. 禁府 月令醫員<承>

김덕훈 金德勳 1827~?
本貫 青陽. 字 伯新. 醫科 金槃 繼子
同參 金槃 子. 武科 鄭宜爀 胥<八>
外. 醫直<鄭光奭 醫>
1871 (高宗8) 陞<八>
1876 (高宗13) 典醫直長<鄭光奭 醫>
* 12世 / 監務公系

김덕희 金德禧 ?
本貫 善山. 外醫 金天經 子<姓>
外. 醫直<姓>
* 僉知 慶得系 7世

김도겸 金道謙 ?
本貫 未詳
1732.11.25. 院 月令劑藥官<承>
1733.12.18. 義禁府 月令醫員<承>
1759.4.27. 義禁府 月令醫員<承>

김도곤 金道崑 ?
本貫 未詳
1779.7.29. 義禁府 月令醫員<承>
1778.8.13. 義禁府 月令醫員<承>

김도복 金道復 1719~?
本貫 海州. 字 聖杭
醫科 金世琓 長男. 武科 張文維 胥
醫科. 外. 老嘉善<醫>
醫正<醫>. 老同知<醫>
1747 (英祖23) 式年試 醫科
1768. 式年試 醫科 參試<醫先>
1771. 式年試 醫科 參試<醫先>
1798.9.2. 前 僉知. 八十歲. 加資<承>

* 伯系 8世

김도윤 金道潤 1719~?
本貫 海州. 字 聖雨
醫科 金世瑜 子. 嘉善 趙泰豪 胥
醫科. 外. 惠主<姓>
1741 (英祖17) 惠久. 式年試 醫科
* 伯系 8世

김도점 金道漸 ?
本貫 海州. 醫科 金世琓 子
外. 醫奉<等>
* 伯系 8世

김도태 金道泰 ?
本貫 海州
醫科 金世琓 次男. 卞廷郁 胥<姓>
1753.7.11. 義禁府 月令醫員<承>
1755.1.27. 義禁府 月令醫員<承>
* 伯系 8世

김도항 金道恒 1698~?
本貫 海州. 字 士常. 醫科 金世珍 子
鄭東起 胥. 內醫 玄信綱 胥<醫先>
醫科. 外. 醫僉<醫>
1721 (景宗1) 增廣試 醫科
1723.7.5. 義禁府 月令醫員<承>
1724.1.28. 義禁府 月令醫員<承>
* 伯系 8世

김도홍 金道弘 ?
本貫 海州. 醫科 金亨耈 子<姓>
1762.1.29. 義禁府 月令醫員<承>

* 伯系 8世

김돈행 金敦行 ?
本貫 雪城. 字 聖寬
外醫 金得基 子. 外醫 洪夏喆 胥
外. 醫直<醫等>
1881.8 (高宗18) 閑良<完薦>
1884 (高宗21) 陞<醫八>
* 開城金氏 - 芝宣派 悌元系 11世

김돈희 金敦熙 1870.7.15~?
本貫 慶州
外. 通政<實> 判一等. 醫主. 內閣主事
1889 (高宗26) 醫科初試入格<大韓>
1892 (高宗29) 典醫主簿 除授<大韓>
1894.7~1896.4. 法官養成所<大韓>
1897.7.18~19. 內府主事 判七等<承>
1906.7.6~20. 侍從院主事 判六等<承>
1906.7.26~10.16 (光武10)
-<承> 主殿院主事 判六等
1906.10.25 (光武10)
-<承> 任 全南裁判所檢事 奏四等
1907.5.5. 內閣書記郎 除授<承>
1908.1.1(陽) (隆熙2)
-<大韓> 任 內閣主事 判一等. 六品
1910.8.27 (隆熙4) 加通政<實>
* 66世 / 大安君派 (忠宣公派) (?)

김동석 金東錫 1861.7.7~?
本貫 樂安. 字 春卿
內醫 金在瑚 子. 縣監 洪觀錫 胥
醫科. 內鍼<承>. 太. 通訓
判二等. 太醫主事. 副司果

1882 (高宗19) 主簿. 式年試 醫科
1884.7.13. 外醫. 內鍼醫差下<承>
1884.7.14 (高宗21) 副司果 除授<承>
1888.3.18. 內鍼. 內醫院入院<承>
1888.3.19 (高宗25) 副司果 除授<承>
1889.4.8 (高宗26) 御醫差下<承>
1891.7.14. 御醫. 監牧官差送<承>
1892.5.19 (高宗29) 任 濟衆主事<承>
1894.9.24. 加差內醫. 陞實<承>
1904.4.25. 六品. 任 太醫分主事<承>
1914.6.23. 醫生免許 3962號 發給<總>
1914.12.11 李王職典醫補 判二等<總>
1926.1.30. 典醫. 純宗 治療<實>
* <鍼> <太> 未收錄
* 25世 / 大提學公派

김동선 金東選 ?
本貫 未詳
外. 藥房
1866.11.3. 巡撫營藥房<巡撫營謄錄>

김동식 金東寔 ?
本貫 固城. 察訪 金光琇 子
監牧 金致性 胥<韓相瑚 醫>
外. 醫直<八>
1809 (純祖9) 典醫直長<八>
* 50世 / 安山派

김동윤 金東允 ?
本貫 慶州
外醫 金基洙 子. 譯主 李女潧 胥
外. 惠徒<完薦>. 惠參<八>
1880 (高宗17) 惠民參奉<李熙璿 八>

* 65世 / 大安君派 (忠宣公派)

김동진 金東晋 ?
本貫 慶州
外. 醫直<李基徹 醫>
1870 (高宗7) 典醫直長<李基徹 醫>
* 65世 / 大安君派 (忠宣公派)

김동집 金東集 ?
本貫 慶州
外. 惠參<完薦>
1880. 李熙璿 妻父<李熙璿 譯>
* 65世 / 大安君派 (忠宣公派)

김동철 金東徹 1837~?
本貫 慶州. 字 通元<等>
雲奉 金建洙 繼子
雲直 金逈洙 子. 金仁淳 胥
譯取<等>. 同參<承> 嘉善<承>
譯判<金萬熙 醫> 同知
1864 (高宗2) 譯取才. 清學<等>
1879.8.6 (高宗16) 同參差下<承>
1879.8.7 (高宗16) 副司勇 除授<承>
1888.3.23. 堂下譯官. 加資(通政)<承>
1889.8.30 通文館志續編 功. 加嘉善<承>
1890.4.2. 本院待令醫官. 賞<承>
1892.7.15~7.27 (高宗29) 同知<承>
* <參> 未收錄
* 65世 / 大安君派 (忠宣公派)

김동표 金東標 1696~1770
本貫 金海. 字 子建
醫科 金由渭 子. 內醫 李燁 胥

醫科. 內<太>. 通政<承>. 僉知
1717 (肅宗43) 式年試 醫科
1735 (英祖11) 內醫院入院<太>
1751.12.13. 陞 堂上, 仍屬御醫<承>
1751.12.15 (英祖27) 加通政<承>
1755.1.9~1.16 (英祖31) 僉知<承>
1755.1.21 (英祖31) 副護軍 除授<承>
* 嘉善 守良系 6世

김동형 金東瀅 ?
本貫 未詳
外. 醫直<醫帖>
1880 (高宗17) 前 典醫直長<醫帖>

김동환 金東桓 1694~1752
本貫 金海. 字 武伯
醫科 金由渭 長男<姓續>
武科 金松齡 胥
醫科. 揚武元從勳. 內<太>
通政<承>. 正<錄券>. 僉知
1714 (肅宗40) 增廣試 醫科
1726 (英祖1) 內醫院入院<太>
1728.7.15. 正. 揚武元從 二等 錄勳
1744.5.11 (英祖20) 加通政<承>
1749.3.16 (英祖25) 僉知 除授<承>
* 嘉善 守良系 6世

김두병 金斗柄 ?
本貫 未詳
揚武原從勳. 外. 醫正<錄券>
1728.7.15. 前 正. 揚武原從 三等 錄勳
1729.6.1. 醫官. 救療官<勅使日記>

김두운 金斗運 ?
本貫 金海. 外醫 金重器 子
譯科 金斗奎 弟. 申世英 胥<姓>
1745.1.16. 義禁府 月令醫員<承>
1761.4.4. 義禁府 月令醫員<承>
* 司果 允男系 4世

김두창 金斗昌 ?
本貫 未詳
1752.2.2. 義禁府 月令醫員<承>
1752.9.9. 義禁府 月令醫員<承>

김두춘 金斗春 1689~?
本貫 金海. 字 子建. 通政 金重安 子
同參 金有章 孫. 金尙澗 胥
醫科. 外. 醫正<醫>
1713 (肅宗39) 增廣試 醫科
1752.12.17 (英祖28) 前 典醫正<承>
* 司果 允男系 4世

김두하 金斗河 ?
本貫 全州. 進士 金兌容 養父
同參<參>. 通訓<金兌容 進>. 郡守
1865.閏5.30. 幼學. 同參 差下<承>
1867.1.2 (高宗4) 龍安縣監 除授<承>
1867.1~70.6.15 陰竹縣監<八道><承>
1870. 通訓. 陰竹縣監<金兌容 進>
1870.6.15~12.28. 朔寧郡守<承>
1871.6.24 (高宗8) 同參減下<承>
1871.12.22~73.5.16 朔寧郡守<承>
1874.2.27. 減等 定配(谷山部)<承>
1875.2.12 (高宗12) 蕩滌. 釋放<承>
1879.12.28. 減等 定配(安峽縣)<承>

1882.6.12 (高宗19) 釋放<承>

김두환 金斗煥 ?
本貫 未詳
外. 鍼醫<御營>
1729.10.17~1737.5.10. 御營廳鍼醫<御營>

김두희 金斗熙 ?
本貫 慶州
雲科 金東奭 子. 寫字官 李兢鉉 胥
外. 醫徒<金重謨 雲>
1885 (高宗22) 典醫生徒<金重謨 雲>
* 66世 / 大安君派 (忠宣公派)

김득기 金得基 ?
本貫 雪城
外醫 金景黙 子. 金景烈 胥
外. 惠參<醫八>
1886 (高宗23) 惠民參奉<醫八>
* 開城金氏 - 芝宣派 悌元系 10世

김득성 金得晟 ?
本貫 善山. 外醫 金有禧 三男
外. 醫徒<姓續>
* 僉知 慶得系 8世

김득후 金得垕 ?
本貫 善山. 外醫 金有禧 次男
金有祉 繼子. 外醫 金有禧 姪<姓續>
外. 醫徒<八>
* 僉知 慶得系 8世

김란우 金蘭友 ?
本貫 全州
外醫 金樂一 子. 計士 韓宜永 壻
外. 惠直<金濬河 譯><完薦>
1867 (高宗4) 惠民直長<金濬河 譯>
* 武科 仁男系 8世

김래국 金來國 ?
本貫 未詳
外. 藥房<承>
1779.8.10 (正祖3) 御營廳藥房<承>
1786.12.14 (正祖10) 御營廳藥房<省>

김려생 金麗生 ?
本貫 未詳
典醫. 醫副正<實>
1433.閏8.9 (世宗15) 醫員<實>
1438.2.24. 典醫副正. 救療官<實>
1452.6.28 (端宗卽位) 典醫副正<實>

김려현 金麗顯 1734~1802(?)
本貫 光山. 字 聖友
內鍼<鍼>
1771 (正祖3) 內鍼醫差下<鍼>
1793.7.2 (正祖17) 鍼醫. 汰<承>
1802.5.27 (純祖2) 有頉<承>

김력 金櫟 ?
本貫 靑陽
醫科 金宗河 子. 金重宅 壻<姓>
外. 醫久<承>・
1777.8.19 (正祖1) 典醫監醫員<承>・
* 11世 / 監務公系

김로서 金魯瑞 = 김중서 金重瑞

김만구 金萬耉 1651~?
本貫 海州. 字 伯叟
外醫 金英達 長男. 引儀 鄭斗星 壻
醫科. 外. 醫正<醫>
1678 (肅宗4) 增廣試 醫科
1697.6.6. 全羅審藥 除授<承>
* 伯系 7世

김만기 金萬紀 = 김윤덕 金允德

김만영 金萬榮 ?
本貫 海州
金光樞 子. 外醫 金道泰 孫<姓>
1824.4.26. 義禁府 月令醫員<承>
* 伯系 10世

김만일 金萬鎰 ?
本貫 全州
金是重 子. 醫科 李枝華 壻
醫科. 外. 醫正<上>
1681 (肅宗7) 久任. 式年試 醫科 壯元
1712.7.28 (肅宗38) 前 典醫正<上>

김만직 金萬直 金萬稷 1633~?
本貫 靈光. 字 子兼. 武科 金聖澤 父
鍼取. 內鍼. 同參<參>
正憲<鍼>. 郡守. 同知
1658.7.27. 在京. 藥醫 薦擧<承>
1660.2.6 (顯宗1) 鍼醫<承>
1660.2.16. 取才新入. 鍼醫<承>
1662.6.17 (顯宗3) (治腫)敎授<承>

1664.1.10~1.19. 掌苑別提 <承>

1664.12.22~1667.6.22. 活別 <承>

1667.6.22~1669.5.25. 長興主簿 <承>

1669.5.25. 典牲主簿 除授 <承>

1670.6.17 (顯宗11) 引儀 <承>

1673.9.15 (顯宗14) 僉知 除授 <承>

1674.4.11 (顯宗15) 護軍 謝恩 <承>

1674.10.17. 加資(嘉善) <承>

1674.10.21. 副護軍 除授 <承>

1675.7.27 (肅宗1) 同知 除授 <承>

1676.6.13. 同知. 加資(嘉義) <承>

1677.3.1 (肅宗3) 加資(資憲) <承>

1677.3.22. 陽川縣令 除授 <承>

1678.2.10. 高陽郡守 除授 <承>

1678.3.8 (肅宗4) 加正憲 <承>

1686.9.9~9.28 (肅宗12) 同知 <承>

1687.5.28 (肅宗13) 同知 除授 <承>

1688.2.18 (肅宗14) 忠翊衛將 <承>

1689.閏3.6. 張希載 關 鞠問 <承>

김만축 金萬軸 ?

本貫 江陵. 文判書 金起宗 五男 <族譜>

內鍼 <鍼>. 同參 <參>. 資主. 副司果

1668.11.8 (顯宗9) 鍼醫 <承>

1673.1.16 (顯宗14) 副司勇 除授 <承>

1672.2.2~7.12. 中部主簿 <承>

1672.7.12. 內資主簿 除授 <承>

1680.9.24 (肅宗6) 副司果 除授 <承>

1680.12.27 (肅宗6) 同參 <承>

* 28世 / 無派

김만희 金萬熙 1863~?

本貫 慶州. 字 子善

同參 金東徹 子. 籌學 崔廷在 壻

醫科. 外. 醫主 <醫>

1882 (高宗19) 式年試 醫科

* 66世 / 大安君派 (忠宣公派)

김맹헌 金孟獻 1379~?

本貫 安東. 號 大隱菴. 墓 永平

金明理 子. 李思儉 壻

文科. 佐翼原從勳. 判典醫事. 直提學

1426 (世宗8) 式年試 文科 同進士一位

1453.1.4 (端宗1) 判典醫事 除授 <實>

1455.12.27 宗簿小尹 佐翼原從勳 三等

* 非醫人 推定

* 13世 / 舊安東- 文溫公派

김면수 金冕洙 1877~?

本貫 光山. 字 岐玉

寫字官 金永熺 子. 崔祿祚 壻

醫科

1891 (高宗28) 增廣試 醫科

김명검 金命儉 1746~?

本貫 全州. 字 士敬

監牧官 金履一 子

首醫 金有鉉 再從孫. 醫科 方世均 壻

醫科. 外. 惠主 <姓>

1773 (英祖49) 惠久. 增廣試 醫科

* 武科 仁男系 6世

김명곤 金命坤 1688~?

本貫 光山. 字 伯封. 萬戶 金尙彬 子

醫科 金尙炫 姪. 金世煜 壻

醫科. 外. 惠主 <姓>

1714 (肅宗40) 增廣試 醫科
1718.閏8. 醫員<愍懷嬪封墓都監儀軌>
1722.4.9. 義禁府 月令醫員<承>
1732 (英祖8) 濟州審藥<耽羅記>
1738.11.25. 義禁府 月令醫員<承>
* 定虜衛 福系 6世

김명구 金命耉 ?
本貫 海州
武科 金雄達 次男. 醫科 金英達 姪
醫科<安山李 族譜>. 外. 醫僉
* <醫> 未收錄
* 伯系 7世

김명구 金命龜 ?
本貫 慶州
外醫 金以浩 子. 李昌運 胥<姓>
外. 惠主<姓>
1806.12.12 (純祖6) 六曹醫員. 上<褒貶>
1807.6.13 (純祖7) 六曹醫員. 上<褒貶>
1807.12.12. 六曹醫員. 上<褒貶>
1808.6.12 (純祖8) 六曹醫員. 上<褒貶>
1832 (純祖32) 惠民主簿<韓得秀 籌>
* 九達系 12世

김명규 金明奎 1824~?
本貫 保寧. 字 德仲
譯主 金應觀 子. 醫科 南正五 外孫
僉知 李希龍 胥. 醫科 朴道明 外孫胥
醫科. 同參<醫>. 醫正<醫>. 副司果
1843 (憲宗9) 式年試 醫科
1863.12.1 (高宗即位) 還渡江
-<義州謄錄> 進賀謝恩兼冬至使行醫員

1879. 式年試 醫科 參試<醫>
1880. 增廣試 醫科 參試<醫>
1880.1.30. 外醫. 同參差下<承>
1880.2.2 (高宗17) 副司勇 除授<承>
1885. 式年試 醫科 參試<醫>
1885. 增廣試 醫科 參試<醫>
1885.4.11 (高宗22) 副司果 除授<承>
1891.7.14. 子 典醫監大等第<承>
* <參> 未收錄
* 通政 熙星系 10世

김명배 金命培 1695~?
本貫 光山. 字 子厚
醫科 金尙炫 子. 邊洽 胥
醫科. 外. 惠久<醫>. 萬戶
1719 (肅宗45) 增廣試 醫科
1741.6.24. 金甲島萬戶 除授<承>
* 定虜衛 福系 6世

김명옥 金命鈺 ?
本貫 樂安
外. 惠參<李鎭元 籌>
1828 (純祖28) 惠民參奉<李鎭元 籌>

김명일 金命一 ?
本貫 慶州
金國臣 子. 金國輔 繼子<姓>
1805.11.2. 義禁府 月令醫員<承>
1810.12.15. 義禁府 月令醫員<承>
* 九達系 12世

김명주 金命周 ?
本貫 慶州. 金國彬 子<姓>

外. 惠敎 <姓>
* 九達系 12世

김명희 金明熙 1871~?
本貫 慶州. 字 寧楫
寫字官 金東弼 子. 醫科 金萬熙 再從弟
醫科
1888 (高宗25) 式年試 醫科
* 66世 / 大安君派 (忠宣公派)

김몽길 金夢吉 ?
本貫 未詳
內. 內正 <太>

김몽성 金夢聖 ?
本貫 彦陽. 金光潤 子. 金得江 胥
外. 醫直 <金孝立 醫>
1629.12.21 監醫員. 院 月令製藥官 <承>
1645.3.11 (仁祖23) 使行 醫員
-<承> 1651.10.19. 記事
1650 (孝宗1) 典醫直長 <金孝立 醫>

김무 金務 ?
本貫 光山. 金天利 子
外. 朝奉. 典醫少監 <分給文記>
1429. 前 朝奉大夫. 典醫少監 <分給文記>
* 18世 / 良間公派 (密直副使公派)

김문균 金文均 ?
本貫 義城. 金英哲 子. 金雄鎰 胥
外. 審藥 <安東金 族譜>

김문식 金汶植 ?
本貫 全州
外醫 金濬升 子. 折衝 金廉復 胥
外. 醫直 <金然壽 醫>
1885 (高宗22) 典醫直長 <金然壽 醫>
* 武科 仁男系 10世

김문연 金文衍 1675~1729
本貫 安東. 字 子良 <醫>. 子章 <姓續>
醫科 金挺夏 長男. 計士 蔣景琬 胥
醫科. 揚武元從勳. 內. 通訓. 內正 <太>
1696 (肅宗22) 式年試 醫科
1698.7.28. 義禁府 月令醫員 <承>
1699 (肅宗25) 內醫院入院 <太>
1712.3.22. 義禁府 月令醫員 <承>
1722.8.7 (景宗2) 御醫陞差 <承>
1723.1.10 (景宗3) 御醫減下 <承>
1728.7.15. 奉事. 揚武元從 二等 錄勳
* 16世 / 舊安東- 益元公派

김문영 金文英 ?
本貫 安東
醫科 金挺夏 子. 卞廷燁 胥 <姓>
1723 (景宗3) 冬至使行 醫員 <承>
1725.1.6. 謝恩兼奏請使行 醫員 <承>
* 16世 / 舊安東- 益元公派

김문용 金文鏞 ?
本貫 金海. 籌學 金瑜 子
外醫 金光翼 孫. 洪舜福 胥
外. 醫直 <金澄 醫>
1827 (純祖27) 典醫直長 <金澄 醫>
* 順孫系 10世

김백령 金百齡 ?
本貫 永川
外醫 金時健 三男. 卞麒年 胥
外. 展力. 醫奉<金大成 雲>. 司猛
1729 (英祖5) 展力副尉<金大徵 譯>
1740 (英祖16) 司猛<金大昌 譯>
* 參奉 信系 7世

김백령 金栢齡 1737~?
本貫 善山. 字 聖瑞. 初名 金億麟
醫科 金時宇 子. 外醫 朴弼奎 胥
醫科. 外. 醫正<醫>
1759 (英祖35) 式年試 醫科
1786. 式年試 醫科 參試<醫先>

김병관 金炳觀 ?
本貫 未詳
太<承>. 通政<承>
1899.1.21. 惠衆局醫師. 任 大韓醫院醫師<皇城>
1900.6.13. 任 廣濟院醫師. 免<承>
1902.6.13. 九品. 任侍衛隊軍醫補. 判五等<承>
1905.2.20. 通政. 任 太醫院典醫<承>
* <太> 未收錄

김병규 金秉圭 1865.8.2~?
本貫 慶州. 字 禮叔<籌>
籌別 金憲文 子. 醫科 金弘圭 弟
外醫 吳時中 外孫. 縣監 玄暐 胥
醫科. 籌學. 六品. 判一等. 書記郎
1880 (高宗17) 籌學 入格
1890 (高宗27) 新<醫八>
1894 (高宗31) 式年試 醫科
1894. 陞六<大韓>

1895.4.1. 任 度支部主事. 判五等<承>
1896.12.22. 陞 判四等<大韓>
1897.12.22 (光武1) 陞 判三等<大韓>
1898.12.22 (光武2) 陞 判二等<大韓>
1899.12.22. 陞 判一等<大韓>
1907.6.21. 任 度支部書記郎<大韓>
* 33世 / 將軍公派 (鷄林君派)

김병제 金秉濟 ?
本貫 慶州<金東旭 進>
同參<承>. 宣略. 察訪. 縣監. 監察
1878.1.17. 外醫. 同參差下<承>
1878.1.19 (高宗15) 副司勇 除授<承>
1879.8.6 (高宗16) 有頉<承>
1881.6.5. 脫喪. 還屬. 任 副司果<承>
1884.閏5.4 脫喪. 還屬. 任 副司果<承>
1885.12.11~14. 繕工監假監役官<承>
1886.6.14 (高宗23) 副司果 除授<承>
1887.5.4~1887.8.10. 純陵參奉<承>
1888.8.11. 義陵參奉 改差<承>
1889.1.30. 延日縣監 除授<承>
1890.1.29~1891.10.4. 慶安察訪<承>
1891.10.23. 副司果 除授<承>
1891. 宣略. 龍陽衛副司果<金東旭 進>
1892.5.1 (高宗29) 監察 除授<承>
1895.4.29. 任 典醫司兼典醫<承>
* <參> <太> 未收錄

김병직 金秉直 ?
本貫 光山
內醫 金近源 子. 醫科 洪得運 胥
外. 醫奉<金永熙 醫>
1859 (哲宗10) 醫參奉<金永熙 醫>

* 同知 永還系 9世

김병훈 金秉勳 ?
本貫 青陽
醫科 金杞 長男. 醫科 吳載宜 胥
外. 醫直＜金鶴周 醫＞
1864 (高宗1) 典醫直長＜金鶴周 醫＞
* 12世 / 監務公系

김보윤 金寶潤 1707~1752.10
本貫 金海. 字 福汝
同參. 嘉善＜參＞. 苑別. 監牧. 僉知
1745.8.3. 醫人. 同參 差下＜承＞
1747.12.19. 副司果 除授＜承＞
1749.5.12. 掌苑別提 除授＜先＞
1749.8.24. 晉州監牧官 除授＜承＞
1751.閏5.5 (英祖27) 加資(通政)＜承＞
1751.7.19 (英祖27) 僉知 除授＜承＞
1751.9.14. 加嘉善＜承＞
1752.10.23 (英祖28) 已作故＜承＞

김복겸 金福謙 ?
本貫 金海
外. 惠參＜金洙均 雲＞

김복령 金福齡 1695~1782(?)
本貫 慶州. 字 德老 大綏. 初名 鳳齡
同知 金濟漢 長男＜姓續＞
察訪 崔翊周 胥
醫科. 同參＜參＞. 崇政＜醫＞ 醫僉. 知事
1722 (景宗2) 久任. 增廣試 醫科
1725.7.4. 義禁府 月令醫員＜承＞
1752.10.11. 前 醫僉. 同參差下＜承＞

1752.10.17 (英祖28) 司果 除授＜承＞
1757.2.9. 氷庫別提 除授＜承＞
1757.3.7 (英祖33) 加通政＜承＞
1757.9.25. 僉知 除授＜承＞
1759.1.2 (英祖35) 加嘉善＜承＞
1759.1.7~9.2. 同知＜承＞
1762.5.2 (英祖38) 副護軍 除授＜承＞
1775.11.8. 年皆八十. 加正憲＜承＞
1776.1.7 (英祖52) 加資(崇政)＜承＞
1776.2.9. 知事 除授＜承＞
1782.6.6 (正祖6) 同參. 有頉＜承＞
* ＜參＞ "資憲" 誤謬 ＜醫＞,＜承＞ 參照
* 61世 / 大安君派 (忠宣公派)

김복희 金福熙 ?
本貫 江陵. 譯科 金謹 子＜眉巖＞
禮判 金光轍 孫＜金謹 譯＞
光國元從勳. 外. 惠主＜錄券＞
1571.6.1. 全羅審藥 赴任. 謹之子＜眉巖＞
1571.8.9. 審藥. 母病 告歸洛中＜眉巖＞
1574.9.2 (宣祖7) 惠民教授＜眉巖＞
1591.閏3.2. 惠主. 光國元從 三等 錄勳
* 26世 / 副正公派

김봉남 金鳳南 1865~?
本貫 安義. 字 秋卿
外醫 金相一 子. 醫科 韓明五 胥
醫科. 外. 醫主＜醫＞
1875.8 (高宗12) 童蒙. 譯完薦＜完薦＞
1882 (高宗19) 式年試 醫科
* ＜完薦＞ 生年記錄
* 武科掌別 士祿系 10世

김봉령 金鳳齡 = **김복령** 金福齡

김봉명 金鳳鳴 1698~1742(?)
本貫 禮安. 字 華瑞. 武科 金世鉉 子
譯科 韓振興 胥<金光國 譯>
內鍼<鍼>. 引儀. 副司果
1726.6.25 (英祖2) 假引儀 除授<承>
1730.2.13 (英祖6) 引儀 除授<承>
1738.4.25. 前 引儀. 內鍼醫差下<承>
1738.2.46 (英祖14) 副司果 除授<承>
1742.5.11 (英祖18) 有頉<承>

김부삼 金富三 1711~?
本貫 慶州. 字 殷甫
內醫 金重 子. 李文禧 胥
醫科. 算學. 外. 老嘉善<醫先>
醫正<醫>. 同知
乾隆 算學 入格
1740 (英祖16) 增廣試 醫科
1774. 式年試 醫科 參試<醫先>
1777.8.19 (正祖1) 典醫正<承>
1794.2.15 (正祖18) 同知 除授<承>
* 27世 / 將軍公派 (鷄林君派)

김붕수 金鵬壽 ?
本貫 靑陽. 雲主 金命章 次男<姓續>
外醫 金益剛 孫. 譯主 趙聖璧 胥
外. 醫直<金宗仁 譯>
1765 (英祖41) 典醫直長<金宗仁 譯>
* 9世 / 監務公系

김사남 金嗣男 ?
本貫 三陟. 字 天錫

譯直 金龜齡 子. 訓主 李塏 胥
醫科. 淸難元從勳. 亨難元從勳. 內
通政<醫>. 內正<醫>. 僉知<太>
1605 (宣祖38) 增廣試 醫科
1605.4.16. 惠民前銜. 淸難元從勳 三等
1614.7.18. 前 奉事. 亨難元從 二等 錄勳
1619.12.13 (光海11) 劑藥官. 賞<實>
1631.2.29 (仁祖9) 加通政<承>
* 21世 / 校尉公派 (府使公派)

김사남 金士男 1566.4.3~1641.5.20
本貫 樂安
通政 金萬薦 子. 司果 鄭多慶 胥
外. 醫正<金繼周 籌>
1621 (光海13) 典醫正<金厚立 籌>
1641.5.20 (仁祖19) 卒<族譜>
* 15世 / 大提學公派

김사일 金思逸 ?
本貫 未詳
1731.6.9. 內醫院 月令劑藥官<承>
1732.11.25. 院 月令劑藥官<承>

김사필 金士弼 ?
本貫 未詳. 權重 子婦<愚谷>
平難元從勳. 外
1591.3.21. 醫員. 平難元從 三等 錄勳
1610.4.25. 李惟侃 針 治療<愚谷>

김상 金祥 ?
本貫 慶州
外. 醫參<金孝源 武>
1651 (孝宗2) 典醫參奉<金孝源 武>

김상건 金相健 1806~?
本貫 安義. 字 孝而
瞻主 金有安 三男
醫科 金樂中 孫. 外醫 洪箕學 壻
醫科. 外. 醫僉<完薦>
1843 (憲宗9) 式年試 醫科
* 武科掌別 士祿系 9世

김상곤 金尙坤 ?
本貫 未詳
外. 通訓. 治腫醫
1533.2.11 (中宗28) 醫員. 加資<實>
-<寒皐觀外史> "屬 惠民" 記錄

김상광 金尙光 1673~?
本貫 金海. 字 晦叔
通政 金起信 子. 李雄傑 壻
譯科. 外. 折衝<金震夏 醫>
1690 (肅宗16) 式年試 譯科 五位. 漢學
1716 (肅宗42) 冬至使行 醫員<承>
1722.11.17. 義禁府 月令醫員<承>
1724.6.5. 義禁府 月令醫員<承>
1725.2.9. 請諡承襲使行 醫員<承>
* 順孫系 5世

김상기 金相器 ?
本貫 安義
內醫 金有鼎 子. 醫科 崔錫敎 壻
外. 醫直<金啓南 醫>
1885 (高宗22) 典醫直長<金啓南 醫>
* 武科掌別 士祿系 9世

김상돈 金尙鐏 ?
本貫 金海. 譯僉 金在恕 子
外. 惠直<八>
* 嘉善 守良系 9世

김상성 金尙誠 ?
本貫 未詳
內鍼. 嘉義<鍼>. 同知
1645.閏6.2 (仁祖23) 醫員. 賞<承>
1650.12.29 (孝宗1) 加資(通政)<承>
1676.6.13. 御醫. 加資(嘉善)<承>
1676.6.15 (肅宗2) 護軍<承>
1679.7.6 (肅宗5) 同知 除授<承>

김상순 金相舜 ?
本貫 安義
外醫 金有恒 子. 司果 鄭鎬 壻
外. 醫直<完薦>
1875.8 (高宗12) 典醫直長<完薦>
* 武科掌別 士祿系 9世

김상식 金相軾 ?
本貫 安義
外. 醫等第<等>
* 武科掌別 士祿系 9世

김상신 金相臣 ?
本貫 未詳
1818.3.30. 義禁府 月令醫員<承>

김상옥 金尙玉 ?
本貫 慶州. 他名 尙軫<姓>
金昌禹 長男. 姜允周 壻<姓>

外. 活參＜金溁 律＞
1790 (正祖14) 活人參奉＜金溁 律＞
* 64世 / 大安君派 (忠宣公派)

김상요 金相堯 ?
本貫 安義. 內瞻主簿 金有安 子
醫科 金樂中 孫. 李元東 胥＜井邑李 族譜＞
外. 醫奉＜全泰憲 雲＞＜井邑李 族譜＞
* 武科掌別 士祿系 9世

김상우 金尙禹 ?
本貫 慶州. 譯奉 金弘瑞 繼子＜姓＞
籌學 崔允基 胥＜牛峰金 族譜＞
外. 惠主＜牛峰金 族譜＞. 司果＜姓＞
* 63世 / 大安君派 (忠宣公派)

김상욱 金相郁 1873~?
本貫 三陟. 字 文哉. 金舜泳 子
醫科 金薰泳 姪. 醫科 南基玉 胥
醫科
1888 (高宗25) 式年試 醫科
* 杜之系 13世

김상원 金商元 ?
本貫 未詳
內鍼＜承＞
1887.10.11 (高宗24) 鍼醫. 賞＜承＞
1891.7.14. 鍼醫. 察訪差送＜承＞
* ＜鍼＞ 未收錄

김상유 金相裕 ?
本貫 未詳
1806.2.13. 義禁府 月令醫員＜承＞

1806.2.14. 義禁府 月令醫員＜承＞

김상윤 金相允 ?
本貫 安義
雲正 金有晋 子. 內醫 金有鼎 姪
同參 金時中 孫. 崔裕 胥
外. 惠參＜金翼南 雲＞
1885 (高宗22) 惠民參奉＜金翼南 雲＞
* 武科掌別 士祿系 9世

김상익 金相益 ?
本貫 安義
內醫 金有鼎 長男. 醫科 崔錫敎 胥
外. 醫直＜完薦＞
1866.6 (高宗3) 典醫直長＜完薦＞
1870.10 (高宗7) 典醫直長＜完薦＞
* 武科掌別 士祿系 9世

김상일 金相一 ?
本貫 安義
外醫 金有泰 子. 申鼎祿 胥
外. 惠參＜金鳳南 醫＞
1875.8 (高宗12) 惠民參奉＜完薦＞
* 武科掌別 士祿系 9世

김상일 金相一 1861~?
本貫 三陟. 字 致心
外醫 金義泳 子. 醫科 李民善 胥
醫科. 醫主＜完薦＞
1870.10 (高宗7) 司譯完薦＜完薦＞
1882 (高宗19) 增廣試 醫科
1887.9 (高宗24) 典醫主簿＜完薦＞
* 杜之系 13世

김상전 金尙銓 1768~?
本貫 金海. 字 平叔. 譯科 金在和 子
內醫 金東桓 曾孫. 吳采周 胥
醫科. 外. 醫僉<醫>. 副司果
1790 (正祖14) 增廣試 醫科
1790.8.26. 副司果. 醫科初試入格<省>
1790.8.27. 副司果. 覆試直赴<承>
* 嘉善 守良系 9世

김상진 金尙珍 ?
本貫 尙州
左翼原從勳. 佐理原從勳
內. 嘉靖<實>. 同知
1455.12.27. 副司直. 左翼原從勳 二等
1457.11.8 (世祖3) 內醫. 救療官<實>
1464.11.4 (世祖10) 僉知<實>
1468.9.22 (睿宗卽位) 加資(嘉善)<實>
1468.10.6 (睿宗卽位) 同知 除授<實>
1469.12.29. 嘉善. 同知 除授<實>
1471. 行 大護軍. 佐理原從 一等 錄勳
1472.8.13 (成宗3) 上護軍. 賞<實>
* <太> 未收錄

김상진 金尙軫 = 김상옥 金尙玉

김상찬 金相瓚 ?
本貫 金海
律科 金濟愼 子. 外醫 李豊基 胥
外. 惠主<牛峰金 族譜>
* 順孫系 11世

김상충 金祥忠 ?
本貫 沃川

外. 醫主<姓>

김상하 金相河 ?
本貫 三陟
醫科 金薰泳 子. 外醫 金仁柏 胥
醫科
1894 (高宗31) 式年試 醫科
* 杜之系 13世

김상현 金尙炫 1675~?
本貫 光山. 字 汝隱
通政 金重器 子. 武科 崔英弼 胥
醫科. 外. 折衝<醫>. 惠久. 僉使. 司果
1699 (肅宗25) 惠久. 式年試 醫科
1700.6.6. 義禁府 月令醫員<承>
1718.7.17. 禁衛營 敎鍊官. 司果<承>
1718.8.24. 前 司果. 加資(通政)<承>
1721.2.19 (景宗2) 寧城僉使<承>
* 定虜衛 福系 5世

김상호 金相祜 = 김필호 金必祜

김상후 金尙垕 ?
本貫 靑陽. 醫科 金世顯 三男<姓續>
外. 惠主<姓續>
* 9世 / 監務公系

김상휘 金尙輝 ?
本貫 未詳
外. 審藥
1769.4.18 (英祖45) 前 咸鏡審藥<承>

김상휼 金尚霱 ?
本貫 永川. 縣監 金德世 子<姓><蔭>
1672.2.18. 麝香膏劑進人<承>
1679.10.17 (肅宗5) 醫員<上>
* 參奉 信系 5世

김상희 金相羲 1793~?
本貫 安義. 字 景八
贍主 金有安 長男
醫科 金樂中 孫. 醫科 吳命華 胥
醫科. 內<太>. 通政
醫正<醫>. 僉知<醫>
1812 (純祖12) 增廣試 醫科
1816.1.6. 義禁府 月令醫員<承>
1826.3.29. 義禁府 月令醫員<承>
1834.7.7. 前 醫正. 內醫陞差<承>
1834.7.24. 新差內醫, 勿施<承>
1849 (哲宗卽位) 前 僉正
-<議政府關> 奏請使行 醫員
1850 (哲宗1) 內醫院入院<太>
1850.3.26. 前 內醫. 還屬<藥房>
1858.10.23 (哲宗9) 掌務官. 賞<省>
* 武科掌別 士祿系 9世

김생려 金生麗 ?
本貫 未詳. 金應濟 子. 金連宗 孫
醫科. 亨難元從勳. 翼社元從勳. 外
1606 (宣祖39) 增廣試 醫科
1614.7.18. 醫員. 亨難元從 三等 錄勳
1614.10.29 醫員. 翼社元從 三等 錄勳

김서 金垿 ?
本貫 固城
譯科僉使 金虎臣 子. 內醫 金必衍 胥

外. 醫直<姓>
* 48世 / 安山派

김석구 金錫龜 1630~?
本貫 慶州. 字 君瑞
外醫 金繼榮 子. 內醫 金慶華 從弟
中部主簿 文義男 胥
醫科. 保社元從勳. 外. 醫正<醫>
1652 (孝宗3) 久任. 增廣試 醫科
1673.5~1673.10. 都監醫員<山陵>
1681.8.14 (肅宗7)
-<承> 謝恩陳奏兼 冬至使行 醫員
1694.5. 前 正. 保社元從 三等 錄勳
* 25世 / 將軍公派 (鷄林君派)

김석규 金碩奎 1813~?
本貫 金海
外醫 金福謙 子<金洙均 雲>
外. 壽崇政<承>. 惠參<八>. 僉知
1882 (高宗19) 惠民參奉<八>
1882.4.21. 前 主簿. 壽加資<承>
1882.4.27 (高宗19) 副護軍 除授<承>
1885 (高宗22) 僉知<金洙均 雲>
1892.1.10. 前 五衛將. 壽加崇政<承>

김석영 金錫永 1855~?
本貫 固城. 字 公允
醫科 金顯祚 子. 醫科 金在瑚 胥
醫科. 外. 醫主<醫>
1880 (高宗17) 增廣試 醫科
1880.6.25. 承仕郎. 醫奉. 醫科二等<教旨>
1889.6.3. 咸鏡監營審藥<咸鏡>
* 51世 / 安山派

김석우 金錫禹 = 김광집 金光鏶

김석윤 金錫潤 1849~?
本貫 固城. 字 德有. 醫科 金顯祚 子
醫科 金錫永 兄. 籌學 李基復 胥
醫科. 外. 醫直＜醫帖＞
1880 (高宗17) 前 典醫直長＜醫帖＞
1882 (高宗19) 增廣試 醫科
1883.4.26. 義禁府 月令醫員＜承＞
1888.4.16 (高宗25) 審藥. 形罪＜承＞
1898.2.21. 前 安州兵營審藥. 訴＜公文編案＞
＊ 51世 / 安山派

김석은 金錫誾 ?
本貫 未詳
太＜承＞. 通政. 監察
1885.5.3 (高宗25) 監察 除授＜承＞
1898.7.30. 太醫院兼典醫. 加通政＜承＞
＊ ＜太＞ 未收錄

김석의 金錫義 1809~?
本貫 光山. 字 正由
外醫 金起明 子. 吳時綱 胥
外. 醫直＜八＞
1834.11.20. 醫徒. 救療官＜典享司＞
1837 (憲宗3) 陞＜八＞
＊ 僉正 墩系 11世

김석주 金錫冑 1634~1684.9.20
本貫 淸風. 字 斯百. 號 息菴
金佐明 子. 黃一皓 胥. 李厚源 胥
文科. 保社勳. 淸城府院君
儒醫. 右議政. 內醫提調

1662 (顯宗3) 文科 增廣試甲科 壯元
1674.2.2. 慈殿患候. 招來議藥＜實＞
1674.3.2. 中殿症候. 出入藥房＜實＞
1674.10.17. 慈殿未寧, 議藥, 賞＜實＞
1680. 判書. 一等保社勳 淸城府院君
1684.9.20 (肅宗10) 卒＜實＞
＊ 16世 / 淸虜上將軍派

김석헌 金錫憲 1777~?
本貫 固城. 字 彛則. 外醫 金述曾 子
首醫 金光顯 孫. 安聖希 胥
醫科. 籌學. 外. 惠久＜醫＞. 籌別＜醫＞
1795 (正祖19) 籌學 入格
1807 (純祖7) 計士. 式年試 醫科
＊ 51世 / 安山派

김석홍 金錫泓 1874~?
本貫 固城. 字 潤汝
譯科 金永吉 子. 外醫 全宅鼎 外孫
醫科
1891 (高宗28) 式年試 醫科
＊ 51世 / 安山派

김석희 金釋熙 ?
本貫 慶州
外醫 金東集 子. 計士 崔敬三 胥
外. 醫直＜完薦＞
1891.3 (高宗28) 典醫直長＜完薦＞
＊ 66世 / 大安君派 (忠宣公派)

김선민 金善民 1612~?
本貫 海州. 字 士達
同知 金仁壽 子. 外醫 金夢聖 胥

醫科. 外. 醫正<八>
1639 (仁祖17) 式年試 醫科
1640.3.28. 咸鏡道審藥 除授<承>
* 伯系 5世

김선주 金善周 1840~?
本貫 慶州. 字 日升
武科 金舜圭 子. 內醫 金壽仁 曾孫
武科外醫 金憲祖 孫. 尹禹楨 胥
醫科. 外. 醫僉<醫>
1864 (高宗1) 色掌. 增廣試 醫科. 初壯
* 34世 / 將軍公派 (鷄林君派)

김선욱 金善昱 1867~?
本貫 慶州. 字 景昇
內醫 金興圭 子. 內醫 金潤 胥
醫科. 籌學. 外. 醫主<醫>
1882 (高宗19) 籌學 入格
1885 (高宗22) 增廣試 醫科
* 34世 / 將軍公派 (鷄林君派)

김선창 金善昌 1865~?
本貫 慶州. 字 景言
內醫 金興圭 子. 籌敎 李濬相 胥
醫科 籌學 內鍼<承> 醫主<醫> 副司勇
1879 (高宗16) 籌學 入格
1883.4.29. 外醫. 內鍼醫 差下<承>
1883.5.1 (高宗20) 副司勇 除授<承>
1885 (高宗22) 式年試 醫科
1891.7.14. 鍼醫. 弟 別提除授<承>
* <鍼> 未收錄
* 34世 / 將軍公派 (鷄林君派)

김성건 金聖謇 1763~?
本貫 慶州. 字 性直
醫科 金富三 子. 同參 卞觀海 胥
籌學. 外. 醫奉<承>. 籌別<金光說 籌>
1783 (正祖7) 籌學 入格
1786.9.29 (正祖10) 前 典醫奉事<承>
* 28世 / 將軍公派 (鷄林君派)

김성검 金成儉 1791~?
本貫 固城. 字 士文
譯科 金道峻 子. 同參 金時中 胥
醫科. 外. 惠主<姓>
1816 (純祖16) 式年試 醫科
* 48世 / 安山派

김성련 金性鍊 = 김형석 金亨錫

김성수 金聖守 1702~1731
本貫 慶州. 字 大中. 號 竹西
內醫 金應三 子. 首醫 許信 胥
醫科. 內. 內正<太>
1721 (景宗1) 增廣試 醫科
1729 (英祖5) 內醫院入院<太>
* 28世 / 將軍公派 (鷄林君派)

김성신 金性信 1749~?
本貫 慶州. 字 善長
司果 金景喆 子. 金振玉 胥
醫科. 外. 惠參<醫>
1774 (英祖50) 惠久. 增廣試 醫科
1777.8.19 (正祖1) 惠民參奉<承>

김성오 金成五 1740~1791
本貫 固城. 字 大而. 譯科 金道天 子
內醫 崔宅中 胥. 李在門 胥 <醫先>
醫科. 內 <太>. 通政 <承>. 僉知 <醫>
1762 (英祖38) 式年試 醫科
1775 (英祖51) 內醫院入院 <太>
1779.9.18 (正祖3) 加通政 <承>
1779.9.20 (正祖3) 屬御醫 <承>
* 48世 / 安山派

김성옥 金聲玉 1865~?
本貫 安義. 字 振汝
譯科折衝 金壽南 子
醫科 金相健 孫. 醫科 李在玖 胥
醫科
1882 (高宗19) 增廣試 醫科
* 武科掌別 士祿系 11世

김성우 金聲宇 1624~?
本貫 義城. 字 汝聞
醫科 金浩 子. 林德生 胥
醫科. 外. 醫正 <醫>
1646 (仁祖24) 式年試 醫科
* 瑞元系 5世

김성일 金聲一 ?
本貫 善山
外醫 金濟仁 子. 金遂澤 胥
醫科 <牛峰金 族譜>. 主簿
* <醫> 未收錄
* 龜壽系 9世

김성일 金成一 1763~?
本貫 固城. 字 貫之. 改名 金成憲 <姓>
譯科 金道天 子. 內醫 金成五 弟
譯科同知 洪命福 胥
醫科. 外. 司果 <醫> <姓>
1786 (正祖10) 式年試 醫科
* 48世 / 安山派

김성일 金性一 ?
本貫 海州. 醫科 金益榮 子
外. 醫徒 <完薦>
1866.6 (高宗3) 典醫生徒 <完薦>
* 伯系 11世

김성직 金性直 ?
本貫 海州
醫科 金益榮 子. 外醫 金文鏞 胥
外. 醫直 <等> <完薦>
1862 (哲宗13) 典醫直長 <金在珪 等>
* 伯系 11世

김성집 金誠集 ?
本貫 牛峰
譯科折衝 金潤郁 長男. 李慶夏 胥
外. 醫直 <金學身 譯>
1773 (英祖49) 典醫直長 <金學身 譯>
* 23世 / 繼同公派

김성집 金性集 1871.1.7~1934.8.11
本貫 金海. 字 成之
內醫 金潤 子. 醫科 韓鼎鉉 胥
醫科. 內 <承>. 洋醫. 通訓. 醫主 <醫>
1885 (高宗22) 式年試 醫科

1887.10.12 (高宗24) 內醫院入院 <承>

1888.10.13. 司果 除授 <大韓>

1891.7.15 (高宗28) 御醫差下 <承>

1894.10.19 (高宗31) 御醫差下 <承>

1899.8.15~02.8.5 官立醫學校 <大韓>

1902.6.11. 任 醫學校敎官 <承>

1905.3.14. 任 鎭衛隊醫官 <承>

1906.6.12. 任 二等軍醫 <大韓>

1934.8.11. 醫師免許 28號. 卒 <總>

* <太> 未收錄

* 順孫系 12世

김성채 金聖宋 ?

本貫 慶州

內醫 金應三 子. 計士 李頤觀 壻

外. 醫直 <金光翼 籌>

1736 (英祖12) 典醫直長 <金光翼 籌>

* 28世 / 將軍公派 (鷄林君派)

김성택 金聖宅 1749~?

本貫 慶州. 字 聖安

醫科 金富三 子. 運直 全道源 壻

醫科. 籌學. 外. 醫正 <醫>. 算別 <醫>

1777 (正祖1) 式年試 醫科 壯元

1777.8.19 (正祖1) 典醫監醫員 <承>

1779 (正祖3) 籌學 入格·

* 28世 / 將軍公派 (鷄林君派)

김성하 金聲夏 ?

本貫 三陟. 同知 金重宅 子

醫科 金鼎泰 從孫

武兼 劉弘世 壻 <姓>

外. 惠主 <金景球 醫>

1791.8.22. 惠民任官. 大興 定配 <省>

1792.6.18. 釋放. 惠民生徒 <承>

* 杜之系 8世

김성헌 金誠獻 ?

本貫 牛峰. 譯科 金潤郁 次男

外醫 金誠集 第. 武科 李長春 壻

外. 醫參 <族譜>

* 23世 / 繼同公派

김성헌 金成憲 = 김성일 金成一

김성화 金聲和 ?

本貫 漢陽. 金重澤 子

外. 直長 <姓續>

1822.11.3. 義禁府 月令醫員 <承>

1837.5.7. 義禁府 月令醫員 <承>

김성훈 金性勳 1800~?

本貫 靑陽. 字 聖言

醫科 金杞 次男 <族譜>

內鍼 <鍼>. 壽嘉善 <李應泰 雲> 壽同知

1834.3.24. 醫人. 內鍼醫差下 <承>

1834.3.24. 副司勇 除授 <承>

1834.5.2. 有頉 <承>

1836.7.5. 脫喪. 副司果 除授 <承>

1843.10.8 (憲宗9) 賞 <省>

1862.2.29. 鍼醫. 加資(通政) <省>

1879.1.2 前 五衛將. 年八十. 加嘉善 <省>

* 12世 / 監務公系

김성흡 金聲洽 ?

本貫 未詳

外. 醫久<承>
1777.8.19 (正祖1) 典醫監醫員<承>

김세걸 金世傑 ?
本貫 未詳. 左相 沈守慶 胥
外. 惠教<沈守慶 墓碣>
1601.5 (宣祖34) 前 惠民教授<沈守慶 墓碣>

김세관 金世寬 ?
本貫 未詳
1674.11.27. 義禁府 月令醫員<承>

김세구 金世球 1660~?
本貫 靈光. 禮主 金時嵩 子
醫科. 奉事<姓>
1689 (肅宗15) 增廣試 醫科

김세달 金世達 ?
本貫 昌原. 內醫 金興壽 子
內. 內正<太>

김세선 金世選 1692~?
本貫 慶州. 字 擇子
金垳漢 三男<姓續>
揚武元從勳. 同參. 崇祿<參>
西部主簿. 察訪. 知事
1728.7.15. 揚武元從功臣 一等 錄勳
1730.2.9 (英祖6) 假引儀<承>
1730.8.11. 西部主簿 除授<承>
1732.9.14. 前 主簿. 同參差下<承>
1732.9.16 (英祖8) 副司果 除授<承>
1742.3.25~6.25. 西部主簿<承>
1742.6.25. 長興主簿 除授<承>

1743.8.9. 安寄察訪 除授<承>
1756.3.14. 脫喪. 還屬<承>
1756.3.16 (英祖32) 司果 除授<承>
1757.11.1. 副司果. 加通政<承>
1757.11.8 (英祖33) 副護軍 除授<承>
1760.3.23~12.18 (英祖36) 僉知<承>
1763.1.3 (英祖39) 同知 除授<承>
1774.12.5 (英祖50) 知事 除授<承>
1774.12.9 (英祖50) 副護軍 除授<承>
1775.11.8. 年皆八十. 加崇祿<承>
* 61世 / 大安君派 (忠宣公派)

김세언 金世彦 1725~1786(?)
本貫 雪城. 字 義伯
同參 金德崙 子. 護軍 崔齊嵩 胥
同參. 通政<參>. 惠主<承>. 僉知
1759.8.9. 前 惠主. 同參差下<承>
1759.8.10 (英祖35) 副司果 除授<承>
1769.9.20 (英祖45) 副司直 除授<承>
1775.1.19 (英祖51) 加資(通政)<承>
1775.2.3~3.3 (英祖51) 僉知<承>
1775.3.5 (英祖51) 護軍 除授<承>
1782.8.6 (正祖6) 有頉<承>
* 開城金氏 - 芝宣派 悌元系 7世

김세완 金世琓 1688~?
本貫 海州. 字 公琰. 醫科 金煒達 子
醫科 金世珍 弟. 司直 許謙 胥
醫科. 外. 醫正<醫>
1708 (肅宗34) 式年試 醫科
* 伯系 7世

김세우 金世佑 ?
本貫 安東. 京 居. 禦侮 金允貞 子
醫科. 內. 通政<實>. 內正<太>. 甕主
1543 (中宗38) 前 奉事. 式年試 醫科一位
1564.12.21 (明宗19) 甕主 除授<實>
1565.10.9 (明宗20) 加通政<實>

김세유 金世瑜 1681~?
本貫 海州. 字 公瑾
醫科 金義達 繼子. 醫科 金煒達 次男
醫科 金世珍 弟. 醫科 金由渭 壻
崔東說, 內醫 玄信綱 壻<醫先>
醫科. 外. 惠教<醫>
1699 (肅宗25) 式年試 醫科
1704.12.28. 義禁府 月令醫員<承>
1724.3.20. 假官惠民教授. 汰<承>
* 伯系 7世

김세장 金世章 ?
本貫 未詳
外. 醫生<默齋>
1546 (明宗1) 李文楗 治療<默齋>

김세진 金世珍 1675~?
本貫 海州
醫科 金煒達 長男. 計士 金國衡 壻
醫科. 外. 醫判<醫>
1696 (肅宗22) 式年試 醫科
* 伯系 7世

김세태 金世泰 ?
本貫 慶州
譯判 金大成 子. 吳德純 壻<姓>

外. 治敎<八><姓>
* 56世 / 永芬公派 (密直部檢郞公派)

김세헌 金世憲 1741~?
本貫 雪城. 字 君式. 金德恒 子
同參 金德崙 姪. 嘉善 朴時敏 壻
醫科 邊致定 壻<醫先>
醫科. 外. 惠主<醫>
1763 (英祖39) 增廣試 醫科
1777.8.19 (正祖1) 惠民參奉<承>
* 開城金氏 - 芝宣派 悌元系 7世

김세현 金世顯 1678~?
本貫 靑陽. 字 達甫
萬戶 金益燦 長男
外醫 金應業 孫. 嘉善 朴時敏 壻
醫科. 外. 惠教<醫>
1699 (肅宗25) 式年試 醫科
1701.10.15. 義禁府 月令醫員<承>
1722.11.29. 義禁府 月令醫員<承>
* 8世 / 監務公系

김세훈 金世勳 ?
本貫 未詳
內. 內正<太>

김세훈 金世勳 1782~?
本貫 靑陽. 字 永叔
內醫 金橓 次男<姓續>
內醫 金啓勳 弟. 內醫 李惟鑑 壻
醫科. 籌學. 外. 通政. 醫正. 僉知
1801 (純祖1) 式年試 醫科
1817 (純祖17) 籌學 入格

1834 (純祖34) 典醫正 <金憲周 雲>

1864.9.21. 故. 僉知. 贈工參 <承>

* 12世 / 監務公系

김세희 金世熙 ?

本貫 慶州

雲正 金東善 字. 雲直 崔廷民 壻

外. 惠參 <完薦>

1878.6 (高宗15) 惠民參奉 <完薦>

* 66世 / 大安君派 (忠宣公派)

김수 金橩 1758~1811

本貫 靑陽. 字 茂卿

雲科 金宗潤 獨子

外醫 金益剛 曾孫. 武科 丁昌億 壻

醫科. 內 <太>. 通政 <醫>. 僉知

1783 (正祖7) 式年試 醫科

1790 (正祖17) 內醫院入院 <太>

1802.11.12. 副司正. 加通政 <承>

1802.11.13 (純祖2) 御醫差下 <承>

1802.11.16. 副護軍 除授 <承>

1803.1.7 (純祖3) 僉知 除授 <承>

1803.閏2.3. 副護軍 除授 <承>

1810.12.1~12.3. 五衛將 <承>

1810.12.2 (純祖10) 僉知 除授 <承>

1864.9.21 (高宗1) 故. 贈工議 <承>

* 11世 / 監務公系

김수강 金壽岡 ?

本貫 光山

算學 金廷益 子. 朴承逸 壻

醫科. 外. 醫判 <醫>

1678 (肅宗4) 增廣試 醫科

김수규 金壽煃 1678~1764

本貫 善山. 字 南老

利川 居. 金宗相 七男

權啓證, 辛聖弼 壻 <族譜>

揚武元從勳. 同參 崇祿 <參> 郡守 知事

1714.5.3 (肅宗40) 副司勇 除授 <承>

1714.10.9. 副司直 除授 <承>

1714.12.21. 司果 除授 <承>

1715.3.11~3.14. 內贍主簿 <承>

1715.3.14~11.16. 活人別提 <承>

1715.11.16~1721.1.20. 瓦別 <承>

1721.1.20 (景宗1) 賓主 除授 <承>

1721.6.16~1723.6.3. 安奇察訪 <承>

1723.6.3~1724.2. 平丘察訪 <承>

1724.2.12 (景宗4) 副司果 除授 <承>

1725.7.12. 羅州監牧官 除授 <承>

1728.2.12. 歸厚別提 除授 <先>

1728.5.17. 南陽監牧官 除授 <承>

1728.7.15. 揚武元從 二等 錄勳

1732.3.17 脫喪. 還屬. 任 副司果 <承>

1733.7.14 (英祖9) 加通政 <承>

1733.7.18. 僉知 除授 <承>

1734.2.9~1736.6.1. 衿川縣監 <承>

-<先> 1734.2.15 赴任

1736.8.9 (英祖12) 加嘉善 <承>

1737.9.16 (英祖13) 同知 除授 <承>

1738.12.16 (英祖14) 同知 除授 <承>

1741.5.25 (英祖17) 副護軍 除授 <承>

1741.7.23~7.24. 砥平縣監 <承>

1741.7.24~10.30. 果川縣監 <先>

1742.7.15~1744.12.15 安山郡守

-<先> 1742.7.24. 赴任

1743.1.9 (英祖19) 加資(嘉義) <承>

1744.5.11 (英祖20) 加資憲＜承＞

1745.1.11 (英祖21) 副護軍 除授＜承＞

1745.2.30. 差備待令. 加資(正憲)＜承＞

1745.9.4. 知事 除授＜承＞

1746.2.8 (英祖22) 加崇政＜承＞

1746.6.27. 加資(崇祿)＜承＞

1747.10.13. 副護軍 除授＜承＞

1751.7.3 (英祖23) 知事 除授＜承＞

* ＜承＞ 甲子生 ＜參＞＜族譜＞ 戊午生

* 26世 / 和義君派 (困六齊派)

김수검 金守儉 1730~?

本貫 全州

首醫 金履亨 子. 內醫 李萬杓 胥

同參. 通政＜參＞. 廣主. 察訪. 僉知

1754.1.15 (英祖30) 假引儀 除授＜承＞

1756.3.12 (英祖32) 兼引儀 除授＜承＞

1758.10.18. 廣興主簿 除授＜承＞

1759.12.28. 桃源察訪 除授＜承＞

1763.1.1 (英祖39) 引儀 除授＜承＞

1763.6.4. 濟用主簿 除授＜承＞

1768.8.9 (英祖44) 引儀 除授＜承＞

1773.1.15 (英祖49) 同參 差下＜承＞

1773.1.20. 副司果 除授＜承＞

1775.5.2 (英祖51) 副護軍 除授＜承＞

1786.閏7.21 (正祖10) 折衝. 賞＜承＞

1792.11.5 (正祖16) 僉知 除授＜承＞

1796.4.10 (正祖20) 五衛將 除授＜承＞

1796.4.11. 任 同知 質折衝 改正＜承＞

* 武科 仁男系 6世

김수기 金壽器 ?

本貫 未詳

1737.9.2. 義禁府 月令醫員＜承＞

김수량 金守良 金邃良 ?

本貫 未詳

內. 治腫醫＜企齋集＞

1533.2.11 (中宗28) 掌務官. 賞＜實＞

* ＜太＞ 未收錄

김수봉 金壽峰 1649~1719

本貫 三陟. 字 汝望

外醫 金正侃 繼子

內醫 金立誠 子. 首醫 李東馨 胥

醫科. 內. 通政＜太＞. 僉知＜醫＞

1675 (肅宗1) 增廣試 醫科

1678 (肅宗4) 內醫院入院＜太＞

1711.12.21 (肅宗37) 加資(通政)＜承＞

1713.6.25 (肅宗39) 副護軍 除授＜承＞

1714.9.27 (肅宗40) 副護軍 除授＜承＞

* 23世 / 校尉公派 (府使公派)

김수삼 金壽三 1710~?

本貫 慶州. 字 德叟

內醫 金重 子. 崔東寔 胥

醫科. 算學. 外. 醫正＜醫＞

乾隆 算學 入格

1727 (英祖3) 訓導. 增廣試 醫科

1737.2.12. 義禁府 月令醫員＜承＞

1777.8.19 (正祖1) 典醫監醫員＜承＞

* 27世 / 將軍公派 (鷄林君派)

김수암 金壽岩 ?

本貫 三陟
內醫 金藎誠 子. 醫科 李義元 胥
醫科. 內. 內奉<太>
1642.12.16 (仁祖20) 醫員<承>
1651 (孝宗2) 式年試 醫科 壯元
1659 (孝宗10) 內醫院入院<太>
1661.1.9. 傳教不告 以致稽滯, 汰<承>
* 23世 / 校尉公派 (府使公派)

김수억 金壽億 ?
本貫 晉州. 直長 金漢孫 子
醫科. 外. 醫直<醫>
1543 (中宗38) 前 直長. 式年試 醫科三位

김수억 金壽嶷 ?
本貫 未詳
外. 醫久<承>
1656.12.21 典醫醫員 院月令劑藥官<承>

김수영 金壽永 1878~?
本貫 保寧. 字 範初. 雲科 金鍾協 子
同參 金明奎 從孫. 譯科 玄鍑 胥
醫科. 醫久<醫八>
1890 (高宗27) 元<醫八>
1891 (高宗28) 增廣試 醫科
* 通政 熙星系 12世

김수인 金壽仁 1778~?
本貫 慶州. 字 君錫. 計士 金宗顯 子
外醫 金聖宇 曾孫. 算學 李思訥 胥
醫科. 首醫. 內<太>. 嘉義<醫>
醫訓<承>. 內正<姓>. 同知
1805 (純祖5) 增廣試 醫科 壯元

1807.4.21. 醫訓導. 內醫院入院<承>
1811.1.23 (純祖11) 加通政<承>
1812.3.6~6.15 (純祖12) 五衛將<承>
1818.11.3 (純祖18) 加資(嘉善)<承>
1818.11.19. 五衛將 除授<承>
1818.12.1 (純祖18) 同知 除授<承>
1820.2.29 (純祖20) 加資(嘉義)<承>
1822.11.24 (純祖22) 入侍<承>
1828.8.12. 有頉<承>
1830.10.4. 脫喪. 還屬. 護軍 除授<承>
1834.4.10 (純祖34) 入侍<承>
* 31世 / 將軍公派 (鷄林君派)

김수일 金壽一 ?
本貫 慶州
外. 醫參<完薦>
1859.9. 御營廳鍼醫 改差<御營抄>

김수장 金壽長 金秀長 ?
本貫 臨陂
平難元從勳. 外. 通訓. 醫直
1570. 通訓. 前 醫直<金彦鳳 醫>
1591.3.21. 醫員. 平難元從 三等 錄勳

김수징 金秀徵 ?
本貫 未詳
外. 醫生<承>
1713.閏5.13. 海州監營醫生<承>

김수택 金壽澤 1694~?
本貫 善山. 字 季潤
東部主簿 金尙璘 子. 崔世諧 胥
醫科. 外. 惠直<姓>

1721 (景宗1) 惠久. 增廣試 醫科
1726.4.4. 醫員<宗廟改修都監儀軌>
1728. 都監醫員<奮武錄勳都監儀軌>
* 龜壽系 6世

김수현 金壽峴 1671~1725
本貫 三陟. 字 君望. 內醫 金立誠 子
崔貴晚 胥. 譯正 金應淵 胥<醫先>
醫科. 內. 通訓. 內正<太>
1696 (肅宗22) 式年試 醫科
1716 (肅宗42) 內醫院入院<太>
1723.1.10 (景宗3) 御醫減下<承>
* 23世 / 校尉公派 (府使公派)

김숙 金塾 ?
本貫 固城
金得臣 子. 同參 金漢齡 孫<姓>
外. 惠參. 活參<金鎭五 譯>
1783 (正祖7) 活人參奉<金鎭五 譯>
* 48世 / 安山派

김순기 金淳基 ?
本貫 未詳
內鍼<省><醫帖>
1878.2.10 (高宗15) 內鍼醫 差下<省>
1879.12.21 (高宗16) 鍼醫. 賞<省>
1881.12.23 (高宗18) 醫官<省>
* <鍼> 未收錄

김순기 金順基 ?
本貫 仁同
外. 惠久<金奎燮 醫>
1891 (高宗28) 惠民前銜<金奎燮 醫>

김순남 金順男 ?
本貫 未詳
1813.5.17. 義禁府 月令醫員<承>

김순명 金珣明 ?
本貫 金海
外醫 金仁權 子. 外醫 韓弘鎭 胥
外. 醫徒<完薦>
1891.3 (高宗28) 典醫生徒<完薦>
* 嘉善 守良系 12世 (?)

김순몽 金順蒙 ?
本貫 未詳
內<太>. 嘉善<實>. 饔判. 副護軍
<簡易辟瘟方> 共著
1516.12.1 (中宗11) 內醫<實>
1517.7.13 (中宗12) 加通政<實>
1520.10.29. 引儀. 饔判 除授<實>
1523.2.26 (中宗18) 加嘉善<實>
1525. 行 副護軍<簡易辟瘟方諺解>
1528.7.1. 衲衣 關聯 罷職<實>
1528.7.28 (中宗23) 敍用<實>
* <太> "通政" 記錄 誤謬

김순의 金順義 ?
本貫 未詳
內<實>. 禦侮<實>
1505.11.9 (燕山11) 內醫. 堂下官<實>
1522.8.15 (中宗17) 大妃 治療<實>
* <太> 未收錄

김순행 金順行 1738.6.26~1796.1.11
本貫 牛峰. 字 致卿. 金重龜 次男

譯正 崔漢昌 胥<族譜>
內鍼<鍼>. 通政<承>. 監牧. 僉知
1777.8.22. 醫人. 內鍼醫差下<承>
1778.11.19. 興陽監牧 除授. 相換<承>
1778.11.19~1783.8. 南陽監牧官<承>
1783.8.4 (正祖7) 副司果 除授<承>
1790.6.24 (正祖14) 加資(通政)<承>
1791.12.12 (正祖15) 僉知. 遞職<承>
1794.3.8 (正祖18) 入侍<承>
1796.1.11 (正祖20) 卒<族譜>
* 23世 / 繼同公派

김술증 金述曾 1754~?
本貫 固城. 字 伯善
首醫 金光顯 子. 武科 李思九 胥
籌學. 外. 籌訓<籌>. 醫久<承>·
1777.8.19 (正祖1) 典醫監醫員<承>·
1779 (正祖3) 籌學 入格
1782.11.27 (正祖6) 計士<承>·
* 50世 / 安山派

김숭렬 金崇烈 ?~1576.4
本貫 善山. 字 勉卿. 護 夢村<族譜>
參奉 金曇 長男. 生員 李輅 胥<族譜>
醫習<金寧 進>. 宣敎郎. 參奉<武譜>
1573 (宣祖6) 宣敎郎. 醫習 被選<族譜>
1576.4 (宣祖9) 卒<遯峯集>
* 20世 / 右尹公派

김숭령 金崇齡· ?
本貫 未詳
1649.8.3. 義禁府 月令醫員<承>
1650.4.2. 義禁府 月令醫員<承>

김승희 金昇熙 1868~?
本貫 慶州. 字 致日
雲正 金東萬 子. 醫科 崔吉淳 胥
外. 醫久<醫八>
1885 (高宗22) 新<醫八>
* 66世 / 大安君派 (忠宣公派)

김시감 金時鑑 ?
本貫 金海. 字 明三<醫先>
僉知 金繼先 長男<姓續>. 李敬忠 胥
醫科. 外. 醫正<醫>
1627 (仁祖5) 式年試 醫科
1631.8.25. 慶尙監營審藥<溪巖日錄>
1637.6.6. 前 宗親府藥房. 差審藥<承>
1638.5.27 惠民醫官. 全羅審藥 除授<承>
1662.12.6 (顯宗3) 典醫監醫員<承>
* 嘉善 守良系 4世

김시건 金時健 ?
本貫 永川. 金尙岱 子
外醫 金尙燾 姪. 折衝 李承英 胥<姓>
保社元從勳. 外. 醫參<錄券>. 引儀
1694.5. 前 參奉. 保社元從 三等 錄勳
1699.2.6 (肅宗25) 引儀 除授<承>
* 參奉 信系 6世

김시검 金始儉 1738~?
本貫 全州. 字 聖功. 內醫 金履邃 子
內醫 金泰儉 弟. 內醫 李興門 胥
醫科. 外. 醫主<醫>
1759 (英祖35) 式年試 醫科 壯元
* 武科 仁男系 6世

김시경 金時璟 ?
本貫 未詳
1722.10.9. 義禁府 月令醫員 <承>

김시구 金是玖 1686~?
本貫 慶州. 字 爾瓊
譯科資憲 金應憲 繼子
譯正 金應淵 次男. 通政 安斗衡 胥
醫科. 外. 惠主 <姓>
1713 (肅宗39) 增廣試 醫科
1722.5.25. 義禁府 月令醫員 <承>
1732.5.18. 義禁府 月令醫員 <承>
* 57世 / 永芬公派 (密直部檢郎公派)

김시남 金始南 ?
本貫 未詳
1703.10.8. 義禁府 月令醫員 <承>

김시량 金時亮 ?
本貫 未詳
1733.8.30. 義禁府 月令醫員 <承>
1734.4.11 (英祖10) 救療官 <承>
1744.9.24. 義禁府 月令醫員 <承>

김시영 金時榮 1761~?
本貫 海州. 字 君習
律別 金光頊 繼子
武科 金光游 子. 醫科 金世玩 生曾孫
醫科. 外. 醫僉 <醫>. 副司果
1790 (正祖14) 增廣試 醫科. 初壯
1790.8.26. 副司果. 醫科初試入格 <省>
1790.8.27. 副司果. 覆試直赴 <承>
* 伯系 10世

김시우 金時宇 1689~?
本貫 善山. 字 子昻
金重輝 子. 訓判 金振澤 胥
醫科. 外. 醫正 <醫>
1723 (景宗3) 式年試 醫科
1724.3.4. 義禁府 月令醫員 <承>
1733.5.26 (英祖9) 救療官. 賞 <承>
1734.3.11. 義禁府 月令醫員 <承>
1742.5.29. 東北郊救療官.前正 <承>

김시욱 金時郁 1659~?
本貫 義城. 字 而澤. 金鳴宇 繼子
醫科 金聲宇 子. 高成烈 胥
醫科. 醫. 醫正 <醫>
1682 (肅宗8) 久任. 增廣試 醫科
1712.2.11 (肅宗38) 前 典醫正 <上>
* 瑞元系 6世

김시인 金蓍仁 1792~?
本貫 慶州. 字 而圓
內醫 金宗建 繼子. 氷別 金宗遇 子
武科郡守 丁允泰 胥
醫科. 內 <太>. 通政. 醫正 <省>
內正 <完薦>. 僉知
1801 (純祖10) 醫敎. 式年試 醫科
1830.11.15. 前 醫正. 內醫院入院 <承>
1836.6.6 (憲宗2) 古今島 定配 <承>
1861.3 (哲宗12) 內醫正 <完薦>
1864.6.20. 五衛將 除授. 改差 <承>
1864.6.21 (高宗1) 僉知 除授 <承>
* 31世 / 將軍公派 (鷄林君派)

김시일 金時鎰 ?
本貫 金海. 僉知 金繼先 子
醫科 金時鑑 弟. 李忠元 胥
醫科. 外. 通政<醫>. 惠主<上>
1635 (仁祖13) 增廣試 醫科
1643.3.10. 平安道審藥 除授<承>
1648.3.19. 慶尙道審藥 除授<承>
1659 (顯宗1) 使行醫員. 賞
-<承> 1677.5.21 記事
1662.11.24 (顯宗3) 前 惠民主簿<上>
* 嘉善 守良系 4世

김시정 金時禎 ?
本貫 光山
醫科 金逸民 子. 醫科 吳尙敏 胥
醫科. 外. 通訓<浣巖集>. 醫訓<醫>
1660 (顯宗1) 式年試 醫科

김시종 金時宗 ?
本貫 未詳
1822.8.17. 義禁府 月令醫員<承>

김시중 金時中 1774~?
本貫 安義. 字 稚亨
外醫 金載漢 繼子
僉知 金宗漢 子. 武科僉使 金壽玉 胥
同參. 正憲<參>. 郡守. 知樞<完薦>
1801.11.21. 壯勇營藥房<承>
1801.11.26 (純祖1) 同參加差<承>
1801.12.2. 順天監牧官 除授<承>
1802.11.16~03.12.19. 果川縣監<先>
1804.4.3 (純祖4) 副司果 除授<承>
1805.2.28. 前 縣監. 加通政<承>

1805.3.6 (純祖5) 五衛將 除授<承>
1820.12.10 (純祖20) 加資(嘉善)<承>
1829.6 淸河守 除授, 高揚, 朔寧相換<參>
1829.6~33.3. 朔寧郡守. 罷職<外案>
1838.4.15 (憲宗4) 超資 加資憲<省>
1841.12 任 興德縣監. 換 漣川縣監<外案>
1841.12.11~42.6.16. 漣川縣監<先>
* 武科掌別 士祿系 7世

김시창 金時昌 1668~?
本貫 義城. 字 重蕃
醫科 金聲宇 子. 吳泰邦 胥
醫科. 外. 醫正<醫>
1690 (肅宗16) 訓導. 式年試 醫科
* 瑞元系 6世

김시하 金時夏 ?
本貫 義城. 字 盛午. 醫科 金振宇 子
醫科. 外. 奉事<姓>
1687 (肅宗13) 式年試 醫科 壯元
1691.1.28. 義禁府 月令醫員<承>
1698.3.4. 義禁府 月令醫員<承>
* 瑞元系 6世

김식 金植 ?
本貫 靑陽. 金宗漢 子. 朴秀翼 胥<姓>
外. 醫徒<承>
1770.5.28. 典醫生徒. 棍二十度 放<承>
* 11世 / 監務公系

김식 金湜 1804~?
本貫 金海. 字 聖緯
寫字官 金益鏞 子. 外醫 金光翼 曾孫 同參

83

鄭忠周 外孫. 計士 李漢升 胥

醫科 玄龜瑞 胥 <醫先>

醫科. 外. 醫正 <醫>

1827 (純祖27) 增廣試 醫科

1834.3.8. 義禁府 月令醫員 <承>

1858. 式年試 醫科 參試 <醫先>

1864. 增廣試 醫科 參試 <醫先>

* 順孫系 11世

김신공 金愼恭 ?

本貫 江陵. 字 仲致. 牧使 金珸 庶子

醫科. 外. 直長 <族譜>

1549 (明宗4) 醫參. 式年試 醫科 三位

* 26世 / 翰林公派

김신성 金藎誠 ?

本貫 三陟

內醫 金嗣男 子. 崔得男 胥

醫科. 靖社元從勳. 寧國元從勳. 首醫

內. 通政 <醫先>. 內正 <醫>. 僉知 <太>

1615 (光海7) 式年試 醫科

1625.9.1. 主簿. 靖社元從 三等 錄勳

1637.12.10~14. 入瀋陽 藥傳 <承>

1638.4.26~1639.8.11. 瀋陽陪從 <東>

1645.8.20. 直長. 寧國元從 一等 錄勳

1661.9.2 (顯宗2) 加資 (通政) <承>

1661.9.16 (顯宗2) 護軍 <承>

* <太> 享年 76

* 22世 / 校尉公派 (府使公派)

김신엽 金信燁 ?

本貫 未詳

外. 醫生 <承>

1748.3.1 (英祖24) 醫生. 覆檢 <承>

김안국 金安國 1478~1543.1.4

本貫 義城. 字 國卿. 號 慕齋

賓參 金璉 長男. 松林君 李孝昌 胥

文科. 儒醫. 崇政. 判書

參贊. 內醫提調. 判中樞

<瘡疹方> <辟瘟方> 刊行補給

1503 (燕山9) 進士. 文科 別試 二等

1507 (中宗2) 文科. 重試 三等 一位

1539.5.28 (中宗34) 內醫院提調 <承>

1543.1.4 (中宗38) 判中樞. 卒 <實>

* 15世 / 守司空公派

김양석 金養錫 ?

本貫 靑陽. 外醫 金光垕 三男

外. 惠敎 <姓續>

* 10世 / 監務公系

김양오 金養吾 1705~?

本貫 安東. 字 善甫

金重華 繼子. 內醫 金文衍 再從孫

金重呂 子. 訓主 李俊發 胥

醫科. 外. 醫正 <醫>

1735 (英祖11) 式年試 醫科

1737.2.29. 義禁府 月令醫員 <承>

1739.7.3. 義禁府 月令醫員 <承>

* 18世 / 舊安東- 益元公派

김양우 金良友 1787~?

本貫 全州. 字 君房. 外醫 金樂禩 子

通德 金樂裕 繼子. 計士 崔亮運 胥

籌學. 外

1812 (純祖12) 籌學 入格
1803.7.21. 義禁府 月令醫員 <承>
1812.1.26. 義禁府 月令醫員 <承>
* 武科 仁男系 8世

김억린 金億麟 = 김백령 金栢齡

김언봉 金彦鳳 ?
本貫 臨陂. 字 呈瑞. 外醫 金壽長 子
醫科. 外. 醫直 <醫>
1568.8.6 (宣祖1) 議政府醫員 <眉巖>
1569.5.6. 羅士悅 治療 <眉巖 草>
1570 (宣祖3) 前 直腸. 式年試 醫科壯元

김언빈 金彦彬 ?
本貫 淸風. 京 居. 奉訓郎 金仁 子
醫科. 外. 醫奉 <醫>
1539. 奉事. 迎華使行 醫員 <陽谷集>
1543 (中宗38) 前 奉事. 式年試 醫科二位

김언신 金彦臣 ?
本貫 平山. 字 勳老 晉州 居
金繼琇 子
醫科
1525 (中宗20) 式年試 醫科 五位

김언종 金彦宗 1577~?
本貫 漆原
内醫 金兆齡 子. 李世花 胥
醫科. 扈聖元從勳. 淸難元從勳
亨難元從勳. 外 醫主 <醫>
1600 (宣祖33) 式年試 醫科
1605.4.5. 典醫主簿. 扈聖元從 三等 錄勳

1605.4.16. 醫主. 淸難元從 三等 錄勳
1614.7.18. 醫員. 亨難元從 三等 錄勳
* 德孫系 4世

김언충 金彦忠 ?
本貫 漆原
金鶴齡 繼子. 醫科 金允齡 子
内醫 金兆齡 姪. 鄭良彦 胥
醫科
1585 (宣祖18) 式年試 醫科
* 德孫系 4世

김여기 金汝器 1632.12.2~1698.10.15
本貫 樂安. 字 仲璉. 算學 金厚立 子
内醫 金士男 孫. 通政 崔敬長 胥
醫科. 内. 嘉義 <太>. 紙別. 同知
1654 (孝宗5) 式年試 醫科
1665 (顯宗4) 内醫院入院 <太>
1677.6.22. 通訓. 造紙別提 除授 <先>
1684.5.5 (肅宗10) 忠壯將. 改差 <承>
1686.6.30 (肅宗12) 同知 除授 <承>
1692.12.21. 司直. 加資(嘉義) <承>
1698.1.24 (肅宗24) 同知 除授 <承>
1698.10.15. 卒 <族譜>
* 17世 / 大提學公派

김여창 金汝昌 ?
本貫 未詳
外. 審藥
1683.1.29 (肅宗9) 前 松都審藥 <承>

김여팽 金汝彭 ?
本貫 未詳

內. 內正＜太＞

김연수 金延壽 ?
本貫 未詳
1544.9.26. 因公事 刑訊＜實＞
1544.9.28 (中宗39) 醫員＜實＞

김연수 金然壽 1872~?
本貫 全州. 字 儀一. 外醫 金汶植 子
醫科. 外. 醫主＜醫＞
1885 (高宗22) 增廣試 醫科
＊ 武科 仁男系 11世

김영 金英 ?
本貫 未詳
1474.6.20 (成宗5) 山陵醫員. 賞＜實＞

김영 金瑩 ?
本貫 金海
外. 惠直＜玄永健 醫＞＜八＞
1864 (高宗1) 惠民直長＜玄永健 醫＞

김영국 金榮國 ?
本貫 未詳
金溝主人 金積石 子＜眉巖 草＞
內鍼＜實＞. 縣監. 僕主. 副司果
1568.4.24 (宣祖1) 典醫參奉＜眉巖 草＞
1595.4.13. 鍼灸 入侍＜實＞
1599.6.14. 陽川縣監 除授＜實＞
1604.6.22~6.25 靑陽守. 未赴任＜竹＞
1604.閏9.20. 僕主. 衣主 相換＜竹＞
1604.10.23 (宣祖37) 陞職＜實＞
1605.6.15 抱川縣監. 八道褒貶 居下＜竹＞

1606.5.8 (宣祖39) 副司果＜果川 先＞
1606.5.8~1607.2.24. 果川縣監＜先＞
＊ ＜鍼＞ 未收錄

김영길 金永吉 ?
本貫 未詳
1632.3.13. 冬至使行 醫員＜承＞
1632.6.13 (仁祖10) 赴京醫員＜承＞

김영달 金英達 ?
本貫 海州. 通德 金天民 長男
醫科 金善民 姪. 武科 尹以顯 壻
外. 惠直＜金萬耆 醫＞＜姓＞
1678 (肅宗4) 惠民直長＜金萬耆 醫＞
＊ 伯系 6世

김영령 金榮齡 ?
本貫 未詳
1649.7.25. 義禁府 月令醫員＜承＞
1650.6.11. 義禁府 月令醫員＜承＞

김영석 金永錫 ?
本貫 慶州. 外醫 金鼎孝 子
副司正 玄在默 壻＜八＞
1878.7.7. 義禁府 月令醫員＜承＞
1883.5.6. 義禁府 月令醫員＜承＞
＊ 同知 應祥系 10世

김영선 金永璇 ?
本貫 固城
外. 醫直＜朴衡進 醫＞
1891 (高宗28) 典醫直長＜朴衡進 醫＞
＊ 50世 / 安山派 (?)

김영수 金榮洙 1801~?
本貫 固城. 字 慶世. 金錫憲 子
察訪 方孝善 胥. 內醫 方泰迥 孫壻
醫科. 外. 醫僉<醫>
1822 (純祖22) 式年試 醫科
* 52世 / 安山派

김영주 金永柱 1862.12.24~1930.8.8
本貫 樂安. 字 應聃
醫科 金亨錫 長男. 譯科 李周鉉 胥
醫科. 外. 醫主<醫>
1880 (高宗17) 增廣試 醫科
1880.6.25. 承仕郎. 醫副奉. 醫科<敎旨>
1930.8.8. 卒<族譜>
* 26世 / 大提學公派

김영춘 金榮春 ?
本貫 未詳
亨難元從勳. 外. 直長
1614.7.18. 直長. 亨難元從 三等 錄勳

김영훈 金永勳 1795~1869(?)
本貫 靑陽. 字 命之 雲科 金檢 子<姓>
同參<參>. 資憲. 知事
1834.2.20 (純祖34) 外醫. 同參差下<承>
1834.2.20. 副司勇 除授<承>
1842.11.5. 前 同參. 脫喪 還屬<藥房>
1856.12.5 (哲宗6) 御醫陞差<藥房>
1862.2.29 (哲宗13) 加資<省>
1866.4.13 (高宗3) 加資<承>
1867.5.14~5.18 (高宗4) 知事<承>
1869.10.7 (高宗6) 有頉<承>
* 12世 / 監務公系

김영훈 金永勳 1882.4.25~1974.7.26
本貫 光山. 號 晴崗. 江華 生
醫人 徐道淳 弟子
外. 都敎授. 惠民主事. 陵參奉
<壽世玄書>,<晴崗醫鑑> 著述
1904. 同濟醫學校 都敎授 先任
1914.3.21. 醫生免許 170號 發給<總>
1974.7.26. 卒<晴崗醫鑑>
* 36世

김영희 金永熙 1837~?
本貫 光山. 字 成汝
外醫 金秉直 繼子
金秉鉉 子. 李秉壽 胥
醫科. 外. 醫僉<完薦>
1859 (哲宗10) 增廣試 醫科
1875.8 (高宗12) 典醫僉正<完薦>
* 同知 永還系 10世

김오남 金五男 ?
本貫 未詳
寧國元從勳. 外
1645.8.20. 鍼醫. 寧國元從 三等 錄勳

김옥겸 金玉謙 ?
本貫 未詳. 東北面 定州 吏 出身
壬午功臣. 通政. 醫正<實>. 上護軍
1402.11.11 趙思義偵探. 任 醫正<實>
1406.1.7. 上護軍. 壬午功臣 二等 錄勳
* 非 醫人. 武人

김완기 金完基 ?
本貫 仁同

外. 惠直<完薦>

김완흥 金完興 ?
本貫 未詳
1687.12.11. 義禁府 月令醫員<承>

김요선 金堯璇 ?~1902.2.16
本貫 蔚山
內鍼<省>. 太. 通訓. 監察. 衣主
1886.12.29 (高宗23) 監察 除授<承>
1887.4.30. 掌樂主簿 除授<承>
1887.5.7~5.26. 尙衣主簿<承>
1887.5.25. 鍼醫. 尙衣主簿<承>
1887.5.26~1888.3.2. 繕工別提<承>
1888.3.2. 尙衣主簿 除授<承>
1888.3.4. 氷庫別提呈 相換<承>
1889.2.15. 繕工別提. 換 衣主<承>
1889.2.10. 衣主. 換 氷別<承>
1891.12.21 (高宗28) 監察 除授<承>
1892.5.26 (高宗29) 南部令 除授<承>
1892.6.25. 濟衆院主事 除授<承>
1892.6.27. 引儀 除授<承>
1892.閏6.7. 北部令 除授<承>
1893.1.29. 氷庫別提 除授<承>
1893.6.27 (高宗30) 西部令 除授<承>
1893.7.28. 任 交涉通商主事<承>
1894 通訓. 交涉通商主事<金建中 進>
1894.7.19. 掌樂主簿 除授<承>
1895.4.29. 任 典醫司兼全醫<承>
1895.12.11. 任 典醫司典醫<承>
1898.7.30. 太醫院典醫補. 賞<承>
1899.4.28 (光武3) 典醫. 陞敍<承>
1902.2.16(陽) 典醫輔. 卒<官報>

* <鍼><太> 未收錄
* 33世 (?)

김요주 金夭柱 ?
本貫 未詳
1718.2~4. 醫員<愍懷嬪封墓都監儀軌>

김용기 金龍起 1695~?
本貫 海州. 字 潛伯. 金信耇 長男
醫科 金豪達 從孫. 武科 朴東蕃 胥
醫科. 外. 惠直<醫><姓>
1726 (英祖2) 式年試 醫科
* 伯系 8世

김용서 金龍瑞 ?
本貫 海州. 醫科 金命耇 子
外. 醫奉<安山李 族譜>
* 伯系 8世

김용성 金龍聖 ?
本貫 海州. 金信耇 次男
醫科 金龍起 弟. 金必瑞 胥
外. 醫直<姓>
* 伯系 8世

김용수 金龍壽 ?
本貫 靑陽. 雲主 金命章 長男<姓續>
外醫 金益剛 孫. 同知 崔喦 胥
外. 醫直<金宗信 雲>
1771 (英祖47) 典醫直長<金宗信 雲>
* 9世 / 監務公系

김용현 金鏞賢 = **김준성** 金駿性

김우 金遇 ?
本貫 未詳
內鍼 <鍼>
1658.7.15. 嶺南鍼醫. 令入侍 <承>
1658.11.20 (孝宗9) 鍼醫. 賞 <承>

김우 金瑀 ?
本貫 全州. 金禮立 子 <金壽剛 律>
外. 惠主 <承>
1675.7.11 (肅宗1) 前 主簿 <承>
1675.8.19 (肅宗1) 前 惠民主簿 <承>
1676.3.3. 前 惠主. 任 慶尙審藥 <承>

김우경 金宇敬 1764~?
本貫 善山. 字 汝聖 <姓>. 汝成 <姓續>
內鍼 金德鉉 次男. 律科 金守敬 弟
萬戶 金德行 繼子. 尹䇛承 胥 <姓>
內鍼 <鍼>. 通政 <承>. 僉使
1802.5.27. 醫人. 內鍼醫差下 <承>
1812.4.26 (純祖12) 加通政 <承>
1816.2.19~1817.7.3. 椒島僉使 <承>
* 僉知 慶得系 8世

김우서 金遇瑞 1715~?
本貫 慶州. 字 彛常
同參 金鳳齡 長男 <姓續>
魏重漢 胥. 朴泰崇 胥 <醫先>
醫科. 外. 醫判 <醫>
1740.1.29. 義禁府 月令醫員 <承>
1753 (英祖29) 式年試 醫科
* 62世 / 大安君派 (忠宣公派)

김우석 金禹錫 ?
本貫 雪城. 僉使 金瑾 子
外. 醫直 <井邑李 族譜>
* 開城金氏 - 芝宣派 悌元系 5世

김우석 金禹錫 1876~?
本貫 樂安
金在翼 子. 譯科 李容蕭 胥
外. 醫久 <醫八>
1889 (高宗26) 元 <醫八>
* 25世 / 大提學公派

김우연 金遇淵 ?
本貫 未詳
外. 審藥
1489.6.7. 慶尙道審藥. 罷職 <實>

김우증 金友曾 ?
本貫 固城
內鍼 金光溫 子. 吳道容 胥 <姓>
外. 醫直 <崔信明 籌>
1812 (純祖12) 醫直長 <崔信明 籌>
1812.8.16. 義禁府 月令醫員 <承>
* 50世 / 安山派

김욱 金昱 ?
本貫 未詳
1674.6.9. 義禁府 月令醫員 <承>

김원 金元 ?
本貫 靑陽
通政 金國 子. 朴永蕃 胥 <姓>
外. 嘉善. 惠主 <八>

忠翊將 <八>. 同知 <姓>

* 5世 / 監務公系

김원근 金元謹 ?

本貫 未詳. 楊元忠 胥 <實>

左翼原從勳. 佐理原從勳. 內

宣略. 內正 <實>. 司直

1460.5.25. 司直. 左翼原從 三等 錄勳

1469.1.24 (睿宗1) 內醫正 <實>

1471. 行 內判. 佐理原從 三等 錄勳

* <太> 未收錄

김원필 金元弼 ?

本貫 淸州. 字 翼之. 京 居

副司正 金與孫 子. 醫科 金亨弼 兄

醫科. 外. 啓功郎. 醫副奉 <醫>

1525 (中宗20) 副奉事. 式年試 醫科 三位

김위달 金煒達 1646~?

本貫 海州. 字 子章

醫科 金善民 子. 譯正 申泰海 胥

醫科. 保社元從勳. 外. 醫正 <醫>

1667.11.25 (顯宗8) 製藥官 <承>

1669 (顯宗10) 式年試 醫科 壯元

1694.5. 僉正. 保社元從 三等 錄勳

* 伯系 6世

김유 金侑 金洧 ?

本貫 未詳

1660.4.21. 義禁府 月令醫員 <承>

1660.4.27. 義禁府 月令醫員 <承>

김유 金柔 1795~?

本貫 靑陽. 字 子陽

雲科 金宗浹 次男. 內醫 朴致秀 胥

雲科. 外. 嘉善. 鍼醫 <姓續>. 同知

1819 (純祖19) 式年試 雲科 天文學

* 11世 / 監務公系

김유강 金惟剛 ?

本貫 樂安

算學 金繼周 子. 內醫 金汝器 從姪

醫科

1660 (顯宗1) 式年試 醫科

* 18世 / 大提學公派

김유경 金有鏡 ?

本貫 未詳

鍼取. 外. 鍼醫 <承>

1660.2.16. 取才新入. 鍼醫 <承>

김유공 金有恭 ?

本貫 未詳

外. 典醫權知 <實>

1454.12.20. 醫徒. 任 典醫權知 <實>

김유귀 金有貴 1628~?

本貫 密陽. 字 顯卿. 金景漢 繼子

外醫 金景海 子. 外醫 邊堅 胥

醫科

1650 (孝宗1) 增廣試 醫科

김유기 金由淇 1623~?

本貫 金海. 字 汝謙

醫科 金時鑑 子. 李信男 胥

醫科. 寧國元從勳. 外. 惠主<醫>
1645.8.20. 醫員. 寧國元從 三等 錄勳
1650 (孝宗1) 增廣試 醫科
* 嘉善 守良系 5世

김유대 金惟大 ?
本貫 未詳
揚武元從勳. 外. 引儀. 中部主簿
1721.閏6.2. 義禁府 月令醫員<承>
1726.5.25. 義禁府 月令醫員<承>
1726.12.29 (英祖2) 引儀 除授<承>
1728.7.15. 引儀. 揚武元從 一等 錄勳
1728.9.1 (英祖4) 贊引引儀<承>
1728.9.24~12.3. 中部主簿<承>

김유삼 金有三 1777~?
本貫 安義. 字 成伯. 金養中 子
醫科 金樂中 從姪. 崔景熙 胥
醫科. 外. 醫僉<醫>
1801 (純祖1) 式年試 醫科. 初壯
1803.閏2.26. 義禁府 月令醫員<承>
1823.3.13. 義禁府 月令醫員<承>
* 武科掌別 士祿系 7世

김유성 金有聲 1845~?
本貫 慶州. 字 文伯. 外醫 金永錫 子
外醫 田在說, 趙鼎基 胥<八>
外. 醫直<八>
1879 (高宗16) 新<八>
1888.6.12 (高宗25) 六曹醫員. 上<褒貶>
* 同知 應祥系 11世

김유승 金有升 ?
本貫 安義
同參 金時中 三男. 金光洽 胥<姓>
外. 醫直<姓>
* 武科掌別 士祿系 7世

김유연 金由淵 ?
本貫 金海. 醫科 金時鑑 子
醫科 金由海 弟. 譯科 鄭士僑 胥
醫科. 外. 司果<姓>
1678 (肅宗4) 增廣試 醫科
1716.11.29. 義禁府 月令醫員<承>
* 嘉善 守良系 5世

김유영 金有榮 ?
本貫 海州
外醫 金光樞 子. 金仁淳 胥
外. 惠直<等>
1826.1.28. 義禁府 月令醫員<承>
1826.2.21. 義禁府 月令醫員<承>
* 伯系 10世

김유원 金有源 ?
本貫 靑陽. 外醫 金養錫 長男<姓續>
1785.11.8. 義禁府 月令醫員<承>
1804.5.22. 義禁府 月令醫員<承>
* 11世 / 監務公系

김유위 金由渭 1639~?
本貫 金海. 字 士澄
醫科 金時鑑 三男<姓續>
醫科 金由淇 弟
醫科 卞爾珩 胥. 李慶遠 胥<醫先>

醫科. 外. 折衝<醫>. 醫正<八><姓>
1660 (顯宗1) 式年試 醫科
* 嘉善 守良系 5世

김유인 金有仁 ?
本貫 光山. 金夏鼎 子
醫科 金漢鼎 姪. 朴泰春 胥<姓>
外. 通德<八>. 惠主<姓>
* 僉正 墩系 8世

김유장 金有章 1632~?
本貫 金海. 字 襄叔
司果 金允男 次男. 金永立 胥<姓>
同參<參> 活別
1696.12.21 (肅宗22) 同參<承>
1700.3.7. 活人別提 除授<承>
1701.3.21 (肅宗27) 東活人別提<承>
* 司果 允男系 2世

김유정 金有鼎 1797~?
本貫 安義. 字 盛叟
同參 金時中 長男. 醫科 洪復和 胥
醫科. 內. 嘉善. 醫僉<承>
內正<姓><承>. 同知<太>
1813 (純祖13) 式年試 醫科
1819.11.20. 前 醫僉. 內醫院入院<承>
1833.1.19. 巨濟府 定配<承>
1833.12.1. 釋放<承>
1836.4.5. 前 正. 內醫 還屬<承>
1848.3.25 (憲宗14) 加資<省>
1856.4.23 (哲宗7) 入侍<藥房>
* 武科掌別 士祿系 7世

김유제 金有濟 1740~1806(?)
本貫 光山. 字 季博
內鍼<鍼>
1779.7.18. 醫人. 內鍼醫差下<承>
1806.7.12 (純祖6) 有頉<承>

김유지 金有智 ?
本貫 未詳
左翼原從勳. 內<實>. 宣略. 司直
<醫方類聚>(1445年) 編纂 參與
1455.12.27. 行 司直. 左翼原從勳 三等
1461.4.17. 姜孟卿 卒. 鞫問<實>
* <太> 未收錄

김유청 金由淸 ?
本貫 未詳
1687.12.4. 義禁府 月令醫員<承>

김유탁 金維鐸 ?
本貫 未詳
1688.5.28. 義禁府 月令醫員<承>

김유태 金有泰 ?
本貫 安義. 外醫 金宜中 子
外. 惠主<金鳳南 醫>
* 武科掌別 士祿系 8世

김유택 金有澤 1712.2.13~1754.7.16
本貫 樂安. 字 聖實. 算學 金德興 子
內醫 金國賓 孫. 內醫 玄載觀 胥
醫科. 算學. 外
算訓<算先>. 醫正<醫>
乾隆 算學 入格

1740 (英祖16) 增廣試 醫科
1754.7.16 (英祖30) 卒<族譜>
* 20世 / 大提學公派

김유하 金有夏 1765~?
本貫 慶州. 字 大受
醫科 金性信 子. 武科僉使 李長郁 胥
醫科. 外. 惠教<醫>
1795 (英祖19) 惠久. 式年試 醫科

김유항 金有恒 ?
本貫 安義. 同參 金時中 子
譯科 洪得傳 胥<金相說 譯>
外. 醫徒<完薦>. 醫直<完薦>
1870.10 (高宗7) 典醫直長<完薦>
* 武科掌別 士祿系 8世

김유해 金由海 ?
本貫 金海. 醫科 金時鎰 繼子
醫科 金時鑑 子. 李後茂 胥
醫科. 奉事<姓>
1675 (肅宗1) 式年試 醫科
* 嘉善 守良系 5世

김유현 金有鉉 1632~1715
本貫 全州. 字 國卿. 楊洲 墓
武科僉使 金柱厦 次男
保社元從勳. 同參<參>. 內鍼
崇祿<鍼>. 腫教<鍼>. 府使. 知事
1659.5.11 (顯宗1) 鍼醫. 賞<承>
1666.10.19. 禮賓別提 除授<承>
1668.11.16 (顯宗9) 護軍. 加嘉善<承>
1669.2.25 (顯宗10) 同知 除授<承>

1670.8.16 (顯宗11) 加資<承>
1674.10.17 (肅宗卽位) 加資<承>
1675.2.25 (肅宗1) 副護軍 除授<承>
1676.1.8 (肅宗2) 知樞 除授<承>
1677.6.22~1678.3. 高陽郡守<承>
1682.9.27 (肅宗8) 同參 差下<承>
1683.11.14. 加崇政<雷淵集><承>
1683.11.13 陽城縣監. 除授. 煥安山<先>
1684.11.21 (肅宗10) 加資(崇祿)<承>
1686.12.22~87.2.25 高陽郡守<承>
1687.2.25~11.15 崇祿. 金浦郡守<先>
1692.3.19~1692.3.26. 積城縣監<承>
1692.4.6~1694.7.5. 衿川縣監<先>
1694.5. 前 郡守. 保社元從 一等 錄勳
1699.2 (肅宗25) 利川府使 除授<承>
1708.5.27 (肅宗34) 知事 除授<承>
* 武科 仁男系 3世

김유희 金有禧 ?
本貫 善山. 引儀 金道昌 長男
外. 醫直<八>
* 僉知 慶得系 7世

김윤 金潤 1825~1891(?)
本貫 金海. 字 德哉. 外醫 金樂鏞 子
內醫 金㴐 兄. 算學 李浩集 胥
醫科. 內鍼<鍼>. 內<太>
嘉善. 內正<完薦>
1852 (哲宗3) 內鍼醫差下<鍼>
1859 (哲宗10) 增廣試 醫科
1862 (哲宗13) 內醫院入院<太>
1870.10 (高宗7) 內醫正<完薦>
1874.11.18 (高宗11) 御醫差下<承>

1881.11.13 (高宗18) 有頉<承>
1886.6.14. 前 御醫. 差內醫<承>
1886.12.26 (高宗23) 加通政<承>
1887.10.11 (高宗24) 御醫. 加資<承>
1891.7.14 (高宗28) 御醫. 賞<承>
1891. 卒
-<承> 94.10.19 子 性集 御醫差
* 順孫系 11世

김윤공 金允恭 ?
本貫 未詳
內. 內正<太>
1573.4.1 (宣祖6) 禮曹藥房<眉巖>

김윤덕 金允德 1546~1576.12.13
本貫 順天. 字 晩吉. 號 椒溪
初諱 萬紀. 金憚 子
外醫 金協 從姪. 李伯賢 胥
外. 訓導<族譜>
1576.12.13 (宣祖9) 卒<族譜>
* 29世 / 判事公派

김윤령 金允齡 ?
本貫 漆原. 京 居. 通善郎 金繼南 子
醫科. 外. 醫奉<醫>
1543 (中宗38) 前 奉事. 式年試 醫科
* 德孫系 3世

김윤신 金允信 ?
本貫 未詳
佐理原從勳. 內. 內直<錄券>
1471. 行 內直. 佐理原從 三等 錄勳

김윤우 金允禹 ?
本貫 慶州. 初名 允行<姓續>
醫科 金遇瑞 獨子. 萬戶 金就謨 胥
外. 醫久<承>. 司果<金景洙 醫>
1777.8.19 (正祖1) 典醫監醫員<承>·
* 63世 / 大安君派 (忠宣公派)

김윤은 金允誾 ?
本貫 未詳
內. 嘉善<實>. 饔主. 禮賓主簿<太>
<疿瘡易解方>(1550年) 共編
1554.8.14 (明宗9) 內醫<實>
1557.8.19. 司饔主簿. 加通政<實>
1557.8.20 (明宗12) 司直<實>
1565.10.9 (明宗20) 加嘉善<實>
1567.6.28 (明宗22) 醫官<實>

김윤종 金允鍾 ?
本貫 開城. 畵員 金碩臣 子
外. 醫直<金耆榮 醫>
* 22世 / 中京崧南派

김윤행 金允行 = 김윤우 金允禹

김윤헌 金允獻 ?
本貫 德水. 京 居. 朝散 金千禎 子
醫科. 內. 通政<實>. 僉樞<太>
1543 (中宗38) 前 直長. 式年試 醫科壯元
1586.10.8 (宣祖19) 加通政<實>
1587.12.9 (宣祖20) 御醫. 賞<實>

김윤호 金允浩 ?
本貫 水原. 察訪 金載道 子

醫科 金應鱗 從曾孫

外. 醫直<八>

1846 (憲宗12) 典醫直長<高鎭恒 醫>

김은 金嶧 ?

本貫 未詳

外. 審藥

1834.3.15. 全羅審藥<完營日錄>

김은 金㳞 1827~?

本貫 金海. 字 深汝

外醫 金樂鏞 子. 計士 康文顯 胥

醫科. 內. 崇政. 醫直<藥房>

內正<金亨集 醫>. 知樞<太>

1850 (哲宗1) 增廣試 醫科

1850.12.29. 前 醫直. 內醫院入院<藥房>

1866.4.8 (高宗3) 前 內醫. 還院<承>

1868.7.29 (高宗5) 御醫. 減下<承>

1877.2.2 (高宗14) 上掌務官<承>

1877.2.5. 加通政<承>

1877.8.4. 僉知 除授<承>

1878.2.24 (高宗15) 加資(嘉善)<承>

1878.9.24~10.1. 同知<承>

1879.12.21 (高宗16) 加資(嘉義)<承>

1881.7.11 (高宗18) 加資<承>

1884.12.27 (高宗21) 加資<承>

1885.1.27 (高宗22) 加資<承>

1891.7.14 (高宗28) 御醫. 賞<承>

* 順孫系 11世

김은상 金殷相 1775~?

本貫 金海. 字 夢賚

同參. 通政<參>. 郡守. 僉知

1817.6.20. 同參差下 任 副司勇<承>

1822.10.7 (純祖22) 加資(通政)<承>

1823.1.17~6.24 (純祖23) 僉知<承>

1823.7.1 (純祖23) 副護軍 除授<承>

1824.5.13 (純祖24) 五衛將 改差<承>

1826.6.25. 慶熙宮衛將 除授改差<承>

1827.8.7~10. 泰安郡守 除授. 換<承>

1827.8.10~29.12. 加平郡守 瓜遞<先>

1829.12.28. 同參. 還屬<承>

1829.12.29. 副護軍 除授<承>

1830.6.9. 全羅 興陽縣 定配<承>

1830.11.21. 釋放<承>

1834.11.10. 同參. 還屬. 任 副護軍<承>

1842.1.20 (憲宗8) 入侍<藥房>

김응구 金應龜 1715~?

本貫 金海. 字 爾瑞

醫科 金斗春 子. 內醫 韓斗衡 胥

醫科. 外. 醫正<醫先>

1744 (英祖20) 久任. 式年試 醫科

1774. 增廣試 醫科 參試<醫先>

1777.8.19 (正祖1) 典醫監醫員<承>

* 司果 允男系 5世

김응구 金應九 ?

本貫 未詳

外. 惠教<承>

1795.6.18 (正祖19) 惠民教授<承>

김응린 金應鱗 1692~?

本貫 水原. 字 雲龍

縣令 金熙潤 子. 內醫 韓再愈 胥

醫科. 外. 老通政<醫>. 腫教<醫>

1713 (肅宗39) 增廣試 醫科
1724.1.7. 義禁府 月令醫員 <承>
1733.7.20. 義禁府 月令醫員 <承>

김응삼 金應三 1680~1751
本貫 慶州. 字 鼎甫. 號 杏村
初名 金德三. 內醫 金堅 子
算學敎授 崔壽源 胥
醫科. 揚武元從勳. 首醫
內. 崇祿 <太>. 正 <燕記>. 府使
1699 (肅宗25) 惠久. 增廣試 醫科
1701.3.12. 義禁府 月令醫員 <承>
1703.9.26. 江原道審藥 除授 <承>
1708. 式年試 醫科 參試 <醫先>
1709 (肅宗35) 內醫院入院 <太>
1712.11.3~1713.3.30 (肅宗38~39)
-<老> 前 正. 謝恩兼冬至使行 御醫
1718.7.7 (肅宗44) 加資 <承>
1725.6.9 (英祖1) 加嘉義 <承>
1727.11.23 (英祖3) 加資憲 <承>
1728.7.15. 知事 揚武元從 二等 錄勳
1730.2.2 (英祖6) 加正憲 <承>
1731.3.18~1732.3 陽川縣令 <承>
1732.3.22 (英祖8) 副司直 除授 <承>
1733.7.14 (英祖9) 加崇政 <承>
1734.2.15 (英祖10) 副護軍 除授 <承>
1734.9.2. 知事 除授 <承>
1734.9.9~1735.1. 砥平縣監 <承>
1735.1.21 (英祖11) 知事 除授 <承>
1735.4.16. 加崇祿 <承>
1736.3.29 (英祖12) 知中樞 <承>
1736.4.1. 副護軍 除授 <承>
1736.9.5~9.16 安山郡守. 遭父喪遞 <先>

1740.2.8~6.4. 豐德府使 <承>
1742.3.3. 知事 除授 <承>
* 27世 / 將軍公派 (鷄林君派)

김응수 金應壽 1722~1802
本貫 光山. 字 大年. 初名 金宗壽
算學 金必禎 子. 內醫 金東標 胥
醫科. 首醫. 內. 資憲 <太>. 知樞
1744 (英祖20) 式年試 醫科 壯元
1751 (英祖27) 內醫院入院 <太>
1766.3.30. 上掌務官. 加通政 <承>
1766.4.1 (英祖42) 副護軍 除授 <承>
1767.11.23~1768.2.28. 僉知 <承>
1790.6.24 (正祖14) 加資(嘉善) <承>
1792.10.24~1793.6.24. 同知 <承>
1794.1.1 (正祖18) 加嘉義 <承>
1796.8.9~8.23 (正祖20) 五衛將 <承>
1801.1.2. 行 護軍. 加資憲 <承>
1801.1.9 (純祖1) 大護軍 除授 <承>
1801.3.13 任 知事 年今八十, 減下 <承>
* 同知 永還系 6世

김응순 金應詢 ?
本貫 靑陽
外醫 金元 四男. 趙得仁 胥 <姓>
外. 惠敎 <八>
1641.5.6. 惠民署醫員. 納藥材 <承>
* 6世 / 監務公系

김응업 金應業 ?
本貫 靑陽
外醫 金元 次男. 韓弘 胥 <姓>
外. 惠主 <金世顯 醫>. 活參

1638.8.17 (仁祖16) 惠民署醫員 <承>
1655.12.17 (孝宗6) 東活人參奉 <承>
* 6世 / 監務公系

김응인 金應仁 ?
本貫 江陵. 金賢俊 長男
金闕石 孫. 參奉 崔德良 胥
外. 參奉 <族譜>
1558 (明宗3) 惠民參奉 <族譜>
* 25世 / 楡川派

김응일 金應鎰 ?
本貫 未詳
平難元從勳. 外
1591.3.21. 醫員. 平難元從 三等 錄勳

김응정 金應禎 1720~?
本貫 金海. 字 汝吉. 醫科 金斗春 子
醫科 金應龜 弟. 韓允晟 胥
醫科. 外. 醫僉 <醫>
1738.4.3 (英祖14) 典醫參奉. 汰 <承>
1750 (英祖26) 式年試 醫科
1777.8.19 (正祖1) 典醫監醫員 <承>
* 司果 允男系 5世

김응집 金應集 1709~?
本貫 未詳. 字 季成
同參 <參>. 副司勇
1755.2.26. 外方醫. 同參 差下 <承>
1755.3.10 (英祖31) 副司勇 除授 <承>
1757.1.25 (英祖33) 醫官. 入侍 <承>

김응추 金應秋 ?
本貫 三陟
外醫 金九鳴 子. 金麟禧 胥 <姓>
外. 惠主 <姓>
* 26世 / 校尉公派 (府使公派)

김응탁 金應鐸 ?
本貫 未詳
衛聖元從勳. 內 <太>. 僕主
<東醫寶鑑> 編纂 初期 關與
1596.3.3 (宣祖29) 僕主 除授 <實>
1596.12.25. 饔主. 八道褒貶 居下 <竹>
1614.8.27. 內醫. 衛聖元從 一等 錄勳

김응하 金應河 ?
本貫 未詳
光國元從勳. 外. 醫直 <錄券>
1591.閏3.2. 醫直. 光國元從 三等 錄勳

김의강 金義剛 ?
本貫 尙州. 金吉瑚 子. 署令 安琡 胥
文科. 佐理原從勳. 醫習. 醫敎 <錄券>
訓判 <文>. 司直
1459.11.22 (世祖5) 醫書習讀官 <實>
1464 (世祖10) 司直. 溫陽別試 丁科
1471. 醫學敎授. 佐理原從 三等 錄勳

김의규 金義奎 ?
本貫 未詳
外. 藥房 <醫帖>
1880 (高宗17) 訓練院藥房 <醫帖>

김의달 金義達 1654~?
本貫 海州. 字 子方. 醫科 金善民 子
醫科 金以達 弟. 算學 張時翮 胥
醫科. 外. 醫正<醫>
1675 (肅宗1) 主簿. 增廣試 醫科
1692.11.26. 義禁府 月令醫員<承>
* 伯系 6世

김의상 金義常 ?
本貫 未詳
太. 通政. 分侍從
1898.9.19 (光武2) 兼典醫. 加通政<承/皇城>
1899.10.21~23. 侍從院分侍從<承>
* <太> 未收錄

김의석 金義碩 ?
本貫 安邊. 字 仁甫. 安邊 居
金孝宗 子
醫科
1498 (燕山4) 式年試 醫科

김의손 金義孫 ?
本貫 淸道. 觀察使 金漸 子
內. 護軍<安東權 族譜>
<鍼灸擇日編集>(1447年) 共著
1447 (世宗29) 司直<鍼擇>
* <太> 未收錄
* 9世 / 無派

김의손 金義孫 ?
本貫 光山
外. 活參
1637 (仁祖15) 活人參奉<金築 武>

김의영 金義泳 ?
本貫 三陟. 譯主 金鎭五 子
內醫 金驥男 孫. 外醫 全英俊 胥
外. 惠敎<金相一 醫><完薦>
1870.10 (高宗7) 惠民奉事<完薦>
1872.6 (高宗9) 惠民直長<完薦>
1882 (高宗19) 惠民敎授<金相一 醫>
* 杜之系 12世

김의중 金宜中 ?
本貫 安義. 僉知 金宗漢 子
同參 金時中 兄弟<醫科譜>
外. 惠主<金鳳南 醫>
1840 (憲宗6) 惠民主簿<朴演鏞 譯>
* 武科掌別 士祿系 7世

김의집 金義集 1725~?
本貫 慶州. 字 君成. 通德 金夏器 子
崔相垕 胥. 醫科 崔始迪 胥<醫先>
醫科. 外. 醫正<醫>
1756 (英祖32) 久任. 式年試 醫科
1777. 增廣試 醫科 參試<醫先>
1777. 式年試 醫科 參試<醫先>
* 同知 應祥系 7世

김이고 金履固 1711~1770(?)
本貫 全州. 字 幹叔. 初名 金履貞
察訪 金若礪 四男. 洪舜錫 胥
首醫 金履亨 弟. 許俶 胥<醫先>
醫科. 內鍼 資憲<鍼>
氷別 縣監, 知事
1732 (英祖8) 式年試 醫科
1737.5.17. 惠參奉. 內鍼醫差下<承>

1737.5.18 (英祖13) 司勇 除授＜承＞

1747.9.6 (英祖23) 副司果 除授＜承＞

1751.12.25 (英祖27) 西氷庫別提＜承＞

1752.9.26~1754.6. 平丘察訪＜承＞

1754.6.17 (英祖30) 加資(通政)＜承＞

1754.6.27. 副護軍 除授＜承＞

1755.6.14 (英祖31) 副護軍 除授＜承＞

1756.11.26 (英祖32) 加嘉善＜承＞

1757.4.28 (英祖33) 同知 除授＜承＞

1757.12.28~58.9.14 果川縣監＜先＞

-＜承＞ 1757.12.26 除授

1758.9.25 (英祖34) 犒軍 除授＜承＞

1759.1.2 (英祖35) 加嘉義＜承＞

1760.6.25 (英祖36) 同知 除授＜承＞

1761.4.7 (英祖37) 加資(資憲)＜承＞

1761.4.20. 知事 除授＜承＞

1762.8.19. 陽川縣監 除授＜承＞

1770.3.13 (英祖46) 有頉＜承＞

* 武科 仁男系 5世

김이구 金以矩 ?

本貫 安東. 僉知 金汝天 子

外. 醫直＜金昌夏 譯＞

1678 (肅宗4) 典醫直長＜金昌夏 譯＞

* 14世 / 舊安東- 益元公派

김이규 金以規 ?

本貫 安東. 字 以則＜姓續＞

司果 金汝天 子. 通政 鄭松齡 胥

外. 嘉善. 醫直＜金振夏 譯＞. 同知

1645.4~6. 都監醫員＜昭顯世子墓所都監儀軌＞

1651.12.30. 義禁府 別定醫官＜承＞

1652.1.1. 別定醫官. 拿推＜推鞫＞

1662 (顯宗3) 同知＜金挺夏 醫＞

1678 (肅宗4) 嘉善＜韓重琦 譯＞

* 14世 / 舊安東- 益元公派

김이달 金以達 1651~?

本貫 海州. 字 子謙

醫科 金善民 子. 醫科 金煒達 弟

外醫 金夢聖 外孫. 譯科 崔逈 胥

醫科. 外. 醫奉＜醫＞

1675 (肅宗1) 式年試 醫科 壯元

* 伯系 6世

김이명 金頤明 ?

本貫 漢陽

外醫 金聲和 子. 高象煥 胥

外. 活參＜姓續＞

1819 (純祖19) 郭鑌 妻父＜郭鑌 律＞

김이수 金履遂 1707~1769

本貫 全州. 字 和仲

察訪 金若礪 三男

首醫 金履亨 弟. 李時斗 胥

醫科. 內＜太＞. 通政＜承＞. 庫別. 僉知

1729.4.8 (英祖5) 醫生. 入檢＜承＞

1729 (英祖5) 惠久. 式年試 醫科

1731.12.16 (英祖7) 江原道審藥＜承＞

1744 (英祖20) 內醫院入院＜太＞

1749.7.27 (英祖25) 御醫陞差＜承＞

1757.3.12. 氷庫別提 除授＜承＞

1758.1.4~6.10 晉州監牧. 南陽相換＜承＞

1758.6.10~1760.8. 南陽監牧官＜承＞

1765.1.21 (英祖41) 加通政＜承＞

1765.1.28. 副護軍 除授＜承＞

1767.3.20 (英祖43) 僉知. 遞職 <承>
1768.6.17 (英祖44) 僉知 除授 <承>
* 武科 仁男系 5世

김이엽 金以燁 ?
本貫 未詳
醫科
1672 (顯宗13) 式年試 醫科

김이영 金履榮 = 김익영 金益榮

김이일 金履一 ?
本貫 慶州
金興運 子. 醫科 金是玖 再從孫
外. 惠參 <八>
* 59世 / 永芬公派 (密直部檢郞公派)

김이정 金履貞 = 김이고 金履固

김이준 金以俊 金以浚 ?
本貫 未詳
外. 審藥
1700.6.15 (肅宗26) 濟州審藥 <承>
1701.9.13. 義禁府 月令醫員 <承>

김이중 金以中 ?
本貫 未詳
1784.5.5. 義禁府 月令醫員 <承>

김이형 金履亨 1704~1764.4.12
本貫 全州. 字 嘉仲
察訪 金若礪 次男. 姜渭聘 胥
首醫 金有鉉 孫. 計士 崔東涉 胥

醫科. 揚武元從勳. 首醫. 內
崇祿 <太>. 牧使. 知樞
1726.12.7 (英祖2) 式年試 醫科
1727 (英祖3) 內醫院入院 <太>
1728.7.15. 內參. 揚武元從 一等 錄勳
1742.8.8 (英祖18) 御醫 陞差 <承>
1742.8.10. 副司果 除授 <承>
1744.5.11 (英祖20) 加通政 <承>
1744.6.5~1746.2.18. 僉知 <承>
1746.2.8 (英祖22) 加嘉善 <承>
1746.2.25~4.9. 同知 <承>
1746.6.27. 加資 <承>
1746.9.25. 加資 <承>
1746.10.23. 副護軍 除授 <承>
1747.2.19 (英祖23) 知事 除授 <承>
1748.4.11~1750.6.12. 積城縣監 <承>
1750.6.12 (英祖26) 知事 除授 <承>
1751.閏5.6 (英祖27) 加崇政 <承>
1751.9.14. 加崇祿 <承>
1754.3.17 (英祖30) 知中樞 罷職 <承>
1754.3.22. 副護軍 除授 <承>
1754.4.10~55.1.9 朔寧郡守 <承> <先>
1755.1.9~1756.3. 高陽郡守 <承>
1756.3.27 (英祖32) 司直 除授 <承>
1757.6.23~1757.12. 利川府使 <承>
1757.12.26 (英祖33) 僉知 除授 <承>
1758.7.26 (英祖34) 副護軍 除授 <承>
1759.1.6. 坡州牧使 除授 <承>
1762.9.9 (英祖38) 知中樞 除授 <承>
1764.4.12 (英祖40) 卒 <承>
* 武科 仁男系 3世

김이호 金以浩 ?
本貫 慶州
金德夏 長男. 皮光瓛 胥<姓>
外. 惠主<李福基 籌><姓>
* 九達系 11世

김익강 金益剛 ?
本貫 青陽. 司果 金應說 三男
外醫 金元 孫. 醫科 趙興晉 胥<姓>
外. 惠敎<金宗潤 雲>. 惠主<八>
* 7世 / 監務公系

김익구 金益耉 1655~?
本貫 海州. 字 仲叟
外醫 金英達 次男. 同參 崔迪 胥
醫科. 外. 醫主<醫>
1678 (肅宗4) 式年試 醫科
* 伯系 7世

김익련 金益鍊 ?
本貫 未詳
同參<參>

김익빈 金益彬 ?
本貫 未詳
1759.8.21. 義禁府 月令醫員<承>

김익수 金翼秀 ?
本貫 扶安
折衝 金時俊 子. 僉使 申淸 胥
外. 醫奉<金盛瀗 譯>
1725 (英祖1) 典醫奉事<金盛瀗 譯>

김익영 金益榮 1767~?
本貫 海州. 字 元禮. 初名 金履榮
雲科 金光天 子. 醫科 金世琓 曾孫
譯判 李寅彧 胥. 僉使 張景說 胥
醫科. 外. 醫正<醫>
1802.8.21. 義禁府 月令醫員<承>
1803 (純祖3) 久任. 增廣試 醫科
1822. 式年試 醫科 參試<醫>
* 伯系 10世

김익우 金益友 1793~?
本貫 全州. 字 君三
外醫 金樂禩 子. 武科 李最默 胥
籌學. 外
1812.8.17. 義禁府 月令醫員<承>
1814.3.10. 義禁府 月令醫員<承>
1821 (純祖21) 籌學 入格
* 武科 仁男系 8世

김익의 金益義 ?
本貫 密陽. 嘉善 金必炯 獨子
外. 醫直<姓續>

김익장 金益璋 ?
本貫 仁同. 金仁振 子
外醫 金貴男 玄孫. 李枝英 胥
外. 惠主<牛峰金 族譜>

김익정 金益精 1636~?
本貫 青陽. 字 仲卿
司果 金應說 長男. 外醫 金應業 姪
姜震樞 胥. 金廷益 胥<醫先>
醫科. 武科<醫>. 通政

僉使<醫>. 僉知
1663 (顯宗4) 式年試 醫科
1676.2.6 (肅宗2) 副護軍 除授<承>
1676.12.29 (肅宗2) 僉知 除授<承>
1681.1.27. 鐵串僉使 除授<承>
* 7世 / 監務公系

김익주 金翼周 1800~?
本貫 靑陽. 字 成老
內醫 金啓勳 長男<姓續>
外醫 崔斗運 甥
醫科. 籌學. 外. 醫正<醫>
1819 (純祖19) 籌學 入格
1825 (純祖25) 僉正. 式年試 醫科
* 13世 / 監務公系

김익한 金益漢 1859.10.26~?
本貫 雪城. 字 日昇
譯科通政 金景道 子
外醫 金德華 玄孫. 雲科 邊濟桓 甥
醫科. 同參<承>. 內<承>. 通訓
六品. 判三等. 醫主. 郵遞主事
1882 (高宗19) 主簿. 式年試 醫科
1882.1.25. 外醫. 同參差下<承>
1883.5.11. 同參. 內醫院入院<承>
1883.12.18 (高宗20) 御醫差下<承>
1891.7.14. 御醫. 六品除授<省>
1891.7.16 (高宗28) 副司果 除授<承>
1895.2.26. 起復. 內醫還院<承>
1895.2.28 (高宗32) 內醫差下<承>
1896.5.14. 仕 郵遞技手補<承>
1896.8.25 (高宗33)
-<大韓> 任 晉州郵遞主事 判六等

1897.8.25 (光武1) 陞 判五等<大韓>
1898.3.16 (光武2)
-<承> 任 三和港郵遞司主事. 判五等
1898.8.29 (光武2) 陞 判四等<大韓>
1899.8.29 (光武3) 陞 判三等<大韓>
* <參> <太> 未收錄
* 開城金氏 - 芝宣派 悌元系 10世

김익화 金益華 ?
本貫 全州. 外醫 金瑀 子. 朱仁植 甥
外. 惠主<金壽剛 律>
1711 (肅宗37) 惠民主簿<金壽剛 律>

김익현 金益賢 ?
本貫 光山
司果 金永續 子. 安汝止 甥
外. 惠主<姓>. 司果
1723 (景宗3) 司果<金漢鼎 醫>
* 僉正 墩系 6世

김익휘 金益輝 ?
本貫 慶州
金聲振 子. 武科 車承立 甥
醫科. 外. 惠參<承>
1664 (顯宗4) 式年試 醫科
1669.3.15. 惠參. 王 溫陽行 陪從<承>
1673.11.16. 義禁府 月令醫員<承>

김익희 金益熙 ?
本貫 金海. 內醫 金東標 子
朴尙訥 甥<方孝直 醫>
外. 惠參<八>
1771. 方孝直 妻父<方孝直 醫>

* 嘉善 守良系 7世

김인건 金仁健 ?
本貫 金海 (?)
1886.6.13. 義禁府 月令醫員<承>
* 嘉善 守良系 11世 (?)

김인격 金仁格 1822~?
本貫 金海. 字 誠仲. 譯科 金達永 子
醫科 金尙銓 從孫. 司勇 金宗允 胥
醫科. 外. 醫正<完薦>
1844 (憲宗10) 色掌. 增廣試 醫科
1864. 式年試 醫科 參試<醫先>
1864.8 (高宗1) 典醫正<完薦>
* 嘉善 守良系 11世

김인권 金仁權 ?
本貫 金海
外. 醫徒<完薦>
* 嘉善 守良系 11世 (?)

김인민 金仁敏 1606~?
本貫 金海. 字 訥常
府使 金應實 長男
外醫 金公祥 玄孫<姓>. 郡守 尹悅 胥
醫科. 寧國元從勳. 同參<醫> 府使<醫>
1627 (仁祖5) 式年試 醫科 壯元
1645.8.20. 醫員. 寧國元從 三等 錄勳
1663.11.5. 咸南兵使審藥 除授<承>
* <參> 未收錄

김인백 金仁栢 1866~?
本貫 金海. 字 致明<醫八>

律科 金學弼 子. 外醫 金在瑄 曾孫
全仁基 胥
外. 醫主<金相河 醫>
1888 (高宗25) 元<醫八>
1891 (高宗28) 典醫主簿<金澍炯 醫>
* 嘉善 守良系 11世

김인빈 金仁彬 ?
本貫 未詳
1834.6.7. 義禁府 月令醫員<承>

김인수 金麟壽 1659~?
本貫 光山. 字 君珍
內醫 金必祐 次男. 崔東弼 胥
醫科. 外. 醫僉<金德重 籌>
1719 (肅宗45) 增廣試 醫科
1729.3.25 (英祖5) 黃海兵營審藥<承>
1736 (英祖12) 醫僉正<金德重 籌>
* 同知 永還系 6世

김인수 金麟洙 1877~?
本貫 固城. 字 元直
醫科 金錫潤 子. 譯科嘉義 玄應侃 胥
醫科. 籌學. 外. 醫久<醫八>
1886 (高宗23) 籌學 入格
1889 (高宗26) 元<醫八>
1894 (高宗31) 式年試 醫科
* 52世 / 安山派

김인전 金仁槇 1866~?
本貫 金海. 字 致明. 律科 金學冕 子
醫科 金仁桓 從弟. 僉知 李重儼 胥
外. 醫久<醫八>

1886 (高宗23) 新<醫八>

* 嘉善 守良系 11世

김인택 金仁宅 ?

本貫 未詳

外. 醫久<承>.

1777.8.19 (正祖1) 典醫監醫員<承>

김인환 金仁桓 1859~?

本貫 金海. 字 武鄕. 律科 金學魯 子

外醫 金鼎鉉 孫. 譯主 洪命祖 胥

醫科. 外. 醫主<醫>

1885 (高宗22) 增廣試 醫科

* 嘉善 守良系 11世

김일 金鎰 ?

本貫 光山. 譯科 金粹源 子

醫科 金鏡 弟. 延壽宜 胥

醫科. 平難元從勳. 内. 内正<太>

1588 (宣祖21) 式年試 醫科

1591.3.21. 醫員. 平難元從 三等 錄勳

김일돈 金日敦 ?

本貫 未詳

内<實>

1502.10.3 (燕山8) 内醫<實>

김일민 金逸民 ?

本貫 光山. 金寧富 子. 尹德秀 胥

醫科. 寧國元從勳. 外.

醫正<醫>. 副司果<浣巖集>

1635 (仁祖13) 增廣試 醫科

1645.8.20. 判官. 寧國元從 三等 錄勳

김일원 金一源 1754~?

本貫 光山. 字 貫之. 通德 金南赫 子

内醫 金必衍 曾孫. 訓判 丁昌百 胥

醫科

1774 (英祖50) 增廣試 醫科

* 同知 永還系 8世

김입성 金立誠 1615~1686

本貫 三陟. 字 克明. 内醫 金嗣男 子

内醫 金盡誠 弟. 訓主 金述 胥

醫科. 保社元從勳. 内

通政. 内正<醫>. 僉知<太>

<新刊補註銅人腧穴鍼灸圖經> 勘校

1649 (仁祖27) 式年試 醫科

1653.閏7.21 (孝宗4) 掌務官. 賞<承>

1654.6 (孝宗5) 内醫奉事<鍼灸圖經>

1674.10.17 (肅宗卽位) 御醫. 賞<承>

1683.11.14 (肅宗9) 加資(通政)<承>

1684.5.5. 忠壯衛將 除授<承>

1694.5. 前 正. 保社元從 一等 錄勳

* 22世 / 校尉公派 (府使公派)

김자견 金自堅 ?

本貫 未詳

1431.3.10 (世宗13) 醫員. 採桑寄生五十斤<實>

김자광 金自光 ?

本貫 光山. 文科 金紀 雲孫

同參<參>. 瞻主. 察訪

1703.7.19. 中部參奉 除授<承>

1703.7.29 (肅宗29) 同參差下<承>

1705.7.28. 内瞻主簿 除授<承>

1707.2.2. 召村察訪 除授<承>

1708.5.20. 前 召村察訪<承>

＊27世 / 文肅公派（司諫公派）

김자문 金自文 ?

本貫 水原. 字 子奎. 金彦 子

醫科. 外. 審藥

1507 (中宗2) 行 審藥. 式年試 醫科 二位

김재겸 金載謙 1770.2.27~1835.6.1

本貫 牛峰. 字 士塎<族譜>

嘉善 金學祖 子. 李宗晋 胥

內醫 李觀夏 孫壻<李圭南 醫>

外. 通政. 惠主. 萬戶. 副護軍

1812 (純祖12) 惠民主簿<崔元在 簿>

1814.6.24~15.7.29 全羅監營中軍: 承

1816.2.19 (純祖16)

-<承> 忠壯將 除授改差. 副護軍 除授

1820.6.24. 會寧浦萬戶 除授<承>

1835.6.1 (純祖35) 卒<族譜>

＊25世 / 繼同公派

김재남 金在南 1732~?

本貫 金海. 字 幼安

醫科 金泰熙 子. 申應洵 胥

醫科. 外. 惠主<醫>

1759 (英祖35) 式年試 醫科

＊嘉善 守良系 8世

김재눌 金在訥 ?

本貫 海州

外. 惠參<全圭命 醫>

1885 (高宗22) 惠民參奉<全圭命 醫>

＊伯系 12世 (?)

김재만 金載萬 1824.11.29~1854.8.8

本貫 牛峰. 字 元一

縣監 金學禮 子. 武科 方禹聲 胥

醫科. 通訓. 內. 內正<太>. 御醫<醫>

1846 (憲宗12) 式年試 醫科. 初壯

1846 (憲宗12) 內醫院入院<太>

1854.8.8 (哲宗5) 卒<族譜>

＊25世 / 繼同公派

김재선 金在瑄 ?

本貫 金海. 武科折衝 金壽億 子

醫科 金震輝 孫<醫科譜>

外醫 李源 胥<金鼎鉉 準戶□>

外. 宣略. 鍼醫<金仁桓 醫>. 副司正

1849. 宣略. 忠武衛副司正<準戶□>

＊嘉善 守良系 8世

김재섭 金載燮 1846~?

本貫 善山. 字 和仲. 金瑛準 子

外醫 金繼嚇 孫. 外醫 鄭履學 胥

醫科. 外. 醫主<醫>

1879 (高宗16) 式年試 醫科

＊僉知 慶得系 11世

김재신 金在信 1765~?

本貫 金海. 字 君實. 醫科 金迪熙 子

譯科 金運熙 繼子. 崔道仁 胥

醫科. 外. 老通政. 醫正<醫>. 壽僉知<醫>

1789.8.10 (正祖13) 典醫直長<省>

1792 (正祖16) 式年試 醫科

1812. 增廣試 醫科 參試<醫先>

＊嘉善 守良系 8世

김재우 金在愚 ?
本貫 未詳
外. 醫直<醫帖>
1880 (高宗17) 前 典醫直長<醫帖>

김재한 金載漢 ?
本貫 安義. 武科 金命鉉 子
外. 惠直<八>. 萬戶. 司果<金有鼎 醫>
* 武科掌別 士祿系 6世

김재항 金在恒 1836~?
本貫 樂安. 字 君弼. 金時顯 繼子
雲科 金世顯 子. 外醫 李彦瑅 外孫
內醫 金在瑚 三從弟. 算別 李尙赫 胥
醫科. 籌學. 外. 醫正<醫>
1858 (哲宗9) 式年試 醫科
1871 (高宗8) 籌學 入格
* 24世 / 大提學公派

김재호 金在瑚 1823.12.6~1879.7.28
本貫 樂安. 字 盛稷. 司正 金就顯 子
外醫 金敬孝 曾孫. 譯科 李錫祺 胥
醫科. 同參<參>. 內<太>
通政<承>. 醫正<醫>
1852 (哲宗3) 式年試 醫科
1869.10.7. 外醫. 同參差下<承>
1872.2.16. 同參. 內醫院入院<承>
1872.4.2 (高宗9) 御醫差下<承>
1878.2.24 (高宗16) 御醫. 加資<承>
1878.5.17. 大妃 卒. 典刑<承>
1879.7.28. 卒<族譜>
1879.7.29 (高宗16) 有頉<承>
* 24世 / 大提學公派

김재후 金在厚 ?
本貫 金海
醫科 金泰熙 子. 卞廷彦 胥
外. 惠奉<玄晉永 醫>
1783 (正祖7) 惠民參奉<玄晉永 醫>
* 嘉善 守良系 8世

김재휘 金在徽 ?
本貫 金海. 醫科 金鼎熙 子
玄允綱 胥<安山李 族譜>
外. 醫直<李潤範 雲>
* 嘉善 守良系 8世

김적기 金迪基 1718~1776
本貫 善山. 字 惠仲
同參 金壽烒 三男. 洪以源, 朴師侃 胥
文科. 儒醫. 通訓<族譜>. 檢校
1753 (英祖29) 文科 庭試 丙科
1772.6.9 (英祖48) 醫人. 上訴<實>
1776 (英祖52) 卒<族譜>
* 27世 / 和義君派 (困六齊派)

김적희 金迪熙 1724~?
本貫 金海. 字 景順. 內醫 金東桓 子
醫科 金鼎熙 弟. 韓斗運 胥
醫科. 外. 醫僉<醫>
1750 (英祖26) 式年試 醫科
* 嘉善 守良系 7世

김전 金磚 ?
本貫 金海
外. 惠主<辛春男 醫>
1606 (宣祖39) 惠民主簿<辛春男 醫>

김정 金鋌 ?
本貫 咸昌. 進士 金愼四 父
醫習 <金愼四 進>

김정간 金正侃 ?
本貫 三陟. 雲主 金英男 子
內醫 金嗣男 姪. 金龍大 胥
譯科 寧國元從勳 外 惠敎 <金壽峰 醫>
1609 (光海1) 增廣試 譯科 二位. 漢學
1638.5.13 惠民醫員. 慶尙審藥 除授 <承>
1645.8.20. 審藥. 寧國元從 二等 錄勳
1645.3.2 (仁祖23) 惠民久任 <承>
* 22世 / 校尉公派 (府使公派)

김정국 金正國 1485~1541.5.20
本貫 義城. 字 國弼. 號 思齋
禮賓參奉 金璉 三男. 儒醫 金安國 弟
李承祖, 趙仲文 胥
文科. 儒醫. 嘉善. 觀察使. 參判
<村家救急方> (1538年) 著述
1509 (中宗4) 文科 別試 甲科 壯元
1541.5.20. 同知敦寧事. 卒 <實>
* 15世 / 守司空公派

김정보 金鼎輔 ?
本貫 固城. 金壽聃 繼子
武科 金壽百 子. 張文翼 胥
律科 <律>. 通政. 外. 惠主. 僉知
1754 (英祖30) 惠民主簿 <李門芳 譯>
1763 (英祖39) 僉知 <金光顯 醫>
* 48世 / 安山派

김정삼 金鼎三 1683~?
本貫 慶州. 字 德甫. 改名 金日三
內醫 金壆 子. 朴世重 胥
武科 鄭弼周 胥 <醫先>
醫科. 外. 醫僉 <上>
1714 (肅宗40) 式年試 醫科 壯元
1722. (景宗2) 前 典醫僉正 <上>
* 27世 / 將軍公派 (鷄林君派)

김정선 金正善 1824~?
本貫 靑陽. 字 伯春
醫科 金翼周 子. 知樞 金景遇 胥
醫科. 同參 <承>. 內 <太>. 通政
醫正 <醫>. 平市令. 縣監. 副護軍
1843 (憲宗9) 式年試 醫科 壯元
1865.5.4 (高宗2) 副司勇 除授 <承>
1870.6.11 方外醫, 同參差下. 設別 <承>
1870.6.15 (高宗7) 平市令 除授 <承>
1871.1.6. 同參. 內醫院入院 <承>
1871.6.20. 陽城縣監 除授 <承>
1871.11.4. 內醫. 御醫差下 <承>
1886.1.2. 都監董. 加資 <承>
1886.1.19 (高宗13) 副護軍 除授 <承>
* <參> 未收錄
* 14世 / 監務公系

김정신 金鼎新 1711~?
本貫 固城. 字 永休
萬戶 金壽百 子 <金鼎德 譯>
內鍼. 嘉善 <鍼>. 監牧. 同知
1742.5.11. 醫人. 內鍼醫差下 <承>
1750.8.10~1751.7.16. 司蓄別提 <先>
1751.7.23~1753.2. 南陽監牧官 <承>

1764.3.29 (英祖40) 加資(通政)<承>
1764.4.4. 護軍 除授<承>
1768.6.12~1769.2.9. 僉知<承>
1769.2.10 (英祖45) 副護軍 除授<承>
1770.8.23 (英祖46) 加資(嘉善)<承>
1770.9.26~1771.2.19. 同知<承>
1771.2.19 (英祖47) 副護軍 除授<承>
* 48世 / 安山派

김정우 金鼎友 = 김증우 金曾友

김정태 金鼎泰 1691~?
本貫 三陟. 字 季和
嘉善 金汝器 子. 典涓直長 郭自潤 胥
醫科. 外. 醫正<醫>
1714 (肅宗40) 訓導. 增廣試 醫科
* 杜之系 6世

김정하 金挺夏 1637~?
本貫 安東. 字 爾則<醫>. 季興<姓續>
外醫 金以規 子. 譯科 李承謙 胥
醫科. 外. 惠主<姓>
1662 (顯宗3) 增廣試 醫科
1672.11.5 (顯宗13) 前 主簿
-<承> 謝恩兼冬至使行醫
1694.12.18 (肅宗20)
-<承> 陳奏兼奏請使行 醫員. 賞
* 15世 / 舊安東- 益元公派

김정하 金鼎夏 ?
本貫 未詳
外. 惠久<省>
1788.10.12. 惠民署別單祿官<省>

김정현 金鼎鉉 1803~?
本貫 金海. 外醫 金在瑄 子
醫科 金昌燴 胥<準戶口>
外. 醫徒<準戶口>
1849 (哲宗卽位) 典醫生徒<準戶口>
* 嘉善 守良系 9世

김정효 金鼎孝 ?
本貫 慶州. 醫科 金熙容 子
外. 醫直<八>
* 同知 應祥系 9世

김정휘 金廷輝 金鼎輝 ?
本貫 金海. 醫科 金由淵 子
外. 主簿<金宅熙 醫><姓>
1733.10.9 . 義禁府 月令醫員<承>
1734.6.14. 義禁府 月令醫員<承>
* 嘉善 守良系 6世

김정희 金鼎熙 1711~?
本貫 金海. 字 重叔
內醫 金東桓 子. 內醫 李以植 胥
醫科. 外. 醫僉<醫>
1735 (英祖11) 式年試 醫科
* 嘉善 守良系 7世

김제검 金濟儉 ?
本貫 未詳
外. 惠主<承>
1777.8.19 (正祖1) 惠民主簿<承>

김제경 金濟慶 1818~?
本貫 開城. 字 敬譽

監牧官 金建鍾 繼子. 護軍 金夏鍾 子
同參 玄啓九 外孫. 雲科 崔錫祥 胥
醫科. 內. 通訓<醫>. 內正<太>. 監牧
1844 (憲宗10) 增廣試 醫科
1850.3.5 (哲宗1) 內醫院入院<藥房>
1850.4.29 (哲宗1) 御醫差下<藥房>
1856.8.25. 順天監牧官 除授<省>
1858.10.23 (哲宗9) 守令除授<省>
* 23世 / 中京崧南派

김제덕 金濟德 1832~?
本貫 開城. 字 聖一
雲正 金宜鍾 子. 引儀 玄鈺 胥
醫科. 外. 醫正<完薦><姓>
1858 (哲宗9) 惠久. 式年試 醫科
1878.6 (高宗15) 典醫正<完薦>
* 23世 / 中京崧南派

김제묵 金濟默 1757~1804
本貫 善山. 字 愼哉. 譯科 金弘鎭 子
醫科 金壽澤 從孫. 同知 李廷鳳 胥
醫科. 同參<參>. 內. 內正<太>
1777.8.19 (正祖1) 惠民奉事<承>
1780 (正祖4) 惠久. 式年試 醫科 壯元
1784.1.15 (正祖8) 同參 差下<承>
1784 (正祖8) 內醫院入院<太>
1793.7.26. 加差內醫. 陞實<承>
1800.12.29 (純祖卽位) 內醫. 汰<承>
* 龜壽系 8世

김제인 金濟仁 ?
本貫 善山. 折衝 金弘鉉 子
外. 惠奉<牛峰金 族譜>

* 龜壽系 8世

김조 金藻 金慥 ?
本貫 未詳
典醫. 檢校參議
1411. 黃喜 治療, 賞<文宗 實>
1413.8.12 (太宗13) 賞<實>
1413.12.9 (太宗13) 檢校參議<實>

김조령 金兆齡 ?
本貫 漆原. 字 伯老. 通善 金繼南 子
醫科. 內. 通政<金彦宗 醫>. 內正<太>
1531 (中宗26) 式年試 醫科
* 德孫系 3世

김종건 金宗建 1746~1811
本貫 慶州. 字 幼能
首醫 金光國 子. 同知 崔泰彬 胥
武科 邊鎭億 胥<醫先>
醫科. 內<太>. 通政. 僉知
1765 (英祖41) 式年試 醫科
1786 (正祖10) 內醫院入院<太>
1805.9.22 (純祖5)
-<承> 進賀兼謝恩使行 御醫. 賞
1808.3.12~3.27 (純祖8) 五衛將<承>
1808.3.15. 僉知 除授<承>
* 30世 / 將軍公派 (鷄林君派)

김종고 金宗耆 ?
本貫 慶州
外. 醫直<完薦>
1783 (正祖7) 典醫直長<八>
* 30世 / 將軍公派 (鷄林君派)

김종구 金鍾九 1849.12.24~?
本貫 未詳
太＜省＞. 通政＜承＞. 判六等
1898.7.30 (光武2) 兼典醫. 陞六＜承＞
1903.3.22. 太醫院兼典醫. 陞敍＜承＞
1903.5.21. 任 典醫補. 判六等＜承＞
1903.9.16. 典醫補. 加通政＜承＞
1914.3.13. 醫生免許 101號 發給＜總＞
＊ ＜太＞ 未收錄

김종락 金宗洛 1760~?
本貫 靑陽. 字 啓仲
通德郎 金履壽 子. 通德郎 申暹 胥
醫科. 外. 醫正＜醫＞
1795 (正祖19) 式年試 醫科
＊ 10世 / 監務公系

김종룡 金宗龍 ?
本貫 未詳
1812.11.15. 義禁府 月令醫員＜承＞
1817.11.19. 義禁府 月令醫員＜承＞

김종수 金宗壽 = 김응수 金應壽

김종수 金宗洙 1714~?
本貫 靑陽. 字 稚老
僉使 金文興 繼子
醫科 金振興 次男＜姓續＞
僉使 金聖章 孫. 李廷馥 胥
醫科. 外. 醫敎＜醫＞
1741 (英祖17) 久任. 式年試 醫科
＊ 10世 / 監務公系

김종식 金宗湜 1754~?
本貫 靑陽. 字 景沚
同知 金晩興 獨子
醫科 金宗洙 從弟. 譯科 金復瑞 胥
醫科. 外. 醫主＜醫＞
1777 (正祖1) 式年試 醫科
1777.8.19 (正祖1) 典醫監醫員＜承＞．
＊ 10世 / 監務公系

김종우 金宗友 1776~?
本貫 全州. 金樂祁 子
同參 金守儉 孫. 李敏行 胥＜姓＞
同參. 通政＜參＞. 副司果
1799.5.30. 金守儉孫. 醫術頗精明＜承＞
1799.6.1 (正祖23) 同參 差下＜承＞
1802.1.9 (純祖2) 副司果 除授＜承＞
1812.4.26 (純祖12) 加通政＜承＞
1817.12.9. 脫喪(父喪). 還屬＜承＞
＊ 武科 仁男系 8世

김종원 金鍾遠 1842~?
本貫 順天. 字 孟厚. 安東 居
金華在 繼子. 金淵在 子
生員. 同參＜承＞. 監察. 郡守
1885 (高宗22) 式年試 生員 二等
1887.閏4.7. 禁府都事 除授＜承＞
1887.6.7 (高宗24) 司果 除授＜承＞
1887.6.29. 監察 除授＜承＞
1887.11.6. 前 監察. 同參差下＜承＞
1887.11.23. 氷庫別提 除授＜承＞
1889.3.3~8.23. 恩津縣監＜承＞
1892.11.30. 杆城郡守 除授＜承＞
1893.1.29. 積城縣監 除授＜承＞

1893.7.28 陰竹縣監 除授<承>

* <參> 未收錄

* 39世

김종윤 金宗潤 ?

本貫 永川

外. 惠參<姓續>

1818.11.18. 義禁府 月令醫員<承>

1826.6.30. 義禁府 月令醫員<承>

김종준 金宗準 ?

本貫 靑陽. 武科縣監 金龜壽 子

外醫 金益剛 曾孫. 內醫 玄啓祚 胥

外. 醫直. 司果<金慶勳 醫>

1798 (正祖22) 司果<金格 譯>

1803 (純祖3) 典醫直長<秦慶煥 醫>

* 10世 / 監務公系

김종집 金宗潗 = **김종준** 金宗準 誤記

김종필 金鍾弼 1872~?

本貫 保寧. 字 輔卿

同參 金明奎 繼子

譯科折衝 金德奎 子. 譯科 金鼎漢 胥

醫科. 籌學. 外. 判四等

醫久. 財務主事

1886 (高宗23) 籌學 入格

1891.7.14. 明奎 子. 典醫大等第<承>

1891 (高宗28) 增廣試 醫科

1906.9.8. 任 稅務主事. 判七級<承>

1907.1.1. 任 財務署主事. 判四等<皇城>

* 通政 熙星系 11世

김종하 金宗河 1711~?

本貫 靑陽. 字 潤卿

醫科 金振興 長男<姓續>

醫科 金宗洙 兄. 醫科 李萬喜 胥

醫科. 外. 醫僉<醫>

1741 (英祖17) 久任. 式年試 醫科

1777.8.19 (正祖1) 典醫監醫員<承>

* 10世 / 監務公系

김종한 金宗漢 ?

本貫 三陟. 律科 金重南 子

醫科 金鼎泰 孫. 玄載恒 胥

外. 醫奉<金景璿 律>

1783 (正祖17) 典醫奉事<金景璿 律>

1801.11.4. 義禁府 月令醫員<承>

1814.5.22. 義禁府 月令醫員<承>

* 杜之系 8世

김종희 金宗熙 1849~?

本貫 慶州. 字 敬皞

內鍼 金光說 子. 武科 丁啓煥 胥

外. 醫久<醫八>

1890 (高宗27) 元<醫八>

* 30世 / 將軍公派 (鷄林君派)

김주성 金奏聖 ?

本貫 未詳

外. 惠久<承>

1635.11.23. 義禁府 月令醫員<承>

1648.10.5. 冬至使行 醫員. 逃避<承>

1648.10.10. 惠民 赴京醫. 逃避捕治<承>

김주형 金澍炯 1878~?
本貫 金海. 字 景五
外醫 金仁栢 子. 譯參 趙在昇 胥
醫科
1891 (高宗28) 式年試 醫科
* 嘉善 守良系 12世

김준 金俊 ?
本貫 交河. 金應禎 子. 玄宗元 胥
亨難元從勳. 外. 惠敎<金敬善 醫>
1596.6.23 (宣祖29) 醫員<瑣尾錄>
1609 (光海1) 惠民敎授<金敬善 醫>
1614.7.18. 醫員. 亨難元從 三等 錄勳

김준 金浚 ?
本貫 永川
外. 活參<姓>
* 參奉 信系 8世 (?)

김준걸 金俊傑 ?
本貫 龍宮. 字 秀卿. 金之鼎 子
外醫 金克祥 再從孫. 姜震模 胥
醫科. 外. 醫奉<姓>
1675 (肅宗1) 式年試 醫科
1679.10.23 (肅宗5) 典醫監醫員<上>
1690.8.2. 義禁府 月令醫員<承>

김준남 金駿男 ?
本貫 三陟. 金景瑀 子
外醫 金寬夏 孫. 韓思敏 胥<姓>
外. 惠參<金鎭泰 律>
1812.6.1. 義禁府 月令醫員<承>
1831.11.17. 義禁府 月令醫員<承>

* 杜之系 10世

김준성 金駿性 1845~?
本貫 海州. 字 聖立. 初名 金鏞賢
雲科 金在璣 子. 醫科 金益榮 從曾孫
內醫 朴基顯 胥
醫科. 內鍼<鍼>. 惠久<醫>
活參<姓>. 引儀. 察訪
1862 (哲宗13) 內鍼醫差下<鍼>
1864 (高宗1) 增廣試 醫科
1873.7.19 (高宗10) 假引儀 除授<承>
1876.7.16 (高宗13) 兼引儀 除授<承>
1880.12.29. 自女察訪 除授<承>
1882.2.24 (高宗19) 金駿性 改名<承>
1883.8.18 (高宗20) 定配<承>
1885.12.19. 前 察訪. 敍用<省>
* 伯系 13世

김준승 金濬升 1816~?
本貫 全州. 字 允伯
醫科 金曾友 子. 外醫 鄭頤鉉 胥
籌學. 外. 惠直<金然壽 醫>
1835 (純祖35) 籌學 入格
1861.3 (哲宗12) 惠民奉事<完薦>
* 武科 仁男系 9世

김준신 金俊臣 ?
本貫 未詳
1745.5.20. 義禁府 月令醫員<承>

김준철 金俊喆 ?
本貫 未詳
1816.9.11. 義禁府 月令醫員<承>

김준행 金準行 ?
本貫 未詳
1797.6.10. 義禁府 月令醫員 <承>
1802.6.13. 義禁府 月令醫員 <承>

김준희 金俊熙 ?
本貫 未詳
1743.9.9. 義禁府 月令醫員 <承>

김중 金重 1657~1716
本貫 慶州. 字 子威
金振華 子. 內醫 金慶華 姪
計士 元晚得 胥. 李東白 胥 <醫先>
醫科. 內. 內正 <太>
1678 (肅宗4) 增廣試 醫科
1690 (肅宗16) 內醫院入院 <太>
* 26世 / 將軍公派 (鷄林君派)

김중 金重 ?
本貫 未詳
外. 醫訓 <承>
1708.6.9. 西學假官 典醫訓導 <承>

김중구 金重九 ?
本貫 未詳
內鍼 <承>
1870.5.30. 外醫. 內鍼醫差下 <承>
1874.6.21 (高宗11) 鍼醫. 賞 <承>
* <鍼> 未收錄

김중국 金重國 1730~?
本貫 禮安. 字 鼎汝
內鍼醫 金鳳鳴 次男. 武科 朴纘行 胥
醫科. 外. 惠敎 <醫>. 醫訓 <醫>

1756 (英祖32) 惠久. 式年試 醫科
1777.8.19 (正祖1) 惠民主簿 <承>
1788.10.12. 惠民署別單祿官 <省>
1791.8.22. 杖一百後, 延安定配 <省>
1792.6.18. 釋放. 惠民生徒 <承>

김중기 金重器 ?
本貫 金海
外醫 金有章 子. 林碩馨 胥
外. 惠直 <金斗奎 譯>
1690.2.4. 典獄署 月令醫員 <承>
1725 (英祖1) 惠民直長 <金斗奎 譯>
1735.3.12 (英祖11) 前 惠直. 賞 <承>
* 司果 允男系 3世

김중량 金重亮 1685~?
本貫 三陟. 字 國甫
內醫 金壽峰 子. 崔萬善 胥
醫科. 外. 惠奉 <姓>
1713 (肅宗39) 增廣試 醫科
1717.10.18. 義禁府 月令醫員 <承>
1732.11.28. 義禁府 月令醫員 <承>
* 24世 / 校尉公派 (府使公派)

김중륜 金仲倫 ?
本貫 未詳
靖國原從勳. 外
1507.4.20. 醫員. 靖國原從 二等 錄勳

김중백 金重白 ?
本貫 興德
內鍼 <鍼>. 獄參. 副司果
1658.7.6. 全羅鍼醫. 內鍼醫 薦 <承>

1670.閏2.6. 典獄參奉 謝恩＜承＞
1670.閏2.8 (顯宗11) 獄參 改差＜承＞
1670.閏2.13 (顯宗11) 司勇 除授＜承＞
1670.6.19 (顯宗11) 副司果 除授＜承＞

김중부 金仲孚 ?
本貫 義城. 字 基祿＜義順館＞
衛聖元從勳. 内. 醫正＜醫＞. 内正＜太＞
1572.10.11. 通訓. 醫監副正＜義順館＞
1576. 前 正. 式年試 醫科 參試＜醫＞
1592.9.27. 前 内醫. 還屬＜藥圃輯＞
1612.10.7 (光海4) 衛聖勳 削除＜實＞
1614.8.27. 内醫. 衛聖元從 一等 錄勳
* ＜太＞ 名 "金景孚" 誤記
* 16世 / 守司空公派 (?)

김중서 金重瑞 ?
本貫 慶州. 異名 金魯瑞＜姓續＞
譯科 金甲齡 次男. 外醫 金海齡 繼子
外. 醫直＜姓續＞
1754 (英祖30) 金履瑞 兄＜金履瑞 譯＞
* 62世 / 大安君派 (忠宣公派)

김중완 金重完 ?
本貫 未詳
1761.6.23. 義禁府 月令醫員＜承＞
1761.6.26. 義禁府 月令醫員＜承＞

김중원 金重瑗 1719~?
本貫 安東. 字 美仲
内醫 金文衍 子. 孫繼昌 胥
醫科. 外. 醫正＜醫＞
1741 (英祖17) 式年試 醫科

* 16世 / 舊安東- 益元公派

김중일 金重溢 ?
本貫 未詳
外方醫. 藥醫. 軍官
1720.7 ~20.11. 冬至使行 府使裨將
-＜庚子燕行雜識＞ 淸臣 圖納 治療

김중태 金重泰 1688~1757(?)
本貫 彦陽. 字 汝仰
内鍼＜鍼＞. 引儀. 賓主. 察訪
1740.5.14. 醫人. 内鍼醫 差下＜承＞
1740.5.19 (英祖16) 副司勇 除授＜承＞
1742.9.20 (英祖18) 副司果 除授＜承＞
1743.2.11. 禮賓主簿 除授＜承＞
1745.5.17 (英祖21) 引儀 除授＜承＞
1747.8.23~1749.8.8. 召村察訪＜承＞
1757.11.19 (英祖33) 老病. 汰＜承＞

김중후 金重厚 1598~?.3.9
本貫 順天. 字 德容. 安東 居
將士郎 金允榮 長男. 外醫 金恊 孫
文# 胥＜族譜＞
生員. 内鍼＜鍼＞
1630 (仁祖3) 式年試 生員 三等
1660.2.9 (孝宗1) 醫官. 能治眼疾＜承＞
1660.2.16 (孝宗1) 鍼醫＜承＞
* 30世 / 判事公派

김증우 金曾友 1788~?
本貫 全州. 字 望汝. 改名 金鼎友
外醫 金樂禧 子. 武科同知 慶恒運 胥
雲正 玄景瑞 胥＜醫先＞

醫科. 籌學. 外. 醫判<金濬升 籌><姓>
1808 (純祖8) 籌學 入格
1812(純祖12) 惠久. 增廣試 醫科 壯元
* 武科 仁男系 8世

김지 金智 ?
本貫 未詳
左翼原從勳. 內. 通政. 醫正<實>. 僉知
1440.6.21. "金智各衣一領"<實>
1453.7.15. 日僧 喜益, 學 醫術<實>
1454.6.4 (端宗2) 典醫正<實>
1455.12.27. 行 正. 左翼原從 三等 錄
1457.8.14 (世祖3) 僉知<實>
* <太> 未收錄

김지수 金之粹 ?
本貫 未詳
典醫<實>
1395.8.7. 太醫. 牧使 趙璞 治<實>

김지연 金之衍 ?
本貫 未詳
典醫. 檢校漢城尹
1397.10.22. 典醫醫員. 甕津 配<實>
1397.12.19 (太祖6) 釋放<實>
1412.9.9. 老醫. 檢校漢城尹<實>

김지인 金芝仁 1801~?
本貫 慶州. 字 士秀
武科判官 金宗運 子
內醫 金光國 孫. 雲正 吳載完 胥
醫科. 籌學. 內鍼<鍼>. 醫敎<醫>
1831 (純祖31) 式年試 醫科 壯元 初壯

1838 (憲宗4) 籌學 入格
1849. 式年試 醫科 參試<醫>
1851 (哲宗2) 內鍼醫 差下<鍼>
* 31世 / 將軍公派 (鷄林君派)

김진 金軫 ?
本貫 未詳. 改名 續韓
外. 醫參<實>
1617.10.10. 典醫參奉. 鞠問<實>

김진 金瑨 1815~?
本貫 義城. 字 玉汝
廣州 居. 金聲麗 子
生員. 同參. 章陵令<參>. 郡守
1855 (哲宗6) 式年試 生員 二等
1856.6.18. 外方醫. 同參差下<藥房>
1857.11. 抱川縣監 除授<八道>
1860.2~1860.7. 槐山郡守<八道>
1860.7~1863.2. 朔寧郡守<八道>
1863.1. 昌平縣令 除授. 改差<八道>
1863.2. 加平郡守 除授<八道>
1864.11.1 (高宗1) 同參減下<承>
1867.9.19. 加平郡守 罷職<承>

김진경 金振景 ?
本貫 開成. 金潤厦 子
外. 醫直<金秀鍾 雲><八>
* 19世 / 中京崧南派

김진두 金鎭斗 ?
本貫 三陟
內醫 金驥男 子. 外醫 申永祿 胥
外. 惠奉<金薰泳 醫>

1861.3 (哲宗12) 惠民參奉<完薦>

* 杜之系 11世

김진성 金振聲 ?

本貫 慶州

外. 醫奉<李容尙 簾>

1880 (高宗17) 前 典醫副奉事<醫帖>

1888 (高宗25) 典醫奉事<李容尙 簾>

* 同知 應祥系 11世

김진순 金鎭洵 1870~?

本貫 三陟. 字 敬汝. 參奉 金右男 子

內醫 金景琳 孫. 醫科 南基玉 胥

醫科. 籌學. 外. 醫主<醫>

1885 (高宗22) 增廣試 醫科

1886 (高宗23) 籌學 入格

* 杜之系 11世

김진식 金震栻 1688~?

本貫 金海. 字 敬夫. 金由沆 子

醫科 金時鑑 孫. 張德望 胥

醫科. 外. 惠主<姓>

1711 (肅宗37) 式年試 醫科

* 嘉善 守良系 6世

김진영 金鎭榮 ?

本貫 三陟

外. 惠參<玄宗運 醫><完薦>

1879 (高宗16) 惠民參奉<玄宗運 醫>

* 杜之系 11世 (?)

김진우 金振宇 1626~?

本貫 義城. 字 汝彰

醫科 金浩 子. 僉知 卞忠一 胥

醫科. 外. 醫正<醫>

1646 (仁祖24) 式年試 醫科

* 瑞元系 5世

김진우 金鎭友 1813~?

本貫 三陟. 字 益汝

內醫 金驥男 子. 算別 李圭升 胥

醫科. 外. 惠久<醫>. 司果<姓>

1837 (憲宗3) 式年試 醫科

* 杜之系 11世

김진원 金進源 1754~1810

本貫 光山. 字 退卿

司果 金南郁 子. 內醫 金必衍 曾孫

李弘輔 胥. 金善最 胥<醫先>

醫科. 內<太>. 通政<承>. 僉知

1777 (正祖1) 增廣試 醫科

1777.8.19. 典醫監醫員<承>

1786 (正祖10) 內醫院入院<太>

1796.2.18 (正祖20) 陞差 御醫<承>

1802.10.15 (純祖2) 副護軍 除授<承>

1810.2.13~3.7 (純祖10) 五衛將<承>

1810.2.30. 僉知 除授<承>

* 同知 永還系 8世

김진주 金鎭周 1767~?

本貫 未詳. 字 汝安. 號 活元齋<對馬>

外. 醫徒<對馬>. 司勇<東槎錄>

1811.1.10. 醫生徒. 任 使行醫員<省>

1811.2.12~1811.7.11 (純祖11)

-<東槎錄> 前 司勇. 通信使行 良醫

김진하 金震夏 1693~?
本貫 金海. 字 玄卿. 金萬涓 子
譯科外醫 金尙光 繼子. 金聖協 胥
醫科. 外. 醫主<醫>
1717 (肅宗43) 式年試 醫科
* 順孫系 6世

김진현 金進賢 ?
本貫 泗川. 武科 金起河 父
醫科. 亨難元從勳. 翼社元從勳
外. 醫僉<金起河 武>
1609 (光海1) 訓導. 增廣試 醫科
1614.7.18. 直長. 亨難元從 三等 錄勳
1614.10.29 醫員. 翼社元從 三等 錄勳

김진휘 金震輝 ?
本貫 金海
醫科 金由淵 子. 醫科 金由海 繼子
武科 玄大齡 胥
醫科. 外. 惠奉<承><姓>
1690 (肅宗16) 增廣試 醫科
1713.10.8 (肅宗39) 前 奉事<承>
1721.8.19 (景宗1) 救療官<承>
1721.12.25. 義禁府 月令醫員<承>
1728.12.7. 義禁府 月令醫員<承>
* 嘉善 守良系 6世

김진흥 金振興 1691~?
本貫 靑陽. 字 雲擧
僉使 金聖章 長男<姓續>
醫科 金益精 孫. 察訪 李世相 胥
醫科. 外. 惠主<醫>
1714 (肅宗40) 式年試 醫科

1722.5.5. 義禁府 月令醫員<承>
1731.6.9 (英祖7) 院 月令劑藥官<承>
* 9世 / 監務公系

김진희 金晋熙 1732~?
本貫 金海. 字 啓晋. 內醫 金東標 子
內醫 玄載觀 胥. 韓奎錫 胥<醫先>
醫科. 外. 醫正<醫>
1765 (英祖41) 式年試 醫科
1777.8.19 (正祖1) 典醫監醫員<承>
* 嘉善 守良系 7世

김징 金澄 ?
本貫 全州
外. 醫直<金獻昌 譯>
1546 (明宗1) 典醫直長<金獻昌 譯>

김징 金澂 ?
本貫 未詳. 沃川 居
內鍼<實>. 司果
1610.12.24. 鍼醫. 上京 命<實>
1612.9.4 (光海4) 鍼醫. 前 司果<實>
1619.9.10 (光海11) 除職<實>
* <鍼> 未收錄

김찬 金粲 ?
本貫 未詳
外. 藥房<眉巖>
1571.11.7. 中樞府藥房<眉巖>

김찬우 金贊禹 ?
本貫 未詳
1753.7.4. 義禁府 月令醫員<承>

1796.1.27. 義禁府 月令醫員 <承>

김찬한 金纘韓 = 김진 金軫

김창록 金昌祿 ?
本貫 金海. 嘉善 金在瑚 父
外. 醫直 <牛峰金 族譜>
* 嘉善 守良系 7世 (?)

김창린 金昌麟 ?
本貫 康津 <李元豊 譯>
外. 惠主 <承>. 司果
1777.8.19 (正祖1) 惠民主簿 <承>
1777 (正祖1) 司果 <李元豊 譯>

김창소 金昌熽 1760~?
本貫 慶州. 字 景瞻. 算別 金聖容 子
醫科 金壽三 孫. 金樂三 胥
醫科. 外. 醫教 <醫>. 醫正 <醫先>
1786 (正祖10) 色掌. 式年試 醫科
1788.10.12. 典醫監別單祿官 <省>
1809. 增廣試 醫科 參試 <醫先>
1810. 式年試 醫科 參試 <醫先>
* 29世 / 將軍公派 (鷄林君派)

김창수 金昌秀 ?
本貫 未詳
1825.1.10. 義禁府 月令醫員 <承>

김창옥 金昌玉 1879~?
本貫 安義
醫科 金啓南 子. 外醫 李圭昌 外孫
醫科. 外

1890.2.5. 義禁府 月令醫員 <承>
1893.2.28. 義禁府 月令醫員 <承>
1893.8 (高宗30) 幼學. 譯完薦 <完薦>
1894 (高宗31) 式年試 醫科
* <完薦> 生年紀錄
* 武科掌別 士祿系 11世

김창유 金昌有 1864.1.12~1935.2.28
本貫 慶州
太. 通政 <承>. 奏四等. 通信主事
1896.3.23~11.2(陽)
- <大韓> 官立漢城師範學校
1904.5.11. 英陵修改. 陞六 <大韓>
1904.6.9. 判五等. 任 通信司主事 <承>
1904.11.24 (光武8) 任 太醫院兼典醫
1905.2.20. 奏四等. 任 太醫典醫 <承>
1905.5.25 (光武9) 加通政 <承>
1914.3.14. 醫生免許 427號 發給 <總>
1935.2.28. 卒 <總>
* <太> 未收錄

김창익 金昌熤 1774~?
本貫 慶州. 字 景汝
算別 金聖容 子. 醫科 金昌熽 弟
鄭演 胥. 外醫 崔寅景 胥 <醫先>
醫科. 外. 醫正 <醫先>
1804 (純祖4) 式年試 醫科
1808.8.16. 義禁府 月令醫員 <承>
1816.2.25. 義禁府 月令醫員 <承>
1828. 式年試 醫科 參試 <醫先>
1831. 式年試 醫科 參試 <醫先>
1835. 增廣試 醫科 參試 <醫先>
1837. 式年試 醫科 參試 <醫先>

김천경 金天經 ?
本貫 善山
譯科 金南瑞 長男. 田特敎 胥 <姓>
外. 醫直 <姓>
* 僉知 慶得系 6世

김천주 金天柱 ?
本貫 未詳
1707.6.25. 院 月令劑藥官 <承>
1708.12.14. 院 月令劑藥官 <承>
1718.4.30. 義禁府 月令醫員 <承>

김철석 金鐵石 ?
本貫 尙州. 字 剛中. 雲正 金麈 子
醫科. 外. 醫直 <醫>
1540 (中宗35) 前 直長. 式年試 醫科

김충민 金忠敏 ?
本貫 未詳
1650.11.4 (孝宗1) 使行醫員 <承>
1651.3.7. 陳奏使行 醫員. 賞 <承>

김충의 金忠儀 ?
本貫 泗川. 金承緖 子
參奉 金永文 孫. 鄭春蘭 胥
醫科. 宣武元從. 亨難元從勳. 內. 內正 <太>
1585 (宣祖18) 式年試 醫科
1599.5.26. 右政 李恒福 治療 <實>
1605.4.16. 副奉. 宣武元從 三等 錄勳
1614.7.18. 前 判官. 亨難元從 三等 錄勳

김취려 金就礪 ?
本貫 未詳. 溫陽 居
1610.4.28. 李惟侃 鍼治療 <愚谷>

김취옹 金就翁 = 김효검 金孝儉

김치검 金致儉 = 김태검 金泰儉

김치관 金致觀 ?
本貫 未詳
1753.3.16. 義禁府 月令醫員 <承>
1758.7.25. 義禁府 月令醫員 <承>

김치희 金致禧 1746~?
本貫 金海. 字 天佑
醫科 金應龜 子. 武科 金命琦 胥
醫科. 外. 醫僉 <醫>
1773 (英祖49) 增廣試 醫科
* 司果 允男系 6世

김탁수 金鐸洙 ?
本貫 慶州
外. 惠主 <鄭鍾夏 醫> <八>
1826.12.20. 義禁府 月令醫員 <承>
* 64世 / 大安君派 (忠宣公派)

김태검 金泰儉 1736~1797
本貫 全州. 字 幼遠. 初名 金致儉
內醫 金履邃 子. 察訪 李世球 胥
醫科. 內. 嘉善 <太>. 同知
1762 (英祖38) 式年試 醫科
1764 (英祖40) 內醫院入院 <太>
1783.12.22 (正祖7) 副護軍 除授 <承>

1785.11.26~12.27 (正祖9) 僉知<承>
1790.12.27. 副護軍 除授<承>
1790.6.24 (正祖14) 加資(嘉善)<承>
1791.7.20~1792.8.20. 同知<承>
* 武科 仁男系 6世

김태국 金泰國 ?
本貫 未詳
內. 內僉<太>

김태견 金兒堅 1642~?
本貫 未詳. 字 悅之
內鍼<鍼>. 同參<參>. 北部主簿
1685.1.15 (肅宗11) 鍼醫<承>
1697.10.20 (肅宗23) 北部主簿<承>
1700.2.11 (肅宗26) 醫官. 入侍<承>

김태로 金台老 ?
本貫 未詳
1727.閏3.18. 義禁府 月令醫員<承>

김태운 金泰運 ?
本貫 金海. 高師德 妻父<高師德 譯>
1750.5.1. 義禁府 月令醫員<承>

김태운 金泰運 ?
本貫 未詳
1822.8.12. 義禁府 月令醫員<承>
1824.3.22. 義禁府 月令醫員<承>

김태현 金泰賢 ?
本貫 未詳
1744.12.22. 義禁府 月令醫員<承>
1746.10.24. 義禁府 月令醫員<承>

김태협 金兒協 1778~?
本貫 海州. 字 伯說
醫科 金光斗 長男. 內醫 李完白 胥
醫科. 籌學. 外. 籌別. 醫正<籌>
1801 (純祖1) 計士. 增廣試 醫科
1809.2.14. 義禁府 月令醫員<承>
1832 (純祖32) 別提. 籌學 入格
* 伯系 10世

김태흥 金兒興 ?
本貫 慶州. 譯科 金翊漢 三男<姓續>
外. 醫直<牛峰金 族譜>
1683.12~1684.12. 都監醫員<山陵>
1687.12.6. 義禁府 月令醫員<承>
1705.12.25. 義禁府 月令醫員<承>
1707 (肅宗33) 冬至使行 醫員<承>
* 61世 / 大安君派 (忠宣公派)

김태희 金泰熙 1711~?
本貫 金海. 字 亨叔
內醫 金東標 子. 內醫 崔德齡 胥
醫科. 外. 惠主<醫>
1740 (英祖16) 增廣試 醫科
* 嘉善 守良系 7世

김택수 金宅洙 ?
本貫 慶州. 外醫 金鉉禹 長男<姓續>
外. 惠徒<完薦>
1875.8 (高宗12) 惠民生徒<完薦>
* 64世 / 大安君派 (忠宣公派)

김택희 金宅熙 1720~?
本貫 金海. 字 仁叔

外醫 金廷輝 子. 朴景祥 胥
醫科. 外. 醫正＜醫＞
1759 (英祖35) 式年試 醫科
1760.3.3. 義禁府 月令醫員＜承＞
* 嘉善 守良系 7世

김토 金土 1363~?
本貫 未詳
典醫. 宣略. 典醫丞. 典農判事
1412.6.23 (太宗12) 醫主簿. 賞＜實＞
1413.8.12 (太宗13) 典醫丞. 賞＜實＞
1419.8.12. 慶昌府少尹. 罷免＜實＞
1432.10.14. 四品資. 典農判事＜實＞

김필건 金必健 1688~?
本貫 光山. 字 元甫. 金錫命 子
內醫 金必衍 弟. 李東榮 胥
醫科. 外. 醫正＜醫＞
1713 (肅宗39) 增廣試醫科
1720.1.23. 義禁府 月令醫員＜承＞
1720.1.26. 義禁府 月令醫員＜承＞
1722.4.26 (景宗2) 救療官＜承＞
* 同知 永還系 5世

김필석 金必錫 1867~?
本貫 樂安. 字 心一
計士 金在誴 子. 金濬憲 胥
外. 醫久＜醫八＞
1890 (高宗27) 新＜醫八＞
* 25世 / 大提學公派

김필연 金必衍 1684~1744
本貫 光山. 字 益甫. 算學 金錫命 子

內醫 金必祐 從弟. 僉使 李馨白 胥
醫科. 揚武元從勳. 內
通政. 內正＜太＞. 副司果
1708 (肅宗34) 式年試 醫科
1725.11.22. (英祖1)
-＜承＞ 伴送使軍官率去. 參試官 改差
1726 (英祖2) 內醫院入院＜太＞
1727.11.25. 通政今 降通訓＜承＞
1728.7.15. 內直. 揚武元從 二等 錄勳
1731.5.16 (英祖7) 御醫啓下＜承＞
1732.10.11 (英祖9) 副司果 除授＜承＞
* 同知 永還系 5世

김필우 金必祐 1671~1742
本貫 光山. 字 吉甫
譯科 金錫九 子. 內醫 康汝泰 胥
醫科. 揚武元從勳
內＜太＞. 嘉善＜承＞. 同知
1690 (肅宗16) 增廣試 醫科
1692.8.6. 義禁府 月令醫員＜承＞
1703.2.25. (肅宗29) 全羅審藥＜承＞
1714 (肅宗40) 內醫院入院＜太＞
1723.9.28 (景宗3) 加通政＜承＞
1725.2.9. 請諡承襲使行 御醫＜承＞
1725.10.23 (英祖1) 加資(嘉善)＜承＞
1728.7.15. 同知. 揚武元從 一等 錄勳
1739.10.12. 副護軍 除授＜承＞
* 同知 永還系 5世

김필적 金必積 1699~?
本貫 光山. 字 善餘. 譯僉 金錫九 子
內醫 金必祐 弟. 內醫 金文衍 胥
醫科. 外. 醫僉＜醫＞

1722 (景宗2) 增廣試 醫科
* 同知 永還系 5世

김필호 金必祜 1695~?
本貫 光山. 字 達甫
金錫範 子. 算學 李以馨 胥
醫科. 算學. 醫僉<姓>
康熙 算學 入格
1720 (肅宗46) 式年試 醫科
* 同知 永還系 5世

김필호 金必祜 1742~1778
本貫 雪城. 字 士休. 改名 金相祜
同參 金世彦 子
鄭命履, 崔道欽 胥<醫先>
醫科. 內. 通訓<承>. 內正<太>
1771 (英祖47) 惠久. 式年試 醫科
1773 (英祖49) 內醫院入院<太>
1775.5.12 (英祖51) 兼差御醫<承>
* 開城金氏 - 芝宣派 悌元系 8世

김하채 金夏彩 ?
本貫 青陽. 雲直 金德壽 長男
外醫 金漢章 孫. 醫科 朴萬柱 胥<姓>
外. 醫奉<八><等>
* 10世 / 監務公系

김학령 金鶴齡 ?
本貫 未詳
1652.5.13. 義禁府 月令醫員<承>

김학선 金學善 ?
本貫 慶州. 譯前銜 金壽永 子

寫字官 趙益榮 胥<完薦>
外. 惠直<金泰煥 譯>
1878.6 (高宗15) 惠民直長<完薦>

김학성 金鶴聲 1746~?
本貫 咸昌
宣略 金正浹 子. 折衝 丁希稷 胥
外. 朝散. 活參
1786.11. 朝散. 行活人參奉<準戶口>

김학성 金學聖 ?
本貫 固城
外. 醫奉<八>
1836 (憲宗2) 典醫奉事<李裕泰 薦>
* 49世 / 安山派 (?)

김학주 金鶴周 1832~?
本貫 青陽. 字 致皐
外醫 金秉勳 繼子
武科 金庚勳 子. 譯科僉知 崔昌植 胥
醫科. 外. 醫正<醫>
1864 (高宗1) 式年試 醫科
1891. 式年試 醫科 參試<醫>
* 13世 / 監務公系

김학증 金學曾 ?
本貫 光山. 外醫 金有仁 子
醫科 金漢鼎 從孫<八>
外. 醫直<八>
<紅疫方>(1836年) 著述
1812 (純祖12) 陞<紅疫方>
* 僉正 墩系 9世

김한령 金漢齡 1676~1730(?)
本貫 固城. 字 明仲. 武科 金益萬 子
首醫 權愉 胥<崔衡徵 醫>
揚武元從勳. 同參<參>. 通政
察訪. 歸別. 長興主. 護軍
1709.11.23. 副司勇 除授<承>
1713.9.11. 歸厚別提 除授<先>
1714.10.18. 副司果 除授<承>
1714.12.21 (肅宗40) 護軍 除授<承>
1720.5.18 (肅宗46) 司果 除授<承>
1723.1.8 (景宗3) 廣興主簿 除授<承>
1723.3.25~1725.8. 長水察訪<承>
1724. 長水察訪. 上<權以鎭 褒貶單子>
1725.8.20 (英祖1) 副司果 除授<承>
1728.7.15. 前 察訪. 揚武元從 一等 錄勳
1728.9.24~28 (英祖4) 西部主簿<承>
1728.9.28. 長興主簿 除授<承>
1729.5.5 (英祖5) 副司果 除授<承>
1730.11.13. 渴病沈痼, 旣已許遞<承>
* 46世 / 安山派

김한영 金漢榮 1843~?
本貫 開城. 字 桓卿
雲科 金濟萬 子. 內醫 李能基 胥
醫科. 內<醫>. 通政<承>
1870 (高宗7) 式年試 醫科
1882.1.11 (高宗19)
-<承> 能基 胥. 外醫. 內醫院入院
1882.4.13. 御醫差下<承>
1886.12.2. 脫喪. 本院還屬<承>
1891.7.14 (高宗28) 御醫. 加資<承>
* <太> 未收錄
* 24世 / 中京崧南派

김한영 金漢榮 ?
本貫 保寧
外. 醫參<朴基鴻 醫>
1891 (高宗28) 典醫參奉<朴基鴻 醫>
* 通政 熙星系 12世

김한익 金漢翊 1715~?
本貫 義城. 字 明叔
譯科 金萬碩 次男. 醫科 玄夏信 胥
醫科. 外. 醫主<醫>
1762 (英祖38) 式年試 醫科 壯元. 初壯
* 20世 / 守司空公派

김한장 金漢章 ?
本貫 靑陽. 司正 金益堅 獨子
外醫 金應詢 繼孫. 崔萬祜 胥<姓>
外. 惠奉<八>
* 8世 / 監務公系

김한정 金漢鼎 1691~?
本貫 光山. 字 仲九
外醫 金益賢 子. 韓震琦 胥
醫科. 外. 奉事<姓>
1723 (景宗3) 式年試 醫科
1724.8.5. 義禁府 月令醫員<承>
1732.7.26. 義禁府 月令醫員<承>
* 僉正 墩系 7世

김한조 金漢祚 1783~?
本貫 慶州. 字 汝朝
同參<參>. 副司果
1829.5.11. 同參差下. 任 副司勇<承>
1830.6.9. 彦陽縣 定配啓<實>

1830.11.6 (純祖30) 停啓＜實＞

1832.4.5. 同參還屬. 副司果 除授＜承＞

1833.1.15 (純祖33) 病甚. 汰＜承＞

김한주 金漢柱 ?

本貫 未詳

1800.6.22. 方外醫. 入侍＜承＞

1800.6.24 (正祖24) 入來診察＜承＞

김한준 金漢雋 1774.11.2~1848.6.29

本貫 牛峰. 字 叔度. 金恒瑞 次男

金昌瑞 繼子. 同知 張宅諴 胥＜族譜＞

同參. 崇政＜參＞. 府使. 知樞＜八＞

1816.2.15. 同參差下. 任 副司勇＜承＞

1822.12.3 (純祖22) 加資(折衝)＜承＞

1823.7.27~9.2 (純祖23) 五衛將＜省＞

1827.7.24 (純祖27) 加資(嘉善)＜省＞

1827.12.22~1828.1.8. 同知＜承＞

1829.12.3~12.15. 延豊縣監＜承＞

1829.12.15~32.5.10 始興縣監＜先＞

1832.5.11. 同參還屬. 護軍 除授＜承＞

1841.10.19~12.10. 麟蹄縣監＜省:先＞

1841.12.10~43.12.26. 龍仁縣令＜先＞

1843.10.8 (憲宗9) 加資＜省＞

1843.12.26~45.2.5 正憲. 南陽府使＜先＞

1848.6.29 (憲宗14) 卒＜族譜＞

＊ 23世 / 繼同公派

김해 金澥 1573~?

本貫 珍島. 字 崇源

外醫 金國祥 子. 金孟善 孫

醫科. 資憲. 牧使＜醫＞. 知樞＜醫＞

1588 (宣祖21) 式年試 醫科 壯元

김해령 金海齡 ?

本貫 慶州

引義 金起漢 次男. 李後老 胥

外. 醫直＜姓續＞

1722 (景宗22) 金甲齡 弟＜金甲齡 易＞

＊ 61世 / 大安君派 (忠宣公派)

김헌조 金憲祖 ?

本貫 慶州

內醫 金壽仁 子. 通德 丁杜臣 胥

武科. 外. 通政 醫直＜金善教 籌＞ 縣監

1846~1850. 彦陽縣監＜先＞

1848. 通訓. 彦陽縣監＜金舜圭 武＞

1865.12.22 (高宗2) 南虞侯 除授＜承＞

1866.12.14~12.18. 五衛將＜承＞

＊ 32世 / 將軍公派 (鷄林君派)

김현석 金玄錫 ?

本貫 未詳

1698.7.20. 懷德士人. 議藥同參＜承＞

김현숙 金顯淑 ?

本貫 未詳

外. 醫生＜承＞

1878.5.29 (高宗15) 咸陽醫生＜承＞

김현우 金鉉禹 ?

本貫 慶州. 司正 金運瑞 長男＜姓續＞

同參 金福齡 從孫. 折衝 金喜大 胥

外. 惠直＜皮秉龍 醫＞＜八＞

1846. 皮相堯 妻父＜皮相堯 雲＞

1866.6 (高宗3) 惠民參奉＜完薦＞

1874 (高宗11) 惠民直長＜皮秉龍 醫＞

* 63世 / 大安君派 (忠宣公派)

김현조 金顯祚 1804~?
本貫 固城. 字 善卿
內醫 金龜紹 子. 訓主 安愭 胥
醫科. 通訓<教旨>. 外. 醫正<醫>
1828 (純祖28) 色掌. 式年試 醫科
1880.6.25. 通訓. 行 典醫僉正<教旨>
* 50世 / 安山派

김협 金恊 1546~?
本貫 順天. 字 吉甫. 號 忠孝堂
監察 金自順 四男
縣監 李榮後 胥<族譜>
外. 通訓. 惠主<族譜>
1629.11.5 故 審藥. 重厚 祖<溪巖日錄>
* 28世 / 判事公派

김형 金澄 1796~?
本貫 金海. 字 徽圓
外醫 金文鏞 子. 全在裕 胥
醫科. 外. 醫徒<完薦>. 醫判<醫>
1816.8.4 (純祖16) 救療官<承>
1827 (純祖27) 主簿. 增廣試 醫科
* 順孫系 11世

김형구 金亨耈 1682~?
本貫 海州. 字 德叟
醫科 金豪達 子. 洪聖載 胥
醫科. 外. 醫正<醫>
1699 (肅宗25) 增廣試 醫科
1702.7.15. 義禁府 月令醫員<承>
1715.7.10. 義禁府 月令醫員<承>

1720.11.3 (景宗卽位)
-<承> 典醫醫員. 慶尙右兵營審藥 除授
* 伯系 7世

김형석 金亨錫 1837.10.20~?
本貫 樂安. 字 道元. 初名 金性鍊
律科 金在璇 長男. 內醫 金在瑚 從姪
律科 崔廷煜 胥
醫科. 外. 通訓<教旨>. 醫僉<醫>
1861 (哲宗12) 色掌. 式年試 醫科
1880.6.25. 通訓. 行 典醫僉正<教旨>
1881.7.20 (高宗18) 卒<族譜>
* 25世 / 大提學公派

김형선 金亨選 1794~?
本貫 三陟. 字 秀卿. 金微重 長男
禦侮 金敏重 繼子
外醫 李持善 胥<姓>
同參<參>
1849.6.19 (哲宗卽位)
-<省> 憲宗 卒 罪. 羅州牧智島定配
1850.7.2 (哲宗1) 釋放<省>
1857.8.4 (哲宗8) 入侍<孝正殿日記>
* 世數未詳 / 內官 孝耆系 5世

김형섬 金亨暹 ?
本貫 三陟. 金微重 次男<姓>
外. 惠敎<金鎬 雲><完薦>
1840 (憲宗6) 惠民敎授<金鎬 雲>
1845.12.10 (憲宗11) 審藥<科宦錄>
1846.6.10 (憲宗12) 審藥<科宦錄>
* 世數未詳 / 內官 孝耆系 5世

김형원 金亨遠 ?
本貫 三陟. 僉使 金啓重 子
外. 醫徒<金漢晙 雲>
1850 (哲宗1) 金鍊 父<金鍊 譯>
* 世數未詳 / 內官 孝謇系 5世

김형집 金亨集 1863~?
本貫 金海. 字 景元
內醫 金潋 子. 內醫 李兢柱 胥
醫科. 外. 醫判<醫>
1872.6 (高宗9) 童蒙. 譯完薦<完薦>
1879 (高宗16) 式年試 醫科
* 順孫系 12世

김형필 金亨弼 ?
本貫 淸州. 京 居. 副司正 金興孫 子
醫科. 外. 醫副奉<醫>
1543 (中宗38) 副奉事. 式年試 醫科 五位

김형형 金瑩炯 ?
本貫 金海
金仁淳 子. 譯科 金繼述 胥
外. 醫直<完薦>
1887.9 (高宗24) 典醫直長<完薦>
* 嘉善 守良系 12世

김혜창 金惠昌 ?
本貫 未詳
外. 醫久<承>
1660.6.22 典醫醫員. 院 月令劑藥官<承>

김호 金浩 ?
本貫 義城. 字 聖養<醫先>

譯判 金大仁 子. 崔德基 胥
醫科. 寧國元從勳. 外. 醫正<醫>
1624 (仁祖2) 式年試 醫科
1643.2.20~11.8 (仁祖21)
-<癸未東槎日記> 通信使行 醫員
1645.8.20. 醫員. 寧國元從 三等 錄勳
* 瑞元系 4世

김호달 金豪達 1642~?
本貫 海州. 字 孟輔. 通德 金天民 子
醫科 金善民 姪. 嘉善 皮修門 胥
醫科. 外. 醫判<醫>
1678 (肅宗4) 增廣試 醫科
* 伯系 6世

김홍 金泓 1807~?
本貫 金海. 外醫 金文鋪 子
醫科 金瀅 弟. 外醫 李宅魯 胥
外. 壽嘉善. 醫徒<完薦>. 護軍
1866.6 (高宗3) 典醫生徒<完薦>
1882.4.17 (高宗19) 副護軍 除授<承>
1885 (高宗22) 折衝<金重集 譯>
1886.1.21 (高宗23) 護軍 除授<承>
1886.1.22. 前 五衛將. 加嘉善<承>
* 順孫系 11世

김홍구 金弘龜 ?
本貫 未詳
1660.6.22 (顯宗1) 院月令劑藥官<承>

김홍규 金弘圭 1856~?
本貫 慶州. 字 大叔. 算別 金憲文 子
外醫 吳時中 外孫. 崔漢栢 胥

醫科. 籌學. 外. 醫主＜醫＞

1871 (高宗8) 籌學 入格

1873 (高宗10) 式年試 醫科

* 33世 / 將軍公派 (鷄林君派)

김홍남 金鴻男 1810~?

本貫 三陟. 武科僉知 金景瑗 子

內醫 金景球 姪. 外醫 金聲夏 孫

外醫 朱世炯 外孫. 醫科 鄭禮敎 胥

醫科. 內＜太＞. 資憲

惠直＜姓續＞. 郡守. 知事

1843 (憲宗9) 惠久. 式年試 醫科

1845 (憲宗11) 內醫院入院＜太＞

1852.6.10. 加差內醫. 陞實＜藥房＞

1860.6 (哲宗11) 庇仁縣監＜承＞

1860.7~1861.5. 砥平縣監＜承＞

1861.5~1861.9. 高陽郡守＜承＞

1861.9~1864.1.20. 交河郡守＜承＞

1863.7.18. 加通政. 御醫差下＜藥房＞

1864.1.20. 大興郡守 除授＜承＞

1864.1.26. 金浦郡守 除授＜承＞

1864.3.5. 金浦郡守. 加嘉善＜承＞

1865.6.22 (高宗2) 護軍 除授＜承＞

1866.4.13 (高宗3) 加資＜承＞

1867.6.25~6.28. 同知＜承＞

1868.8.3 (高宗4) 脫喪. 還屬＜藥房＞

1869.8.3 (高宗5) 護軍 除授＜承＞

1872.1.22 (高宗8) 加資＜承＞

1872.5.19~5.24. 知事＜承＞

* 杜之系 10世

김홍원 金弘元 ?

本貫 未詳

外. 醫久＜承＞

1721.7.3 (景宗3) 院 月令製藥官＜承＞

1723.11.18. 院 月令製藥官＜承＞

1724.1.6. 典醫監製藥官. 賞＜承＞

1727.6 (英祖3) 院 月令製藥官＜承＞

김화석 金華錫 1864~?

本貫 樂安. 字 允升. 雲科 金在圭 子

卞心淵, 外醫 朴興洙 胥

外. 醫久＜醫八＞

1888 (高宗25) 元＜醫八＞

* 25世 / 大提學公派

김환 金桓 ?

本貫 未詳

外. 醫久＜承＞

1777.8.19 (正祖1) 典醫監醫員＜承＞·

* 靑陽 11世 "金桓" 英祖乙未生 同名異人

김환 金煥 1873~?

本貫 金海. 字 聖文

外醫 金慶集 子. 雲僉 金鍾協 胥

醫科

1887.9 (高宗24) 幼學. 譯完薦＜完薦＞

1888 (高宗25) 式年試 醫科

* 順孫系 13世

김효건 金孝騫 ?

本貫 未詳

1625.10.26. (仁祖3)

-＜承＞ 外醫. 北兵使處齎藥物以去

김효검 金孝儉 1725~1802
本貫 全州. 字 士行. 初名 金就翁
通德郎 金履和 子
首醫 金有鉉 從曾孫. 卞弘宇 壻
醫科. 首醫. 內. 崇祿 <太>
僉使. 縣監. 知事
1747 (英祖23) 惠久. 式年試 醫科
1759 (英祖35) 內醫院入院 <太>
1766.2.1. 掌務官. 加通政 <承>
1767.6.22 (英祖43) 僉知 遞職 <承>
1767.7.19. 德浦僉使 除授 <承>
1772.10.13. 副護軍 除授 <承>
1773.6.20~9.15. 陽智縣監. 相換 <承>
1773.9.15~1775.9.21. 衿川縣監 <承>
1773.9.22 (英祖49) 加資 <承>
1775.9.21 (英祖51) 加正憲 <承>
1775.9.22. 護軍 除授 <承>
1786.12.14 (正祖10) 護軍 <省>
1788.10.6 (正祖12) 副護軍 除授 <承>
1789.10.13~12.10. 五衛將 <承>
1790.1.17 (正祖14) 副護軍 除授 <承>
1794.1.4 (正祖18) 知事 除授 <承>
1795.閏2. 前知事 <園幸乙卯整理儀軌>
1796.1.28 (正祖20) 行 大護軍 <承>
1796.2.2. 行 上護軍. 加崇祿 <承>
1801.11.21 (純祖1) 首醫 <承>
1802.1.20 (純祖2) 入侍 <承>
* 武科 仁男系 6世

김효립 金孝立 1625~?
本貫 彦陽. 字 子順. 外醫 金夢聖 子
醫科
1650 (孝宗1) 增廣試 醫科

김효원 金孝源 ?
本貫 慶州
金彦瑞 長男. 同參 金世選 孫 <姓續>
司果 李弘弼 壻 <漢陽劉 族譜>
外. 醫久 <承>.
1777.8.19 (正祖1) 典醫監醫員 <承>.
* 63世 / 大安君派 (忠宣公派)

김효제 金孝悌 ?
本貫 安東 <尹善道 明文>
文領中樞 金晬 孼子. 內醫 金孝忠 兄弟
察訪 金正立 擘四寸
外. 通訓 <承>. 惠直 <尹善道 明文>
1629.10.18. 前 惠直 <尹善道 明文>
1636.7.11 通訓. 咸鏡北道審藥 除授 <承>
* 13世 / 舊安東- 書雲觀正公派

김효종 金孝宗 ?
本貫 未詳
靖國原從勳. 內 <實>. 禦侮 <實>. 內奉
1505.11.9 (燕山11) 內醫. 堂下官 <實>
1507.4.20. 奉事. 靖國原從 三等 錄勳
1522.8.15 (中宗17) 大妃 治療 <實>
* <太> 未收錄

김효진 金孝進 ?
本貫 未詳
1821.6.14. 義禁府 月令醫員 <承>
1829.12.24. 義禁府 月令醫員 <承>

김효충 金孝忠 ?
本貫 安東
文領中樞 金晬 孼子 <尹善道 明文>

內. 通政<太>. 內正. 扈聖陞資<太>
1629.10.18. 內正<尹善道 明文>
1631.2.29 (仁祖9) 掌務官. 賞<承>
1644.7.1. 瀋陽 陪從內醫<承>
1647.2.19 (仁祖25) 御醫<承>
* 13世 / 舊安東- 書雲觀正公派

김후 金堥 1657~1736.9
本貫 慶州. 字 而厚
內醫 金慶華 子. 進士 高泰鎭 胥
醫科. 揚武元從勳. 內
資憲<太>. 盈主. 知樞
1681 (肅宗7) 式年試 醫科
1705 (肅宗31) 內醫院入院<太>
1710.5.19 (肅宗36) 御醫差下<承>
1711.11.26. 義盈主簿 除授<承>
1711.12.21 (肅宗37) 加資<承>
1720.3.10 (肅宗46) 加資<承>
1728.7.15. 同知. 揚武元從 一等 錄勳
1736.4.26 (英祖12) 知事 除授<承>
1736.9. 卒 / 子 應三 父喪<安山 先>
* 26世 / 將軍公派 (鷄林君派)

김후증 金厚曾 ?
本貫 固城. 譯科折衝 金光義 子
外醫 崔振玉 外孫. 計士 李漢升 胥
外. 惠主<金錫河 籌><完薦>
1855 (哲宗6) 惠民主簿<李忠根 醫>
* 50世 / 安山派

김훈영 金薰泳 1849~?
本貫 三陟. 字 宅卿
外醫 金鎭斗 子. 律科訓導 朴潤亨 胥

醫科. 外. 醫正<完薦>
1885 (高宗22) 僉正. 式年試 醫科
1887.9 (高宗24) 典醫正<完薦>
* 杜之系 12世

김흥규 金興圭 1845~?
本貫 慶州. 字 起成
算別 金憲章 子. 內醫 金蓍仁 繼孫
醫科 洪勉紀 外孫. 算學 洪鼎錫 胥
醫科. 籌學. 同參<承>. 內<醫>
嘉善<官報>. 奏六等. 郡守
1859 (哲宗10) 籌學 入格
1879 (高宗16) 式年試 醫科
1879.12.22. 同參. 太醫院入院<承>
1880.2.2. 內醫. 御醫差下<承>
1895.5.26. 六品. 任 典醫補 五等<承>
1895.12.11 (高宗32)
-<承> 任 典醫司典醫補 四等
1897.6.19 (建陽2) 陞敍<承>
1897.9.13 (光武1) 典醫補. 陞敍<承>
1898.7.30 (光武2) 陞敍<承>
1902.3.29. 典醫補. 加通政<承>
1902.6.22. 任 太醫院 典醫<承>
1903.4.26. 太醫院典醫. 加嘉善<官報>
1903.12.20~1906.10.4 (光武7~10)
-<承> 奏六等. 甕津郡守 除授
* <參><太> 未收錄
* 33世 / 將軍公派 (鷄林君派)

김흥복 金興福 ?
本貫 未詳
1707.6.25. 院 月令劑藥官<承>

김흥수 金興守 金興壽 ?
本貫 昌原<太>
佐理原從勳. 靖國原從勳
內. 資憲<太>. 知樞<太>
1471. 行 內主. 佐理原從 三等 錄勳
1488.11.15. 加折衝. 副護軍<實>
1491.1.17 (成宗22) 僉知 除授<實>
1494.2.24 (成宗25) 加嘉善<實>
1497.12.25 (燕山3) 加嘉靖<實>
1506.2.5 (燕山12) 加資憲<實>
1506.9.5. 正憲加, 請今政改正<實>
1507.4.20. 同知. 靖國原從 一等 錄勳

김흥수 金興壽 1725~?
本貫 光山. 字 希曳
醫科 金必健 子. 金致熙 胥
醫科. 外. 醫正<醫>
1750 (英祖26) 式年試 醫科
* 同知 永還系 6世

김흥신 金興信 ?
本貫 未詳
1800.4.24 (正祖24) 承文院 肄習<承>
1806.6.10. 義禁府 月令醫員<承>
1817.4.30. 義禁府 月令醫員<承>

김흥우 金興宇 ?
本貫 義城. 醫科 金浩 子<姓>
外. 醫直<吳泰說 譯>
* 瑞元系 5世

김흥정 金興鼎 ?
本貫 未詳

亨難元從勳. 外
1614.7.18. 醫員. 亨難元從 三等 錄勳

김희덕 金熙德 ?
本貫 未詳
外. 六品. 副司果<山陵>
1897.11.6 六品 山陵圖鑑醫員. 陞敍<承>

김희린 金喜隣 1800~?
本貫 泰安. 字 而習
同參<參>
* 長哲系 12世

김희명 金喜明 ?
本貫 泰安. 金潤水 子<姓>
外. 惠參<李源奭 雲><完薦>
1848 (憲宗14) 參奉<金鑌兒 雲>
* 長哲系 12世

김희붕 金喜朋 ?
本貫 泰安
外. 司譯前銜. 惠參<玄福吉 籌>
1848 (憲宗14) 譯前銜<金鑌兒 雲>
* 長哲系 12世

김희석 金羲錫 1860.12.24~?
本貫 樂安. 字 和中
譯判 金在瑀 長男. 雲正 金商健 胥
外. 醫久<醫八>
1890 (高宗27) 新<醫八>
* 25世 / 大提學公派

김희용 金熙容 1754~?

本貫 慶州. 字 德裕

醫科 金義集 子. 僉知 金泰允 胥

醫科. 外. 醫正 <醫>

1774 (英祖50) 增廣試 醫科

1777.8.19 (正祖1) 典醫監醫員 <承>

* 同知 應祥系 8世

김희천 金熙天 1871~?

本貫 開城. 字 性浩. 內醫 金漢榮 子

醫科. 外. 醫主 <醫>

1885 (高宗22) 增廣試 醫科

* 25世 / 中京崧南派

開城金氏 - 芝宣派 (雪城金)

中京崧南派/ 19世 外醫 金振景 以後 7名

悌元系 5世 外醫 金禹錫 以後 11名

慶州金氏

應祥系 7世 醫科 金義集 以後 6名

九達系 11世 外醫 金以浩 以後 4名

永芬公派 (密直部檢郎公派) /

56世 外醫 金世泰 以後 3名

大安君派 (忠宣公派) /

61世 同參 金世選 以後 28名

將軍公派 (鷄林君派) /

24世 外醫 金繼榮 以後 31名

* 將軍公派 : 派祖 金順雄 : 先系未詳

固城金氏

安山派 / 46世 同參 金漢齡 以後 27名

光山金氏

永還系 5世 內醫 金必祐 以後 16名

福系 5世 醫科 金尙炫 以後 3名

僉正 墩系 6世 外醫 金益賢 以後 6名

金海金氏

順孫系 5世 外醫 金尙光 以後 18名

守良系 4世 醫科 金時鑑 以後 42名

允男系 2世 同參 金有章 以後 7名

樂安金氏 大提學公派 /

15世 外醫 金士男 以後 15名

保寧金氏 通政 熙星系

10世 同參 金明奎 以後 4名

三陟金氏

杜之系 6世 醫科 金鼎泰 以後 18名

內官 孝騫系 5世 同參 金亨選 以後 3名

校尉公派 (府使公派) /

21世 內醫 金嗣男 以後 12名

善山金氏

僉知 慶得系 6世 外醫 金天經 以後 10名

龜壽系 6世 醫科 金壽澤 以後 4名

順天金氏

判事公派 / 28世 外醫 金恊 以後 3名

安東金氏 舊安東

益元公派 / 14世 外醫 金以規 以後 7名

安義金氏 武科掌別 士祿系
6世 外醫 金載漢 以後 22名

永川金氏 參奉 信系
5世 外醫 金尙霈 以後 4名

牛峰金氏
繼同公派 / 23世 內鍼 金順行 以後 8名

義城金氏
瑞元系 4世 醫科 金浩 以後 8名
守司空公派 /
15世 儒醫 金安國 以後 4名

全州金氏 武科 仁男系
3世 同參 金有鉉 以後 21名

靑陽金氏 監務公系
/ 5世 外醫 金元 以後 40名

漆原金氏 德孫系
3世 內醫 金兆齡 以後 4名

泰安金氏 長哲系
12世 同參 金喜隣 以後 3名

海州金氏 伯系
5世 醫科 金善民 以後 34名

南氏
英陽 宜寧

남계춘 南季春 ?
本貫 未詳. 參判 南彦民 子
醫科
1588 (宣祖21) 式年試 醫科

남기문 南基文 1814~?
本貫 英陽. 字 景章
內醫 南正吉 子. 算學 洪勉邃 胥
醫科. 內<太>. 通訓<敎旨>. 內正<八>
1843 (憲宗9) 色掌. 式年試 醫科
1854.1.25 (哲宗5) 內醫院入院<藥房>
1880.6.25. 通訓. 內醫正<敎旨>
* 22世 / 綠事公派

남기복 南紀復 ?
本貫 未詳. 鎭川 居
外方醫. <疹疫方> 編著
1786.5.28. <疹疫方> 進上<實>

남기옥 南基玉 1847~?
本貫 英陽. 字 實汝
外醫 南正甲 子. 武科 朴興壽 胥
醫科
1885 (高宗22) 增廣試 醫科
* 22世 / 綠事公派

남기혁 南基爀 1827~?
本貫 英陽. 字 景文
武科 南正祜 子. 內醫 南正吉 姪
外醫 南胤宗 曾孫. 朴準衡 胥
醫科. 外. 醫判<金文桓 籌>
1846. 都監別單醫員<綏陵山陵都監儀軌>
1850 (哲宗1) 色掌. 增廣試 醫科
1854.6.10. 黃海兵營審藥<黃海兵>
1866.6 (高宗3) 典醫教授<完薦>
1872.6 (高宗9) 典醫主簿<完薦>
1880 (高宗17) 宗親府藥房<醫帖>
* 22世 / 綠事公派

남기형 南基亨 ?
本貫 英陽
醫科 南正五 子. 醫科 金益榮 胥
外. 惠主<南鍾學 醫>
1864.8 (高宗1) 惠民主簿<完薦>
* 22世 / 綠事公派

남두민 南斗旻 1725~?
本貫 英陽. 字 天章. 號 丹崖
外醫 南溟漢 長男. 李好源 胥
醫科. 外. 醫正<醫>
1754 (英祖30) 訓導. 增廣試 醫科
1763.8.3~1764.7.8 (英祖39~40)
-<海槎日記> 前 正. 通信使行 醫員
1765. 式年試 醫科 參試<醫先>
1774. 增廣試 醫科 參試<醫先>
1777.8.19 典醫醫員. 院 月令劑藥官<承>
* 18世 / 綠事公派

남두원 南斗源 1631~?
本貫 英陽. 字 遠之
醫科. 外. 醫久<承>
1659.12.6. 典醫監醫員. 賞<承>
1660 (顯宗1) 式年試 醫科

남명진 南命鎭 1846~?
本貫 英陽. 字 致德. 初名 南鍾遠
雲科 南基煥 子. 醫科 南正五 孫
引儀 李應懋 胥
醫科. 外. 醫僉<完薦>
1876 (高宗13) 式年試 醫科
1893.8 (高宗30) 典醫僉正<完薦>
* 23世 / 綠事公派

남명한 南溟漢 ?
本貫 英陽
外醫 南弘綏 長男. 楊時億 胥
外. 惠主<南斗旻 醫>
1754 (英祖30) 惠民主簿<南斗旻 醫>
* 17世 / 綠事公派

남발 南渤 南勃 ?
本貫 未詳
亨難元從勳. 內. 通訓<承>. 內正<太>
1614.7.18. 審藥. 亨難元從 三等 錄勳
1633.10.16. 通訓. 咸鏡道審藥 除授<承>
1637.6.6. 前 宗親部藥房<承>

남산수 南山壽 1764~1834(?)
本貫 宜寧. 字 國獻
同參<參>. 副司勇
1830.7.3. 同參差下. 任 副司勇<承>

1833.1.25 (純祖33) 陽德縣 定配＜承＞

1833.4.12. 釋放＜承＞

1834.2.20 (純祖34) 有頉＜承＞

남성진 南成鎭 1879~?

本貫 英陽. 字 啓伯. 醫科 南基玉 子

醫科

1888 (高宗25) 式年試 醫科

＊ 23世 / 綠事公派

남승사 南承嗣 ?

本貫 宜寧. 字 敬先

領議政 南袞 庶子

醫科. 外. 醫直＜醫＞

1564.5. 南袞 庶子. 醫直長＜頤庵集＞

1570. 前 直長. 式年試 醫科 四位

＊ 7世 / 沙川伯公派 (司諫公派)

남영 南嶸 1548~1616

本貫 宜寧. 字 士秀. 號 孤山. 丹城 生

副司果 南禮錫 子

內鍼＜鍼＞. 通政. 郡守. 僉知

1601.6.21. 柳成龍 薦. 造紙別提 除授

1602.1 (宣祖35) 尙衣別坐 除授

1602.閏2. 歸厚別提 除授

1602.10.13 (宣祖36) 安奇察訪 除授

1602.12. 尙衣別坐 除授

1603.12. 長興直長 除授

1604.8 (宣祖37) 長興直長. 加通政

1605.6 (宣祖38) 五衛將 除授

1605.914~1606.5.12. 鎭川縣監

1606.5.12~1607.6.21. 陽城縣監

1607.9. 麻田郡守 除授. 未赴任

1614.10.17 (光海6) 僉知 除授

1616.1.23~16.10 (光海8) 陰竹縣監

＊ 以上 ＜孤山先生實紀＞ 引用

＊ ＜鍼＞ 名 "南燦" 誤記

＊ 10世 / 敬烈公派 (剛武公派)

남영진 南榮鎭 1854~?

本貫 英陽. 字 華卿. 內醫 南基文 子

計士 康載倫 胥. 醫科 康文翼 孫壻

醫科. 籌學. 外. 醫主＜醫＞

1876 (高宗13) 籌學 入格

1880 (高宗17) 宗親府藥房＜醫帖＞

1880 (高宗17) 增廣試 醫科

1880.6.25. 承仕郎. 前 醫參. 醫科＜教旨＞

＊ 23世 / 綠事公派

남용 南瑢 ?

本貫 宜寧. 進士 南止善 父

右議政 沈守慶 胥＜沈守慶 墓碣＞

內. 通訓＜南止善 進＞. 內正. 引儀＜太＞

1601.5 (宣祖34) 內醫正＜沈守慶 墓碣＞

1624. 通訓. 內醫正＜南止善 進＞

남용 南容 1665~?

本貫 英陽. 字 重三

外醫 南弘經 長男. 內醫 南應琛 孫

內醫 崔興勃 外孫. 僉知 趙重球 胥

醫科. 外. 醫正＜醫＞

1683 (肅宗9) 增廣試 醫科

＊ 17世 / 綠事公派

남유서 南維瑞 ?

本貫 英陽

外醫 南胤宗 三男. 金垣 胥

外. 醫奉<南基玉 醫>

1822 (純祖22) 典醫奉事<玄光宣 醫>

* 20世 / 綠事公派

남유하 南維河 1750~?

本貫 英陽. 字 大翼. 初名 南有河

外醫 南胤宗 長男. 安處義 胥

醫科. 外. 治腫<八>. 醫正<醫>. 察訪

1777 (正祖1) 式年試 醫科

1790. 增廣試 醫科 參試<醫先>

1804.7 (純祖4) 治腫教授<圖別 先>

1804.7.10. 司圖別提 除授<先>

1806.7. 圖別. 沙斥察訪 赴任<先>

1808.6. 沙斥察訪 瓜遞<先>

1808.8.2 (純祖8) 前 沙斥察訪<省>

* 20世 / 綠事公派

남윤종 南胤宗 ?

本貫 英陽. 譯科 南德昌 子

醫科 南容 孫. 譯科 韓壽禧 胥

外. 醫直<南維箕 譯>

1777 (正祖1) 典醫奉事<南維河 醫>

1783 (正祖7) 典醫直長<南維箕 譯>

* 19世 / 綠事公派

남응명 南應命 ?~1597.8.26

本貫 宜寧

大司憲 南世健 庶子<東園集>

光國元從勳. 扈聖元從勳. 平難元從勳

衛聖元從勳. 內. 嘉善<太>

醫正<東園集>. 內正<錄券>. 同樞<太>

1587.12.9 (宣祖20) 賞<實>

1591.3.21. 內醫. 平難元從 三等 錄勳

1591.閏3.2. 內正. 光國元從 三等 錄勳

1592.4.30. 宣祖 扈從<藥圃集>

1597.8.26. 醫官. 雷震致死<實>

1605.4.5. 內醫. 扈聖元從 二等 錄勳

1614.8.27. 內醫. 衛聖元從 一等 錄勳

* 11世 / 敬烈公派 (忠簡公派)

남응침 南應琛 1596~1666

本貫 英陽. 字 子貢. 號 松坡

律科 南彥國 子. 金得祺 胥

鄭連宗 胥<醫先>

醫科. 內. 通政. 醫正. 內正<太>

詩文集 <六家雜詠>

1621 (光海13) 式年試 醫科 壯元

1636 (仁祖14) 典醫正<丙丁錄>

1637 (仁祖15) 內醫院入院<太>

1641.4.8 (仁祖19) 瀋陽入往<承>

1641.5.23~1642.3.25. 瀋陽陪從<東>

1645.3.17~閏6.12 (仁祖23)

-<燕日> 謝恩 兼進賀使行 御醫

1647.2.19 (仁祖25) 御醫. 前 正

1651.3.7. 陳奏使行 御醫. 賞<承>

1665.4.11 (顯宗6) 護軍<承>

1666.10.12 (顯宗7) 賞<承>

* <太> "享年 70" 誤謬

* 15世 / 綠事公派

남정갑 南正甲 ?

本貫 英陽

外醫 南維瑞 子. 資憲 吳壽根 胥

外. 折衝. 醫奉<南基玉 醫>

1885 (高宗22) 典醫參奉<南基玉 醫>

* 21世 / 綠事公派

남정길 南正吉 1787~1846

本貫 英陽. 字 純汝

譯科 南維祺 長男

醫科 南正五 從弟. 醫科 安膺祥 胥

醫科. 內<太>. 同參<參>. 通訓<承>

醫正<醫>. 縣令

1803 (純祖3) 增廣試 醫科

1809.2.22. 義禁府 月令醫員<承>

1812.2.20. 義禁府 月令醫員<承>

1828. 式年試 醫科 參試<醫先>

1829.4.15. 外醫. 同參 差下<承>

1829.4.15. 副司果 除授<承>

1831.9.2. 同參. 內醫院入院<承>

1831.11.5. 內醫. 御醫差下<承>

1842.7.22 (憲宗8) 楊州監牧官<省>

1843.12.26~1846.5. 龍仁縣令<先>

* 21世 / 綠事公派

남정오 南正五 1776~?

本貫 英陽. 字 成伯

醫科 南維河 子. 同知 崔致倫 胥

李宗賢, 鄭信垕 胥<醫先>

醫科. 外. 醫僉<完薦>

1801 (純祖1) 式年試 醫科

1804.12.12 (純祖4) 六曹醫員. 上<褒貶>

1805.6.11 (純祖5) 六曹醫員. 上<褒貶>

1805.12.14. 六曹醫員. 上<褒貶>

1806.6.12 (純祖6) 六曹醫員. 上<褒貶>

1824.3.15. 義禁府 月令醫員<承>

1834. 式年試 醫科 參試<醫先>

1835. 增廣試 醫科 參試<醫先>

* 21世 / 綠事公派

남종원 南鍾遠 = 남명진 南命鎭

남종학 南鍾學 1845~?

本貫 英陽. 字 士恒

外醫 南基亨 子. 雲正 玄光寔 胥

醫科. 籌學. 外. 醫主<醫>

1870 (高宗7) 色掌. 式年試 醫科

1871 (高宗8) 籌學 入格

* 23世 / 綠事公派

남창조 南昌祖 1603~1682

本貫 宜寧. 字 孝淑. 號 竹齊. 尙州 生

內鍼醫 南嶸 子

蔭. 寧國元從勳. 內鍼 同參<參>

通訓. 活別<鍼>. 縣監

1644.6.22. 典設別檢 除授<承>

1645. 會盟際 奉血官<孤山先生實紀>

1645.8.20. 主簿. 寧國元從 一等 錄勳

1648.11 (仁祖26) 陽川縣監<先>

1656.7.12. 鍼術最精. 內鍼醫差下<承>

1656.7.14 (孝宗7) 副司果 除授<承>

1657.1.3. 通訓. 掌苑別提 除授<先>

1658.7.27 (孝宗9) 靑陽縣監<承>

1664.7.25. 司導主簿 謝恩<承>

1665.1.30 (顯宗6) 議藥同參. 賞<承>

1665.1.3~1667.1.21. 果川縣監<先>

* 11世 / 敬烈公派 (剛武公派)

남홍경 南弘經 ?

本貫 英陽

內醫 南應琛 四男. 內醫 崔興勃 胥

外. 惠參<八>. 活參

1683 (肅宗9) 活人參奉<南容 醫>

* 16世 / 綠事公派

남홍수 南弘綏 ?
本貫 英陽. 南應疇 子
內醫 南應琛 姪. 林德胤 胥＜姓＞
外. 惠主＜南斗旻 醫＞＜姓＞
1703.6.5. 義禁府 月令醫員＜承＞
* 16世 / 綠事公派

남효원 南孝源 1645～?
本貫 未詳. 字 百行
內鍼. 腫教＜鍼＞
1690 (肅宗16) 內鍼醫 差下＜鍼＞
1694.1.27 (肅宗20) 入侍＜承＞

남흥진 南興鎭 ?
本貫 英陽
外. 醫直＜醫帖＞
1880 (高宗17) 前 典醫直長＜醫帖＞
* 25世 / 綠事公派

英陽南氏
綠事公派 / 15世 內醫 南應琛 以後 21名

盧氏
谷山 廣州 金山 楊洲
海安(豊川) 海州

노구영 盧駒榮 1835.4.6～?
本貫 楊洲＜大韓＞

太. 通政＜承＞. 奏四等
1898.6.11. 任 太醫院兼典醫＜承＞
1898.7.30. 兼典醫. 加資(通政)＜承＞
1902.6.22. 任 典醫. 判五等＜承＞
1903.4.26. (光武7) 陞 判六等＜官報＞
1903.11.4. (光武8) 陞 判五等＜官報＞
1905.8.10. 奏四等. 任 典醫＜承＞
* ＜太＞ 未收錄

노대신 盧大信 ?
本貫 未詳
翼社元從勳. 外
1614.10.29 醫員. 翼社元從 三等 錄勳

노덕수 盧德水 ?
本貫 谷山. 醫科 盧尙哲 子
醫科
1894 (高宗31) 式年試 醫科
* 壽禧系 4世

노득경 盧得慶 1552～?
本貫 海州. 京 居
僉知 盧潤 子. 金業同 胥
醫科. 亨難元從勳. 外
通訓＜承＞. 醫正＜醫＞
1600 (宣祖33) 前 奉事. 式年試 醫科
1614.7.18. 醫員. 亨難元從 三等 錄勳
1626.4.13. 通訓. 忠淸審藥 除授＜承＞

노명리 盧命履 ?
本貫 谷山. 盧壽禧 三男＜姓＞
外. 惠直＜盧尙哲 醫＞
* 壽禧系 2世

노상철 盧尙哲 1859~?
本貫 谷山. 字 元明. 盧學說 子
外醫 盧命履 孫. 觀象前衛 朴應晦 胥
醫科. 外. 醫主<醫>
1891 (高宗28) 式年試 醫科 壯元
* 壽禧系 3世

노위 盧威 ?
本貫 海安. 字 義叔. 京 居
副司果 盧世仁 子
醫科. 外. 醫直<醫>
1549 (明宗5) 前 醫直. 式年試 醫科 一位

노윤희 盧允熙 1769~1830(?)
本貫 谷山. 字 執中
同參<參>. 副司果
1817.5.10. 外醫. 同參 差下<承>
1821.9.25. 同參. 有頉<承>
1823.10.2. 還屬. 副司果 除授<承>
1825.1.25 (純祖25) 醫官. 入侍<省>
1830.9.28. 有病. 減下<承>
1830.9.29. 同參. 有頉<承>

노응세 盧應世 ?
本貫 廣州. 字 德叟 從士郞 盧彦昌 子
醫科. 外. 醫奉<醫>
1570 (宣祖3) 奉事. 式年試 醫科 三位

노재풍 盧在豊 1787~1835 (?)
本貫 谷山. 字 大有. 同參 盧允熙 子
同參<參>. 饔主. 監牧. 縣監. 副司果
1823.5.11 (純祖23) 假引儀 除授<承>
1823.8.1 同參差下. 任 副司勇<承>

1823.12.22. 兼引儀 除授<承>
1825.2.6. 副司果 除授<承>
1827.6.5~29.11. 順天監牧官<承>
1829.11.9. 還屬. 副司果 除授<承>
1830.3.28. 副司果 除授<承>
1830.6.21~6.25. 引儀<承>
1830.6.25. 司饔主簿 除授<承>
1831.2.25. 言不謹愼, 事多駁妄. 汰<承>
1835.3.15~8.27. 軍威縣監. 病甚<承>

노정 盧定 ?
本貫 金山<盧叔智 生>
內<實>. 副司直
1453.9.26. 醫員. 東班職除授<實>
1469 (睿宗1) 行 副司直<盧叔智 生>

노준민 盧俊民 ?
本貫 未詳
外. 鍼醫<承>
1650.12.29 (孝宗1) 同參鍼醫. 賞<承>
1660.2.16. 水原府使軍官. 還送<承>

노중례 盧重禮 ?~1452.3.11
本貫 谷山. 提學 盧誼 子
左翼原從勳. 首醫. 內<實>
嘉善. 司宰副正. 判典醫事. 上護軍
<鄕藥採取月令> <鄕藥集成方> 共著
<胎産要錄>, <醫方類聚>(1445年) 勘
1423.3.22 (世宗5) 司宰副正<實>
1431. 典醫正<鄕藥採取月令>
1433.11.3 (世宗15) 判典醫事<實>
1434 (世宗16) 判典醫事<胎産要錄>
1445.4.25 (世宗27) 加折衝<實>

1447.11.23 (世宗29) 僉知<實>

1452.3.11. 行 上護軍. 卒<實>

1455.12.27. 僉知 左翼原從 一等 錄勳

* <太> 未收錄

* 5世 / 無派

노한명 盧漢明 ?

本貫 廣州. 字 淸之. 水原 居

展力副尉 盧壽 子

醫科. 內. 通政<太>

1513 (中宗8) 前 直長. 式年試 醫科壯元

1531.10.25. 洪佑世 治療<實>

1533.2.11 (中宗28) 掌務官. 賞<實>

谷山盧氏 壽禧系

2世 外醫 盧命履 以後 3名

1903.9.16. 太醫院兼典醫. 加通政<承>

1906. 勉庵擧議 謀議 參加<勉庵集>

1914.6.24. 醫生免許 3752號 發給<總>

1990. 愛國章 追敍. 2121號

* <太> 未收錄

* 27世 / 益山門中

노상혁 魯尙爀 ?

本貫 未詳

內鍼<承>

1870.6.14. 外醫. 內鍼醫 差下<承>

* <鍼> 未收錄

노사종 魯嗣宗 ?

本貫 未詳

1483.7.14 (成宗14) 醫員. 陞職<實>

魯氏

노병희 魯炳憙 1850.9.22~1918.3.28

本貫 咸平. 字 明仲. 號 壺亭. 高昌 居

盧周相 長男. 韓基永 胥<族譜>

勉庵 崔益鉉 門人

太. 通政<承>. 判六等. 惠民主事

1902.7.29(陽) (光武6)

-<皇城> 任 惠民院主事 判六等

1902.8.3 (光武6) 惠民主事. 免職<承>

都氏

星州

도응 都膺 ?

本貫 星州. 字 子藝. 號 靑松堂

高麗贊成事 都吉敷 子

高麗 贊成事. 上將軍. 典醫少監

1393.10. 任 朝奉. 典醫少監<宗中文書>

* 非 醫人

* 7世 (靑松堂派 始祖)

柳氏

光州 文化 全州 晉州 豊山

류계룡 柳季龍 1561~?

本貫 文化. 字 君見. 居昌 居

忠義衛 柳有春 次男

內禁衛將 趙汝忠 胥<族譜>

進仕. 鍼醫. 縣監. 賓主

1591 (宣祖24) 式年試 進仕 三等

1604.7.2. 脈法 知者. 推薦<實>

1606.3.13. 司圃別坐 除授<竹>

1606.9.14. 鍼醫. 入侍<實>

1608.12~1609.12. 聞慶縣令<先>

1617.4.25. 懷德縣監. 罷職<實>

1618.10.11. 禮賓主簿 除授<實>

1620.11.19 (光海12) 同福縣監<實>

* <族譜> 陽川縣令 記錄

* 20世 / 忠景公派

류광익 柳光翼 1731~?

本貫 晉州

同參 柳徵瑞 子. 李# 胥<教旨>

同參. 崇祿<參>. 僉使. 縣監. 知事

1741.7. 父功. 通善. 加通德<教旨>

1760.1 任 行 忠佐衛副司正<教旨>

1763.7.21. 醫人. 同參 差下<承>

1763.7.22. 壯仕郞. 醫藥同參<教旨>

1763.8. 任 展力副尉龍驤衛副司勇<教旨>

1764.3. 任 禦侮. 義興衛副司果<教旨>

1764.9. 任 忠武衛副護軍<教旨>

1765.3. 任 忠武衛司果<教旨>

1765.6.22 禦侮 行忠武衛副司直<祿牌>

1765.9. 任 行忠武衛護軍<教旨>

1765.12. 任 龍驤衛副司果<教旨>

1766.3.30 (英祖42) 加通政<承>

1766.4. 龍驤衛衛護軍 除授<教旨>

1766.6.5~1768.11. 草芝僉使<承>

1768.11.19. (龍驤衛)副護軍 除授<承>

1769.5.4 (英祖45) 僉知 除授<承>

1769.7.11. 加嘉善<承>

1769.7.15. (龍驤衛)副護軍 除授<承>

1769.7.23. 同知 除授<承>

1770.10.30. (龍驤衛)副護軍 加嘉義<承>

1771.3~1773.12.22. 陽川縣監<承>

1773.9.22 (英祖49) 加資憲<教旨>

1774.2.2. 加正憲<教旨>

1774.12.5 (英祖50) 知事 除授<承>

1774.12.9. 副護軍 除授<承>

1775.4.21. 加崇政<教旨>

1775.5.2 (英祖51) 副護軍 除授<承>

1775.9.21. 加崇祿<承>

* 本貫 <參> 文化 誤記

* <姓> <醫科譜> 晉州 記錄

* 學生 宗直系 4世

류근영 柳近永 ?

本貫 晉州 (?)

外. 審藥

1840.12.6 (憲宗6) 審藥<科宦錄>

1841.6.6 (憲宗7) 審藥<科宦錄>

* 學生 宗直系 7世 (?)

류기 柳夔 ?

本貫 未詳

內鍼<鍼>

1658.7.27 (孝宗9) 在外方. 上送<承>

류달 柳達 ?

本貫 光州

內鍼. 僕主<鍼>. 資主. 引儀

1632.6.9 (仁祖10) 副司勇 除授<承>

1637. 世子 南漢山城 陪從醫官<東>

1637.1.30~1639.9.15. 瀋陽陪從<東>

1640.5.25. 資主. 引儀 相換<承>

1643.4.6. 淸太宗 治療. 審陽 行<承>

1643.4.25~9.2. 留 瀋陽<東>

류담 柳湛 ?

本貫 未詳

1655.8.11. 義禁府 月令醫員<承>

류대명 柳大鳴 ?

本貫 文化. 孼子. 淸州 生

衛聖元從勳. 靖社元從勳. 內鍼

折衝<承> 贍主<鍼>. 引儀. 縣監. 僉知

1613.7.6 (光海5) 通津縣監. 遞職<竹>

1613.7.15. 積城縣監 除授<竹>

1614.8.27. 引儀. 衛聖元從 一等 錄勳

1615.8.8~8.23. 狼川縣監<竹>

1615.8.23. 汚川縣監 除授<竹>

1616.11.27 (光海8) 加資<實>

1617.11.10 (光海9) 衿川縣監<實>

1625.9.1. 行 司直. 靖社元從 二等 錄勳

1627.1.24~3.22. 分朝陪從鍼醫<東>

1629.2.18. 折衝. 僉知 除授<承>

류덕령 柳德齡 ?

本貫 未詳

醫科

1630 (仁祖8) 式年試 醫科

류덕택 柳德澤 1601~1677

本貫 文化. 軍資奉事 柳弘祥 子

濟用奉事 玄得洪 胥

醫科. 內. 通政<醫先>

內正<醫>. 僉知<太>

1621 (光海13) 式年試 醫科

1645.8.9 (仁祖23) 掌務官. 賞<承>

1651.12.13. 禁府救療醫官<推鞫>

1662.9.16 (顯宗3) 御醫<承>

1666.1.23 (顯宗7) 賞<承>

* <推鞫> 1651.12.13. 五十一世

류도영 柳道永 ?

本貫 晉州. 司勇 柳晟鎭 子

同參 柳光翼 曾孫<醫科譜>

外. 惠主<柳舜煥 醫>

* 學生 宗直系 7世

류동양 柳東陽 ?

本貫 未詳

1712.6.14. 院 月令製藥官<承>

류린 柳潾 ?

本貫 文化. 字 潾之. 京 居

掌令 柳廷秀 子

醫科. 內. 醫直<醫>. 內正<太>

1525 (中宗25)

-<醫> 承訓郞. 前 直長. 式年試 醫科四位

1553.4.15. 李文楗 訪問藥傳<黙齋>

1561.4.15. 醫員. 李文楗 訪問<黙齋>

* 19世 / 忠景公派

류명우 柳明遇 ?

本貫 未詳

蔭. 儒醫. 副司勇

1716.4.22. 副司勇. 入侍之醫<承>

류민 柳珉 1533~?

本貫 文化. 號 竹溪

柳彭祖 長男. 朴# 胥<族譜>

內. 通訓. 醫僉<海東歷史> 長興主<太>

1580.12.6 (宣祖13) 內醫. 推考<實>

1593.10.7 (宣祖26) 趙應祿 訪問<竹>

1596. 尹斗壽 同甲楔<梧陰遺稿>

1599.7.24 (宣祖32) 內醫. 賞<實>

1605. 通訓. 前 賓主<柳濟亨 生>

* <梧陰遺稿> 生年記錄

* 19世 / 左相公派

류상 柳瑺 柳尙 1643.5.3~1723.4.23

本貫 文化. 字 汝珍 判書 柳景緝 庶孼

郡守 朴廷翔, 朴重攸 胥<族譜>

進仕. 同參. 內鍼<鍼>

崇祿<參>. 府使. 知樞

著書 <古今經驗活幼方> 一卷

1674.2.2. 內鍼醫. 東部參奉 除授<承>

1676.3. 任 宗廟奉事. 因庶孼 改差<承>

1676.12.19. 繕工直長 除授<承>

1678.11 (肅宗4) 尙衣別提<承>

1678.12. 長興主簿 除授<承>

1681.7.11 (肅宗7) 同參 差下<承>

1683.11.10 超資 嘉善. 同知 除授<承>

1683.12.5 任 瑞山郡守 換高陽郡守<承>

1685.1.5. 安山郡守 除授<承>

1685.9.9 (肅宗11) 郭山郡守<承>

1685.12. 牙山縣監 除授<承>

1687.6.1 (肅宗13) 降資<承>

1688.10.8 (肅宗14) 護軍 謝恩<承>

1689.3.2 (肅宗15) 同知 改差<承>

1689.10.1~1690.5.12. 同知<承>

1690.5.14~1692.11. 龍仁縣令<先>

1693.6.1 (肅宗19) 護軍. 降資<承>

1694.閏5.25 (肅宗20) 同知 除授<承>

1697.閏3.8 (肅宗23) 利川府使<承>

1699.1.26 超階(資憲). 卽付中樞職<承>

1699.2 任 潭陽府使. 豐德府使 換<承>

1671.12.27 (肅宗27) 知事 除授<承>

1703.12.21~06.5.28. 安城郡守<承>

1707.5.4 (肅宗33) 知中樞. 賞<承>

1707.7.13~10.4.28 正憲 金浦郡守<先>

1710.4.29 (肅宗36) 知事 除授<承>

1711.9.24 (肅宗37) 加崇政<承>

1711.12.25 加崇祿. 陝川郡守 除授<承>

1712.1.9~1714.6. 朔寧郡守<先>

1723.4.23 (景宗3) 卒<族譜>

1724.4.24. 訃音<承>

* 23世 / 左相公派

류상배 柳尙培 1652~?

本貫 全州. 字 子固

折衝 柳時雄 次男. 柳時豪 繼子<姓>

外醫 柳長培 弟. 算學 崔柂 胥

醫科. 武科<醫>. 萬戶

1682 (肅宗8) 增廣試 醫科

1699.6.25. 毛浦萬戶 除授<承>
* 得新系 5世

류서 柳湑 ?
本貫 未詳
佐理原從勳. 內. 內僉<錄券>
<醫書類聚> 編纂 關與
1471. 內僉. 佐理原從 三等 錄勳
1477.5.20 (成宗8) 醫書類聚 監印官<實>

류성룡 柳成龍 1542~1607.5.13
本貫 豊山. 字 而見. 號 西厓. 安東 墓
觀察使 柳仲郢 次男. 李坰 胥
文科. 光國勳. 扈聖勳. 淸難元從勳
宣武元從勳. 豊原府院君. 大匡輔國
儒醫. 領議政. 都體察使
醫書<鍼灸要訣><醫學辨證指南>(失傳)
1566 (明宗21) 文科別試 丙科 11位
1590 光國功臣 三等 錄勳. 豊原府院君
1604 (宣祖37) 扈聖功臣 二等 錄勳
1605.4.16. 府院君. 淸難元從 一等 錄勳
1605.4.16. 府院君. 宣武元從 一等 錄勳
1607.5.13 (宣祖40) 卒<實>
* 13世

류성화 柳聖和 1654~?
本貫 文化
同參<參>. 蓄別. 縣監
1675.11.15 (肅宗1) 醫藥功. 賞<承>
1676.6.1 (肅宗2) 典獄參奉 除授<承>
1676.6.17. 東部參奉<承>
1685.1.12 (肅宗11) 司畜別提 除授<承>
1688.4.21~1688.11.25 (肅宗14) 同福縣鑑<承>

1691.7.11 (肅宗17) 大同米關 定配<承>

류순환 柳舜煥 1869~?
本貫 晉州. 字 豊華
外醫 柳正根 子. 寫字官 崔仁喆 胥
醫科. 外. 醫主<醫>
1881.8 (高宗18) 童蒙. 譯完薦<完薦>
1885 (高宗22) 式年試 醫科
* 學生 宗直系 9世

류시준 柳時俊 1638~?
本貫 全州. 字 達夫
別軍職 柳孝誠 三男. 朴承立 胥
醫科. 外. 主簿<姓>
1660 (顯宗1) 式年試 醫科 壯元
1692.12.9. 義禁府 月令醫員<承>
* 得新系 4世

류심 柳諶 1637~1710
本貫 文化. 字 實之 內醫 柳德澤 次男
李鎭龜. 閔鑑 胥<醫先>
醫科. 保社元從勳. 內. 通政<承>
正<錄券>. 僉知<太>
1651 (孝宗2) 式年試 醫科
1661 (顯宗2) 內醫院入院<太>
1683.11.14 (肅宗9) 加資(通政)<承>
1686.1.10 (肅宗12) 僉知 除授<承>
1686.4.20. 加資改正<承>
1687.11.23 (肅宗13) 僉知 除授<承>
1690.2.8 (肅宗16) 護軍. 謝恩<承>
1694.5. 前 正. 保社元從 一等 錄勳
1709.10.7 (肅宗35) 醫官. 賞<承>

류양 柳陽 = 류진 柳津

류원 柳源　1727~1793.2.28
本貫 文化. 字 孝伯. 柳重恒 次男
柳重鼎 繼子. 同參 柳常 孫
同參<參>. 歸別. 察訪. 監牧. 副司果
1759.5.6 (英祖35) 獄參 除授<承>
1760.7.26 (英祖36) 牲奉 除授<承>
1762.1.16 (英祖38) 賓直 除授<承>
1763.6.20 (英祖39) 衣主 除授<承>
1771.4.20 (英祖47) 同參 差下<承>
1771.6.22 (英祖47) 資主 除授<承>
1773.9.21 (英祖49) 引儀 除授<承>
1773.10.4. 平丘察訪 除授<承>
1776.10.28. 歸厚別提 除授<先>
1776.11.27~1781.5. 羅州監牧官<承>
1781.5.27 (正祖5) 副司果 除授<承>
1793.2.28 (正祖17) 卒<族譜>
* 25世 / 左相公派

류익환 柳益煥　1877~?
本貫 晉州. 字 舜卿. 初名 柳壯煥
司勇 柳星根 子. 景道學 胥
醫科. 外. 醫主<醫>
1891 (高宗28) 增廣試 醫科
* 學生 宗直系 9世

류장배 柳長培　?
本貫 全州
折衝 柳時雄 長男. 醫科 柳時俊 姪
外. 通訓. 醫僉<柳世煜 武>
1750. 通訓. 典醫僉正<柳世煜 武>
* 得新系 5世

류장환 柳壯煥 = 류익환 柳益煥

류재신 柳再新　?
本貫 未詳
鍼取. 內鍼<鍼>
1660.2.16. 鍼醫. 取才新入<承>
1660.5.11 (顯宗1) 煎茶官. 賞<承>

류정근 柳正根　?
本貫 晉州
外醫 柳道永 子. 譯科 李禮懋 胥
外. 惠主<柳舜煥 醫>
1885 (高宗22) 惠民主簿<柳舜煥 醫>
* 學生 宗直系 8世

류중림 柳重臨　1705~1771.11.28
本貫 文化. 字 大而. 號 文城
同參 柳瑃 庶子. 僉使 金盛仲 胥
進士. 同參 正憲<參>
僉使. 縣監. 知事
編著 <增補山林經濟>(1766年)
1721 (景宗1) 增廣試 進士 三等
1741.8.15. 所己萬戶 除授<承>
1743.1.17. 所己萬戶 同參 差下<承>
1746.2.8 (英祖22) 加通政<承>
1746.2.16. 副護軍 除授<承>
1746.9.2. 僉知 除授<承>
1748.4.18~1748.5.6. 天水僉使<承>
1748.5.6. 花梁僉使로 相換<承>
1752.10.27 (英祖28) 加嘉善<承>
1759.3~12 (英祖35) 漣川縣監<先>
1759.6.17. 差備待令. 加資(嘉義)<承>
1760.8.19 (英祖36) 同知 除授<承>

1761.12.7. 同知. 加資憲<承>

1762.1.16. 注文僉使 除授<承>

1766.12.17 (英祖42) 知事 除授<承>

1767.1.4 (英祖43) 副護軍 除授<承>

1768.5.17 (英祖44) 加資(正憲)<承>

1771.11.28 (英祖47) 卒<族譜>

* 24世 / 左相公派

류증모 柳曾模 1755~?

本貫 文化. 字 道承. 敬承<族譜>

通德 柳潘 次男. 柳澍 繼子

同參 柳重臨 孫. 李思景 胥<族譜>

同參. 通政<參>. 縣監. 僉知

1788.9.13 (正祖12) 同參 差下<承>

1788.9.24. 副司勇 除授<承>

1800.3.25. 前 同參. 還屬<省>

1800.4.10~1802.11.16. 副司果<承>

1802.11.13. 副司果. 加通政<承>

1802.11.16 (純祖2) 副護軍 除授<承>

1803.1.7 (純祖3) 僉知 除授<承>

1803.閏2.3. 副護軍 除授<承>

1805.3.6 (純祖5) 五衛將 除授<承>

1805.3.16~3.22. 連山縣監<承>

1805.3.22 (純祖5) 副護軍 除授<承>

1805.5.17. 石城縣監 除授<承>

* 26世 / 左相公派

류지번 柳之蕃 ?

本貫 未詳

醫科<實> 內. 首醫. 嘉義<實>

內正<實> 同知<太>

<分門瘟疫易解方> <疹瘡易解方> 共編

1542 (中宗37) 內醫直長<分門>

1542.10.5. 內醫正<實>

1545.閏1.1 (仁宗1) 加通政<實>

1545.6.29. 主簿<實>

1546.6.7 (明宗1) 內禁衛將<實>

1551.6.4 (明宗6) 加嘉善<實>

1556.6.25 (明宗11) 兼司僕將<實>

1565.10.9 (明宗20) 加嘉義<實>

1567.6.28 (明宗22) 明宗卒 治罪<實>

* <醫> <太> 未收錄

류지혁 柳之赫 ?

本貫 晉州

同參 柳光翼 子. 韓應煥 胥<姓>

外. 惠直<姓>. 鍼醫<柳豐根 雲>

* 學生 宗直系 5世

류진 柳津 ?

本貫 文化. 字 公渡. 異名 柳陽

左參贊 柳聃年 子. 鄭洵 胥<族譜>

醫科. 外. 醫直<醫>

1564 (明宗19) 前 醫直. 式年試 醫科三位

* 17世 / 夏亭公派

류징서 柳徵瑞 1701~1754(?)

本貫 晉州. 字 子休

折衝 柳亨發 子. 趙# 胥<教旨>

同參<參>. 通訓<教旨>. 贍主

察訪. 監牧. 副司果

1730.4.25 (英祖6) 同參 差下<承>

1730.4.28. 展力. 任龍驤衛副司勇<教旨>

1732.9.24. 禦侮 任龍驤衛副司果<教旨>

1733.3.28~1734.4.11. 內贍主簿<承>

1734.4.11~1735.9.27. 東活別<承>

1735.9.27~1736.5.13. 內贍主簿 <承>

1741.2.14~1743.8. 安奇察訪 <承>

1743.8.23 (英祖19) 副司果 除授 <承>

1745.12.20~1748.3. 珍島監牧官 <承>

1751.9. 任禦侮. 行忠武衛副司果 <敎旨>

1752.6. 任禦侮. 行忠佐衛副司果 <敎旨>

1753.9. 任禦侮. 行虎賁衛副司果 <敎旨>

1754.6.27 (英祖30) 病俱不堪 <承>

1754.7.1. 汰 <承>

1769.8.18. 通訓. 贈嘉善. 副總管 <敎旨>

* 學生 宗直系 3世

류천 柳阡 ?~1486.5.16

本貫 全州. 柳慶安 子

文科. 左翼元從勳. 儒醫. 兼醫敎. 縣監

1454 (端宗2) 謁聖試 丙科 五位

1455. 權知正字. 左翼元從 二等 錄勳

1485.7.6 (成宗16) 務安縣監 <實>

1486.5.16. 醫學敎授. 卒 <實>

* 柳濕 曾孫. 先代未詳

류철서 柳鐵緒 ?

本貫 文化. 柳坊 次男 <族譜>

醫科. 外. 通訓. 醫判 <族譜>

1606 (宣祖39) 增廣試 醫科

1639. 通訓. 典醫判官 <柳復興 生>

* 20世 / 左相公派

류헌민 柳獻民 1506.12.26~1558.3.6

本貫 文化. 柳宗壽 子. 李應震 胥

醫習. 從士郎 <柳起門 生>. 司正 <族譜>

1558.3.6 (明宗13) 卒 <族譜>

* 20世 / 中門使公派

류호 柳箎 柳茪 ?

本貫 未詳

內鍼 <鍼>. 副司果

1645.8.9. 鍼醫. 實職除授 <承>

1651.7.11 (孝宗2) 副司果 除授 <承>

1658.7.27. 在外方, 使之罔夜上送 <承>

류환철 柳煥喆 1803~?

本貫 文化. 字 致明

同參 柳曾模 子. 同參 柳煥翼 從姪

同參 <參>

* 27世 / 左相公派

류환익 柳煥翼 1783~1823 (?)

本貫 文化. 字 繹文. 致文 <族譜>

柳雲模 繼子. 柳聖模 子

同參 <參>. 通政 <承>. 僉知

1817.11.30 同參差下. 副司勇 除授 <承>

1820.2.29 (純祖20) 加資(通政) <承>

1821.2.10 (純祖21) 僉知 除授 <承>

1823.8.1 (純祖23) 有頉 <承>

* 27世 / 左相公派

류효이 柳孝已 ?

本貫 文化. 字 殷卿

承仕郎 柳彭壽 子. 生員 柳孝參 兄弟

醫科. 外. 惠參 <醫>

1576 (宣祖9) 式年試 醫科 二位

류후성 柳後聖 1584.12.14~1669.2.5

本貫 晉州. 字 一叔. 號 晩翠堂

淸原 生. 柳命元 長男

申澉 胥

內鍼. 同參<參>. 崇祿<鍼>. 牧使. 知事

1631.6.17 (仁祖9) 抱川縣監<承>

1635.1.3. 忠翊衛將 除授. 病改差<承>

1635.6.10. 安山郡守. 下直<承>

1638.6.1~.21 司果, 僉知. 瀋陽陪從<東>

1639.8.16. 兼司僕將 除授<承>

1640.3.28. 全義縣監 除授<承>

1642.7.2~12.6. 通政. 富平府使<先>

1644.2.7~4.17. 通政. 仁川府使<先>

1645.2.28. 驪州牧使 除授<承>

1645.10.22~47.10.22. 通政 仁川守<先>

1648.11.4~1649.2.19. 楊根郡守<承>

1650.8.23. 坡州牧使<金浦 先>

1650.12.29 (孝宗1) 加資(嘉善)<承>

1650.8.23~1651.3.10. 金浦郡守<先>

-<先> "資憲" 誤謬

1651.1.6 (孝宗2) 加嘉義<承>

1652.7.15~7.29. 陽智縣監<承>

1652.8~1652.11. 積城縣監<先>

1652.10.7~1653.5.3. 果川縣監<先>

1653.5~53.6.10 龍仁縣令<先><承>

1653.6.10 (孝宗4) 縣令. 加資憲<承>

1653.6.10~54.6.16 正憲. 仁川府使<先>

1653.閏7.23 (孝宗4) 加正憲<承>

1658.11.17. 高陽郡守. 加崇政<承>

1661.10.11. 司直. 加崇祿<承>

1665.2.6 (顯宗6) 知事<承>

1669.2.5 (肅宗10) 卒<族譜>

* <參> "衿川, 交河, 抱川 振威" 紀錄

* 16世 / 季參判公派

文化柳氏

左相公派 / 19世 內醫 柳珉 以後 8名

全州柳氏 得新系

4世 醫科 柳時俊 以後 3名

晉州柳氏 學生 宗直系

3世 同參 柳徵瑞 以後 8名

萬氏

만동원 萬同源 ?

本貫 未詳

佐翼原從勳. 佐理原從勳. 內

內直<錄券>. 司勇

1462.11.9. 司勇. 佐翼原從 三等 錄勳

1471. 行 內直. 佐理原從 三等 錄勳

文氏

廣州 昆明 南平

문*헌 文*憲 ?

本貫 南平

外. 惠直<完薦>

1875.8 (高宗12) 惠民直長<完薦>

문대균 文大均 ?~1560.3
本貫 昆明. 司僕主簿 文瑞麟 子<實>
外. 惠參<實>
1560.5.14. 去三月 被 宗親府奴 打殺
* 武科 孝先系 4世

문덕수 文德修 ?
本貫 南平. 字 潤玉
文萬從 子
外. 醫參<綾州邑誌>

문도덕 文道德 ?
本貫 昆明 (?)
1732.12.18. 義禁府 月令醫員<承>
* 武科 孝先系 9世 (?)

문도징 文道懲 文道徵 ?
本貫 昆明
文泰郁 子. 內醫 文興郁 姪<姓>
1733.6.19. 義禁府 月令醫員<承>
1738.11.5. 義禁府 月令醫員<承>
* 武科 孝先系 9世

문세련 文世璉 ?
本貫 未詳
內. 內正<分門>
<分門瘟疫易解方> 著述 參與
1536.8.17. 李文楗 訪問<黙齋>
1537.4.19. 李文楗 鍼治療<黙齋>
1542 (中宗37) 內醫正<分門>
1545.3.1 (仁宗1) 李文楗 訪問<黙齋>
* <太> 未收錄

문세욱 文世郁 ?
本貫 昆明 (?)
1721.7.3 (景宗3) 院 月令製藥官<承>
1728.10.8. 義禁府 月令醫員<承>
1735.12.28. 義禁府 月令醫員<承>
* 武科 孝先系 8世 (?)

문재도 文載道 ?
本貫 未詳
1683.5.2. 義禁府 月令醫員<承>

문전 文典 ?
本貫 未詳
典醫. 典醫助教<實>
1416.7.25. 權知. 典醫助教<實>

문종주 文從周 ?
本貫 廣州<崔修敬 醫>
保社元從勳. 外
1694.5. (肅宗20) 保社元從 三等 錄勳

문창림 文昌臨 1854.11.13~?
本貫 未詳
外. 判六等<皇城>
1899.10. 永興醫師. 設 私立病院<皇城>
-<皇城> 1900.5.5. 記事
1900.2.3~2.6. 任 內部病院醫師<皇城>
1914.2.18. 醫生免許 589號 發給<總>

문현남 文賢男 ?
本貫 未詳
外. 醫奉<扶桑錄>
1617.6~1617.10 (光海9)

-<扶桑錄> 前 奉事. 通信使行 醫員

문흥욱 文興郁 1682~?
本貫 昆明. 字 起卿 計士 文俊明 三男
外醫 文大均 從玄孫
內醫 柳德澤 外孫. 尹知命 甥
醫科. 內<醫><承>. 內參<姓>
1699 (肅宗29) 增廣試 醫科
1726.10.24. 故人. 入內醫而 身死<承>
* <太> 未收錄
* 武科 孝先系 8世

문환 文煥 ?
本貫 未詳
內<實>
1453.8.7 (端宗1) 內醫<實>
* <太> 未收錄

문후량 文後亮 ?
本貫 未詳
保社元從勳. 外. 醫直<錄券>
1694.5. 直長. 保社元從 三等 錄勳

昆明文氏 武科 孝先系
4世 外醫 文大均 以後 5名

閔氏
驪興

민강 閔棡 ?
本貫 未詳. 號 伯高<淸陰集>
蔭. 儒醫. 縣令
1627.5.17 (仁祖5) 入侍<承>
1628.4.14 (仁祖6) 議藥相參. 賞<承>
1629.5.2 (仁祖7) 新溪縣令 下直<承>
1634.11.19 (仁祖12) 御醫<承>

민백 閔伯 ?
本貫 未詳
外. 審藥
1672.4.28 (顯宗13) 審藥 除授<承>

민보개 閔寶蓋 ?
本貫 驪興. 字 重珍. 閔達 子
醫科
1531 (中宗26) 式年試 醫科

민사성 閔思誠 ?
本貫 驪興. 字 信之. 文科 閔淑 子
醫科. 外. 宣務郎<醫>. 醫奉<醫>
1525 (中宗20) 前 奉事 式年試 醫科七位
* 18世 / 監司公派

민사인 閔思仁 ?
本貫 未詳
扈聖元從勳. 內. 通政. 僉知<太>

1605.4.5. 醫員. 扈聖元從 三等 錄勳

민정 閔貞 ?
本貫 驪興. 字 子幹
參軍 閔澄源 次男. 張友仁 胥
文科. 左翼原從勳. 醫正. 掌隸判決事
1450 (文宗卽位) 文科 式年試 丁科
1455.12.27. 待敎. 左翼原從 二等 錄
1469.4.17 (睿宗1) 典醫正. 罷職<實>
* 非 醫人
* 14世 / 戶參公派

민정한 閔挺漢 ?
本貫 驪興
閔仲才 獨子<萬>. 郡守 閔汝纘 孫
蔭. 儒醫. 通政. 僉知
1717.12.27. 士人. 議藥同參事<承>
1718.1.2 (肅宗44) 副司勇 除授<承>
1718.1.24. 儒醫. 入侍<承>
1718.2.4. 司勇. 醫官入侍<承>
1730.4.8~5.13 (英祖6) 僉知<承>
1730.5.17. 副護軍 除授<承>
* 20世 / 恭穆公派

민우필 閔友弼 ?
本貫 驪興. 閔牧 獨子<萬>. 鄭玉堅 胥
醫習. 宣務郎<閔德鳳 進>
1546 (明宗1) 宣務郎<閔德鳳 進>
* 15世 / 丹陽公派

朴氏

開城 務安 密陽 潘南 朔寧
順天 寧海 禮山 陰城 珍島
天安 臨淮 泰仁 咸陽

박강창 朴强昌 ?
本貫 未詳
外. 醫徒<實>
1480.7.11. 於乙字同 姦通, 鞠問<實>
1480.10.18 (成宗11) 典醫生徒<實>
1480.12.7. 釋放<實>

박거 朴居 ?
本貫 未詳
典醫
1418.2.2 誠寧大君 卒, 降等醫助敎<實>
1418.6.18. 令史 免<實>
1434.8.20 安壽山 卒, 安置于所居鄉<實>

박경도 朴景都 1768~?
本貫 密陽. 字 聖拜. 號 從吾所<對馬>
外. 副司勇<東槎錄>
1811.1.10. 副司勇. 任 使行醫員<省>
1811.2.12~1811.7.11 (純祖11)
-<東槎錄> 副司勇. 通信使行 良醫

박경부 朴景孚 ?
本貫 密陽
朴文緯 子. 金漢日 胥<姓>
1794.4.2~22 救療官<顯隆園幸行節目>

* 啓功郎 時命系 9世

박경수 朴景秀 ?
本貫 密陽. 外醫 朴昌衍 子<姓>
外. 惠直<八>
1777.8.19 (正祖1) 惠民參奉<承>
1816 (純祖16) 惠民直長<八>
* 通政 企梅系 8世

박경승 朴慶昇 1664~?
本貫 密陽. 字 進卿
武科 朴時健 次男. 僉知 鄭萬慶 胥
醫科 外 醫正<醫> 司勇<豊基秦 族譜>
1687 (肅宗13) 惠久. 式年試 醫科
1715.6.4. 義禁府 月令醫員<承>
* 仲山系 8世

박경엽 朴慶燁 ?
本貫 未詳
1789.6.15. 義禁府 月令醫員<承>
1791.5.11. 義禁府 月令醫員<承>

박경욱 朴景郁 = **박경도** 朴景都 誤記

박경의 朴敬義 1552~?
本貫 未詳. 字 元德
醫科
1588 (宣祖21) 式年試 醫科

박경조 朴景祚 ?
本貫 潘南
朴世泰 子. 內鍼 朴仁荃 乃孫
外. 惠教<承>

1740.12.28 中學假官 惠敎授. 汰<承>
* 哲同系 9世

박경하 朴璟夏 1853.1.8~1905.7.10
本貫 密陽. 字 景玉. 號 又溪. 墓 始興
參奉 朴天重 曾孫. 朴濟夏 子<族譜>
太. 通政<承>. 判四等. 尙主. 參恕官
1900.1.11~1.19. 翼陵參奉<承>
1900.1.19 (光武4) 任 尙衣主事<承>
1900.7.24. 主事. 陞六<承>
1900.10.15 主事. 任 太醫院兼典醫<承>
1902.6.20. 尙衣主事 免職<承>
1902.7.27~29. 內部參恕官<承>
1903.12.20 (光武7) 通政. 判四等
-<承> 任 太醫院典醫補
1905.2.20. 任 太醫院典醫<承>
1905.7.10 (光武9) 卒<族譜>
* <太> 未收錄
* 23世 / 僕射公派 (蘭溪公派)

박경환 朴慶煥 ?
本貫 未詳
1792.閏4.12. 義禁府 月令醫員<承>

박계 朴垍 1625~?
本貫 密陽. 字 子固. 外醫 朴信立 子
醫科. 寧國元從勳. 外. 惠主<醫>
1645.8.20. 醫員. 寧國元從 三等 錄勳
1650 (孝宗1) 增廣試 醫科

박계선 朴繼善 ?
本貫 未詳
內<實>

1505.9.4 (燕山11) 醫員. 加資<實>

* <太> 未收錄

박관 朴慣 ?

本貫 開城. 譯正 朴時規 子

內醫 邊永淸 外孫. 醫科 朴憫 弟

醫科. 主簿<姓>

1682 (肅宗8) 增廣試 醫科

* 璉系 7世

박교민 朴敎民 1806~?

本貫 務安. 字 致敏. 醫科 朴浩性 子

朴祐成 繼子. 金樂一 胥

醫科. 外. 醫判<醫先>

1834 (純祖34) 色掌. 式年試 醫科

* 27世 / 虞侯公派

박교신 朴敎臣 1806~?

本貫 務安. 字 致敏

醫科 朴浩性 子. 內鍼醫 秦東老 胥

醫科. 外. 醫正<醫>

1831 (純祖31) 色掌. 式年試 醫科

1878.9.23 黃海兵營審藥赴任<岡營日記>

* 27世 / 虞侯公派

박교영 朴敎英 ?

本貫 未詳

外. 惠主<御營抄>

1848.8. 前 惠主 鍼醫 差下<御營抄>

박군 朴頵 ?

本貫 密陽. 譯正 朴應夢 子. 尹瓊 胥

醫科. 內. 通政. 內正<太>. 僕主

1621 (光海13) 式年試 醫科

1634 (仁祖12) 內醫院入院<太>

1634.10.14 內奉. 議政 尹昉 治<承>

1638.2.11~1639.8.11. 瀋陽陪從<東>

1640.4.3~1641.5.12. 瀋陽陪從<東>

1643.3.10. 司僕主簿 除授<承>

1643.4.6. 淸皇帝 治療. 入瀋陽<承>

1647.6.25. 司僕主簿 除授<承>

1649.6.24. 仁祖 卒. 渭原郡 定配<承>

1650.7.11 (孝宗1) 釋放<承>

1650.12.29. 御醫. 加資<承>

1651.2.21. 主簿. 敍用<承>

1656.8.3~12.16 (孝宗7)

-<燕途紀行> 前 主簿. 謝恩使行 御醫

1665.9.20. 慶安君 卒罪 鞠問<承>

1666.10.12 (顯宗7) 賞<承>

* <太> 享年 76

* 仲山系 6世

박규량 朴奎亮 1795~?

本貫 密陽. 字 漢卿. 譯科 朴載文 子

譯科 朴寬成 繼子. 同參 朴宗潤 孫

韓思健 胥<朴演鏞 譯><八>

同參<參>. 副司果

1830.9.29. 同參差下 任 副司果<承>

1833.3.22 (純祖33) 副司果 除授<承>

1836.5.25 (憲宗2) 醫官. 入侍<承>

* 36世 / 糾正公派 (節度使公派)

박규만 朴奎晩 ?

本貫 密陽

外. 惠參<趙恒璧 醫>

박근 朴菫 ?
本貫 禮山
內. 內正<太>

박긍연 朴兢淵 ?
本貫 未詳
1864.6.10 (高宗1) 六曹醫員. 上<褒貶>
1864.12.12. 六曹醫員. 上<褒貶>
1865.6.11 (高宗2) 六曹醫員. 上<褒貶>
1878.7.2. 義禁府 月令醫員<承>

박기 朴頎 ?
本貫 密陽
譯正 朴應夢 子. 內醫 朴碩 弟
醫科. 外. 醫正<醫>
1630 (仁祖8) 式年試 醫科
* 仲山系 6世

박기량 朴起良 ?
本貫 朔寧. 朴成蕃 子<朴文湜 醫>
醫科<姓續>. 醫僉<姓續>
* <醫> 未收錄
* 成蕃系 2世

박기룡 朴基龍 ?
本貫 未詳
1838.12.14. 義禁府 月令醫員<承>

박기문 朴基文 1859~?
本貫 密陽. 字 致郁
外醫 朴衡佐 子. 計士 洪宜三 胥
醫科. 外. 醫主<醫>
1885 (高宗22) 增廣試 醫科

* 同知 孝信系 9世

박기붕 朴基鵬 1861~?
本貫 密陽. 字 敬萬
雲科 朴衡模 子. 譯奉 李忠爀 胥
醫科
1888 (高宗25) 式年試 醫科
* 同知 孝信系 9世

박기서 朴麒瑞 1703~?
本貫 密陽. 字 文明
朴東彦 子. 醫科 朴必興 三從姪
醫科. 外. 醫正<醫>
1727 (英祖3) 教授. 增廣試 醫科
1728.7.19. 義禁府 月令醫員<承>
1728.9.14. 義禁府 月令醫員<承>
1754. 增廣試 醫科 參試<醫>
1756. 式年試 醫科 參試<醫先>
* 通政 企梅系 7世

박기선 朴基善 ?
本貫 密陽
醫科 朴維淳 子. 衣主 金南瑞 胥
外. 惠教<朴性淵 醫>. 監牧. 司果
1811.6.23 (純祖11) 惠民參奉<承>
1838.2.24. 摸寫都監員. 司果. 賞<省>
1838.2.27. 摸寫都監員. 典醫監等第<承>
1839.12.29 (憲宗5)
-<省> 咸興永興洪原文川等 監牧
1840.9.9 (憲宗6) 前 監牧官<省>
* 33世 / 忠憲公派 (典法判書公派)

박기성 朴器成 1775~?

本貫 密陽. 字 重汝

通德 朴宗奎 子. 內鍼 朴泰均 孫

內鍼<鍼>. 衣主. 副司勇

1802.4.2. 內鍼醫差下. 任 副司勇<承>

1806.3.29. 有頉<承>

1808.1.15. 脫喪. 還屬<承>

1816.2.19 (純祖16) 衣主 除授<承>

1818.6.12. 尙衣主簿<承>

1822.11.17 (純祖22) 賞<承>

1828.4.10. 脫喪. 還屬<承>

1834.11.25. 純祖 卒. 薪智島定配<承>

1837.2.27 (憲宗3) 定配 釋放<承>

* 35世 / 糾正公派 (節度使公派)

박기영 朴岐榮 ?

本貫 密陽. 朴鏞遠 同行列

外. 惠主<鄭觀喜 醫><完薦>

1870.9.19 (高宗7) 惠民主簿

-<繼後> 無後, 十六寸 鏞遠子 立後

* 通政 企梅系 11世

박기준 朴基俊 ?

本貫 未詳

外. 審藥

1890.6.10. 黃海兵營審藥<黃海兵>

박기창 朴基昌 ?

本貫 密陽. 外醫 朴衡運 子

醫科

1894 (高宗31) 式年試 醫科

* 同知 孝信系 9世

박기현 朴基顯 1800~?

本貫 密陽. 字 景謨

醫科 朴維淳 子. 劉泰吉 胥

醫科. 內<太>. 通政<完薦>. 僉知<醫>

1831 (純祖31) 惠久. 式年試 醫科

1846 (憲宗12) 內醫院入院<太>

1852.6.10 (哲宗3) 加通政<藥房>

1862.2.29 (哲宗13) 御醫<省>

* 33世 / 忠憲公派 (典法判書公派)

박기호 朴基浩 ?

本貫 未詳

1830.5~1830.6. 都監醫員<翼宗墓所都監儀軌>

박기홍 朴基鴻 1867~?

本貫 密陽. 字 敬沼

雲科 朴衡模 子. 外醫 金漢榮 胥

醫科

1891 (高宗28) 增廣試 醫科

* 同知 孝信系 9世

박기훈 朴基勳 1869~?

本貫 密陽. 字 致舜

外醫 朴衡佐 子. 譯直 趙允中 胥

醫科. 外. 醫主<醫>

1885 (高宗22) 增廣試 醫科

* 同知 孝信系 9世

박대경 朴大卿 ?

本貫 未詳

1714.6.4. 義禁府 月令醫員<承>

박대연 朴大淵 1856~?

本貫 密陽. 字 聖存
內醫 朴鍾福 繼子
醫科 朴鍾宣 子. 譯科僉知 高在元 胥
醫科. 內<承>. 通訓. 醫主<醫>
1872.6 (高宗9) 童蒙. 譯完薦<完薦>
1880 (高宗17) 前 典醫副奉事<醫帖>
1882 (高宗19) 增廣試 醫科
1883.9.14 (高宗19) 前 醫主
-<承> 鍾福 子. 內醫院入院
1891.5.1 (高宗28) 御醫差下<承>
1891.7.14. 第 惠民署調用<承>
* <太> 未收錄
* 35世 / 忠憲公派 (典法判書公派)

박도명 朴道明 1771~?
本貫 密陽. 字 百源.訓判 朴守澤 五男
醫科 朴蘭元 雲孫. 醫科 慶碩運 胥
醫科. 外. 惠久<醫>. 長興主簿
1801 (純祖1) 增廣試 醫科
1812.6.29. 長興主簿 除授<承>
* 34世 / 糾正公派 (恭簡公派)

박도상 朴道常 ?
本貫 密陽
外. 惠主<崔好植 譯>
1730.11.2. 義禁府 月令醫員<承>
1733.11.22. 義禁府 月令醫員<承>

박도온 朴道溫 1730~?
本貫 務安. 字 希天. 譯科 朴春瑞 子
內鍼 朴星瑞 三從姪. 武科 吳禧大 胥
醫科. 外. 醫主<醫>
1754 (英祖30) 增廣試 醫科

* 23世 / 虞侯公派

박도원 朴道源 ?
本貫 潘南. 譯前銜 鄭東潤 妻父
外. 醫奉<八>

박도윤 朴道潤 1710~1751
本貫 務安. 字 季澤. 內鍼 朴星瑞 子
內醫 朴道煥 弟. 醫科 金震輝 胥
醫科. 內. 內正<太>
1732 (英祖8) 式年試 醫科
1737.3.22. 義禁府 月令醫員<承>
1738.9.12. 義禁府 月令醫員<承>
1748 (英祖24) 內醫院入院<太>
1751.閏5.5 (英祖31) 掌務官. 賞<承>
* 23世 / 虞侯公派

박도인 朴道仁 ?
本貫 密陽
訓判 朴守澤 四男. 趙斗鉉 胥
外. 醫主<姓>
* 34世 / 糾正公派 (恭簡公派)

박도장 朴道長 ?
本貫 密陽
醫科 朴必興 次男. 李最芳 胥
外. 惠主<朴尙秀 譯>
1774 (英祖50) 惠民主簿<朴尙秀 譯>
* 通政 企梅系 7世

박도창 朴道昌 ?
本貫 密陽. 初名 朴昌立<姓續>
外醫 朴行峻 長男<姓續>

外醫 卞爾瑾 胥
外. 惠主<李浹 醫>. 醫正<姓續>
1675 (肅宗1) 惠民前銜<朴敦成 譯>
* 27世 / 四門進士公派 (諫議公派)

박도협 朴道協 ?
本貫 密陽. 訓判 朴守澤 長男
醫科 朴蘭元 雲孫. 崔浩賢 胥<姓>
外. 醫參<姓>
* 34世 / 糾正公派 (恭簡公派)

박도형 朴道亨 ?
本貫 密陽. 訓判 朴守澤 三男
醫科 朴蘭元 雲孫. 李命夏 胥<姓>
外. 惠參<朴永鈺 醫>. 活參<姓>
* 34世 / 糾正公派 (恭簡公派)

박도흥 朴道興 ?
本貫 密陽
訓判 朴守澤 次男. 折衝 韓大裕 胥
外. 醫直<姓>
* 34世 / 糾正公派 (恭簡公派)

박도혼 朴道渾 ?
本貫 密陽
1755.7.3. 義禁府 月令醫員<承>

박도환 朴道煥 1688~1745
本貫 務安. 字 子獻. 號 晚翠軒<姓號>
內鍼醫 朴星瑞 子. 譯判 李勃然 胥
醫科. 揚武元從勳. 內<太>. 通政. 僉知
1705 (肅宗31) 式年試 醫科
1707.3.20. 義禁府 月令醫員<承>

1714 (肅宗40) 內醫院入院<太>
1728.7.15 內副奉. 揚武元從 二等 錄勳
1730.2.2 (英祖6) 加通政<承>
1733.5.12 (英祖9) 忠翊將 除授<承>
* 23世 / 虞侯公派

박동걸 朴東傑 ?
本貫 未詳
外. 醫奉<承>
1688.11.20 (肅宗14) 前 典醫奉事
-<承> 江都銀貨不納. 典獄收監中. 放

박동익 朴東益 ?
本貫 未詳
外. 惠久<省>
1788.10.12. 惠民署別單祿官<省>

박란원 朴蘭元 ?
本貫 密陽. 郡守 朴葳 庶子<姓>
醫科 朴承明 從孫
醫科<姓>. 醫正<姓>
* <醫> 未收錄
* 26世 / 糾正公派 (恭簡公派)

박래 朴來 ?
本貫 未詳
外. 審藥<冲齋日記>
1515.5.2 (中宗10) 慶尙審藥<冲齋日記>

박량환 朴亮煥 ?
本貫 利安
外. 惠參<等><八>

박렴 朴濂 ?
本貫 未詳. 號 悟漢
平難元從勳. 外
<四醫經驗方> <三意一驗方> 處方收錄
1591.3.21. 醫員. 平難元從 三等 錄勳

박륜기 朴崙耆 ?
本貫 密陽
外醫 朴道興 次男. 金常柔 胥
外. 惠直<姓>
1829.12.12 (純祖29) 六曹醫員. 上<襃貶>
1830.6.12 (純祖30) 六曹醫員. 上<襃貶>
1830.12.12. 六曹醫員. 上<襃貶>
1831.6.12 (純祖31) 六曹醫員. 上<襃貶>
* 35世 / 糾正公派 (恭簡公派)

박만근 朴萬根 = 박성근 朴性根

박만길 朴萬吉 ?
本貫 密陽. 譯科 朴瀚 子
內鍼 朴洵 三從姪. 譯科 皮尙績 胥
外. 醫直. 扈衛廳軍官<朴泰垕 譯>
1729 (英祖5) 典醫直長<朴泰垕 譯>
* 32世 / 糾正公派 (節度使公派)

박만년 朴萬年 = 박만유 朴萬裕

박만도 朴萬都 ?
本貫 未詳
1740.11.22. 義禁府 月令醫員<承>

박만수 朴萬洙 ?
本貫 朔寧

醫科
1894 (高宗31) 式年試 醫科
* 郡守 敬系 14世 (?)

박만유 朴萬裕 1702~?
本貫 密陽. 字 眉壽. 初名 朴萬年
引儀 朴洞 長男. 引儀 朴濂 繼子
李相朝 胥
醫科. 外. 惠主<醫>
1725 (英祖1) 增廣試 醫科
1722.4.26 (景宗2) 救療官<承>
1730.5.24. 義禁府 月令醫員<承>
1739.11.18. 義禁府 月令醫員<承>
* 30世 / 忠憲公派 (典法判書公派)

박만주 朴萬柱 1697~?
本貫 密陽. 字 元老. 朴浚 子
內鍼醫 朴洵 三從姪. 同參 玄悌綱 胥
醫科. 外. 醫主<醫><姓>
1720 (肅宗46) 惠久. 式年試 醫科
1726.6.1~9.1. 朝散. 審藥<大同門鍾記>
1728.12.6. 義禁府 月令醫員<承>
1732.11.3. 義禁府 月令醫員<承>
* 32世 / 糾正公派 (節度使公派)

박만행 朴萬行 ?
本貫 密陽
同知 朴英春 子. 趙尙玧 胥<姓>
外. 惠主<姓>
* 啓功郎 時命系 10世

박만희 朴萬喜 朴萬禧 ?
本貫 密陽

引儀 朴洞 次男. 趙泰星 胥 <姓>

外. 參奉 <崔國鎭 籌>

1730.9.15. 義禁府 月令醫員 <承>

1754.7.22. 義禁府 月令醫員 <承>

* 30世 / 忠憲公派 (典法判書公派)

박명규 朴明逵 1741~?

本貫 務安. 字 汝漸. 外醫 朴履行 子

內醫 朴道煥 孫. 嘉義 金麒壽 胥

醫科. 內. 嘉善 <承>. 氷別. 同知

1763 (英祖39) 增廣試 醫科

1767 (英祖43) 內醫院入院 <太>

1773.3.27 (英祖49) 御醫差下 <承>

1773.7.7. 降入直於內醫 <承>

1773.7.25. 還陞御醫 <承>

1775.9.21 (英祖51)

- <承> 氷庫別提 除授. 今年特加資

1775.9.22 (英祖51) 護軍 除授 <承>

1777.10.26~1778.3.28 (正祖1~2)

- <燕行> 進賀謝恩陳奏兼冬至使行御醫

1787.1.8 (正祖11) 僉知 除授 <承>

1802.4.3~4.13 (純祖2) 五衛將 <承>

1802.4.9. 僉知 除授 <承>

1802.11.13. 行 副護軍. 加嘉善 <承>

1802.11.16. 護軍 除授 <承>

1803.2.22 (純祖3) 同知 除授 <承>

1803.閏2.3 (純祖3) 護軍 除授 <承>

* 25世 / 虞侯公派

박명규 朴明奎 ?

本貫 未詳

1826.4.28. 義禁府 月令醫員 <承>

박명근 朴明近 1762~?

本貫 務安. 字 士肅

外醫 朴文行 子. 金德成 胥

醫科. 外. 醫教 <醫>

1783 (正祖7) 久任. 式年試 醫科

1788.10.12. 典醫監別單祿官 <省>

1798. 式年試 醫科 參試 <醫先>

* 25世 / 虞侯公派

박명기 朴命耆 ?

本貫 密陽

外醫 朴道興 長男. 外醫 朴道協 繼子

司果 李景溥 胥 <姓>

外. 活參

1837 (憲宗3) 活人參奉 <朴有喆 雲>

* 35世 / 糾正公派 (恭簡公派)

박명수 朴明邃 1748~?

本貫 務安. 字 汝遇. 司果 朴履行 子

內醫 朴道煥 孫. 朴昌夏 胥

醫科. 外. 醫教 <醫>

1773 (英祖49) 久任. 增廣試 醫科

1777.8.19 (正祖1) 典醫監醫員 <承>

1788.10.12. 典醫監別單祿官 <省>

* 25世 / 虞侯公派

박명시 朴明詩 ?

本貫 密陽. 外醫 朴景孚 長男

武科 吳道炡 胥 <姓>

醫科 <牛峰金 族譜> 外. 醫奉 <承>

1802.11.22 (純祖2) 典醫奉事 <承>

1803.8.19. 義禁府 月令醫員 <承>

1824.1.11. 義禁府 月令醫員 <承>

* <醫> 未收錄
* 啓功郎 時命系 10世

박명식 朴明埴 ?
本貫 務安. 朴倫行 子
醫科 朴義行 姪. 金濟敬 壻
外. 醫直<等><八>. 譯前銜
1813 (純祖13) 司譯前銜<朴禧性 譯>
* 25世 / 虞侯公派

박명우 朴明遇 ?
本貫 未詳
外. 醫久<承>
1777.8.19 (正祖1) 典醫監醫員<承>·

박명익 朴命益 1802.8.9~1841.3.6
本貫 寧海. 字 謙之<族譜>
內醫 朴致秀 子. 譯主 朴信源 壻
外. 典醫前銜<完薦>
1841.3.6 (憲宗7) 卒<族譜>
* 53世 / 侍中公派 (楊洲門中)

박문기 朴文耆 1804~?
本貫 密陽. 字 周卿
醫科 朴道明 子. 醫科 李宅謨 壻
醫科. 外. 惠主<醫>
1831 (純祖31) 式年試 醫科
* 35世 / 糾正公派 (恭簡公派)

박문식 朴文湜 1607~?
本貫 朔寧. 字 子淸
副司直 朴大英 子. 醫科 朴起良 孫
醫科. 外. 醫直<醫>

1633 (仁祖11) 前 直長. 式年試 醫科壯元
1635.7.26. 咸鏡南道兵使審藥, 推考<承>
* 成蕃系 4世

박문연 朴文淵 1868~?
本貫 密陽. 字 郡郁. 外醫 朴鍾圭 子
醫科. 外. 醫主<醫>
1882 (高宗19) 增廣試 醫科
1889.5.7. 義禁府 月令醫員<承>
1889.8.21. 義禁府 月令醫員<承>
* 35世 / 忠憲公派 (典法判書公派)

박문영 朴文英 1621~?
本貫 開城. 字 子芳
譯僉 朴恕男 次男. 外醫 鄭繼立 壻
醫科. 外. 活參<樊巖集>
1648 (仁祖26) 式年試 醫科
* 璉系 5世

박문욱 朴文煜 1620~?
本貫 開城. 字 子暾
譯僉 朴恕男 長男. 金應實 壻<姓>
醫科. 外
1649 (仁祖27) 式年試 醫科
1661.2.9. 義禁府 月令醫員<承>
* 璉系 5世

박문행 朴文行 ?
本貫 務安
內醫 朴道潤 子. 醫科 李世有 壻
外. 醫直<朴明近 醫>
1783 (正祖7) 典醫直長<朴明近 醫>
* 25世 / 虞侯公派

박민석 朴民錫 ?
本貫 密陽
外醫 朴載厚 長男. 崔延倫 婿
外. 惠主＜姓＞

박민영 朴敏榮 ?
本貫 密陽
外. 惠主＜完薦＞

박민영 朴敏榮 ?
本貫 密陽
外. 醫直＜等＞
1878.6 (高宗15) 典醫參奉＜完薦＞
1880 (高宗17) 典醫直長＜等＞

박민환 朴敏煥 1797~?
本貫 密陽. 司譯前銜 朴義秀 子
醫科 朴必興 從曾孫
外. 壽嘉善＜等＞. 醫前銜＜等＞. 壽同知
1876.8.9~25 (高宗13) 五衛將＜承＞
1876.8.21. 同知 除授＜承政院朝報＞
* 通政 企梅系 9世

박사덕 朴思德 ?
本貫 未詳
外. 審藥
1789.8.7. 咸鏡北兵營審藥＜承＞
1789.9.23. 咸鏡北兵營審藥＜承＞

박사순 朴思淳 朴師淳 ?
本貫 密陽. 活人別提 朴道春 子
僉使 李陽復 婿＜姓＞
外. 醫直＜朴奎永 雲＞

* 啓功郎 時命系 10世

박상겸 朴尙謙 ?
本貫 密陽. 字 尙日
醫科 朴銑 子. 韓鐸 婿
醫科. 外. 老通政＜醫＞. 老僉知＜姓＞
1684 (肅宗10) 式年試 醫科
1701.3.13. 義禁府 月令醫員＜承＞
1702.2.19. 義禁府 月令醫員＜承＞
* 嵩系 5世

박상돈 朴尙敦 ?
本貫 未詳. 漆谷 居
外方醫. ＜疹疫方＞ 編著
1786.5.28. ＜疹疫方＞ 進上＜實＞

박상빈 朴尙彬 ?
本貫 未詳
醫科. 外
1635 (仁祖13) 增廣試 醫科 壯元
1643.3.19. 義禁府 月令醫員＜承＞

박상심 朴尙諶 ?
本貫 密陽. 醫科 朴銑 子
醫科 朴尙謙 弟. 任尙尹 婿
醫科. 惠主＜姓＞
1705 (肅宗31) 惠久. 增廣試 醫科
* 嵩系 5世

박상옥 朴象鈺 ?
本貫 未詳
外. 惠主＜承＞
1776.10.14. 惠民奉事. 汰＜省＞

1777.8.19 (正祖1) 惠民主簿＜承＞

박상조 朴尙祖 ?
本貫 密陽
武科 朴亨根 子. 李得孝 胥
外. 醫主＜朴熙秀 律＞
1693 (肅宗19) 參奉＜金世敏 譯＞
1702 (肅宗28) 典醫主簿＜朴熙秀 律＞

박상하 朴尙夏 ?
本貫 密陽. 司果 朴武明 子
通政 朴有昌 孫. 姜浚 胥＜姓＞
武科＜朴鑌修 譯＞. 外. 醫直＜八＞＜醫科譜＞
* 同知 孝信系 3世

박생영 朴生榮 1604~?
本貫 密陽. 字 五華. 京 居
內鍼 朴泰元 繼子. 大司憲 朴震元 子
李汝桂 胥
醫科. 內. 通訓. 內正＜太＞. 歸別＜太＞
1633 (仁祖11) 宣敎郞. 式年試 醫科
1641 (仁祖19) 內醫院 入院＜太＞
1663. 禦侮. 忠武衛副司正＜朴端圭 生＞
1675.7.27 (肅宗1) 活別 除授＜承＞
1675.12.26. 導主 除授＜承＞
1680.12.17 (肅宗6) 賞＜承＞
* 27世 / 忠憲公派 (典法判書公派)

박선 朴銑 ?
本貫 密陽. 武科 朴敏 子. 金汝康 胥
醫科. 外. 通訓＜朴尙廉 醫＞. 醫僉＜醫＞
1663 (顯宗4) 式年試 醫科
1694. 通訓. 前 醫判＜朴尙廉 醫＞
* 嵩系 4世

박성 朴城 ?
本貫 密陽
譯科折衝 朴泰垕 子. 外醫 朴萬吉 孫
醫科 鄭瑞一 胥＜朴載文 譯＞
1755.4.22. 義禁府 月令醫員＜承＞
1755.4.29. 義禁府 月令醫員＜承＞
* 34世 / 糾正公派 (節度使公派)

박성근 朴性根 1716~?
本貫 朔寧. 字 汝晦. 初名 朴萬根
醫科 朴澂 繼子. 醫科 朴泓 子
譯判 南德昌 胥
醫科. 外. 醫正＜醫＞
1732 (英祖8) 久任. 式年試 醫科
1771. 式年試 醫科 參試＜醫先＞
1777.8.19 (正祖1) 典醫監醫員＜承＞
* 成蕃系 8世

박성서 朴星瑞 1661~?
本貫 務安. 字 緯夫. 譯科 朴再興 子
外醫 朴元明 從孫. 鄭忠源 胥
內鍼. 嘉義＜鍼＞. 腫敎＜鍼＞. 同知
1684 (肅宗10) 內鍼醫 差下＜鍼＞
1686.1.10 (肅宗12) 引儀 除授＜承＞
1694.1.4. 南部主簿 除授＜承＞
1703.2.9 (肅宗29) 加通政＜承＞
1706.1.10 (肅宗32) 忠壯將 除授＜承＞
1708.7.5. 昌慶宮假衛將 除授＜承＞
1710.2.10 (肅宗36) 加資(嘉善)＜承＞
1713.1.18 (肅宗39) 同知 除授＜承＞
1714.6.24 (肅宗40) 加資(嘉義)＜承＞
1715.1.23 (肅宗41) 同知 除授＜承＞
* 22世 / 虞侯公派

박성석 朴聖錫 1649~?
本貫 朔寧. 字 子三
外醫 朴琥 子. 崔實 胥<朴澂 醫>
同參. 引儀<參>. 西部主簿
1686.12.22. 西部主簿 除授<承>
1696.3.2. 醫員<海西暗行日記>
* 成蕃系 6世

박성연 朴性淵 1838~?
本貫 密陽. 字 成之
察訪 朴鍾元 子. 外醫 朴基善 孫
李壽豊 胥. 律科 金濟民 胥<八>
醫科. 外. 惠主<醫>
1861 (哲宗12) 式年試 醫科
* 35世 / 忠憲公派 (典法判書公派)

박성화 朴成和 ?
本貫 未詳
1762.10.18. 義禁府 月令醫員<承>
1762.10.28. 義禁府 月令醫員<承>

박성환 朴晟煥 1798~?
本貫 密陽. 字 陽瑞
武科. 同參<參>. 中軍
1843.4.12 (憲宗9). 出身. 推薦<御營>
1857.6.3 (哲宗8) 前 中軍. 敍用<省>
1858.9.23. 前 中軍. 同參 差下<省>
1864.1.7 (高宗1) 同參減下<承>

박세거 朴世舉 ?~1547
本貫 未詳. 庶子<黙齋>
首醫. 內. 嘉義<實>. 內正<太>. 同知
<簡易辟瘟方><分門瘟疫易解方>共著
1526.8.26 (中宗21) 內醫直長<實>

1529.5.2. 引儀. 東班敍用<實>
1533.2.11 (中宗28) 同知. 加資<實>
1539.3.23 (中宗34) 僉知<實>
1542 (中宗37) 行 護軍<分門>
1544.2.9 (中宗39) 加資<實>
1546.5.1 (明宗1) 嘉義<實>
1548. 去秋. 可悼可悼<黙齋>
* <龍泉> 無後 記錄

박세걸 朴世傑 ?
本貫 密陽. 字 君普
武科折衝 朴後康 子
內醫 李尙蕃 外孫. 李東彬 胥
醫科. 外. 醫正<姓>
1606 (肅宗22) 式年試 醫科 壯元
1609.1.3. 義禁府 月令醫員<承>

박세량 朴世亮 ?
本貫 密陽
司果 朴命徵 子. 外醫 劉興國 胥
外. 惠主<朴宗大 譯>. 惠敎<八>. 活別
1721 (景宗1) 活人別提<韓致亨 譯>
1725 (英祖1) 惠民主簿<朴宗大 譯>
* 通政 企梅系 5世

박세태 朴世泰 1659~?
本貫 咸陽
武科郡守 朴有恒 子. 李柱箕 胥
醫科. 外
1689 (肅宗15) 增廣試 醫科 壯元
1691.3.3. 義禁府 月令醫員<承>
1701.2.22. 義禁府 月令醫員<承>

박수민 朴秀民 ?

本貫 密陽

外醫 朴思淳 子. 文天緝 胥<姓>

外. 惠主<朴奎永 雲>

1805.5.22. 義禁府 月令醫員<承>

1820.11.10. 義禁府 月令醫員<承>

* 啓功郞 時命系 11世

박순 朴洵 1659~?

本貫 密陽. 字 君淑

譯科嘉善 朴世華 繼子. 朴世蕃 次男

內鍼醫 白光玹 弟子. 李震聖 胥

內鍼<鍼>. 宣略. 直長. 腫敎. 副護軍

1696 (肅宗22) 直長<朴萬載 譯>

1709.12.6 內鍼醫 差下. 任 副司勇<承>

1711.1 (肅宗37) 濬源參奉 除授<承>

1714.10.9 (肅宗40) 副護軍 除授<承>

1723.8.8 (景宗3) 治腫敎授<承>

* 31世 / 糾正公派 (節度使公派)

박승명 朴承明 ?

本貫 密陽. 字 彦淸. 刑判 朴楗 子

醫科. 務功郞. 外

1507 (中宗2) 務功郞. 式年試 醫科 一位

1531. 式年試 醫科 參試<醫先>

* <族譜> 朴權 (朴楗 從兄弟) 子 記錄

* 24世 / 糾正公派 (恭簡公派)

박승수 朴承洙 ?

本貫 朔寧

外醫 朴有恒 子. 畫員 李宅均 胥

外. 惠奉<朴弘柱 雲>

1880 (高宗17) 惠民奉事<朴弘柱 雲>

* 郡守 敬系 14世

박승연 朴昇淵 1842~?

本貫 密陽. 字 平仲

察訪 朴鍾元 子. 外醫 朴基善 孫

醫科 朴性淵 弟. 武科判官 崔庠植 胥

李弼懋. 雲劒 玄啓明 胥<八>

醫科. 外. 腫敎<醫>. 醫劒<醫>. 副司果

1864 (高宗1) 增廣試 醫科

1883.1.27 (高宗20) 副司果 除授<承>

* 35世 / 忠憲公派 (典法判書公派)

박승형 朴升馨 1614~1681

本貫 密陽. 字 鍾書

牧使 朴永 子. 外醫 尹孝男 胥

郡守 朴振國 孫. 縣監 朴元亮 曾孫

醫科. 內. 通訓<承>. 內正<太>

1627 (仁祖5) 式年試 醫科

1637 (仁祖15) 內醫院 入院<太>

1678.12.5 (肅宗4) 御醫差下<承>

* 27世 / 忠憲公派 (判書公派)

박시 朴蒔 ?

本貫 未詳

內. 禦侮<實>

1495.5.9. 其改敍於西班准職"<實>

* <太> 未收錄

박시량 朴時亮 ?

本貫 未詳

寧社元從勳. 昭武元從勳. 外. 司果

1628.9.14. 醫員. 寧社元從 一等 錄勳

1628.9.17. 前 司果. 昭武元從 三等 錄勳

1635. 犯國法 治罪<東平見聞錄考>

박시영 朴時永 ?~1875(?)
本貫 天安. 朴象鉉 子<朴最永 律>
同參<承>. 監牧. 縣監. 司果
1858 (哲宗9) 司果<朴完彬 律>
1868.4.19 (高宗5) 方外醫
-<承> 同參差下. 副司勇 除授
1872.6.13~1874.5. 晉州監牧官<承>
1874.5.17 (高宗11) 軍職除授<承>
1874.7.12~1875.1.6. 陰竹縣監<承>
1875.1.6. 縣監. 身病. 罷黜<爛抄>
1875.1.15 (高宗12) 副司果 除授<承>
1875.1.30. 有頉<承>
* <參> 未收錄

박시정 朴時靖<鍼> = 박시청 朴時淸 誤記

박시청 朴時淸
本貫 未詳
內鍼<鍼>. 管餉別將
1651.5.15 (孝宗2) 前 別將<承>
1651.5.17. 內醫院醫官. 前 管餉別將<承>
1653.1.12 (孝宗4) 留東萊<承>

박시형 朴時亨 1709~ ?
本貫 潘南. 字 聖叔. 算別 朴景裕 子
內鍼 朴仁荃 甥孫. 計士 李頤觀 胥
醫科. 算學. 外. 直長<姓續>
擁正 算學 入格
1740 (英祖16) 增廣試 醫科
* 哲同系 10世

박신립 朴信立 ?
本貫 密陽<朴垍 醫>

寧國元從勳. 外
1639.10.27. 義禁府 月令醫員<承>
1645.8.20. 醫員. 寧國元從 三等 錄勳

박신원 朴愼遠 1786~?
本貫 密陽. 字 叔道
通德 朴思益 子. 同參 玄啓九 胥
醫科. 外. 醫判<醫>
1810 (純祖10) 式年試 醫科
* 33世 / 忠憲公派 (典法判書公派)

박신행 朴愼行 ?
本貫 密陽
朴宗喆 次男. 崔宗祐 胥<姓>
外. 惠主<全泰鳳 雲><完薦>
1861 (哲宗12) 惠民直長<朴衡殷 雲>
* 同知 孝信系 7世

박언영 朴彦英 ?
本貫 珍島
醫習<朴就文 生> 奉直郎
1603. 奉直郎. 醫習<朴就文 生>

박언홍 朴彦弘 ?
本貫 務安. 朴均 子. 朴孟卿 孫
醫習<朴應龍 進>
1573 (宣祖6) 醫習<朴應龍 進>
* 16世 / 無派

박양옥 朴亮鈺 1754~?
本貫 密陽. 字 元綱
外醫 朴致行 子. 金世稷 胥
醫科. 外. 惠主<醫>

1783 (正祖7) 增廣試 醫科
1788.10.12. 惠民署別單祿官 <省>

박연 朴堧 1378.8.20~1458.3.23
本貫 密陽. 字 坦夫. 號 蘭溪
初名 朴然. 朴天錫 子. 宋贇 胥
文科. 儒醫. 資憲. 大提學. 義盈副使
1411 (太宗11) 式年試 同進士 一位
1423.3.17 義盈副使. 任 醫女訓導官 <實>
1423.3.22. 前 教授官. 鄉藥闕 訴 <實>
* 15世 / 僕射公派 (蘭溪公派 始祖)

박연용 朴演鏞 1817~?
本貫 密陽. 字 景濱. 初名 朴寅鏞
同參 朴奎亮 子. 外醫 金宜中 胥
外醫 韓廷瑞 胥 <八>
譯科. 同參 <參>. 譯僉 <譯科>. 察訪
1840 (憲宗6) 式年試 譯科 二位. 漢學
1861.7.8. 安奇察訪 除授 <省>
1861.12.5. 外醫. 同參 差下 <藥房>
1865.12.23 (高宗2) 迎華察訪 <承>
* 37世 / 糾正公派 (節度使公派)

박영 朴英 1471~1540.3.29
本貫 密陽. 字 子實. 號 松堂
郡守 朴壽宗 子. 讓寧大君 外孫
承旨 李世匡 胥 <族譜>
武科. 儒醫. 承旨. 內醫副提調
醫書 <經驗方>(失傳) <活人新方>(失傳)
1492 (成宗23) 武科 <碣銘>
1518.11.2. 承旨. 內醫院副提調 <實>
1540.3.29. 慶尙左兵使. 卒 <實>
* 24世 / 糾正公派 (松堂公派 派祖)

박영기 朴英耆 ?
本貫 密陽
外醫 朴道仁 子. 李鼎考 胥
外. 惠直 <姓>
* 35世 / 糾正公派 (恭簡公派)

박영류 朴永旒 1866~?
本貫 密陽. 字 公冕
醫科 朴有鳳 子. 醫科 朴永冕 弟
醫科. 外. 主簿. 主事
1882 (高宗19) 增廣試 醫科
1884.閏5.28 前 主簿. 事務衙門司官 <承>
1886.1.28 (高宗23)
-<承> 任 統理交涉通商事務衙門 主事
* 37世 / 糾正公派 (恭簡公派)

박영면 朴永冕 1857~?
本貫 密陽. 字 公肅
醫科 朴有鳳 子. 外醫 崔永祚 胥
醫科. 外. 醫主 <醫>
1875.8 (高宗12) 幼學. 譯完薦 <完薦>
1879 (高宗16) 式年試 醫科
* 37世 / 糾正公派 (恭簡公派)

박영보 朴永黼 = **박한영** 朴漢永

박영선 朴永善 ?
本貫 密陽. 雲僉 朴有喆 子
外醫 朴命耆 孫. 雲僉 崔錫寬 胥
外. 惠參 <完薦>
1893.8 (高宗30) 惠民參奉 <完薦>
* 37世 / 糾正公派 (恭簡公派)

박영옥 朴永鈺 1858~?

本貫 密陽. 字 德潤

外醫 朴有根 子. 醫科 方漢模 胥

醫科. 外. 醫主<醫>

1874 (高宗11) 增廣試 醫科

* 37世 / 糾正公派 (恭簡公派)

박영우 朴永佑 1851~?

本貫 務安. 字 維天. 朴箕憲 子

醫科 朴敎臣 繼孫. 雲正 金濟運 胥

醫科. 外. 醫僉<完薦>

1874 (高宗11) 增廣試 醫科

1878.6 (高宗15) 典醫僉正<完薦>

1879.9.17~12.10 (高宗16)

-<岡營日記> 黃海兵營審藥

* 29世 / 虞侯公派

박영택 朴永宅 ?

本貫 密陽. 醫科 朴憲鏞 子

外. 醫久<醫八>

1890 (高宗27) 元<醫八>

* 38世 / 糾正公派 (節度使公派)

박영필 朴英弼 ?

本貫 未詳

外. 藥房<褒貶>

1860.12.12 (哲宗11) 六曹醫員. 上<褒貶>

1861.6.11 (哲宗12) 六曹醫員. 上<褒貶>

1861.12.11. 六曹醫員. 上<褒貶>

박예환 朴禮煥 ?

本貫 密陽. 司譯前衛 朴義秀 子

醫科 朴必興 從曾孫

外. 嘉善<等>. 典醫前衛<等>. 同知

1870.9.19. 前 同知<繼後謄錄>

* 通政 企梅系 9世

박옥 朴沃 ?

本貫 臨淮. 字 啓叔. 京 居

朝散 內需司典會 朴希光 子

醫科. 外. 醫奉<醫>

1549 (明宗5) 前 醫奉. 式年試 醫科四位

박완용 朴完鏞 1827~1863

本貫 密陽. 字 景光

同參 朴奎亮 子. 同參 趙宗翊 胥

醫科. 內. 醫僉<藥房>. 內正<太>

1855 (哲宗6) 式年試 醫科

1861.5.6. 前 醫僉. 內醫院入院<藥房>

* <完薦> 典醫正 記錄

* 37世 / 糾正公派 (節度使公派)

박용민 朴容珉 ?~1882(?)

本貫 密陽. 生員 朴基善 父

同參<參>. 通訓. 縣監

1865.1.15. 幼學. 同參差下<承>

1867.1.9~1871.6.19. 龍仁縣令<承>

1869.10.7. 母喪. 同參減下<承>

1872.9.21~22 (高宗9) 楊溝縣監<承>

1872.9.22~73.12.21 抱川縣監<承>

1873. 通訓. 抱川縣監<朴基善 生>

1874.2.17 (高宗11) 同參 還屬<承>

1882.8.30. 病. 同參減下<承>

박우용 朴宇鏞 1850~?

本貫 密陽. 字 舜英

朴承左 子. 內鍼醫 朴器成 孫

外. 醫久＜醫八＞

1884 (高宗21) 陞＜醫八＞

＊ 37世 / 糾正公派 (節度使公派)

박운 朴雲 1493～1562

本貫 密陽. 字 澤之. 伯濡. 號 龍巖

進士 朴宗元 子. 金栢 胥

儒醫 朴英 弟子

進士. 儒醫. 副司勇

＜衛生方＞(失傳) 著述

1519 (中宗14) 式年試 進士 二等

＊ 21世 / 四門進士公派 (貞齋公派)

박원겸 朴元謙 1470～?

本貫 務安. 字 希益. 號 恒陽

朴孝順 次男. 元誠濂 胥

文科. 儒醫. 嘉善. 兼惠敎. 府使. 參判

1504 (燕山10) 式年試 進士 三等

1514 (中宗9) 文科. 別試 丙科 三位

1528 (中宗23) 陽根郡守

-＜實＞ 1530.5.4 記事

1531.閏.6.28～7.3. 豊川府使＜實＞

1534.11.20. 惠民敎授. 遞職＜實＞

＊ 14世 / 破平派

박원명 朴元明 ?

本貫 務安

司果 朴爾淳 子. 朴撰 胥＜姓＞

外. 醫直＜等＞. 雲奉＜朴春瑞 譯＞＜姓＞

＊ 20世 / 虞候公派

박유 朴瑜 ?

本貫 未詳

外. 惠參＜承＞

1777.8.19 (正祖1) 惠民參奉＜承＞

박유건 朴有鍵 1816～?

本貫 朔寧. 字 君玉

護軍 朴載華 子. 內醫 朴炫 孫

外醫 李桓 外孫. 趙鼎鐸 胥

外. 醫直＜八＞＜完薦＞

1852 (哲宗3) 陞＜八＞

＊ 成蕃系 11世

박유근 朴有根 1820～?

本貫 密陽. 字 致固.

朴東耆 子. 外醫 朴道亨 孫

外醫 鄭懋善, 李宜茂 胥

外. 醫直＜八＞

1871 (高宗8) 陞＜八＞

1876.3.5 (高宗13) 還渡江

-＜義州謄錄＞ 回還冬至兼謝恩使行醫員

＊ 36世 / 糾正公派 (恭簡公派)

박유대 朴有岱 ?

本貫 朔寧. 司譯前銜 朴致福 子

外醫 朴泰悌 曾孫. 安宅魯 胥＜姓＞

外. 惠參＜金耆榮 醫＞

1888 (高宗25) 惠民參奉＜金耆榮 醫＞

＊ 郡守 敬系 13世

박유봉 朴有鳳 1832～?

本貫 密陽. 字 聖韶

醫科 朴文耆 次男. 計士 韓得周 胥

醫科. 外. 醫僉<醫>

1864 (高宗1) 式年試 醫科

1875.8 (高宗12) 典醫僉正<完薦>

＊ 36世 / 糾正公派 (恭簡公派)

박유상 朴有常 1855~?

本貫 寧海. 字 子貞

譯科 朴元榮 繼子

譯科 朴普榮 四男. 譯科 金景遂 胥

雲科. 內鍼<承>. 副司果

1874 (高宗11) 增廣試 陰陽科

1883.11.28. 外醫. 內鍼醫差下<承>

1883.11.29. 副司果 除授<承>

1887.10.11 (高宗24) 鍼醫. 賞<承>

＊ <鍼> 未收錄

＊ 55世 / 侍中公派 (楊洲門中)

박유석 朴有錫 ?

本貫 朔寧. 譯奉 朴希洙 父

外. 惠直<完薦>

＊ 郡守 敬系 13世 (?)

박유순 朴維淳 朴惟淳 1767~?

本貫 密陽. 字 君恕

外醫 朴載潤 子. 咸增祿 胥

醫科. 外. 惠敎<醫>

1805 (純祖5) 增廣試 醫科

＊ 32世 / 忠憲公派 (典法判書公派)

박유연 朴由淵 ?

本貫 咸陽. 字 躍起. 號 逸齋. 淸道 居

承旨 朴知誡 子

蔭. 儒醫. 宗簿主簿. 正郎

1658.7.27. 同參議藥. 在外方<承>

1659.1.5. 宗簿主簿 除授<承>

1659.8.22. 前 主簿. 俱解醫術<實>

＊ 18世 / 四派

박유일 朴有鎰 ?

本貫 朔寧. 寫字 朴致明 子

外醫 朴泰悌 曾孫. 譯直 朴淳性 胥

外. 惠參<朴應洙 譯><完薦>

1864 (高宗1) 惠民參奉<朴應洙 譯>

＊ 郡守 敬系 13世

박유풍 朴有豐 ?

本貫 密陽

外醫 朴重璉 次男. 金元昌 胥<姓續>

外. 醫直<八>

1821.4.11. 義禁府 月令醫員<承>

1830.4.10. 義禁府 月令醫員<承>

1856.11.28 (哲宗7) 還渡江

-<義州謄錄> 冬至兼謝恩使行 醫員

＊ 正麒系 4世

박유항 朴有恒 ?

本貫 朔寧. 司譯前銜 朴致福 子

外醫 朴泰悌 曾孫<姓>

外. 惠參<八><完薦>

1858. 白容培 妻父<白容培 譯>

＊ 郡守 敬系 13世

박윤덕 朴允德 ?

本貫 未詳. 沔城君 韓珪 胥

典醫. 醫副正<實>

<鄕藥採取月令> <鄕藥集成方>

1417.8.20 (太宗17) 典醫主簿<實>

1428.7.29 (世宗10) 典醫副正<實>
1431. 典醫副正<鄕藥集成方>

박윤신 朴潤身 ?
本貫 未詳
內<實>. 禦侮<實>
1505.11.9 (燕山11) 內醫. 堂下官<實>
* <太> 未收錄

박윤열 朴允說 ?
本貫 潘南. 正郎 朴彦昇 子
醫科
1613 (光海5) 增廣試 醫科

박응종 朴應鍾 ?
本貫 未詳
同參<承>. 縣令
1882.7.25. 陽城醫人. 來<壬午六月日記>
1882.8.2. 幼學. 同參差下<承>
1883.4.20~85.12.15. 龍仁縣令<承>
-<先> 83.5.4 到任
1887.10.11 (光武1) 待令醫官<承>
* <參> 未收錄

박의행 朴義行 1734~?
本貫 務安. 字 鳳汝. 譯科 朴道貫 子
內鍼醫 朴星瑞 從孫. 算學 李宜翰 胥
醫科. 外. 醫僉<醫>
1774 (英祖50) 式年試 醫科
* 24世 / 虞侯公派

박이검 朴履儉 ?
本貫 密陽

外. 惠直<八>
1810. 崔勳 妻父<崔勳 譯>

박이행 朴履行 ?~1753.6
本貫 務安. 內醫 朴道煥 次男<姓續>
察訪 李廷德 胥
外. 醫直<承>. 司果<朴明達 醫>
1753.6.25. 典醫直長. 今番洴死<承>
* 24世 / 虞侯公派

박익주 朴益柱 ?
本貫 未詳
1746.9.5. 義禁府 月令醫員<承>

박인기 朴仁基 = **박인전** 朴仁荃 誤記

박인령 朴仁苓 ?
本貫 潘南
扈聖元從勳, 宣武元從勳
衛聖元從勳. 內鍼. 腫教<鍼>
繕工主簿<鍼>. 獄主. 引儀
1602.6.12. 以善鍼, 鳴于一世<實>
1605.4.5. 引儀. 扈聖元從 二等 錄勳
1605.4.16. 引儀. 宣武元從 二等 錄勳
1610 (光海2) 獄主<光海君私親>
1614.8.27. 引儀. 衛聖元從 一等 錄勳

박인용 朴寅鏞 = **박연용** 朴演鏞

박인전 朴仁荃 ?
本貫 潘南. 朴俊英 子
籌學 梅世儉 胥<孫夢象 醫>
扈聖元從勳. 衛聖元從勳

內鍼<鍼>. 腫敎. 東部主簿<鍼>
1602.5.5 (宣祖35) 趙應祿 訪問<竹>
1605.4.5 醫敎. 扈聖元從 二等 錄勳
1606.10.16. 任 回答使行 鍼醫<實>
1607.1.12~7.17 (宣祖40) 治腫敎授
-<海槎錄> 日行 回答兼刷還使行 醫員
1614.8.27. 前 主簿. 衛聖元從 一等 錄勳
* 哲同系 4世

박인철 朴仁澈 ?
本貫 順天. 宣傳官 朴信命 子(?)
鍼醫 朴春茂 孫. 淸州 居
外方醫. 針醫
1610.閏3.11. 李惟侃 訪問<愚谷>
* 14世 / 校理公派

박자영 朴自英 ?
本貫 未詳
外. 惠敎<實>
1542.3.28. 惠民敎授 罷職<實>

박재문 朴載文 ?
本貫 咸陽. 朴重慊 子. 李瑢 胥
外. 醫直<姓續>

박재연 朴載淵 ?
本貫 密陽. 朴希胤 子. 金進彦 胥
外. 醫直<姓>
* 同知 孝信系 6世

박재윤 朴載潤 ?
本貫 密陽
醫科 朴萬裕 子. 鄭世儁 胥

外. 惠主<朴維淳 醫>
1805 (純祖5) 惠民主簿<朴維淳 醫>
* 31世 / 忠憲公派 (典法判書公派)

박재화 朴載和 1717~?
本貫 密陽. 字 熙仲
同參. 資憲<參>. 副護軍
1757.3.7. 方外醫. 同參 差下<承>
1759.1.2 (英祖35) 加嘉善<承>
1759.6.17. 加資(嘉義)<承>
1759.閏6.20. 副護軍 除授<承>
1774.11.25 (英祖50) 加資(資憲)<承>

박재환 朴載煥 ?
本貫 密陽
外. 惠主<金始善 譯>
1861 (哲宗12) 惠民主簿<金始善 譯>

박재후 朴載厚 ?
本貫 密陽. 朴昌昱 子. 吳世廷 胥
外. 惠主<姓>

박재희 朴載禧 ?
本貫 開城. 朴弘遠 父
外. 醫直<姓續>

박전 朴全 ?
本貫 泰仁. 右參贊 朴守良 三男. 庶子
醫科 朴平 兄. 李# 胥
外. 通訓. 惠主<族譜>
* 23世 / 密陽朴氏 遯齋公派

박전 朴烇 1764~1807

本貫 朔寧. 字 亮仲

內醫 朴昌根 子. 吳采周 胥

醫科. 內. 折衝<醫>. 內正<承>. 僉知<太>

1789 (正祖13) 式年試 醫科

1795.6.18 (正祖19) 典醫敎授<承>

1799.11.21 前 參奉. 加差內醫差下<承>

1799.11.24. 內醫院入院<承>

1800.10.5 (純祖卽位) 御醫陞差<承>

1805.2.28. 內醫正. 加通政<承>

* 成蕃系 9世

박정규 朴廷圭 ?

本貫 密陽. 字 禹卿

內醫 朴生榮 子. 內鍼 朴泰元 孫

醫科. 內. 內正<太>

1662 (顯宗3) 惠久. 增廣試 醫科

1665 (顯宗6) 內醫院入院<太>

1683.11.14 (肅宗9) 醫官. 賞<承>

* 28世 / 忠憲公派 (典法判書公派)

박정량 朴廷良 ?

本貫 未詳

醫科. 外. 醫直<醫>

1693 (肅宗19) 式年試 醫科

박정미 朴廷美 ?

本貫 密陽

醫科. 外. 惠久<醫先>

1663 (顯宗4) 式年試 醫科 壯元

박정민 朴挺敏 ?

本貫 潘南. 朴孝淳 子. 李德壽 外孫

醫科

1624 (仁祖2) 式年試 醫科 壯元

박제안 朴齊顔 1765~?

本貫 潘南. 字 子中

僉使 朴晋壽 子. 縣監 李濟淵 胥

進士. 儒醫. 折衝. 正郎. 縣監. 副護軍

1801 (純祖1) 增廣試 進士 二等

1813.4.15 (純祖13) 任實縣監<承>

1834.11.13. 副司果. 議藥參事<實>

* 22世 / 參判公派 (尙州公派)

박종건 朴宗健 ?

本貫 密陽. 朴希謙 子. 李興基 胥

外. 惠參<朴基泰 雲>. 副司果

1828 (純祖28) 副司果<朴道亨 律>

* 同知 孝信系 6世

박종구 朴鍾九 ?

本貫 密陽

外. 惠直<卞志遠 醫>

1879 (高宗16) 惠民直長<卞志遠 醫>

박종규 朴鍾圭 ?

本貫 密陽

外醫 朴基善 子. 律科 郭鎭 胥

外. 惠主<白時鏞 譯>

1872.6 (高宗9) 惠民主簿<完薦>

1875.2.21 (高宗12) 還渡江

-<義州謄錄> 冬至兼謝恩使行 醫員

1890. 都監醫員<綏陵山陵都監儀軌>

* 34世 / 忠憲公派 (典法判書公派)

박종복 朴鍾福 1838~1885(?)
本貫 密陽. 字 惠卿
內醫 朴基顯 子. 同參 鄭禮秀 胥
醫科. 內<承>. 通訓. 醫主<醫>
1861 (哲宗12) 式年試 醫科
1879.12.22. 禮秀 胥. 內醫院入院<承>
1879.12.24. 副司勇 除授<承>
1881.6.5. 加差內醫. 陞實<承>
1881.12.23. 姪. 惠民署調用<承>
1883.9.14. 子. 內醫院調用<承>
1883.12.18 (高宗29) 御醫差下<承>
1885.8.28 (高宗31) 有頉<承>
* <太> 未收錄
* 34世 / 忠憲公派 (典法判書公派)

박종린 朴宗麟 = 박종윤 朴宗潤

박종서 朴從瑞 ?
本貫 未詳
佐理原從勳. 內. 內奉<錄券>
1467.5.27 (世祖13) 醫員<實>
1470.4.6 (成宗1) 宿直醫. 賞<實>
1471. 行 內奉. 佐理原從 三等 錄勳

박종선 朴鍾宣 1830~?
本貫 密陽. 字 淸汝
內醫 朴基顯 子. 李憲朝 胥
醫科. 外. 惠直<完薦>
1861 (哲宗12) 式年試 醫科
1872.6 (高宗9) 惠民直長<完薦>
* 34世 / 忠憲公派 (典法判書公派)

박종오 朴宗五 ?
本貫 密陽
外醫 朴泰益 次男. 武科 趙得進 胥
外. 惠主<姓>
* 34世 / 糾正公派 (節度使公派)

박종윤 朴宗潤 1749~?
本貫 密陽. 字 聖澤. 初名 朴宗麟
朴泰元 長男. 內鍼 朴泰均 姪
同參<參>. 惠主<八>. 副司果<朴寬成 譯>
1780.3.3. 醫人. 同參 差下<承>
1780.3.4 (正祖4) 副司勇 除授<承>
1798.7.15 (正祖22) 同參. 入侍<承>
* 34世 / 糾正公派 (節度使公派)

박종의 朴從義 ?~1465.8.23
本貫 未詳
左翼原從勳. 內. 副司直
1453.6.30 (端宗1) 內醫<實>
1455.12.27 行 副司直. 左翼原從勳 三等
1465.8.23 歸京中 玉川近處 自殺<實>
* <太> 未收錄

박종준 朴宗峻 ?
本貫 未詳
1804.4.23. 義禁府 月令醫員<承>
1809.10.5. 義禁府 月令醫員<承>

박종천 朴鍾天 ?
本貫 未詳
外. 審藥
1861.6.10. 黃海兵營審藥<黃海兵>

박종헌 朴宗櫶 ?

本貫 未詳

1801.6.25. 義禁府 月令醫員<承>

1806.11.27. 義禁府 月令醫員<承>

박준 朴浚 朴俊 1693~?

本貫 朔寧. 字 士泌. 同參 朴聖錫 子

韓潤基 胥. 外醫 韓時達 孫壻

醫科. 外. 醫正<醫>

1714 (肅宗40) 敎授. 式年試 醫科

1721.1.9. 義禁府 月令醫員<承>

* 成蕃系 7世

박준승 朴準承 1847.2.25~1924.10.21

本貫 密陽. 初名 朴準鎔

左贊成 朴楗 十四世孫

武科<省>. 勳五等. 同參<省>. 太

嘉善<實>. 奏四等. 府使. 衛生局長

1871.12.14 (高宗8) 出身<省>

1880 (高宗17) 同參差下<醫帖>

1882.12.30 (高宗19) 羅州監牧官<省>

1886.10.7. 羅州監牧官 改差<省>

1890.5.26. 昆陽郡守 除授<省>

1891.7.14 (高宗28) 加資(通政)<省>

1892.4.28~1894.9 竹山府使<承>

1894.9.30 (高宗31) 準承 改名<承>

1894.10.8. 始興縣令 除授<省>

1895.5.25. 典醫司典醫 敍任<省>

1895.10.8~11.6. 始興郡守<先>

-<先> 95.10.18. 赴任

1896.3.2. 典醫 奏六等 敍任<官報>

1898.9.15. 典醫 奏五等 敍<官報>

1900.4.12 (光武4)

-<官報> 奏四等. 典醫. 衛生局長 推薦

1900.4.24. 衛生局長 敍任<官報>

1900.5.3 (光武4) 兼典醫. 賞<省>

1903.閏5.12~07.4.24 咸平郡守<省>

1907.11.30 通政. 任 侍從院典醫<官報>

1909.10.23. 典醫. 敍 勳五等<省>

1910.8.27 (隆熙4) 加嘉善<實>

1911.2.1 勳五等. 李王職典醫 任<實>

1914.6.25 醫生免許 3961號 發給<總>

1924.10.21. 卒<實>

* <參><太> 未收錄

* 36世 / 糾正公派 (恭簡公派)

박준영 朴俊永 ?

本貫 密陽

外醫 朴弘佐 子. 雲判 金商健 胥

外. 惠參<完薦>

1893.8 (高宗30) 惠民參奉<完薦>

* 啓功郎 時命系 13世

박준용 朴準鎔 = **박준승** 朴準承 ?

박중련 朴重璉 ?

本貫 密陽

外醫 朴致謹 子. 李宗甲 胥

外. 醫直<玄光哲 醫>

1795.10.22. 慶尙右兵營審藥. 瓜滿<惠啓>

* 正麒系 3世

박중채 朴重采 朴重彩 ?

本貫 未詳

1749.10.15. 義禁府 月令醫員<承>

1761.4.27. 義禁府 月令醫員<承>

박중호 朴重瑚 ?

本貫 未詳

1786.3.14. 義禁府 月令醫員<承>

박증환 朴增煥 1803~?

本貫 咸陽. 字 能汝

律科 朴世聃 繼子

司果 朴世訥 子. 醫科 金昌燽 胥

醫科. 外. 醫僉<醫>

1822 (純祖22) 式年試 醫科

1823.7.18. 義禁府 月令醫員<承>

1823.9.25. 義禁府 月令醫員<承>

박지남 朴智男 1606~?

本貫 朔寧. 字 士汝. 郡守 朴敬 子

醫科. 外. 醫主<醫>

1633 (仁祖11) 前 主簿. 式年試 醫科

* 郡守 敬系 2世

박지산 朴枝山 ?

本貫 未詳

靖國原從勳. 外

1507.4.20. 醫員. 靖國原從 二等 錄勳

박지성 朴知性 1765~?

本貫 務安. 字 致伯

將仕郎 朴明迪 子. 內醫 朴明逵 從姪

譯奉 崔景濂 胥. 李彦忠 胥<醫先>

醫科. 外. 醫僉<醫>

1789 (正祖13) 式年試 醫科

1809.2.10. 義禁府 月令醫員<承>

1811.8.27. 義禁府 月令醫員<承>

* 26世 / 虞侯公派

박지영 朴智榮 1843.6.21~?

本貫 寧海. 字 聖心. 朴命洙 子

外醫 朴春大 曾孫. 李鎭魯 胥

醫科

1885 (高宗22) 增廣試 醫科

* 54世 / 侍中公派 (楊洲門中)

박지지 朴知止 ?

本貫 咸陽. 通訓 朴名立 子

蔭. 藥醫. 通訓. 饔主. 縣監

1583.3.1. 武人. 朴好元 推薦<實>

1607.7.12. 別入直醫. 入侍<實>

1607.7.16. 司饔主簿 除授<竹>

1608.2.2. 宣祖卒 醫官. 下獄<丁武錄>

1611.9.25. 陽城縣監 遞差<實>

* 17世 / 四派

박진필 朴震弼 ?

本貫 未詳

1688.10.6. 義禁府 月令醫員<承>

박진희 朴震禧 ?

本貫 未詳

<痘瘡經驗方> (1663年) 著述

박징 朴澂 1686~?

本貫 朔寧. 字 德潤

同參 朴聖錫 子. 僉使 金昌福 胥

醫科. 外. 醫正<醫>

1710 (肅宗36) 增廣試 醫科 壯元

* 成蕃系 7世

박창근 朴昌根 1725~1783

本貫 朔寧. 字 茂叔

醫科 朴浚 繼子. 內醫 玄載觀 壻

醫科 朴泓 子. 金敬吾 壻 <醫先>

醫科. 內. 內正 <太>

1753 (英祖29) 式年試 醫科

1755.3.16. 義禁府 月令醫員 <承>

1776 (正祖卽位) 內醫院入院 <太>

* 成蕃系 8世

박창립 朴昌立 = **박도창** 朴道昌

박창연 朴昌衍 ?

本貫 密陽. 雲主 朴纘基 子

外醫 朴世亮 再從孫 <姓>

內醫 辛世翊 壻 <牛峰金 族譜>

外. 惠主 <牛峰金 族譜>

1777.8.19 (正祖1) 惠民主簿 <承>

* 通政 企梅系 7世

박창우 朴昌祐 ?

本貫 未詳. 別監 朴世偉 子 <承>

外. 壯仕郎 <省>. 腫教 <承>

1790.2.12. 西部良人. 上言 <承>

1790.2.16. 世偉 子. 差下別監 <承>

1790.6.12. 別監. 使之醫司相當職 <承>

1790.6.14. 壯仕郎. 治腫敎授 除授 <承/省>

1799.3.4 (正祖23) 典醫監醫官 <承>

박창한 朴昌漢 1702.10.28~1754.11.29

本貫 寧海. 字 明原 <族譜>

朴尙根 長男. 萬戶 韓延株 壻

外. 醫奉 <族譜> <姓>

1754.11.29 (英祖30) 卒 <族譜>

* 50世 / 侍中公派 (楊洲門中)

박춘대 朴春大 1727.1.15~1786.11.9

本貫 寧海 字 國珍 <族譜>

外醫 朴昌漢 長男. 朴敬佑 壻

內鍼 朴春源 再從兄

外. 壽嘉善. 醫直 <朴智榮 醫>. 同知

1774.6.19 (英祖50) 昌德將 除授 <承>

1774.7.8. 同知 除授 <承>

1786.11.9 (正祖10) 卒 <族譜>

* 51世 / 侍中公派 (楊洲門中)

박춘무 朴春茂 1544~1611

本貫 順天. 字 至元. 號 花遷堂

儒學教授 朴箕精 四男

進士 林大春 壻

蔭. 宣武元從勳. 鍼醫. 嘉善. 府使

文集 <花遷堂集>

1592.7.4. 淸州 倡義 <花遷堂集>

1592.8.1. 淸州城 奪還 <花遷堂集>

1595.4.13. 醫官. 鍼術 入侍 <實>

1595.12.25. 沃川郡守 除授 <竹>

1596.8.19. 林川郡守 除授 <瑣尾錄>

1597.4.23 (宣祖30)

-<竹> 任 仁川府使, 改差, 林川 留任

1598.10.15~99.4.24 通政 富平守 <先>

1605.4.16. 部將. 宣武元從 二等 錄勳

* 12世 / 校理公派

박춘원 朴春源 1734.11.10~1804

本貫 寧海. 字 汝仁

司果 朴景漢 次男

外醫 朴昌漢 姪. 申命瑞 胥

內鍼. 嘉義<鍼>. 監牧. 僉使. 同知

1765.5.11. 醫人. 內鍼醫 差下<承>

1769.6.19 (英祖45) 紙別 除授<先>

1770.11.2~1775.5. 南陽監牧官<承>

1775.5.23 (英祖51) 副司果 除授<承>

1786.8.12 (正祖10) 副司果 除授<承>

1793.9.26 (正祖17) 加資(通政)<承>

1796.5.6 (正祖20) 五衛將 除授<承>

1795.5.27. 僉知 除授<承>

1801.7.22~7.25. 魚游澗僉使<承>

1802.8.21. 鍼醫廳 首醫. 加嘉善<承>

1802.9.6 (純祖2) 護軍 除授<承>

1802.11.13. 護軍. 加嘉義<承>

1802.11.16 任 大護軍, 因資品改正<承>

1803.1.7 (純祖3) 同知 除授<承>

1803.閏2.3. 護軍 除授<承>

1804.9.2 (純祖4) 有頉<承>

1804. 卒<族譜>

* 51世 / 侍中公派 (楊洲門中)

박춘택 朴春澤 1732.8.9~1781.12.6

本貫 寧海. 字 深補<族譜>

朴昌漢 次男. 朴聖漢 繼子

內鍼 朴春源 再從兄

外. 醫參<等><族譜>

1781.12.6 (正祖5) 卒<族譜>

* 51世 / 侍中公派 (楊洲門中)

박춘환 朴春煥 1736.3.5~?

本貫 寧海. 折衝 朴文漢 次男

內鍼 朴春源 再從弟. 朴徽遠 胥

1759.10.10. 義禁府 月令醫員<承>

1760.12.4. 義禁府 月令醫員<承>

* 51世 / 侍中公派 (楊洲門中)

박춘훤 朴春烜 1727.6.19~1765.11.15

本貫 寧海. 字 仲郁<族譜>

司果 朴景漢 長男. 崔延元 胥<族譜>

外. 惠直<方禹九 醫>

1759.4.13. 義禁府 月令醫員<承>

1765.11.15 (英祖41) 卒<族譜>

* 51世 / 侍中公派 (楊洲門中)

박치근 朴致謹 ?

本貫 密陽. 朴正麒 子

外. 醫直<延州玄 族譜>

* 正麒系 2世

박치면 朴致冕 ?

本貫 密陽

外醫 朴萬行 子. 李一達 胥<姓>

外. 惠主<姓>

1861 (哲宗12) 惠民參奉<八>

* 啓功郎 時命系 11世

박치수 朴致秀 1775.10.18~1826.10.5

本貫 寧海. 字 幼實

內鍼 朴春源 子. 譯科 玄啓禎 胥

醫科. 內鍼<鍼> 內

通訓. 內正<太>. 副司果

1798 (正祖22) 式年試 醫科

1801.1.26. 醫人. 內鍼醫差下<承>

1803 (純祖3) 內醫院入院<太>

1803.6.24. 副司果 除授<承>

1808.9.3. 前 參奉. 內醫差下<承>

1819.9.5 (純祖19) 御醫陞差＜承＞

1819.11.20. 有頉＜承＞

1822.1.1. 脫喪(母喪). 還屬＜承＞

1826.10.5. 有頉＜承＞

1826.10.5 (純祖26) 卒＜族譜＞

* 52世 / 侍中公派 (楊洲門中)

박치원 朴致遠 朴致元 ?

本貫 密陽. 朴萬裕 長男. 姜濂 胥＜姓＞

外. 惠參＜李宗學 譯＞

1835 (憲宗1) 惠民參奉＜李宗學 譯＞

* 啓功郎 時命系 11世

박치준 朴致俊 ?

本貫 密陽

外. 惠參＜完薦＞

박치행 朴致行 ?

本貫 密陽. 朴守儉 子. 閔重炫 胥

外. 惠主＜朴亮鈺 醫＞

1759.4.28 (英祖35) 惠民參奉＜承＞

1762.12.10 (英祖38) 惠民署醫員＜承＞

1777.8.19 (正祖1) 惠民主簿＜承＞

박치화 朴致華 ?

本貫 未詳

1812.6.12. 義禁府 月令醫員＜承＞

1822.6.25. 義禁府 月令醫員＜承＞

박치환 朴致煥 ?

本貫 開城. 朴命暹 子

外醫 朴載禧 孫. 崔圭文 胥＜姓續＞

1822.5.16. 義禁府 月令醫員＜承＞

1822.5.23. 義禁府 月令醫員＜承＞

박태균 朴泰均 1712~?

本貫 密陽. 字 常孚

譯主 朴萬載 次男

內鍼醫 朴洵 孫. 李樟 胥＜姓＞

內鍼. 腫敎＜鍼＞. 監牧. 盈主. 副司勇

1748.7.27 (英祖24) 鍼醫＜承＞

1753.6.17 宗親府藥房. 內鍼醫差下＜承＞

1753.6.18 (英祖29) 副司勇 除授＜承＞

1759.閏6.19. 義盈主簿 除授＜承＞

1759.9.25. 長興主簿 除授＜承＞

1761.6.24. 珍島監牧官 除授＜承＞

* 33世 / 糾正公派 (節度使公派)

박태남 朴泰男 ?

本貫 未詳

亨難元從勳. 翼社元從勳. 外

1614.7.18. 醫員. 亨難元從 三等 錄勳

1614.10.29 醫員. 翼社元從 三等 錄勳

박태만 朴泰蔓 ?

本貫 潘南. 字 大盛

醫科 朴漢相 子. 譯科 金益重 胥

醫科. 外. 惠久＜醫＞

1710 (肅宗36) 增廣試 醫科

박태연 朴台淵 ?

本貫 密陽

外醫 朴鍾圭 子 雲正 崔錫毅 胥

外. 惠主＜完薦＞

1886.1.17. 義禁府 月令醫員＜承＞

1886.10.24. 義禁府 月令醫員＜承＞

1887.9 (高宗24) 惠民主簿 <完薦>
* 35世 / 忠憲公派 (典法判書公派)

박태원 朴泰元 1589~?
本貫 密陽. 朴文沖 子
大司憲 朴震元 兄弟. 李廷守 胥
武科. 內鍼. 通政 <鍼>
廣主. 郡守. 副司果
1628.4.14 (仁祖6) 鍼醫. 賞 <承>
1633.6.22. 豊儲主簿 除授 <承>
1637 (仁祖15) 廣興主簿. 別試 武科
1637.12.10~40.10.12. 衿川縣監 <承>
1640.10.12. 副司果 除授 <承>
1640.11.21~41.4.19 瀋陽陪從 <東>
1642.1.28. 內瞻主簿 除授 <承>
1642.2.18 (仁祖20) 引儀 除授 <承>
1642.6.6. 積城縣監 下直 <承>
1642.6.13~1646.9.10. 果川縣監 <先>
1643.5.21 (仁祖21) 加通政 <承>
1647.10.26~1648.1.3. 安山郡守 <承>
-<先> 1647.11.12. 赴任
1648.1.3. 高陽郡守 除授 <安山 先>
1649.12.3 (孝宗卽位) 高陽郡守 <承>
* <鍼> "朴洵 子" 誤記
* 26世 / 忠憲公派 (典法判書公派)

박태익 朴泰益 ?
本貫 密陽
武科 朴萬甲 子. 縣監 洪大寅 胥
外. 惠主 <姓>
1777.8.19 (正祖1) 惠民訓導 <承>
* 33世 / 糾正公派 (節度使公派)

박태제 朴泰悌 ?
本貫 朔寧. 朴世甲 繼子
同知 朴之盛 次男
醫科 朴智男 仍孫. 韓貴良 胥 <姓>
外. 朝散 <準戶口>. 醫直 <八>
* 郡守 敬系 10世

박태좌 朴泰佐 ?
本貫 密陽. 譯科嘉義 朴光後 子
大護軍 金有昌 胥
外. 醫奉 <朴尙訥 譯> <姓>
1708 (肅宗34) 典醫奉事 <朴尙忠 譯>
* 29世 / 忠憲公派 (典法判書公派)

박태창 朴泰昌 ?
本貫 未詳
揚武元從勳. 外
1728. 出征軍功三等 <英祖戊申別謄錄>
- 李麟佐 亂, 安城 竹山 從軍. 軍兵治療
1728.5.29 (英祖4) 東班職除授 <承>
1728.7.15. 救療官. 揚武元從 一等 錄勳

박태초 朴泰初 ?
本貫 未詳. 星州 居
蔭. 儒醫. 永禧參奉. 司勇
1700.2.19 (肅宗26) 星州 幼學 <承>
1700.5.10. 以爲同參議藥之 <承>
1723.5.11 (景宗3) 司勇 除授 <承>
1724.閏4.5. 永禧殿參奉 除授 <承>

박태현 朴泰晛 1688~?
本貫 陰城. 字 子明. 朴東普 長男
文以昌 胥. 金斗望 胥 <醫先>

醫科. 外. 惠主<姓>

1717 (肅宗43) 式年試 醫科

1728.6.4. 義禁府 月令醫員<承>

박평 朴平 ?

本貫 泰仁. 字 衡叔. 長水 居

右參贊 朴守良 四男(庶)

醫科. 外. 惠參<醫>

1576 (宣祖9) 前 惠參. 式年試 醫科一位

* 23世 / 密陽朴氏 遜齋公派

박필규 朴弼圭 ?

本貫 密陽

朴萬健 子. 金斗杓 胥<金栢齡 醫>

外. 醫直<姓續>

1759 (英祖35) 金栢齡 妻父<金栢齡 醫>

1784 (正祖5) 直長<朴東鎬 武>

박필흥 朴必興 1685~?

本貫 密陽. 字 起甫

外醫 朴世亮 子. 嘉善 金益萬 胥

醫科. 外. 惠主<醫>

1714 (肅宗40) 增廣試 醫科

1726.6.18. 義禁府 月令醫員<承>

1727.6.18. 義禁府 月令醫員<承>

* 通政 企梅系 6世

박하 朴河 ?

本貫 未詳

左翼原從勳. 內<實>. 副正<實>

1453.9.26 (端宗1) 醫員 東班職除授<實>

1455.12.27. 副正. 左翼原從 三等錄勳

박학전 朴鶴田 ?

本貫 未詳

1897.11.6. 都監醫員. 六品. 陞敍<山陵>

박한 朴憪 ?

本貫 開成. 譯科 朴時規 子

醫科 朴文煜 從孫. 外醫 李尙厚 胥

醫科. 外. 惠主<姓>

1678 (肅宗4) 惠久. 增廣試 醫科

* 璉系 7世

박한무 朴漢懋 ?

本貫 珍原. 珍原 居

縣監 朴昌桂 次男

武科<族譜>. 外. 審藥. 主簿<族譜>

1571.8.9. 全羅代差審藥 乃假差也<眉巖>

1575.11.12. 珍原 醫員<眉巖>

* 12世 / 中派

박한상 朴漢相 ?

本貫 潘南. 字 尤輔

朴聖後 子. 司果 金應說 胥

醫科. 外. 惠久<醫>

1682 (肅宗8) 增廣試 醫科

박한영 朴漢永 1869~?

本貫 密陽. 字 季秀. 初名 朴永馦

醫科 朴有鳳 子. 寫字官 崔仁植 胥

醫科

1891 (高宗28) 增廣試 醫科

* 37世 / 糾正公派 (恭簡公派)

박해 朴楷 ?

本貫 未詳

1651.12.10. 醫官. 私以遞代 <承>

1651.12.19. 義禁府救療醫官 <推鞫>

박행균 朴行均 ?

本貫 未詳

1817.1.3. 義禁府 月令醫員 <承>

박행준 朴行峻 ?

本貫 密陽. 司直 朴善元 次男

外. 惠主 <姓續>

1649.6.20. 義禁府 月令醫員 <承>

* 26世 / 四門進士公派 (諫議公派)

박헌용 朴憲鏞 1845~?

本貫 密陽. 字 舜民. 朴承佐 子

內鍼醫 朴器成 孫. 方兗昌 胥

醫科. 外. 醫主 <醫>

1880 (高宗17) 醫參. 院月令製藥官 <醫帖>

1882 (高宗19) 式年試 醫科

* 37世 / 糾正公派 (節度使公派)

박현 朴炫 1756~?

本貫 朔寧. 字 明瑞

醫科 朴性根 子. 外醫 卞璥 胥

醫科. 內 <太>. 醫教 <醫>. 內正 <八>

1777 (正祖1) 增廣試 醫科 壯元. 初壯

1777.8.19. 典醫監醫員 <承>

1779 (正祖3) 內醫院入院 <太>

* 成蕃系 9世

박형운 朴衡運 ?

本貫 密陽. 律科 朴潤亨 子

外醫 朴宗健 孫. 醫科 朴衡進 兄弟

外. 惠主 <朴基昌 醫>

1894 (高宗31) 惠民主簿 <朴基昌 醫>

* 同知 孝信系 8世

박형진 朴衡進 1866~?

本貫 密陽. 字 *卿. 律科 朴潤亨 子

外醫 朴宗健 孫. 外醫 金永璇 胥

醫科

1891 (高宗28) 式年試 醫科

* 同知 孝信系 8世

박형좌 朴衡佐 ?

本貫 密陽

朴聞行 子. 律科 郭命祚 胥

外. 惠主 <朴基文 醫>. 醫主 <完薦>

1870.5.24. 義禁府 月令醫員 <承>

1881.4.5. 義禁府 月令醫員 <承>

* 同知 孝信系 8世

박호 朴琥 ?

本貫 朔寧

武科 朴文漑 子. 醫科 朴文湜 姪

外. 惠參 <八>

* 成蕃系 5世

박호성 朴浩性 1778~?

本貫 務安. 字 養吾

內醫 朴明逵 繼子

內醫 朴明逵 子. 僉知 金宗瀚 胥

醫科. 外. 醫僉 <醫>

1805 (純祖5) 增廣試 醫科
1808.9.28. 義禁府 月令醫員＜承＞
1814.8.12. 義禁府 月令醫員＜承＞
* 26世 / 虞侯公派

박호영 朴浩永 ?
本貫 密陽
外醫 朴弘佐 子. 洪晉喆 胥
外. 惠徒＜完薦＞
1893.8 (高宗30) 惠民生徒＜完薦＞
* 啓功郎 時命系 13世

박홍 朴泓 1684~?
本貫 朔寧. 字 士深
同參 朴聖錫 子. 醫科 金時郁 胥
醫科. 外. 老通政＜醫＞. 醫正＜承＞
1710 (肅宗36) 久任. 增廣試 醫科
1718.1.15. 義禁府 月令醫員＜承＞
1737.12.15 (英祖13) 典醫正＜承＞
* 成蕃系 7世

박홍보 朴弘輔 ?
本貫 密陽
外醫 朴秀民 子. 劉進吉 胥＜姓＞
1875.11.11. 義禁府 月令醫員＜承＞
1876.3.28. 義禁府 月令醫員＜承＞
* 啓功郎 時命系 12世

박홍좌 朴弘佐 ?
本貫 密陽
外醫 朴秀民 子. 武科 金勉孝 胥
外. 惠參＜朴奎永 雲＞＜完薦＞
1879 (高宗16) 惠民參奉＜朴奎永 雲＞

* 啓功郎 時命系 12世

박홍주 朴弘柱 ?
本貫 朔寧. 字 聖道. 外醫 朴承洙 子
雲科. 外
1880 (高宗17) 增廣試 陰陽科
1885.1.23. 義禁府 月令醫員＜承＞
1885.12.2. 義禁府 月令醫員＜承＞
* 郡守 敬系 15世

박홍헌 朴弘憲 ?
本貫 未詳
醫科. 宣武元從勳. 衛聖元從勳
內. 醫正＜錄券＞. 內正＜太＞
1603 (宣祖36) 久任. 式年試 醫科
1605.4.16. 參奉. 宣武元從 三等 錄勳
1614.8.27. 醫正. 衛聖元從 三等 錄勳
1617.11.25. 內正. 大妃廢 贊成＜實＞
1619.12.13 (光海11) 劑藥官. 賞＜實＞

박환 朴懽 1670~?
本貫 開城. 字 重悅
譯科 朴時熙 繼子
譯正 朴時規 子. 張萬徽 胥
醫科. 外
1690 (肅宗16) 增廣試 醫科
1702.7.1. 義禁府 月令醫員＜承＞
1715.8.7. 義禁府 月令醫員＜承＞
* 璉系 7世

박효간 朴孝幹 ?
本貫 臨淮. 字 希參 副司直 朴延壽 子
醫科. 外. 醫直＜醫＞

1507 (中宗2) 前 直長. 式年試 醫科三位

박효산 朴孝山 ?
本貫 未詳
靖國原從勳. 內. 折衝＜龍泉＞. 僉知
1506.1 (燕山12) 醫員. 加折衝＜龍泉＞
1507.4.20. 司直. 靖國原從 三等 錄勳
1512.3.11 (中宗7) 內醫. 僉知＜實＞
* ＜太＞ 未收錄

박효수 朴孝壽 ?
本貫 密陽. 振武勳 震英 十代孫＜璿源＞
外. 六品
1862.2.16 (哲宗13) 忠義衛. 陞六＜省＞
1862.2.29. 外醫. 六品職調用＜省＞
* 38世 / 令同正公派

박효철 朴孝哲 ?
本貫 未詳. 春川 居
外. 醫生＜農巖集＞
1696.8.18. 醫生. 金昌協家塾＜農巖集＞

박후검 朴後儉 ?
本貫 密陽
外. 朝散. 惠奉＜朴廷弼 武＞
1697. 朝散. 惠民參奉＜朴廷弼 武＞

박흡 朴洽 ?
本貫 未詳
外. 藥房
1833.12.12 (純祖33) 六曹醫員. 上＜褒貶＞
1834.6.11 (純祖34) 六曹醫員. 上＜褒貶＞
1835.6.12 (憲宗1) 六曹醫員. 上＜褒貶＞

1835.9.24. 兵曹藥房 瓜滿＜典享司＞

박흥석 朴興錫 ?
本貫 開城. 醫科 朴憪 子＜姓＞
醫科. 外
1714 (肅宗40) 式年試 醫科
1723.1.18. 義禁府 月令醫員＜承＞
1724.2.21. 義禁府 月令醫員＜承＞
* 璉系 8世

박흥수 朴興洙 1838~?
本貫 朔寧. 字 舜卿
護軍 朴有鼎 繼子
外醫 朴有鍵 子. 內鍼醫 趙運杓 胥
外. 醫直＜八＞＜醫八＞
1868 (高宗5) 陞＜八＞. 新＜醫等＞
1884.8.23. 義禁府 月令醫員＜承＞
* 成蕃系 12世

박흥운 朴興運 1702~?
本貫 密陽. 字 君慶
醫科 朴尚謙 子. 李德夏 胥
醫科. 外. 惠主＜醫＞
1727 (英祖3) 增廣試 醫科
1733.5.26 (英祖9) 救療官. 賞＜承＞
1733.6.11. 義禁府 月令醫員＜承＞
* 嵩系 6世

박희선 朴喜銑 1866~?
本貫 務安. 字 先七
譯奉 朴敎斌 子. 醫科 朴道溫 來孫
外醫 林鍾禧 外孫. 譯科 金奭準 胥
醫科

1888 (高宗25) 式年試 醫科
* 28世 / 虞侯公派

박희성 朴喜成 ?
本貫 密陽
外. 惠奉<鄭樂述 譯>
1876 (高宗13) 惠民奉事<鄭樂述 譯>

開城朴氏 璉系
5世 醫科 朴文煜 以後 6名

務安朴氏
虞侯公派 / 20世 外醫 朴元明 以後 18名

密陽朴氏
時命系 9世 外醫 朴景孚 以後 11名
仲山系 6世 內醫 朴頔 以後 3名
嵩系 4世 醫科 朴銑 以後 4名
孝信系 3世 外醫 朴尙夏 以後 12名
企梅系 5世 外醫 朴世亮 以後 9名
正麒系 2世 外醫 朴致謹 以後 3名
忠憲公派 (典法判書公派) /
26世 內鍼 朴泰元 以後 19名
糾正公派
(節度使公派)/ 31世 內鍼 朴洵 以後 15名
(恭簡公派)/ 24世 醫科 朴承明 以後 19名

潘南朴氏 哲同系 4世
內鍼 朴仁莖 以後 3名

朔寧朴氏
成蕃系 2世 醫科 朴起良 以後 13名
郡守 敬系 2世 醫科 朴智男 以後 9名

寧海朴氏 侍中公派 (楊洲門中) /
50世 外醫 朴昌漢 以後 10名

潘氏
光州

반충익 潘忠翼 ?
本貫 光州. 忠州 居
軍資主簿 潘仁慶 五男<族譜>
內鍼<鍼>. 司直
1638.5.1. (仁祖16) 內鍼醫 薦擧<承>
1639.8.16 內鍼醫差下. 任 副司果<承>
1639.10.25. 司直 除授<承>
* 8世 / 壯節公派 (杏峙門中)

方氏
軍威 溫陽 淸州

방계영 方啓榮 1856.9.12~1937.1.17
本貫 溫陽. 字 雲慶
方漢輔 繼子. 方漢台 子
外醫 方義鏞 孫. 察訪 咸遇順 胥

醫科. 太. 六品. 判五等

醫正<族譜>. 太醫主事<承>

1885 (高宗22) 式年試 醫科

1903.11.13. 任 太醫主事. 判六等<承>

1905.8.3 (光武9) 陞 判五等<大韓>

1907.8.2. 六品. 任 太醫院書記郎<省>

1914.12.26 醫生免許3652號發給<總>

1937.7.17. 卒<總><族譜>

* <太> 未收錄

* 34世 / 判書公派

방기용 方夔鏞 1824.8.16~1910.1.14

本貫 溫陽. 字 仲一<醫>, 景一<族譜>

譯科 方禹敍 次男. 外醫 方孝懿 孫

譯正 洪得鎭 外孫. 譯科 韓應遠 胥

醫科. 內. 嘉善<族譜>

內正<太>. 司果<族譜>

1843 (憲宗9) 惠久. 式年試 醫科

1846 (憲宗12) 內醫院入院<太>

1849.1.10 (憲宗15) 御醫 陞差<省>

1910.1.14. 卒<族譜>

* 32世 / 判書公派

방대용 方大鏞 1819.7.7~1884.?.28

本貫 溫陽. 字 學汝

醫科 方禹敏 繼子

外醫 方禹敷 長男. 司果 趙益淵 胥

醫科. 外. 惠主<承>. 察訪. 副司果

1855 (哲宗6) 惠久. 式年試 醫科

1879.1.5 (高宗14) 前 惠民主簿<承>

1879.12.8~1880.2.2. 沙斤察訪<承>

1880.2.2. 利仁察訪 除授<承>

1882.3.16 (高宗18) 副司果 除授<承>

* 32世 / 判書公派

방득영 方得榮 1858~?

本貫 溫陽. 字 殷卿

引儀 方漢豊 繼子. 方漢景 子

外醫 方允成 孫

內醫 方泰達 來孫. 崔道在 胥

醫科. 外. 醫主<醫>

1885 (高宗22) 增廣試 醫科

* 34世 / 判書公派

방세균 方世均 1705~?

本貫 溫陽. 字 君平

醫科 方震紀 三男<姓續>. 崔興相 胥

醫科. 外. 惠主<醫>

1727 (英祖3) 增廣試 醫科

1738.6.15. 義禁府 月令醫員<承>

* 28世 / 判書公派

방세모 方世模 ?

本貫 溫陽 (?)

1728.11.5. 義禁府 月令醫員<承>

* 28世 / 判書公派 (?)

방세완 方世完 1703~?

本貫 溫陽. 字 君式

醫科 方震紀 次男<姓續>. 申世漫 胥

醫科. 外. 惠主<醫>

1735 (英祖11) 增廣試 醫科 壯元

* 28世 / 判書公派

방세의 方世義 ?

本貫 溫陽. 字 正叔<族譜>

方震經 獨子＜姓續＞
醫科 方震紀 姪. 金萬齡 胥＜族譜＞
外. 惠主＜姓＞
* 28世 / 判書公派

방세정 方世正 1689~?
本貫 溫陽. 字 君則. 初名 方世弘
醫科 方震紀 長男＜姓續＞
武科 崔燁 胥. 邊洽, 李後廣 胥＜醫先＞
醫科. 外. 惠主＜醫＞
1722 (景宗2) 增廣試 醫科
1724.4.26. 義禁府 月令醫員＜承＞
1738.6.15. 義禁府 月令醫員＜承＞
* 28世 / 判書公派

방세홍 方世弘 ＝ 方世正

방승남 方承男 ?
本貫 溫陽. 字 子胤
司直 方賢 長男. 尹龍壽 胥＜族譜＞
宣武元從勳. 亨難元從勳. 内. 内正＜太＞
1604. 前 醫直＜再尊號都監儀軌＞
1605.4.16. 直長. 宣武元從 三等 錄勳
1614.7.18. 醫員. 亨難元從 三等 錄勳
1619.12.13. 施藥廳 製藥官. 賞＜實＞
* 25世 / 判書公派

방시대 方始大 ?
本貫 溫陽
譯科 方世弘 子. 池晃植 胥＜姓＞
外. 惠奉＜姓＞
1801.12.12. 義禁府 月令醫員＜承＞
1820.5.7. 義禁府 月令醫員＜承＞

* ＜族譜＞ 方世寧(方世弘 兄) 子 記錄
* 32世 / 判書公派

방언준 方彦準 ?
本貫 淸州. 方有直 子. 金述行 胥
外. 惠徒＜完薦＞
1834. 卞壽昌 妻父＜卞壽昌 律＞
* 18世

방우경 方禹敬 1792.10.4~1851.4.23
本貫 溫陽. 字 直哉. 初諱 禹允＜族譜＞
外醫 方孝永 三男. 韓啓濂 胥＜族譜＞
外. 惠直＜方漢儒 譯＞＜完薦＞
1828.8.15. 平安南兵營審藥. 丈＜承＞
1832.11.6 咸鏡南兵營審藥. 定配＜承＞
1851.4.23 (哲宗2) 卒＜族譜＞
* 31世 / 判書公派

방우구 方禹九 1791.10.30~1845.9.22
本貫 溫陽. 字 聖鈫
內醫 方孝德 長男
司果 朴致豊 胥. 外醫 朴春烜 孫壻
醫科. 外. 惠主＜完薦＞. 司果＜族譜＞
1816 (純祖16) 式年試 醫科
1845.9.22 (憲宗11) 卒＜族譜＞
* 31世 / 判書公派

방우규 方禹圭 1783.10.22~1836.6.1
本貫 溫陽. 字 君錫
醫科 方孝直 次男＜姓續＞
醫科 金光斗 胥
醫科. 外. 惠敎＜醫＞
1804 (純祖4) 惠久. 式年試 醫科

1836.6.1 (憲宗2) 卒<族譜>
* 31世 / 判書公派

방우도 方禹度 1790.3.20~1858.6.6
本貫 溫陽. 字 身伯<族譜>
察訪 方孝善 長男. 內醫 方泰迴 良孫
內醫 方泰達 孫. 趙宗協 胥<族譜>
外. 醫直<八>
1858.6.6 (哲宗9) 卒<族譜>
* 31世 / 判書公派

방우민 方禹敏 1786.10.12~1822.12.19
本貫 溫陽. 字 德哉
外醫 方孝永 長男. 算別 李器孫 胥
醫科. 外. 惠主<醫先>. 司果<族譜>
1819 (純祖19) 式年試 醫科
1832.11.6 咸鏡北兵營審藥. 定配<承>
1822.12.19 (純祖33) 卒<族譜>
* 31世 / 判書公派

방우부 方禹敷 1789.8.12~1861.4.25
本貫 溫陽. 字 愼哉<族譜>
外醫 方孝永 次男. 外醫 韓範仁 胥
外. 惠直<方大鏞 醫>. 司果<族譜>
1855 (哲宗6) 惠民直長<方大鏞 醫>
1861.4.25 (哲宗12) 卒<族譜>
* 31世 / 判書公派

방우윤 方禹允 = **방우경** 方禹敬

방우전 方禹甸 17/8.11.6~1840.9.15
本貫 溫陽. 字 汝咸
醫科 方孝本 獨子. 算學 李景膺 胥

醫科 外. 惠敎<完薦>
惠主<醫>. 司果<族譜>
1803 (純祖3) 增廣試 醫科
1840.9.15 (憲宗6) 卒<族譜>
* 31世 / 判書公派

방우주 方禹疇 1770.3.1~1815.8.17
本貫 溫陽. 字 敍九 內醫 方孝民 繼子
醫科 方孝直 長男<姓續>
醫科 李祉膺 胥
醫科. 內<太>. 嘉義<承>. 同知
1789 (正祖13) 色掌. 式年試 醫科
1789.8.9 (正祖13) 典醫權知
-<承> 加設內醫參奉 除授
1789.12.8. 加設參奉. 陞實<承>
1793.7.26 (正祖17) 內奉. 有頉<承>
1802.11.13. 副司正. 加通政<承>
1802.11.16 (純祖2) 副護軍 除授<承>
1803.1.7 (純祖3) 僉知 除授<承>
1803.閏2.3. 副護軍 除授<承>
1807.2.21 (純祖7) 五衛將 除授
1809.8.15 (純祖9) 加資(嘉善)<承>
1809.11.3. 同知 除授<承>
1809.12.10. 護軍 除授<承>
1811.1.23 (純祖11) 加嘉義<承>
1815.8.17 (純祖15) 卒<族譜>
* 31世 / 判書公派

방운기 方雲紀 = **방시정** 方時正

방원용 方遠鏞 1806.2.2~?
本貫 溫陽. 字 近之
醫科 方禹甸 長男<姓續>

醫科 金錫憲 胥

護軍 皮宗宅 胥<完薦>

醫科. 籌學. 外. 惠直<醫>. 籌別<八>

1826.12.14. 義禁府 月令醫員<承>

1826.12.25. 義禁府 月令醫員<承>

1827.閏5.21 (純祖27) 惠民參奉<承>

1835 (憲宗1) 增廣試 醫科

1843 (憲宗9) 籌學 入格

* 32世 / 判書公派

방유강 方有綱 1700~?

本貫 淸州. 字 公直

外醫 方興元 次男. 鄭德儀 胥

醫科. 外. 醫正<醫>

1720 (肅宗46) 式年試 醫科

1727.閏3.2. 義禁府 月令醫員<承>

1730.6~1730.10. 都監醫員<宣蔘>

1755.3.12. 義禁府 月令醫員<承>

1759. 式年試 醫科 參試<醫先>

* 15世

방유성 方有成 ?

本貫 淸州

外醫 方興元 長男. 林必大 胥<姓>

外. 醫參<姓>

* 15世

방유용 方惟鏞 1811.1.6~?.10.18

本貫 溫陽. 字 聲遠. 改名 方憲鏞

醫科 方禹九 長男. 武科 洪元鐸 胥

醫科. 外. 通政<族譜>. 惠直<完薦>

1835 (憲宗1) 增廣試 醫科

1861.3 (哲宗12) 惠民直長<完薦>

* 32世 / 判書公派

방윤국 方允國 1856~?

本貫 溫陽. 字 致觀. 方禹德 子

外醫 韓思健 外孫. 參奉 金右男 胥

醫科. 外. 醫僉<醫>

1885 (高宗22) 增廣試 醫科

* 33世 / 判書公派

방윤명 方允明 1827.9.10~1880.3.14

本貫 溫陽. 字 老泉. 號 藝南

外醫 方禹度 繼子. 武科 方禹成 子

外醫 趙鼎鐸 胥

武科. 外. 折衝. 醫徒<完薦>

僉使. 僉知

1867.5.1~5.7 (高宗4) 守門將<承>

1867.5.18~5.23. 五衛將<承>

1867.5.18. 僉知 除授<承>

1873.7.19. 加里浦僉使 除授<承>

1875.1.7 (高宗12) 加里浦僉使<承>

1880.3.14 (高宗17) 卒<族譜>

* 32世 / 判書公派

방윤성 方允成 ?

本貫 溫陽. 籌學 方禹典 子

內醫 方泰逵 曾孫

外. 醫直<醫科譜>

* 32世 / 判書公派

방윤승 方允升 1797.10.23~?.5.20

本貫 溫陽. 字 和之 武科 方禹敎 子

首醫 方泰興 養曾孫. 崔昌裕 胥

醫科. 外. 壽通政<承>. 醫正<醫>. 僉知

1827 (純祖27) 增廣試 醫科 壯元
1876.1.2. 前 典醫正. 加通政 <承>
1877.12.20. 僉知 除授. 改差 <承>
* 32世 / 判書公派

방윤중 方允中 1793.1.4~1853.11.29
本貫 溫陽. 字 敬執 <族譜>
武科訓主 方禹敎 子. 咸鎭華 胥 <族譜>
外. 醫奉 <八> <完薦>. 譯奉 <等>
1849. 秦喜永 妻父 <秦喜永 譯>
1853.11.29 (哲宗4) 卒 <族譜>
* 32世 / 判書公派

방윤행 方允行 1820.11.10~?
本貫 溫陽. 字 敬伯
武科 方禹準 四男. 外醫 朴明埴 外孫
內醫 方泰逵 曾孫. 醫科 安權 胥 <八>
外. 醫奉 <方漢星 譯>
1876 (高宗13) 陞 <八>
1879. 典醫奉事 <方漢星 譯>
* 32世 / 判書公派

방은영 方殷榮 1866~?
本貫 溫陽. 字 聖質
醫科 方漢箕 子. 醫科 鄭逯亮 胥
醫科. 外. 醫主 <醫>
1885 (高宗22) 增廣試 醫科
* 34世 / 判書公派

방응두 方應斗 ?
本貫 淸州 (?)
外. 醫直 <承>
1796.5.28. 前 醫直長. 米斗分給 <承>

* 15世 (?)

방응신 方應辰 1762~?
本貫 淸州. 字 仲休
醫科 方致齡 子. 朴昌衍 胥
醫科. 外. 惠主 <醫>
1790 (正祖14) 增廣試 醫科
* 15世

방응후 方應垕 ?
本貫 淸州
方億齡 子. 譯科 李世萬 胥
外. 醫直 <方處矩 譯>
1783 (正祖7) 典醫直長 <方處矩 譯>
* 15世

방의용 方義鏞 1802.7.13~1874.7.7
本貫 溫陽. 字 聖中. 元八
號 蘭石. 蘭生. 內醫 方禹疇 長男
方禹錫 繼子. 內醫 慶輯 胥 <族譜>
外. 壽嘉善. 惠主 <方啓榮 醫>. 同知
畫 <墨梅圖> <梅消春色>
1874.7.7 (高宗11) 卒 <族譜>
* 32世 / 判書公派

방재용 方載鏞 1809.1.11~?
本貫 溫陽. 字 公厚
醫科 方禹圭 繼子
內醫 方禹疇 三男. 醫科 崔錫敎 胥
醫科. 內 <太> 資憲
惠主 <承>. 知樞 <八>
1834(純祖34) 惠久. 式年試 醫科 壯元
1836.4.5 (憲宗2) 主簿. 內醫院入院 <承>

1852.6.10 (哲宗3) 加通政＜藥房＞

1858.6.11 (哲宗9) 御醫差下＜藥房＞

1862.2.29 (哲宗13) 御醫. 加資＜省＞

1863.7.18. (哲宗14) 加資＜藥房＞

1866.4.13 (高宗3) 醫官. 賞＜承＞

＊ 32世 / 判書公派

방준구 方峻矩 1672.8.9～1758.10.15

本貫 溫陽

方時振 子. 李承寬 胥＜族譜＞

外. 通德＜族譜＞. 醫直＜姓＞

1672 (肅宗8) 生＜姓續＞

1758.10.15 (英祖34) 卒＜族譜＞

＊ 27世 / 判書公派

방진강 方震綱 ?

本貫 溫陽. 字 漢卿 僉知 方以道 長男

首醫 方震夔 從弟. 醫科 金挺夏 胥

醫科. 外. 醫正＜醫＞

1693 (肅宗19) 式年試 醫科

＊ 27世 / 判書公派

방진기 方震夔 1655.10.27～1729.1.14

本貫 溫陽. 字 一卿. 高陽 墓

察訪 方以遠 次男. 折衝 方承儉 孫

內醫 方承男 從孫. 算學 李彭老 胥

醫科. 揚武元從勳. 首醫

內. 崇祿＜太＞. 縣監. 知樞

1675 (肅宗1) 式年試 醫科

1684 (肅宗10) 內醫院入院＜太＞

1705.2.29 (肅宗31) 引儀 除授＜承＞

1706.8.9. 慶安察訪 除授＜承＞

1711.12.21. 加通政＜方震夔墓碣＞＜承＞

1714.6.24 (肅宗40) 加資＜承＞

1715.2.18 (肅宗41) 忠翊將 除授＜承＞

1715.8.23. 同知 除授＜承＞

1723.6.17 (景宗3) 加資憲＜承＞

1723.9.28. 加正憲＜承＞

1724.閏4.10 (景宗4) 加崇政＜承＞

1725.6.9 (英祖1) 加崇祿＜承＞

1725.6.13～1726.1.23. 漣川縣監＜先＞

1726.1.23～1727.4.18. 果川縣監＜先＞

1728.7.15. 知事. 揚武元從 一等 錄勳

1729.1.14 (英祖5) 卒＜族譜＞

＊ 27世 / 判書公派

방진기 方震紀 1665.8.11～1716.5.17

本貫 溫陽. 字 漢伯

僉知 方以道 次男. 武科 車聖規 胥

醫科. 外. 朝散＜方世重 武＞. 惠主＜醫＞

1690 (肅宗16) 增廣試 醫科

1701.12.3. 義禁府 月令醫員＜承＞

1712. 朝散. 前 活參＜方世重 武＞

1716.5.17 (肅宗42) 卒＜族譜＞

＊ 27世 / 判書公派

방진석 方震奭 1656.5.20～1707.9.7

本貫 溫陽. 字 召伯

軍資判官 方以週 長男

首醫 方震夔 從兄. 內醫 李命常 胥

醫科. 外. 惠主＜醫＞

醫僉＜族譜＞. 司果＜族譜＞

1678 (肅宗4) 式年試 醫科

1707.9.7 (肅宗33) 卒＜族譜＞

＊ 27世 / 判書公派

방처화 方處和 1692~?

本貫 溫陽. 字 伯淳

譯科 方震灝 獨子<族譜>

申櫶 胥. 金以興 胥<醫先>

醫科. 嘉義<承>. 僉使. 同知

1720 (肅宗46) 式年試 醫科

1720.11.1 (景宗卽位) 副司猛 除授

1747.9.27 (英祖23) 龜山僉使 除授

1759.4.24 (英祖35) 忠翊將 除授

1759.5.14. 同知 除授

1771.1.28. 南部 居. 嘉義<承>

* 28世 / 判書公派

방충효 方忠孝 ?

本貫 軍威. 字 廉之. 參判 方有寧 子

醫科. 內. 內正<太>

1540 (中宗35) 前 直長. 式年試 醫科

* 22世 / 溫陽方氏 太常卿公派

방치령 方致齡 1707~?

本貫 淸州. 字 元伯. 僉使 方日尙 子

崔坵 胥. 張沈 胥<醫先>

醫科. 外. 醫判<醫>

1732 (英祖8) 式年試 醫科

1737.3.16. 義禁府 月令醫員<承>

1737.8.5. 義禁府 月令醫員<承>

* 14世

방태규 方泰逵 1735.7.18~1792.2.22

本貫 溫陽. 字 子平. 初名 泰衍

譯科 方處祚 子. 首醫 許信 胥

醫科. 內<太>. 通政<醫先>. 僉知

1762 (英祖38) 式年試 醫科

1771 (英祖47) 內醫院 入院<太>

1790.1.17 (正祖14) 護軍 除授<承>

1790.1.25. 加資(通政)<承>

1790.2.3. 御醫陞差<承>

1792.2.22 (正祖16) 卒<族譜>

* 29世 / 判書公派

방태수 方泰綏 1731.9.27~1800.9.10

本貫 溫陽. 字 汝安<族譜>

武科萬戶 方世重 子. 金魯成 胥

外. 惠主<承>. 司果<方孝述 醫>

1775.4.19 (英祖51) 西學假官<承>

1777.8.19 (正祖1) 惠民主簿<承>

1777.11.25. 南部假官<承>

1800.9.10 (正祖24) 卒<族譜>

* 29世 / 判書公派

방태여 方泰興 1705.9.12~1778.6.6

本貫 溫陽. 字 聖得. 高陽 墓

引儀 方世謙 子. 卞廷大 胥

首醫 方震夔 孫. 內醫 崔德齡 胥

醫科. 揚武元從勳. 首醫

內. 崇祿<太>. 府使. 知事

1723 (景宗3) 式年試 醫科

1724 (景宗4) 內醫院 入院<太>

1728.7.15. 內副奉. 揚武元從 一等 錄勳

1737.1.22. 使之兼察御醫之任<承>

1743.1.9. 掌務官. 加通政<承>

1743.11.11~11.21. 僉知<承>

1746.2.8 (英祖22) 加嘉善<承>

1746.2.19~2.25. 同知<承>

1746.6.27. 加資(嘉義)<承>

1746.9.25. 加資(資憲)<承>

1746.10.23 (英祖22) 知事 除授 <承>

1749.2.14 (英祖25) 副護軍 除授 <承>

1749.8.10~1751.12. 麻田郡守 <先>

1751.閏5.6 (英祖27) 加正憲 <承>

1751.9.14. 加崇政 <承>

1751.12.25. 加崇祿 <承>

1754.4.18 (英祖30) 副護軍 除授 <承>

1756.12.25~59.9.25. 富平府使 <先>

1767.6.30~7.17. 朔寧郡守 <先>

1768.12.21. 通津府使 除授 <承>

1776.8.22. 入侍 <承>

1776.8.23. 英祖卒罪 首醫 刊名仕版 <承>

1777.12.19. 義禁府 鞫問 <承>

1777.12.20 (正祖1) 釋放 <承>

1778.6.6. 卒 <族譜>

1778.6.23 (正祖2) 身故. 罪蕩滌 <承>

* 29世 / 判書公派

방태연 方泰衍 = **방태규** 方泰逵

방태원 方泰元 ?

本貫 溫陽. 字 錫汝 <族譜>

外醫 方世義 獨子. 金大成 胥 <族譜>

外. 資憲 <族譜>. 惠主 <姓>. 司果

1771. 惠民主簿. 司果 <方孝彦 譯>

1777.8.19 (正祖1) 惠民主簿 <承>

* 29世 / 判書公派

방태재 方泰載 1737~?

本貫 溫陽. 醫科 方世均 次男 <姓續>

尹濟殷 胥 <高晉遠 醫>

外. 活參 <方孝翼 律>

1737 (英祖13) 生 <姓續>

* 29世 / 判書公派

방태중 方泰重 ?

本貫 溫陽. 南陽 居

同參 <參>. 南部參奉. 副司勇

1672.閏7.4. 術業頗精. 同參差下 <承>

1672.閏7.12. 副司勇 除授 <承>

1673.6.9. 南部參奉 除授 <承>

1673.10.28. 副司勇 除授 <承>

1674.10.17 (肅宗卽位) 鍼醫. 賞 <承>

방태지 方泰智 1724.11.16~1791.7.19

本貫 溫陽. 字 士禎

通德 方世範 五男. 醫科 方震㼁 孫

同參 金有鉉 外孫. 鄭和敬 胥

醫科. 內. 通訓. 內正 <太>

1747 (英祖23) 惠久. 式年試 醫科

1766 (英祖42) 內醫院入院 <太>

1769.2.25 (英祖45) 內醫奉事 <承>

1769.8.4. 御醫陞差 <承>

1777.12.20. 復屬(父關聯 汰) <承>

1780.3.2. 術業不精, 行身不謹, 汰 <承>

1791.7.19 (正祖15) 卒 <族譜>

* 29世 / 判書公派

방태형 方泰逈 1729.10.15~1788.11.2

本貫 溫陽. 字 圓則. 元則

武科 方處裕 繼子. 醫科 方處和 次男

內醫 秦興白 胥. 李守漢 胥 <醫先>

醫科. 內. 通政. 內正 <醫>

僉使. 僉知 <太>

1754 (英祖30) 增廣試 醫科 壯元

1755.8.28. 義禁府 月令醫員 <承>

1781 (正祖5) 內醫院入院<太>
1783.12.15 (正祖7) 內醫參奉<承>
1786.5.6. 荏子島僉使 除授<承>
1786.5.27. 御醫差下 除授<承>
1787.5.26 (正祖11) 副司果 除授<承>
1788.11.2 (正祖12) 卒<族譜>
* 29世 / 判書公派

방태후 方泰厚 1735~?
本貫 溫陽. 字 聖博
醫科 方世正 繼子
醫科 方世均 長男. 金魯成 胥
醫科. 外. 惠主<承>
1768 (英祖44) 惠久. 式年試 醫科
1777.8.19 (正祖1) 惠民主簿<承>
* 29世 / 判書公派

방하산 方河山 ?
本貫 未詳
1476.6.17 (成宗7) 告身還給<實>
1483.7.14 (成宗14) 醫員. 陞職<實>

방학영 方學榮 1860.10.5~1902.4.16
本貫 溫陽. 譯通政 方漢哲 子
醫科 方惟鏞 孫. 雲直 崔永斗 胥
外. 通訓<族譜>. 醫主<完薦><族譜>
1885 (高宗22) 元<醫八>
1891.3 (高宗28) 典醫主簿<完薦>
1902.4.16 (光武6) 卒<族譜>
* 34世 / 判書公派

방한기 方漢箕 1835.10.13~1887.5.5
本貫 溫陽. 字 仲五

察訪 方允弼 繼子. 察訪 方允默 子
醫科 方允昇 姪. 武科 吳鼎協 胥
醫科. 外. 醫正<完薦>
1859 (哲宗10) 惠久. 增廣試 醫科
1870.10 (高宗7) 典醫正<完薦>
1880. 增廣試 醫科 參試<醫>
1887.5.5 (高宗24) 卒<族譜>
* 33世 / 判書公派

방한모 方漢模 1824~?
本貫 溫陽. 字 君敬. 初名 方漢柱
醫科 方允昇 子. 譯奉 韓應斗 胥
醫科. 外. 醫正<醫>
1844 (憲宗10) 增廣試 醫科
1867. 式年試 醫科 參試<醫先>
* 33世 / 判書公派

방한모 方漢模 ?
本貫 未詳
外. 奉事<承>
1861.4.22 (哲宗12) 等第待窠卽爲調<省>
1872.5.2. 前 奉事, 典醫監等第調用<承>

방한용 方漢鏞 ?
本貫 溫陽
外. 藥房<褒貶>
1874.6.11 (高宗11) 六曹醫員. 上<褒貶>
* 32世 / 判書公派

방한장 方漢章 1850.9.5~?
本貫 溫陽. 字 天汝. 方允植 子
內醫 方泰達 玄孫. 譯僉 李基鼎 胥
醫科. 外. 醫副奉<醫帖>

1875.6.11 (高宗12) 六曹醫員. 上<褒貶>

1875.12.12. 六曹醫員. 上<褒貶>

1880 (高宗17) 前 典醫副奉事<醫帖>

1882 (高宗19) 增廣試 醫科

* 34世 / 判書公派

방한주 方漢柱 = **방한모** 方漢模

방헌용 方憲鏞 = **방유용** 方惟鏞

방효덕 方孝德 1748.8.11~1820.10.19

本貫 溫陽. 字 永汝. 初名 方孝修

僉正 方泰素 三男<姓續>

醫科 方震㫋 曾孫

鄭允敬 胥. 李最彦 胥<醫先>

醫科. 内<太>. 折衝<醫>. 僉知

1774 (英祖50) 式年試 醫科

1777.8.19 (正祖1) 惠民主簿<承>

1812.1.18 (純祖12) 御醫 陞差<承>

1817.4.5~5.5 (純祖17) 五衛將<承>

1817.5.1. 僉知 除授<承>

1820.10.19 (純祖20) 卒<族譜>

* 30世/ 判書公派

방효민 方孝民 1730.2.7~1783.11.12

本貫 溫陽. 字 汝興

首醫 方泰興 長男<姓續>

首醫 許信 胥. 内醫 李善恒 胥<醫先>

醫科. 内<太>. 通政<承>. 僉知

1754 (英祖30) 增廣試 醫科

1761 (英祖37) 内醫院入院<太>

1767.4.16 (英祖43) 御醫 陞差<承>

1772.5.6 (英祖48) 加通政<承>

1772.5.14. 副護軍 除授<承>

1773.閏3.2~10.16. 僉知<承>

1783.11.12 (正祖7) 卒<族譜>

* 30世 / 判書公派

방효본 方孝本 1758.11.27~1814.8.7

本貫 溫陽. 字 子始

内醫 方泰智 獨子. 首醫 鄭允德 胥

計士 洪履誼 胥<醫先>

醫科. 外. 惠久. 宰主

1795 (正祖19) 惠久. 式年試 醫科

1808.3.8 (純祖8) 司宰主簿<省>

1814.8.7 (純祖14) 卒<族譜>

* 30世 / 判書公派

방효수 方孝修 = **방효덕** 方孝德

방효술 方孝述 1786.11.23~?

本貫 溫陽. 字 士善

外醫 方泰綏 次男. 内醫 許礦 胥

醫科. 外. 惠直<醫先>

1807 (純祖7) 式年試 醫科

* 30世 / 判書公派

방효영 方孝永 1765.1.11~1822.5.12

本貫 溫陽. 字 維則<族譜>

外醫 方泰綏 長男. 金逵瑞 胥

外. 惠主<方禹敏 醫>. 司果<族譜>

1819 (純祖19) 惠民主簿<方禹敏 醫>

1822.5.12 (純祖22) 卒<族譜>

* 30世/ 判書公派

방효의 方孝懿 1741.8.17~1790.4.15
本貫 溫陽. 字 仲微 <族譜>
僉正 方泰素 長男. 醫科 方震奭 曾孫
外醫 李萬爀 胥
外. 惠主 <方夔鏽 醫> 活參 <方禹敍 譯>
1790.4.15 (正祖14) 卒 <族譜>
* 30世/ 判書公派

방효직 方孝直 1745.2.16~1815.5.5
本貫 溫陽. 字 養汝
僉正 方泰素 次男. 醫科 方震奭 曾孫
外醫 金益熙 胥. 內醫 金東標 孫壻
醫科. 外. 醫判 <醫>
1771 (英47) 惠主. 式年試 醫科 壯元
1777.8.19 (正祖1) 惠民主簿 <承>
1815.5.5 (純祖15) 卒 <族譜>
* 30世/ 判書公派

방후원 方厚元 1732.1.19~1785.8.8
本貫 溫陽. 字 仲一 <族譜>
僉使 方就和 次男. 外醫 方峻矩 孫
譯正 張世煥 胥. 高瑞雲 胥 <族譜>
外. 通訓 <準戶口>. 惠主 <姓續>
1785.8.8 (正祖9) 卒 <族譜>
* 29世/ 判書公派

방후유 方厚裕 1736.6.17~?
本貫 溫陽. 字 秀運 <族譜>
僉使 方就和 三男. 卞泰翊 胥 <姓>
外. 惠主 <姓>
* 29世/ 判書公派

방후재 方厚載 1715.11.29~1771.11.21
本貫 溫陽. 字 允叔 <姓續>
僉使 方就和 長男. 外醫 方峻矩 孫
金稷臣, 李彦箕 胥 <族譜>
外. 惠主 <方重國 雲>. 司果 <李一選 譯>
1755.6.11. 義禁府 月令醫員 <承>
1755.6.13. 義禁府 月令醫員 <承>
1771.11.21 (英祖47) 卒 <族譜>
* 29世 / 判書公派

방휘용 方徽鏽 1826.5.2~?
本貫 溫陽. 字 周慶 <族譜>
外醫 方禹敬 獨子. 雲科 崔錫毅 胥
外. 惠主 <方漢儒 譯>
1867.10.22. 義禁府 月令醫員 <承>
1870.10 (高宗7) 惠民主簿 <完薦>
1872.6.11 (高宗9) 六曹醫員. 上 <褒貶>
1872.12.11. 六曹醫員. 上 <褒貶>
1873.6.11 (高宗10) 六曹醫員. 上 <褒貶>
1873.12.13. 六曹醫員. 上 <褒貶>
1874.6.22. 義禁府 月令醫員 <承>
1880.12 (高宗17) 六曹醫員. 上 <褒貶>
1881.6.11 (高宗18) 六曹醫員. 上 <褒貶>
* 32世 / 判書公派

방흥원 方興元 1703~?
本貫 淸州
方弘奭 子. 安碩宗 胥 <方有綱 醫>
外. 審藥
1703.11.22. 平安道審藥 除授 <承>
* 14世

溫陽方氏
判書公派 / 25世 內醫 方承男 以後 60名

淸州方氏
/ 14世 醫科 方致齡 以後 8名

房氏
南陽

방사량 房士良 ?
本貫 南陽. 號 杏隱<族譜>. 初名 仲良
上護軍 房柱 子. 判書 白磎 胥<族譜>
高麗文科. 典醫. 通訓. 判典醫監事
<鄕藥濟生集成方> <新編集成馬醫方>
1377 (禑王3) 文科. 同進士 12位
1391.3. 中郞將. 時務11條 訴<高>
1399. 典醫少監. 濟生知事<馬醫方>
1401.5.14 (太宗1)
-<實> 濟生知事. 典書 李滉 鍼治療
1403.5.11 押物. 明 使行<實>
* <穌齋集> 通訓. 判典醫監事
* 9世

방중량 房仲良 = 방사량 房士良

裵氏
慶州 盆城 星州 興海

배계손 裵繼孫 ?
本貫 星州. 字 紹甫. 京 居
通仕郎 裵和 子
醫科. 奉訓郎
1513 (中宗8) 奉訓郎. 式年試 醫科 五位

배명장 裵命長 ?
本貫 未詳
外. 慶尙監營醫生
1545.11.30. 醫生. 還自京<黙齋>
1552.2.10. (明宗7)
-<黙齋> 劑使道臘藥事. 往 晉州

배린수 裵麟壽 ?
本貫 未詳
內. 內正<太>

배상문 裵尙文 ?
本貫 未詳. 金海府 吏出身
佐翼原從勳. 內. 通政
醫正<實>. 上護軍
1430.7.22 (世宗12) 醫官<實>
1440.6.21 (世宗22) 加資<實>
1441.1.9 (世宗23) 典醫正<實>
1443.6.22 (世宗25) 內醫<實>
1448.4.19. 上護軍. 正三品<實>
1455.12.27. 護軍. 佐翼原從 一等 錄勳

* <太> 未收錄

배석종 裵碩鍾 1874.3.5~?
本貫 盆城
太. 通政<承>. 奏四等. 郡守
1902.9.8.24~9.9 廣濟院臨時委員<承>
1902.11.19. 任 太醫院兼典醫<大韓>
1903.閏5.12 任 典醫補 敍 判六等<承>
1904.1.10. 眞寶郡守 除授<承>
1905.9.20 (光武9)
-<承> 奏四等. 任 太醫院典醫
1906.4.25 (光武10) 加通政<承>
1914.3.23. 醫生免許 192號 發給<總>
* <總> 生 "1874.12.5" 記錄
* <太> 未收錄

배이룡 裵以龍 ?
本貫 未詳
衛聖元從勳. 靖社元從勳. 內鍼
瞻主. 北部主簿<鍼>
1614.8.27. 直長. 衛聖元從 三等 錄勳
1619.9.10. 今政除職. 永庫檢<實>
1619.12.13 (光海11) 鍼醫. 賞<實>
1623.4.4 (仁祖1) 內瞻主簿<承>
1625.9.1. 前 主簿. 靖社元從 三等 錄勳
1631.2.29 (仁祖9) 鍼醫. 賞<承>

배천령 裵千齡 ?
本貫 未詳
外. 醫久<知退堂集>
1539.5 10 (中宗34) 聖節使行醫員<實>

배천석 裵天錫 1511~1573
本貫 興海. 字 景受

襃巇 子. 鄭世豪 胥
醫習. 宣敎郎. 副司果
1558 (明宗13) 醫習<裵三益 生>
* 13世

배충과 裵忠果 1474~1553
本貫 慶州. 號 慶州處士
醫習<族譜>
* 1世

白氏
林川 稷山 平山

백경세 白慶世 ?
本貫 林川
外. 醫直<八>
1835 (憲宗1) 典醫直長<八>
* 37世 / 水原白氏 - 東林公派

백광린 白光璘 1647~?
本貫 林川. 字 文微
僉知 白哲明 五男<姓續>
內鍼. 嘉善<鍼>. 腫敎. 察訪
1683 (肅宗9) 內鍼醫差下<鍼>
1686.1.12 (肅宗12) 腫敎 除授<承>
1686.6.14. 活別 除授<承>
1696.6.22. 長水察訪 除授<承>
1714.6.24 (肅宗40) 加資<承>

* 31世 / 水原白氏 - 東林公派

백광현 白光鉉 光玹 1625.4.6~1697.2.9
本貫 林川. 字 叔微
折衝 白哲明 次男<姓續>. 韓# 胥<歸鹿集>
元從勳<族譜>. 內鍼. 崇祿<鍼>
腫敎<鍼>. 縣監. 知樞
1663.7.13. 內鍼醫 推薦<承>
1670.8.16 (顯宗11) 加資<實>
1677.1.22 (肅宗3) 同知 除授<承>
1677.9.22. 陳奏使行 御醫. 賞<承>
1679.5.13 (肅宗5) 副護軍 除授<承>
1683.12.17 (肅宗6) 加嘉義<承>
1684.1.3 (肅宗10) 同中樞 除授<承>
1684.5.2. 康翎縣監 除授<實>
1684.5.3~1685.3. 抱川縣監<承>
1685.3.26~1685.11. 衿川縣監<先>
1686.12.2.18 (肅宗12) 護軍 除授<承>
1689.5.9. 忠壯衛將 除授<承>
1689.10.1 (肅宗15) 加資<承>
1690.6.5 (肅宗16) 加資<承>
1693.1.2 (肅宗19) 知樞 除授<承>
1693.2.22. 加資<承>
1693.2.25. 知樞 除授<承>
1697.2.9 (肅宗23) 卒<族譜>
* 31世 / 水原白氏 - 東林公派

백귀린 白貴麟 ?
本貫 未詳
內<實>
1460.5.14 (世祖6) 告身 還給<實>
1461.4.17. 姜孟卿 卒, 鞫問<實>
* <太> 未收錄

백기남 白起男 ?
本貫 水原. 初名 白起南
醫科. 萬戶<醫>
1623 (仁祖1) 增廣試 醫科 壯元

백기남 白起南 = **백기남** 白起男

백기환 白琦煥 ?
本貫 林川. 外醫 白允采 子
外. 惠主<完薦>. 醫主<白儀鏞 醫>
1854.12.10. 黃海兵營審藥<黃海兵>
1868.2.9 (高宗5) 前 主簿
-<承> 春官通考校正廳別看役
1878.5.21. 義禁府 月令醫員<承>
* 38世 / 水原白氏 - 東林公派

백동규 白東圭 ?
本貫 林川. 字 仁瑞 內鍼 白光璘 曾孫
內鍼<鍼>
1800.6.22 (正祖24) 方外醫. 入侍<承>
1806.7.12 (純祖6) 內鍼醫差下<承>
1809.11.10 (純祖9) 有頉<承>
* 34世 / 水原白氏 - 東林公派

백만영 白晩榮 ?
本貫 未詳
1826.11.29. 義禁府 月令醫員<承>
1829.7.1. 義禁府 月令醫員<承>

백문창 白文昌 1720~?
本貫 林川. 字 秀玉
內鍼醫 白重圭 長男. 金水壁 胥<姓>
內鍼. 嘉善<承>. 導主<鍼>. 縣監. 同知

1759.1.2 內鍼醫差下. 任 副司勇＜承＞
1764.12.25 (英祖40) 引儀 除授＜承＞
1765.7.2 (英祖41) 加資(通政)＜承＞
1765.7.7. 副護軍 除授＜承＞
1765.7.21. 僉知 除授＜承＞
1768.4.20～1769.5.28. 平薪僉使＜承＞
1769.5.28. 注文島僉使 除授＜承＞
1772.1.23 (英祖48) 副護軍 除授＜承＞
1774.6.2 (英祖50) 加資(嘉善)＜承＞
1774.6.9. 副護軍 除授＜承＞
1774.6.19～11.12. 同知＜承＞
1776.6.20. 石城縣監 除授＜承＞
1776.6.21～11.24. 抱川縣監＜承＞
1776.11.24～1777.12. 龍仁縣令＜承＞
1784.6.3～7.16 (正祖8) 同知＜承＞
1786.5.6 (正祖10) 賞＜承＞
＊ 35世 / 水原白氏 - 東林公派

백사겸 白思謙 ?
本貫 林川. 白受大 子＜朴允彬 律＞
內鍼醫 白弘周 曾孫
外. 惠參＜李命俊 醫＞
＊ 36世 / 水原白氏 - 東林公派

백사눌 白思訥 ?
本貫 林川 (?)
外. 惠徒＜生徒惠民署差帖＞
1780.3 (正祖4) 入惠徒＜生徒惠民署差帖＞
＊ 36世 / 水原白氏 - 東林公派

백사증 白師曾 ?
本貫 林川
外醫 白興孝 子. 僉使 李泰英 胥

外. 醫直＜安山李 族譜＞
1763 (英祖39) 李學源 妻父＜李學源 譯＞
＊ 33世 / 水原白氏 - 東林公派

백사립 白士立 1595～?
本貫 稷山. 白應吉 子. 嚴德男 胥
醫科. 外. 通政＜飮氷錄＞. 醫正＜飮氷錄＞
1618 (光海10) 式年試 醫科
1636.8.11～1637.3.9 (仁祖14～15)
-＜海槎錄＞ 正. 通信使行 醫員
1646. 式年試 醫科 參試＜醫＞
1649 (仁祖27) 通政
-＜飮氷錄＞ 正. 進賀兼謝恩使行 御醫
1649.7.8 (仁祖27) 使行功. 賞＜承＞
＊ 熙淳系 4世

백사직 白師稷 ?
本貫 林川. 李德侖 胥
外. 醫直＜安山李 族譜＞
＊ 33世 / 水原白氏 - 東林公派

백상규 白尙奎 1704～?
本貫 林川. 字 子三
內鍼醫 白弘周 次男＜姓續＞. 卞徵和 胥
醫科. 外. 醫僉＜姓續＞
1735 (英祖11) 增廣試 醫科
＊ 34世 / 水原白氏 - 東林公派

백상일 白尙一＜承＞ = 백성일 白成一 誤記

백성오 白成五 1773～?
本貫 林川. 字 士集
將士郎 白麟昌 子

內鍼 白重圭 孫. 朴大喆 胥＜姓＞

內鍼＜鍼＞. 資主. 察訪. 副司果

1804.9.2 (純祖4) 內鍼醫 差下＜承＞

1807.4.25. 副司果 除授＜承＞

1812.7.10. 鍼醫. 陞實＜承＞

1813.1.16. 有頉＜承＞

1815.3.12. 脫喪. 還屬＜承＞

1815.8.23～9.14. 內資主簿＜承＞

1815.9.14. 氷庫別提 除授＜承＞

1816.2.19～18.9. 平陵察訪＜承＞

1818.9.11. 還屬＜承＞

1833.6.22. 活人別提 除授＜承＞

1833.7.22. 副司果 除授＜承＞

1834.8.22. 造紙別提 除授＜承＞

1834.11.25. 純祖 卒. 荏子島定配＜承＞

1837.2.27 (憲宗3) 定配 釋放＜承＞

＊ 36世 / 水原白氏 - 東林公派

백성일 白成一 1744～?

本貫 林川. 字 天汝

內鍼 白文昌 長男

崔擎曦 胥＜吳命華 醫＞

內鍼. 嘉義＜鍼＞. 監牧. 僉使. 同知

1773.6.20. 兎城僉使 除授＜承＞

1777.1.5 (正祖1) 內鍼醫差下＜承＞

1777.1.8. 副司勇 除授＜承＞

1782.12.29. 典設別提 除授＜承＞

1783.11.1～84.10.15. 南陽監牧官＜承＞

1784.10.15～1786.8. 興陽監牧官＜承＞

1786.8.18 (正祖10) 副司果 除授＜承＞

1791.5.12 (正祖15) 加通政＜承＞

1791.8.30. 僉知 除授＜承＞

1793.9.26 (正祖17) 加資(嘉善)＜承＞

1793.12.7. 同知 除授＜承＞

1795.閏2 前 同知＜園幸乙卯整理儀軌＞

1796.4.21 (正祖20) 五衛將 除授＜承＞

1796.4.25. 同知 除授＜承＞

1800.2.17. 行 護軍. 加嘉義＜承＞

1803.2.6. 配地 楚山府. 釋放＜承＞

＊ 36世 / 水原白氏 - 東林公派

백시창 白時昌 1780～?

本貫 林川. 字 大之. 內鍼 白東圭 子

內鍼＜鍼＞. 賓主. 監牧. 副司果

1812.1.28 (純祖12) 內鍼醫差下＜承＞

1812.2.4. 副司勇 除授＜承＞

1814.6.24 (純祖14) 副司果 除授＜承＞

1815.2.17. 典設別提 除授＜承＞

1815.3.18. 瓦署別提로 相換＜承＞

1817.5.7. 禮賓主簿 除授＜承＞

1817.10.24～1820.1. 珍島監牧官＜承＞

1820.1.20 (純祖20) 副司果 除授＜承＞

1820.8.30. 入侍＜承＞

＊ 35世 / 水原白氏 - 東林公派

백영세 白英世 ?

本貫 林川. 內鍼醫 白成五 子

外. 宣敎郎. 腫敎＜族譜＞

＊ 37世 / 水原白氏 - 東林公派

백윤채 白允采 ?

本貫 林川

外醫 白思謙 子. 計士 李惟茶 胥

外. 惠參＜李容尚 籌＞

1850 (哲宗1) 惠民醫員＜朴允彬 律＞

＊ 37世 / 水原白氏 - 東林公派

백응세 白應世 1767~?
本貫 林川. 字 致昭. 內鍼 白成一 子
內鍼＜鍼＞. 副司勇
1796.7.10 內鍼醫差下. 任 副司勇＜承＞
1801.1.26 (純祖1) 有頉＜承＞
＊ 37世 / 水原白氏 - 東林公派

백응배 白應培 ?
本貫 林川
外醫 白琦煥 子. 律科 金鎭泰 胥
外. 醫主＜白儀鏞 醫＞
1880 (高宗17) 議政府藥房＜醫帖＞
1887.9 (高宗24) 典醫主簿＜完薦＞
＊ 39世 / 水原白氏 - 東林公派

백의용 白儀鏞 1874~?
本貫 林川. 字 鳳來
外醫 白應培 子. 律科 郭應淳 胥
醫科
1887.9 (高宗24) 童蒙. 譯完薦＜完薦＞
1891 (高宗28) 式年試 醫科
＊ 40世 / 水原白氏 - 東林公派

백이문 白以文 1701~?
本貫 林川. 字 君彬
同參 白興銓 繼子
外醫 白興鎰 子. 梁任廈 胥
醫科. 外. 醫僉＜醫＞
1726 (英祖2) 式年試 醫科 壯元
1727.7.25. 義禁府 月令醫員＜承＞
1731.7.18. 義禁府 月令醫員＜承＞
1736.1.25. 迎接都監 醫員＜承＞
＊ 33世 / 水原白氏 - 東林公派

백준영 白準榮 ?
本貫 平山
外. 惠主＜李世桓 譯＞＜完薦＞
1859 (哲宗10) 惠民主簿＜李世桓 譯＞

백중규 白重圭 1699~?
本貫 林川. 字 君瑞
白洪道 子. 內鍼醫 白興齡 孫＜族譜＞
內鍼＜鍼＞
1732.7.8 (英祖8) 內鍼醫差下＜承＞
1737.5.13 (英祖13) 有頉＜承＞
＊ ＜鍼＞ "白興齡 子" 誤謬
＊ 34世 / 水原白氏 - 東林公派

백진벽 白眞璧 1661~?
本貫 稷山. 字 子完
醫科 白徵賢 子. 金汝敏 胥
醫科. 外. 醫正＜姓＞
1684 (肅宗10) 惠久. 式年試 醫科
1697.3.7. 義禁府 月令醫員＜承＞
1698.9.2. 義禁府 月令醫員＜承＞
＊ 熙淳系 6世

백진영 白晉榮 ?
本貫 平山
外. 惠主＜醫八＞＜八＞
1870 (高宗7) 惠民主簿＜醫八＞

백징현 白徵賢 1642~?
本貫 稷山
醫科 白上立 了. 蔣有曄 胥
醫科. 外. 醫正＜牛峰金 族譜＞＜姓＞
1662 (顯宗3) 增廣試 醫科

1682.7.8. 奏請使行 醫員. 賞<承>

* 熙淳系 5世

백필용 白弼鏞 1875.3.1~1941.4.1

本貫 林川. 字 輔汝. 譯參 白性培 子

內鍼 白弘周 七大孫. 金勤泳 胥<族譜>

醫科. 九品<承>. 廣濟院事務委員

1888 (高宗25) 式年試 醫科

1902.9.23. 九品. 任 廣濟院事務委員<承>

1941.4.1. 卒<族譜>

* 40世 / 水原白氏 - 東林公派

백학기 白鶴起 ?

本貫 未詳. 嶺南 居

內鍼<實>

1616.1.17 (光海8) 鍼醫. 上京命<實>

1616.9.13. 竝給參上料事<實>

* <鍼> 未收錄

백한규 白漢圭 ?

本貫 林川 (?)

內鍼<承>

1775.10.13 (英祖51) 醫人<省>

1776.2.2 (英祖52) 鍼醫. 汰<承>

1776.2.12. 康津縣古今島 絶島安置<承>

1777.5.11 (正祖1) 釋放<承>

* <鍼> 未收錄

* 34世 / 水原白氏 - 東林公派 (?)

백홍겸 白弘謙 ?

本貫 未詳. 全羅 咸悅 居

內鍼<承>. 司饔參奉

1660.2.6. 士人. 鍼醫 薦擧<承>

1660.2.16. 鍼醫. 依下敎還送<承>

1683.11.30. 饗參. 同參事. 下敎<承>

* <鍼> 未收錄

백홍유 白弘猷 ?

本貫 未詳

外. 鍼醫<御營>

1729.8.23~1729.10.17. 御營廳鍼醫<御營>

백홍주 白弘周 1677~1726

本貫 林川. 字 宗之<族譜>

司果 白興善 獨子. 內鍼 白光璘 從孫

李明錫 胥<姓續>

內鍼<八>. 通政<白尙奎 醫>. 護軍

1726 (英祖2) 卒<族譜>

* <鍼> 未收錄

* 33世 / 水原白氏 - 東林公派

백흥령 白興齡 ?~1701(?)

本貫 林川. 內鍼醫 白光玹 長男

武科<族譜>. 保社元從勳. 內鍼<鍼>

通政. 僉使. 護軍

1681.6.24. 東里萬戶 除授<承>

1682.5.28~11.14 (肅宗8) 前 萬戶

-<東槎日錄> 通信使行 子弟軍官

1687.2.15. 御營廳鍼醫<御營>

1687.7.11. 薪智島萬戶 除授<承>

1692.2.14 (肅宗18) 護軍 謝恩<承>

1694.5. 前 司果. 保社元從 二等 錄勳

1694.1.3 (肅宗20) 忠壯將 除授<承>

1696.12.21. 別入直鍼醫. 入侍<承>

1699.5.29 (肅宗25) 副護軍 除授<承>

1701.12.1 (肅宗27) 職牒還授<承>

* 32世 / 水原白氏 - 東林公派

백흥성 白興聲 1668~1751(?)
本貫 林川. 字 子長
內鍼 白光玆 次男
揚武元從勳 內鍼 嘉義<鍼> 僉使. 同知
1705.9.12~1729.8.23. 御營廳鍼醫<御營>
1723.6.26. 副司果. 別入直鍼醫<承>
1728.7.15. 前 司果. 揚武元從勳 二等
1732.5.6. 方外醫人. 內鍼醫差下<承>
1734.10.3. 司圃別提 除授<先>
1736.8.9 (英祖12) 加通政<承>
1736.8.11. 僉知 除授<承>
1738.9.16. 注文僉使 除授<承>
1738.11.1. 花梁僉使 下直<承>
1741.8.11. 景福假衛將 除授<承>
1742.12.27. 天水僉使 除授<承>
1743.1.21. 花梁僉使 除授<承>
1744.9.20 (英祖20) 加嘉善<承>
1745.10.9 (英祖21) 副護軍 除授<承>
1747.8.2 (英祖23) 同知 除授<承>
1749.8.10 (英祖25) 同知 除授<承>
1751.7.11 (英祖27) 有頉<承>
* 32世 / 水原白氏 - 東林公派

백흥일 白興鎰 1659~?
本貫 林川
同知 白光瑗 三男. 內鍼醫 白光璘 姪
外. 醫直. 僉使<白以文 醫>
1716.1.6. 典醫直長<漢城府謄給>
* 32世 / 水原白氏 - 東林公派

백흥전 白興銓 1677~1728(?)
本貫 林川. 字 士衝

號 西樵<桑韓塤篪>
內鍼醫 白光璘 長男. 崔始燮 胥
揚武元從勳. 內鍼<鍼>. 同參
嘉義<參>. 東部主. 同樞
1694.6.7 (肅宗20) 內鍼醫差下<承>
1694.6.8. 副司勇 除授<承>
1704.8.7. 治腫教授<紙別 先>
1704.8.7. 造紙別提 除授<先>
1711.7.1. 瓦署別提 除授<承>
1714.1.12 (肅宗40) 副司果 除授<承>
1714.10.9. 護軍 除授, 東部主簿 除授<承>
1714.10.23. 造紙別提 除授<先>
1719.4.11~1720.1.24 (肅宗45~46)
-<桑韓塤篪> 別提. 通信使行 鍼醫
1723.9.28 (景宗3) 加通政<承>
1723.10.4. 副護軍 除授<承>
1725.4.10. 忠翊衛將 除授<承>
1726.7.25 (英祖2)
-<承> 謝恩兼陳奏使行 御醫. 賞
1726 (英祖2) 同知<白以文 醫>
1728.7.15. 僉知. 揚武元從 二等 錄勳
1728.12.11 (英祖4) 同參. 有頉<承>
* 32世 / 水原白氏 - 東林公派

백흥효 白興孝 ?
本貫 林川. 內鍼醫 白光璘 子
揚武原從勳. 外
惠主<安山李 族譜>. 副司猛
1728.7.15. 副司猛. 揚武原從 三等 錄勳
* 32世 / 水原白氏 - 東林公派

林川白氏 ＝ 水原白氏 東林公派
/ 31世 內鍼 白光玆 以後 29名

稷山白氏 熙淳系
4世 醫科 白士立 以後 3名

卞氏
密陽 草溪

변각 卞珏 ?
本貫 密陽. 卞德基 父<卞崤 譯>
1761.4.13. 義禁府 月令醫員<承>
1766.12.19. 義禁府 月令醫員<承>
* 21世 / 仲派

변경 卞璥 ?
本貫 密陽
武科同樞 卞弘衍 子. 醫科 金必健 胥
外. 醫直<卞忠基 醫>
1777.8.19 (正祖1) 典醫監醫員<承>
* 21世 / 仲派

변경태 卞景迨 ?
本貫 草溪. 字 大中
郡守 卞勳男 子. 司直 卞承世 孫
醫科. 外. 醫直<醫>
1576 (宣祖9) 前 直長. 式年試 醫科 三位

변계량 卞季良 1369~1430.4.24
本貫 密陽. 字 巨卿. 號 春亭
檢校判中樞 卞玉蘭 子. 朴彦忠 胥

文科. 儒醫. 崇政. 典醫監丞
兼醫教. 大提學
1385 (禑王11) 乙丑榜 同進士 四位
1407 (太宗7) 重試 乙科 壯元
1430.4.24. 判右軍府事. 卒<實>
* 7世 / 季派 (始祖)

변곤 卞崑 1801~1850.3.26
本貫 密陽. 字 士峻
外醫 卞宜晋 子. 雲正 皮尙玄 胥
醫科. 內<太>. 惠教<醫> 內奉<卞永錫 譯>
1825 (純祖25) 惠久. 式年試 醫科
1850.3.5 (哲宗1) 內醫院入院<藥房>
1850.3.26 (哲宗1) 內醫. 有頉<藥房>
-<太> 內醫院入院. 未許參卒
* 24世 / 仲派

변관식 卞觀植 1839~?
本貫 密陽. 字 德彬<等>
外醫 卞進淵 子. 外醫 李宜錫 胥
外. 折衝. 惠主<完薦>
1887.9 (高宗24) 惠民主簿<完薦>
1889.8.30. 漢學. 堂下. 加資<承>
1891 (高宗28) 折衝<卞志玉 譯>
* 26世 / 仲派

변관해 卞觀海 1741~?
本貫 密陽. 字 季涵. 醫科 卞鎬 子
同參. 崇祿<參>. 知事
1780.3.15. 醫人. 同參 差下<承>
1780.3.17 (正祖4) 副司勇 除授<承>
1780.5.21~10.27 (正祖4)
-<熱河> 進賀 兼謝恩使行 醫員

203

1782.11.28 (正祖6) 加資(通政)<承>
1782.11.29. 副護軍 除授<承>
1782.12.3. 僉知 除授<承>
1782.12.29. 副護軍 除授<承>
1802.2.16 (純祖2) 五衛將 除授<承>
1802.11.13. 行 副護軍. 加嘉善<承>
1802.11.16 (純祖2) 護軍 除授<承>
1803.1.7 (純祖3) 同知 除授<承>
1803.閏2.3. 護軍 除授<承>
1807.2.4 (純祖7) 加嘉義<承>
1809.8.15 (純祖9) 加資(資憲)<承>
1809.11.3. 知事 除授<承>
1809.12.10. 大護軍 除授<承>
1810.10.19 (純祖10) 加正憲<承>
1811.1.18 (純祖11) 加崇政<承>
1812.10.8 (純祖12) 加崇錄<承>
* 21世 / 仲派

변광국 卞光國 1829~?
本貫 密陽. 字 觀之<族譜>
卞重殷 長男. 醫科 卞重觀 三從弟
副司果 林宅浩 胥<族譜>
外. 惠直<繼後>
1829 (純祖29) 生<族譜>
1872.7.8. 惠民直長<繼後>
* 22世 / 仲派

변광수 卞光壽 1752~?
本貫 密陽. 字 命元
譯科 卞泰佑 子. 外醫 卞爾瑾 玄孫
金有禧 胥<安宗鐸 醫>
內鍼<鍼>. 通政<承>. 僉知
1800.8.19. 內鍼醫 差下<承>

1811.1.23 (純祖11) 加通政<承>
1811.2.14. 加設僉知 除授<承>
1812.8.16~10.11. 五衛將<承>
* 22世 / 仲派

변광원 卞光源 1781~1816
本貫 密陽. 字 汝靜<族譜>
醫科 卞重觀 長男. 內鍼 白成一 胥
外. 醫直<完薦>. 副司果<族譜>
1816 (純祖16) 卒<族譜>
* 22世 / 仲派

변광혁 卞光奕 ?
本貫 密陽. 醫科 卞泰恒 子
外. 惠主<李裕仁 醫>
1813 (純祖13) 惠民主簿<崔述曾 譯>
* 22世 / 仲派

변긍식 卞肯植 1819~?
本貫 密陽. 字 肯構
譯科 卞秀淵 子. 計士 崔瑩在 胥
醫科. 內鍼<鍼>. 醫僉<醫>
1844 (憲宗10) 增廣試 醫科
1859 (哲宗10) 內鍼醫 差下<鍼>
* 26世 / 仲派

변기원 卞基元 ?
本貫 密陽
外. 醫直<完薦>
1880 (高宗17) 典醫直長<李應龍 等>

변담 卞琰 ?
本貫 密陽. 壽嘉善 卞弘宇 子

武科. 外. 嘉善<八>. 醫奉<醫科譜><八>
* 21世 / 仲派

변대식 卞大植 1860~?
本貫 密陽. 字 周元. 初名 卞猷益
譯科 卞恒淵 子. 計士 崔錫昌 胥
醫科. 籌學. 外. 醫主<醫>
1871 (高宗8) 籌學 入格
1876 (高宗13) 式年試 醫科
* 26世 / 仲派

변덕규 卞德圭 ?
本貫 密陽
外醫 卞光奕 子. 雲奉 李東植 胥<八>
外. 惠民鍼醫<完薦>
* 23世 / 仲派

변덕해 卞德海 ?
本貫 密陽 (?)
外. 惠久<省>
1788.10.12. 惠民署別單祿官<省>
* 21世 / 仲派 (?)

변동식 卞東植 1868~?
本貫 密陽. 字 卿春
醫科 卞心淵 繼子
醫科 卞翼淵 子. 司勇 玄正瑞 胥
醫科
1888 (高宗25) 式年試 醫科
* 26世 / 仲派

변득해 卞得海 ?
本貫 密陽 (?)

外. 通訓<惠啓>. 審藥
1788.10.12. 惠民署別單祿官<省>
1795.10.22. 通訓. 任 忠清審藥<惠啓>
* 21世 / 仲派 (?)

변문섭 卞文爕 1785~1836
本貫 密陽. 字 子常
卞秀民 繼子. 譯科 卞光晋 子
同參 卞觀海 孫. 算學 金聖謇 胥
醫科. 同參<參>. 內. 通訓<承>
內正<太>. 副司果
1805 (純祖5) 惠久. 增廣試 醫科
1830.9.29. 外醫. 同參差下<承>
1830.9.29. 副司果 除授<承>
1831.8.30. 前 同參. 奪告身. 還差<省>
1833.1.25. 同參. 內醫院入院<承>
1833.1.26. 內醫. 御醫差下<承>
1834.2.27. 有頉<承>
* 23世 / 仲派

변봉서 卞鳳瑞 ?
本貫 密陽
卞弘潤 子. 引義 朴濂 胥<卞連成 醫>
1744.9.6. 義禁府 月令醫員<承>
1749.12.20. 義禁府 月令醫員<承>
* 21世 / 仲派

변봉세 卞鳳世 ?
本貫 未詳
1752.6.16. 義禁府 月令醫員<承>

변붕서 卞鵬瑞 ?
本貫 未詳

1742.10.8. 義禁府 月令醫員＜承＞

변삼걸 卞三傑 ?
本貫 密陽
醫科 卞爾珩 子. 朴孝吉 胥＜姓＞
外. 折衝＜姓＞
1681.12.7. 義禁府 月令醫員＜承＞
＊ 19世 / 仲派

변삼빈 卞三彬 1667~?
本貫 密陽. 字 文哉
譯科資憲 卞爾璹 子. 醫科 卞爾珩 姪
武科 李壽岩 外孫. 崔萬始 胥
內鍼. 通政＜鍼＞. 紙別. 察訪. 護軍
1694 (肅宗20) 內鍼醫差下＜鍼＞
1698.5.21 (肅宗24) 司果 除授＜承＞
1702.1.11. 瓦署別提 除授＜承＞
1707.2.2~1709.8. 平陵察訪＜承＞
1709.8.11 (肅宗35) 副司果 除授＜承＞
1711.12.25 (肅宗37) 司直 除授＜承＞
1714.10.9 (肅宗40) 副司直 除授＜承＞
1714.12.21. 護軍 除授＜承＞
1716.2.15. 造紙別提 除授＜先＞
1718.6.22 (肅宗44) 忠翊將 除授＜承＞
1723.10.1. 李時弼 關 追捕＜辛壬＞
＊ 19世 / 仲派

변석연 卞晳淵 1805.3.21~?
本貫 密陽. 字 善汝, 聖三＜族譜＞
醫科 卞鍾徽 子. 外醫 鄭興民 胥
醫科. 內＜太＞. 嘉善＜完薦＞. 同知
1846 (憲宗12) 式年試 醫科
1846 (憲宗12) 內醫院入院＜太＞

1854.1.25 (哲宗5) 加通政＜藥房＞
1871.1.22. 堂上醫官. 加資(嘉善)＜承＞
1871.6.20~6.23. 同知＜省＞＜承＞
1872.6 (高宗9) 嘉善＜完薦＞
＊ 25世 / 仲派

변석화 卞碩和 ?
本貫 密陽. 譯科同知 卞三允 子
醫科 卞爾珩 從孫. 內醫 金文衍 胥
外. 惠敎＜卞泰觀 譯＞
1741 (英祖17) 惠敎授＜卞泰觀 譯＞
1747 (英祖23) "惠局志" 修飾
＊ 20世 / 仲派

변수륜 卞壽崙 1821~?
本貫 密陽. 字 士弘
同知 卞宗洙 子. 內醫 卞宗浩 姪
醫科 鄭桓復 外孫. 護軍 金秉吉 胥
醫科. 外. 醫正＜醫＞
1843 (憲宗9) 式年試 醫科
1863.6.12. 六曹醫員. 上＜褒貶＞
1864.1.11 (高宗1) 六曹醫員. 上＜褒貶＞
1864. 增廣試 醫科 參試＜醫先＞
＊ 24世 / 仲派

변수장 卞壽長 ?
本貫 密陽
同知 卞宗洙 子. 外醫 高景洛 胥
外. 惠訓＜完薦＞
1866.6 (高宗3) 惠民訓導＜完薦＞
＊ 24世 / 仲派

변수준 卞壽俊 1819~?
本貫 密陽. 字 致秀
內醫 卞宗浩 子. 朴成煥 壻
醫科. 外. 醫正<醫>
1849 (憲宗15) 式年試 醫科
1861.3 (哲宗12) 典醫正<完薦>
1873. 式年試 醫科 參試<醫>
* 24世 / 仲派

변심연 卞心淵 1827~?
本貫 密陽. 字 穉秉
內醫 卞鍾協 長男. 內醫 崔光植 壻
外醫 秦壽煥 壻<醫先>
醫科. 外. 醫正<醫帖>
1855 (哲宗6) 式年試 醫科 壯元
1870. 式年試 醫科 參試<醫先>
* 25世 / 仲派

변연성 卞連成 1717~?
本貫 密陽. 字 士集
外醫 卞鳳瑞 子. 武科 趙世鳴 壻
醫科. 外. 惠主<醫>
1740 (英祖16) 增廣試 醫科
* 22世 / 仲派

변엽 卞燁 1682~?
本貫 密陽. 字 晦叔. 譯正 卞龜年 子
鄭士重 壻. 醫科 柳尙培 壻<醫先>
醫科. 外. 牲主. 察訪. 監牧
1705 (肅宗31) 增廣試 醫科
1710.閏7.15. 禁府 月令醫員<承>
1722.3.27 (景宗2) 引儀 除授<承>
1722.8.19. 瓦署別提 除授<承>

1725.2.5 (英祖1) 中部主簿 除授<承>
1725.7.29. 典牲主簿 除授<承>
1726.5.11. 重林察訪 除授<承>
1732.6.6. 蔚山監牧官 除授<承>
1735.7.4. 晉州監牧官 除授<承>
1746.6.25. 蒜山別將 除授<承>
* 20世 / 仲派

변원구 卞元龜 1684~?
本貫 密陽. 字 聖年
譯科嘉義 卞爾週 子. 嘉善 趙宇基 壻
譯科. 外. 譯主<譯>
1702 (肅28) 式年試 譯科 一位. 漢學
1717.10.24. 義禁府 月令醫員<承>
* 19世 / 仲派

변의익 卞宜益 ?
本貫 密陽. 卞德基 子
外醫 卞珏 孫. 鄭珏 壻
外. 惠主<卞嶸 譯><八>
1843 (憲宗9) 惠民主簿<卞嶸 譯>
* 23世 / 仲派

변의진 卞宜晉 ?
本貫 密陽
醫科 卞忠基 子. 醫科 方孝直 壻
外. 醫直<卞崑 醫><姓>
1825 (純祖25) 典醫直長<卞崑 醫>
* 23世 / 仲派

변의풍 卞宜豊 1767~?
本貫 密陽. 字 亨汝
外醫 卞孝基 子. 醫科 鄭惟默 壻

崔重弼, 武科 金壽溫 壻<醫先>
醫科. 外. 腫敎<醫>. 醫正<醫>. 察訪
1804 (純祖4) 式年試 醫科
1804.7.27. 義禁府 月令醫員<承>
1810. 式年試 醫科 參試<醫先>
1815.3.18 (純祖15) 衣主 除授<承>
1816.2.19. 安奇察訪 除授<承>
1827. 增廣試 醫科 參試<醫先>
* 23世 / 仲派

변의화 卞誼和 1691~1770(?)
本貫 密陽. 字 君芳
內鍼 卞三彬 次男<族譜>
鄭益祖 壻<姓>
內鍼. 通政<承>. 腫敎<鍼>. 僉知
1740.閏6.13. 內鍼醫 差下<承>
1740.閏6.22. 副司勇 除授<承>
1742.11.10. 副司果 除授<承>
1755.10.17 (英祖31) 加資(通政)<承>
1755.11.14~1756.1.13. 僉知<承>
1756.1.14 (英祖32) 副護軍 除授<承>
1769.6.23 (英祖45) 副護軍 除授<承>
1770.6.17 (英祖46) 有頉<承>
* 20世 / 仲派

변의홍 卞宜洪 ?
本貫 密陽
外. 醫直<八><李基鼎 譯>
* 23世 / 仲派 (?)

변이근 卞爾瑾 1619.10.11~1690.9.12
本貫 密陽. 字 子華. 楊州 墓<族譜>
譯僉 卞忠一 長男. 譯判 裵堯立 壻

外. 通訓<卞三迪 譯>. 惠主<姓>
1648.12.15. 平安兵使審藥<承>
1675. 通訓. 前 惠民主簿<卞三迪 譯>
1690.9.12 (肅宗16) 卒<族譜>
* 18世 / 仲派

변이형 卞爾珩 1623~?
本貫 密陽. 字 子
僉知 卞忠一 次男. 醫科 韓璜 壻
醫科. 外. 醫正<醫>
1651 (孝宗2) 式年試 醫科
1656.8.3~12.16 (孝宗7)
-<燕途紀行> 外司醫員. 謝恩使行 醫員
1657.1.7. 謝恩使 隨行 功. 賞<承>
1657.11.3 義禁府救療醫員<推鞫日記>
* 18世 / 仲派

변익연 卞翼淵 1835~?
本貫 密陽. 字 稚心
內醫 卞鍾協 次男. 洪周成 壻
醫科. 外. 醫久<醫>
1859 (哲宗10) 色掌. 增廣試 醫科
* 25世 / 仲派

변재희 卞再希 ?
本貫 未詳
1759.10.18. 義禁府 月令醫員<承>
1761.6.26. 義禁府 月令醫員<承>

변정연 卞晶淵 1856~?
本貫 密陽. 字 季範. 雍津 生
外醫 卞峻 子. 醫科 卞宜豊 孫
譯奉 吳致弘 壻. 畫員 趙錫晉 壻

醫科 籌學 外 通訓<族譜> 醫僉<族譜>
1880 (高宗17) 增廣試 醫科
1880.6.25. 承仕郎. 醫奉. 醫科三等<敎旨>
1888 (高宗25) 籌學 入格
* <族譜> 先代記錄 誤謬
* 25世 / 仲派

변제식 卞濟植 ?
本貫 密陽
醫科
1894 (高宗31) 式年試 醫科
* 26世 / 仲派 (?)

변종순 卞鍾淳 1783~?
本貫 密陽. 字 聲玉
通德郎 卞信圭 長男
內醫 朴明達 外孫. 萬戶 安㯙 胥
醫科. 內<太>. 通政<承> 內正<姓> 僉知
1804 (純祖4) 式年試 醫科
1808.8.5. 義禁府 月令醫員<承>
1812.3.8. 義禁府 月令醫員<承>
1815 (純祖15) 內醫院入院<太>
1821.8.22. 有頉<承>
1826.6.13. 前 正. 還屬<承>
1830.11.15. 內醫. 加通政<承>
1830.11.20. 旣已加資. 御醫陞差<承>
1830.12.2. 副護軍 除授<承>
1832.8.20~9.25. 五衛將<承>
1832.9.10. 僉知 除授<承>
1836.9.8. 脫喪. 還屬. 任 副護軍<承>
* 24世 / 仲派

변종술 卞種述 ?
本貫 密陽
外. 醫直<完薦>
* 24世 / 仲派

변종현 卞鍾鉉 1769~?
本貫 密陽. 字 天厚
同參<參>
1849.6.5 (憲宗15) 別入直<省>
1849.9.20 (哲宗卽位) 醫官. 入侍<省>
* 24世 / 仲派 (?)

변종협 卞鍾協 1803~?
本貫 密陽. 字 元汝
通德郎 卞信圭 三男. 李榮倫 胥
醫科. 領率. 內<太>. 正憲
醫判<承> 知事
1827 (純祖27) 式年試 醫科
1830 (純祖30) 醫判. 內醫院入院<承>
1838.4.15. 前 內醫. 還屬<承>
1848.3.25 (憲宗14) 加資(通政)<省>
1862.2.29 (哲宗13) 加資(嘉善)<省>
1864.3.2. 前 五衛將. 加嘉義<承>
1866.6.22~6.25 (高宗3) 同知<承>
1867.4.10 (高宗4) 加資(資憲)<承>
1867.5.7~5.10. 知事<承>
1869.1.23 (高宗6) 加資. 領率<承>
1869.7.15. 入侍<承>
* 24世 / 仲派

변종호 卞宗浩 1787~?
本貫 密陽. 字 叔壽
同參 卞之錞 子. 譯科 張舜相 胥

醫科. 內. 嘉義<太>

1807 (純祖7) 式年試 醫科

1836 (憲宗2) 內醫院入院<太>

1838.4.15 (憲宗4) 御醫差下<承>

1848.3.25. 內醫. 加資(通政)<省>

1849.1.10 (憲宗15) 加資(嘉善)<省>

1858.10.23 (哲宗9) 加資(嘉義)<省>

* 23世 / 仲派

변종휘 卞鍾徽 1785.12.16~1838.1.2

本貫 密陽. 字 美卿

武兼 卞尙圭 繼子

通德郎 卞信圭 次男. 同參 吳道炯 胥

醫科. 外. 醫僉<醫>

1813 (純祖13) 式年試 醫科 壯元

1838.1.2 (憲宗4) 卒<族譜>

* 24世 / 仲派

변준 卞峻 ?

本貫 密陽

醫科 卞宜豐 繼子. 卞宜復 子<醫科譜>

雲正 張錫圭 胥<八>

外. 宣略<教旨>. 醫奉<完薦>. 司果

1861 (哲宗12) 司果<卞永錫 譯>

1880.6.25. 宣略. 行 忠武衛副司果<教旨>

* 24世 / 仲派

변중관 卞重觀 1745~1801

本貫 密陽. 字 士光. 武科 卞世赫 子

醫科 金迪熙 胥. 崔廷郁 胥<醫先>

醫科. 外. 醫正<醫>

1775 (英祖50) 增廣試 醫科

1777.8.19 (正祖1) 典醫監醫員<承>

1777.9.8. 救療官. 潭陽府定配<省>

1788.10.12. 典醫監別單祿官<省>

1789. 式年試 醫科 參試<醫先>

1801 (純祖1) 卒<族譜>

* 21世 / 仲派

변중신 卞重信 ?

本貫 密陽 (?)

外. 審藥

1787.7.10. (咸鏡)北兵使審藥<承>

* 21世 / 仲派

변중욱 卞重郁 ?

本貫 密陽. 字 文淑<族譜>

卞世仁 子. 譯科 卞廷老 孫

內醫 韓聖鳳 外孫. 吳道炯 胥<族譜>

外. 醫直<牛峰金 族譜>

* 21世 / 仲派

변지상 卞志庠 = **변지완** 卞志琓

변지순 卞之錞 1747~1821(?)

本貫 密陽. 字 玉汝

譯科 卞錫基 子. 醫科 卞燁 從孫

趙德昌 胥<卞宗浩 醫>

同參. 正憲<參>. 知事

1805.10.12 (純祖5) 折衝. 加嘉善<承>

1806.4.5 (純祖6) 景福將 除授<承>

1811.8.27. 嘉善. 同參 差下<承>

1812.3.29 (純祖12) 加資(嘉義)<承>

1812.10.8. 加資憲<承>

1821.9.25 (純祖21) 有頉<承>

* 22世 / 仲派

변지완 卞志琓 1880.4.24~?
本貫 密陽. 字 福敬. 改名 卞志庠
外醫 卞觀植 子. 外醫 卞進淵 孫
醫科. 外. 六品. 判五等. 醫久. 書記郎
1888 (高宗25) 元＜醫八＞
1891 (高宗28) 增廣試 醫科
1891.10.4(陽) 醫員. 陞六＜大韓＞
1904.3.8 (光武8)
-＜承＞ 任 度支部量地局技手 判五等
1904.9.4~12. 農商工學校教官＜承＞
1907.5.10. 任 度支部書記郎＜承＞
* 27世 / 仲派

변지원 卞志遠 1853~?
本貫 密陽. 字 聖實. 譯奉 卞昌植 子
外醫 趙楨會 外孫. 外醫 朴鍾九 胥
醫科. 外. 醫主＜醫＞
1879 (高宗16) 式年試 醫科
* 27世 / 仲派

변진규 卞榗圭 ?
本貫 密陽
外 醫直＜鄭弘烈 醫＞ 司勇＜李根培 譯＞
* 23世 / 仲派 (?)

변진연 卞進淵 ?
本貫 密陽. 內醫 卞鍾淳 子
外. 醫直＜卞志琓 醫＞
* 25世 / 仲派

변충기 卞忠基 1747~?
本貫 密陽. 字 恕卿
外醫 卞瓓 子. 醫科 鄭允集 胥

醫科. 外. 醫僉＜醫＞
1770.5.7 (英祖46) 典醫直長＜承＞
1771 (英祖47) 式年試 醫科
1777.8.19 (正祖1) 典醫監醫員＜承＞
1780.4.13. 忠淸監營審藥＜錦營日記＞
* 22世 / 仲派

변치온 卞致溫 ?
本貫 密陽. 折衝 卞寅和 繼子
內鍼醫 卞誼和 姪. 雲科 李始完 胥
外. 通德＜卞光珪 律＞. 醫直＜姓＞
1750 (英祖26) 醫直長＜卞光瑀 雲＞
* 21世 / 仲派

변태섭 卞台燮 ?
本貫 未詳
外. 惠久＜典享司＞. 藥房
1845.9.25 惠民醫員 任兵曹藥房＜典享司＞
1845.12.13 (憲宗11) 六曹醫員. 上＜褒貶＞
1846.6.14 (憲宗12) 六曹醫員. 上＜褒貶＞
1846.12.13. 六曹醫員. 上＜褒貶＞
1847.6.12 (憲宗13) 六曹醫員. 上＜褒貶＞
1847.9.24. 戶曹藥房. 瓜遞＜典享司＞

변태항 卞泰恒 1730~?
本貫 密陽. 字 士久. 外醫 卞碩和 子
譯科通政 卞昌和 繼子. 崔致景 胥
醫科. 外. 惠主＜醫＞
1754 (英祖30) 惠久. 增廣試 醫科
1777.8.19 (正祖1) 惠民主簿＜承＞
1778 (正祖2) "惠局志" 重修
* 21世 / 仲派

변헌 卞瓛 1740~?
本貫 密陽. 字 德章
同參<參>. 監牧. 副司果
1793.2.11. 醫人. 同參 差下<承>
1793.3.7 (正祖17) 副司果 除授<承>
1802.11.17~04.12 興陽監牧官<承>
1805.2.28 (純祖5) 賞<承>
* 21世 / 仲派 (?)

변혁 卞爀 ?
本貫 密陽. 譯科 卞鳳年 子
譯科 卞煜 兄. 醫科 卞燁 從兄弟
1730.5.12. 義禁府 月令醫員<承>
* 20世 / 仲派

변호 卞鎬 1703~?
本貫 密陽. 字 叔京
卞重瑗 子. 池燦雨 胥
醫科. 外. 惠主<醫>
1727 (英祖3) 增廣試 醫科
1729.11.17. 義禁府 月令醫員<承>
1732.10.29. 義禁府 月令醫員<承>
* 20世 / 仲派

변홍식 卞弘植 1858~?
本貫 密陽. 字 景賢
醫科 卞晳淵 繼子. 卞益淵 子<醫科譜>
計士 李學柱 胥
醫科. 外. 醫主<醫>
1872.6 (高宗9) 童蒙. 譯院完薦<完薦>
1882 (高宗19) 式年試 醫科
* <完薦> 生年記錄
* 26世 / 仲派

변효기 卞孝基 ?
本貫 密陽. 外醫 卞琰 繼子
外醫 卞璥 子<醫科譜>
醫科 卞忠基 從兄弟. 嘉善 金德燁 胥
外. 醫直<卞晶淵 醫>
1777.8.19 (正祖1) 典醫監醫員<承>
1804 (純祖4) 典醫直長<卞宜豊 醫>
1804.8.15. 義禁府 月令醫員<承>
* 22世 / 仲派

변흥서 卞興瑞 ?
本貫 未詳
1743.2.28. 義禁府 月令醫員<承>
1761.11.12. 義禁府 月令醫員<承>

密陽卞氏
仲派 / 18世 外醫 卞爾瑾 以後 62名

密陽卞 世數 +3 = 草溪卞 世數

邊氏

原州

변계환 邊繼煥 1834~?
本貫 原州. 字 景時
司譯前銜 邊榙 子. 醫科 崔漼基 胥
籌學. 外. 醫奉<八>
1871 (高宗8) 籌學 入格

1870.10 (高宗7) 典醫參奉 <完薦>

1872.6 (高宗9) 典醫參奉 <完薦>

1872.8.26 (高宗9) 典醫參奉 <繼後>

* 17世 / 護軍公派

변급 邊伋 ?

本貫 原州

醫科 邊永綏 子. 武科 劉世亨 胥

醫科. 外

1681 (肅宗7) 式年試 醫科

1701.3.7 (肅宗27) 醫人 <承>

* 12世 / 護軍公派

변급 邊鈒 ?

本貫 原州 (?)

外. 惠參 <承>

1777.8.19 (正祖1) 惠民參奉 <承>

* 14世 / 護軍公派 (?)

변기 邊墍 1598~?

本貫 原州. 字 退之. 副正 邊大吉 子

醫科 邊墡 從兄弟. 同知 李彦忠 胥

譯科 寧國元從勳 外 惠主 <邊錫龜 醫>

1630 (仁祖8) 式年試 譯科 八位. 漢學

1640.6.6. 義禁府 月令醫員 <承>

1645.8.20. 主簿. 寧國元從 三等 錄勳

* 10世 / 護軍公派

변덕로 邊德老 ?

本貫 原州. 萬戶 邊洽 長男

醫科 邊沃 姪 <邊翼老 進>

外. 審藥

1724. 慶尙審藥. 上 <權以鎭 褒貶單子>

* 13世 / 護軍公派

변두경 邊斗卿 1617~?

本貫 原州. 字 叔平

司果 邊誠男 子. 同知 李順吉 胥

醫科. 寧國元從勳. 外. 醫僉 <醫>

1635.6.10. 承文院 寫字官肄習 <承>

1643 (仁祖21) 式年試 醫科

1645.8.20. 僉正. 寧國元從 三等 錄勳

1655.2.4 (孝宗6) 奏請使行 醫員 <承>

* 5世 / 護軍公派

변석구 邊錫龜 ?

本貫 原州

外醫 邊墍 子. 醫科 邊墡 從姪

醫科

1651 (孝宗2) 式年試 醫科

* 11世 / 護軍公派

변석규 邊錫圭 ?

本貫 原州. 外醫 邊墍 子

1664 (顯宗5) 醫員. 父 墍 <上>

* 11世 / 護軍公派

변선 邊墡 1608~?.1.18

本貫 原州. 字 道卿

外醫 邊忠吉 次男. 申# 胥 <族譜>

醫科. 外. 通訓 <承>. 醫正 <八>

1608 (宣祖41) 生 <族譜>

1630 (仁祖8) 式年試 醫科

1636.7.11 通訓. 咸鏡北道審藥 除授 <承>

* 10世 / 護軍公派

변시태 邊始泰 邊時泰 ?
本貫 原州
醫科 邊汝牧 子. 萬戶 鄭興益 胥
醫科. 外
1693 (肅宗19) 式年試 醫科 壯元
1696.7.26. 義禁府 月令醫員 <承>
* 7世 / 護軍公派

변여망 邊汝望 ?
本貫 原州. 字 渭叟
醫科 邊斗卿 長男
醫科
1657 (孝宗8) 式年試 醫科
* 6世 / 護軍公派

변여목 邊汝牧 ?
本貫 原州. 醫科 邊斗卿 次男
醫科 邊汝望 弟. 圃別 金重燁 胥
醫科
1672 (顯宗13) 式年試 醫科 壯元
* 6世 / 護軍公派

변여적 邊汝勣 ?
本貫 原州
醫科 邊斗卿 三男. 醫科 邊汝牧 弟
醫科
1675 (肅宗1) 增廣試 醫科
* 6世 / 護軍公派

변여정 邊汝靖 ?
本貫 原州. 醫科 邊斗卿 四男 <姓>
醫科
1682 (肅宗8) 增廣試 醫科

* 6世 / 護軍公派

변영강 邊永康 ?
本貫 原州. 字 仲綏
醫科 邊琓 長男. 金汝禮 胥
醫科. 外. 醫主 <醫>
1660 (顯宗1) 增廣試 醫科
* 11世 / 護軍公派

변영석 邊永錫 ?
本貫 原州. 醫科 邊墇 三男
醫科. 外
1666 (顯宗7) 式年試 醫科 壯元
1678.閏3.18. 義禁府 月令醫官 <承>
* 11世 / 護軍公派

변영수 邊永綏 1636~?
本貫 原州. 字 子安
醫科 邊墇 次男. 譯正 柳俊立 胥
醫科. 保社元從勳. 外. 司猛
1657 (孝宗8) 式年試 醫科 壯元
1677.5.21 (肅宗3) 使行醫員. 賞 <承>
1694.5. 司猛. 保社元從 二等 錄勳
* 11世 / 護軍公派

변영청 邊永清 1624~1706
本貫 原州. 字 汝靜. 外醫 邊垣 獨子
譯科 金謹行 胥. 醫科 邊墇 姪
尹以顯, 崔志亮 胥 <醫先>
醫科. 寧國元從勳. 內 <太>
嘉善. 醫僉 <錄券>. 同知
1643 (仁祖21) 式年試 醫科
1645.8.20. 僉正. 寧國元從 三等 錄勳

1649. 醫員<仁祖大王山陵儀軌>

1651 (孝宗2) 內醫院入院<太>

1699.2.1 (肅宗25) 加資(通政)<承>

1702.2.9 (肅宗28) 副護軍 除授<承>

1702.3.21 (肅宗28) 忠翊將 除授<承>

1702.4.1. 同知 除授<承>

1703.10.1 (肅宗29) 忠翊將 除授<承>

* 11世 / 護軍公派

변영태 邊永泰 ?

本貫 原州. 醫科 邊琓 次男

醫科 邊永康 弟. 譯判 崔孝信 胥

醫科

1662 (顯宗3) 增廣試 醫科 壯元

* 11世 / 護軍公派

변영휘 邊永徽 ?

本貫 原州. 醫科 邊琓 四男

醫科 邊永康 弟. 金宗傑 胥

醫科. 外

1674.7.19. 義禁府 月令醫員<承>

1675 (肅宗1) 式年試 醫科

* 11世 / 護軍公派

변영희 邊永熙 ?

本貫 原州. 字 汝和

醫科 邊㙖 長男. 金重男 胥

醫科. 外. 通訓<邊儀 武>. 醫正<醫>

1654 (孝宗5) 式年試 醫科

1660.9.24. 義禁府 月令醫官<承>

1661.9.10. 義禁府 月令醫官<承>

1670.10.10 (顯宗11) 前 典醫正<承>

* 11世 / 護軍公派

변옥 邊沃 ?

本貫 原州. 司勇 邊錫智 次男

醫科 邊錫龜 姪. 李世膺 胥

醫科. 外. 主簿<李思儉 譯>

1684 (肅宗10) 式年試 醫科

1717.10.3. 義禁府 月令醫員<承>

1725.7.1. 義禁府 月令醫員<承>

1726 (英祖2) 主簿<李思儉 譯>

* <族譜><承> "邊浹" 記錄

* 12世 / 護軍公派

변완 邊琓 1617~1641

本貫 原州. 字 叔平

外醫 邊忠吉 四男. 進士 表正耇 胥

醫科. 外. 醫正<醫>

1617 (光海9) 生<族譜>

1635 (仁祖13) 增廣試 醫科

1641 (仁祖19) 卒<族譜>

* 10世 / 護軍公派

변위 邊偉 ?

本貫 原州. 邊希良 子. 籌學 朴沈 胥

外. 通訓. 內<姓續>. 惠主<邊致定 醫>

1657 (孝宗8) 內醫<邊致定 醫>

1670 (顯宗11) 通訓<邊致寅 武>

* <太> 未收錄

* 馨系 3世

변원 邊垣 1606~?.1.28

本貫 原州. 字 世授<族譜>

外醫 邊忠吉 長男. 朴兌元 胥

寧國元從勳. 外. 奉事<邊永淸 醫>

1606 (宣祖39) 生<族譜>

1645.8.20. 醫員. 寧國元從 二等 錄勳
* 10世 / 護軍公派

변응익 邊應翼 1827.4.2~1881(?)
本貫 原州. 字 子匡
譯科 邊植 長男. 內醫 金翼周 胥
醫科. 內<太>. 通政<承>
醫僉<承>. 內正<醫>. 監牧
1844 (憲宗10) 增廣試 醫科
1864.3.2. 前 醫僉. 內醫院入院<承>
1870.10 (高宗7) 內醫正<完薦>
1872.8.26 (高宗9) 內醫正<繼後>
1873.1.1 (高宗10) 御醫<省>
1874.2.1~1876.3. 蔚山監牧官<承>
1878.2.24. 內醫. 加通政<承>
1881.6.15 (高宗19) 有頉<承>
* 17世 / 護軍公派

변의중 邊義中 ?
本貫 未詳
外. 醫參<承>
1738.4.3 (英祖14) 典醫參奉. 汰<承>

변차산 邊次山 ?
本貫 未詳
1688.12.22. 院 月令製藥官<承>
1709.11.2. 義禁府 月令醫員<承>

변창윤 邊昌潤 1649~1734
本貫 原州. 字 德甫
醫科 邊永康 三男. 醫科 張有齡 胥
醫科. 外. 醫正<邊啓中 律>
1649 (孝宗卽位) 生<族譜>

1693 (肅宗19) 久任. 式年試 醫科
1696.8.14. 全羅兵營審藥 除授<承>
1698.8.1. 義禁府 月令醫員<承>
1710 (肅宗36) 典醫正<邊啓中 律>
1734 (英祖10) 卒<族譜>
* 12世 / 護軍公派

변창흡 邊昌洽 ?
本貫 原州. 字 遠瑞
醫科 邊永泰 長男. 張子房 胥
醫科. 外. 醫僉<醫>
1699 (肅宗25) 增廣試 醫科 壯元
* 12世 / 護軍公派

변충길 邊忠吉 1577~1644
本貫 原州. 字 誠伯<族譜>
司僕養馬 出身<朝野輯要>
邊信 子. 徐麒祥 胥<邊墇 醫>
外. 縣監
1577 (선조11) 生<族譜>
1619.9.10 (光海 11)
-<實> 金存敬之行醫員. 病重, 加資
1623.4.10. 橫城縣監. 罷職<實>
* 9世 / 護軍公派

변치수 邊致綏 1742~?
本貫 原州. 字 士安
進士 邊熑 子. 內醫 鄭行哲 胥
醫科. 外. 醫正<醫>
1771 (英祖47) 式年試 醫科
* 15世 / 護軍公派

변치정 邊致定 1630~?
本貫 原州. 字 寧甫
外醫 邊偉 子. 內醫 宋擎日 胥
醫科
1657 (孝宗8) 式年試 醫科
* 馨系 4世

변치한 邊致翰 1743~1796
本貫 原州. 字 汝宗
監牧官 邊炯 子
醫科 邊致綏 再從弟. 醫科 申應渭 胥
醫科. 內. 折衝<醫>. 僉樞<太>
1771 (英祖47) 式年試 醫科
1771 (英祖47) 內醫院入院<太>
1775.5.12 (英祖51) 御醫 陞差<承>
1790.1.25 (正祖14) 加資(通政)<承>
1790.2.6. 副護軍 除授<承>
1795.9.15 (正祖19) 副護軍 除授<承>
* 15世 / 護軍公派

변치헌 邊致憲 1634~?
本貫 原州. 字 章甫. 外醫 邊偉 子
醫科 邊致定 弟. 全應仁 胥
醫科. 外. 惠久<醫>. 醫主<醫>
1657 (孝宗8) 式年試 醫科
* 馨系 4世

변태환 邊泰桓 1820~?
本貫 原州. 字 大之
同知 邊淮 子. 醫科 邊永熙 甥孫
計士 李浩晋 胥. 李宜萬 胥<醫先>
醫科. 外. 醫僉<醫>
1859 (哲宗10) 增廣試 醫科 壯元
1861.3 (哲宗12) 典醫主簿<完薦>

1866.6 (高宗3) 典醫僉正<完薦>
* 17世 / 護軍公派

변한모 邊翰謨 ?.1.3~1778.3.18
本貫 原州. 字 汝顯<族譜>
僉樞 邊爀 次男. 趙時璧 胥<族譜>
外. 嘉善. 醫久<八>. 司果<八>. 同樞
1778.3.18 (正祖2) 卒<族譜>
1810.1.2. 故 同知. 妻 趙氏 加爵<省>
* 13世 / 護軍公派

변한산 邊漢山 ?
本貫 未詳
內<實>. 右軍司正
1447.5.6 僧侶 崇泰, 學 醫術<實>
1452.5.14 (文宗2) 文宗 卒 入侍<實>
1452.5.18 文宗 卒 罪. 降等 任令史<實>
1453.1.4. 典醫監令史 放免<實>
1454.3.13 (端宗2) 行 右軍司正<實>
* <太> 未收錄

변한수 邊翰壽 邊漢壽 1734~?
本貫 原州. 字 眉仲. 僉知 邊桀 子
醫科 邊爀 再從姪. 內醫 鄭得禧 胥
醫科. 外. 惠主<醫>
1756 (英祖32) 式年試 醫科
1777.8.19 (正祖1) 惠民主簿<承>
* 13世 / 護軍公派

변혁 邊爀 1689~?
本貫 原州. 字 晦一. 邊相昴 子
醫科 邊錫龜 三從姪. 韓貴成 胥
醫科. 外. 惠主<醫>

217

1713 (肅宗39) 增廣試 醫科
1723.11.20. 義禁府 月令醫員<承>
1732.12.12. 義禁府 月令醫員<承>
* 12世 / 護軍公派

변협 邊浹 = 변옥 邊沃 誤記

변효인 邊孝仁 ?
本貫 未詳
1619.12.13. 院 月令劑藥官<實>

변훈 邊壎 1619~?
本貫 原州. 字 子律
外醫 邊忠吉 五男. 李禮儉 胥
醫科. 寧國元從勳. 外. 醫正<錄券>
1643 (仁祖21) 敎授. 式年試 醫科 壯元
1645.8.20. 正. 寧國元從 三等 錄勳
1650.11.19 (孝宗1) 典醫監醫員<上>
* 10世 / 護軍公派

原州邊氏
護軍公派 / 5世 醫科 邊斗卿 以後 35名
醫系 3世 外醫 邊偉 以後 3名

徐氏

加平 達城 大邱

서덕상 徐德尙 = 서상덕 徐尙德

서명위 徐命緯 1725~?
本貫 大邱. 字 經之
進士 徐有稷 祖<承>
同參. 崇祿<參>. 僉使. 縣監. 知事
1760.6.23 (英祖39) 同參 差下<承>
1760.6.25. 副司勇 除授<承>
1768.3.11 (英祖44) 副司果 除授<承>
1768.7.28. 加資(通政)<承>
1768.9.2. 僉知 除授<承>
1768.11.3. 草芝僉使 除授<承>
1769.7.11 (英祖45) 加嘉善<承>
1770.10.30 (英祖46) 加嘉義<承>
1771.4.19 (英祖47) 同知 除授<承>
1773.1.26. 砥平縣監 除授<承>
1773.9.22 (英祖49) 加資<承>
1774.10 (英祖50) 龍仁縣令<承>
1774.10.4. 副護軍 除授<承>
1774.12.5. 知事 除授<承>
1774.12.9. 副護軍 除授<承>
1775.5.2 (英祖51) 副護軍 除授<承>
1775.9.21. 加崇祿<承>
* 19世

서문규 徐文奎 1710~1755(?)
本貫 達城. 字 聚五
內鍼<鍼>. 引儀. 設別. 察訪. 司果
1742 (英祖18) 內鍼醫差下<鍼>
1747.9.28 (英祖23) 引儀 除授<承>
1749.9.14. 典設別提 除授<承>
1751.閏5.6~1753.12. 長水察訪<承>
1753.12.16 (英祖29) 司果 除授<承>
1755.1.15 (英祖31) 有頉<承>

서병효 徐丙孝 1857.2.4~1939.3.7

本貫 大邱. 字 明重. 號 龜雲. 白南

安東 生. 徐相道 子. 權# 胥<族譜>

勳四等. 太. 嘉善<承>. 勅三等. 典醫長

<經驗古方要抄>(1936年)

1901.12.20~21. 商工學校敎官<承>

1904.9.12 (光武8) 醫官<承>

1905.12.25. 德陵改修功. 加通政<承>

1907.10.28 (隆熙1)

-<皇城> 任 侍從院典醫長. 勅三等

1910.8.25. 侍從院典醫長. 加嘉善<實>

1911.2.11. 任 李王職典醫<實>

1912.12.7. 勳四等<總>

1914.7.13 醫生免許 4580號發給<總>

1915.6.29. 典醫. 陞 高等官 三等<實>

1939.3.7. 卒<總>

* <太> 未收錄

* 24世 / 都尉公派

서상덕 徐尙德 ?

本貫 未詳. 異名 徐德尙<醫><醫先>

醫科. 亨難元從勳. 外

1603 (宣祖36) 式年試 醫科

1604.2.9. 柳成龍 訪問<柳大統曆>

1614.7.18. 醫員. 亨難元從 三等 錄勳

서언복 徐彦福 ?

本貫 未詳

宣武元從勳. 外. 醫生<錄券>

1605.4.16. 醫生. 宣武元從 三等 錄勳

서중성 徐仲誠 ?

本貫 未詳

外. 醫正<實>

1467.2 (世祖13) 醫員<睿宗 實>

1473.4.25 (成宗4) 典醫正<實>

1476.10.18 (成宗7) 典醫正<實>

서진흥 徐振興 ?

本貫 加平

通政 徐尙潤 子. 通政 徐得禮 孫

雲奉 徐應祥 胥<姓續>

外. 醫參<李仁大 雲>

서즙 徐緝 ?

本貫 未詳

外. 醫副正

1513 醫副正. 式年試 醫科 參試<醫>

서하 徐賀 ?

本貫 未詳

外. 食醫

1427.7.27. 前 司膳署食醫<實>

石氏

慶州 忠州

석수도 石守道 1513~?

本貫 慶州. 京 水標石里 居<眉巖>

內. 通訓<石泓 生>. 內正<太>

1568 (宣祖1) 通訓. 醫奉<石涵 生>

1570 (宣祖3) 通訓. 醫僉<石泓 文>

* 子 石涵 <榜目> "本貫 廣州" 記錄

석주태 石柱泰 1668~?
本貫 忠州
內鍼<鍼>. 通政<承>. 資主. 副司果
1715.6.21 (肅宗41) 副司果 除授<承>
1719 (肅宗43) 內鍼醫差下<鍼>
1720.2.10~6.15. 活人別提<承>
1720.6.15. 內資主簿 除授<承>
1722.9.2 (景宗2) 引儀 除授<承>
1723.9.28 (景宗3) 加通政<承>
1723.10.1. 李時弼 關 追捕<辛壬>

석홍 石泓 ?
本貫 慶州. 字 養淑. 內醫 石守道 子
醫科. 外. 醫直<醫>
1570 (宣祖3) 前 直長. 式年試 醫科三位

선의유 宣義維 ?
本貫 寶城
外. 通訓. 惠奉<宣養中 生>
1554 (明宗9) 監營審藥<黙齋>
1568. 通訓. 行 惠民奉事<宣養中 生>

薛氏

설의손 薛義孫 ?
本貫 未詳
外. 醫參<實>
1495.3.16 (燕山1) 典醫參奉<實>

宣氏
寶城 單本

선상윤 宣尙胤 ?
本貫 寶城
醫科. 外
1660.6.22. 院 月令劑藥官<承>
1662 (顯宗3) 增廣試 醫科

成氏
昌寧

성박 成璞 1696~?
本貫 昌寧. 成後選 子<族譜>. 成琢 弟
外. 醫直<承>
1731.4.19 (英30) 遠接使問疾官<承>
1731.4.20. 三十六歲. 典醫直長<承>

1731.5.23. 成琢 關聯 鞫問後 放 <承>
* 16世 / 桑谷公派

성숙명 成叔明 ?
本貫 未詳
外. 醫僉 <實>
1472.1.23 (成宗3) 典醫僉正 <實>

성협 成浹 1537~?
本貫 昌寧. 字 士和. 號 士悅 <西厓集>
沔川 居. 豊儲直長 成鶴齡 子
進士. 儒醫. 縣監. 佐郎
1573 (宣祖6) 式年試 進士
1604.6.22. 掌苑別座 除授 <竹>
1604.7.2. 醫藥 推薦 <實>
1605.5.11. 司僕主簿 除授 <竹>
1606.10.4. 茂朱縣監 除授 <實>
1608.1.7. 宣祖藥 論議 <實>
* 14世 / 檜谷公派

성호 成灝 1721~?
本貫 昌寧. 字 大心. 大深. 號 尚菴
進士 成萬秋 子
進士 成萬春 繼子 <族譜>
外. 副司猛 <海槎日氣>
1763.8.3~1764.7.8 (英祖39~40)
-<海槎日氣> 副司猛. 通信使行 醫員
* 18世 / 桑谷公派

성후룡 成後龍 ?
本貫 昌寧. 觀察使 成俊耉 庶孼
同參. 禦侮. 典獄參奉 <參>. 副司果
1658.7.21 (孝宗9) 製藥 參與 <承>

1658.9.15. 博通醫方, 同參差下 <承>
1659.12.15 (顯宗卽位) 副司果 <承>
1664.1.10~16 南部參奉 因庶孼汰 <承>
1666. 禦侮. 忠佐衛 副司果 <成璟 進>
* 15世 / 獨谷公派

孫氏

光州 密陽 安東 平海

손경복 孫景復 ?
本貫 密陽
外. 惠參 <孫行儉 雲>
1798 (正祖22) 惠民參奉 <孫行儉 雲>

손덕 孫德 ?
本貫 未詳
外. 醫久 <實>
1477.5.24 (成宗8) 典醫前銜 <實>

손몽상 孫夢象 ?
本貫 密陽
孫銀環 子. 內鍼 朴仁荃 胥
醫科. 亨難元從勳. 靖社元從勳
內. 內正 <太>
1606 (宣祖39) 式年試 醫科
1609.2~1609.5. 都監醫員 <穆陵修改儀軌>
1614.7.18. 直長. 亨難元從 三等 錄勳
1617.6.24. 內醫. 東班之職命 <實>

221

1625.9.1. 內正. 靖社元從 三等 錄勳

손문서 孫文恕 ?
本貫 光州. 內醫 孫士銘 子<鶴峯集>
醫科. 外
1590 (宣祖23) 增廣試 醫科
1590.3.5~1591.2 (宣祖23~24)
-<鶴峯集><海槎錄> 通信使行 醫員

손사균 孫士鈞 = 손사명 孫士銘

손사명 孫士銘 ?
本貫 光州. 他名 孫士鈞
內. 通政<實>. 內僉<太>. 衣判. 僉知
<醫林撮要> 編纂 關與
1564.12.21. 主簿. 尙衣判官 除授<實>
1565.10.9 (明宗20) 加通政<實>
1567.6.22 (明宗22) 僉知 除授<實>
1575.1.9 (宣祖8) 醫官<實>

손세균 孫世鈞 ?
本貫 安東. 孫苟麟 子
醫科. 外. 醫參<醫>
1543 (中宗38) 前 參奉. 式年試 醫科三位

손숙겸 孫叔謙 ?
本貫 平海. 孫景裕 子. 池允濟 胥
醫習<孫軾 進>. 奉列
* 27世 / 進士公派

손흡 孫滃 ?
本貫 未詳. 雲峯 居
1571.6.19 (宣祖4) 醫習<眉巖>

宋氏
慶州 礪山 恩津 豊德

송경일 宋擎日 1588~?
本貫 豊德
譯正 宋應瑄 子. 柳禮龍 胥
醫科. 內. 通訓<宋榮遠 武>. 內正<太>
1615 (光海7) 式年試 醫科
1631.2.29 (仁祖9) 掌務官<承>
1637 (仁祖15) 內正<宋光遠 武>
1642.3.22~1643.5.14. 瀋陽陪從<東>

송경일 宋擎日 1619~?
本貫 慶州. 字 秀夫
宋得男 子. 崔洛 胥
醫科 寧國元從勳 外. 醫敎<宋瑞奎 雲>
1643 (仁祖21) 式年試 醫科
1645.8.20. 醫員. 寧國元從 三等 錄勳
1662.6.22 (顯宗3) 惠民敎授<承>

송경행 宋擎行 ?
本貫 未詳
1649.8.3. 義禁府 月令醫員<承>

송계종 宋繼宗 ?
本貫 未詳
1483.9.3. 迎接都監醫員. 敍用<實>

송명원 宋明遠 ?
本貫 豊德. 內醫 宋擎日 三男

1663.10.11. 別定救療醫官<承>

송성원 宋聖遠 ?
本貫 豊德
外. 惠參<安山李 族譜><姓續>

송재후 宋載厚 ?
本貫 未詳
1826.11.4. 義禁府 月令醫員<承>
1826.11.8. 義禁府 月令醫員<承>

송첨 宋瞻 ?
本貫 未詳
佐翼原從勳. 佐理原從勳. 內
昭威. 內正<實>. 司直
1552.5.18. "瞻仍仕內醫院"<實>
1455.12.27 行 司直. 佐翼原從勳 三等
1471. 行 內主. 佐理原從 三等 錄勳
1476.11.7 (成宗7) 內醫正. 加資<實>
1478.12.12 (成宗9) 賞<實>
* <太> 未收錄

송헌일 宋憲一 1850.2.7~1916.2.1
本貫 恩津
太. 通政<承>. 判二等. 中樞院議官
1901.5.20 任 中樞院議官. 奏六等<承>
1903.7.26 任 陸軍醫 敍 判二等<大韓>
1903.10.4 (光武7) 加通政<承>
1906.3.12. 任 典醫. 判四等<承>
1914.12.11 李王典醫補. 判二等<總>
1915.7.13 醫生 免許 4587號 發給<總>
1916.2.1. 典醫補. 卒<實>
* <太> 未收錄

송호양 宋好讓 ?
本貫 礪山
外. 醫久<宋植 雲>
1564 (明宗19) 典醫前銜<宋植 雲>

송호원 宋虎元 ?
本貫 未詳
外. 醫正
1525. 正. 式年試 醫科 參試<醫>

송흠 宋欽 ?~1497.10
本貫 未詳
佐理原從勳. 內. 嘉義<實>
內僉<錄券>. 典醫提調. 同知
1467.2 (世祖13) 醫員<睿宗 實>
1471. 行 內僉. 佐理原從 三等 錄勳
1487.7.4 (成宗18) 折衝 僉知<實>
1488.11.15. 加嘉善 僉知<實>
1491.1.17 (成宗22) 嘉善 同知<實>
1494.2.24 (成宗25) 加資<實>
1495.5.11. 行 上護軍 除授<實>
1495.9.16. 典醫提調 除授<實>
1497.7.3 (燕山3) 上護軍. 上疏<實>
1497.10.3. 近日 卒<實>
1504.4.21. 廢妃 卒 關, 副棺斬屍<實>
* <太> 未收錄

承氏

승한추 承漢樞 ?
本貫 未詳
外. 藥房
1786.12.14 (正祖10) 訓練院藥房 <省>

申氏

高靈 波平 平山

신가귀 申可貴 1608~1659.6.4
本貫 平山. 字 時伯. 全羅 古阜 居
武科. 鍼醫. 嘉善. 縣監. 同知
1633 (仁祖11) 式年試 武科 三位
1638.7.29. 哨官. 辛啓榮 治療 <承>
1641.9.9. 武臣兼宣傳官. 瀋陽行 <承>
1644.2.24~44.11.16 彦陽縣監 <承>
1645.3.17~閏6.12 (仁祖23)
-<燕日> 謝恩 兼進賀使行 醫員
1647.3.11. 麟坪大君 陪行鍼醫 <承>
1648.11.4~1650.12. 泗川縣監 <先>
1658.11.20 (孝宗8) 加資 <承>
1659.6.4. 同知. 孝宗 卒後 絞殺 <承>

신경종 申敬宗 ?
本貫 未詳
內 <實>
1505.2.14. 內醫. 醫術仕路 上疏 <實>
* <太> 未收錄

신경황 申景潢 ?
本貫 未詳
外. 審藥 <亂中日記>
1594.7.11. 審藥 <亂中日記>

신계심 申啓沁 ?
本貫 未詳
外. 醫奉 <承>
1764.8.10. 典設司假官典醫奉事 <承>

신계효 申繼孝 ?
本貫 平山
外. 承訓郎. 醫奉 <申後一 武>
1678. 承訓郎. 典醫參奉 <申後一 武>

신덕침 申德沈 ?
本貫 未詳
外. 醫久 <承>
1753.3.18. 義禁府 月令醫員 <承>
1761.2.2. 義禁府 月令醫員 <承>
1777.8.19 (正祖1) 典醫監醫員 <承> ·

신덕흥 申德興 ?
本貫 高靈. 字 起彬. 譯科 申世濟 子
內醫 申汎 俶孫. 林挺僑 胥
醫科. 主簿 <姓>
1711 (肅宗37) 式年試 醫科

신두추 申斗樞 1678~?
本貫 高靈. 字 汝建
申根 子. 內醫 申汎 孫
譯正 卞龜年 胥. 金豪達 胥<醫先>
醫科
1705 (肅宗31) 增廣試 醫科
* 17世 / 歸來亭公派 (安峽公派)

신득일 申得一 ?
本貫 平山
中軍 申澤舟 子. 懷義君 李哲男 妻父
醫科. 首醫. 亨難元從勳. 衛聖元從勳
翼社元從勳. 定運元從勳. 昭武元從勳
內. 崇政<太>. 內正<醫>
衣主<太>. 知樞
1591 (宣祖24) 式年試 醫科 壯元
1608.7.7 內醫正. 臨海君 處罰 訴<實>
1614.7.18. 奉事. 亨難元從 一等 錄勳
1614.8.27. 主簿. 衛聖元從 三等 錄勳
1614.10.29 內正. 翼社元從 一等 錄勳
1614.10.11. 主簿. 定運元從 三等 錄勳
1619.12.13 (光海11) 御醫. 加資<實>
1628.9.17. 行 司直. 昭武元從 一等 錄勳
1629.4.12 (仁祖7) 同知 除授<承>
1631.2.29 (仁祖9) 加資憲<承>
1638.5.2 (仁祖18) 入侍<承>
* <太> 享年 77

신득참 申得驂 ?
本貫 未詳
內. 內僉<實>

1477.3.8 (成宗8) 內醫僉正. 加資<實>
* <太> 未收錄

신만 申曼 1620~1669
本貫 平山. 字 曼情. 號 孝義
申瀷隆 子. 宋時烈 門人
<舟村新方>(死後 1687年 刊) 著述
* 22世 / 正言公派

신범 申汎 ?
本貫 高靈. 字 敬之
他名 申沈<太><醫先>
譯僉 申克海 長男. 內醫 李春楊 胥
醫科. 內. 內正<太>
1652 (孝宗3) 增廣試 醫科
1667.1.1 (顯宗8) 直長<承>
1669 (顯宗10) 內醫院 入院<太>
1674.10.17 (肅宗卽位) 內醫. 賞<承>
* 15世 / 歸來亭公派 (安峽公派)

신병 申昺 ?
本貫 未詳. 羅州 居
1700.5.10. 業儒. 同參議藥之<承>

신보종 申補宗 申輔宗 ?
本貫 未詳. 庶孽<實>
佐理原從勳. 內. 禦侮<實>. 內正<實>
1471. 內正. 佐理原從 三等 錄勳
1471.閏9.17 (成宗2) 內醫正<實>
1494.9.7. 今若加資, 卽爲堂上<實>
1497.8.5. 庶孽. 醫科未登第<實>
* <太> 未收錄

신부 申恷 ?
本貫 未詳
1717.10.6. 儒醫. 今姑退送 <承>

신분 申濆 申汾 ?
本貫 高靈. 申繼氵眉 四男 <族譜>
庶孼 <韓史綮>. 富平 居
外. 典醫副正 <陽谷集>
1531.3.28 (中宗26) 醫員. 推考 <實>
1539 (中宗35) 前 副正
- <陽谷集> 迎華使行 醫員
1542.6.12. 前 典醫醫員. 推考 <實>
* 11世 / 庶尹公派 (都事公派)

신석모 申錫模 ?
本貫 高靈
外醫 申永祿 子. 譯直 洪起祖 胥
外. 惠參 <完薦>
1875.8 (高宗12) 惠民參奉 <完薦>

신성수 申聖洙 1694~?
本貫 高靈. 字 魯叟
內醫 申熙溟 長男. 計士 李鳳齡 胥
醫科. 外. 醫正 <醫>
1721 (景宗1) 增廣試 醫科 壯元
* 17世 / 歸來亭公派 (安峽公派)

신세무 申世茂 ?
本貫 未詳
外. 審藥
1568.7.25 (宣祖1) 咸鏡審藥 <眉巖>
1571.3.12 (宣祖4) 審藥 <眉巖>
1574.3.11. 慶尙左兵使審藥 <眉巖>

신세장 申世章 ?
本貫 高靈. 申淸 次男
內醫 申汎 姪. 秦彦壁 胥 <姓>
外. 惠奉 <姓>
1682 (肅宗8) 申世濟 弟 <申世濟 譯>
* 16世 / 歸來亭公派 (安峽公派)

신승손 申承孫 ?
本貫 平山. 字 世保
申繼童 子. 韓明澮 庶胥 <淸州韓 族譜>
醫科. 靖國原從勳. 外. 醫正
1498 (燕山4) 式年試 醫科
1507.4.20. 直長. 靖國原從 二等 錄勳
1513. 典醫正. 式年試 醫科 參試 <醫>
* 17世 / 齊靖公派

신여# 申汝# ?
本貫 高靈. 字 濟元
外. 寫字. 宣務郎. 醫奉 <義順館>
1572.10.11. 宣務郎. 醫奉 <義順館>

신여탁 申汝濯 ?
本貫 高靈. 字 可淸
醫科. 內 <醫>
1591 (宣祖24) 式年試 醫科
* <太> 未收錄

신여택 申汝澤 ?
本貫 高靈
醫科. 扈聖元從勳. 內 <太>. 內正 <醫>
1585 (宣祖18) 式年試 醫科
1593.1.18. 內醫. 方時春 治療 <實>
1605.4.5. 醫員. 扈聖元從 三等 錄勳

신영록 申永祿 ?
本貫 高靈. 申景模 父
外. 腫敎<金薰泳 醫>
1861.3 (哲宗12) 惠民直長<完薦>

신용 申湧 ?
本貫 高靈
譯正 申益海 子. 內醫 朴升馨 胥
外. 惠主<姓>
* 15世 / 歸來亭公派 (安峽公派)

신유상 申有相 ?
本貫 高靈. 譯科 申德海 長男
內醫 申汎 再從弟. 醫科 邊壦 胥
醫科
1663 (顯宗4) 式年試 醫科
* 15世 / 歸來亭公派 (安峽公派)

신응위 申應渭 1707~?
本貫 高靈. 字 仲叔. 申聖沂 子
內醫 申熙溟 孫. 鄭德崇 胥
醫科. 外. 醫僉<醫>
1735 (英祖11) 式年試 醫科
* 18世 / 歸來亭公派 (安峽公派)

신응유 申應游 1722~1780
本貫 高靈. 字 景言
醫科 申聖洙 長男. 李光績 胥
醫科. 內. 通訓<承>. 內正<太>. 副司果
1754 (英祖30) 增廣試 醫科
1761 (英祖37) 內醫院入院<太>
1772.11.2 (英祖48) 御醫差下<承>
1772.11.4. 副司果 除授<承>

* 18世 / 歸來亭公派 (安峽公派)

신침 申沈 = **신범** 申汎

신한룡 申漢龍 ?
本貫 高靈. 司果 申德洽 次男
醫科 申德興 從姪. 崔昌熙 胥
外. 醫直<姓>
1803 (純祖3) 典醫直長<申潤權 譯>
* 18世 / 歸來亭公派 (安峽公派)

신한즙 申漢楫 1706~?
本貫 高靈. 字 廈卿
譯科 申好沈 長男
醫科 申顯溥 三從姪. 內醫 李萬祥 胥
醫科. 外. 醫正<醫>
1741 (英祖17) 式年試 醫科
* 18世 / 歸來亭公派 (安峽公派)

신해 申諧 ?
本貫 波平. 字 國而. 及第 申行知 子
醫科 平難元從勳. 內. 內僉<太>
1582 (宣祖15) 式年試 醫科
1591.3.21. 內醫. 平難元從 三等 錄勳
* <醫> "己卯生" 記錄. 誤謬推定

신현부 申顯溥 1715~?
本貫 高靈. 字 達甫
譯科 申之浩 長男
內醫 申汎 再從孫. 趙泰誼 胥
醫科. 外. 醫僉<醫>
1735 (英祖11) 式年試 醫科
1738.2.20. 義禁府 月令醫員<承>
* 17世 / 歸來亭公派 (安峽公派)

신희명 申熙溟 1664~1714
本貫 高靈. 字 滓甫. 譯科 申瑾 子
內醫 申汎 從姪. 籌學 金國衡 胥
譯正 申泰海 孫. 內醫 金汝器 孫壻
醫科. 內. 通政<太>. 僉知
1681 (肅宗7) 式年試 醫科
1687 (肅宗13) 內醫院入院<太>
1710.2.10 (肅宗36) 掌務官. 加資<承>
* 16世 / 歸來亭公派 (安峽公派)

신희호 申希浩 ?
本貫 高靈. 字 浩浩
尙衣正 申渙 庶孼
醫科. 外. 醫主<實>
1507 (中2) 直長. 式年試 醫科 一位
1509.4.1 (中宗4) 前 醫主. 庶孼<實>
-<冲齋集> 宰相庶孼子孫 許赴 雜科
* 10世 / 淳昌公派 (司僕正公派)

高靈申氏
歸來亭公派 (安峽公派) /
15世 內醫 申汎 以後 13名

辛氏
靈光 寧越

신간 辛碅 ?
本貫 寧越

武科 辛馨遠 子. 武科 金汝敏 胥
醫科<牛峰金 族譜>. 醫教<姓>
1711 (肅宗37) 教授<辛世翊 醫>
* <醫> 未收錄
* 26世 / 判書公派

신기석 辛器碩 ?
本貫 寧越
內醫 辛德淸 子. 申惟海 胥
醫科. 保社元從勳. 內. 通訓. 內正<太>
1649 (仁祖27) 式年試 醫科 壯元
1650 (孝宗1) 內醫院入院<太>
1684.5.5 (肅宗10) 御醫陞差<承>
1694.5. 直長. 保社元從 一等 錄勳
* 20世 / 草堂公派

신덕방 辛德芳 ?
本貫 寧越
醫科. 外
1649 (仁祖27) 式年試 醫科
1651.12.30. 義禁府 別定醫官<承>
1652.1.1. 別定醫官. 拿推<推鞫>
* 19世 / 草堂公派 (?)

신덕청 辛德淸 1590~1665
本貫 寧越
醫科 辛春男 子. 同知 邊俊 胥
醫科. 靖社元從勳. 內. 內正<太>
1609 (光海1) 式年試 醫科 壯元
1625.9.1. 判官. 靖社元從 三等 錄勳
1637.閏4.25 ~ 38.2.18. 瀋陽陪從<東>
* 19世 / 草堂公派

신봉수 辛鳳壽 ?

本貫 寧越 (?)

醫科. 亨難元從勳. 外. 主簿

1590 (宣祖23) 增廣試 醫科 壯元

1614.7.18. 主簿. 亨難元從 二等 錄勳

* 17世 / 草堂公派 (?)

신석조 辛錫祚 ?

本貫 寧越

內醫 辛世翊 次男. 崔漢基 胥

外. 醫直<辛璕 律>

1774 (英祖50) 典醫直長<辛璕 律>

* 28世 / 判書公派

신세익 辛世翊 1688~1764

本貫 寧越. 字 聖弼

醫科 辛碙 三男<族譜>

卞爾禮 胥. 武科 崔翊鼎 胥<醫先>

醫科. 揚武元從勳. 內<太>. 嘉善. 同樞

1711 (肅宗37) 式年試 醫科

1728.7.15. 前 主簿. 揚武元從 二等 錄勳

1746.2.8 (英祖22) 加通政<承>

1746.2.25. 仍屬御醫<承>

1753.1.11~2.21. 忠翊將<承>

1753.1.21 (英祖29) 僉知 除授<承>

1763.1.9 (英祖39) 同知 除授<承>

1764.4.1~6.14 (英祖40) 同知<承>

1764.6.17. 副護軍 除授<承>

* 27世 / 判書公派

신우빙 辛遇聘 1574~?

本貫 寧越. 字 進卿

醫科. 亨難元從勳. 翼社元從勳

外. 副司果<辛應燦 武>

1609 (光海1) 增廣試 醫科

1614.7.18. 醫員. 亨難元從 三等 錄勳

1614.10.29 醫員. 翼社元從 三等 錄勳

* 19世 / 草堂公派

신중려 辛重呂 ?

本貫 寧越

僉使 辛斗翊 三男. 內醫 辛世翊 姪

張景賢 胥<牛峰金 族譜>

外. 醫久<承>

1777.8.19 (正祖1) 典醫監醫員<承>·

* 28世 / 判書公派

신필창 辛必昌 1678~?

本貫 靈光. 字 盛伯

揚武元從勳. 內鍼<鍼>. 察訪. 副司果

1722.5.1. 幼學. 內鍼醫 差下<承>

1722.5.5 (景宗2) 副司勇 除授<承>

1726.6.24. 掌苑別提 除授<先>

-<承> 1726.6.25 除授

1728.7.15. 別提. 揚武元從 二等 錄勳

1728.8.6 (英祖4) 典獄主簿 除授<承>

1728.12.11. 在喪. 有頉<承>

1732.4.16 (英祖8) 副司果 除授<承>

1740.7.14. 義盈主簿 除授<承>

1741.2.4~9.11. 召村察訪<承>

1741.9.11. 平丘察訪 除授<承>

1742.2.5 (英祖18) 副司果 除授<承>

1742.2.13. 入侍<承>

신춘남 辛春男 ?

本貫 寧越

外醫 辛希壽 子. 外醫 金磚 胥

醫科. 外. 惠主<醫先><姓>

1606 (宣祖39) 增廣試 醫科
1607.1.12~7.17 (宣祖40) 惠民直長
-<海槎錄> 日行 回答兼刷還使行 醫員
1609 (光海1) 惠民主簿 <辛德淸 醫>
* 18世 / 草堂公派

신희수 辛希壽 ?
本貫 寧越. 昭格參奉 申百齡 子
外. 醫判 <姓>
1606 (宣祖9) 典醫判官 <辛春男 醫>
* 17世 / 草堂公派

신형 辛泂 ?
本貫 寧越
申時和 子. 醫科 辛世翊 從玄孫
外. 醫直 <姓>
* 30世 / 判書公派

寧越辛氏
草堂公派 / 17世 外醫 辛希壽 以後 7名
判書公派 / 26世 醫科 辛礩 以後 5名

愼氏

居昌 單本

신담 愼曇 ?
本貫 居昌
醫科

1613 (光海5) 增廣試 醫科 壯元

신무 愼懋 1703~1759(?)
本貫 居昌. 字 聖勉. 楊洲 墓
愼榮植 子. 崔錫萬 胥 <姓>
內鍼. 腫敎 <鍼>. 苑別. 副司果
1740.10.9 (英祖16) 內鍼醫差下 <承>
1740.10.11. 副司勇 除授 <承>
1745.8.9. 鍼醫. 掌苑別提 除授 <先>
1751.7.13 (英祖27) 副司果 除授 <承>
1759.6.25 (英祖35) 有頉 <承>
* 25世 / 參判公派

신우정 愼禹定 <承> = 신이정 愼爾定 誤記

신응제 愼應悌 ?
本貫 居昌. 慶尙 居. 愼國弼 子 <族譜>
同參 <參>. 司果 <族譜><承>
1657.9.6 (孝宗8) 同參 差下 <承>
1657.9.15. 副司勇 除授 <承>
1658.7.27 (孝宗9) 慶尙道 藥醫 <承>
1663.7.5. 前 司果. 副司果 除授 <承>
1665.1.30 (顯宗6) 同參. 賞 <承>
* 20世 / 襄簡公派

신이정 愼爾定 ?
本貫 居昌. 字 止叔 <族譜>
文牧使 愼景尹 次男 <族譜>
蔭. 儒醫. 司議. 縣監
1709.7.26~1711.5.14. 牙山縣監 <承>
1710.1.21. 牙山縣監. 入參藥院 <承>
1715.8.28 (肅宗41) 玉果縣監 <承>
* 22世 / 參判公派

沈氏
青松

심광년 沈光年 ?
本貫 青松. 字 泰老. 外醫 沈淪 子
醫科. 外. 醫直<醫>
1549 (明宗4) 前 醫直. 式年試 醫科 二位

심륜 沈淪 ?
本貫 青松
外. 通訓. 醫正<沈光年 醫>
1549 (明宗4) 通訓. 前正<沈光年 醫>

심발 沈潑 沈發 1549~?
本貫 青松. 字 善源. 南平 居. 羅州 墓
學生 沈應義 子
進士. 儒醫. 牲主. 縣令
1588 (宣祖21) 式年試 進士 三等
1596.1.12 (宣祖29) 前 主簿<實>
1596.2.4 (宣祖29)
-<竹> 和順縣令 除授. 托名義兵遞差
1596.5.11 (宣祖29) 醫官<實>
1596.11.18. 典牲主簿. 罷職<實>
1597.4.24 (宣祖30)
-<竹> 東宮受鍼 時. 稱病不參 請詔獄
1597.4.25 前 主簿. 鍼醫 推鞫 不許<實>
* 12世 / 知成州事公派 (監察公派)

심영석 沈永錫 1860.10.22~?
本貫 青松

太. 六品. 判四等. 太醫書記郎
1895.11.17. 任 典醫司主事<承>
1898.7.30 (光武2) 陞六<承>
1903.4.19 (光武7)
-<官報> 判六等. 太醫院主事
1903.9.16 (光武7) 陞 判五等<承>
1905.8.11 (光武9) 陞 四等<大韓>
1907. 六品 太醫院書記郎<大韓>
1914.4.17 醫生免許 1818號發給<總>
* <太> 未收錄

심인 沈鏔 ?~1800.8.25
本貫 青松. 沈宅之 子
蔭. 儒醫. 郡守
1799.5.2 (正祖23) 嘉山郡守<實>
1800.6.24. 方外醫. 入侍<承>
1800.8.25. 正祖 卒 罪 死刑<實>
* 20世 / 安孝公派

심현조 沈舷淵 ?
本貫 青松. 字 清源. 副司果 沈溫 子
醫科. 外. 中直. 惠主<醫>
1525 (中宗20) 前 惠主. 式年試 醫科壯元
* 8世 / 安孝公派

安氏

白川 順興 竹山 忠州 太原

안건 安楗 ?
本貫 竹山
外. 惠參<完薦>
* 起立系 8世 (?)

안건영 安建榮 1841~1876.7.1
本貫 順興
醫科 安東獻 長男. 武科 李元健 胥
外. 通政<族譜>. 醫徒<完薦>
沙斤察訪<族譜>
1841 (憲宗6) 生<族譜>
1876.7.1 (高宗13) 卒<族譜>
* 25世 / 三派 (文貞公派)

안경기 安景沂 ?
本貫 未詳
亨難元從勳. 定運元從勳. 翼社元從勳
外. 惠主<錄券>
1610.12.10. 前 惠民署醫員<實>
1614.7.18. 直長. 亨難元從 三等 錄勳
1614.10.11. 主簿. 定運元從 三等 錄勳
1614.10.29 前 主簿. 翼社元從勳 三等

안경수 安景綏 ?
本貫 順興. 通德郎 安命赫 子
外. 醫直<安淑 醫>
* 折衝 善男系 7世

안경창 安景昌 1604~?
本貫 順興. 字 子興. 內醫 安孝男 子
安禮男 繼子. 兪壽慶 胥
醫科. 首醫. 內. 通政<醫>
內正<醫>. 僉知<太>
<辟瘟新方>(1653年) 著述
1625.3.21 (仁祖3) 刑曹 月令醫<承>
1648.2.11 (仁祖26) 內醫奉事<承>
1650.12.29. 御醫. 加資(通政)<承>
1665.1.30 (顯宗6) 御醫. 賞<承>
* 17世 / 一派 (西坡公派)

안광익 安光翼 ?
本貫 順興 安璉 六男<族譜>
朴壽 胥<安頊 醫>
內. 內正<太>
1567.1.12 (明宗22) 審藥<黙齋>
1575.2.15 (宣祖8) 內醫<實>
* 15世 / 一派 (參贊公派)

안광표 安光杓 1814~?
本貫 順興. 字 伯建
通德 安祥鼎 子. 外醫 安載謙 曾孫
吳彥國 胥<安浚 雲>
同參<參>
1849.1.10. 同參. 待令醫官差下<省>
1856.9.5 (哲宗7) 醫官<省>
1861.2.15 (哲宗12) 有頉<藥房>
1863.2.5. 脫喪. 還屬<藥房>
* 24世 / 一派 (西坡公派)

안교영 安喬榮 ?
本貫 順興
外醫 安東魯 子. 譯科 李埶 胥<八>

外. 惠直<安基泰 譯>
1882 (高宗19) 惠民直長<安基泰 譯>
* 25世 / 三派 (文貞公派)

안국량 安國樑 安國梁 ?
本貫 未詳
內鍼. 腫敎<鍼>. 活別<鍼>. 畜別
1671.10.12 (顯宗12) 醫官<承>
1680.1.14 (肅宗6) 畜別 謝恩<承>
1680.12.17 (肅宗6) 鍼醫. 賞<承>
1706.1.11 (肅宗32) 忠翊將 除授<承>

안국서 安國瑞 = **안국원** 安國元

안국신 安國信 安國臣 ?
本貫 順興
譯訓 安仁復 子. 司果 鄭致 胥
醫科. 亨難元從勳. 昭武元從勳
內<太>. 僕主
1606 (宣祖39) 增廣試 醫科 壯元
1614.7.18. 醫員. 亨難元從 三等 錄勳
1619.12.19 (光海11) 僕主 除授<實>
1623.3.12 反正時 光海君, 安家隱身<實>
1628.9.17. 直長. 昭武元從 一等 錄勳

안국신 安國臣 ?
本貫 白川. 外醫 安晠 子
外. 醫直<姓續>

안국원 安國元 1779~?
本貫 順興. 字 佐輔
初名 廷喆. 改名 國瑞
武科 安聖弼 子. 醫科 安聖輔 從姪

算訓 吳昌錫 胥. 醫科 金凞容 胥
醫科. 外. 腫敎<承>. 醫僉<醫>
1801 (純祖1) 增廣試 醫科
1809.1.22. 義禁府 月令醫員<承>
1812.5.6. 前 僉正. 治腫敎授<承>
1813.1.18. 義禁府 月令醫員<承>
1813.1.21. 義禁府 月令醫員<承>
* 23世 / 三派 (文貞公派)

안국윤 安國尹 1798~?
本貫 順興. 字 伯衡
引儀 安聖謨 長男
醫科 安聖輔 姪. 譯科 玄膺祐 胥
醫科. 外. 醫判<醫>
1824.7.3. 義禁府 月令醫員<承>
1825 (純祖25) 式年試 醫科
1830.1.26. 義禁府 月令醫員<承>
* 23世 / 三派 (文貞公派)

안국전 安國銓 1789~1808.11.10
本貫 順興. 字 士準 醫科 安聖輔 長男
察訪 李命心 胥. 內醫 李世玉 孫壻
醫科. 外. 醫僉<醫先><完薦>
1807 (純祖7) 式年試 醫科
1808.11.10 (純祖8) 卒<族譜>
* 23世 / 三派 (文貞公派)

안국풍 安國豐 1776~?
本貫 順興. 字 景樂
引儀 安聖謨 次男. 申潤彬 胥<姓>
同參<參>
1843.10.8 (憲宗9) 同參. 賞<省>
* 23世 / 三派 (文貞公派)

안국형 安國衡 ?

本貫 順興

外醫 安聖希 長男. 察訪 李命心 胥

外. 醫直<李浩近 醫>. 盈主. 副司勇

1813.3.11 (純祖13) 副司勇 除授<承>

1816.12.22. 義盈主簿 除授<承>

1817.7.25 (純祖17) 賓主 除授<承>

* 23世 / 三派 (文貞公派)

안권 安權 1797~?

本貫 竹山. 字 衡仲

譯科 安錫玄 長男. 外醫 安世郁 孫

律科 李重益 胥. 醫科 李祉膺 孫胥

醫科. 外. 醫正<醫>

1822 (純祖22) 久任. 式年試 醫科

* 起立系 8世

안대영 安大榮 ?

本貫 順興

外. 惠徒<完薦>

1864.8 (高宗1) 惠民生徒<完薦>

* 23世 / 三派 (文貞公派)

안덕수 安德壽 安德秀 安德受 ?

本貫 未詳

平難元從勳. 內<太>. 嘉善. 同樞<太>

1568.3.18 (宣祖1) 醫員. 柳 治療<眉巖>

1580.11.27 (宣祖13) 加通政<實>

1586.10.8 (宣祖19) 加嘉善<實>

1587.12.9 (宣祖20) 御醫. 賞<實>

1591.3.21. 行 護軍. 平難元從 一等 錄勳

안덕수 安德壽 ?

本貫 未詳

內鍼. 司僕主簿<鍼>

안동로 安東魯 ?

本貫 順興

外醫 安國衡 子. 李彦厚 胥<姓>

外. 醫徒<完薦>. 醫直<田宜鐸 醫>

1846. 田佑說 妻父<田佑說 雲>

* 24世 / 三派 (文貞公派)

안동언 安東彦 1819~1858.6.22

本貫 順興. 字 美卿

譯科 安國鏞 長男

內醫 安聖輔 孫. 醫科 李德模 胥

醫科. 外. 醫正<完薦>

1848 (憲宗14) 色掌. 增廣試 醫科

1858.6.22 (哲宗9) 卒<族譜>

* 24世 / 三派 (文貞公派)

안동헌 安東獻 1806~1865.1.20

本貫 順興. 字 而賢. 普名 秉獻

醫科 安國銓 長男. 洪元成 胥

醫科. 外. 通訓<族譜>. 醫正<醫>

1828 (純祖28) 式年試 醫科

1865.1.20 (高宗2) 卒<族譜>

* 24世 / 三派 (文貞公派)

안동혁 安東爀 ?

本貫 未詳

1850. 增廣試 醫科 參試<醫先>

* 誤記 異名 推定

안동현 安東賢 ?
本貫 未詳
外. 醫副奉<醫帖>
1880 (高宗17) 前 典醫副奉事<醫帖>

안득현 安得顯 1875~?
本貫 順興. 字 德有
內醫 安秉宜 子. 外醫 全正基 胥
醫科. 外. 醫主<醫>
1891 (高宗28) 增廣試 醫科
* 27世 / 一派 (西坡公派)

안례 安禮 ?
本貫 未詳
內鍼<鍼>. 資主. 北部主簿
1642.3.22~1643.3.3. 瀋陽陪從<東>
1643.10.12. 別入直 鍼醫. 入侍<承>
1651.3.7 (孝宗2) 陳奏使行 鍼醫. 賞<承>
1653.6.22. 北部主簿 除授<承>
1656.8.3~12.16 (孝宗7)
-<燕途紀行> 前 主簿. 謝恩使行 鍼醫
1658.8.10~1660.2.18. 內資主簿<承>
1660.2 (顯宗1) 謝恩使行 醫員<承>
1662 (顯宗3) 前 主簿
-<飮氷錄> 進賀 兼陳奏使行 御醫
1665.9.10 (顯宗6) 活人別提<承>

안맹손 安孟孫 ?
本貫 太原. 譯判 安仁智 長男<族譜>
醫習<安鳳 生>. 通訓
1555. 通訓. 醫習<安鳳 生>
* 9世

안명호 安命浩 1810~1860(?)
本貫 順興. 字 致永
內醫 安與善 子. 醫科 韓範敍 胥
醫科. 內鍼<鍼>. 醫正<完薦>
副司果<醫>
1834 (純祖34) 式年試 醫科
1837.8.22. 義禁府 月令醫員<承>
1850 (哲宗1) 內鍼醫 差下<鍼>
1860.7.14 (哲宗12) 有頉<藥房>
* 25世 / 一派 (西坡公派)

안몽득 安夢得 ?
本貫 未詳
內. 內僉<太>

안방정 安邦正<答朝鮮醫問>
= 안국신 安國信
* <月沙先生別集：禮部質問呈文>

안백영 安百榮 ?
本貫 順興. 將仕郎 安東曾 子
譯科同知 李執 胥<完薦>
外. 惠直<完薦>
1864.8 (高宗1) 惠民直長<完薦>
* 25世 / 三派 (文貞公派)

안병의 安秉宜 1841~1886(?)
本貫 順興. 字 季保
內鍼醫 安命浩 子. 外醫 鄭智秀 胥
醫科. 內<醫>. 通訓. 醫主<醫>. 副司果
1870 (高宗7) 典醫直長 陞<八>
1873 (高宗10) 式年試 醫科
1876.8.2. 咸鏡監營審藥. 杖刑<承>

235

1877.12.29 (高宗14) 內醫院入院<省>

1877.12.30. 副司果 除授<承>

1878.2.24 (高宗15) 內醫. 加資<省>

1879.7.29. 加差內醫. 陞實<承>

1882.1.25 (高宗22) 御醫差下<承>

1886.8.30 (高宗28) 內醫. 有頉<承>

* <太> 未收錄

* 26世 / 一派 (西坡公派)

안병익 安秉益 1831~?

本貫 順興. 字 伯謙

內鍼 安命浩 子. 內醫 李重植 胥

雲正 朴宗大 胥<醫先>

醫科. 外. 醫僉<醫>. 副司果<醫>

1852 (哲宗3) 色掌. 式年試 醫科

* 26世 / 一派 (西坡公派)

안병직 安秉直 ?

本貫 順興. 內鍼 安命浩 子

內醫 安秉宜 兄. 外醫 李重模 胥<八>

同參<承>. 譯奉<安承顯 譯>

1875.1.17. 同參差下. 任 副司勇<承>

1877.12.29. 弟 秉宜. 內醫調用<承>

1878.2.24. 同參. 相當職 調用<承>

1878.11.15. 善地監牧官 差送<承>

* <參> 未收錄

* 26世 / 一派 (西坡公派)

안병헌 安秉獻 = 안동헌 安東獻

안봉현 安鳳玄 1804~?

本貫 竹山. 字 儀伯

同參 安周郁 子. 察訪 韓守根 胥

醫科. 外. 醫判<醫>

1825 (純祖25) 主簿. 式年試 醫科

* 起立系 7世

안상영 安祥泳 ?

本貫 順興

外. 醫直<醫帖>

1880 (高宗17) 前 典醫直長<醫帖>

* 23世 / 一派 (西坡公派)

안상윤 安祥潤 1794~?

本貫 順興. 字 士賢

醫科 安宗鐸 子. 司果 朴致豊 胥

醫科. 外. 醫判<醫>

1819 (純祖19) 式年試 醫科

* 23世 / 一派 (西坡公派)

안상하 安祥河 ?

本貫 順興

內醫 安宗錫 子. 金東湜 胥

外. 醫直<完薦><醫八>

1861.3 (哲宗12) 典醫直長<完薦>

* 23世 / 一派 (西坡公派)

안선경 安善慶 1700~?

本貫 順興. 字 樂瑞

安泰齡 子. 同知 金濟漢 胥

醫科. 外. 醫正<醫>

1725 (英祖1) 久任. 增廣試 醫科

1732.2.18. 義禁府 月令醫員<承>

1733.9.11. 義禁府 月令醫員<承>

* 19世 / 一派 (良恭公派)

안성 安晟 ?
本貫 白川. 折衝 安廷老 次男
外. 醫直<姓續>
1728 (英祖4) 安㬎 兄<安㬎 武>

안성기 安聖麒 1753~1792.4.16
本貫 順興. 字 君卿<族譜>
雲直 安時錫 繼子. 李寅休 胥<姓>
外. 醫直<八>
1753 (英祖29) 生<族譜>
1792.4.16 (正祖16) 卒<族譜>
* 22世 / 三派 (文貞公派)

안성률 安聖律 ?
本貫 順興. 司果 安弘傳 子
萬戶 安復顯 孫. 全攸大 胥<濟州高 族譜>
外. 惠奉<高鎭華 譯>
1844 (憲宗10) 惠民奉事<高鎭華 譯>

안성린 安聖麟 ?
本貫 順興
武科. 外. 醫直<鄭宜謙 醫>. 衣別
1762.12.21. 守門將 除授<承>
1764.6.30 (英祖40) 衣別 除授<承>

안성보 安聖輔 1762~1812
本貫 順興. 字 輿元<醫>. 子益<族譜>
贊儀 安㬎 子. 醫科 崔始遠 外孫
外醫 安漢成 孫. 武科 趙潤璧 胥
醫科. 內<太>. 內參<八>. 醫敎<醫>
1786 (正祖10) 式年試 醫科
1812. 內醫院入院. 未許參卒<太>
* 22世 / 三派 (文貞公派)

안성희 安聖希 ?
本貫 順興. 察訪 安昭 次男
外醫 安漢成 孫. 內醫 玄啓祚 胥
外. 醫直<金錫憲 籌><八>
1795 (正祖19) 典醫直長<金錫憲 籌>
* 22世 / 三派 (文貞公派)

안세연 安世淵 1750~1806
本貫 順興. 字 君深. 同知 安麒慶 子
同知 姜宇柱 胥. 內醫 秦後觀 外孫
醫科 安善慶 從姪. 崔復基 胥<醫先>
醫科. 內. 通政<醫>
內判<承>. 僉知<太>
1750 (英祖26) 式年試 醫科
1759 (英祖35) 內醫院入院<太>
1769.2.25 (英祖45) 內醫判官<承>
1771.11.1 (英祖47) 御醫 陞差<承>
1773.2.22. 後觀 外孫. 特加資(通政)<承>
* 20世 / 一派 (良恭公派)

안세욱 安世郁 ?
本貫 竹山. 安處義 次男. 鄭文徵 胥
外. 醫直<安權 醫>
1801 (純祖1) 典醫直長<安錫玄 譯>
* 起立系 6世

안수상 安壽相 ?
本貫 竹山. 寶城 居
參議 安邦俊 曾孫
蔭. 儒醫. 掌樂主簿. 監察. 縣監
1714.3.21 (肅宗40) 寶城士人<承>
1714.4.5. 副司勇. 醫官 入侍<承>
1714.12.21. 思陵參奉 除授<承>

1725.4.20. 章陵參奉 除授<承>

1725.10.22. 掌樂主簿 除授<承>

1726.9.4 (英祖2) 監察 除授<承>

1726.12.28. 同福縣監 除授<承>

* 13世 / 新竹山 主簿公派

안숙 安櫓 1776~1830

本貫 竹山. 字 士根

律科 安得玄 長男. 司勇 鄭斗賓 壻

醫科. 同參<參>. 內

通訓<承>. 內正<太>

1801 (純祖1) 增廣試 醫科

1802.7.28. 義禁府 月令醫員<承>

1813.7.30. 義禁府 月令醫員<承>

1819.12.16. 朝散大夫. 典醫醫員<承>

1822.6.5. 外醫. 同參 差下<承>

1822.11.6. 同參. 內醫院入院<承>

1823.2.17 (純祖23) 御醫 陞差<承>

1825.10.22. 御醫 減下<承>

1826.1.2 (純祖26) 御醫 還差<承>

1830.9.8 (純祖30) 有頉<承>

* 起立系 8世

안숙 安淑 1851~?

本貫 順興. 字 穉晦

譯直 安光模 子. 外醫 安浣 弟

外醫 安景綏 孫. 外醫 鄭履學 壻

醫科. 外. 醫正<完薦>

1874 (高宗11) 增廣試 醫科

1884.9 (高宗21) 典醫正<完薦>

* 折衝 善男系 9世

안언길 安彥吉 1569~?

本貫 忠州<安祊 武>. 字 士一

竹山 居. 安世裕 子

進士. 內鍼<鍼>. 縣監

1606 (宣祖39) 增廣試 進士

1613 (光海5) 主簿<靑野謾集>

1616.1.17. 鍼醫. 軍職除授<實>

1616.12.9. 相當職 除授 命<實>

1617.3.26. 活人別坐 除授<實>

1623.3.24. 衿川縣監 罷職<承>

1632.2.6~1634.10.24. 陰竹縣監<先>

1638.8.5 (仁祖16) 竹山 居<承>

안여림 安汝臨 1661~?

本貫 順興. 字 子田<族譜>

同知 安信聰 六男. 護軍 李廷碩 壻

外. 通政. 醫直<醫科譜>

* 19世 / 三派 (文貞公派)

안여선 安與善 1787~?

本貫 順興. 字 慶錫. 醫科 安膺祥 子

壯士郞 方禹錫 壻. 內醫 方孝民 孫壻

醫科. 內. 通政. 內僉<醫>. 僉知<太>

1807 (純祖7) 式年試 醫科

1808.8.17. 義禁府 月令醫員<承>

1826.3.7. 義禁府 月令醫員<承>

1836 (憲宗2) 內醫院入院<太>

1843.10.8 (憲宗9) 掌務官. 賞<省>

* 24世 / 一派 (西坡公派)

안언복 安彥福 ?

本貫 未詳

昭武元從勳. 外. 醫生<錄券>

1628.9.17. 醫生. 昭武元從 二等 錄勳

안옥 安玉 ?
本貫 未詳
外. 藥房＜眉巖＞
1569.9.24. 禮曹藥房＜眉巖＞

안완 安浣 1838~?
本貫 順興. 字 稚章
譯直 安光模 子. 李宗殷 胥
外. 醫直＜八＞＜安斗桓 譯＞
1864 (高宗1) 陞＜八＞
* 折衝 善男系 9世

안욱 安項 1553~?
本貫 順興
內醫 安光翼 子. 南應壽 胥
醫科. 亨難元從勳. 衛聖元從勳
定運元從勳. 內. 內正＜太＞
1603 (宣祖36) 式年試 醫科 壯元
1614.7.18. 奉事. 亨難元從 一等 錄勳
1614.8.27. 僉正. 衛聖元從 三等 錄勳
1614.10.11. 內僉. 定運元從 三等 錄勳
1619.12.13. 侍藥 掌務官＜實＞
* 16世 / 一派 (參贊公派)

안응상 安膺祥 1760~?
本貫 順興. 字 永受
雲科 安思一 子. 縣令 崔珽 胥
醫科. 外. 醫正＜姓＞
1783 (正祖7) 增廣試 醫科
1805. 增廣試 醫科 參試＜醫先＞
* 23世 / 一派 (西坡公派)

안익신 安益信 ?
本貫 順興
譯直 安繼金 子. 通政 姜厚精 胥
外. 醫直＜安山李 族譜＞

안재겸 安載謙 ?
本貫 順興
譯科 安命說 子. 李億昌 胥＜姓＞
外. 惠直＜姓＞. 活參
1774. 惠民參奉. 活人參奉＜安宗善 譯＞
* 21世 / 一派 (西坡公派)

안재성 安載聖 ?
本貫 順興. 譯判 安承燁 子
內醫 安世淵 再從曾孫 計士 崔漢齡 胥
外. 惠主＜安光鎬 譯＞＜八＞
1879 (高宗16) 惠民主簿＜安光鎬 譯＞
* 23世 / 一派 (良恭公派)

안재술 安載述 1752~?
本貫 順興. 字 繼善
武科 安命祐 子. 武科 金命禧 胥
同參. 通政＜參＞. 縣監. 僉知
1777.8.19 (正祖1) 惠民參奉＜承＞
1796.9.22. 痘醫. 入侍＜承＞
1796.10.4. 司果. 晉州監牧 除授＜承＞
1799.4.16 (正祖23) 同參 差下＜承＞
1799.4.17. 副司果 除授＜承＞
1799.6.19~1801.11. 羅州監牧官＜承＞
1802.11.18. 西氷庫別提 除授＜承＞
1804.7.1 (純祖4) 引儀 除授＜承＞
1804.7.10. 安奇察訪 除授＜承＞
1811.12.20~1812.1.1. 義盈主簿＜承＞

1812.1.1 (純祖12) 瓦署別提<承>

1813.2.14～1814.12. 陰竹縣監<先>

1815.1.22 (純祖15) 副司果 除授<承>

1820.6.24～1822.11. 南陽監牧官<承>

1823.8.5 (純祖23) 加通政<承>

1823.12.22. 五衛將 除授<承>

1824.12.22 (純祖24) 僉知 除授<承>

* 21世 / 一派 (西坡公派)

안재운 安載運 ?

本貫 順興. 武科 安命祐 子

同參 安載述 兄. 李決 胥<姓>

外. 腫敎<李裕誾 籌>. 察訪. 瞻主

1796.10.4. 敎授. 瞻主 除授<承>

1796.10.7 (正祖20) 氷別 相換<承>

1797.4.21. 金井察訪 除授<承>

1801.4.28 (純祖1) 資主 除授<承>

* 21世 / 一派 (西坡公派)

안정국 安正國 1575～?

本貫 順興. 字 寶寬. 安璪 長男<族譜>

內醫 安光翼 再從弟. 宋仁龍 胥

醫科. 亨難元從勳. 光國元從勳

衛聖元從勳. 定運元從勳. 內

嘉善<醫>. 同樞<太>

1582 (宣祖15) 式年試 醫科

1591.閏3.2. 內參. 光國元從 三等 錄勳

1614.7.18 行 副護軍 亨難元從勳 一等

1614.8.27 行 副司直. 衛聖元從勳 三等

1614.10.11. 副司直 定運元從 三等 錄勳

1617.11.25 (光海9) 護軍<實>

* 15世 / 一派 (參贊公派)

안정린 安廷麟 安廷獜 ?

本貫 未詳

1811.6.29. 義禁府 月令醫員<承>

1820.12.19. 義禁府 月令醫員<承>

안정식 安貞植 ?

本貫 順興

譯奉 安宅聖 子. 朴潤 胥<姓>

外. 醫直<姓><八>

* 23世 / 三派 (文貞公派)

안정철 安廷喆 = **안국원** 安國元

안정현 安廷玹 ?

本貫 未詳

1819.4.26. 義禁府 月令醫員<承>

1819.6.3. 義禁府 月令醫員<承>

안종석 安宗錫 1785～?

本貫 順興. 字 聖粹. 初名 安宗五

同參 安載述 子. 察訪 李東樹 胥

醫科. 內. 通政<完薦>. 醫敎<承>

內正<太>. 僉知<醫>

1810 (純祖10) 式年試 醫科

1820.9.4. 典醫敎授. 內醫院入院<承>

1826.6.13. 有頉<承>

1830.11.15. 前 正. 還屬<承>

1838.4.15 (憲宗4) 加資(通政)<承>

1836.6.25. 五衛將 除授<承>

* 22世 / 一派 (西坡公派)

안종오 安宗五 = **안종석** 安宗錫

안종진 安宗鎭 = **안종탁** 安宗鐸

안종탁 安宗鐸 1773~?
本貫 順興. 字 岱瞻. 初名 安宗鎭
武科 安載壽 子. 內鍼醫 卞光壽 胥
同參 安載述 姪. 外醫 趙濟忠 胥
醫科. 外. 醫僉<醫>
1798 (正祖22) 式年試 醫科
* 22世 / 一派 (西坡公派)

안종호 安宗鎬 ?
本貫 順興
外醫 安載運 子. 雲科 李景魯 胥
外. 惠主<安祥鴻 譯>
1823.3.4. 園所都監 醫員<園所>
1827 (純祖27) 惠民主簿<安祥鴻 譯>
* 22世 / 一派 (西坡公派)

안주욱 安周郁 1764~1822(?)
本貫 竹山. 字 聖從. 安處義 三男
司果 崔廷祿 胥<安鳳玄 醫>
同參<參>. 司果<八>
1821.9.25 同參差下. 副司果 除授<承>
1822.7.3 (純祖22) 有頉<承>
* 起立系 6世

안중식 安重植 1850~?
本貫 順興. 字 熙元. 安祥源 繼子
外醫 安祥河 子. 洪周變 胥
外. 醫主<完薦>
1887 (高宗24) 新<醫八>
1891.3 (高宗28) 典醫主簿<完薦>
* 24世 / 一派 (西坡公派)

안지연 安志淵 ?
本貫 忠州. 安成 子. 尹世信 胥
醫科. 內. 內正<太>
1624 (仁祖2) 式年試 醫科
1642 (仁祖20) 內醫院入院<太>
1643 (仁祖21) 監印官<神應經>
1658.1.15 (孝宗9) 製藥官. 賞<承>

안진영 安進榮 1849~?
本貫 順興. 字 孝中
雲科 安東默 子. 內醫 安聖輔 曾孫
醫科 安東獻 從姪. 李時行 胥
醫科. 外. 醫主<醫>
1876 (高宗13) 式年試 醫科
* 25世 / 三派 (文貞公派)

안찬 安瓚 ?~1519
本貫 順興. 字 黃中<寒皐>
執義 安謹厚 五男<族譜>. 庶<葵史>
內<太>. 醫主<實>
1517.閏12.15. 典醫主簿 除授<實>
1518.3.10 (中宗13) 醫學教授<實>
1519. 己卯士禍關 杖毒死<寒皐>
* 12世 / 一派 (贊成公派)

안창식 安昌植 1784~1837.8.10
本貫 順興. 字 文輔<族譜>
外醫 安聖麒 子. 朴致祜 胥
外. 朝散<族譜>. 醫直<安愉 雲>
1784 (正祖8) 生<族譜>
1837.8.10 (純祖37) 卒<族譜>
* 23世 / 三派 (文貞公派)

안창희 安昌禧 1755~?
本貫 白川. 字 伯純
內鍼<鍼>. 嘉義. 苑別. 察訪. 同知
1781.4.10. 醫人. 內鍼醫差下<承>
1796.10 (正祖20) 差 治腫教授
-<承> 1804.12.10 記事
1804.12.11 (純祖4) 副司果 除授<承>
1809.9.12. 掌苑別提 除授<先>
1811.4.29~1813.7. 平丘察訪<承>
1819.9.5 (純祖19) 加資(通政)<承>
1821.2.10 (純祖21) 僉知 除授<承>
1822.1.25 (純祖22) 加資<承>
1822.10.25. 加資<承>
1822.10.28. 同知 除授<承>
1823.3.2 (純祖23) 醫官. 入侍<承>

안처지 安處智 ?
本貫 光州. 安崇呼 子
署令 安鐵山 曾孫<文化柳氏 族譜>
靖國原從勳. 外. 醫正<錄券>
1507.4.20 正. 靖國原從 三等 錄勳
* 20世 / 署令公派

안택로 安宅魯 ?
本貫 順興. 雲直 安國麟 父
外. 惠徒<完薦>

안한구 安漢矩 1683~?
本貫 順興. 字 明哉<族譜>
司果 安汝恒 三男. 文匡道 胥<族譜>
外. 醫奉<姓>
1683 (肅宗9) 生<族譜>
* 20世 / 三派 (文貞公派)

안한성 安漢成 1695~1745.10.25
本貫 順興. 字 若集<族譜>
外醫 安汝臨 次男. 外醫 安漢矩 從弟
醫科 崔始遠 胥<八>
韓起周 胥<族譜>
外. 惠直<八>. 僉使<金樂洙 雲> 司果
1737.6.12 (英祖13) 司果<承>
1737.9.15. 馬梁僉使 除授<承>
1745.10.25 (英祖21) 卒<族譜>
* 20世 / 三派 (文貞公派)

안한재 安漢載 1677~?
本貫 順興. 司果 安汝恒 次男<族譜>
通德 安汝益 繼子. 朴振 胥<族譜>
外. 醫直<姓>
1677 (肅宗3) 生<族譜>
* 20世 / 三派 (文貞公派)

안현 安玹 1501~1560.3.9
本貫 順興. 字 仲珍. 安舜弼 次男
外醫 安瓚 再從孫
文科. 儒醫. 左議政. 藥房提調
1521 (中宗16) 文科 別試乙科 二位
1544.4.26. 右承旨. 任 內醫副提調<實>
1544.10.27. 兵參. 藥房常仕同議<實>
1560.3.9 (明宗15) 左議政. 卒<實>
* 14世 / 一派 (贊成公派)

안혜 安蕙 ?
本貫 未詳
外. 審藥
1565.8.11 (明宗20) 審藥<默齋>

안홍렬 安弘烈 1829~?
本貫 竹山. 字 大承. 醫科 安權 繼子
司奉 安植 子. 柳景鎭 胥
醫科. 外. 醫正<醫>
1852 (哲宗3) 式年試 醫科
* 起立系 9世

안효남 安孝男 1572~1661
本貫 順興. 黃海 載寧 生<陶菴集>
司果 安連玉 子. 訓主 吳禮瑞 胥
醫科. 亨難元從勳. 衛聖元從勳
翼社元從勳.. 內. 通政
內正<姓>. 僉樞<太>
1606 (宣祖39) 增廣試 醫科
1614.7.18. 主簿. 亨難元從 三等 錄勳
1614.8.27. 主簿. 衛聖元從 三等 錄勳
1614.10.29 前 主簿. 翼社元從勳 三等
1625.3.21 (仁祖3) 內醫<承>
1636.7.3 (仁祖14) 鍼醫<承>
* <陶菴集> 墓表 收錄
* 16世 / 一派 (西坡公派)

안효선 安孝善 ?
本貫 順興 (?)
1826.3.4. 義禁府 月令醫員<承>
* 24世 / 一派 (西坡公派) (?)

안흥린 安興獜 ?
本貫 順興
外醫 安禧門 子. 李翊夏 胥<姓>
外. 惠參<姓>
* 23世 / 三派 (文貞公派)

안희문 安禧門 ?
本貫 順興. 通政 安時華 子
外醫 安漢載 孫. 趙泰忭 胥<姓>
外. 醫直<姓>
* 22世 / 三派 (文貞公派)

順興安氏 一派
(參贊公派) / 15世 內醫 安光翼 以後 3名
(西坡公派)/ 16世 內醫 安孝男 以後 21名
(良恭公派) / 19世 醫科 安善慶 以後 3名

順興安氏 三派
(文貞公派)/ 19世 外醫 安汝臨 以後 24名

順興安氏 折衝 善男系
7世 外醫 安景綏 以後 3名

竹山安氏 舊竹山 (邦俊系)
起立系 6世 同參 安世郁 以後 7名

楊氏

清州

양예수 楊禮壽 ?~1600.12.1
本貫 淸州. 字 敬甫. 號 退思翁
江華 生, 墓. 山人 張漢雄 弟子
副司勇 楊建 次男. 韓* 胥
醫科. 首醫. 光國元從勳. 淸溪君
內. 正憲<楊弘度 生>

陽川縣令＜太＞. 知事
＜醫林撮要＞ 校正. ＜鄕藥集驗方＞(失傳)
1549 (明宗4) 淸洪兵使審藥
-＜醫＞ 式年試 醫科 六位
1563. 順懷世子 卒, 入侍. 內主＜實＞
1564.12.21. 禮賓判官 除授＜實＞
1565.10.9 (明宗20) 加通政＜實＞
1567.6.28. 明宗 卒. 入試＜實＞
1580.11.27 (宣祖13) 加嘉善＜實＞
1585. 行 副護軍＜楊弘茂 生＞
1586.10.8 (宣祖19) 加嘉義＜實＞
1591.閏3.2. 前 同知. 光國元從勳 三等
1595 (宣祖28) 同知＜實＞
1597.1.6 (宣祖30) 加資＜竹＞
1600.12.1 (宣祖33) 知事. 卒＜實＞
* ＜太＞ "資憲" 記錄 誤謬
* 9世 / 西平君派

양인수 楊仁壽 ?
本貫 淸州
副司勇 楊建 長男. 首醫 梁禮壽 兄
蔭. 儒醫. 通政. 上護軍
1568.10.26. 醫員. 六品正職 改差＜眉巖＞
1568.10.30. 上護軍 除授＜眉巖＞
1575.12.22 司果. 東班六品職敍用＜實＞
* 9世 / 西平君派

양지수 楊智壽 ?
本貫 淸州
副司勇 楊建 四男. 首醫 楊禮壽 弟
內. 內正＜太＞. 正字＜族譜＞
＜實＞ 壬辰倭亂時 捕虜, 江 投身自殺
* 9世 / 西平君派

양홍달 楊弘達 ?
本貫 未詳. 孼子. 楊濟南 父＜實＞
開國原從勳. 首醫. 內. 判典醫事. 典書
1395. 少監. 開國原從 一等 錄勳
1395.7.20 典醫. 王師 朴自超 治療＜實＞
1397.10.22. 典醫. 丑山 流配＜實＞
1399.3.13 (正祖1) 宮庫別坐＜實＞
1401.5.17. 典醫監. 治 懷安大君＜實＞
1404.5.17 (太宗4) 工曹典書＜實＞
1405.11.18. 檢校承寧府尹＜實＞
1406.5.12 (太宗6) 檢校漢城尹＜實＞
1407.9.25. 正朝賀禮使行. 判典醫事＜實＞
1412.6.23 (太宗12) 檢校漢城尹＜實＞
1417.8.20 (太宗17) 檢校漢城尹＜實＞
1431.9.23 (世宗13) 醫員. 賞＜實＞
* ＜太＞ 未收錄

양홍도 楊弘道 ?
本貫 未詳. 孼子
外. 郞將
1399.8.6. 醫人. 孼子. 郞將＜實＞

양홍수 楊弘邃 ?
本貫 未詳
左翼原從勳. 內＜實＞. 通政. 上護軍
1421.9.11 (世宗3) 劉敏 治療＜實＞
1440.4.10 (世宗22) 大護軍. 賞＜實＞
1441.1.29. 大護軍. 溫水 踏査＜實＞
1460.5.25. 故 上護軍. 左翼原從勳 三等
* ＜太＞ 未收錄

양홍적 楊弘迪 ?
本貫 未詳. 孼子. 首醫 楊弘達 弟

開國原從勳<實>. 典醫. 檢校工曹參議

1399.3.13 (正祖1) 宮庫別坐<實>

1403.1.16 趙思義 亂 關聯. 職牒 奪<實>

1409.6.10 (太宗9) 檢校工曹參議<實>

1412.8.18. 檢校工曹參議<實>

양희 楊嘻 ?

本貫 未詳

左翼原從勳. 内. 通訓<實>. 副司正

1453.7.9 (端宗1) 内醫<實>

1455.12.27 行 副司正. 左翼原從勳 三等

1458.8.20 (世祖4) 醫員. 三品<實>

1459.4.2 (世祖5) 内醫<實>

* <太> 未收錄

清州楊氏

西平君派 / 9世 儒醫 楊仁壽 以後 3名

梁氏

慶州 羅州 南原

양경유 梁慶柔 ?

本貫 未詳

1782.7.8. 救療官. 泰安郡 定配<承>

1782.12.6 (正祖6) 釋放<承>

양급 梁岌 ?

本貫 南原

外. 惠主<梁應潢 武>

1651 (孝宗2) 惠民主簿<梁應潢 武>

양두성 梁斗星 ?

本貫 南原<安壽完 律>

1719.6.20. 義禁府 月令醫員<承>

1720.6.8 (肅宗46) 醫員<山陵>

1725.7.1. 義禁府 月令醫員<承>

양사상 梁士祥 ?

本貫 慶州<韓器僑 醫>

寧國元從勳. 外. 主簿

1634. 前 主簿<迎接都監米麵色儀軌>

1645.8.20. 醫員. 寧國元從 三等 錄勳

양예강 梁禮剛 ?

本貫 未詳

光國元從勳. 外. 惠久<錄券>

1591.閏3.2 惠民前銜. 光國元從勳 三等

양윤택 梁潤宅 梁潤澤 ?

本貫 羅州. 通訓資主 梁世雄 子

武科 梁重宅 弟. 僉使 宋瑞恒 胥

外. 惠主<姓>. 司果

1727.5.13. 義禁府 月令醫員<承>

1739.5.18. 義禁府 月令醫員<承>

1740 (英祖16) 司果<趙弘規 雲>

양의빈 梁義彬 ?

本貫 未詳. 字 道洪. 柳行敏 胥

醫科. 外. 惠久<醫>

1687 (肅宗13) 式年試 醫科

양정길 梁廷吉 ?

本貫 南原

內鍼<鍼>

양정찬 梁廷燦 ?

本貫 南原

司圃別提 梁應民 子. 副司正 馬思遠 胥

外. 惠徒<準戶□>

1768 (英祖44) 惠民生徒<準戶□>

양제신 梁濟臣 ?~1688.5

本貫 南原. 靈光 居

梁集 子<梁杜翼 武>

同參<參>. 嘉善<承> 僕主. 縣監. 護軍

1651.5.19 (孝宗2) 醫官<承>

1654.7.23. 典設別檢 除授<承>

1656.4.19. 歸厚別提 除授<承>

1659.7.20 (顯宗卽位) 導主 除授<承>

1660.2.18 (顯宗1)

-<承> 尙衣主簿 改差. 謝恩使行 醫員

1660.6.29. 衿川縣監 除授<承>

1664.4.16. 僕主. 瞻主 相換<承>

1664.4.16~65.4.10. 通訓. 瞻主<先>

1665.4.10 (顯宗6) 護軍 除授<承>

1667.1.1 (顯宗8) 加資(通政)<承>

1668.11.17. 加嘉善<承>

1668.6.21 (顯宗9) 副護軍 除授<承>

1669.7.28. 忠壯衛將 除授<承>

1678.12.13 (肅宗4) 副司直 除授<承>

1679.4.5 (肅宗5) 行 司直<承>

1688.5.11. 前 副護軍. 身死<承>

양취하 梁就廈 ?

本貫 南原. 萬戶 梁宇標 子

內鍼 崔應遠 外孫. 譯科 安自新 胥

醫科. 內. 內正<醫>. 副司正<太>

1675 (肅宗1) 式年試 醫科

1687 (肅宗13) 內醫院入院<太>

양희변 梁希汴 ?

本貫 未詳

外. 惠久<眉巖>

1573.1.12 (宣祖6) 惠民久任<眉巖>

魚氏

어승진 魚承震 ?

本貫 未詳

典醫

1395.8.7. 太醫. 牧使趙璞 治療<實>

1403.1.6. 趙思義 亂關. 職牒奪<實>

* <太> 未收錄

呂氏
宜寧

여후빈 呂後賓 ?
本貫 宜寧. 字 子眞
司直 呂尙祿 子. 李德建 胥
醫科. 外. 醫判<醫>
1654 (孝宗5) 式年試 醫科
1663.10.11. 別定救療醫官<承>

延氏
谷山

연공근 延恭謹 1476~?.7.7
本貫 谷山
通訓縣監 延井潔 五男. 李# 胥<族譜>
外. 奉訓郎. 惠主<延壽珊 醫>
1476 (成宗7) 生<族譜>
1540. 奉訓郎. 惠民主簿<延壽珊 醫>
* 15世 / 沃川公派

연수담 延壽珊 ?
本貫 谷山. 字 仁夫. 京 居
外醫 延恭謹 獨子<族譜>

醫科. 內. 通訓. 內正<太>
1540 (中宗35) 式年試 醫科
1566.2.6. 內醫. 王命. 李滉 藥傳<實>
1567.4.25. 御醫. 東班敍用<實>
* 16世 / 沃川公派

廉氏

염계형 廉繼亨 ?
本貫 未詳
靖國原從勳. 外
1507.4.20. 醫員. 靖國原從 三等 錄勳

吳氏
樂安 寶城 海州 興陽(荳原)

오건주 吳建周 = 오근주 吳謹周

오경륜 吳敬倫 ?
本貫 未詳
佐理原從勳. 內. 通政<實>. 內正<實>

247

1473.2.23 (成宗4) 內醫正<實>

1471. 行 內判. 佐理原從 三等 錄勳

1476.1.7 (成宗7) 告身 還給<實>

1479.12.1 (成宗10) 加通政<實>

* <太> 未收錄

오경우 吳慶祐 ?

本貫 未詳

典醫

1397.10.22. 典醫醫員. 青海配<實>

1397.12.19 (太祖6) 釋放<實>

오경인 吳景仁 ?

本貫 寶城. 吳天福 六大孫<吳允錫 武>

外. 醫教<吳時立 進>

1624 (仁祖2) 醫學教授<吳時立 進>

* 13世

오경환 吳景煥 1790~1876(?)

本貫 海州. 字 星汝

外醫 吳千植 繼子. 首醫 吳千根 長男

醫科 朴性根 外孫. 譯科 邊鎬 胥

醫科. 首醫. 內<太>. 崇政<八>

惠主<承>. 知事

1812 (純祖12) 增廣試 醫科

1818.4.26. 前 惠主. 內醫院入院<承>

1830.7.8. 病甚. 汰<承>

1850.3.5 (哲宗1) 還屬. 加通政<藥房>

1869.1.2. 前 同知. 加嘉義<承>

1871.1.22 (高宗8) 加資(資憲)<承>

1871.7.19~7.30 (高宗8) 知事<承>

1873.1.13 (高宗10) 加正憲<爛抄>

1876.1.16 (高宗13) 首醫. 有頉<承>

* 司直 敬禮系 9世

오근주 吳謹周 1733~?

本貫 海州. 字 啓文. 初名 吳建周

譯科 吳大齡 子. 醫科 李興門 胥

醫科 鄭晩禧, 趙允璧 胥<醫先>

醫科. 外. 醫判<醫>

1756 (英祖32) 式年試 醫科

1777.8.19 (正祖1) 惠民主簿<承>

* 彭年系 7世

오길현 吳吉鉉 1836~?

本貫 興陽. 字 稚貞. 司猛 吳載老 子

醫科 吳允錫 曾孫. 方允植 胥

醫科. 外. 醫正<醫>

1858 (哲宗9) 式年試 醫科

* 淵系 12世

오덕신 吳德新 1710~1759(?)

本貫 海州. 字 汝深

內鍼 吳志哲 子. 司正 金碩耇 胥

內鍼<鍼>. 司直<吳益儉 譯>

1757.11.19. 前 司果. 內鍼醫差下<承>

1757.11.24. 副司果 除授<承>

1759.4.19 (英祖35) 有頉<承>

* 18世 / 京派 / 活人別提 鼎和系 3世

오도영 吳道煐 ?

本貫 興陽. 軍器僉正 吳碩根 子

同參 吳道炯 兄弟. 雲正 朴興元<姓續>

外. 醫主<金鍾浩 雲>

* 淵系 8世

오도항 吳道恒 ?
本貫 海州
外醫 吳命祐 次男. 外醫 金浚 胥<姓>
外. 惠奉<姓>

오도형 吳道炯 1720~?
本貫 興陽. 字 晦中. 萬戶 吳碩根 子
內鍼 吳重崗 再從孫. 萬戶 金仁瑞 胥
譯科. 同參. 崇錄<參>. 郡守. 知事
1738 (英祖14) 式年試 譯科 二位. 漢學
1753.8.15. 醫人. 同參 差下<承>
1761.4.7 (英祖37) 加通政<承>
1761.4.8. 副護軍 除授<承>
1761.6.24. 僉知 除授<承>
1761.6.24~1765.6. 彌串僉使<承>
1765.6.11 (英祖41) 副護軍 除授<承>
1765.12.22. 草芝僉使<承>
1765.12.22. 清江僉使 除授<承>
1766.2.1 (英祖42) 加嘉善<承>
1766.3.11. 同知 除授<承>
1766.3.30. 加嘉義<承>
1766.5.8 任 龍岡縣令, 衿川 相換<承>
1768.6.12 (英祖44) 同知 除授<承>
1768.7.29~1769.2.21. 麻田郡守<承>
1769.2.22 (英祖45) 護軍 除授<承>
1769.7.11. 加資憲<承>
1769.7.23. 知中樞 除授<承>
1769.9.11. 副護軍 除授<承>
1769.10.30. 知事 除授<承>
1770.10.30. 副護軍. 加正憲<承>
1771.6.22~9.17. 加平郡守<承>
1771.9.17~73.12.12 果川縣監<先>
1773.9.22 (英祖49) 加資<承>

1773.12.12~22. 陽城縣監<承>
1773.12.22. 德積僉使 除授<承>
1775.1.12~13. 陽川縣令<承>
* 淵系 8世

오명검 吳命儉 1730~?
本貫 海州. 字 伯受
內鍼 吳德新 次男. 李宗陽 胥<姓>
內鍼. 腫敎<鍼>. 瓦別<鍼>
順天監牧<鍼>
1767.8.23. 醫人. 內鍼醫 差下<承>
1767.8.29 (英祖43) 副司勇 除授<承>
1770.2.26 (英祖46) 副司果 除授<承>
1775.6.23 (英祖51) 鍼醫. 汰<承>
* 19世 / 京派 / 活人別提 鼎和系 4世

오명우 吳命祐 ?
本貫 海州
東部主簿 吳相倫 子. 折衝 李昌讓 胥
外. 醫直<姓>

오명정 吳命定 1772~?
本貫 樂安. 字 惟吉<族譜>
外醫 吳載淵 子
趙孟喜, 趙得衍 胥<族譜>
外. 惠直<吳致諄 醫>. 副司勇<族譜>
* 20世 / 中樞公派

오명화 吳命華 1774.6.29~1850.2.12
本貫 樂安. 字 仲和
譯科 吳載恒 三男
外醫 吳載淵 四從姪. 內鍼 白成一 胥
醫科. 外. 醫正<醫>

1795(正祖19) 鍼醫. 式年試 醫科 壯元
1799.3.2. 義禁府 月令醫員 <承>
1805.6.28 (純祖5) 平安監營審藥 <承>
1834. 式年試 醫科 參試 <醫先>
1850.2.12 (哲宗1) 卒 <族譜>
* 20世 / 中樞公派

오변 吳忭 ?
本貫 海州 <太>
進士. 光國元從勳
平難元從勳 內. 內正 <錄券>
1572. 醫官. 奇大升 治療 <高峯集>
1586.10.1 (宣祖19) 鍼醫 <實>
1591.閏3.2. 內正. 光國元從 三等 錄勳
1591.3.21. 內醫. 平難元從 三等 錄勳
* <太> "主簿" 記錄 誤記

오병간 吳秉侃 ?
本貫 海州
醫科 吳在宜 子. 譯科 洪處純 胥
外. 惠訓 <姓> <吳性喆 譯>
1838.6.12 (憲宗4) 六曹醫員. 上 <褒貶>
1838.12.12. 六曹醫員. 上 <褒貶>
1839.6.13 (憲宗5) 六曹醫員. 上 <褒貶>
1856.6.12 (哲宗7) 六曹醫員. 上 <褒貶>
1856.12.13. 六曹醫員. 上 <褒貶>
* 彭年系 10世

오병륜 吳秉倫 ?
本貫 海州. 醫科 吳在宇 繼子
外醫 吳在憲 了. 察訪 崔日運 胥 <八>
外. 惠教 <八> <姓>
1870 (高宗7) 惠民教授 <吳性喆 譯>
* 彭年系 10世

오상민 吳尙敏 1607~?
本貫 海州. 字 子禎
司果 吳景業 長男. 崔善立 胥
醫科. 寧國元從勳. 外. 醫正 <醫>
1635 (仁祖13) 增廣試 醫科
1645.8.20. 醫員. 寧國元從 三等 錄勳
* 彭年系 4世

오상신 吳尙信 ?
本貫 未詳
佐翼原從勳. 內 <實>. 醫正 <實>
1443.6.22 (世宗25) 內醫 <實>
1451.2.14 (文宗1) 李懸 治療 <實>
1455.12.27 監正. 佐翼原從 三等 錄勳

오세관 吳世觀 1751~?
本貫 海州. 字 汝寬
醫科 吳謹周 長男. 醫科 許礦 胥
醫科. 外. 醫僉 <醫>
1773 (英祖49) 增廣試 醫科
1777.8.19 (正祖1) 典醫監醫員 <承>
* 彭年系 8世

오세복 吳世復 = **오세풍** 吳世豊

오세풍 吳世豊 1730~?
本貫 海州. 字 陽仲. 初名 吳世復
折衝 吳恒周 子. 醫科 吳尙敏 從玄孫
醫科 朴萬裕 胥
醫科. 外. 惠主 <醫>
1753 (英祖29) 式年試 醫科
* 彭年系 8世

오수관 吳壽觀 1708~?
本貫 興陽. 字 叔賓. 算學 吳聖民 子
內鍼 吳重咼 孫. 醫科 朴泓 胥
李德崇, 洪益虔 胥<醫先>
醫科. 算學. 外 算訓<算先>. 醫僉<八>
擁正 算學 入格
1726 (英祖2) 式年試 醫科
1731.8.27. 義禁府 月令醫員<承>
1733.3.28. 義禁府 月令醫員<承>
1739.2.6 (英祖15) 算員<承>
* 淵系 8世

오수팽 吳壽彭 1707~?
本貫 興陽. 字 汝楷
算學 吳聖麟 子. 內鍼醫 吳重咼 孫
內醫 金垕 外孫. 同參 權守經 胥
醫科. 算學. 外. 醫正<醫>
乾隆 算學 入格
1740 (英祖16) 增廣試 醫科
* 淵系 8世

오시복 吳時福 = **오시중** 吳時中

오시중 吳時中 1804~?
本貫 樂安. 字 君善. 異名 時福<族譜>
外醫 吳命定 長男. 丁載重 胥
外. 老嘉善. 惠參<吳致諄 醫>. 老同知
1870 (高宗7) 惠民參奉<吳致諄 醫>
1880 (高宗17) 老僉知<金秉圭 籌>
1882.2.28. 前 參奉. 副護軍 除授<承>
1882.3.11. 老職. 僉知 除授<承>
1884.6.14~24 (高宗18) 同知<承>
1884.6.24. 護軍 除授<承>
* 23世 / 中樞公派

오시흥 吳時興 1691~?
本貫 海州. 字 大哉
寫字 吳允禮 長男
醫科 吳以達 曾孫. 譯判 尹汝檝 胥
醫科. 外. 惠主<醫><姓>
1717 (肅宗43) 式年試 醫科
1735.5.11. 義禁府 月令醫員<承>
* 司直 敬禮系 7世

오신석 吳辰錫 1743~?
本貫 興陽. 字 義仲
醫科 吳壽彭 子. 監牧官 崔璋 胥
醫科. 外. 醫僉<醫>
1773 (英祖49) 增廣試 醫科
* 淵系 9世

오윤검 吳允儉 ?
本貫 海州<金曾友 醫>
外. 引儀. 紙別. 察訪
1755.4.10. 義禁府 月令醫員<承>
1771.12.22. 假引儀 除授<承>
1772.7.27. 假引儀. 昆陽郡 充軍<承>
1774.6.19~76.12.29 (英祖50~52)
-<承><紙別 先> 兼引儀
1776.12.29. 造紙別提 除授<先>
1777.2.22 (正祖1) 造紙別提<承>
1777.7.2. 平丘察訪 除授<承>
1779.2.10 (正祖3) 平丘察訪<承>

오윤경 吳允卿 ?
本貫 海州. 通政 吳震立 次男

醫科 吳以達 孫. 內醫 金國賓 胥

外. 惠主<吳聖昌 籌>

1692 (肅宗18) 惠民主簿<崔應祿 籌>

* 司直 敬禮系 6世

오윤석 吳允錫 1748~?

本貫 興陽. 字 季通. 初名 吳亨錫

醫科 吳壽觀 子. 內醫 崔宗衡 胥

醫科. 算學. 外. 算別<醫>. 醫正<醫>

乾隆 算學 入格

1774 (英祖50) 式年試 醫科

1774.4.1. 醫入格. 吳重尚之曾孫<承>

1777.8.19 (正祖1) 典醫監醫員<承>

1780. 式年試 醫科 參試<醫先>

* 淵系 9世

오의선 吳義善 ?

本貫 興陽. 司果 吳彦亨 次男

律科 吳義賢 弟<吳義賢 律>

寧國元從勳. 外

1645.8.20. 醫員. 寧國元從 三等 錄勳

* 淵系 4世

오이건 吳以建 1599~?

本貫 海州. 字 士元

司果 吳癸生 長男. 安默福 胥

醫科. 寧國元從勳. 外. 醫正<醫>

1630 (仁祖8) 式年試 醫科

1637.4.20. 全羅審藥 先差送<承>

1645.8.20. 醫員. 寧國元從 三等 錄勳

1651.12.10. 李孝性 物故, 掌凶<承>

* 司直 敬禮系 4世

오이달 吳以達 1607~?

本貫 海州. 字 而必

司果 吳癸生 三男

醫科 吳以建 弟. 同知 李泉龍 胥

醫科. 外. 主簿<安山李 族譜>

1643 (仁祖21) 式年試 醫科

* 司直 敬禮系 4世

오인탁 吳仁鐸 1867~?

本貫 海州. 字 壽汝

外醫 吳喜晳 子. 田宜龜 胥

醫科. 外. 六品. 濟衆主事

1882 (高宗19) 增廣試 醫科

1890.2.16 陞六. 濟衆院主事 仍任<承>

* 司直 敬禮系 11世

오인풍 吳仁豐 1751~1815

本貫 海州. 字 元伯

內鍼 吳漢儉 子. 武科 趙一璧 胥

醫科. 內<太>. 資憲<承>. 知事

1774 (英祖50) 增廣試 醫科

1786 (正祖10) 內醫院入院<太>

1792.7.2 (正祖16) 御醫 陞差<承>

1802.10.15 (純祖2) 副護軍 除授<承>

1802.11.13. 行 副護軍. 加嘉善<承>

1802.11.16 (純祖2) 護軍 除授<承>

1803.1.7 (純祖3) 同知 除授<承>

1803.閏2.3. 護軍 除授<承>

1803.10.1~10.11. 五衛將<承>

1805.9.22 (純祖5)

-<承> 進賀兼謝恩使行 御醫, 嘗

1812.4.26 (純祖12) 加嘉義<承>

1812.10.8. 加資憲<承>

1812.12.19. 知事 除授 <承>

* 20世 / 活人別提 鼎和系 5世

오재룡 吳載龍 ?

本貫 未詳

外. 活參

1796.2.14. 前 活人參奉. 犯夜 <承>

1796.2.18. 決棍十度 後 放送 <承>

오재연 吳載淵 1750~1821

本貫 樂安. 字 聖深 <族譜>

武科縣監 吳道鍵 三男

外醫 吳喜昌 再從姪. 金啓兌 胥 <族譜>

外. 醫直 <吳致諄 醫>. 司果 <族譜>

* 21世 / 中樞公派

오재우 吳載宇 吳在宇 1756~?

本貫 海州. 字 幼洪

醫科 吳世豊 長男. 算學 金泳 胥

醫科. 外. 惠主 <洪範祖 醫先> <姓>

1777 (正祖1) 惠訓. 增廣試 醫科

1777.8.19. 惠民奉事 <承>

* 彭年系 9世

오재원 吳載遠 ?

本貫 海州. 察訪 吳世謙 長男

醫科 吳載宜 姪. 李敏培 胥 <姓>

外. 活參 <姓>

* 彭年系 9世

오재위 吳載暐 ?

本貫 未詳

1820.11.28. 義禁府 月令醫員 <承>

오재의 吳載宜 吳在宜 1759~?

本貫 海州. 字 幼天

醫科 吳世豊 次男

醫科 吳載宇 弟. 張景行 胥

醫科. 外. 惠敎 <醫> <姓>. 醫訓 <醫>

1777.8.19 (正祖1) 惠民參奉 <承>

1781.3.19. 惠民參奉. 罷職 <承>

1783 (正祖7) 惠敎. 增廣試 醫科

1788.10.12. 惠民署別單祿官 <省>

* 彭年系 9世

오재택 吳載澤 ?

本貫 未詳

1784.2.22. 義禁府 月令醫員 <承>

1789.2.24. 義禁府 月令醫員 <承>

오재헌 吳載憲 吳在憲 ?

本貫 海州

醫科 吳世豊 子. 金泰煒 胥 <姓>

外. 惠主 <姓>

1812.4.13 (純祖12) 救療官. 賞 <承>

* 彭年系 9世

오적흥 吳績興 ?

本貫 海州. 寫字 吳允禮 次男

醫科 吳時興 弟. 梁海寇 胥 <姓>

1731.6.9 (英祖7) 院 月令劑藥官 <承>

1733.10.12. 義禁府 月令醫員 <承>

1755.6.12. 院 月令劑藥官 <承>

1762.閏5.4. 義禁府 月令醫員 <承>

* 司直 敬禮系 7世

오정화 吳鼎和 1640~?

本貫 海州. 字 敦卿. 殷卿<太>

武科僉正 吳悌亮 子

禹昌文 壻<吳志恒 譯>

內鍼 同參<參> 宣略 腫敎<鍼> 副護軍

1681.7.2 (肅宗7) 同參<承>

1686.8.20 (肅宗12) 副司正 除授<承>

1689.閏3.5. 副司果 除授<承>

1697.7.7. 活人別提 除授<承>

1711.12.25. 副護軍 除授<承>

* 16世 / 京派 / 活人別提 鼎和系

오준서 吳俊瑞 1780~1831

本貫 興陽. 字 景祥. 同參 吳道炯 子

李弼英 壻. 內醫 李玄圭 外孫壻

醫科. 內. 醫僉<承>. 內正<太>

1801 (純祖1) 增廣試 醫科. 初壯

1812.9.14. 前 醫僉. 內醫院入院<承>

1815.1.4 (純祖15) 內醫. 賞<承>

1818.4.26. 有頉<承>

1821.6.29. 前 正. 內醫還差<承>

1826.11.5. 多有駭妄之事. 汰<承>

* 淵系 9世

오중설 吳重卨 1656~1733(?)

本貫 興陽. 字 堯卿

武科郡守 吳緯邦 子

外醫 吳義善 從孫. 內醫 全顔 壻

揚武元從勳. 內鍼. 崇祿<鍼>

引儀. 察訪. 知事

1698.2.11 御醫廳鍼醫. 內鍼醫差卜<承>

1703.12.21 (肅宗29) 引義 除授<承>

1705.7.29. 掌苑別提 除授<先>

1706.1.10. 桃源察訪 除授<承>

1710.2.10 (肅宗36) 加資<承>

1714.6.24 (숙종40) 加資<承>

1715.7.30. 忠壯衛將 除授<承>

1723.9.28 (景宗3) 加資憲<承>

1724.閏4.10 (景宗4) 加正憲<承>

1725.6.9 (英祖1) 加崇政<承>

1725.10.17. 知事 除授<承>

1728.7.15. 知事. 揚武元從 一等 錄勳

1733.7.18 (英祖9) 有頉<承>

* 淵系 6世

오지철 吳志哲 1675~1743(?)

本貫 海州. 字 善保

內鍼醫 吳鼎和 子. 金馨遠 壻<姓>

內鍼. 嘉義<鍼>. 腫敎<鍼>. 縣監. 同知

1699.10.21. 代隷習. 陞實<承>

1716 (肅宗42) 內鍼醫差下<鍼>

1716.12.22. 司果. 褒貶 中等<承>

1719.7.24. 義盈主簿 除授<承>

1722.8.11 (景宗2) 副司果 除授<承>

1727.1.5 (英祖3) 造紙別提 除授<先>

1728.4.6~1729.6.3. 中部主簿<承>

1729.6.3 (英祖5) 氷庫別提 除授<承>

1730.12.6. 西氷別. 東氷別 相換<承>

1731.3.18. 尙衣別提 除授<承>

1731.9.29~1732.8. 安奇察訪<承>

1732.3.17. 重林察訪 除授<承>

1732.10.12. 瓦署別提 除授<承>

1733.5.16. 瓦署別提. 加通政<承>

1733.5.20 (英祖9) 副護軍 除授<承>

1734.9.2 (英祖10) 景福將 除授<承>

1736.8.9 (英祖12) 加嘉善<承>

1736.8.11. 同知 除授<承>

1739.11.21~1741.2. 砥平縣監<承>

1741.4.8 (英祖17) 副護軍 除授<承>

1741.12.5. 前 縣監. 加嘉義<承>

1741.12.24. 副護軍 除授<承>

1743.7.7 (英祖19) 有頉<承>

* 17世 / 京派 / 活人別提 鼎和系 2世

오찬흥 吳纘興·?

本貫 海州

寫字 吳允禮 三男. 醫科 吳時興 弟

上護軍 梁時垈 胥<姓>

1729.4.19 (英祖5) 代肄習. 陞實<承>

1735.閏4.2. 義禁府 月令醫員<承>

1737.4.29. 義禁府 月令醫員<承>

1748.2.26 (英祖24) 書寫忠義<承>

* 司直 敬禮系 7世

오창렬 吳昌烈 1783~1848.8.16

本貫 海州. 字 敬言 號 大山 又梅道人

同參. 濟用主簿<參>. 庫別<參>. 縣監

文集 <大山詩鈔>

1834.2.20 (純祖34) 外醫. 同參差下<承>

1834.2.20. 副司勇 除授<承>

1844.12.29 (憲宗10) 楊州監牧官<省>

1846.12.12~48.8.16. 果川縣監<先>

-<先> 47.1.10 赴任. 40.8.16. 病死

오채주 吳采周 ?

本貫 海州

譯科 吳鶴齡 子. 李三晟 胥<姓>

外. 醫直<崔好鎭 雲><姓>

* 彭年系 7世

오천근 吳千根 1759~?

本貫 海州. 字 士固. 計士 吳聖昌 子

外醫 吳允卿 孫. 郡守 朴世忠 胥

醫科. 首醫. 內. 崇祿<太>

監牧. 郡守 知樞<醫>

1780 (正祖4) 惠久. 式年試 醫科

1799 (正祖23) 內醫院入院<太>

1802.4.3 (純祖1) 晉州監牧 除授<承>

1805.2.28. 前 監牧官. 加通政<承>

1805.3.16~3.20 (純祖5) 五衛將<承>

1807.2.4 (純祖7) 加嘉善<承>

1807.2.20. 護軍 除授<承>

1809.8.15 (純祖9) 加資(嘉義)<承>

1809.11.3. 同知 除授<承>

1809.12.10 (純祖9) 護軍 除授<承>

1810.10.19 (純祖10) 加資憲<承>

1811.1.18 (純祖11) 加正憲<承>

1812.6.19~7.6. 井邑縣監<承>

1812.7.6~1814.6. 交河郡守<承>

1812.10.8 (純祖12) 加崇政<承>

1814.6.21 (純祖14) 上護軍 除授<承>

1815.1.6 (純祖15) 加崇祿<承>

1823.3.11~1824.3.22. 果川縣監<先>

1824.3.23 (純祖24) 上護軍 除授<承>

1830.7.2. 宣川府 定配<承>

1830.11.21. 釋放<承>

* 司直 敬禮系 8世

오천식 吳千植 吳天植 ?

本貫 海州. 計士 吳聖昌 子

外醫 吳允卿 孫. 醫科 朴性根 胥

外. 醫奉<吳景煥 醫>

1812 (純祖12) 典醫奉事<吳景煥 醫>

* 司直 敬禮系 8世

오철근 吳哲根 ?
本貫 海州. 金載憲 妻父
外. 惠直<完薦>
1885 (高宗22) 惠民直長<金載憲 等>
* <等> 吳喜哲 記錄 誤謬

오치선 吳致善 ?
本貫 未詳. 金德生 胥
典醫副正<約軒集>. 監察. 護軍
1413.11.10. 奉禮郎 除授<實>
1440.3.28 (世宗22) 古阜郡守<實>
* 醫人 與否 不確實

오치순 吳致諄 1844.10.16～1883.4.6
本貫 樂安. 字 士諄
外醫 吳時中 子. 醫科 尹義楨 胥
醫科. 外. 醫僉<醫>
1870 (高宗7) 式年試 醫科
1883.4.6 (高宗20) 卒<族譜>
* 24世 / 中樞公派

오태흥 吳泰興 ?
本貫 海州
醫科 吳尙敏 子. 李德福 胥
醫科. 外. 醫正<醫>
1662 (顯宗3) 惠久. 增廣試 醫科
* 彭年系 5世

오필검 吳弼儉 ?
本貫 海州. 譯科 吳德讓 長男
內鍼 吳鼎和 曾孫. 內鍼 金鳳鳴 胥

醫. 惠直<吳道源 譯>
1768 (英祖44) 惠民直長<吳道源 譯>
* 19世 / 京派 / 活人別提 鼎和系 4世

오한검 吳漢儉 ?
本貫 海州
內鍼 吳志哲 長男. 李宗陽 胥
內鍼<吳仁豊 醫>. 瓦別. 監牧
1775.12.20. 瓦署別提 除授<承>
1776.12.15. 順天監牧 除授<承>
* <鍼> 未收錄
* 19世 / 京派 / 活人別提 鼎和系 4世

오한관 吳漢寬 ?
本貫 同福. 字 景興. 號 守性齋
吳繼鎭 子
同參<承>. 宣略. 副司果<和順郡誌>
1870.6.11. 外方窠. 同參差下<承>
1872.10.21 (高宗9) 同參 減下<承>
* <參> 未收錄
* 24世 / 監察公派

오한명 吳漢明 ?
本貫 未詳
內<實>
1512.3.11 (中宗7) 內醫<實>
* <太> 未收錄

오형석 吳亨錫 = **오윤석** 吳允錫

오희식 吳喜哲 ?
本貫 海州. 譯主 吳星煥 子
首醫 吳千根 孫. 武科 朴彦性 胥

外. 惠直<吳仁鐸 醫>
1875.8 (高宗12) 惠民參奉<完薦>
1891.3 (高宗28) 惠民直長<完薦>
* 司直 敬禮系 10世

오희창 吳喜昌 ?
本貫 樂安. 司果 吳泰亨 次男
嘉善 崔壽昌 胥<族譜>
外. 醫直<吳載厚 雲>
1773 (英祖49) 典醫直長<吳載厚 雲>
* 20世 / 中樞公派

오희채 吳熙采 1730~?
本貫 海州. 字 士亮
武科 吳德麟 子. 醫科 金泰熙 胥
醫科. 外. 惠主<承>
1759 (英祖35) 惠訓. 式年試 醫科
1760.10.20 南部假官 惠訓. 罷職<承>
1767.7.29. 醫生. 鎭海縣定配<承>
1772.7.13 (英祖48) 惠民主簿<承>

오희철 吳喜哲 ?
本貫 海州
內醫 吳景煥 子. 內醫 李圭南 胥
外. 惠主<吳完鐸 譯>
1850 (哲宗1) 惠民直長<劉漢民 譯>
1876 (高宗13) 典醫主簿<吳完鐸 譯>
* 司直 敬禮系 10世

樂安吳氏
中樞公派 / 20世 外醫 吳喜昌 以後 6名

海州吳氏
司直 敬禮系 4世 醫科 吳以建 以後 12名

彭年系 4世 醫科 吳尙敏 以後 11名
京派 / 16世 內鍼醫 吳鼎和 以後 7名

興陽吳氏 淵系
4世 外醫 吳義善 以後 10名

溫氏

온용문 溫儱文 ?
本貫 未詳
外. 醫正
1576. 前 醫正. 式年試 醫科 參試<醫>

王氏
開城

왕욱 王旭 ?
本貫 開城
外. 通訓. 醫判<王仁傑 醫>
1549. 通訓. 典醫判官<王仁傑 醫>

257

왕인걸 王仁傑 ?
本貫 開城. 京 居. 外醫 王旭 子
醫科. 外. 通訓. 醫正<王德鵙 生>
1549 (明宗5) 前 醫奉事. 式年試醫科壯元
1568. 通訓. 前 典醫正<王德鵬 生>

1639 折衝. 前 龍驤衛副護軍<禹弘一 進>
* 15世 / 文肅公派

龍氏

용경해 龍景海 ?
本貫 未詳
亨難元從勳. 外. 奉事
1614.7.18. 前 奉事. 亨難元從 三等 錄勳

禹氏
丹陽

우경언 禹敬言 ?
本貫 丹陽
忠淸監事 禹伏龍 庶長男<禹伏龍 墓碣>
翼社元從勳. 折衝. 外. 副護軍
1614.10.29 醫員. 翼社元從 三等 錄勳

元氏
原州 單本

원명술 元命述 1734~1779(?)
本貫 原州. 字 善伯. 元斗杓 曾孫
同參. 通政<參>. 僉使
1770.2.27. 外醫. 同參 差下<承>
1773.11.25 (英祖49) 加資(通政)<承>
1775.4.4. 原平 斗杓 曾孫<承>
1777.7.16. 德浦僉使 除授<承>
1778.2.1 (正祖2) 文城僉使 除授<承>
1779.3.27 (正祖3) 有頉<承>
* 19世 / 侍中公派 (陰城公派)

원지 元智 ?
本貫 原州
典醫
1438.9.5. 孝寧大君 治療, 賞<實>

원지상 元持常 1885~1962
本貫 原州. 字 德必. 號 成庵. 堤川 生
元世臣 長男. 柳麟錫 門人
<東醫四象新編> (1929年) 著述
* 25世 / 侍中公派

원학 元鶴 ?~1421.3.28
本貫 原州
典醫. 典醫判事
1410.4.11 (太宗10) 醫員<實>
1418.2.23 (太宗18)
-<實> 誠寧大君 卒, 典醫助敎 降等
1418.6.18 (太宗18) 職牒 還給<實>
1421.3.28 (世宗3) 典醫判事. 卒<實>

劉氏

居昌 慶州 龍宮 淸州 漢陽

유건호 劉健祜 ?
本貫 漢陽. 劉運銓 子
外醫 劉德基 孫. 武科 禹喜英 胥
外. 惠參<劉漢晙 醫>
1885 (高宗22) 惠民參奉<劉漢晙 醫>
* 14世

유경방 劉景邦 ?
本貫 未詳
亨難元從勳. 外. 醫正<實>
1614.7.18. 醫員. 亨難元從 三等 錄勳
1617.12.5 (光海9) 典醫正. 上訴<實>

유경상 劉慶相 1876~?
本貫 漢陽
武科 劉漢謀 子. 內鍼 劉賢基 玄孫

醫科. 醫久<醫八>
1890 (高宗27) 元<醫八>
1891 (高宗28) 增廣試 醫科
* 16世

유경훈 劉景勳 ?
本貫 漢陽. 司譯前銜 劉友三 子
內鍼 劉聖禧 曾孫<姓>
外. 惠參<完薦>. 譯前銜<劉章協 雲>
* 13世

유덕기 劉德基 1768~?
本貫 漢陽. 字 履卿<姓續>
外醫 劉益周 四男. 全得璘 胥<姓>
外. 惠直<劉漢晙 醫>
* 12世

유득량 劉得良 ?
本貫 淸州. 劉禮男 子. 車應大 胥<姓>
外. 通訓<承>. 惠主<姓>. 醫敎<承>
1636.7.11 通訓. 平安道審藥 除授<承>
1637.6.5. 前日 平安兵營審藥<承>
1675.4.17 (肅宗1) 醫學敎授<承>
* 永弼系 4世

유몽열 劉夢說 ?
本貫 未詳
醫科. 亨難元從勳. 外
1609 (光海1) 增廣試 醫科
1614.7.18. 醫員. 亨難元從 三等 錄勳

유성희 劉聖禧 1689~1774
本貫 漢陽. 字 聖遠<姓續>

武科主簿 劉啓漢 長男<姓續>

醫科 劉昌漢 姪

萬戶 金萬鎰 胥<姓續>

內鍼<八>. 資憲<崔榮遠 雲> 同知<八>

1689 (肅宗15) 生<姓續>

1774 (英祖50) 卒<姓續>

* <鍼> 未收錄

* 10世

유수장 劉壽長 ?

本貫 漢陽. 劉宗世 次男

外. 醫直<姓續>

* 11世

유양호 劉養浩 1871~?

本貫 淸州. 字 善汝

外醫 劉鼎九 子. 司勇 金弼相 胥

醫科. 外. 醫主<醫>

1885 (高宗22) 增廣試 醫科

1885.5.12. 義禁府 月令醫員<承>

1889.1.15. 義禁府 月令醫員<承>

* 永弼系 13世

유언방 劉彦邦 1513~?

本貫 龍宮. 字 平之. 劉善 子. 劉赫 孫

醫科. 內. 內正<太>

1582 (宣祖15) 式年試 醫科

유영 劉瑛 = 유윤문 劉潤門

유영정 劉永貞 ?

本貫 未詳

醫科<實>. 內. 通政<太>. 醫敎. 縣監

<簡易辟瘟方> 共著

1503.7.10. 前 醫敎. 任 東班職<實>

1506.3~1507.2. 禮安縣監<先>

1517.7.13 (中宗12) 加通政<實>

1518.2.2 (中宗13) 賞<實>

1525. 禮賓主簿<簡易辟瘟方諺解>

* <醫> 未收錄

유영훈 劉永勳 ?

本貫 淸州

譯直 劉泰吉 子. 朴致亨 胥<醫科譜>

外. 惠直<劉養浩 醫><完薦><姓>

1855 (哲宗6) 惠民直長<李宜祚 譯>

* 永弼系 11世

유완기 劉完基 1761~?

本貫 漢陽. 字 處仁<姓續>

外醫 劉益周 次男<姓續>. 李燽 胥

外. 惠主<等>. 活參

1803 (純祖3) 活人參奉<劉運奎 雲>

* 12世

유운탁 劉運鐸 1792~?

本貫 漢陽. 字 寂鳴<姓續>

外醫 劉德基 次男. 崔# 胥<姓續>

外. 惠參<承>

1811.6.23 (純祖11) 惠民參奉<承>

* 13世

유윤문 劉潤門 1773.12.15~1809.4.19

本貫 漢陽. 字 德汝<譯>. 自顯<族譜>

改名 瑛<族譜>

外醫 劉致祿 子. 外醫 金孝源 胥

譯科. 外. 惠參<族譜>

1773.12.15 (英祖49) 生<族譜>

1790 (正祖14) 增廣試 譯科. 漢學

1809.4.19 (純祖9) 卒<族譜>

* 10世

유이태 劉以泰 劉爾泰 1651~1715.2.27

本貫 居昌. 字 伯源. 號 新淵堂. 麟西

猿鶴山人. 居昌 生. 山陰 居. 墓 山陰

劉潤期 長男. 曹益輝 胥<族譜>

同參. 崇祿<參> 安山郡守<參>. 副司勇

<麟西聞見錄><劉爾泰麻疹篇>

1710.1.21 (肅宗36) 同參 推薦<承>

1710.2.11. 外方醫. 同參差下<承>

1713.12.20. 副司勇 除授<承>

1714.6.24 (肅宗40) 醫官. 賞<承>

1715.2.27 (肅宗41) 卒<族譜>

* <參> "崇祿" 誤謬推定

* <族譜> 郡守記錄 <安山 先> 未收錄

* 19世 / 義士公派

유익건 劉益健 = **유익주** 劉益周

유익주 劉益周 1744~?

本貫 漢陽. 字 士剛. 初名 益健<姓續>

廣興主簿 劉興績 子. 文必興 胥<姓>

外. 通訓<姓續>. 惠主<等><姓>

1744 (英祖20) 生<姓續>

* 11世

유장희 劉章熙 1876~?

本貫 漢陽. 字 惠聞

醫科 劉正相 子. 雲正 洪吉煥 胥

醫科

1884.9 (高宗21) 童蒙. 譯完薦<完薦>

1891 (高宗28) 增廣試 醫科

* 17世

유재선 劉在璿 ?

本貫 漢陽

外醫 劉景勳 子. 趙廷士 胥

外. 惠參<劉章協 雲>

1885 (高宗22) 惠民參奉<劉章協 雲>

* 14世

유정구 劉鼎九 ?

本貫 淸州

外醫 劉永勳 子. 司果 鄭學基 胥

外. 惠參<劉養浩 醫>

1885 (高宗22) 惠民參奉<劉養浩 醫>

* 永弼系 12世

유정방 劉正邦 ?

本貫 龍宮. 劉善 子. 內醫 劉彥邦 弟

醫科. 內. 通政<醫>. 內正<太>

1615 (光海7) 增廣試 醫科 壯元

1630.8.14. 內醫. 邊濚 治療<承>

1635.7.25. 內醫. 判書 洪瑞鳳 治<承>

1637. 加通政. 扈從陞資<太>

유정상 劉正相 1848~?

本貫 漢陽. 字 聖元

內醫 劉漢緯 子. 外醫 鄭義秀 胥

醫科. 外. 醫正<完薦>

1866 (高宗3) 陞<八>

1873 (高宗10) 式年試 醫科

1884.9 (高宗21) 典醫正<完薦>
1888. 增廣試 醫科 參試<醫>
* 16世

유제한 劉濟漢 1690~?
本貫 漢陽. 字 英叔
劉毅後 六男<姓續>
醫科 劉昌漢 弟. 金允明 胥
醫科. 外. 醫正<八>
1714 (肅宗40) 式年試 醫科
* 9世

유종인 劉宗仁 1744~?
本貫 慶州. 字 子及
司果 劉守經 子. 上護軍 李喜儉 胥
醫科. 外. 醫判<醫>
1810 (純祖10) 主簿. 式年試 醫科

유종철 劉宗哲 ?
本貫 漢陽
內鍼 劉聖禧 三男<姓續>. 廉大維 胥
外. 禦侮<劉友善 譯>. 惠主<八>
1790. 禦侮. 惠民主簿<劉友善 譯>
* 11世

유창한 劉昌漢 1681~1739
本貫 漢陽. 字 大叔
劉毅後 四男<姓續>. 金永績 胥
醫科. 外. 惠久<醫>. 醫正<姓續>
1705 (肅宗31) 式年試 醫科
1739 (英祖15) 卒<姓續>
* 9世

유천중 劉天重 ?
本貫 漢陽. 字 爾化<姓續>
司勇 劉仁昌 獨子
外. 惠主<姓續>
* 8世

유치록 劉致祿 ?
本貫 漢陽. 譯正 劉鄧重 次男<姓續>
外醫 劉天重 從姪. 朴致漢 胥
外. 醫久<劉潤門 譯>
1790 (正祖14) 典醫前銜<劉潤門 譯>
* 9世

유한긍 劉漢肯 1870~?
本貫 漢陽. 字 敬構. 譯參 劉亮祜 子
內醫 劉漢冑 弟. 武科 李熙重 胥
醫科
1885 (高宗22) 式年試 醫科
* 15世

유한수 劉漢修 1871~?
本貫 漢陽. 字 敬祐
譯參 劉亮祜 子. 內醫 劉漢冑 弟
醫科
1885 (高宗22) 增廣試 醫科
* 15世

유한위 劉漢緯 1813~?
本貫 漢陽. 字 士正<醫>. 而經<太>
譯科 劉榮祜 次男. 醫科 朴明邃 外孫
金漢均 胥. 外醫 崔斗運 胥<醫先>
醫科. 領率. 同參<李峻秀 醫>. 內<太>
崇祿<承>. 醫訓<醫>. 內正<姓>. 同知

1837 (憲宗3) 式年試 醫科 壯元
1837.7.15. 義禁府 月令醫員 <承>
1848.3.25. 外醫. 內醫院入院 <省>
1866 (高宗3) 僉知 <劉正相 八>
1869.3.10. 前 御醫. 脫喪還屬 <承>
1872.4.2. 加嘉善. 差 領率 <承>
1872.6.18~7.3 (高宗9) 同知 <承>
1873.7.19. 同知 除授 <承>
1874.2.14. 御醫. 加資(嘉義) <承>
1874.11.18 (高宗11) 加資(資憲) <承>
1875.8 (高宗12) 內醫. 資憲 <完薦>
1878.2.24 (高宗15) 加資(正憲) <承>
1879.12.21 (高宗16) 加資(崇政) <承>
1881.12.23 (高宗18) 加資(崇祿) <承>
1885.1.27. 子. 典醫監 調用 <承>
1885.2.27. 其 壻 圖畫署 調用 <承>
* 15世

유한주 劉漢冑 1864~1894(?)
本貫 漢陽. 字 景寬
譯參 劉亮祜 子. 同參 高鏵 壻
醫科. 內<醫>. 通訓. 醫主<醫>. 副司果
1880 (高宗17) 增廣試 醫科
1880.6.25. 承仕郎. 前 醫奉. 醫科 <敎旨>
1881.12.23 (高宗18)
-<承> 外醫. 內醫院入院. 副司果 除授
1884.3.24 (高宗21) 御醫差下 <承>
1888.10.26 (高宗24) 脫喪. 還屬 <承>
1889.11.25. 副司果 除授 <承>
1892.1.28. 加差內醫. 陞實 <承>
1894.9.24 (高宗30) 有病. 汰 <承>
* <太> 未收錄
* 15世

유한준 劉漢晙 1860~?
本貫 漢陽. 字 夔瑞
外醫 劉健祜 繼子
律科 劉英祜 子. 司果 崔應淵 壻
醫科
1885 (高宗22) 式年試 醫科
* 15世

유혁기 劉赫基 1760~1800
本貫 漢陽. 字 聖瞻
外醫 劉益周 長男 <姓續>
外. 惠參 <姓續>
1800 (正祖24) 卒 <姓續>
* 12世

유현기 劉賢基 1777~1821(?)
本貫 漢陽. 字 善卿
進士 劉益宗 四男 <姓續>
內鍼 <鍼>. 通政. 上護軍 <劉運衡 律>
1813.1.16. 內鍼醫 差下. 任 副司勇 <承>
1821.8.28. 有頉 <承>
* 12世

유흡 劉熻 ?
本貫 未詳. 楊州 居
蔭. 外方醫. 藥醫. 副司勇
1718.11.28. 副司勇 除授. 入侍 <承>
1719.2.1 (肅宗45) 副司勇. 入侍 <承>
1723.5.27. 外方醫. 付軍職 <承>
1723.6.23 (景宗3) 副司勇 <承>

유흥국 劉興國 ?
本貫 清州
外醫 劉得良 次男. 洪禮直 壻

外. 折衝＜承＞. 惠敎＜朴宗大 譯＞
萬戶. 僉知
1672.7.17. 楸坡萬戶. 下直＜承＞
1676.11.9. 前 萬戶. 加折衝＜承＞
1676.11.16 (肅宗2) 副護軍 除授＜承＞
1677.12.29. 上土僉使. 謝恩＜承＞
1683.5.15. 蕪昌僉使 除授＜承＞
1686.9.9 (肅宗12) 僉知 除授＜承＞
* 永弼系 5世

유흥적 劉興績 劉興積 ?
本貫 淸州. 外醫 劉得良 長男＜姓＞
外. 通訓. 惠主＜劉萬鼎 武＞＜姓＞
1656.12.21 惠民醫員. 院月令劑藥官＜承＞
1680.11.30. 義禁府 月令醫員＜承＞
* 永弼系 5世

淸州劉氏 永弼系
4世 外醫 劉得良 以後 6名

漢陽劉氏
/ 8世 外醫 劉天重 以後 25名

外. 惠參＜庾在喜 醫＞
1885 (高宗22) 惠民參奉＜庾在喜 醫＞
1887.9 (高宗24) 惠民參奉＜完薦＞

유재선 庾在善 ?
本貫 茂長
外醫 庾景孝 子. 崔道在 胥
外. 惠參＜庾台鉉 醫＞
1885 (高宗22) 惠民參奉＜庾台鉉 醫＞

유재희 庾在喜 1858~?
本貫 茂長. 字 樂汝
外醫 庾景孝 子. 金義衡 胥
醫科. 外. 醫主＜醫＞
1885 (高宗22) 式年試 醫科

유태현 庾台鉉 1872~?
本貫 茂長. 字 德三. 外醫 庾在善 子
醫科. 外. 醫判＜醫＞
1885 (高宗22) 增廣試 醫科

庾氏
茂長

유경효 庾景孝 ?
本貫 茂長. 通德 庾玹 子. 全鶴俊 胥

俞氏
杞溪

유대조 俞大造 ?
本貫 杞溪. 右議政 俞泓 庶子
平難元從. 光國元從. 衛聖元從
靖社元從勳. 外. 主簿. 司果

1591.3.21. 直長. 平難元從 三等 錄勳

1591.閏.3.2 前 醫直. 光國元從勳 三等

1610.2.23 (光海2) 前 主簿<實>

1610.7.15 (光海2) 嫡兄 大建<實>

1614.8.27. 前 主簿. 衛聖元從 一等 錄勳

1625.9.1. 司果. 靖社元從 一等 錄勳

* 16世 / 忠穆公派

유원로 兪元老 ?

本貫 杞溪. 儒醫 兪孝通 子

文科. 佐理原從勳. 內. 通訓

內僉<文科>. 司議. 賓僉. 郡守

1464.5.17 (世祖10) 內醫<實>

1466 (世祖12) 僉正. 文謁聖試 一等二位

1468.1.27. 成均直講. 王溫陽行陪從<實>

1471. 行 賓僉. 佐理原從 三等 錄勳

1472.2.24 (成宗3) 瑞山郡守<實>

* <太> 未收錄

* 12世 / 軍器寺事公派

유효통 兪孝通 ?

本貫 杞溪. 字 行源. 兪顯 子

文科. 左翼原從勳. 儒醫

嘉善. 提學. 觀察使

<鄕藥採取月令><鄕藥集成方> 關與

1408 (太宗8) 文科 式年試 丙科 六位

1427 (世宗9) 重試 乙科 一等 二位

1455.12.27. 藝文提學. 左翼原從 二等

* 11世 / 軍器寺事公派

陸氏

육사형 陸士衡 ?

本貫 未詳

內鍼<鍼>

1653.閏7.21 (孝宗4) 鍼醫<承>

1666.1.23 (顯宗7) 鍼醫<承>

尹氏

永川 坡平 豐壤 海南 海平

玄風

윤경세 尹敬世 ?

本貫 未詳

扈聖元從勳. 亨難元從勳

翼社元從勳. 內. 惠主<錄券>. 內正<太>

1605.4.5. 惠主. 扈聖元從 一等 錄勳

1614.7.18. 副奉事. 亨難元從 一等 錄勳

1614.10.29 醫員. 翼社元從 三等 錄勳

1617. 內醫. 李廷龜 治療<月沙集>

윤경함 尹敬咸 ?

本貫 坡平. 字 士奇<姓續>

外醫 尹世勳 長男. 李# 胥<姓續>

外. 醫徒<尹命五 律>. 司正<姓續>

1790 (正祖14) 典醫生徒<尹命五 律>

* 27世 / 昭靖公派 (牧使公派)

윤계혁 尹啓爀 ?

本貫 坡平

外. 惠訓<高鎭泰 譯>

윤광리 尹光理 = 윤정이 尹貞履

윤광신 尹光莘 1698~?

本貫 海平. 字 殷甫

醫科 尹益大 子. 武科 李震粹 胥

醫科. 外. 惠主<醫><姓>

1719 (肅宗45) 增廣試 醫科

1725.10.15. 義禁府 月令醫員<承>

1728.5.16. 義禁府 月令醫員<承>

* 17世 / 文英公派

윤광은 尹匡殷 1693~1721

本貫 坡平. 字 季衡<姓續>

外醫 尹廷賢 次男

譯正 鄭維周 胥<姓續>

外. 通訓<姓續>. 醫直<姓續>

1721 (景宗1) 卒<姓續>

* 24世 / 昭靖公派 (牧使公派)

윤구정 尹龜楨 尹龜禎 1832~?

本貫 豊壤. 字 瑞九

籌學 尹得源 子. 醫科 尹羲禎 弟

內醫 秦東秀 外孫. 譯科 李恒基 胥

籌學 內鍼<承> 通政 腫教<尹榮宅 醫>

1856 (哲宗7) 籌學 入格

1880 (高宗20) 全羅審藥<湖南啓錄>

1880.11.29. 外醫. 內鍼醫 差下<承>

1880.12.1 (高宗20) 副司果 除授<承>

1881.12.23. 察訪待窠首先擬入<省>

1887.10.9. 鍼醫. 監牧先差送<省>

1893.1.29 (高宗30) 五衛將 除授<承>

1895.4.19. 任 太醫院兼典醫<承>

* <鍼> 未收錄

* 僉知 命長系 12世

윤국빈 尹國賓 ?

本貫 未詳. 林川 居

蔭. 儒醫. 副司勇

1696.12.7. 幼學. 議藥同參事<承>

1696.12.17. 副司勇 除授<承>

1696.12.21. 副司勇. 議藥功 賞<承>

윤기은 尹起殷 ?

本貫 豊壤. 字 五就 譯判 尹敬生 孫

醫科. 外. 惠教<姓>. 審藥

1678 (肅宗4) 增廣試 醫科

1702.4.15. 濟州審藥<漢拏壯囑>

* 僉知 命長系 6世

윤기호 尹基灝 1864~?

本貫 坡平. 字 景元

譯奉 尹亨燮 子. 外醫 金德勳 胥

醫科. 內<承>. 通訓. 醫主<醫>. 副司果

1881.8 (高宗18) 閑良. 譯完薦<完薦>

1882 (高宗19) 增廣試 醫科

1883.8.6. 前 醫主簿. 內醫院入院<承>

1883.11.25. 內醫. 察訪調用<省>

1887.10.12. 內醫. 御醫差下＜承＞
1891.3 (高宗28) 副司果＜完薦＞
* ＜太＞ 未收錄

윤동리 尹東里 1705~1784
本貫 坡平. 字 子美. 號 草窓道人
儒醫 尹頤敎 子
＜草窓訣＞(1725年) 著述
* 26世 / 昭靖公派 (忠憲公派)

윤동희 尹東喜 1712~?
本貫 坡平. 字 就明
軍器判官 尹德咸 子. 尹徵殷 孫
醫科. 外. 惠主＜醫＞
1735 (英祖11) 式年試 醫科
1755.6.17. 義禁府 月令醫員＜承＞
1755.6.23. 義禁府 月令醫員＜承＞

윤두흥 尹斗興 1656~?
本貫 坡平. 字 大哉. 醫科 尹復三 子
朴季振 胥. 朴世株 胥＜醫先＞
醫科. 外. 醫主＜醫＞
1678 (肅宗4) 式年試 醫科
1691 (肅宗17) 冬至使行 醫員＜承＞
1697.9.11 (肅宗23)
-＜承＞ 陳奏兼 奏請使行 醫員
* 24世 / 版圖公派 (提學公派)

윤득운 尹得雲 ?
本貫 未詳. 忠州 居
外. 鍼醫
1660.2.16. 鍼醫. 依下敎 還送＜承＞

윤득형 尹得亨 ?
本貫 坡平
外. 惠直＜崔佑植 醫＞＜八＞
1838 (憲宗4) 崔汲 妻父＜八＞

윤란 尹蘭 ?
本貫 坡平. 尹廷麒 父＜尹天吉 譯＞
1629.12.13. (仁祖7) 醫員＜承＞

윤린희 尹獜禧 尹麟禧 ?
本貫 海平. 醫科 尹光莘 子
外醫 尹鳳禧 弟＜尹鳳禧 律＞
1757.12.20. 義禁府 月令醫員＜承＞
* 18世 / 文英公派

윤미 尹美 ?
本貫 未詳
1649.11.26. 義禁府 月令醫員＜承＞

윤복삼 尹復三 ?
本貫 坡平. 字 士圭
外醫 尹商俊 子. 洪沆 胥
醫科. 外. 惠敎＜尹世興 譯＞
1662 (顯宗3) 增廣試 醫科
1677.9.22. 陳奏使行 醫員. 賞＜承＞
* 23世 / 版圖公派 (提學公派)

윤봉희 尹鳳禧 1724~?
本貫 海平. 字 付卿. 醫科 尹光莘 子
律科. 外
1750 (英祖26) 式年試 律科 四位
1756.11.9. 義禁府 月令醫員＜承＞
1757.12.20. 義禁府 月令醫員＜承＞

* 18世 / 文英公派

윤붕운 尹鵬運 1722~?
本貫 坡平. 字 雲擧. 尹重祺 子
醫科 尹悌興 孫. 李彦柔 胥
醫科. 外. 醫直<醫>
1741 (英祖17) 式年試 醫科
* 26世 / 版圖公派 (提學公派)

윤산해 尹山海 ?
本貫 坡平. 尹重聲 子. 金斗濟 胥
醫科. 外. 惠奉<醫>
1693 (肅宗19) 式年試 醫科
* 24世 / 版圖公派 (提學公派)

윤상준 尹商俊 ?
本貫 坡平
外醫 尹孝男 子. 譯判 文晛 胥
外. 嘉善<尹復三 醫>. 審藥. 同知
1648.6.22. 洪淸道審藥 除授<承>
* 22世 / 版圖公派 (提學公派)

윤선도 尹善道 1587~1671
本貫 海南. 字 約而. 號 孤山. 海南 居
觀察使 尹惟機 繼子
禮賓副正 尹惟深 子. 尹噉 胥
文科. 儒醫. 禮曹參議. 縣令
1633 (仁祖11) 文科. 增廣試 丙科
1645.4.12. 前 縣令. 精於醫學<承>
1658.1.15. 議藥同參. 僉知. 賞<承>
* 16世 / 漁樵隱公派

윤성구 尹聖耉 1632~1705
本貫 海平. 字 應命. 譯僉 尹弘佐 子
內醫 尹弘任 姪. 算學 崔景灝 胥
醫科. 保社元從勳. 內鍼<鍼>. 內<太>
通政. 正<錄券>. 僉知
1654 (孝宗5) 式年試 醫科
1666 (顯宗5) 內醫院入院<太>
1678.3.8. 御醫. 副司果 除授<承>
1683.11.14 (肅宗9) 加資(通政)<承>
1684.1.3 (肅宗10) 忠壯將 除授<承>
1684.9.21. 僉知. 謝恩<承>
1694.5. 前 正. 保社元從 一等 錄勳
* 15世 / 文英公派

윤성길 尹誠吉 ?
本貫 未詳
醫科. 外
1621 (光海13) 式年試 醫科
1636.1.16. 義禁府 月令醫員<承>
1636.2.19. 義禁府 月令醫員<承>

윤성보 尹聖輔 1644~1726
本貫 海平. 字 君弼. 譯僉 尹弘佐 子
內醫 尹聖耉 弟. 通政 林尙馦 胥
醫科. 內. 嘉義<太>. 同知
1666 (顯宗7) 式年試 醫科
1683 (肅宗9) 內醫院入院<太>
1714.6.24 (肅宗40) 掌務官. 加資<承>
1714.7.5. 副護軍 除授<承>
1714.9.27. 副司直 除授<承>
1724.3.16~1726.2.18. 同知<承>
* 15世 / 文英公派

윤성언 尹聖彦 1655~?
本貫 海平. 字 大哉
內醫 尹弘佑 子. 韓鐸 胥<醫先>
醫科. 外. 主簿<實><姓>
1682 (肅宗8) 增廣試 醫科
1698.4.9. 義禁府 月令醫員<承>
1709.10.9 (肅宗35) 主簿<實>
* 15世 / 文英公派

윤성지 尹誠志 ?
本貫 未詳
1636.1.16. 義禁府 月令醫員<承>

윤성훈 尹聖訓 1638~?
本貫 海平. 字 愼甫
內醫 尹弘佑 子. 圃別 金重燁 胥
醫科. 外. 醫正<醫>
1657 (孝宗8) 式年試 醫科
1665.7.5. 義禁府 月令醫員<承>
1674.1.15. 原襄道審藥 除授<承>
* 15世 / 文英公派

윤세적 尹世勣 1712~1760
本貫 坡平. 字 義栽<姓續>
外醫 尹匡殷 長男. 金重億 胥
外. 醫直<姓續>
* 26世 / 昭靖公派 (牧使公派)

윤세징 尹世徵 ?
本貫 未詳. 忠州 居
蔭. 儒醫. 副司勇
1696.12.7. 幼學. 同參議藥事<承>
1696.12.17. 副司勇 除授<承>

1696.12.21. 副司勇. 議藥 功. 賞<承>

윤세훈 尹世勳 1704~1750
本貫 坡平. 字 義卿<姓續>
武科 尹弼殷 長男
外醫 尹廷賢 孫. 金命耇 胥
外. 醫直<尹德咸 律>
1750 (英祖26) 卒<姓續>
* 26世 / 昭靖公派 (牧使公派)

윤세흠 尹世欽 ?
本貫 坡平
外. 惠參<尹源 譯>
1543 (中宗38) 惠民參奉<尹源 譯>

윤수우 尹秀宇 ?
本貫 未詳
翼社元從勳. 外
1614.10.29 醫員. 翼社元從 三等 錄勳

윤수형 尹守亨 ?
本貫 坡平
尹仁壽 長男. 司果 梁萬年 胥
外. 醫判<姓續>
* 21世 / 昭靖公派 (牧使公派)

윤숭례 尹崇禮 ?
本貫 未詳
靖國原從勳. 內<實> 折衝<龍泉>. 司直
1505.11.9 (燕山11) 內醫. 堂下官<實>
1506.1 (燕山12) 醫員. 加折衝<龍泉>
1507.4.20. 司直. 靖國原從 三等 錄勳
* <太> 未收錄

윤신립 尹信立 ?
本貫 未詳
1636.6.15~1637.6.2 (仁祖14~15)
-<朝京> 冬至使行 醫員

윤영 尹暎 ?
本貫 未詳
光國元從勳. 外. 惠久<錄券>
1591.閏3.2 惠民前銜. 光國元從勳 三等

윤영부 尹永富 ?
本貫 未詳
扈聖元從勳. 外. 醫生
1605.4.5. 醫生. 扈聖元從 三等 錄勳

윤영승 尹榮升 1861~?
本貫 豊壤. 字 致允
籌學 尹鎬楨 子. 內醫 尹豊楨 姪
醫科 金顯祚, 外醫 李時燮 胥
外. 醫久<醫八>
1882 (高宗19) 陞<醫八>
* 僉知 命長系 12世

윤우교 尹雨敎 1695~1737
本貫 坡平. 字 時甫. 號 農村
尹撤 子. 儒醫 尹頤敎 弟
儒醫
* 25世 / 昭靖公派 (忠憲公派)

윤우만 尹禹萬 ?
本貫 未詳
醫科. 外. 惠久<醫>
1678 (肅宗4) 增廣試 醫科

윤우신 尹遇莘 1684~?
本貫 海平. 字 殷賓. 醫科 尹鼎大 子
醫科. 外. 惠參<姓>
1710 (肅宗36) 惠久. 增廣試 醫科
* 17世 / 文英公派

윤유수 尹有秀 1740~?
本貫 海平. 字 景文. 初名 尹有淳
醫科 尹以莘 子. 譯判 朴相晋 胥
安國珍 胥<醫先>
醫科. 外. 醫正<姓>
1760.8.3. 假官典醫直長<戒逸軒日記>
1763 (英祖39) 醫訓. 增廣試 醫科 壯元
1783. 增廣試 醫科 參試<醫先>
1783. 式年試 醫科 參試<醫先>
1785.10.22. (正祖9)
-<承> 慶尙道審藥. 安州牧 定配
* 18世 / 文英公派

윤유순 尹有淳 = 윤유수 尹有秀

윤유식 尹惟式 ?
本貫 未詳
醫科
1606 (宣祖39) 式年試 醫科

윤유일 尹有一 1701~?
本貫 海平. 字 汝咸. 內醫 尹爾衡 子
鄭德祚 胥. 安國麟 胥<醫先>
醫科. 外. 醫正<承>. 僉使
1722 (景宗2) 久任. 增廣試 醫科
1726.7.25 (英祖2)
-<承> 謝恩兼陳奏使行 醫員. 賞

1735.6.15 (英祖11) 典醫正＜承＞

1737.12.28 (英祖13)

-＜承＞ 陳奏兼奏請使行 醫員. 賞

1740.2.9. 治腫教授＜苑別 先＞

1740.2.9. 掌苑別提 除授＜先＞

1740.4.28 (英祖16) 引儀 除授＜承＞

1740.7.24. 江華監牧 除授＜承＞

1745.1.25. 水原監牧官 除授＜承＞

1750.3.25. 蒜山別將 除授＜承＞

＊ 18世 / 文英公派

윤응진 尹應珍 ?

本貫 坡平＜朴尙直 譯＞

亨難元從勳. 外

1614.7.18. 醫員. 亨難元從 三等 錄勳

윤응현 尹應玹 1572~?

本貫 未詳. 尹龍 子

醫科. 外. 醫敎＜醫＞

1615 (光海7) 久任. 式年試 醫科 壯元

윤이교 尹頤敎 1680~1745

本貫 坡平. 字 養而. 號 讀易齋

尹撒 子

儒醫

＊ 25世 / 昭靖公派 (忠憲公派)

윤이신 尹以莘 1714~?

本貫 海平. 字 殷老

醫科 尹鼎大 子. 李枝華 胥

醫科. 外. 醫僉＜醫＞

1740 (英祖16) 增廣試 醫科 壯元

＊ 17世 / 文英公派

윤이형 尹爾衡 1680~1715

本貫 海平. 字 殷卿. 算學 尹就大 子

內醫 尹聖耈 孫. 算學 李耆民 胥

醫科. 內. 內正＜太＞

1702 (肅宗28) 惠久. 式年試 醫科

1711 (肅宗37) 內醫院入院＜太＞

＊ 17世 / 文英公派

윤이흥 尹以興 ?

本貫 坡平. 字 起夫. 尹錫三 子

醫科 尹復三 姪. 金鳳鳴 胥

醫科. 外. 惠主＜醫＞

1690 (肅宗16) 式年試 醫科

＊ 24世 / 版圖公派 (提學公派)

윤익대 尹益大 1667~?

本貫 海平. 字 伊叔. 算學 尹聖和 子

醫科 尹鼎大 弟. 李時明 胥

醫科. 外. 惠主＜姓＞

1690 (肅宗16) 增廣試 醫科

1698.10.22. 義禁府 月令醫員＜承＞

＊ 16世 / 文英公派

윤익신 尹翼莘 1710~?

本貫 海平. 字 殷叟. 尹以大 子

醫科 尹聖訓 孫. 崔德一 胥

醫科. 外. 醫僉＜醫＞

1735 (英祖11) 增廣試 醫科

1739.8.12. 義禁府 月令醫員＜承＞

1746.1.17. 義禁府 月令醫員＜承＞

＊ 17世 / 文英公派

윤재의 尹在義 ?
本貫 玄風
外. 惠徒＜完薦＞

윤정대 尹鼎大 1661~?
本貫 海平. 字 德九
算學 尹聖和 子. 內醫 尹聖耆 姪.
醫科 金益輝 胥. 金俊傑 胥＜醫先＞
醫科. 外. 醫僉＜醫＞
1689 (肅宗15) 增廣試 醫科
1713.7.12. 義禁府 月令醫員＜承＞
* 16世 / 文英公派

윤정리 尹貞理 ＝ 윤정이 尹貞履

윤정민 尹挺敏 ?
本貫 未詳. 尹效淳 子
醫科
1618 (光海10) 式年試 醫科

윤정선 尹廷善 ?
本貫 坡平. 字 慶餘
武科 尹信元 長男＜姓續＞
外醫 尹守亨 從玄孫. 外醫 金以規 胥
醫科. 外. 醫正＜醫＞
1666 (顯宗7) 式年試 醫科
* 24世 / 昭靖公派 (牧使公派)

윤정이 尹貞履 1712~?
本貫 豊壤 字 莘老
初名 光理. 他名 貞理
算學 尹瑞有 子. 內醫 鄭東羽 胥
醫科. 算學. 外. 算別＜醫＞. 醫正＜醫＞

乾隆 算學 入格
1732 (英祖8) 算訓. 式年試 醫科
1738.3.16. 義禁府 月令醫員＜承＞
* 僉知 命長系 8世

윤정현 尹廷賢 1653~1726
本貫 坡平. 字 吉甫＜姓續＞
武科 尹信元 次男. 金厚鍵 胥＜姓＞
外. 通政＜姓＞. 醫參＜八＞
僉知＜尹弼殷 武＞
1707 (肅宗33) 僉知＜尹弼殷 武＞
1726 (英祖2) 卒＜姓續＞
* 24世 / 昭靖公派 (牧使公派)

윤제신 尹悌信 ?
本貫 永川. 尹德秀 子. 李泓旭 胥
醫科
1635 (仁祖13) 增廣試 醫科

윤제흥 尹悌興 ?
本貫 坡平. 字 起叔. 司果 尹益三 子
醫科 尹復三 姪. 折衝 張時吉 胥
醫科. 外. 藥房
1690 (肅宗16) 式年試 醫科 壯元
1692.9.12. 義禁府 月令醫員＜承＞
1742.10.21. 議政府藥房＜承＞
* 24世 / 版圖公派 (提學公派)

윤종신 尹宗莘 1708~?
本貫 海平. 字 士咸
內醫 尹興大 子. 醫科 李齊徽 胥
醫科. 外. 醫僉＜醫＞
1729 (英祖5) 式年試 醫科

* 17世 / 文英公派

윤중신 尹重莘 1692~1749
本貫 海平. 字 重起
醫科 尹鼎大 子. 金龜瑞 胥
醫科. 內. 內正<太>
1714 (肅宗40) 惠久. 增廣試 醫科
1728.6.23. 義禁府 月令醫員<承>
1735 (英祖11) 內醫院入院<太>
* 17世 / 文英公派

윤지대 尹祉大 1663~1717
本貫 海平. 字 汝受. 內醫 尹聖壽 子
籌學 玄晋哲 胥. 田禹成 胥<醫先>
醫科. 內. 內正<太>
1689 (肅宗15) 增廣試 醫科
1707 (肅宗33) 內醫院入院<太>
* 16世 / 文英公派

윤지미 尹知微 ?
本貫 坡平
通政 尹覃休 庶子. 醫科 韓承老 胥
醫科. 內. 通訓<東醫寶鑑>. 內正<太>
<東醫寶鑑>等 醫書 多數 勘校
1606 (宣祖39) 式年試 醫科
1612 通訓. 內醫直長<纂圖方論訣集成>
1613.2. 通訓. 內直<新纂辟瘟方>
1613.11. 通訓 內醫副奉事<東醫寶鑑>
1624. 質問醫官<答朝鮮醫問>
* 22世 / 版圖公派 (提學公派)

윤직 尹職 尹𣐞 1595~?
本貫 坡平. 字 而之

通德郎 尹德恭 子. 同知 李泉龍 胥
醫科. 武科. 內. 折衝<太>. 內正<醫>
1618 (光海10) 式年試 醫科
1628.8.29 (仁祖6) 內醫. 拏囚<承>
1636 (仁祖14) 武科. 別試 丙科
* 23世 / 版圖公派 (貞靖公派)

윤직 尹㴑 ?
本貫 未詳
寧國元從勳. 內鍼<鍼>. 司果
1645.8.20. 司果. 寧國元從 三等 錄勳
1653.閏7.21 (孝宗4) 鍼醫. 賞<承>
1663.7.5. 鍼醫. 副司勇 除授<承>

윤진 尹璡 ?
本貫 永川. 字 美瓊. 尹繼孫 子
醫科. 外. 醫正<醫>
1531 (中宗26) 式年試 醫科
1545.9.5 醫正. 李瑠 關聯 鞫問<實>

윤징삼 尹徵三 ?
本貫 未詳
外. 惠主<莊陵封陵都監儀軌>
1699.1.27. 惠主<莊陵封陵都監儀軌>

윤창 尹昶 1638~?
本貫 玄風
醫科 尹泂吉 子. 外醫 尹商俊 胥
醫科. 內. 通政<太>. 僉知<醫>
1659.11.4. 義禁府 月令醫員<承>
1660 (顯宗1) 式年試 醫科
1684.11.26. 副護軍 除授<承>
1686.9.24. 副司正. 御醫陞差<承>

윤택선 尹宅善 ?

本貫 未詳

1892.8.20. 綏陵改修時 救療官<省>

* <承> 名 "尹宅喜" 誤記

윤택희 尹宅喜 = 윤택선 尹宅善 誤記

윤풍식 尹豊植 = 윤풍정 尹豊禎 誤記

윤풍정 尹豊禎 尹豊楨 1839~?

本貫 豊壤. 字 聖翰. 籌敎 尹得淵 子

醫科 尹貞履 玄孫. 算別 李彦益 胥

醫科. 籌學. 同參<醫>. 內<醫>. 通政

奏五等. 典醫正<籌>. 郡守. 副司果

1856 (哲宗7) 籌學 入格

1858 (哲宗9) 式年試 醫科

1880.1.10. 同參差下. 任 副司果<承>

1880.9.30. 同參. 內醫院入院<承>

1880.10.12 (高宗17) 御醫<承>

1881.12.23. 長水察訪 除授<承>

1884.5.28. 長水察訪. 仍任<承>

1888.2.10. 長水察訪. 換 蔚山監牧<承>

1893.12.7 (高宗30) 副司果 除授<承>

1895.5.26 (高宗32)

-<承> 奏五等. 典醫司典醫補 除授

1895.11.7. 典醫司 典醫 敍任<承>

1898.9.19. 典醫. 加資. 守令調用<省>

1898.11.11~00.10.17. 長湍郡守<承>

1900.10.17. 富平郡守 除授<承>

1900.12.4. 長湍郡守 除授<承>

1901.6.27~11.20. 德山郡守<承>

1901.11.20~1902.3.2. 咸悅郡守<承>

1902.3.2 (光武6) 麗水郡守 除授<承>

* <參> <太> 未收錄

* 僉知 命長系 12世

윤필대 尹必大 1669~?

本貫 海平

內醫 尹聖輔 子. 吳廷顯 胥

醫科. 外. 惠主<姓>

1689 (肅宗15) 增廣試 醫科

* 16世 / 文英公派

윤필수 尹必壽 1711~?

本貫 海平. 字 仁叟. 尹命莘 子

醫科 尹益大 孫. 內醫 李長白 胥

醫科. 外. 惠主<醫><姓>

1732 (英祖8) 式年試 醫科

* 18世 / 文英公派

윤함 尹諴 ?

本貫 坡平. 公州 居. 判官 尹就殷 次男<萬>

蔭. 儒醫. 縣令. 副司果

1696.5.15~11.1. 燕岐縣監. 罷職<承>

1696.12.7. 前 縣令. 議藥同參事<承>

1696.12.17. 副司果 除授<承>

1696.12.21. 副司果. 議藥 功 賞<承>

* 23世 / 版圖公派 (貞靖公派)

윤현 尹絢 ?

本貫 未詳

寧國元從勳. 外

1644.2.2. 鍼醫. 上將 治療<承>

1644.8.28. 分揀事, 放送之意<承>

1645.8.20. 鍼醫. 寧國元從 三等 錄勳

윤형길 尹洞吉 ?

本貫 玄風 僉知 尹香元 子. 洪繼祥 胥

醫科. 外. 醫敎<醫>

1635 (仁祖13) 增廣試 醫科

1639.9.3 (仁祖17) 審藥 除授<承>

1651 (孝宗2) 醫學敎授<尹旭 武>

1659.11.26 (顯宗卽位) 醫員. 賞<承>

윤형리 尹亨理 1709~1760(?)

本貫 豊壤. 字 亨仲

籌學 尹瑞有 子. 同參 權聖徵 胥

算學. 同參<參>. 嘉善. 僉使. 同知

1723 (景宗3) 算學 入格

1753.2.8 (英祖29) 副司果 除授<承>

1754.7.1 (英祖30) 同參 差下<承>

1756.11.26 (英祖32) 加通政<承>

1758.2.2 (英祖34) 僉知 除授<承>

1759.閏6.20. 副護軍 除授<承>

1759.6.17. 差備待令. 加資(嘉善)<承>

1759.閏6.20. 副護軍 除授<承>

1759.閏6.23~9.2 (英祖35) 同知<承>

1759.9.25 (英祖35) 副護軍 除授<承>

1760.4.6. 德浦僉使 除授<承>

1760.6.23 (英祖36) 同參 有頉<承>

* 僉知 命長系 8世

윤형리 尹衡履 ?

本貫 坡平. 尹興周 子. 金益成 胥

外. 醫直<尹甲宗 譯>

1774 (英祖50) 典醫直長<尹甲宗 譯>

윤형언 尹洞言 ?

本貫 未詳

1659.1.25. 義禁府 月令醫員<承>

윤홍 尹弘 ?

本貫 坡平

外. 醫直<韓之望 譯>

1624 (仁祖2) 典醫直長<韓之望 譯>

윤홍우 尹弘佑 1613~1655

本貫 海平. 字 國卿. 計士 尹麒祥 子

內醫 尹弘任 弟. 僉知 文勝得 胥

醫科. 內. 內正<太>

1643 (仁祖21) 式年試 醫科

1644 (仁祖22) 內醫院入院<太>

1645.8.9 (仁祖23) 煎茶官. 賞<承>

* 14世 / 文英公派

윤홍임 尹弘任 1605~1685

本貫 海平

計士 尹麒祥 子. 崔得宗 胥

醫科. 昭武元從勳. 內

嘉善<太>. 內正<醫> 同知<醫>

1623 (仁祖1) 增廣試 醫科

1628.9.17. 副奉事. 昭武元從 二等 錄勳

1628.10.22 (仁祖6) 內醫<承>

1640.11.21~12.6. 瀋陽陪從醫官<東>

1667.11.24. 黃州監採醫官<承>

1672.6.11 (顯宗13) 副司正 除授<承>

1674.1.10 (顯宗15) 加資(通政)<承>

1677.12.29 (肅宗3) 僉知 謝恩<承>

1680.12.17 (肅宗6) 御醫. 賞<承>

* 14世 / 文英公派

윤효남 尹孝男 ?

本貫 坡平

司勇 尹鳳秀 子<朴升馨 醫>

外. 嘉善<尹復三 醫>. 審藥. 同知

1637.1.14. 醫官. 東班實職除授<承>

1637.1.16. 先於力戰之人, 似或未妥<承>

1643.10.5. 慶尙道審藥 除授<承>

* 21世 / 版圖公派 (提學公派)

윤효증 尹孝曾 ?

本貫 未詳

醫科. 内. 内正<太>

1590 (宣祖23) 增廣試 醫科

윤후익 尹後益 ?

本貫 未詳. 京 居

内鍼. 資憲<鍼>. 中部主<鍼>

歸厚別提. 郡守. 同知

1638.5.1. 内鍼醫 薦擧<承>

1644.2.19~1645.2. 瀋陽陪從<東>

1645.2.22 (仁祖23) 治腫敎授<承>

1652.1.4 (孝宗3) 引儀 除授<承>

1655.12.27. 歸厚別提 除授<先>

1660.5.11. 前 主簿. 加通政<承>

1661.1.26 (顯宗2) 朔寧縣監 除授

1661.3.25~1662.4.20. 果川縣監<先>

1662.4.20~9.4 (顯宗3) 高陽郡守<承>

1664.1.29 (顯宗4) 僉知 除授<承>

1664.6.21~12. 朔寧縣監<先>

1665.1.30 (顯宗6) 加資(嘉善)<承>

1665.3.3. 副護軍 除授<承>

1665.3.6. 加嘉善(嘉義?)<承>

1665.4.3 (顯宗6) 同知. 謝恩<承>

1666.10.12 (顯宗7) 加資(貧憲?)<承>

1667.閏4.1 (顯宗8) 副司直 除授<承>

1668.7.27 (顯宗9) 副司直 除授<承>

1670.8.26 (顯宗11) 入侍<承>

윤흥대 尹興大 1688~1745

本貫 海平. 字 起叔. 内醫 尹聖輔 子

同參 玄悌綱 胥. 崔道直 胥<醫先>

醫科. 内<太>. 資憲. 知事

1710 (肅宗36) 惠久. 增廣試 醫科

1717.10.29. 義禁府 月令醫員<承>

1720 (肅宗46) 内醫院入院<太>

1725.6.25 (英祖1) 内醫參奉<承>

1730.2.2 (英祖6) 加通政<承>

1730.8.11. 景福假衛將 除授<承>

1730.10.7. 忠壯衛將 除授<承>

1731.3.18 (英祖7) 僉知 除授<承>

1733.7.14 (英祖9) 加嘉善<承>

1733.12.21. 同知 除授<承>

1735.4.16 (英祖11) 加嘉義<承>

1736.4.29 (英祖12) 副護軍 除授<承>

1743.1.9 (英祖19) 加資<承>

1743.閏4.2. 知事 除授<承>

* 16世 / 文英公派

윤희정 尹羲禎 1823~?

本貫 豊壤. 字 聖八

籌學 尹得源 子. 李學祖 胥

醫科. 籌學. 外

醫正<醫>. 副司果<醫>

1843. 都監醫員<山陵>

1852 (哲宗3) 式年試 醫科

1857 (哲宗8) 籌學 入格

1870 (高宗7) 副司勇<吳致諄 醫>

1882. 增廣試 醫科 參試<醫>

* 僉知 命長系 12世

坡平尹氏
版圖公派 (提學公派) /
21世 外醫 尹孝男 以後 9名
昭靖公派
(牧使公派) / 21世 外醫 尹守亨 以後 7名
(忠憲公派) / 25世 儒醫 尹頤敎 以後 3名

豊壤尹氏 僉知 命長系
6世 醫科 尹起殷 以後 7名

海平尹氏
文英公派 / 14世 內醫 尹弘任 以後 23名

李氏

江陰 慶州 古阜 固城 公州 廣州
金山 錦城 南陽 德水 武長 雪城
星州 安東 安山 延安 驪州 永川
禮安 牛峰 仁川 任實 載寧 井邑
全義 全州 旌善 天安 淸風 泰安
平昌 河陰 漢陽 咸平 陜川 興陽

이개 李漑 ?
本貫 德水. 字 平仲
郡守通訓 李纘祖 子
醫科. 外. 審藥
1564 (明宗19) 淸洪審藥 式年試醫科壯元
* 12世 / 高敏公派

이거 李蕖 ?
本貫 陽城. 字 秀芳
外醫 李亨守 獨子. 沈安周 胥<族譜>
醫科. 內<太>. 內正<醫>
1540 (中宗35) 前 奉事. 式年試 醫科
* 13世 / 一侍中派

이건기 李建基 1802~?
本貫 泰安. 字 善卿. 初名 李元基
計士 李鎭九 子. 內醫 高景殷 外孫
譯正 韓相琦 胥
醫科. 外. 惠久<醫>. 醫正<醫>
1825 (純祖25) 式年試 醫科
* 副護軍 堅系 12世

이건기 李健基 ?
本貫 全州
寫字官 李斗赫 子. 譯徒 金濬祥 胥
外. 醫主<完薦>
1893.8 (高宗30) 典醫主簿<完薦>
* 42世 / 完昌大君派

이겸두 李謙斗 1857~?
本貫 慶州. 字 明七. 外醫 李裕燦 子
算學 李裕熙 繼子. 譯直 李元善 胥
醫科. 外. 醫主<醫>
1872.6 (高宗9) 幼學. 譯院完薦<完薦>
1874 (高宗11) 增廣試 醫科
* 建功將軍 仁達系 15世

이경 李慶 ?
本貫 星州. 字 善甫
儒醫 李啓基 庶子

醫科
1498 (燕山4) 式年試 醫科
* 7世 / 文烈公派 (星山府院君公派)

이경년 李慶年 1795~1875.12(?)
本貫 泰安. 字 汝有
萬戶 李德一 子. 引儀 李宅淳 胥
醫科. 首醫. 內<太>. 崇祿<承>. 知樞
1813 (純祖13) 式年試 醫科
1821 (純祖21) 內醫院入院<太>
1821.12.21. 多有肆然不謹之罪. 汰<承>
1838.4.15 (憲宗4) 加資(通政)<承>
1854.12.15. 堂上醫官. 加資<省>
1862.2.29 (哲宗13) 加資<省>
1863.7.18. 首醫. 加資<藥房>
1864.3.5. 前 知事. 加崇祿<承>
1874.2.14. 孫. 內鍼醫調用<承>
1875.4.11 (高宗12) 孫. 內醫調用<承>
1875.12.5. 入侍<承>
1875.12.27. 卒 -<承> 子 漢宗 內醫有頉
* 郡守 嶷系 9世

이경로 李景魯 ?
本貫 未詳
外. 醫久<承>·
1777.8.19 (正祖1) 典醫監醫員<承>·

이경배 李敬培 1746~?
本貫 南陽. 字 君一. 護軍 李震熼 子
僉使 洪履基 胥<李持豊 醫>
同參<參>. 崇祿<承>. 知事
1789.12.8. 醫人. 同參 差下<承>
1790.6.24 (正祖14) 加資<承>
1793.12.7 (正祖17) 同知 除授<承>
1805.8.11 (純祖5) 僉知 除授<承>
1807.2.4 (純祖7) 加嘉義<承>
1809.8.15 (純祖9) 加資(資憲)<承>
1809.11.3. 知事 除授<承>
1809.12.10. 大護軍 除授<承>
1811.1.18. 加資憲(正憲?)<承>
1812.10.8 (純祖12) 加崇政<承>
1818.11.3 (純祖18) 加資(崇祿)<承>
* <參> "崇政" 誤記
* 仁恕系 5世

이경부 李景溥 1740.4.15~1799.1.7
本貫 全州. 譯科 李億昌 四男
卞晦, 全倫 胥<族譜>
外. 鍼醫. 司果<姓續>
1779.8.10 (正祖3) 訓練都監鍼醫<承>
1795.3.12. 司猛. 任御營廳鍼醫<御營>
1799.1.7 (正祖23) 卒<族譜>
* 37世 / 完昌大君派

이경식 李景植 1747~?
本貫 全州. 字 汝固
雲科 李守漢 次男<姓續>. 邊熽 胥
籌學. 外. 醫直<姓續>
1781 (正祖5) 籌學 入格
* 37世 / 完昌大君派

이경연 李景淵 = **이경흡** 李景洽

이경유 李景游 ?~1788.3.23
本貫 全州. 初名 景海<姓續>
武科 李興昌 長男. 文道尙 胥

外. 醫直<姓續>

1788.3.23 (正祖12) 卒<族譜>

* 37世 / 完昌大君派

이경인 李敬仁 1809.11.1～1886.10.30

本貫 安山. 字 元德

內醫 李亨基 長男. 內醫 卞文爕 胥

醫科. 首醫. 內<太>. 崇祿<族譜>. 知樞

1840 (憲宗6) 惠久. 式年試 醫科

1852.6.10 (哲宗3) 內醫院入院<藥房>

1864.3.2 (高宗1) 御醫. 加通政<承>

1866.8.2 (高宗3) 脫喪. 還屬<承>

1866.11.22～11.26. 五衛將<承>

1866.12.5 (高宗3) 僉知 除授<承>

1872.4.2. 加資(嘉善). 差 領率<承>

1874.6.13 (高宗11) 加資(嘉義)<承>

1876.3.2 (高宗13) 加資(資憲)<承>

1877.9.20 (高宗14) 知事<承>

1878.2.24 (高宗15) 加資<承>

1879.12.21 (高宗16) 加資<承>

1880.9.21. 孫. 內醫調用<承>

1882.1.11. 姪. 惠民調用<承>

1885.11.4 (高宗22) 首醫. 汰<省>

1886.10.30 (高宗23) 首醫. 有頉<承>

-<承> 1886.10.30. 孫 李命僖 有頉

-<承> 1888.12.30. 孫 李命僖 脫喪

-<承> 1890.12.4. 子 李時成 脫喪

* 13世 / 贇英公派

이경조 李敬祖 1817～?

本貫 安山. 醫科 李安基 子<族譜>

外. 惠主<李熙春 醫>

* 13世 / 贇英公派

이경종 李敬宗 ?

本貫 禮安

醫習. 中直<李彦 進>. 東部參奉

1538.6.13 (中宗33) 東部參奉<實>

이경집 李景濈 1721.7.23～1749.10.15

本貫 全州. 籌學 李順昌 四男

訓判 李寅華 胥<李命裕 籌>

1749.3.22. 義禁府 月令醫員<承>

1749.10.15. 卒<族譜>

* 37世 / 完昌大君派

이경태 李慶泰 ?

本貫 江陰. 外醫 李觀國 子

律科 韓宗祜 胥<牛峰金 族譜>

外. 醫直<完薦>. 司果<李潚 雲>

1831. 典醫直長<田在說 醫先>

* 潤孫系 8世

이경하 李慶河 ?

本貫 韓山

左參贊 李增 庶子. 訓奉 李世傑 胥

翼社元從勳. 外. 醫參<太常謚狀錄><族譜>

1614.10.29 醫員. 翼社元從 三等 錄勳

* 15世 / 戶長公系 鵝川君派

이경하 李景夏 ?

本貫 全州

計士 李壽民 長男. 崔彬 胥<族譜>

醫科<姓續>. 通訓<族譜>. 外

1686.10.13. 義禁府 月令醫員<承>

* <醫> 未收錄
* 34世 / 完昌大君派

이경해 李景海 = **이경유** 李景游

이경현 李景顯 ?
本貫 全州
譯奉 李錫祺 子. 醫科 李錫禧 姪<八>
外. 醫久<御營>
1778.8.27 醫前衛. 任 御營廳鍼醫<御營>
1786.12.14 (正祖10) 御營廳鍼醫<省>
* 35世 / 完昌大君派

이경황 李景晃 1738.6.15~1799.1.9
本貫 全州. 字 浩然
譯科 李億昌 三男. 金德彬 胥<族譜>
同參. 監牧. 副司果
1782.9.7. 醫人. 同參 差下<承>
1782.9.14 (正祖6) 副司勇 除授<承>
1795.7.1~1798.4. 順天監牧官<承>
1798.4.28 (正祖22) 副司果 除授<承>
1799.1.9 (正祖23) 卒<族譜>
* <參>名 "李景光" 誤記
* 37世 / 完昌大君派

이경흡 李景洽 1706.9.12~1764.7.9
本貫 全州. 字 晦老. 初名 李景淵
算學 李順昌 次男. 武科 金垕 胥
同參 金萬直 曾孫壻
醫科. 算學. 外. 算訓<醫>
醫正<醫>. 司果<族譜>
乾隆 算學 入格
1732 (英祖8) 式年試 醫科 壯元. 初壯

1764.7.9 (英祖40) 卒<族譜>
* 37世 / 完昌大君派

이계기 李啓基 1406~?
本貫 星州. 字 定宇. 號 玄山<東史約>
積城 居. 總制 李穗 次男<族譜>
鄭# 胥<安東權 族譜>
蔭. 儒醫. 通政. 檢校工曹參議. 縣監
1454.3.9 (端宗2) 交河縣監, 加資<實>
1483.2.11. 檢校參議. 上言<實>
1489.10.2. 檢校參議. 老人賞受<實>
* 6世 / 文烈公派 (星山府院君公派)

이계산 李季山 李繼山 ?
本貫 未詳. 庶孽
外. 醫判<實>
1467.10.25 (世祖13) 典醫判官<實>
1478.6.19 (成宗9) 醫員<實>
1497.8.5. 故. 庶孽. 醫科未登第<實>

이계숭 李繼崇 ?
本貫 未詳
靖國原從勳. 外
1507.4.20. 醫員. 靖國原從 三等 錄勳

이계훈 李繼勳 ?
本貫 未詳
1655.4.20~1656.2.20 (孝宗6~7)
-<扶桑錄> 通信使行 醫員

이곤 李坤 1537.5.8~1599.10.2
本貫 漢山. 字 叔栽. 安城 墓
外醫 李億年 長男

醫科 武科<族譜> 内

通政<族譜> 内正<太>

1576 (宣祖9) 忠淸審藥. 式年試 醫科四位

* 15世 / 戶長公系 相禮公派

이공기 李公沂 1525~1604.9.8

本貫 韓山. 高陽 墓<族譜>. 李冷 子

内贍直長 李德潤 孫. 趙瑞鱗 胥

首醫. 平難元從勳. 扈聖勳. 韓溪君

内. 嘉義<太>. 同知

1591.3.21. 内醫. 平難元從 三等 錄勳

1595.10.4 (宣祖28) 護軍. 加嘉善<實>

1600. 嘉善. 僉知<李英男 醫>

1601.4.20 (宣祖34) 入侍<實>

1604.6.25 壽醫. 三等 扈聖勳 錄勳<實>

1604. 行 副司直<三功臣>

1604.9.8 (宣祖37) 卒<族譜>

1604.10.28 子 喪中<會盟錄>

1604. 嘉義. 韓溪君<三功臣>

1613. 卒. 嘉義. 同知. 韓溪君

-<會盟錄> 贈漢城判尹. 正憲

* 13世 / 戶長公系 韓溪君派

이공윤 李公胤 ?~1755.5.21

本貫 全州. 文掌令 李敏徵 子<萬>

蔭. 儒醫. 中訓<李命顯 進>. 副司勇

1709.11.10. 同參議藥. 任 副司勇<承>

1713.閏5.2. 士人. 流三千里<實>

1713.12.25 (肅宗29)

-<承> 梁山罪人, 醫術頗奇. 放送

1714.1.8 (肅宗40) 副司勇 除授<承>

1722.11.18~1723.6.4. 長陵參奉<承>

1723.6.4. 永徽殿參奉 除授<承>

1724.1.28. 廣興副奉事 除授<承>

1724.閏4.28 (景宗4) 廣興奉事<實>

1724.6.29. 副司勇 除授<承>

1724.8.24. 盈主 除授<承>

1725.7.22. 儒醫. 景宗卒, 定配<實>

1755.5.21. 景宗 卒關 逆律追施<實>

* 34世 / 讓寧大君派

이과열 李果說 1754~?

本貫 全州. 字 快卿

異名 李鼎祥<姓續>

醫科 李燦玉 長男. 未娶<姓續>

醫科. 主簿<姓續>

1774 (英祖50) 增廣試 醫科

* 39世 / 完昌大君派

이곽연 李廓然 1636~?

本貫 海州. 字 子高<姓續>. 初名 粹然

醫科 李承逸 六男

僉知 金應詢 胥<姓續>

武科. 外. 醫直<等>. 僉使

1636 (仁祖14) 生<姓續>

1681.6.24. 阿耳僉使 除授<承>

* 10世 / 侍郎 仁戻系

이관 李寬 ?

本貫 海州. 字 寬之. 李世亨 子

醫科

1531 (中宗26) 式年試 醫科

이관국 李觀國 ?

本貫 江陰. 醫科 李齊昉 子

外. 醫直<牛峰金 族譜>

* 潤孫系 7世

이관기 李觀基 1817~?
本貫 泰安. 字 光汝. 算別 李鎭泳 子
譯科通政 李尙益 胥. 計士 崔敬直 胥
醫科. 外. 醫正<醫>
1840 (憲宗6) 久任. 式年試 醫科
1864. 式年試 醫科 參試<醫先>
* 副護軍 堅系 12世

이관배 李觀培 ?
本貫 南陽. 李震爀 子<李明德 譯>
同參 李敬培 從兄弟
外. 醫直<李肯修 譯>
1736 (英祖12) 典醫直長<崔鳳民 籌>
* 仁恕系 5世

이관수 李寬秀 = 이존상 李存常

이관하 李觀夏 1680~?
本貫 慶州. 字 商彬
內醫 李時弼 子. 算學 崔塾 胥
醫科. 外. 醫正<醫>
1702 (肅宗28) 式年試 醫科
1706.8.8. 義禁府 月令醫員<承>
* 32世 / 菊堂公派 (靖順公派)

이관하 李觀夏 1733~?
本貫 安山. 字 汝寬
外醫 李東佀 繼子. 外醫 李東燮 六男
內醫 李長白 孫. 醫科 金德亮 胥
醫科. 外. 惠主<醫>
1762 (英祖38) 式年試 醫科

1777.8.19 (正祖1) 惠民直長<承>
* 10世 / 贊英公派

이광수 李光秀 = 이현양 李顯養

이광수 李光秀 1877~?
本貫 全州. 李漢榮 子. 金孝淳 外孫
醫科
1891 (高宗28) 式年試 醫科

이광윤 李光胤 ?
本貫 慶州. 字 彦繼.. 禦侮 李順寬 子
醫科 李順弼 姪
醫科. 外. 醫僉<姓>
1564 (明宗19)
-<醫> 前 醫副奉. 式年試 醫科 一位
* 哲全系 4世

이광조 李光祚 ?
本貫 陰竹<李慶懋 譯>
1795.7.14. 義禁府 月令醫員<承>
1805.12.5. 義禁府 月令醫員<承>

이광준 李光俊 ?
本貫 未詳
內鍼<鍼>. 副司勇
1651.7.11 (孝宗2) 副司勇 除授<承>
1652.閏7.21 (孝宗4) 鍼醫. 賞<承>

이광택 李光澤 ?
本貫 未詳
1754.10.18. 義禁府 月令醫員<承>

이광한 李光漢 ?

本貫 全州

外. 通政. 醫參. 僉知<李重華 律>

1714 (肅宗40) 典醫參奉<李重華 律>

이구수 李龜壽 李九壽 ?

本貫 未詳

外. 醫徒<承>

1792.6.16 (正祖16) 典醫生徒<承>

이구혁 李龜爀 1819~?

本貫 全州. 字 洛瑞

醫科 李益秀 三男. 譯科 方泰邃 胥

醫科. 外. 醫僉<醫>

1844 (憲宗10) 色掌. 增廣試 醫科

* 41世 / 完昌大君派

이국필 李國弼 ?

本貫 未詳. 字 裴彦<陶山>

蔭. 儒醫. 縣令

1592.7.27. 咸昌縣監. 率其妻子逃走<倭變日記>

1612.10.7. 前 縣令, 能治內傷. 醫官敎育<實>

이국환 李國煥 ?

本貫 全州. 外醫 李景植 次男<姓續>

內鍼 趙學魯 胥

外. 醫奉<李熙遠 譯>

1843 (憲宗9) 醫奉<李熙遠 譯>

* 38世 / 完昌大君派

이귀득 李貴得 = **이빈권** 李贇權

이규남 李圭南 1790.9.27~1834.2.8

本貫 井邑. 字 汝三<醫>. 景琛<族譜>

同參 李元豊 子. 別將 金載謙 胥

醫科. 內. 通訓. 內正<太>. 副護軍

1805 (純祖5) 增廣試 醫科

1812 (純祖12) 內醫院入院<太>

1820.12.10. 內醫. 御醫陞差<承>

1824.4.14 (純祖24) 副護軍 除授<承>

1828.1.23 (純祖28) 有頉<承>

1830.11.15. 前 正. 還屬<省>

1833.6.13. 有頉<承>

1834.2.8 (純祖34) 卒<族譜>

* 21世

이규룡 李圭龍 1798.12.26~?

本貫 井邑. 字 雲擧<族譜>

外醫 李元奭 長男. 司果 崔承魯 胥

外. 惠徒<完薦>

1798.12.26 (正祖22) 生<族譜>

* 21世

이규상 李奎常 1845.11.3~1895.6.2

本貫 全州. 字 明元. 異名 李寅秀

內醫 李宗憲 三男. 外醫 崔錫宗 胥

醫科. 外. 通訓<族譜>. 醫主<醫>

1864 (高宗1) 式年試 醫科

1895.6.2 (高宗32) 卒<族譜>

* 40世 / 完昌大君派

이규영 李圭瑛 1857.6.24~?

本貫 未詳. 大邱 居

太<承>. 六品. 奏四等. 電務課長

1904.9.12 (光武8) 待令醫官<承>

1905.2.20. 六品. 任 太醫院典醫<承>

1905.9.20 (光武9)

-<承> 典醫. 任 主殿院電務課長

1905.10.18. 典醫. 敍 奏四等<官報>

1907.7.14 (隆熙1)

-<皇城> 電務課長. 任 經理院技師

1914.3.14. 醫生免許 129號 發給<總>

* <太> 未收錄

이규은 李奎殷 ?

本貫 全州

外. 惠參<完薦>

1882. 白尚鏞 妻父<白尚鏞 八>

이규정 李圭珽 ?

本貫 未詳

外. 通政<官報>. 郡守

1893.12. 洪原郡守 除授<外案>

1897.11.6. 四品. 都監醫員. 陞敍<山陵>

1897.12.5. 陞敍改正. 加通政<官報>

이규준 李圭晙 1855.11.10~1923.10.10

本貫 慶州. 字 叔玄. 號 石谷

李億榮 子. 金凡 胥<石谷散稿>

<醫監重磨><黃帝內徑素問切要>

<本草> 等 著述

1855.11.10 (哲宗6) 生<石谷散稿>

1923.10.10. 卒<石谷散稿>

* 36世 / 益齋公派

이규진 李圭珍 ?

本貫 全州

外. 惠訓<完薦>

1876 (高宗13) 惠民訓導<金舜熙 譯>

이규찬 李圭瓚 1787.4.14~1821.8.23

本貫 井邑

李元常 長男. 趙景愚 胥<族譜>

外. 惠直<完薦>

1821.8.23 (純祖23) 卒<族譜>

* 21世

이규창 李圭昌 ?

本貫 全州

外. 惠徒<完薦>

이규환 李圭桓 ?

本貫 未詳

1874.11.5. 義禁府 月令醫員<承>

1875.10.7. 義禁府 月令醫員<承>

이근석 李根碩 ?

本貫 未詳

靖國原從勳. 外

1507.4.20. 醫員. 靖國原從 二等 錄勳

이근성 李根成 ?

本貫 慶州. 司果 李載芳 子

外. 醫直<李光祜 譯>

1789 (正祖13) 典醫直長<李光祜 譯>

이근수 李根秀 1808.3.10~1857.11.10

本貫 全州

外醫 李鼎鎭 子. 雲科 金根 胥

外. 惠久<李龍爀 律>

1855 (哲宗6) 惠民醫昌<李龍爀 律>

1857.11.10 (哲宗8) 卒<族譜>

* 40世 / 完昌大君派

이긍무 李兢懋 1853~?

本貫 全州. 字 聖心. 譯奉 李一洪 子
外醫 李鎭陽 孫. 譯科通政 李應一 胥
醫科. 武科<承>. 內<醫>
通政<承>. 醫僉<承>. 察訪. 縣監
1874 (高宗11) 增廣試 醫科
1878.8.18. 殯殿都監. 前 僉正<省>
1879.8.4 前 典醫醫員. 內醫院入院<承>
1879.8.27. 義禁府 月令醫員<承>
1880.10.12 (高宗17) 御醫差下<承>
1881.12.13~1883.2. 碧沙察訪<承>
1885.1.27~1886.5. 參禮察訪<承>
1886.5.4 (高宗23) 副司果 除授<承>
1886.6.27. 有頉<承>
1888.8.8 (高宗25) 脫喪. 還屬<承>
1890.10.20 (高宗27) 加通政<承>
1893.5.2. 武科及第. 內醫減下<承>
1893.7.26. 高靈縣監 除授<承>
1893.9.9. 前 縣監. 內禁將 除授<承>
1896.6.25 (高宗33) 前 縣監<省>
1903.10.7. 通政. 海軍設置 疎<皇城>
* <太> 未收錄
* 39世 / 長川君派

이긍주 李兢柱 1827~?

本貫 全州. 字 深汝. 計士 李造達 子
內醫 李惟鑑 孫. 武科 南正祜 胥
醫學. 籌學. 領率. 同參<參>. 內<太>
崇祿<承>. 牧使. 府使. 知事
1840 (憲宗6) 籌學 入格
1856.6.3. 咸鏡監營審藥<咸鏡>
1867.6.27. 方外醫. 同參差下<省>
1870 (高宗7) 式年試 醫科. 初壯

1870.6.15~72.6.5. 順天監牧官<承>
1871.6.18. 同參. 內醫院入院<承>
1874.2.8 (高宗11) 御醫<承>
1875.12.26~27. 龍安縣監<承>
1875.12.27~79.6.27. 抱川縣監<承>
1879.6.27~11.7. 陽智縣監<承>
1879.11.7. 高陽郡守 除授<承>
1879.12.21. 御醫. 加資(通政)<承>
1880.1.24~1882.3.23. 楊州牧使<先>
-<承><省> 1879.12.26 除授
1881.7.11 (高宗18) 加嘉善<承>
1881.12.23. 加嘉義. 差領率<承>
1882.3.23. 利川府使 除授<承>
1884.6.6. 利川府使. 仍任<承>
1884.12.27 (高宗21) 加正憲<承>
1885.1.27 (高宗22)
-<承> 加資(崇政). 陽川縣監 除授
1885.2.27. 御醫. 加資(崇祿)<承>
1885.8.29. 始興兼 陽川縣令<承>
1887.10.21. 陽川縣令 遞職<承>
1887.10.22. 上護軍 除授<承>
1889.11.9~11.25 (高宗26) 知事<承>
1889.11.25. 上護軍 除授<承>
1891.7.14 (高宗28) 御醫. 賞<承>
* 37世 / 完昌大君派

이긍현 李肯鉉 ?

本貫 龍仁<李源聲 進>
同參<承>. 通政<承>. 府使. 牧使
1868.9.26~9.28. 吏文學官<承>
1878.4.27. 前 學官. 陞 德陵直長<承>
1878.6.16 (高宗15) 副司果 除授<承>
1878.7.28. 同參差下<承>

1879.12.21~1882.4. 興陽監牧官＜承＞
1885.1.27. 堤川縣監 除授＜承＞
1886.5.12~6.8. 高陽郡守＜承＞
1886.6.8~1887.6.12. 交河郡守＜承＞
1886.11.11 (高宗23) 加通政＜承＞
1887.6.12~10.15. 利川府使＜承＞
1887.10.15. 忠州牧使 除授＜承＞
1889.1.19~1894.7. 白川郡守＜承＞
1895.4.29. 任 典醫司兼全醫＜承＞
* ＜參＞ 未收錄

이기 李器 ?
本貫 壽城. 武科 李世興 父
外. 惠直＜李世興 武＞
1672 (顯宗13) 惠民直長＜李世興 武＞

이기 李杞 ?
本貫 全州
外. 惠直＜完薦＞
1874 (高宗11) 惠民醫員＜崔容圭 雲＞
1879 (高宗16) 惠民參奉＜高俊永 醫＞

이기두 李基斗 ＝ 이재두 李在斗

이기령 李箕齡 1686~1749(?)
本貫 全州. 字 文甫
內鍼＜鍼＞. 設別. 監牧
1743.1.19 (英祖19) 醫官＜承＞
1747.9.4. 典設別提 除授＜承＞
1749.3.25. 江華監牧官 除授＜承＞
1749.12.19 (英祖25) 有頉＜承＞

이기령 李杞齡 ?
本貫 未詳
1757.9.5. 義禁府 月令醫員＜承＞

이기무 李基武 ?
本貫 海州
外醫 李宜伯 子. 副司正 趙完祺 胥
外. 惠徒＜完薦＞. 惠參＜等＞＜完薦＞
1887.9 (高宗24) 惠民參奉＜完薦＞
* 16世/ 侍郎 仁戻系

이기백 李箕白 ?
本貫 泰安. 醫科 李文會 長男＜姓續＞
武科 安漢綱 胥
外. 醫直. 副司正＜李思仁 醫＞
1783 (正祖13) 副司正＜李思仁 醫＞
* 副護軍 堅系 9世

이기복 李基福 1783~?
本貫 陝川. 字 成汝. 號 石經, 定庵
譯科 李彦瑱 三從姪
同參＜參＞. 察訪＜槿域書畫徵＞
1849.4.11. 外醫 同參 差下＜省＞
1849.6.18. 憲宗 卒. 河東府 定配＜省＞
1850.7.2 (哲宗1) 釋放＜省＞

이기선 李耆善 ?
本貫 全州＜李泰逹 武＞. 忠州 居
郡守 李厚根 子＜南譜＞
同參. 繕工監役＜參＞. 副司果
1657.12.24 (孝宗8) 御醫＜承＞
1658.2.11. 繕工假監役 除授＜承＞
1662.8.8 (顯宗3) 副司果 除授＜承＞

1663.7.5 (顯宗4) 副司勇 除授＜承＞
1665.1.30 (顯宗6) 賞＜承＞
* 30世 / 敬寧君派

이기성 李基誠 1837~1891
本貫 海州. 字 周伯. 初名 李基徹
譯科 李宜實 子. 外醫 李元塡 孫
外醫 金東晉 胥
醫科. 同參＜承＞. 內＜承＞
通政＜承＞. 醫判＜醫＞. 監牧. 察訪
1870 (高宗7) 式年試 醫科
1872.6.5 (高宗9) 醫官. 入侍＜承＞
1874.6.22. 同參. 內醫院入院＜承＞
1874.11.18 (高宗11) 御醫差下＜承＞
1876.1.16. 加差內醫. 陞實＜承＞
1878.2.24 (高宗16) 內醫. 加資＜承＞
1883.2.4~1885.9. 碧沙察訪＜承＞
1885.9.2 (高宗23) 副司果 除授＜承＞
1887.10.14~88.2.10 蔚山監牧＜承＞
1888.2.10~1888.8.24. 長水察訪＜承＞
1888.8.26~1890.11.5. 羅州監牧＜承＞
1890.11.5 (高宗28) 加通政＜承＞
1891. 卒 -＜承＞ 93.6.1. 子 舜善 脫喪
* ＜參＞ ＜太＞ 未收錄
* 16世 侍郎 仁戻系

이기정 李基定 李基正 1806~?
本貫 海州. 字 聖中＜姓續＞
內醫 李宜慶 長男＜姓續＞
內鍼＜鍼＞. 醫參＜完薦＞. 副司勇
1806 (純祖6) 生＜姓續＞
1835.1.10. 醫人. 內鍼醫 差下＜承＞
1835.1.10. 副司勇 除授＜承＞

1843.10.8 (憲宗9) 鍼醫. 賞＜省＞
* 16世 / 侍郎 仁戻系

이기중 李基中 ?
本貫 海州
譯科 李宜祚 子. 外醫 李晩然 六大孫
外醫 劉永勳 外孫. 外醫 李浩質 胥
外. 醫徒＜完薦＞
1884.9 (高宗21) 典醫生徒＜完薦＞
* 16世 / 侍郎 仁戻系

이기철 李基徹 = 이기성 李基誠

이기후 李基厚 ?
本貫 海州. 醫科 李馨鑛 長男＜姓續＞
外. 醫直＜等＞＜完薦＞. 司果＜姓續＞
* 16世 / 侍郎 仁戻系

이노신 李魯臣 ?
本貫 慶州. 京 居. 異名 莫宗. 溫守
全州府尹 李堪 庶子 醫科 李鄭臣 兄弟
外. 醫徒＜實＞
1525.3.19 (中宗20) 典醫生徒＜實＞
* 25世 / 菊堂公派 (靖順公派)

이능기 李能基 1824~?
本貫 泰安. 字 稚良
醫科 李鎭周 子. 武科 方禹聲 胥
醫科. 領率. 內＜太＞
正憲＜醫帖＞. 內正＜醫＞. 知樞
1852 (哲宗3) 色掌. 式年試 醫科
1854 (哲宗5) 內醫院入院＜太＞
1858.10.25 (哲宗9) 御醫差下＜省＞

287

1868.7.29 (高宗5) 御醫. 減下 <承>

1871.1.6 (高宗8) 有頉 <承>

1875.8 (高宗12) 內醫正 <完薦>

1875.8.21. (母喪)脫喪. 還屬 <承>

1877.2.2 (高宗14) 加通政 <承>

1877.9.10~9.28. 五衛將 <承>

1878.2.24. 御醫. 加資(嘉善) <承>

1878.6.30. 同知 除授. 改差 <承>

1879.12.21 (高宗16) 加資(嘉義) <承>

1880.6.25. 嘉義. 前 同知 <敎旨>

1881.5.19 (高宗18) 大護軍 除授 <承>

1881.7.11. 加資(資憲) <承>

1881.8.9~19. 知事 <承>

1881.8.19. 大護軍 除授 <承>

1881.12.23. 加資. 領率 差下 <承>

1882.2.11 (高宗19) 胥 內醫調用 <承>

1885.1.17 (高宗22) 子 內醫調用 <承>

1894.4.11 (高宗31) 副司果 除授 <承>

1895.4.11. 任 典醫司兼全醫 <承>

* 副護軍 堅系 12世

이당 李堂 ?

本貫 慶州

李濟夏 子. 醫科 李觀夏 姪

張友星 胥 <姓>

外. 醫直 <姓>

* 32世 / 菊堂公派 (靖順公派)

이대검 李大儉 1576~1624.11.19

本貫 未詳. 武科壯元 李大溫 弟

內鍼 <實>

1619.12.13 (光海11) 鍼醫. 賞 <實>

1624.11.8 朴允章 逆謀 告變 <凝川日錄>

1624.11.8. 四十九歲 <推案及鞠案>

1624.11.19. 鞠問 處刑 <凝川日錄>

* <鍼> 未收錄

이대영 李大榮 ?

本貫 全州. 彦陽君 李擢 子 <醫先>

醫科. 亨難元從勳. 外. 通訓. 醫正 <赴瀋>

1605 (宣祖38) 久任. 增廣試 醫科

1614.7.18. 醫員. 亨難元從 三等 錄勳

1641.9.21~11.26 (仁祖19)

-<赴瀋> 通訓. 正. 冬至使行 醫員

1643. 式年試 醫科 參試 <醫先>

1646.11.12. 慶尙道審藥 除授 <承>

이대영 李大榮 1810~?

本貫 全州. 字 慶有

內鍼 李楷 長男 <姓續>

外醫 李彬 從姪. 醫科 鄭瑨 胥

醫科. 外. 惠直 <醫>

1849 (憲宗15) 式年試 醫科

1861.3 (哲宗12) 惠民奉事 <完薦>

* 39世 / 完昌大君派

이덕구 李德求 1806~?

本貫 星州. 字 舜升

外醫 李弼琦 子. 譯奉 成禹鼎 胥

醫科. 外. 醫正 <八> <姓>

1834.5.27 (純祖34) 典醫官生

-<典享司> 公忠監營審藥

1834 (純祖34) 式年試 醫科

* 18世 / 文烈公派 (廣平君公派)

이덕규 李德圭 1820~?

本貫 全州. 字 穉明
譯科 李最榮 子. 外醫 李彬 孫
醫科 崔學元 外孫. 醫科 金紀協 胥
醫科. 外. 醫僉 <醫>
1848 (憲宗14) 增廣試 醫科 壯元
* 40世 / 完昌大君派

이덕기 李德起 李德基 ?
本貫 安山. 折衝 李時豪 獨子
折衝 崔哲聖 胥
外. 司果 <族譜>
1737.7.2. 院 月令劑藥官 <承>
1740.7.2. 義禁府 月令醫員 <承>
1748.8.29. 義禁府 月令醫員 <承>
* 10世 / 參議公派

이덕남 李德男 ?
本貫 慶州. 醫科 李光胤 次男
外. 典醫前銜 <姓>
* 哲仝系 5世

이덕모 李德模 1799~?
本貫 慶州. 字 致明
察訪 李宅淳 長男. 醫科 李觀夏 玄孫
外醫 崔宅成 外孫. 司果 崔景運 胥
醫科. 外. 醫正 <醫>
1833.8.11. 義禁府 月令醫員 <承>
1834 (純祖34) 式年試 醫科
1849. 式年試 醫科 參試 <醫>
* 36世 / 菊堂公派 (靖順公派)

이덕영 李悳泳 1870.10.10~?
本貫 全州. 字 致明. 畫員 李景鈺 子

畫員 李昌鈺 繼子 外醫 李宗漢 從玄孫
譯科 金在憲 胥
醫科. 畫員. 六品. 書記郎
1885 (高宗22) 增廣試 醫科
1902.5.18. 六品. 圖寫都監. 賞 <承>
1905.1.2 (光武9) 圖畫主事. 陞敍 <承>
1907 (隆熙1) 圖畫書記郎 <大韓>
* 41世 / 完昌大君派

이덕양 李悳養 1808.1.16~?
本貫 安山. 字 致善 <族譜>
外醫 李學行 三男. 醫科 鄭好善 胥
外. 醫直 <李漢文 譯>
1858 (哲宗9) 典醫直長 <李漢文 譯>
* 13世 / 折衝將軍派

이덕택 李德澤 ?
本貫 陰竹. 計士 李胄夏 子
內醫 李弘章 孫. 武科 鄭道成 胥
算學. 外
1717.7.4. 義禁府 月令醫員 <承>
1731.6.9 (英祖7) 院 月令劑藥官 <承>
1732.5.7. 義禁府 月令醫員 <承>
1736 (英祖12) 算學 入格
1737.11.22. 義禁府 月令醫員 <承>

이덕해 李德海 1738~?
本貫 驪州. 字 大叔
內鍼 <鍼>. 副司勇
1759.4.19 內鍼醫差下 副司勇 任 <承>
1777.8.19 (正祖1) 鍼醫. 汰 <承>

이덕홍 李德弘 1728.6.29~1806.11.19

本貫 安山. 字 深遠

外醫 李敏夏 長男. 醫科 金命培 胥

外. 醫直<李安基 醫>

1803 (純祖3) 典醫直長<李安基 醫>

1806.11.19 (純祖6) 卒<族譜>

* 11世 / 贇英公派

이덕후 李德厚 ?

本貫 未詳

1810.6.3. 義禁府 月令醫員<承>

1820.5.13. 義禁府 月令醫員<承>

이덕흥 李德興 ?

本貫 未詳

1723.12.26. 義禁府 月令醫員<承>

이덕희 李德喜 ?

本貫 陰竹. 武科 李碩蕃 父

外. 通訓. 惠久. 醫訓<李碩蕃 武>

1722.12.6. 義禁府 月令醫員<承>

1723.2.3 (景宗3) 惠民署救療官<承>

1723.4.1. 義禁府 月令醫員<承>

이도 李秭 ?

本貫 未詳

內. 醫訓<實>. 內主<實>. 縣監

1477.7.2 (成宗8) 軍籍郎廳敍用<實>

1478.4.13. 醫學訓導. 任 陽德縣監<實>

1478.4.16. 前 內主. 陽德縣監改差<實>

* <太> 未收錄

이도길 李道吉 1695~1755(?)

本貫 延安. 字 子迪

進士 李宅輔 淑<承>

同參<參>. 通政<承>. 宰主. 縣監. 僉知

1742.5.20. 方外醫. 同參 差下<承>

1742.5.23 (英祖18) 副司果 除授<承>

1744.8.19. 司宰主簿 除授<承>

1745.7.24~1746.6.25. 平陵察訪<承>

1746.6.25~1748.4. 平丘察訪<承>

1748.4.26 (英祖24) 副司果 除授<承>

1749.3.25. 典設別提 除授<承>

1750.8.10~1752.9.28. 平丘察訪<承>

1752.9.28. 氷庫別提 除授<承>

1752.10.27 (英祖28) 加通政<承>

1752.12.20. 忠翊將 除授<承>

1753.4.28 (英祖29) 僉知 除授<承>

1754.2.25~8.3. 陰城縣監<承>

1754.8.3~8.8. 果川縣監. 未赴任<承>

1754.8.8~1755.1. 抱川縣監<承>

1755.2.26 (英祖31) 有頉<承>

이도명 李道明 ?

本貫 江陰

外醫 李時龍 次男. 林振胄 胥

醫科. 外. 惠主<御營>

1672 (顯宗13) 式年試 醫科

1674.8~1674.12. 都監醫員<山陵>

1698.2.22 (肅宗24) 惠民主簿

-<御營> 任 御營廳鍼醫

1704.4.22. 御營廳鍼醫. 有頉<御營>

1704.5.29 (肅宗30) 兩醫司醫員<上>

1704.12.1. 主簿. 職牒還給<承>

* 潤孫系 5世

이도원 李道元 1644~1721
本貫 江陰. 字 大亨
外醫 李時龍 長男. 折衝 李大麟 胥
醫科. 內. 通政<太>
醫判<姓>. 僉知<醫>
1666 (顯宗7) 式年試 醫科
1680.3.12. 前 平安兵使審藥<承>
1690 (肅宗16) 內醫院入院<太>
1711.12.21 (肅宗37) 加資(通政)<承>
1714.9.27 (肅宗40) 副護軍 除授<承>
* 潤孫系 5世

이돈성 李暾成 1845~?
本貫 安山. 字 和明
雲科 李敬義 次男
內醫 李亨基 孫. 丁若冕 胥
醫科. 外. 醫主<醫>
1870 (高宗7) 陞<八>
1873 (高宗10) 式年試 醫科
* 14世 / 贊英公派

이동섭 李東燮 1690.1.25~1743.4.26
本貫 安山. 字 和卿
內醫 李長白 五男. 金萬載 胥
外. 惠主<李安基 醫>
1723.5.2 (景宗3) 救療醫官<承>
1730.7.11 (英祖6)
-<懿陵山陵都監儀軌> 救療官. 定送
1731.4.22 (英祖7) 惠民署醫員<承>
1743.4.26 (英祖19) 卒<族譜>
* 9世 / 贊英公派

이동욱 李東郁 = 이원욱 李元郁

이동윤 李東潤 ?
本貫 慶州. 寫字折衝 李忠國 子
外. 寫字. 醫直<八>. 司果<等><寫>
* 繕工奉事 希哲系 8世

이동익 李東益 ?
本貫 未詳
內鍼<鍼>. 副司勇
1685.1.11 (肅宗11) 醫人. 內鍼醫差下<承>
1685.1.15. 副司勇 除授<承>
1689.閏3.11 (肅宗15) 鍼醫. 汰<承>

이동적 李東勣 1689~?
本貫 安山. 字 休卿
內醫 李長白 四男. 金振昌 胥
醫科. 外. 惠主<族譜>
1711 (肅宗37) 惠久. 式年試 醫科
* 9世 / 贊英公派

이동철 李東澈 1696~?
本貫 未詳. 字 仲涵
同參<參>
1741.11.29 (英祖17) 醫官. 入侍<承>
1742.5.20 (英祖18) 有頉<承>

이동철 李東哲 ?
本貫 全州. 李德崙 子
外. 醫直<姓>

이동필 李東弼 ?
本貫 全州
外. 醫直<牛峰金 族譜>

이동필 李東泌 1680~?
本貫 安山. 字 君弼
內醫 李長白 次男. 籌學 尹斗昌 胥
外. 惠直 <族譜>
* 9世 / 贇英公派

이동헌 李東憲 1686~?
本貫 安山
內醫 李長白 三男. 嘉善 卞延益 胥
外. 醫直 <族譜>
* 9世 / 贇英公派

이동형 李東馨 1615~1694
本貫 雪城. 字 汝薰
內醫 李好儉 子. 同知 鄭信凱 胥
醫科. 首醫. 寧國元從勳. 保社元從勳
內. 同參 <參>. 崇祿 <太>
內正 <醫>. 知樞
1635 (仁祖13) 增廣試 醫科
1637.4.15 (仁祖15) 前 全羅審藥 <承>
1645.8.20. 藥房. 寧國元從 三等 錄勳
1660 (顯宗1) 內醫院入院 <太>
1662.9.16. 御醫. 東班實職 除授 <承>
1664.2.7 (顯宗5) 北部主簿 謝恩 <承>
1664.閏6.21. 引儀 謝恩 <承>
1665.1.30 (顯宗6) 加資(通政) <承>
1665.2.3. 護軍 謝恩 <承>
1666.1.23. 護軍. 加資(嘉善) <承>
1666.10.12 (顯宗7) 加資(嘉義) <承>
1667.10.14 (顯宗8) 同知 除授 <承>
1668.11.16. 護軍. 加資(資憲) <承>
1669.12.3 (顯宗10) 知事 謝恩 <承>
1670.8.16 (顯宗11) 加資(正憲) <實>

1670.11.27. 知中樞 除授 <承>
1674.8.23. 顯宗 卒. 定配 <承>
1674.10.17. 加資(崇政) <承>
1676.1.12 (肅宗2) 副護軍 除授 <承>
1676.6.16. 瑞山郡守 除授. 未赴任 <承>
1676.6.16~1677.6. 高陽郡守 <承>
1678.3.7 (肅宗4) 加崇祿 <承>
1678.6.7. 知事 私恩 <承>
1680.9.27~10.2. 崇祿. 金浦郡守 <先>
-<先> 10.4 赴任 <承> 9.28 除授
1680.11.21 (肅宗6) 知中樞 <承>
1694.5. 前 郡守. 保社元從 一等 錄勳
* 順禎系 4世

이동환 李東桓 ?
本貫 德水
武科萬戶 李晋康 子. 李春遇 胥
外. 惠主 <李鳳來 醫先>
醫直 <安山李 族譜>
1727 (英祖3) 惠民主簿 <李鳳來 醫先>
* 22世 / 生員公派

이동환 李東桓 ?
本貫 全州
計士 李浩晉 子. 外醫 高在暘 胥
外. 醫徒 <完薦>
1870.10 (高宗7) 典醫生徒 <完薦>
* 37世 / 完昌大君派

이두남 李斗男 ?
本貫 河陰
醫科. 外. 審藥
1624 (仁祖2) 式年試 醫科

1625.11.23. 咸鏡道審藥 除授＜承＞

이두만 李斗萬 ·?
本貫 未詳
1688.12.22. 院 月令製藥官＜承＞

이두백 李斗白 ?
本貫 未詳
外. 醫久＜承＞·
1777.8.19 (正祖1) 典醫監醫員＜承＞·

이두산 李斗山 ?
本貫 慶州
首醫 李興後 子. 譯正 洪汝器 壻
醫科. 主簿＜姓＞
1660 (顯宗1) 增廣試 醫科
* 哲仝系 8世

이득길 李得吉 ?
本貫 江陰. 水使 李崇 子
醫科
1624 (仁祖2) 式年試 醫科

이득길 李得吉 ?
本貫 咸平. 字 吉甫
內鍼 宣略 活別＜鍼＞ 訓判＜鍼＞ 副護軍
1641.3.8~1642.4.19. 瀋陽陪從＜東＞
1648.12.2 (仁祖26) 副護軍 除授＜承＞

이득영 李得英 1655~?
本貫 全州. 字 樂甫
內鍼. 嘉義＜承＞. 腫敎＜鍼＞. 苑別
1699 (肅宗25) 內鍼醫 差下＜承＞

1709.1.10~11. 苑別. 三册不通汰＜先＞
1710.2.10 (肅宗36) 加資(通政)＜承＞
1718.7.7 (肅宗44) 加資(嘉善)＜承＞
1723.9.28 (景宗3) 加嘉義＜承＞
1723.10.1. 李時弼 關 追捕＜辛壬＞
1723.12.7 (景宗3) 奪告身勘律＜承＞
* ＜鍼＞ "嘉善" 誤謬

이득하 李得夏 1729~?
本貫 安山. 醫科 李東勳 子
外. 醫直＜族譜＞
* 10世 / 贊英公派

이락 李洛 李絡 ?
本貫 星州
大司憲 李彦忠 庶子. 內醫 李循 弟
宋惟良 壻. 劉夢玉 壻＜醫先＞
醫科. 首醫. 宣武元從勳
內. 崇錄＜太＞. 司導主簿＜太＞
1588 (宣祖21) 式年試 醫科
1605.4.16. 內主. 宣武元從 三等 錄勳
1608.10.26 醫書印出監役官 東班敍＜實＞
1631.2.29 (仁祖9) 加嘉善＜承＞
1647.2.19. 御醫. 八十老人＜承＞
1650.12.29 (孝宗1) 加資＜承＞
1653.閏7.21 (孝宗4) 御醫. 賞＜承＞
* ＜太＞ 享年 89
* 12世 / 文烈公派 (星山府院君公派)

이란상 李鸞祥 ?
本貫 延安. 內醫 李夏孫 次男
外. 醫官＜族譜＞
* 12世 / 太子詹事公派 (內醫正公派)

이륜모 李倫謨 ?

本貫 全州

外醫 李希靖 子. 計士 崔道明 胥

外. 通訓<敎旨>. 惠主<李萬善 醫>

1880 (高宗17) 惠民主簿<李萬善 醫>

1880.6.25. 通訓. 行 惠主<敎旨>

* 37世 / 完昌大君派

이린기 李麟基 ?

本貫 泰安. 計士 李鑪# 子

譯科 金銓宇 胥<完薦>

外. 醫參<全泰龍 醫>

1866.6 (高宗3) 典醫生徒<完薦>

1891 (高宗28) 典醫參奉<全泰龍 醫>

* 副護軍 堅系 12世

이린선 李麟善 1827~?

本貫 泰安. 字 聖趾. 察訪 李亨基 子

醫科 李觀基 姪. 外醫 韓宜鎭 胥

醫科. 籌學. 外. 醫正<醫>

1849 (憲宗15) 色掌. 式年試 醫科

1871 (高宗8) 籌學 入格

1874. 增廣試 醫科 參試<醫>

* 副護軍 堅系 13世

이막종 李莫宗 = 이노신 李魯臣

이만구 李晚求 1748~?

本貫 陝川. 字 命汝

初名 性求. 異名 祖甲<姓續>

籌學 李鼎祥 繼子. 籌學 李鼎祐 次男

內醫 李鼎玉 再從姪. 籌敎 崔復大 胥

籌學. 外. 醫直<李時薰 醫>

1783 (正祖7) 籌學 入格

* 宣敎郎 順光系 10世

이만배 李萬培 ?

本貫 全州. 字 益甫

李士彬 子. 李好賢 胥

醫科. 外. 醫正<醫>

1699 (肅宗25) 式年試 醫科

1704.9.6 (肅宗30) 兩醫司醫員<上>

* 敦友系 4世

이만백 李萬白 1658~?

本貫 泰安. 李挺夏 子

外醫 李時明 孫. 朴英達 胥

醫科

1684 (肅宗10) 式年試 醫科

* 竣系 9世

이만상 李萬祥 1677~1742

本貫 星州. 字 禎叔

嘉善 李俊昌 次男

醫科 李儀亨 孫. 內醫 康汝泰 胥

醫科. 揚武元從勳. 內. 內正<太>. 陵參奉

1696 (肅宗22) 惠久. 式年試 醫科

1724.6.25. 義禁府 月令醫官<承>

1725.5.27. 義禁府 月令醫官<承>

1725 (英祖1) 內醫院入院<太>

1725.6.25. 內醫參奉 除授. 改差<承>

1728.7.15. 內灸. 揚武元從 二等 錄勳

1731.8.5~9.3 (英祖7) 寧陵參奉<承>

* 14世 / 义烈公派 (廣平君公派)

이만선 李晩善 1850.12.28~?
本貫 泰安. 字 聖器
外醫 李澈基 繼子
內醫 李能基 子. 雲正 金溟 胥
醫科. 醫直<教旨>
1875.8 (高宗12) 儒學. 譯完薦<完薦>
1880 (高宗17) 增廣試 醫科
1880.6.25. 啓功郎. 前 醫直. 醫科<教旨>
1914.4.30 醫生免許 1706號 發給<總>
* 副護軍 堅系 13世

이만선 李萬善 1864~?
本貫 全州. 字 性焉
外醫 李倫謨 子. 鄭遂亮 胥
醫科. 外. 醫主<醫>
1880 (高宗17) 增廣試 醫科
1880.6.25. 啓功郎. 前 醫直. 醫科<教旨>
* 38世 / 完昌大君派

이만연 李晩然 1662~?
本貫 海州. 字 聖甫<姓續>
武科萬戶 李東馥 長男<姓續>
醫科 李承逸 從姪. 雲敎 宋時鼎 胥
醫科 宋擎日 孫壻<姓續>
外. 醫參<八>. 司勇<李仁大 雲>
1662 (顯宗3) 生<姓續>
* 10世 / 侍郎 仁戾系

이만지 李萬枝 ?
本貫 全州
醫科. 外. 惠久<醫>
1678 (肅宗4) 增廣試 醫科

이만지 李萬枝 ?
本貫 麗州. 龍宮 居
李長春 子. 同參 李燦 孫<萬>
蔭. 儒醫. 副司勇
1689.11.8. 士人. 議藥事 招來<承>
1689.11.20. 副司勇 除授. 入侍<承>
1696.12.17. 副司勇 除授<承>
1696.12.21. 副司勇. 議藥. 功. 賞<承>
1714.4.28 (肅宗40) 京醫. 問其方<承>
* 19世 / 校尉公派 (政堂公派)

이만지 李萬祉 1675~?
本貫 星州. 字 汝慶
嘉善 李俊昌 長男
醫科 李儀亨 孫. 計士 李志雄 胥
醫科. 外. 惠主<醫>. 察訪<醫>
1705 (肅宗31) 增廣試 醫科
1707.10.7. 義禁府 月令醫員<承>
* 14世 / 文烈公派 (廣平君公派)

이만택 李萬澤 1695~?
本貫 全州
計士 李東桓 三男. 計士 洪萬奭 胥
外. 醫奉<姓續>
1736 (英祖12) 典醫奉事<李翼昌 籌>
* 35世 / 完昌大君派

이만표 李萬杓 1702~1747.1.4
本貫 全州. 字 聖哉
醫科 李芯夏 長男. 算學 尹斗望 胥
洪敍範 胥<族譜>
醫科. 算學. 通訓<族譜>. 算敎<醫>
康熙 算學 入格

1726 (英祖2) 式年試 醫科
1747.1.4 (英祖13) 卒<族譜>
* 35世 / 完昌大君派

이만혁 李萬爀 李萬赫 ?
本貫 茂長
外. 惠直<八>
1740.12.29. 義禁府 月令醫員<承>
1759.11.21. 義禁府 月令醫員<承>

이만희 李萬喜 ?
本貫 江陰. 字 國卿
醫科 李興震 子. 計士 崔東傑 胥
醫科. 醫正<姓>
1725 (英祖1) 增廣試 醫科
1728 (英祖4) 都監醫員<孝章>
* 潤孫系 7世

이말손 李末孫 ?~?.7.11
本貫 全州. 新宗君 李孝伯 庶子
府使 閔養孫 胥<族譜>
宗室. 藥醫. 明善<族譜>. 常山都正
1533.2.11. 常山都正. 議藥功. 加資<實>
* 26世 / 德川君派

이맹근 李孟根 ?
本貫 未詳
佐理原從勳. 內. 內判<錄券>
1471. 行 內判. 佐理原從 三等 錄勳

이맹손 李孟孫 ?
本貫 未詳
外. 醫正<實>

1489.9.10 聖節使醫員. 獻 生蝎百枚<實>
1491.1.16 (成宗22) 典醫正<實>

이면 李沔 ?
本貫 未詳
外. 審藥
1637.6.6 前 宗親府藥房. 利差審藥<承>

이면기 李冕基 1860.11.25~?
本貫 全州. 字 敬肅
內醫 李章爀 次男
外醫 李先基 弟. 譯科僉知 金履周 胥
醫科. 內<醫>. 通政<承>
醫僉. 司果<族譜>
1874 (高宗11) 增廣試 醫科
1880.9.30 (高宗17) 前 僉正
-<承> 章爀 子. 內醫院入院
1881.12.23. 內醫. 御醫差下<承>
1885.1.28 (高宗22) 加通政<承>
1891.7.14 (高宗28) 掌務官. 賞<承>
* <太> 未收錄
* 42世 / 完昌大君派

이명 李溟 ?
本貫 麗州. 同參 李燦 孫. 龍宮 居
儒醫. 副司勇
1723.6.11 精通醫術. 祖 前 郡守 繼<承>
1723.7.2 (景宗3) 副司勇 除授<承>
1724.4.3 (景宗4) 副司勇 除授<承>
* 19世 / 校尉公派 (政堂公派)

이명교 李命喬 1735~?
本貫 慶州. 字 子瞻. 改名 李命淵

李斗光 子. 康德禧 胥

醫科. 外. 醫僉<醫>

1765 (英祖41) 敎授. 增廣試 醫科

이명구 李明求 李命球 ?

本貫 陜川. 內醫 李鼎玉 繼子

李鼎益 子. 譯科 趙東浩 胥<姓續>

外. 醫直<姓>. 司猛

1825 (純祖25) 司猛<李秉洪 雲>

* 宣敎郞 順光系 10世

이명기 李命箕 1747~?

本貫 慶州. 字 君範

內醫 李世玉 子. 金景奎 胥

醫科. 籌學. 外. 醫正<籌>

1774 (英祖50) 久任. 式年試 醫科

1777.8.19 (正祖1) 典醫監醫員<承>

1780 (正祖4) 籌學 入格

1789. 式年試 醫科 參試<醫先>

1792. 式年試 醫科 參試<醫先>

1798. 式年試 醫科 參試<醫先>

* 建功將軍 仁達系 11世

이명기 李命基 ?

本貫 全州. 李德夏 子

譯科 李常春 孫. 金益礪 胥

外. 惠主<李鎭豊 譯><姓續>

1800.12.12. 六曹醫員. 上<褒貶>

1801.6.12 (純祖1) 六曹醫員. 上<褒貶>

1804 (純祖4) 惠民主簿<李鎭豊 譯>

* 36世 / 長川君派

이명륜 李命倫 1856.12.5~1914.9.14

本貫 安山. 字 道卿

內醫 李時成 三男. 譯奉 鄭在宅 胥

醫科. 籌學. 內<醫>. 通政<承>

奏三等. 察訪. 會計局長

1871 (高宗8) 籌學 入格

1879 (高宗16) 式年試 醫科

1881.12.23 (高宗18) 內醫院入院<承>

1885.9.12 (高宗22)

-<承> 司果. 任 博文局同文學主事

1888.11.30 (高宗25) 本院還屬<承>

1888.12.2. 副司果 除授<承>

1890.10.20. 加差內醫. 御醫差下<承>

1890.10.25 (高宗27) 陞實<承>

1891.7.13~12.21. 利仁察訪<承>

1891.12.21~1894.7. 碧沙察訪<承>

1894.10.19. 任 法部衙門主事<承>

1895.4.1. 法部主事<承>

1895.9.24~1897.9.21.

-<承> 奏三等. 法部會計局長

1905.12.25 (光武9) 加通政<承>

1914.8.24. 醫生免許 1476號發給<總>

1914.9.14. 卒<總>

* <太> 未收錄

* 15世 / 贇英公派

이명리 李命履 ?

本貫 海州. 雲直 李寅馥 繼子

醫科 李寅祕 子. 武科 張志厚 胥

外. 禦侮<李宜達 譯>. 醫直<姓>

1828 (純祖28) 禦侮<李宜達 譯>

* 14世 / 侍郞 仁戾系

이명상 李命常 1625~1698

本貫 全州. 字 汝常

副護君 李幼淹 繼子

通政 李稑 子. 內醫 李春楊 胥

醫科. 內<太>. 通訓. 內正<醫先>

瓦別<醫>. 察訪

1659.5~10. 都監醫員<孝宗寧陵都監儀軌>

1660 (顯宗1) 式年試 醫科

1667 (顯宗8) 內醫院入院<太>

1684.5.5 (肅宗10) 御醫陞差<承>

1694.1.3. 桃源察訪 除授<承>

* 31世 / 潭陽君派

이명석 李命錫 1838~?

本貫 天安. 字 性修

醫科 李在珩 子. 外醫 姜漢秀 胥

醫科. 同參<承>. 內<承>. 通政. 府使

<醫問寶鑑>(1919年) 考訂

1863.5.12. (高宗卽位) 醫員

-<徽慶園遷奉園所都監儀軌> 賞

1865. 都監醫員<親臨政府時儀軌>

1870 (高宗7) 惠久. 式年試 醫科

1871.1.6. 外醫. 同參 差下<承>

1873.2.19 (高宗10) 內醫院入院<承>

1873.3.12. 御醫差下. 加差<承>

1874.6.19. 同參. 內醫 差下<承>

1875.7.11 (高宗12) 內醫 陞實<承>

1875.10.9 (高宗12) 有頉(母喪)<承>

1877.10.9 脫喪. 還屬. 任 副司果<承>

1878.2.28~1881.12. 羅州監牧官<承>

1879.6.22 (高宗16) 內醫 陞實<承>

1880.6.25. 禦侮. 羅州監牧<敎旨>

1885.1.27~3.10. 金井察訪<承>

1885.3.10~10.28. 保安察訪<承>

1885.10.28. 迎華察訪 除授<承>

1886.4.26. 水原監牧官 除授<承>

1886.7.20~7.27. 振威縣令<承>

1886.7.27~1887.6.12. 果川縣監<先>

1887.6.12. 安城郡守 除授<承>

1887.10.15. 利川府使 除授<承>

1887.12.30 (高宗24) 水原監牧官<省>

1890.8.4. 旌善郡守 除授<承>

1890.10.20. 上掌務官. 加通政<承>

1890.10.29~1892.12. 積城縣監<承>

1892.12.24. 副護軍 除授<承>

1894.9.18. 水原監牧官. 遞職<承>

* <太> <參> 未收錄

* 嘉善 昌連系 11世

이명선 李命善 1872~?

本貫 泰安. 字 德卿

外醫 李源基 子. 寫字官 白萬奭 胥

醫科

1891 (高宗28) 增廣試 醫科 壯元

* 副護軍 堅系 12世

이명수 李命秀 ?

本貫 全州. 司猛 李景浩 子

醫科 李景洽 從姪. 李益齡 胥

外. 嘉善<李鼎弘 雲>. 醫直<姓續>

1804 (純祖4) 嘉善<李鼎弘 雲>

* 38世 / 完昌大君派

이명순 李命純 ?

本貫 全州. 籌學 李景洙 獨子

醫科 李景洽 從姪<姓續>

外. 醫直<姓續>
1807 (純祖7) 金東倫 妻父<金東倫 譯>
* 38世 / 完昌大君派

이명신 李命信 = **이명륜** 李命倫 誤記

이명연 李命淵 = **이명교** 李命喬

이명운 李命運 1755~?
本貫 全州. 字 性之. 進士 李河錫 父
同參<參>. 通政<承>. 長興主. 牧使
<纓雲齊方>(失傳)
1787.9.12. 醫術, 極爲詳明云<承>
1800.6.28 (正祖24) 方外醫. 入侍<承>
1814.3.5 (純祖14) 副司勇<承>
1814.6.24. 長興主簿. 除授<承>
1814.9.12. 長興主簿. 同參差下<省>
1815.2.17. 楊洲監牧官 除授<承>
1817.6.10~6.20. 平澤縣監<承>
1817.6.20~1820.12.8. 抱川縣監<承>
1819. 通訓. 抱川縣監<李河錫 進>
1820.12.6~1823.3.11. 果川縣監<先>
1822.10.11 (純祖22) 加通政<承>
1823.3.11~10.6. 伊川府使<承>
1823.10.6~29.6. 通政. 南陽府使<先>
1829.7.11~1830.5. 楊洲牧使<先>

이명원 李命源 ?
本貫 未詳
內. 嘉善<太>. 同樞<太>
<東醫寶鑑> 編纂 初期 關與
1604.7.2 (宣祖37) 醫官<實>
1607.7.29 (宣祖40) 御醫<實>

1608.2.1. 宣祖 卒罪 拘禁<丁戊綠>

이명원 李明遠 ?
本貫 天安
外. 醫主<姓續>

이명원 李命遠 ?
本貫 海州
外醫 李寅華 長男. 李延彬 胥<姓>
外. 惠參<李英鑛 律>
1788.10.12. 惠民別單祿官<省>
* 14世 / 侍郎 仁戻系

이명유 李命裕 1768~?
本貫 海州. 字 敬受
律科 李寅枃 次男<姓續>
外醫 李寅華 姪. 萬戶 金德秀 胥
醫科. 外. 醫正<醫>
1795 (正祖19) 式年試 醫科
* 14世 / 侍郎 仁戻系

이명은 李明潀 李明殷 ?
本貫 南陽
外. 醫直<完薦><等>
1850 (哲宗1) 典醫直長<李宜祜 譯>
* 仁恕系 7世 (?)

이명일 李命鎰 1749~1815
本貫 慶州. 字 幼重. 初名 李命鎌
察訪 李世球 子. 內醫 李世珪 姪
察訪 吳道鈺 胥
醫科. 內. 嘉善<太>. 僉正. 同知
1774 (英祖50) 式年試 醫科

1776 (正祖卽位) 內醫院入院＜太＞

1783.12.15 (正祖7) 內醫奉事＜承＞

1795.閏2 前 僉正＜園幸乙卯整理儀軌＞

1799.3.27 (正祖23) 加資(通政)＜承＞

1799.3.28. 御醫差下＜承＞

1799.4.15. 副護軍 除授＜承＞

1799.6.1. 僉知 除授＜承＞

1806.8.4~8.8 (純祖6) 五衛將＜承＞

1812.4.26. 加通政(嘉善?)＜承＞

1813.5.7~6.22 (純祖13) 同知＜承＞

1813.7.8. 護軍 除授＜承＞

* 建功將軍 仁達系 11世

이명정 李命貞 1504~1577.3.17

本貫 固城 字 子潔. 號 瓦灘＜族譜＞

外醫 李孝側 子. 郡守 文繼昌 胥

外. 啓功郞. 醫奉＜友鄕契軸＞

1577.3.17 (宣祖10) 卒＜族譜＞

* 15世 / 參判公派

이명준 李命俊 = **이명희** 李命僖

이명집 李命鏁 = **이명일** 李命鎰

이명환 李命桓 ?

本貫 安山. 李根成 子

外醫 李敬祖 孫. 韓應履 胥

外. 惠主＜李熙春 醫＞

1885 (高宗22) 惠民主簿＜李熙春 醫＞

* 15世 / 贇英公派

이명흡 李命洽 1713~?

本貫 慶州. 字 性運. 算學 李世琛 子

內醫 李世珪 姪. 卞弘夏 胥

醫科. 算學. 外. 壽通政＜醫先＞

籌別. 醫僉＜醫＞. 老僉知

乾隆 算學 入格

1740 (英祖16) 增廣試 醫科

1777.8.19 (正祖1) 籌學別提＜承＞

1794.3.16. 老職. 僉知 除授＜承＞

* 建功將軍 仁達系 11世

이명희 李命禧 1746.2.12~1782.1.23

本貫 全州. 字 履之 初名 李世禧

算學 李景澂 長男＜姓續＞

醫科 李景洽 姪. 折衝 鄭允中 胥

醫科. 外. 醫正＜醫＞

1768 (英祖44) 式年試 醫科

1777.8.19 (正祖1) 典醫監醫員＜承＞

1782.1.23 (正祖6) 卒＜族譜＞

* 38世 / 完昌大君派

이명희 李命僖 1851~?

本貫 安山. 字 秀卿. 初名 李命俊

內醫 李時成 長男. 李國柱 胥

醫科. 籌學. 內＜醫＞. 通訓＜敎旨＞

四品. 惠主＜承＞. 太主

1871 (高宗8) 籌學 入格

1880 (高宗17) 增廣試 醫科

1880.6.25. 通訓. 前 惠民主簿＜敎旨＞

1880.9.30. 前 惠主. 內醫院入院＜承＞

1881.12.23. 內醫. 御醫差下＜承＞

1882.8.30 (高宗19) 改名 李命僖＜承＞

1886.3.30. 加差內醫. 陞實＜承＞

1886.10.30 (高宗24) 有頉(祖喪)＜承＞

1888.10.30 (高宗26) 還屬＜承＞

1888.12.2. 副司果 除授＜承＞

1891.12.29. 御醫. 內醫陞實＜承＞

1904.4.9. 四品. 太醫院日記 監董＜承＞

1904.4.25 四品. 任 太醫院分主事＜承＞

1904.9.12 (光武8) 分主事. 入侍＜承＞

* ＜太＞ 未收錄

* 15世 / 贇英公派

이몽룡 李夢龍 ?

本貫 咸平. 字 天保＜醫先＞

李守良 子. 洪千壽 胥

醫科. 外. 醫正＜醫＞

1605 (宣祖38) 增廣試 醫科

이몽표 李夢豹 1706~?

本貫 漢陽. 字 武愛

譯奉 李春相 子. 尹商觀 胥

醫科. 外. 醫僉＜醫＞

1727 (英祖3) 增廣試 醫科 壯元. 初壯

이몽협 李夢協 1686~?

本貫 陰城. 字 天弼. 醫科 李次麟 子

內醫 張昌漢 孫壻. 張萬翔 胥

醫科. 外. 惠主＜醫＞

1705 (肅宗31) 增廣試 醫科

1715.12.18. 義禁府 月令醫員＜承＞

1717.12.10. 義禁府 月令醫員＜承＞

이무경 李無競 ?

本貫 未詳

內. 內正＜太＞

이문범 李文範 1707~?

本貫 泰安. 字 聖陳

算學 李以彬 繼子. 李以根 子

內鍼 李以材 姪. 李日芳 胥

醫科. 外. 惠主＜醫＞. 醫判＜醫＞

1732 (英祖8) 惠主簿. 式年試 醫科

* 副護軍 堅系 8世

이문옥 李文玉 1747~?

本貫 泰安. 字 天與. 內鍼 李以材 子

內醫 尹重莘 胥. 李鳳章 胥＜醫先＞

醫科. 籌學. 外. 算訓. 醫正＜醫＞

1774 (英祖50) 式年試 醫科

1781 (正祖5) 籌學 入格

* 副護軍 堅系 8世

이문재 李文載 1713~1797

本貫 泰安. 字 聖則

內醫 李以植 子. 韓斗運 胥

醫科. 內. 正憲＜太＞. 僉使. 知事

1738 (英祖14) 式年試 醫科

1759 (英祖32) 內醫院入院＜太＞

1772.5.6 (英祖48) 加通政＜承＞

1772.5.14. 副護軍 除授＜承＞

1772.7.27~1773.1.17. 僉知＜承＞

1783.12.28~1784.11. 蝟島僉使＜承＞

1794.1.1 (正祖18) 加嘉善＜承＞

1796.1.28 (正祖20) 行 大護軍＜承＞

1796.2.2. 大護軍. 加正憲＜承＞

1796.2.3. 知事 除授＜承＞

* 副護軍 堅系 8世

이문하 李文夏 1705~?

本貫 泰安. 字 郡郁. 外醫 李以桓 子

崔始瞻 胥. 內醫 文興郁 胥<醫先>

醫科. 外. 醫正<醫>

1725 (英祖1) 久任. 增廣試 醫科 壯元

1727.7.7. 義禁府 月令醫員<承>

1728.2.22. 義禁府 月令醫員<承>

1751.11. 都監醫員<孝純賢嬪墓所都監儀軌>

* 副護軍 堅系 8世

이문행 李文行 1765~?

本貫 全州. 外醫 李惟觀 子

外. 惠直<八>

1765 (英祖41) 生<姓續>

* 36世 / 完昌大君派

이문혁 李文爀 ?

本貫 全州. 醫科 李晉秀 長男<姓續>

外. 醫徒<完薦>

* 41世 / 完昌大君派

이문회 李文會 1702~?

本貫 泰安. 字 聖源

內醫 李以植 長男<姓續>

訓判 金宗杓 胥

醫科. 外. 醫正<醫>

1725.5.12 (英祖1) 醫參. 罷職<承>

1725 (英祖1) 訓導. 增廣試 醫科 壯元

1726.2.22. 義禁府 月令醫員<承>

1745.11.25 (英祖21) 典醫僉正<承>

* 副護軍 堅系 8世

이미기 李湄基 ?

本貫 未詳

外. 醫等第<醫帖>

1846 (憲宗12) 陞<醫帖>

이민덕 李敏德 1726~?

本貫 慶州. 字 明峻

內鍼. 通政<鍼>. 僉知

1759.8.9. 醫人. 內鍼醫 差下<承>

1773.1.13 (英祖49) 加資(通政)<承>

1793.12.7 (正祖17) 僉知 除授<承>

1796.6.22 (正祖20) 五衛將 除授<承>

1796.6.24. 僉知 除授<承>

1800.2.12 (正祖24) 僉知 除授<承>

이민도 李敏道 1336~1395

本貫 尙州. 元 河間人. 歸化人

元 摠官 李公堃 子

開國勳. 商山府院君 . 典醫. 典書

高麗朝 典醫正. 判典醫寺事<太祖 實>

1392.8.20. 工曹典書. 二等 開國勳

1393.6.28 (太祖2) 禮曹典書<實>

1394.7.28 (太祖3) 戶曹典書<實>

* 3世

이민선 李民善 1838~?

本貫 泰安. 字 稚一

醫科 李觀基 子. 雲正 李應尙 胥

醫科. 外. 惠教<醫>

1858 (哲宗9) 式年試 醫科

1875.8 (高宗12) 惠民主簿<完薦>

* 副護軍 堅系 13世

이민하 李敏夏 1668~?

本貫 旌善. 字 夏卿

內鍼. 宣略. 腫敎<鍼>. 獄主. 副護軍

1694.7.27. 鍼醫. 內鍼醫 差下<承>

1701.8.10 (肅宗27) 獄主 除授<承>

1702.2.10 (肅宗28) 典獄主簿<承>

1710.5.12 (肅宗36) 副司勇 除授<承>

1711.12.25. 副護軍 除授<承>

1714.12.21. 副司直 除授<承>

1715.6.25~9.19. 造紙別提<先>

* 延系 6世 (?)

이민하 李敏夏 1711.9.20~1738.1.10

本貫 安山. 字 君實<族譜>

外醫 李東燮 長男. 通德 張泳 胥

武科<八><族譜>. 外. 醫徒<八>

雲直<李俊養 雲>. 守門將

1738.1.10 (英祖14) 守門將. 重病<承>

1738.1.10. 卒<族譜>

* 10世 / 贊英公派

이민형 李敏炯 1820~?

本貫 慶州. 字 允行. 醫科 李德模 子

譯科 李鎭益 胥. 外醫 李思義 孫壻

醫科. 外. 醫正<醫>

1843 (憲宗9) 式年試 醫科. 初壯

* 37世 / 菊堂公派 (靖順公派)

이반석 李磐石 ?

本貫 未詳

外. 惠徒<生徒惠民署差帖>

1832.8 (純祖8) 入惠徒<生徒惠民署差帖>

이방 李芳 ?

本貫 平昌

靖國原從勳. 外 通訓. 醫僉

1507.4.20. 判官. 靖國原從 二等 錄勳

1540 (中宗35) 前 醫僉<李希仁 醫>

이방 李涝 1683~?

本貫 全州. 字 淸源

內醫 李重蕃 繼子

李重振 次男. 內醫 金壽峰 胥

醫科. 外. 惠主<姓>

1707.10.4. 義禁府 月令醫員<承>

1708 (肅宗34) 惠久. 式年試 醫科

1717.11.2. 義禁府 月令醫員<承>

* 35世 / 完昌大君派

이방선 李方善 ?

本貫 未詳. 通津 居

外方醫. 內府少尹<實>

1411.11.5 (太宗11)

-<實> 前 內府少尹. 善治脚氣. 卽命召

이방익 李邦翊 ?~1681(?)

本貫 未詳

同參<參>. 西部參奉. 牲主

1676.8.20 嶺醫. 在京, 聞其術業最精<承>

1678.2.11. 西部參奉 除授<承>

1680.1.3 (肅宗6) 繕工奉事 謝恩<承>

1680.12.25. 典牲主簿 除授<承>

1681.11.21 下鄕 身病甚重 上來無期<承>

이번 李蕃 1641~1708

本貫 延安. 字 仲擧. 李植 孫

<龍山療痘篇>(1672年) 著述
* 太子詹事公派

이병우 李秉友 1843~?
本貫 星州. 字 益三
醫科 李德求 子. 譯科 李宗懋 胥
醫科. 外. 醫主<醫>
1864 (高宗1) 式年試 醫科
* 19世 / 文烈公派 (廣平君公派)

이병은 李炳殷 1803~?
本貫 泰安. 字 成甫. 初名 李鎭周
內醫 李思仁 子. 同參 李鎭夏 弟
內醫 秦東秀 胥
醫科. 外. 醫敎<醫>
1831 (純祖31) 色掌. 久任. 式年試 醫科
1838.7. 慶尙審藥. 上<春夏等褒貶榜目>
* 副護軍 堅系 11世

이병주 李秉柱 ?
本貫 全州. 寫字官 金榮 胥
外. 醫直<李容奭 醫>
1870.10 (高宗7) 典醫直長<完薦>
* 37世 / 完昌大君派

이병하 李炳夏 1800~?
本貫 泰安. 字 忠甫. 初名 李鎭夏
內醫 李思仁 子. 內醫 鄭楠秀 胥
醫科. 同參<參>. 壽通政<承>
醫正<醫> 僉知
1827 (純祖27) 色掌. 增廣試 醫科
1849.7.12. 外醫. 同參 差下<省>
1864.5.5. 同參. 改名 李炳夏<承>

1872.5.15 (高宗9) 同參 減下<承>
1879.1.22. 前 正. 壽職. 加通政<承>
1880.4.26~5.12. 五衛將<承>
1880.4.26 (高宗17) 僉知 除授<承>
* 副護軍 堅系 11世

이병함 李炳咸 = 이진함 李鎭咸

이병혁 李秉赫 1874~?
本貫 全州. 字 稚均. 李喜秀 子
醫科
1891 (高宗28) 增廣試 醫科
* 41世 / 完昌大君派

이복 李馥 ?
本貫 未詳
1441.1.14. 王命. 黃州 等地 救療<實>

이복규 李復圭 1747~?
本貫 星州. 字 子三. 雲科 李齊綱 子
醫科 李萬祉 孫. 醫科 方處和 胥
醫科. 外. 醫正<醫>
1777 (正祖1) 增廣試 醫科
1777.8.19. 典醫監醫員<承>·
1805. 增廣試 醫科 參試<醫先>
* 16世 / 文烈公派 (廣平君公派)

이복양 李福養 ?
本貫 安山
司譯前衛 李學祖 子. 高在昇 胥
外. 醫徒<李漢鼎 雲>
1875.8 (高宗12) 典醫生徒<完薦>
* 13世 / 折衝將軍派

이복응 李福膺 1758~1835
本貫 天安. 字 德汝
雲科 李寅休 子. 趙得祿 胥
醫科. 內<太>. 通政. 僉知
1786 (正祖10) 式年試 醫科
1802 (純祖2) 內醫院入院<太>
1812.10.9 (純祖12) 御醫 陞差<承>
1822.1.25. 御醫 加資(通政)<承>
1822.4.22~5.6 (純祖22) 五衛將<承>
1822.4.29. 僉知 除授<承>
1835.1.3 (憲宗1) 有頉<承>
* 嘉善 昌連系 8世

이봉래 李鳳來 1695.4.5.~?.4.19
本貫 安山. 字 來卿
雲奉 李裕昌 次男
外醫 李裕興 從姪. 醫科 呂後賓 外孫
秦廷郁, 外醫 李東桓 胥
醫科. 外. 醫僉<醫>
1727 (英祖3) 惠久. 增廣試 醫科
* 10世 / 折衝將軍派

이봉상 李鳳祥 ?
本貫 延安. 內醫 李夏孫 長男
外. 醫官<族譜>
* 12世 / 太子詹事公派 (內醫正公派)

이분 李芬 ?
本貫 未詳
典醫. 醫主<實>. 縣監
1418.5.3. 求禮縣監. 鞫問<實>

이빈 李彬 ?
本貫 全州. 司勇 李彦維 繼子
李彦恒 子. 劉益恒 胥<姓>
外. 惠主<八>
1813 (純祖13) 惠民主簿<李最榮 譯>
* 38世 / 完昌大君派

이빈권 李贇權 ?
本貫 安山. 字 後權. 初名 貴得
外醫 李聖福 次男. 李承賢 胥
外. 惠主<姓>. 司果<族譜>
* 7世 / 主簿公派

이빈영 李贇英 1609.9.25~1689.9.13
本貫 安山. 字 善器<族譜>
司果 李克福 長男. 金應淑 胥
外. 壽嘉善<族譜>. 惠教<李長白 醫>
1678 (肅宗4) 通政. 惠教<李長白 醫>
1689.9.13 (肅宗15) 卒<族譜>
* 7世 / 贇英公派 始祖

이빈웅 李贇雄 ?
本貫 安山
外醫 李聖福 四男. 鄭爾俊 胥
外. 惠主<李宜白 醫>. 活參
1655.12.17 (孝宗6) 活人參奉<承>
1659.12.6. 惠民醫官. 院 月令劑藥官<承>
* 7世 / 主簿公派

이사례 李思禮 ?
本貫 泰安. 李鎭東 父
外. 醫直<牛峰金 族譜>
* 副護軍 堅系 10世

이사담 李師聃 1707~?
本貫 海州. 字 聖範<姓續>
醫科 李尙大 獨子. 醫科 趙顯基 胥
外. 醫等第<姓續>
* 13世 / 侍郎 仁戾系

이사문 李嗣文 = 이승문 李承文

이사성 李嗣成 ?
本貫 金山. 字 仲善. 內醫 李世卿 子
醫科. 外. 醫奉<醫>
1564 (明19) 醫奉. 式年試 醫科 五位
* 21世

이사수 李思秀 1786~?
本貫 泰安. 字 士實
醫科 李最白 子. 雲科同知 申潤國 胥
醫科. 外. 醫正<醫>
1816 (純祖16) 式年試 醫科. 初壯
1823.8.4. 義禁府 月令醫員<承>
1823.9.19. 義禁府 月令醫員<承>
* 副護軍 堅系 10世

이사의 李思義 ?
本貫 泰安. 外醫 李箕白 次男<姓續>
譯科 趙尙默 胥
外. 醫直. 盈直<李鎭咸 醫>
司正<李敏炯 醫>
1822 (純祖22) 典醫直長<李鎭恒 譯>
* 副護軍 堅系 10世

이사인 李思仁 1764~1819
本貫 泰安. 字 士正. 外醫 李箕白 子

外醫 崔必溫, 外醫 李景游 胥<醫先>
醫科. 內. 嘉善<太>. 同知<醫先>
1783 (正祖7) 增廣試 醫科. 初壯
1799 (正祖23) 內醫院入院<太>
1809.8.25. 內醫. 兼差御醫 陞差<承>
1812.4.26 (純祖12) 加通政<承>
1813.4.10~4.15. 五衛將<承>
1813.4.11 (純祖13) 僉知 除授<承>
1818.11.3 (純祖18) 加資(嘉善)<承>
* 副護軍 堅系 10世

이사지 李思智 ?
本貫 泰安. 外醫 李箕白 子
外. 醫直<李鎭恒 譯><姓續>
1822 (純祖22) 典醫直長<李鎭恒 譯>
* 副護軍 堅系 10世

이사후 李思厚 ?
本貫 全州
李世直 子. 外醫 卞光爀 胥
外. 惠參<李昌宜 譯><完薦>
1849 (憲宗15) 惠民參奉<李昌宜 譯>
* 39世 / 壽春君派

이산 李祘 1752.9.22~1800.6.28
本貫 全州. 字 亨運. 號 弘齋
莊獻世子 子. 孝章世子 繼子. 英祖 孫
左參贊 金時默 胥
正祖. 朝鮮 二十二代 王
醫書 <壽民妙詮> 四卷 著述
* 38世 / 無派

이삼길 李三吉 ?

本貫 陽城. 字 子順

刑曹判書 李芮 次男 <族譜>

李全之 孫. 醫科 李稱守 再從弟

府院君 韓明澮 胥 <族譜>

醫科. 外. 醫副奉 <醫>. 資直 <族譜>

1507 (中宗2) 副奉事. 式年試 醫科 壯元

* <淸州韓 族譜> 未記錄

* 12世 / 一侍中派

이삼익 李三益 ?

本貫 安山

醫科 李枝華 次男. 副護軍 韓仁偉 胥

醫科. 通政 <醫>. 僉知 <醫>

1683 (肅宗9) 增廣試 醫科 壯元

* 9世 / 無派

이상곤 李象坤 ?

本貫 德水

外. 醫徒 <完薦>

이상대 李尙大 1689~?

本貫 海州. 字 君實

外醫 李碩茂 長男 <姓續>. 林啓榮 胥

醫科. 外. 醫僉 <醫>

1711 (肅宗37) 惠久. 式年試 醫科

* 12世 / 侍郎 仁戾系

이상배 李尙培 ?

本貫 南陽

譯科 李震熺 子. 同參 李敬培 從兄弟

外. 惠主 <金光鍊 醫>

1777.8.19 (正祖1) 惠民直長 <承>

* 仁恕系 5世

이상번 李尙蕃 1636~1673

本貫 泰安. 字 仲擧

籌學 李弘達 次男. 醫科 姜大立 胥

醫科. 內. 內直 <太>

1662 (顯宗3) 增廣試 醫科

1663.10.7. 平安兵營審藥 除授 <承>

1672 (顯宗13) 內醫院入院 <太>

* 副護軍 堅系 5世

이상복 李尙復 1804~?

本貫 江陰. 字 士深

譯正 李廷柱 次男

內鍼醫 朴春源 外孫. 譯正 金東業 胥

醫科. 內. 通政 <完薦>. 醫僉 <承>

五衛將 <醫>. 僉知 <太>

1831 (純祖31) 式年試 醫科

1836.4.5 (憲宗2) 醫僉. 內醫院入院 <承>

1850.3.5 (哲宗1) 加通政 <藥房>

* 潤孫系 10世

이상후 李尙厚 ?

本貫 旌善. 醫科 李義元 從姪

李義麟 子. 武科 鄭夢契 胥 <朴憪 醫>

外. 惠主 <李世休 譯>

1656.閏5.22 (孝宗7) 刑曹月令醫 <承>

1664.9.24. 咸鏡監司審藥 除授 <承>

* 延系 5世

이서근 李恕根 1844~?

本貫 泰安. 字 忠汝

內醫 李漢宗 繼子

外醫 李漢朝 子. 內醫 金慶勳 胥

醫科. 領率. 內<承>. 嘉義. 醫僉<醫>

1861 (哲宗12) 式年試 醫科 壯元

1875.4.11. 外醫. 內醫院入院<承>

1880.2.2 (高宗17) 御醫差下<承>

1881.12.23 (高宗18) 掌務官<省>

1885.1.28. 內醫. 加通政<承>

1885.4.14. 加資<承>

1887.10.11 (高宗24) 御醫. 加資<承>

1888.3.24 (高宗25) 領率 差下<承>

1895.2.7 (高宗32) 脫喪. 還屬<承>

* <太> 未收錄

* 郡守 嶷系 11世

이석 李石 ?

本貫 未詳

靖國原從勳. 外

1507.4.20. 醫員. 靖國原從 三等 錄勳

이석간 李碩幹 1509~1574

本貫 公州. 字 仲任. 號 草堂. 榮川 居

生員 李諴 子

進士. 儒醫. 參奉<遊淸涼山錄>

<四醫經驗方><李碩幹方>

1534 (中宗29) 式年試 進士 二等 四位

* 46世 / 公肅公派

이석기 李碩琦 1653~?

本貫 海州. 字 盛輝<姓續>

外醫 李油然 次男

醫科 金振宇 胥<姓續>

外. 惠主<鄭道常 譯>. 僉使<姓續>

1705 (肅宗31) 惠民主簿<鄭道常 譯>

* 11世 / 侍郎 仁戾系

이석기 李錫祺 ?

本貫 未詳

外. 醫直<承>

1738.4.3 (英祖14) 典醫直長. 汰<承>

이석로 李錫老 ?

本貫 全州. 李喜信 子. 安載秀 胥

外. 惠久<盧學鎭 律>

1852 (哲宗3) 惠民醫員<盧學鎭 律>

이석륭 李錫隆 ?

本貫 全州. 律科 李光綬 長男<姓續>

外. 醫直<八>

* 34世 / 完昌大君派

이석무 李碩茂 ?

本貫 海州. 字 盛*<姓續>

外醫 李油然 五男. 李八然 繼子<姓續>

醫科 李承逸 孫. 奉事 李汝俊 胥

外. 惠參<高世赫 譯>

1711. 李尙大 父<李尙大 醫>

* 11世 / 侍郎 仁戾系

이석우 李奭雨 1865~?

本貫 慶州. 字 右卿. 寫字 李鍾觀 子

內醫 李聖雨 弟. 內鍼醫 全宅鼎 胥

醫科. 內<承>. 六品. 太醫主事

1882 (高宗19) 式年試 醫科

1883.8.6 (高宗20) 內醫院入院<承>

1904.4.25. 六品. 院日記 監董<承>

1904.5.4. 任 太醫院分主事<承>

* <太> 未收錄
* 繕工奉事 希哲系 11世

이석주 李碩柱 ?
本貫 全州. 譯科 李浩成 繼子<姓續>
外醫 李浩命 子. 壯仕郎 李最成 胥
同參<參>. 譯判<李容伯 壻>
1869.10.7 (高宗6) 同參 差下<承>
1874.6.21 (高宗11) 相當職調用<承>
1878.5.12 (高宗15) 入侍<承>
* 37世 / 完昌大君派

이석충 李錫衡 ?
本貫 全州. 律科 李光綏 次男<八>
外. 惠主<姓續>
1777.8.19 (正祖1) 惠民主簿<承>
* 34世 / 完昌大君派

이석희 李錫禧 1715~?
本貫 全州. 字 汝久
李光綸 長男<姓續>
內醫 金應三 胥. 金忠謙 胥<醫先>
醫科. 外. 醫正<醫>
1738 (英祖14) 式年試 醫科
* 34世 / 完昌大君派

이선경 李善慶 ?
本貫 未詳
醫科. 外
1699 (肅宗25) 式年試 醫科
1701.2.16. 義禁府 月令醫員<承>
1702.7.21. 義禁府 月令醫員<承>

이선기 李先基 1854.3.12~1898.2.29
本貫 全州. 字 舜初
內醫 李章爀 長男
內醫 安與善 外孫. 譯科 高鎭衡 胥
外. 醫直<八><醫等>
1880 (高宗17) 元<八>
1898.2.29 (光武2) 卒<族譜>
* 42世 / 完昌大君派

이선복 李善復 1575~1621
本貫 全義. 字 伯善. 號 北村
李慶千 子. 金大畜 胥
文科. 扈聖元從勳. 儒醫. 嘉善
兼惠敎<實>. 參判
1599 (宣祖32) 文 庭試 丙科 五位
1605.4.5. 應敎. 扈聖元從 三等 錄勳
1618.2.6. 義州府尹 除授<實>
1619.5.7. 開城留守 除授<實>
* 20世 / 文義公派 (正郎公派)

이선항 李善恒 1698~1759
本貫 全州. 字 慶餘
醫科 李浚 次男. 金克礪 胥
醫科. 內. 通政<太>. 僉知<姓續>
1722 (景宗2) 增廣試 醫科
1739.5.12. 義禁府 月令醫員<承>
1746 (英祖22) 內醫院入院<太>
1759.1.2 (英祖35) 加通政<承>
* 36世 / 完昌大君派

이설 李偰 ?
本貫 未詳
外. 鍼醫

1866.11.3. 巡撫營鍼醫 <巡撫營謄錄>

이섬 李暹 1589~?
本貫 星州. 字 日進. 號 敬齋
內鍼<鍼>. 同參<參>
1653.6.9 (孝宗4) 同參 <承>
1653.12.4 (孝宗4)
-<承> 術業最優, 曾以除職之意
-<參> "以精明醫理 除河陽不就"

이성 李誠 ?
本貫 未詳
外. 醫久 <己卯錄續集>
1519. 士禍關聯 決杖 <己卯錄續集>

이성 李城 ?
本貫 未詳
淸難元從勳. 外. 醫生 <錄券>
1605.4.16. 醫生. 淸難元從 二等 錄勳

이성구 李晚求 = 이만구 李晚求

이성량 李性良 1709~?
本貫 星州. 字 賢卿
內醫 李萬祥 三男. 金光瑞 胥
醫科. 外. 醫主<醫>
1735 (英祖11) 增廣試 醫科
* 15世 / 文烈公派 (廣平君公派)

이성립 李誠立 ?
本貫 星州. 內醫 李循 子
醫科. 內. 內正<太>
1609 (光海1) 增廣試 醫科

1631.2.29 (仁祖9) 掌務官 賞<承>
1635.1.27. 領議政 尹昉 治療 <承>
* 13世 / 文烈公派 (星山府院君公派)

이성복 李聖福 ?
本貫 安山. 嘉善 李天敏 次男
洪天壽 胥 <族譜>
外. 惠主<李宜白 醫>
1629.12.21 惠民醫員. 院月令製藥官 <承>
1646.11.12. 江原道審藥 除授 <承>
* 6世 / 主簿公派 始祖

이성석 李成石 ?
本貫 未詳
外. 惠徒 <生徒惠民署差帖>
1845.7. 入惠徒 <生徒惠民署差帖>

이성우 李聖雨 1846~1892(?)
本貫 慶州. 字 時卿
寫字官 李鍾觀 子. 內醫 南基文 胥
醫科. 內<醫>. 通訓. 醫主<承>
1879 (高宗16) 式年試 醫科
1879.12.22. 前 醫主. 內醫院入院 <承>
1879.12.24. 副司勇 除授 <承>
1880.10.12 (高宗17) 御醫 差下 <承>
1881.7.11. 加差內醫. 陞實 <承>
1892.1.28 (高宗19) 內醫. 有頉 <承>
* <太> 未收錄
* 繕工奉事 希哲系 11世

이성원 李成遠 = 이지응 李祉膺

이성원 李成源 ?

本貫 全州. 武科 李龜齡 子

醫科 李萬培 再從曾孫. 金鍊輝 壻

外. 醫直<李炯 譯>

1783 (正祖7) 典醫直長<李東喆 譯>

* 敦友系 7世

이성의 李聖義 ?

本貫 全州. 折衝 李煌 子. 雲直 李重爀 孫

內醫 玄載觀 壻<朴鴻逵 準戶□>

外. 朝散<準戶□>. 醫直<朴弘逵 譯>

1780 (正祖4) 朴弘逵 妻父<朴弘逵 譯>

이성조 李成朝 1648~1696.7.11

本貫 延安. 字 子正

禮判 李一相 子. 趙相鼎 壻

進士. 儒醫. 正郞. 郡守. 司僕僉正

1673 (顯宗14) 式年試 進士 三等

1694.6.14. 前 郡守. 同參議藥之<承>

1694.7.8 (肅宗20) 議藥 功. 賞<承>

1696.7.11 (肅宗22) 司僕僉正. 卒<承>

* 16世 / 判少府監事公派 (月沙公派)

이성택 李盛澤 ?

本貫 安山

副司果 李東藩 子. 卞麟瑞 壻

外. 參奉<趙弘謨 雲><族譜>

1733.12.3. 義禁府 月令醫員<承>

1762.11.19. 義禁府 月令醫員<承>

* 10世 / 賚英公派

이성택 李聖澤 李成宅 ?

本貫 未詳

1734.4.11 (英祖10) 救療官<承>

1739.11.24. 義禁府 月令醫員<承>

1754.10.13. 義禁府 月令醫員<承>

이성희 李盛禧 ?

本貫 安山. 字 茂中<族譜>

李德夏 次男. 雲僉 趙裕徵 壻<族譜>

1748.3.19. 義禁府 月令醫員<承>

1750.1.17. 義禁府 月令醫員<承>

1750.10.11. 三大通官 積福 治療<承>

* 11世 / 折衝將軍派

이세각 李世珏 ?

本貫 慶州

醫科 李受澤 子. 內醫 李世玉 弟<承>

外. 醫直. 審藥. 司果<李最綏 醫>

1764.12.16 (英祖40)

-<蓬壺日記> 黃海監營審藥 瓜滿

1776.2.9 (英祖52) 副司正 除授<承>

1777.8.22. 出入逆囕之家, 先汰去<承>

1782.5.10 (正祖6) 禁營藥房<承>

* 建功將軍 仁達系 10世

이세경 李世卿 ?

本貫 金山

李玉芝 繼子. 李祀門 子<姓>

內. 通訓<李嗣成 醫>. 醫正. 內正<太>

1564. 通訓. 前 醫正<李嗣成 醫>

* 20世

이세규 李世珪 1702~1779

本貫 慶州. 字 仲瑞

算敎 李頤恒 子. 醫科 李受澤 從姪

內醫 李道元 外孫. 李以恒 胥
醫科. 內. 資憲<太>. 縣監. 知樞<醫>
1723 (景宗3) 式年試 醫科
1725.3.21. 義禁府 月令醫員<承>
1743 (英祖19) 內醫院入院<太>
1751.7.26~12.28 (英祖27) 僉知<承>
1756.11.26 (英祖32) 加嘉善<承>
1757.10.28 (英祖33) 同知 除授<承>
1759.9.25 (英祖35) 忠翊將 除授<承>
1761.7.23 (英祖37) 加嘉義<承>
1765.2.14 (英祖41) 副護軍 除授<承>
1767.7.19~1767.12. 抱川縣監<承>
1770.4.23 (英祖46) 副護軍 除授<承>
1774.12.5 (英祖50) 知事 除授<承>
1774.12.9. 副護軍 除授<承>
* 建功將軍 仁達系 10世

이세량 李世樑 ?
本貫 全州. 李義完 子. 朴廷玆 胥
外. 醫直<姓><李匡濟 譯>
1709.1.9 (肅宗35) 故人<實>

이세무 李世懋 ?
本貫 全州. 譯科 李一達 子
醫科 卞鍾徽 胥<李熙福 譯>
外. 醫久<完薦>
1864.8 (高宗1) 典醫前銜<完薦>
* 39世 / 長川君派

이세방 李世芳 1684~?
本貫 全州. 字 斯百
武科萬戶 李明錫 子
醫科 李龍錫 姪. 醫科 崔極齡 胥

醫科. 外. 嘉善<醫>. 醫僉<承>
1708 (肅宗34) 式年試 醫科
1721.2.14 (景宗1) 前 僉正
-<承> 奏請使行醫員. 賞
* 35世 / 完昌大君派

이세번 李世蕃 ?
本貫 未詳
靖國原從勳. 外
1507.4.20. 醫員. 靖國原從 二等 錄勳

이세연 李世延 ?
本貫 延安. 文兵判 李之億 子<萬>
縣監 李萬成 孫<承>
儒醫
1789.8.14. 右政 蔡濟恭 姻戚間<承>
1789.9.10. 嶺南居. 醫術固爲精詳<承>
1794.7.16. 儒醫中, 頗有名稱矣<承>
1794.7.17 (正祖18) 儒醫. 入侍<承>
* 22世 / 太子詹事公派 (三陟公派)

이세옥 李世玉 1721~1786
本貫 慶州. 字 溫叔. 初名 李世賢
算學 李受鼎 繼子. 醫科 李受澤 子
算學 尹元理 胥. 醫科 方世正 胥
醫科. 內<太>. 通政. 僉知
1747 (英祖23) 式年試 醫科 壯元. 初壯
1756.3.4. 義禁府 月令醫員<承>
1756 (英祖32) 內醫院入院<太>
1762.8.23 (英祖38) 御醫差下<承>
1773.2.20 (英祖49) 副司果 除授<承>
1774.4.15 (英祖50) 加資(通政)<承>
1774.4.21. 護軍 除授<承>

1775.1.5~12.19 (英祖51) 僉知＜承＞
＊ 建功將軍 仁達系 10世

이세우 李世宇 ?
本貫 慶州. 縣監 李碩輔 次男
外. 醫直＜姓＞
1735.9.15. 義禁府 月令醫員＜承＞
1736.7.12. 義禁府 月令醫員＜承＞

이세우 李世瑀 1716~1757
本貫 慶州. 字 季瑞. 算學 李頤恒 子
內醫 李世珪 弟. 算學 李雨瑞 胥
醫科. 內. 折衝＜太＞. 僉知＜醫＞
1740 (英祖16) 增廣試 醫科
1751 (英祖27) 內醫院入院＜太＞
1756.11.26 (英祖32) 加通政＜承＞
＊ 建功將軍 仁達系 10世

이세유 李世有 1701~?
本貫 全州. 字 士寬
譯科萬戶 李重白 子. 安廷老 胥
醫科. 外. 醫僉＜醫＞
1722 (景宗2) 增廣試 醫科
＊ 38世 / 壽春君派

이세윤 李世胤 1701~?
本貫 驪州. 字 君範. 李聖稷 子
尹以大 胥. 金益秀 胥＜醫先＞
醫科. 外. 醫正＜醫＞
1727 (英祖3) 增廣試 醫科
1729.閏7.12. 義禁府 月令醫員＜承＞
1738.9.30. 義禁府 月令醫員＜承＞

이세윤 李世玧 ?
本貫 未詳
1739.7.23. 義禁府 月令醫員＜承＞

이세응 李世膺 ?
本貫 天安
李聖老 子. 醫科 李寅徽 繼子
外. 醫直＜八＞＜李在泰 譯＞
＊ 嘉善 昌連系 8世

이세익 李世翊 ?
本貫 旌善
寫字官 李渭 子. 外醫 李尙厚 從孫
外. 醫奉＜等＞＜八＞
＊ 延系 7世

이세정 李世鼎 1709~?
本貫 全州. 字 而受
萬戶 李重白 子. 醫科 李世有 弟
司果 朴尙胄 胥
醫科. 外. 醫僉＜承＞
1727 (英祖3) 判官. 增廣試 醫科
1729.2.12. 義禁府 月令醫員＜承＞
1738.4.3 (英祖14) 典醫僉正. 汰＜承＞
＊ 38世 / 壽春君派

이세칙 李世側 1476~?
本貫 固城
外. 承訓郎. 醫奉＜立案＞
1539.1.22. 承訓郎. 行 典醫奉事＜立案＞
＊ 14世 / 參判公派

이세현 李世賢 ＝ 이세옥 李世玉

이세희 李世禧 = 이명희 李命禧

이세희 李世熙 1681~?
本貫 江陰. 字 汝和
醫科 李纘 長男. 韓有仁 胥
醫科. 醫判＜姓＞
1702 (肅宗28) 式年試 醫科
＊ 潤孫系 7世

이송로 李松老 ?
本貫 未詳
1735.1.20. 義禁府 月令醫員＜承＞
1736.2.18. 義禁府 月令醫員＜承＞

이수강 李受姜 ?
本貫 麗興. 趙允壁 胥
內＜姓續＞
＊ ＜太＞ 未收錄

이수견 李壽堅 1669~?
本貫 海州
醫科 李熙命 長男. 李陽運 胥
醫科. 外. 惠奉＜姓＞
1690 (肅宗16) 惠久. 式年試 醫科
＊ 10世 / 侍郎 仁戾系

이수경 李壽慶 = 이정옥 李鼎玉

이수기 李壽祺 1664~?
本貫 天安. 字 景淑
僉知 李德寬 子. 醫科 李廷榮 從姪
譯科 張旭 胥. 李鎭龜 胥＜醫先＞
醫科. 揚武元從勳. 同參. 醫敎＜醫＞
引儀＜參＞ 歸別. 牲主. 察訪

1690 (肅宗16) 式年試 醫科
1704.10.22. 光陵參奉 除授＜承＞
1722. 增廣試 醫科 參試＜醫先＞
1725.3.20 (英祖1) 典醫敎授＜承＞
1725.7.29. 歸厚別提 除授＜先＞
1727.閏3.30. 西部主簿 除授＜承＞
1728.9.19. 典牲主簿 除授＜承＞
1728.7.15. 主簿. 揚武元從 一等 錄勳
1730.11.13. 典牲主簿. 同參 差下＜承＞
1731.3.3~32.6.23 桃源察訪 罷職＜承＞
1736.8.9 (英祖12) 賞＜承＞
＊ 嘉善 昌連系 6世

이수민 李秀民 ?
本貫 未詳
內鍼＜實＞
1619.12.13 (光海11) 鍼醫. 賞＜實＞
＊ ＜鍼＞ 未收錄

이수번 李秀蕃 ?
本貫 未詳
外. 惠主＜東槎日錄＞＜承＞
1656.12.21 惠民醫員. 院月令劑藥官＜承＞
1682.5.28~11.14 (肅宗8) 前 主簿
-＜東槎日錄＞ 通信使行 醫員
1704.9.6. 御營廳藥房. 汰＜上＞

이수복 李壽福 ?
本貫 慶州
忠順衛 李碩 子. 金徐長 胥＜姓＞
外. 醫直＜姓＞

이수석 李壽碩 ?
本貫 載寧. 字 士允. 晉州 居＜勿川＞
外. 審藥
1545.10.8 (仁宗1) 監營審藥＜默齋＞
1555.4.7. 晉州 居. 醫人＜默齋＞

이수연 李壽延 ?
本貫 全州
譯正 李益馨 子. 醫科 鄭實 胥
醫科. 外. 醫久＜山陵＞
1684 (肅宗10) 式年試 醫科
1688.11.23. 典醫監醫官＜山陵＞
* 33世 / 完昌大君派

이수연 李粹然 = 이곽연 李廓然

이수인 李修仁 ?
本貫 未詳
外. 醫直＜醫帖＞
1880 (高宗17) 前 典醫直長＜醫帖＞

이수정 李壽鼎 1685~?
本貫 全州. 字 大受. 驪州 居
同參＜參＞. 畜別. 察訪. 副司果
1737.2.20. 術業精明, 兼於治痘＜承＞
1737.2.25 (英祖13)
-＜承＞ 溫寧君 七大孫. 同參差下
1737.2.29 (英祖13) 副司勇 除授＜承＞
1740.2.9. 司畜別提 除授＜承＞
1741.6.24. 重林察訪 除授＜承＞
1741.10.23. 副司果 除授＜承＞
* 31世 / 溫寧君派

이수철 李修喆 ?
本貫 未詳
外. 主簿＜燕轅直指＞
1832.10.20~1833.4.2. 前 主簿
-＜燕轅直指＞ 冬至兼謝恩使 醫員

이수택 李受澤 1702~?
本貫 慶州. 字 汝雨
進士 李咸齡 子. 內醫 崔周慶 胥
醫科. 算學. 外. 惠久＜醫＞. 籌別＜醫＞
康熙 算學 入格
1722 (景宗2) 增廣試 醫科
* 建功將軍 仁達系 9世

이숙 李淑 1845~?
本貫 江陰. 字 君善. 李憲朝 子
醫科 李齊昉 曾孫. 算別 韓得三 胥
醫科. 外. 醫主＜醫＞
1874 (高宗11) 增廣試 醫科
* 潤孫系 10世

이순 李循 1553~1631
本貫 星州. 大司憲 李彦忠 庶子
內醫 李輅 兄.. 僉知 方壽仁 胥
醫科. 亨難元從勳. 衛聖元從勳
定運元從勳. 內
醫正＜錄券＞. 內正＜太＞
1588 (宣祖21) 式年試 醫科
1608.11.11. 掌務官. 賞＜實＞
1614.7.18. 前 正. 亨難元從 一等 錄勳
1614.8.27. 直長. 衛聖元從 三等 錄勳
1614.10.11. 內直 定運元從 三等 錄勳
* 12世 / 文烈公派 (星山府院君公派)

이순근 李淳根 1828~?
本貫 天安. 字 性厚
初名 李澄錫. 李顯錫
醫科 李在珩 子. 金學愚 胥
醫科. 武科<八>. 外. 醫判<醫>
1848 (憲宗14) 增廣試 醫科
1864.1.7. 出身 澄錫. 改 顯錫<承>
1880.6.25. 武科及第<敎旨>
* 嘉善 昌連系 11世

이순선 李舜善 1870~?
本貫 海州. 字 重華
內醫 李基徹 子. 縣監 鄭有恂 胥
醫科. 內<承>. 醫判<承>. 副司勇
1885 (高宗22) 增廣試 醫科
1888.3.13 (高宗25)
-<承> 贊儀 李鼎善 弟. 內醫調用
1888.3.15. 醫判. 內醫院入院<承>
1893.5.19 (高宗30) 脫喪. 還屬<承>
1893.6.1. 副司勇 除授<承>
1894.9.29 (高宗31) 加差. 陞實<承>
* <太> 未收錄
* 17世 / 侍郎 仁戾系

이순우 李順佑 ?
本貫 慶州
李件(=㤼) 六男. 醫科 李順弼 姪
醫科<姓>. 外. 醫僉<姓>
* <醫> 未收錄
* 哲仝系 3世

이순원 李順元 ?
本貫 咸平. 李瑞 子

李世藩 曾孫. 訓主 李仁元 胥
醫科. 亨難元從勳. 昭武元從勳
內. 通政<太>
1609 (光海1) 增廣試 醫科
1614.7.18. 醫員. 亨難元從 三等 錄勳
1628.9.17. 奉事. 昭武元從 一等 錄勳
1643.2.28~1645.2. 瀋陽陪從<東>
* 16世 / 同正公派 (咸城君派)

이순재 李洵宰 = 이한재 李漢宰

이순지 李純智 ?
本貫 未詳
佐理原從勳. 外. 醫副奉<錄券>
1471. 行 醫副奉. 佐理原從 三等 錄勳
1478.1.12 (成宗9) 聖節使陪從醫<實>

이순필 李順弼 ?
本貫 慶州. 字 國輔. 李件(=㤼) 長男
醫科. 外. 醫僉<姓>
1531 (中宗26) 式年試 醫科
* 哲仝系 3世

이순하 李淳夏 李順夏 李舜夏 ?
本貫 慶州
折衝 李時稷 子. 內醫 李時弼 姪
譯科 李潤夏 弟. 武科 李澤夏 弟
1743.8.27. 義禁府 月令醫員<承>
1759.1.3. 義禁府 月令醫員<承>
* 32世 / 菊堂公派 (靖順公派)

이순현 李順賢 ?
本貫 慶州. 長興直長 李英 長男

醫科 李順弼 從兄弟
外. 醫直<姓>
* 哲全系 3世

이순화 李順華 ?
本貫 未詳
1755.7.2. 義禁府 月令醫員<承>
1758.7.12. 義禁府 月令醫員<承>

이숭령 李嵩齡 1679~?
本貫 全州. 司宰主簿 李振斗 子
內醫 李命常 孫. 崔尙熠 胥
醫科
1705 (肅宗31) 增廣試 醫科
* 33世 / 潭陽君派

이승룡 李承龍 ?
本貫 海州. 僉知 李禮亨 次男<姓續>
醫科 李承逸 弟. 李義麟 胥
醫科. 醫判<姓續>
1639 (仁祖17) 式年試 醫科
* 9世 / 侍郎 仁戾系

이승문 李承文 ?
本貫 金山. 字 仲彬. 改名 李嗣文
京 居. 內醫 李世卿 次男<姓>
醫科. 算學. 外. 醫奉<醫>
正德 算學 入格
1540 (中宗35) 前 奉事. 式年試 醫科
* 21世

이승일 李承逸 1596~?
本貫 海州. 字 慶餘

僉知 李禮亨 長男<姓續>
同知 全仁元 胥
醫科. 嘉善<八> 醫正<姓續> 同知<醫>
1623 (仁祖1) 增廣試 醫科
* 9世 / 侍郎 仁戾系

이승혁 李承爀 1836~?
本貫 陜川. 字 命佑. 算學 李秉旭 子
外醫 李晚求 三從孫. 察訪 趙鼎錫 胥
醫科. 籌學. 外. 醫正<醫>
1858 (哲宗9) 式年試 醫科
1859 (哲宗10) 籌學 入格
* 宣敎郎 順光系 12世

이시득 李時得 ?
本貫 未詳
同參<參>
1675.11.15 (肅宗1) 醫官. 賞<承>

이시량 李時亮 1612~1636.12.26
本貫 泰安
外醫 李坡 長男. 譯科 金汝恭 胥
醫科. 外. 醫主<醫>
1630 (仁祖8) 式年試 醫科
1636.12.26 (仁祖14) 審藥
-<羅萬甲日記> 檢川 戰鬪中 死
1637.5.6. 檢川戰鬪 功勞 表彰<實>
* 竣系 7世

이시렴 李時濂 1843~?
本貫 陜川. 字 聖周. 籌學 李宗爀 子
醫科 李晚求 曾孫. 雲正 金溟 胥
籌學. 外. 醫久<醫八>. 籌別. 副司果

1859 (哲宗10) 籌學 入格
1876.閏5.28 (高宗13) 籌別 除授＜承＞
1881 (高宗18) 陞＜醫八＞
1883.5.3 (高宗20) 副司果 除授＜承＞
＊ 宣教郎 順光系 13世

이시룡 李時龍 ？
本貫 江陰
李德男 子. 訓判 姜得祺 胥
外. 惠主＜李道明 醫＞
1652.6.9. 義禁府 月令醫員＜承＞
＊ 潤孫系 4世

이시명 李時明 ？
本貫 泰安
李墉 子. 李彦模 胥＜姓＞
寧國元從勳. 外. 惠參
1634. 惠民參奉＜迎接都監米麵色儀軌＞
1645.8.20. 醫員. 寧國元從 三等 錄勳
1646.4.10. 義禁府 月令醫員＜承＞
1649.6.11 (孝宗卽位) 月令醫員＜承＞
1656.4.25 (孝宗7) 救療醫官＜承＞
1662.11.2. 義禁府 月令醫員＜承＞
＊ 竣系 7世

이시명 李時蓂 ？
本貫 陜川
計士 李重爀 子. 籌學 李彦模 胥
外. 惠直＜李永鎬 籌＞＜八＞
1871 (高宗8) 惠民直長＜李永鎬 籌＞
＊ 宣教郎 順光系 13世

이시무 李時懋 1874～？
本貫 全州. 字 景修
譯科 李一溶 子. 外醫 李鎭陽 孫
醫科
1885 (高宗22) 增廣試 醫科
＊ 39世 / 長川君派

이시상 李時庠 1833～？
本貫 陜川. 字 仲敎. 初名 李時昇
籌學 李文爀 繼子. 籌學 李晉爀 子
內醫 李宜慶 胥
籌學. 外. 醫直＜八＞. 監察
1848 (憲宗14) 籌學 入格
1862 (哲宗13) 陞＜八＞. 新＜醫等＞
1877.9.23 (高宗14) 假引儀＜承＞
1879.10.15 (高宗16) 兼引儀＜承＞
1883.6.25 (高宗20) 引儀 除授＜承＞
1884.6.30 (高宗21) 贊儀 除授＜承＞
1885.3.24 (高宗22) 南部令 除授＜承＞
1885.4.19. 平市署令 除授＜承＞
1886.7.29 (高宗23) 監察 除授＜承＞
1886.8.24. 掌樂主簿 除授＜承＞
1886.9.6～1887.7.28. 典牲主簿＜承＞
1887.8.8 (高宗24) 監察 除授＜承＞
1888.2.19 (高宗25) 引儀 除授＜承＞
1890.5.30. 典設別提 除授＜承＞
1890.6.9. 濟用主簿 除授＜承＞
1890.8.16. 典獄主簿 除授＜承＞
1893.3.26 (高宗30) 引儀 除授＜承＞
＊ 宣教郎 順光系 13世

이시석 李時碩 ？
本貫 未詳

1686.11.25. 義禁府 月令醫員 <承>

1692.6.2. 義禁府 月令醫員 <承>

이시성 李時聖 1647~1725.7.29

本貫 慶州. 字 希天. 李孝達 子

內醫 李時弼 從兄

武科. 同參. 崇祿<參>. 僉使. 知事

1673.1.16 (顯宗14) 副司勇 除授 <承>

1679.6.1 (肅宗5) 司果 <承>

1679.9.9. 副司果 除授 <承>

1693.3.15. 同參. 加資(通政) <承>

1693.4.9 (肅宗19) 副護軍 除授 <承>

1694.12.18 (肅宗20)

-<承> 陳奏兼奏請使行 御醫

1701.10.19 (肅宗27) 花梁僉使 <承>

1703.12.25. 副護軍 除授 <承>

1709.10.28. 忠翊將 除授 <承>

1711.5.6 (肅宗37) 副護軍 除授 <承>

1714.6.24 (肅宗40) 加資(嘉善) <承>

1715. 嘉善. 前 行 僉使 <李德夏 武>

1718.7.7 (肅宗44) 加資 <承>

1719.4.12 (肅宗45) 知中樞 除授 <承>

1723.6.17 (景宗3) 加崇政 <承>

1723.9.28. 加崇祿 <承>

1725.7.29 (英祖1) 卒 <承>

* 31世 / 菊堂公派 (靖順公派)

이시성 李時成 1828~?

本貫 安山. 字 大來

內醫 李敬仁 長男

通政 張應龍 胥. 醫科 張錫禧 孫壻

醫科. 同參<承>. 内<承>. 資憲

惠久<醫>. 内正<敎旨>. 知事

1861 (哲宗12) 惠久. 式年試 醫科

1864.8 (高宗1) 副司果 <完薦>

1871 (高宗8) 惠民直長 <李命倫 薦>

1875.4.19. 外醫. 同參差下 <承>

1879.12.21 (高宗16) 內醫院入院 <承>

1879.12.23. 御醫陞差 <承>

1880.6.25. 通訓. 內醫正 <敎旨>

1882.4.13 (高宗19) 加通政 <承>

1882.4.23. 護軍 除授 <承>

1884.12.27 (高宗21) 加資 <承>

1885.1.27. 加資. 大護軍 除授 <承>

1885.2.27 (高宗22) 御醫. 加資 <承>

1885.3.5~3.10. 知事 <承>

1885.4.7. 上護軍 除授 <承>

1890.12.4. (父喪)脫喪. 還屬 <承>

1890.12.5 (高宗26) 副護軍 除授 <承>

1891.7.14 (高宗27) 孫 計士調用 <承>

* <參> <太> 未收錄

* 14世 / 贊英公派

이시승 李時昇 = 이시상 李時庠

이시영 李時榮 ?

本貫 全州. 惠主 李桓 長男

外. 惠等第 <姓續>

* 39世 / 完昌大君派

이시욱 李時郁 1605~?

本貫 泰安. 內醫 李墻 子. 張仁忠 胥

醫科. 外. 醫主 <醫>

1630 (仁祖8) 式年試 醫科

* 竣系 7世

이시윤 李時尹 1615~?
本貫 泰安
外醫 李坡 次男. 算學 林應善 胥
醫科. 外. 醫主<醫>
1639 (仁祖17) 式年試 醫科
1648.3.8. 淸使行 陪從醫員<承>
* 竣系 7世

이시응 李時膺 ?
本貫 天安. 雲科 李寅休 子
外. 醫直<八>
* 嘉善 昌連系 8世

이시절 李時哲 1625~?
本貫 泰安. 字 汝孝
外醫 李坡 三男. 金貴榮 胥
醫科. 內. 內正<太>
1648.12.20. 黃海兵使審藥 除授<承>
1649 (仁祖27) 式年試 醫科
1665 (顯宗6) 內醫院入院<太>
1666.10.12 (顯宗7) 內醫. 賞<承>
* 竣系 7世

이시정 李時精 ?
本貫 未詳
外. 惠久<承>
1639.7.24. 惠民醫員. 院月令劑藥官<承>

이시진 李始蓁 ?
本貫 全州
外. 惠參<完薦>

이시필 李時弼 1657~1724.閏4
本貫 慶州. 字 聖夢. 折衝 李信達 子
同參 李時聖 從弟. 醫科 崔秀崗 胥
醫科. 內<太>. 嘉善<醫>. 同知
1678 (肅宗4) 式年試 醫科 壯元
1698 (肅宗24) 內醫院入院<太>
1710.6.12 (肅宗36) 副司果 除授<承>
1713.3.26 (肅宗39) 副護軍 除授<承>
1714.6.24 (肅宗40) 加資(通政)<承>
1714.6.29. 副司正 除授<承>
1714.7.5 (肅宗40) 副護軍 除授<承>
1717.10.28. 折衝, 加嘉善<承>
1719.7.24 (肅宗45) 忠壯將 除授<承>
1721.7.5 (景宗1) 同知 除授<承>
1723.10.17. 逆謀嫌疑 鞫問<承>
1724.閏4.9. 濟州押來罪人 中路刺殺<承>
* 31世 / 菊堂公派 (靖順公派)

이시하 李時夏 ?
本貫 未詳
外. 惠主<承>
1777.8.19 (正祖1) 惠民主簿<承>

이시헌 李時憲 ?
本貫 全州. 司果 李起文 子
外. 惠直<等>

이시훈 李時薰 1824~?
本貫 陜川. 字 舜瑞. 計士 李奎爀 子
外醫 李晩求 曾孫. 內醫 金蓍仁 胥
醫科. 外. 醫正<姓>
1848 (憲宗14) 色掌. 增廣試 醫科
* 宣敎郞 順光系 13世

이신규 李身逵 1793~1868.閏4.6
本貫 平昌. 字 汝省, 軒紀
縣監 李承薰 三男. 儒醫 丁若鏞 外姪
同參<參>. 陵參奉
1856.2.19. 幼學. 同參 差下<省>
1856.10.24~57.3.20. 莊陵參奉<省>
1868.閏4.6. 天主敎徒. 死刑<承>
* 24世 / 翼平公派

이안국 李安國 ?
本貫 未詳
1740.5.14. 義禁府 月令醫員<承>
1740.5.16. 義禁府 月令醫員<承>

이안기 李安基 1756~?
本貫 安山. 字 士國
外醫 李德弘 長男. 譯奉 韓景周 胥
醫科. 外. 惠敎<醫>
1789 (正祖13) 式年試 醫科
1791.8.22. 惠民任官. 淸州牧定配<省>
1792.6.18. 釋放. 惠民生徒<承>
* 12世 / 賓英公派

이양선 李養善 = 이유선 李維善

이양순 李養淳 ?
本貫 錦城
武科嘉善 李萬龍 子. 趙宅祚 胥
外. 惠主. 副司正<李元植 律>
1798 (正祖22) 惠民主簿<李貞植 律>
* 郡守 獻同系 8世

이양직 李養直 ?
本貫 全州. 算敎 李潤門 子
內醫 李維善 兄弟. 雲正 金大齡 胥
外. 通德<姓續>. 醫直<李圭容 籌>
1806 (純祖6) 典醫直長<李忠謨 籌>
* 36世 / 完昌大君派

이양택 李陽澤 ?
本貫 任實. 武科僉知 李壽弘 子
外. 惠參<八>

이양호 李養浩 ?
本貫 金城. 武科嘉善 李萬龍 子
外醫 李養淳 兄弟
外. 惠主<八><李基鼎 譯>
* 郡守 獻同系 8世

이억년 李億年 ?
本貫 漢山. 南陽州 墓
郡守 李仁壽 長男
外. 通政. 惠敎. 僉知<族譜>
1573.12.20 (宣祖6) 惠民久任<眉巖>
1576 (宣祖9) 前 惠民敎授<李坤 醫>
* 14世 / 戶長公系 相禮公派

이언겸 李彦謙 = 이정겸 李鼎謙

이언교 李彦敎 1797~?
本貫 慶州. 字 修汝
內醫 李最秀 子. 內醫 秦東秀 胥
醫科 籌學 外 醫判<醫>
司勇<豊基秦 族譜>
1825 (純祖25) 籌學 入格

1827 (純祖27) 增廣試 醫科

* 建功將軍 仁達系 13世

이언구 李彦龜 1722~?

本貫 江陵. 字 文老

醫科 李萬喜 長男. 李廷福 胥

醫科. 外. 醫主<醫>

1747 (英祖23) 式年試 醫科

* 潤孫系 8世

이언구 李彦耈 1814~?

本貫 慶州. 字 錫老

醫科 李最綏 子. 武科縣監 田百熙 胥

醫科. 外. 醫僉<醫>

1837 (憲宗3) 色掌. 式年試 醫科

* 建功將軍 仁達系 13世

이언규 李彦虯 1734~?

本貫 江陵. 字 瑞周

醫科 李萬喜 次男. 折衝 鄭允中 胥

醫科. 外. 醫僉<醫>

1759 (英祖35) 式年試 醫科

* 潤孫系 8世

이언규 李彦逵 1769~?

本貫 全州. 字 雲路

醫科 李挺岳 次男. 譯科 朴致倫 胥

醫科. 外. 惠教<醫先>

1801 (純祖1) 式年試 醫科

1805 (純祖5) 都監醫員<元陵山陵都監儀軌>

1817.9.18 (純祖17) 北兵營審藥<承>

* 37世 / 完昌大君派

이언기 李彦基 李彦瑅 1781~?

本貫 慶州

計士 李最炯 子. 崔信民 胥

律科. 外. 醫徒<八>. 律教

律別<律>. 司果<金在恒 醫>

1801 (純祖1) 式年試 律科

1822.8.13. 律學教授 除授<承>

* 建功將軍 仁達系 13世

이언기 李彦基 ?

本貫 泰安. 外醫 李豊基 同行列

外. 惠直<完薦>

1866.6 (高宗3) 惠民直長<完薦>

* 副護軍 堅系 12世

이언방 李彦邦 1778~?

本貫 慶州. 字 士國. 外醫 李最明 子

內醫 李彦厚 再從弟. 金應植 胥<醫先>

算學 崔孝參 胥<籌>

醫科. 籌學. 外. 醫正<醫>

1793 (正祖17) 籌學 入格

1804 (純祖4) 式年試 醫科

1808.8.6. 義禁府 月令醫員<承>

1819. 式年試 醫科 參試<醫>

1821.9.16. 義禁府 月令醫員<承>

1822. 式年試 醫科 參試<醫>

* 建功將軍 仁達系 13世

이언섬 李彦暹 ?

本貫 全州. 醫科 李挺岳 長男<姓績>

外. 惠主<朴有恒 譯><寧海朴 族譜>

1813 (純祖13) 惠民主簿<朴時榮 譯>

* 37世 / 完昌大君派

이언성 李彦性 1791~?

本貫 慶州. 字 令汝. 內醫 李最秀 子

外醫 秦泂 胥. 計士 李鎭邦 胥

醫科. 籌學. 外. 醫僉<醫>

1816 (純祖16) 式年試 醫科 壯元

1828 (純祖28) 籌學 入格

* 建功將軍 仁達系 13世

이언연 李彦延 ?

本貫 全州. 同參 李挺楫 五男<姓續>

外. 惠等第<姓續>

1818.6.5. 義禁府 月令醫員<承>

1819.12.6. 義禁府 月令醫員<承>

* 37世 / 完昌大君派

이언주 李彦柱 ?

本貫 慶州. 外醫 李最濬 子

內醫 李命鎰 孫. 武科 韓在懋 胥

外. 醫直<李裕燦 籌>. 引儀

1833.10.9 (純祖33) 假引儀 除授<省>

* 建功將軍 仁達系 13世

이언후 李彦厚 1767~?

本貫 慶州. 字 載卿

外醫 李最仁 子. 察訪 安載運 胥

醫科. 內<太>. 通政. 醫正<承>. 僉知

1786 (正祖10) 式年試 醫科

1802 (純祖2) 內醫院 入院<太>

1805.1.10 (純祖5) 御醫 陞差<承>

1812.3.30 (純祖12) 前 正<承>

1822.10.15. 上掌務官 加通政<承>

1823.9.6~9.15 (純祖23) 五衛將<承>

1823.9.6 (純祖23) 僉知 除授<承>

1826.8.10. 入侍<承>

* 建功將軍 仁達系 13世

이연록 李延祿 ?

本貫 廣州

大司成 李克增 庶玄孫<國朝相勳錄>

首醫. 光國元從勳. 扈聖勳

廣漢君<太>. 內. 嘉善. 同知

1591.閏3.2. 內直, 光國元從 三等 錄勳

1604.2.25. 三等 扈聖功臣 錄勳<實>

1604. 行 副護軍<三功臣>

1605. 嘉善. 同知<三功臣>

* 6世 / 廣川府院君派

이연상 李延常 1834~?

本貫 全州. 字 穉禎

譯科 李宗懋 長男

內醫 李宗惠 再從姪. 內鍼 金芝仁 胥

醫科. 外. 醫正<醫>. 副司果<醫>

1852 (哲宗3) 式年試 醫科

* 40世 / 完昌大君派

이엽 李燁 ?

本貫 未詳

衛聖元從勳. 外

1614.8.27. 醫員. 衛聖元從 一等 錄勳

이엽 李燁 1668~?

本貫 麗州. 字 晦仲. 察訪 李世楡 子

揚武元從勳. 同參. 崇祿<參>. 知事

1706.9.16 (肅宗32) 同參 差下<承>

1709.12.21. 副司直 除授<承>

1711.12.21. (肅宗37) 加資(通政)<承>

1714.5.17 (肅宗40) 僉知 除授 <承>

1716.1.17. 景福假衛將 除授 <承>

1718.7.7 (肅宗44) 加資(嘉善) <承>

1718.閏8.20. 忠壯將 除授 <承>

1720.3.10 (肅宗46) 加資(嘉義) <承>

1725.6.9 (英祖1) 加資憲 <承>

1725.6.11. 加正憲 <承>

1727.11.23 (英祖3) 加崇政 <承>

1728.7.15. 知事. 揚武元從 一等 錄勳

1730.2.2 (英祖6) 加崇祿 <承>

이영기 李榮基 = **이형기** 李亨基

이영남 李英男 ?

本貫 韓山. 京 居. 首醫 李公沂 長男

醫科. 扈聖元從勳. 韓豊君(世襲)

衛聖元從勳. 內. 崇政 <太>

醫主 <醫>. 大護軍

1600 (宣祖33) 前 主簿. 式年試 醫科

1605.4.5. 內醫. 扈聖元從 三等 錄勳

1613. 折衝. 行 忠武衛副護軍 <會盟錄>

1614.8.27. 行 護軍. 衛聖元從 三等 錄勳

1625. 折衝. 行 忠武衛副護軍 <會盟錄>

1628. 嘉善. 龍驤衛大護軍 <會盟錄>

1631.2.29 (仁祖9) 加嘉義 <承>

1639. 資憲. 韓豊君 <李霈 進>

* <太> 享年 93 / <太> 本 全州 誤謬

* 14世 / 戶長公系 韓溪君派

이영복 李永福 ?

本貫 未詳

淸難元從勳. 外. 惠久 <錄券>

1605.4.16. 惠民前銜. 淸難元從勳 三等

이영수 李永壽 ?

本貫 全州. 禦侮 李世榮 長男

內 <姓續>

* <太> 未收錄

* 29世 / 完昌大君派

이영수 李永壽 ?

本貫 全州. 礪山副守 李季鵬 庶子

岩川守 李琚 孫. 任禮福 胥

醫科. 光國元從勳. 亨難元從勳

內. 內正 <太>

1585 (宣祖18) 式年試 醫科

1591.閏3.2. 醫判. 光國元從 二等 錄勳

1614.7.18. 直長. 亨難元從 三等 錄勳

* 29世 / 臨瀛大君派

이영식 李永植 ?

本貫 未詳

1802.9.1. 義禁府 月令醫員 <承>

1808.3.11. 義禁府 月令醫員 <承>

이영은 李永殷 = **이호긍** 李浩兢

이영주 李永周 = **이호승** 李浩昇

이영진 李英鎭 ?

本貫 海州. 初名 漢鎭 <姓續>

譯科 李廷龍 長男 <姓續>

外. 醫直 <姓續>

* 15世 / 侍郞 仁戾系

이영호 李永鎬 1851~?

本貫 陜川. 字 稚胤

外醫 李時熒 子. 籌別 李彦模 胥
籌學. 外. 通德郎. 惠奉<敎旨>. 活參
1865.5 (高宗2) 入惠徒<生徒惠民署差帖>
1868.12. 啓功郎. 西活參 除授<敎旨>
1868.12. 通德郎. 惠民奉事 除授<敎旨>
1871 (高宗8) 籌學 入格
* 宣敎郎 順光系 14世

이완 李琓 1816~1861(?)
本貫 慶州. 字 致華. 同參 李漢臣 孫
同參<參>. 監牧. 陰竹縣監<參>
1849.7.12. 外醫. 同參差下<省>
1852.12.30~54.閏7.11. 羅州監牧<省>
1854.閏7.12. 黃磵縣 徒三年<省>
1854.12.3 (哲宗5) 釋放<省>
1856.8.22. 永春縣監 除授<省>
1858.10.23 (哲宗9) 賞<省>
1861.1.29 (哲宗12) 有頉<藥房>

이완모 李完謨 = 이택모 李宅謨

이완백 李完白 1743~1800
本貫 泰安. 字 完卿
內醫 李文載 子. 玄胤綱 胥
醫科. 內<太>. 折衝<承>. 僉知
1773 (英祖49) 增廣試 醫科 壯元
1777.8.19 (正祖1) 典醫監醫員<承>
1782.12.9 (正祖6) 內醫院入院<承>
1786.5.6 (正祖10) 加資(通政)<承>
1786.5.27 (正祖10) 御醫陞差<承>
1791.8.6 (正祖13) 僉知 除授<承>
1799.5.12 (正祖23) 副護軍 除授<承>
* 副護軍 堅系 8世

이완수 李完秀 1877~?
本貫 全州. 雲直 李祺榮 子
醫科
1891 (高宗28) 式年試 醫科

이완실 李完實 ?
本貫 安山. 字 爾泰
醫科 李鳳來 長男. 武科 李挺夏 胥
外. 醫直<族譜>
* 11世 / 折衝將軍派

이용 李鎔 1846~?
本貫 河陰. 字 聖度
籌學 李基晩 子. 籌學 尹岐楨 胥
籌學. 外. 醫副奉<醫帖>
1861 (哲宗12) 籌學入格
1880 (高宗17) 典醫副奉事<醫帖>

이용관 李容觀 ?
本貫 全州. 譯前銜 李完柱 子
內醫 李浩兢 孫. 譯徒 張錫疇 胥
外. 醫參<完薦>
1884.9 (高宗21) 典醫生徒<完薦>
1891.3 (高宗28) 典醫參奉<完薦>
* 38世 / 完昌大君派

이용석 李龍錫 1661~?
本貫 全州. 字 雲甫
同參 李翊臣 四男<姓續>
武科 鄭昌錫 胥
醫科. 外. 醫正<姓續>
1682 (肅宗8) 增廣試 醫科 壯元
1698.12.28. 救療官<思陵都監儀軌>

* 34世 / 完昌大君派

이용석 李容奭 1854~?
本貫 全州. 字 聖召
計士 李東桓 繼子
外醫 李秉柱 子. 醫科 南基赫 胥
醫科. 外. 醫主<醫>
1870.10 (高宗7) 幼學. 入驛院<完薦>
1885 (高宗22) 式年試 醫科
* 38世 / 完昌大君派

이용승 李容昇 1864~?
本貫 全州. 字 致日. 譯科 李擎柱 子
首醫 李惟鐸 曾孫. 計士 崔性源 胥
醫科
1885 (高宗22) 增廣試 醫科
* 38世 / 完昌大君派

이용우 李用愚 1836~?
本貫 江陰. 字 景淵
內醫 李尚復 繼子. 譯僉 李尚晋 子
醫科 崔孝曾 胥<醫先>
醫科. 外. 醫主<醫>
1858 (哲宗9) 式年試 醫科
* 潤孫系 11世

이용재 李龍在 1879~?
本貫 安山. 字 雲伯. 異名 寵在<族譜>
內醫 李命僖 長男
醫科
1891 (高宗28) 增廣試 醫科
* 16世 / 礬英公派

이용정 李容正 ?
本貫 全州. 同參 李碩柱 子<姓續>
外. 醫奉<等>
1881 (高宗18) 典醫奉事<等>
* 38世 / 完昌大君派

이용하 李龍夏 ?
本貫 未詳
內鍼<承>. 嘉善<承>. 同知
1884.12.27. 外醫. 內鍼醫差下<承>
1884.12.28. 副司勇 除授<承>
1888.3.14 (高宗25) 副司果 除授<承>
1890.12.20 (高宗27) 加資(通政)<承>
1891.7.14. 鍼醫. 加資(嘉善)<承>
1891.7.29 (高宗28) 五衛將 除授<承>
1891.8.9. 同知 除授<承>
* <鍼> 未收錄

이우선 李禹善 1864~?
本貫 海州. 字 夏卿
李基周 子. 外醫 李寅燁 玄孫
醫科. 內<承>. 通訓. 六品
判四等. 醫主<醫>. 太醫主事
1879 (高宗16) 式年試 醫科
1881.12.23 (高宗18) 內醫院入院<承>
1885.6.29 (高宗22) 司果<承>
1891.5.16 (高宗28) 御醫差下<承>
1892.6.14 (高宗29) 內醫陞實<承>
1894.10.4 (高宗31) 任 總務主事<承>
1895.5.26 (高宗32) 主事 五等<承>
1895.11.17. 任 典醫司主事<承>
1898.7.30. 陞 一等. 判四等<承>
1900.7.13~12.23 忠南觀察府主事<承>

1903.3.23. 太醫院主事. 陞敍<承>
1903.9.16. 主事. 上堂職調用<承>
* <太> 未收錄
* 17世 / 侍郞 仁戻系

이욱 李項 李郁 1651~?
本貫 未詳. 字 文仲
同參<參>. 副司勇
1696.11.21 同參差下. 任 副司勇<承>
1707.7.9 (肅宗33) 醫官<承>

이운영 李雲英 ?
本貫 未詳
外. 審藥
1587.7.12 (宣祖20) 審藥<草澗日記>

이원 李源 ?
本貫 河陰
外. 朝散. 醫主<金鼎鉉 準戶口>

이원기 李源基 ?
本貫 泰安
醫科 李鎭咸 子. 韓應履 胥
外. 醫直<李命善 醫>
1891 (高宗28) 典醫直長<李命善 醫>
* 副護軍 堅系 12世

이원기 李元基 1840.5.16~1914.2.28
本貫 全州. 字 舜擧
外醫 李文赫 子. 醫科 李晉秀 孫
同參 安光杓 胥<族譜>
內鍼<鍼>. 通政<族譜>. 濟衆主事
1861.7.4. 外醫. 內鍼醫 差下<藥房>

1874.6.21 (高宗11) 別入直鍼醫<承>
1882.3.28 (高宗19) 脫喪. 還屬<承>
1886.5.12 (高宗23) 副司勇 除授<承>
1889.4.13. 任 濟衆院主事<承>
1891.8.12. 濟衆院主事 仍任<承>
1914.2.28. 卒<族譜>
* 42世 / 完昌大君派

이원기 李源綺 1876~?
本貫 全州. 字 壽賓. 寫字 李兢鉉 子
醫科 李源用 弟. 劉廷敏 外孫
醫科. 寫字. 六品. 判四等. 度支技手
1886.10.16 (高宗23) 承文院肄習<承>
1888 (高宗25) 式年試 醫科 壯元
1888.5. 典醫生徒. 醫科 壯元<敎旨>
1893.2.10 (高宗32) 陞六<大韓>
1894.4.26. 寫字官前銜. 陞實<承>
1899.11.25~1902.4.28 (光武3~6)
-<承> 量地衙門技手補. 判任六
1901.1.1 (光武5) 陞 判五等<大韓>
1902.4.28 (光武6)
-<承> 任 量地衙門技手. 判四等
1904.3.8~06.6.24. 度支部技手<承>

이원도 李源道 ?
本貫 全州. 醫科 李震芳 子
醫科 李龍錫 孫. 折衝 金振海 胥
醫科. 外. 醫判<醫>
1721 (景宗1) 增廣試 醫科
1723.9.4. 義禁府 月令醫員<承>
* 36世 / 完昌大君派

이원량 李元良 ?
本貫 仁川
醫習. 宣敎郎<李忠範 生>
1552 (明宗7) 前 醫習<李忠範 生>
* 20世

이원배 李元培 ?
本貫 未詳
1748.10.20 (英祖24) 肄習<承>
1756.5.20. 義禁府 月令醫員<承>
1756.6.13. 義禁府 月令醫員<承>

이원백 李遠白 1714~?
本貫 泰安. 字 太素
算學 李文洙 長男
內醫 崔周慶 胥. 醫科 李文會 從姪
計士 崔埰 胥<醫先>
醫科. 算學. 外. 算別. 算敎<算先>
醫正<李學基 籌>
擁正 算學 入格
1738 (英祖14) 式年試 醫科
* 副護軍 堅系 9世

이원석 李元奭 1759.8.29~1832.10.21
本貫 井邑. 字 大有<族譜>
雲科 李國憲 子. 外醫 金以浩 外孫
內醫 李周憲 姪. 雲科 李儀觀 胥
外. 醫直<李圭成 籌>
1832.10.21 (純祖32) 卒<族譜>
* 20世

이원성 李元誠 ?
本貫 德水. 字 誠之. 京 居

掌樂主簿通訓 李蓁 子
醫科. 內<醫>. 內僉<醫>
1549 (明宗4) 式年試 醫科 一位
* <太> 未收錄
* 12世 / 府院君派 (主簿公派)

이원식 李元埴 = 이원전 李元塡 誤記

이원실 李元實 1732.9.21~1776.3.28
本貫 安山. 字 大仲<族譜>
醫科 李鳳來 次男. 全允儉 胥
外. 醫直<李漢維 醫>
1776.3.28 (正祖卽位) 卒<族譜>
* 11世 / 折衝將軍派

이원영 李元榮 1813~?
本貫 全州. 字 善長<姓續>
內鍼 李楷 次男<姓續>
外. 惠等第<姓續>
1813 (純祖13) 生<姓續>
* 39世 / 完昌大君派

이원용 李源用 1866~?
本貫 全州. 字 公霖
寫字官 李兢鉉 子. 譯科 卞殷榮 胥
醫科. 外. 醫徒<敎旨>
1885 (高宗22) 式年試 醫科
1885.4. 典醫生徒. 醫科 一等<敎旨>

이원욱 李元郁 1730.9.7~1804
本貫 井邑. 字 文彬. 初名 李東郁
算學 李維憲 子. 外醫 李宗憲 姪
雲科 田德雨 胥
醫科. 內. 醫正<醫先>. 內正<太>

1730.9.7 (英祖6) 生<族譜>

1754 (英祖30) 增廣試 醫科

1755.8.23. 義禁府 月令醫員<承>

1773. 增廣試 醫科 參試<醫先>

1775 (英祖51) 內醫院入院<太>

* 20世

이원육 李元堉 1844~?

本貫 慶州. 字 養汝

醫科 李敏烱 子. 譯正 高鎭豊 壻

醫科. 外. 醫主<醫>

1864 (高宗1) 色掌. 增廣試 醫科

* 38世 / 菊堂公派 (靖順公派)

이원전 李元塡 1763~?

本貫 海州. 譯科同知 李寅曦 繼子

李寅昉 子<姓續>. 醫科 李承逸 來孫

內醫 方泰逵 壻

外. 醫直<李基載 譯><完薦>

1763 (英祖39) 生<姓續>

1813 (純祖13) 典醫直長<李宜慶 醫>

* 14世 / 侍郎 仁戻系

이원진 李元鎭 1594~1665

本貫 驪州. 字 昇卿. 號 太湖

判書 李志完 子. 南以恭 壻

文科. 儒醫. 觀察使. 參議

1630 (仁祖8) 文科 別試 丙科 二位

1649.5.6. 前承旨 精於藥理參於議藥<實>

1650.閏11.26. 護軍. 同議進藥<實>

1662.8.8. 前 參議. 以醫術見稱<實>

* 18世 / 校尉公派 (堤川公派)

이원풍 李元豊 1759.6.1~1828.1.21

本貫 井邑. 字 聖章. 大有

初名 李元馨. 外醫 李宗憲 繼子

譯判 李臺三 子. 司果 金昌麟 壻

譯科. 同參. 正憲<參>. 僉使. 知事

<麻疹彙成>(1798年) 著述

1777 (正祖1) 增廣試 譯科 三位. 漢學

1803.9.6 (純祖3) 僉知 除授<承>

1803.10.14~11.5. 五衛將<承>

1804.7.10. 注文僉使 除授<承>

1809.8.11 (純祖9) 同參 差下<承>

1812.10.25 (純祖12) 同知 除授<承>

1818.11.3 (純祖18) 加資(嘉義)<承>

1820.12.10 (純祖20) 加資(資憲)<承>

1821.2.10 (純祖21) 知事<承>

1822.10.25 (純祖22) 加資(正憲)<承>

1828.1.21 (純祖28) 卒<族譜>

* 20世

이원형 李元馨 = 이원풍 李元豊

이원희 李元爔 ?

本貫 旌善. 譯前銜 李在郁 父

外. 典醫前銜<完薦>

* 廷系 11世

이위 李渭 ?

本貫 未詳

外. 副司勇<東槎日記>

1711.5.15~1712.2.25 (肅宗37~38)

-<東槎日記> 副司勇. 日本使行 醫員

이위연 李偉然 1637~?
本貫 海州. 字 汝豪
折衝 李承英 次男<姓續>
醫科 李承逸 姪. 林承俊 胥<姓續>
譯科. 外. 譯僉<譯>. 審藥
1657 (孝宗8) 審藥. 式年試 譯科 五位
* 10世 / 侍郎 仁戾系

이유감 李惟鑑 1745~1818
本貫 全州. 字 寶三
同知 李基弘 長男
算學 尹相殷 胥. 金完壽 胥<醫先>
醫科. 內<太>. 崇政<承>. 知事<醫>
1768 (英祖44) 式年試 醫科
1776 (正祖卽位) 內醫院入院<太>
1783.12.15 (正祖7) 內醫判官<承>
1791.3.27 (正祖15) 御醫 陞差<承>
1793.11.25 (正祖17) 主簿<承>
1796.1.27 (正祖20) 副司果 除授<承>
1799.3.27 (正祖23) 加資(通政)<承>
1799.4.4~5.28. 僉知<承>
1799.6.1 (正祖23) 副護軍 除授<承>
1801.12.2~1802.1.4. 五衛將<承>
1802.11.13. 副護軍. 加嘉善<承>
1802.11.16 (純祖2) 護軍 除授<承>
1803.1.7 (純祖3) 同知 除授<承>
1803.閏2.3. 護軍 除授<承>
1809.8.15 (純祖9) 加資(嘉義)<承>
1811.1.18 (純祖11) 加資憲<承>
1812.3.29 (純祖12) 加正憲<承>
1812.10.8. 加崇政<承>
* 35世 / 完昌大君派

이유건 李惟建 1616~?
本貫 永川. 字 重卿
譯正 李垷 子. 李思誠 孫
醫科
1643 (仁祖21) 式年試 醫科

이유건 李維鍵 1754~?
本貫 全州. 字 后章<姓續>
守門將 李基恒 繼子
武科 李基徵 次男
外醫 高應壽 胥<姓續>
外. 醫直<姓續>
1754 (英祖30) 生<姓續>
* 35世 / 完昌大君派

이유관 李惟觀 ?
本貫 全州. 外醫 李錫隆 長男<姓續>
外. 醫直<八>
* 35世 / 完昌大君派

이유길 李惟吉 ?
本貫 未詳
外. 醫久<承>. 審藥
1629.12.21 典醫醫員. 院月令製藥官<承>
1636.7.7 咸鏡南道兵使 審藥. 推考<承>
1639.7.24 典醫醫員. 院月令劑藥官<承>
1649.7.2. 義禁府 月令醫員<承>

이유발 李惟發 1626~?
本貫 興陽. 字 集汝
戶曹參議 李漠達 子
醫科. 首醫. 內<醫>. 府使
1639 (仁祖17) 式年試 醫科

1644. 通津府使 除授<醫先>

1648 (仁祖26) 陞 首醫<醫先>

* <太> 未收錄

이유분 李有蕡 李有芬 ?

本貫 未詳

佐理原從勳 內. 醫正<實>. 內主<錄券>

1457.6.27 (世祖3) 內醫<實>

1469.3.29 (睿宗1) 醫員<實>

1471. 行 內主. 佐理原從 三等 錄勳

1475.2.14 (成宗6) 典醫正<實>

* <太> 未收錄

이유상 李維相 1871.8.22~1933.5.9

本貫 井邑

同參 李海昌 次男. 鄭# 胥<族譜>

外. 醫久<醫八>

1889 (高宗26) 元<醫八>

1933.5.9. 卒<族譜>

* 24世

이유선 李維善 1739~1786

本貫 全州. 字 浩如. 初名 李養善

內醫 李興門 繼子. 算敎 李潤門 子

醫科 朴性根 胥

醫科. 內<太>. 通政<承> 僉知

1759 (英祖35) 式年試 醫科

1761 (英祖37) 內醫院入院<太>

1769.9.15 (英祖45) 副護軍 除授<承>

1770.11.2 (英祖46) 僉知<承>

1775.4.17 (英祖51) 副護軍 除授<承>

1783.8.4 (正祖7) 副護軍 除授<承>

* 36世 / 完昌大君派

이유성 李由性 ?

本貫 未詳

1471.11.8 醫員 王命. 黃海道地救療<實>

이유성 李惟聖 1581~?

本貫 全州. 字 時仲. 號 沙川

縣監 李廷弼 子. 李慄 孫. 柳熙緒 胥

文科. 儒醫. 承旨. 牧使

1616 (光海8) 文科 增廣試乙科 三位

1627.5.17. 醫藥論議 參與<承>

1634.11.23. 與御醫及相議<承>

* 31世 / 廣平大君派

이유연 李油然 ?

本貫 海州. 醫科 李承逸 四男<姓續>

禦侮 秦正國 胥<豊基秦 族譜>

武科. 保社元從勳<等>. 外

嘉義<姓續>. 醫奉<等>. 僉使. 同知

1665.1.6 (顯宗6) 月串僉使. 下直<承>

1710.6.19 (肅宗36) 同知 除授<承>

* 10世 / 侍郎 仁戾系

이유은 李裕闇 = 이형은 李亨闇

이유인 李裕仁 1857~?

本貫 慶州. 字 景宅. 僉知 李彦愚 子

內醫 李世玉 玄孫. 譯科 卞鍾夔 胥

醫科. 外. 醫主<醫>

1879 (高宗16) 式年試 醫科 壯元

* 建功將軍 仁達系 14世

이유일 李裕逸 ?

本貫 慶州 (?)

外. 醫直<醫帖>
1880 (高宗17) 前 典醫直長<醫帖>
* 建功將軍 仁達系 14世 (?)

이유찬 李裕燦 1824~?
本貫 慶州
算學 李彦相 繼子. 內醫 李命鎰 曾孫
外醫 李彦柱 子. 司譯前銜 崔錫龜 胥
籌學. 外. 惠教<李謙斗 醫>
1870.10 (高宗7) 惠民教授<完薦>
1873 (高宗10) 籌學 入格
* 建功將軍 仁達系 14世

이유풍 李裕豊 = **이형풍** 李亨豊

이유탁 李惟鐸 1765~1834.11.25
本貫 全州. 字 善鳴
同知 李基弘 三男. 內醫 李惟鑑 弟
內醫 慶成運 胥. 崔信民 胥<醫先>
醫科. 籌學. 首醫. 內<太>
崇祿<醫>. 監牧. 縣監. 知事
1781 (正祖5) 籌學 入格
1790 (正祖14) 增廣試 醫科 壯元
1796.9.22 (正祖20) 痘醫<承>
1799 (正祖23) 內醫院入院<太>
1803.9.15. 造紙別提 除授<先>
1804.7.10~1806.12. 南陽監牧官<承>
1809.8.15 (純祖9) 加資(通政)<承>
1809.11.3. 僉知 除授<承>
1809.12.10. 副護軍 除授<承>
1810.4.19~5.13. 五衛將<承>
1810.10.19 (純祖10) 加嘉善<承>
1811.2.12 (純祖11) 同知 除授<承>

1818.11.3 (純祖18) 加資(嘉義)<承>
1820.2.29 (純祖20) 加資(資憲)<承>
1821.2.10 (純祖21) 知事 除授<承>
1822.10.25 (純祖22) 加資(正憲)<省>
1826.12.20. 副首醫. 入侍<承>
1827. 正憲. 內醫<李浩近 醫先>
1827.7.24 (純祖27) 加資<省>
1829.2.24~1829.12. 高山縣監<承>
1829.12.25. 上護軍 除授<承>
1830.7.2. 首醫. 昌原府 定配<承>
1830.11.21. 釋放<承>
1834.11.10. 還屬. 上護軍 除授<承>
1834.11.25. 純祖 卒. 鞫問 物故<承>
* <太> "崇政" 記錄
* 35世 / 完昌大君派

이유항 李裕恒 ?
本貫 全州. 醫科 李泻 子
外. 惠直<姓續>
* 36世 / 完昌大君派

이유헌 李有憲 ?
本貫 未詳
醫科
1615 (光海7) 式年試 醫科

이유흥 李裕興 ?
本貫 安山. 字 日卿
武科 李英輝 子. 安汝敦 胥<族譜>
外. 醫直<族譜>
* 9世 / 折衝將軍派

이윤량 李潤樑 1516~1589
本貫 永川. 字 子構. 號 杏巖. 居 居禮
文科參判 李賢輔 庶子<錦溪集>
醫科<錦溪集>. 內
醫主<錦溪集>. 內正<太>
1552 (明宗7) 等第<陶山>
1552.5.12 (明宗7) 監營審藥<默齋>
* <醫> 未收錄
* <陶山及門諸賢錄> 生卒年 記錄
* 11世 / 永陽君派 (少尹公派)

이윤백 李潤白 ?
本貫 泰安
雲主 李文在 子. 內醫 李尙蕃 曾孫
外. 醫直<李鎭泰 醫>
1788. 崔功鎭 妻父<崔功鎭 籌>
* 副護軍 堅系 9世

이윤석 李胤錫 ?
本貫 安山
外醫 李鎰 子. 玄錫圭 胥
外. 活參<延州玄 族譜>
* 14世 / 副護軍派

이윤수 李崙秀 1849~?
本貫 全州. 字 彛賢
贊儀 李淳榮 長男
同參 李景晃 曾孫. 外醫 鄭信求 胥
醫科. 外. 通政<官報>. 醫主<醫>
1873 (高宗10) 式年試 醫科
1902.5.6. 藥房. 加通政<官報>
* 40世 / 完昌大君派

이윤진 李胤緈 ?
本貫 慶州
外. 醫直<李善吉 譯>
1600 (宣祖33) 典醫直長<李善吉 譯>

이윤하 李允夏 1704.6.6~1734.11.5
本貫 安山. 字 弘甫
折衝 李惟亨 長男. 譯主 李先芳 胥
外. 朝散<族譜>. 醫直<全宗彬 雲>
1734.11.5 (英祖10) 卒<族譜>
* 10世 / 折衝將軍派

이윤형 李允馨 1769~1838(?)
本貫 慶州. 字 明叔. 李行敏 子
內鍼 李春敷 孫. 金宗漢 胥<姓>
內鍼<鍼>. 副司果
1804.9.2. 醫人. 內鍼醫差下<承>
1807.3.15 (純7) 冬至使行 御醫<承>
1807.4.25 (純祖7) 副司果 除授<承>
1822.11.17 (純祖22) 賞<承>
1838.3.20 (憲宗4) 有頉<承>
* 35世 / 菊堂公派 (靖順公派)

이은 李隆 ?
本貫 羽溪
禮賓參奉 李峻根 子. 李# 胥
外. 壯仕郎. 惠參<族譜>
* 14世 / 參奉公派

이은모 李殷模 1871~?
本貫 江陰. 字 大卿
醫科 李淑 子. 生員 李存相 胥
醫科. 外. 醫主<醫>

1882 (高宗19) 增廣試 醫科

* 潤孫系 11世

이은무 李殷懋 ?

本貫 未詳

外. 鍼醫<醫帖>

1880 (高宗17) 禁衛營鍼醫<醫帖>

이은신 李殷臣 ?

本貫 未詳

光國元從勳. 外. 醫直<錄券>

1591.閏3.2. 醫直. 光國元從 三等 錄勳

이을길 李乙吉 = **이중환** 李重煥

이응남 李應男 ?

本貫 未詳

扈聖元從勳. 外. 醫生<錄券>

1605.4.5. 醫生. 扈聖元從 三等 錄勳

이응달 李應達 ?

本貫 全州

外. 通訓. 活參<李震亨 武>

1669.3.15. 救療官. 溫陽 陪從<承>

이응두 李應斗 1636~?

本貫 漢山. 字 星卿. 李潤 四男<族譜>

內鍼. 嘉善<承>. 腫教<鍼>

宰主<鍼>. 同知

1664.11.18 (顯宗5) 副司勇 除授<承>

1676.7.20. 活人別提 謝恩<承>

1677.3.20 (肅宗3) 西 活人別提<承>

1687.9.27. 冬至使行 鍼醫 差下<承>

1698.10.14 (肅宗24) 僉知 闕<承>

1699.3.13 (肅宗25) 加嘉善<承>

1699.10.5. 同知 除授<承>

1703.7.19. 忠翊衛將 除授<承>

1703.12.21 (肅宗29) 同知 除授<承>

1704.3.26 (肅宗30) 同知 除授<承>

1706.1.10 (肅宗32) 同知 除授<承>

* 15世 / 戶長公系 參議公派

이응수 李應秀 ?

本貫 全州. 李信榮 子

醫科

1894 (高宗31) 式年試 醫科

이응순 李應淳 ?

本貫 南陽. 譯直 李錫祐 子

外醫 李益淳 兄弟. 裵仁榮 胥<完薦>

外. 惠教<李根弘 譯>

1875.8 (高宗12) 惠民教授<完薦>

1876.9 (高宗13) 治腫教授 除授<醫帖>

* 仁恕系 9世

이응주 李應柱 ?

本貫 南陽

雲正 李弼修 子. 趙允中 胥

外. 醫直<完薦>

1891.3 (高宗28) 典醫直長<完薦>

이의경 李宜慶 1786~?

本貫 海州. 字 士安

外醫 李元塡 三男<姓續>

引儀 金載道 胥

醫科. 內. 通政<醫先>. 僉知<太>

1813 (純祖13) 式年試 醫科
1834 (純祖34) 內醫院入院＜太＞
1836.4.5 (憲宗2) 加通政＜承＞
1836.6.4. 汰＜省＞
* 15世 / 侍郎 仁戻系

이의백 李宜白 ?
本貫 安山. 外醫 李贇雄 子
上護軍 柳時豪, 譯正 金聲度 胥＜族譜＞
醫科. 外. 惠主＜族譜＞
1693 (肅宗19) 惠久. 式年試 醫科
* 8世 / 主簿公派

이의백 李宜伯 ?
本貫 海州
李宗植 子. 外醫 李廓然 來孫
外. 醫直＜等＞＜完薦＞
* 15世 / 侍郎 仁戻系

이의보 李儀輔 1776.4.9~1814.4.5
本貫 全州. 字 佐聖
同參 李景晃 長男. 金泰行 胥＜族譜＞
同參＜參＞. 圃別. 察訪. 副司果
1796.10.4 (正祖20) 監書. 加資＜承＞
1801.3.2. 副司果. 同參 差下＜承＞
1806.6.22. 司圃別提 除授＜先＞
1808.閏5.5~1811.1. 杏村察訪＜承＞
1811.1.3 (純祖11) 副司果 除授＜承＞
1812.3.29 (純祖12) 賞＜承＞
1814.4.5 (純祖14) 卒＜族譜＞
* 38世 / 完昌大君派

이의상 李儀祥 ?~1832.5.28
本貫 全州
外醫 李景游 次男. 崔必洽 胥
外. 醫直＜姓＞
1832.5.28 (純祖32) 卒＜族譜＞
* 38世 / 完昌大君派

이의석 李宜錫 ?
本貫 海州. 賓主 李邦植 長男
李光植 繼子＜姓續＞
外. 醫久＜等＞. 司正＜完薦＞
* 15世 / 侍郎 仁戻系

이의수 李宜秀 1777~?
本貫 海州. 字 士俊＜姓續＞
外醫 李元墳 長男＜姓續＞
畵員司果 許蕣 胥
外. 醫直＜李基洪 譯＞
1850 (哲宗1) 典醫直長＜李基洪 譯＞
* 15世 / 侍郎 仁戻系

이의수 李宜秀 ?
本貫 旌善. 外醫 李世翊 子
外. 醫直＜等＞＜李亨爀 譯＞
* 延系 8世

이의신 李儀臣 1790~?
本貫 全州. 字 聖輔
內鍼. 通政＜鍼＞. 副司果
1813.2.12 (純祖13) 內鍼醫 差下＜承＞
1819.2.23. 有頉＜承＞
1821.5.5. 脫喪. 副司果 除授＜承＞
1832.9.25. 副司果＜承＞

1849.1.10 (憲宗15) 加通政＜省＞

* 38世 / 完昌大君派 (?)

이의원 李義元 ?

本貫 旌善

司宰主簿 李信富 子. 吳癸生 胥

醫科. 寧社元從勳. 外. 醫正＜醫＞

1613 (光海5) 增廣試 醫科

1628.9.14. 前 正. 寧社元從 一等 錄勳

1636 (仁祖14) 丙子扈從功臣＜醫先＞

1637.4.11 (仁祖15) 典醫正＜承＞

* 延系 4世

이의윤 李義允 ?

本貫 未詳

外. 審藥

1625.5.6. 全羅道審藥 除授＜承＞

이의춘 李宜春 ?

本貫 未詳

＜瘍醫微＞(1836年) 著述

이의태 李義太 ?

本貫 公州. 李碩幹 後孫

＜經驗方彙編＞ 編纂

* 公肅公派

이의태 李義泰 ?

本貫 全州

武科 李震粹 子. 蔣景琓 胥

外. 醫直＜姓＞

1727 (英祖3) 典醫直長＜李德華 譯＞

1731.11.12 (英祖7) 前 直長. 上訴＜承＞

* 38世 / 壽春君派

이의현 李儀賢 ?

本貫 全州. 副司正 李景澈 次男

李朝海 繼子＜族譜＞

外. 惠直＜等＞

* 38世 / 完昌大君派

이의형 李義亨 李儀亨 ?

本貫 星州. 字 子長

同知 李泉龍 次男. 譯科 卞雲健 胥

訓奉 韓克義 胥＜醫先＞

醫科. 寧國元從勳 外

壽通政＜八＞ 醫僉＜醫＞

1621 (光海13) 式年試 醫科

1645.8.20. 醫員. 寧國元從 三等 錄勳

* 12世 / 文烈公派 (廣平君公派)

이이 李怡 1543~?

本貫 金山. 字 士和

算學 李嗣興 次男. 內醫 李世卿 孫

醫科. 平難元從勳. 通政. 外. 醫直＜醫＞

1576 (宣祖9) 式年試 醫科 二位

1591.3.21. 醫員. 平難元從 三等 錄勳

1596.10.25. 醫員. 接伴使 陪從＜實＞

1624.11.8. 朴弘耆 逆謀 告變＜承＞

1624.11.8. 七十二歲＜推案及鞫案＞

1624.11.30. 告變 功勞 加通政＜承＞

* 22世

이이두 李以斗 1807~1873

本貫 廣州. 字 瑞七. 號 西坡

漆谷 生. 幼學 李憲運 子

生員. 儒醫. 陵直長

＜醫鑑刪定要訣＞(1849年) 著述

1828 (純祖28) 式年試 生員 三等

1866.7.15. 莊陵參奉 除授<承>

1869.6 (高宗6) 獻陵直長 除授<蔭>

* 17世 / 左通禮公派

이이식 李以植 1682~1722

本貫 泰安. 字 仲固

算學 李鶴齡 四男

內醫 李尙蕃 從孫. 內醫 李重蕃 胥

醫科. 內. 內正<太>

1705 (肅宗31) 增廣試 醫科

1713.7.12. 義禁府 月令醫員<承>

1715 (肅宗41) 內醫院入院<太>

* 副護軍 堅系 7世

이이재 李以材 1705~1774(?)

本貫 泰安. 字 君成. 成之

算學 李龜齡 三男. 皮益煥 胥

醫科. 算學 內鍼<鍼> 嘉善. 僉使. 同知

康熙 算學 入格

1726 (英祖2) 式年試 醫科

1733.9.4 內鍼醫差下. 任 副司勇<承>

1748.1.24 (英祖24) 副司果 除授<承>

1754.12.28. 歸厚別提 除授<先>

1755.7.11~1755.11. 平丘察訪<承>

1755.11.8 (英祖31) 副司果 除授<承>

1770.8.23 (英祖46) 加資<承>

1770.10.5. 僉知 除授<承>

1771.1.20 (英祖47) 副護軍 除授<承>

1771.10.15~1772.1.26. 同知<承>

1772.1.27 (英祖48) 副護軍 除授<承>

1773.1.20, 草芝僉使 除授<承>

1774.10.6 (英祖50) 有頉<承>

* 副護軍 堅系 7世

이이정 李以楨 1653~?

本貫 慶州. 字 公幹

畫員 李衡精 子. 律學 吳泰邦 胥

律科. 內鍼. 同參

腫教<鍼>. 活別<參>

1675 (肅宗1) 增廣試 律科

1686.1.6 (肅宗12) 醫官. 入侍<承>

1694.7.8 (肅宗20) 鍼醫. 入侍<承>

1694.12.18 (肅宗20)

-<承> 陳奏兼 奏請使行 御醫

1696.12.21 (肅宗22) 鍼醫. 賞<承>

* 建功將軍 仁達系 8世

이이하 李頤夏 1684~?

本貫 慶州. 字 養正. 內醫 李時弼 子

鄭東起 胥. 朱必興, 崔潭 胥<醫先>

醫科. 內. 醫正<承>. 內正<太>

1710 (肅宗36) 增廣試 醫科

1715.8.29. 義禁府 月令醫員<承>

1718 (肅宗44) 內醫院入院<太>

1725.8.19 (英祖1) 前 典醫正<承>

* 32世 / 菊堂公派 (靖順公派)

이이해 李以楷 1707~1771

本貫 泰安. 字 聖範

計士 李鳳齡 長男. 僉使 金聖章 胥

內醫 李以植 從弟. 韓斗機 胥<醫先>

醫科. 首醫. 內. 崇祿<太>. 郡守. 知樞

1723 (景宗3) 式年試 醫科

1750 (英祖26) 內醫院入院<太>

1751.4.24. 掌務官. 加資(通政)<承>

1751.5.2 (英祖27) 仍屬御醫 <承>

1751.12.28. 僉知 除授 <承>

1752.10.3 (英祖28) 加嘉善 <承>

1756.9.16 (英祖32) 加嘉義 <承>

1757.3.7 (英祖33) 加資憲 <承>

1758.1.4 (英祖34) 加正憲 <承>

1757.3.19~1759.4.10. 龍仁縣令 <承>

1759.1.2 (英祖35) 縣令. 加崇政 <承>

1759.4.13. 副護軍 除授 <承>

1759.6.17. 差備待令. 加資(崇祿) <承>

1759.閏6.20. 副護軍 除授 <承>

1759.9.25 (英祖35) 知事 除授 <承>

1759.12.29. 副護軍 除授 <承>

1760.1.29 (英祖36) 知事 除授 <承>

1764.2.2~1766.4.6. 朔寧郡守 <承>

1766.4.6 (英祖42) 副護軍 除授 <承>

1766.7.21. 知事 除授 <承>

* 副護軍 堅系 7世

이이환 李以桓 ?

本貫 泰安. 算學 李嵩齡 次男

內醫 李尙蕃 孫. 醫科 車世輔 胥

外. 醫直 <李文夏 醫>

1725 (英祖1) 典醫直長 <李文夏 醫>

* 副護軍 堅系 7世

이익수 李益秀 1786.1.19~1853.8.7

本貫 全州. 字 汝謙

醫科 李鼎德 長男. 譯科 玄時錫 胥

醫科. 外. 通訓 <族譜>. 醫正 <醫先>

1819 (純祖19) 式年試 醫科. 初壯

1840. 式年試 醫科 參試 <醫先>

1853.8.7 (哲宗4) 卒 <族譜>

* 40世 / 完昌大君派

이익순 李益順 ?

本貫 未詳

1728.5.28. 義禁府 月令醫員 <承>

1738.12.25. 義禁府 月令醫員 <承>

이익순 李益淳 ?

本貫 水原. 譯直 李錫祐 子

外醫 李應淳 兄弟. 司勇 卞揖圭 胥

外. 惠教 <李根培 譯>

1865.3.18 (高宗2) 還渡江

-<義州謄錄> 回還謝恩兼冬至使 醫員

1867 (高宗4) 惠民教授 <李根培 譯>

1879.11.20 (高宗16) 前 主簿 <承>

이익순 李益淳 ?

本貫 未詳

外. 惠徒 <承>

1880.4.4~8.28 (高宗17)

-<修信使日記> 修身使行 醫員

1880.10.29. 使行功 惠徒. 加資 <承>

이익신 李翊臣 1727~?

本貫 全州. 字 君弼. 武科 李悌謙 子

同知 趙信 胥 <李龍錫 醫>

同參 <參>. 寫字 <等>. 嘉善 <等>. 同知

1761.12.2 (英祖37) 副司勇 除授 <承>

1768.11.21. 副護軍 除授 <承>

1769.6.4 (英祖45) 副護軍 除授 <承>

1769.8.2~8.5. 沙斤僉使 <承>

1769.8.5~1771.9.20. 德積僉使 <承>

1772.1.23 (英祖48) 副護軍 除授 <承>

1790.6.24 (正祖14) 加資(嘉善)<承>
1790.11.1~1791.4.21. 同知<承>
* 33世 / 完昌大君派

이익신 李翼臣 ?
本貫 慶州. 李東穉 子. 李時悅 孫
外醫 金文英 胥<韓宗祥 律>
同參<參>. 惠主<淸州韓 族譜>
1777.8.19 (正祖1) 惠民主簿<承>
1794.8.16 (正祖18) 入侍<承>
1795.10.26 (正祖19) 醫官<承>

이익창 李翼昌 1731~?
本貫 全州. 字 敬之
外醫 李萬澤 次男<姓續>
算學. 內鍼. 通政<鍼>. 僉知
乾隆 算學 入格
1779.7.18. 醫人. 內鍼醫 差下<承>
1800.2.12 (正祖24) 僉知 除授<承>
* 36世 / 完昌大君派

이익형 李益馨 ?
本貫 未詳
外. 惠久<承>
1723.11.9 (景宗3) 惠民署醫員<承>
1725.11.16 (英祖1) 惠民署醫員<承>

이인모 李仁模 1764~?
本貫 安山. 字 聖章
醫科 李觀夏 子. 畵員 張純 胥
醫科. 外. 惠主<醫>
1783 (正祖7) 增廣試 醫科
* 11世 / 賽英公派

이인배 李仁培 ?
本貫 未詳
1750.5.12. 義禁府 月令醫員<承>
1750.5.15. 義禁府 月令醫員<承>

이인빈 李寅馪 1748~?
本貫 海州. 字 仁元<姓續>
譯科 李喜大 三男<姓續>
嘉善 安世泓 胥
外. 醫直<李命愼 雲>
1801 (純祖1) 典醫直長<李命愼 雲>
* 13世 / 侍郎 仁戾系

이인상 李仁祥 ?
本貫 未詳
平難元從勳. 光國元從勳. 內
嘉善<實>. 同樞<太>
1562.11.15. 醫員. 李文楗 訪問<黙齋>
1580.11.27 (宣祖13) 加通政<實>
1586.10.8 (宣祖19) 加嘉善<實>
1591.3.21. 行 護軍. 平難元從 一等 錄勳
1591.閏3.2. 行 護軍. 光國元從勳 三等

이인석 李引錫 1444~?
本貫 陽城. 牧使 李伯常 次男. 孼子
內. 司直
1472.5.25 (成宗3) 司勇. 加資<實>
1485.2.15. 王命 屬醫司<實>
1486.7.4. 慶尙點馬別監 除授<實>
1489.2.14. 令常仕內醫院<實>
1492.3.27 (成宗23) 司直<實>
* <太> 未收錄
* 10世 / 一侍中派

이인소 李寅燒 ?
本貫 未詳
1792.2.30. 義禁府 月令醫員<承>

이인수 李寅秀 = 이규상 李奎常

이인엽 李寅曄 ?
本貫 海州. 字 明元. 異名 寅燁<姓續>
李得大 獨子. 尹世大 壻<牛峰金 族譜>
外. 醫主<姓續>. 譯奉<等>
* 13世 / 侍郞 仁戾系

이인우 李寅佑 ?
本貫 天安
同參 李壽祺 子. 金震健 壻
外. 醫直<李福膺 醫>
1786 (正祖10) 典醫直長<李福膺 醫>
* 嘉善 昌連系 7世

이인주 李仁周 ?
本貫 未詳
1813.2.22. 義禁府 月令醫員<承>

이인필 李寅祕 1736~?
本貫 海州. 字 聞遠. 改名 李寅炯
譯科 李喜大 次男<姓續>
外醫 李偉然 從曾孫. 內醫 韓聖鳳 壻
醫科. 外典. 醫正<八><姓>
1765 (英祖41) 久任. 式年試 醫科 壯元
1777.8.19 (正祖1) 典醫監醫員<承>
* 13世 / 侍郞 仁戾系

이인하 李寅夏 = 이인화 李寅華

이인형 李寅炯 = 이인필 李寅祕

이인호 李仁浩 ?
本貫 安山. 武科 李德規 長男
外醫 李德起 從姪. 武科 高起尙 壻
外. 司猛<族譜>
1749.10.22. 義禁府 月令醫員<承>
1760.10.22. 義禁府 月令醫員<承>
* 11世 / 參議公派

이인화 李寅華 ?
本貫 海州. 字 聖叔. 異名 寅夏<姓續>
萬戶 李敏大 三男. 醫科 李尙大 姪
郭正仅 壻<姓續>
外. 惠主<姓續>
1798 (正祖22) 惠民直長<李命達 律>
* 13世 / 侍郞 仁戾系

이인후 李仁厚 ?
本貫 未詳
1761.5.2. 義禁府 月令醫員<承>

이인휘 李寅徽 1691~?
本貫 天安. 字 善伯
同知 李枝茂 繼子
同參 李壽祺 子. 崔後衍 壻
醫科. 外. 醫敎<醫>
1713 (肅宗39) 增廣試 醫科
1717.8.9. 義禁府 月令醫員<承>
* 嘉善 昌連系 7世

이일 李鎰 1787~?
本貫 安山. 李仁謙 次男

外醫 李晉謙 繼子
外. 惠主<族譜>
* 13世 / 副護軍派

이임술 李壬述 ?
本貫 未詳
外. 惠徒<生徒惠民署差帖>
1873.11. 入惠徒<生徒惠民署差帖>

이작 李焯 ?
本貫 安東
內鍼. 同參<參>. 通政<鍼>. 察訪
1672.11.9 (顯宗13) 副司勇 除授<承>
1674.9.6 (肅宗卽位) 中部參奉<承>
1678.3.7 (肅宗4) 入侍<承>
1678.12.5 (肅宗4) 內鍼醫差下<承>
1680.2.7 (肅宗6) 典獄參奉 除授<承>
1680.2.15. 西部參奉 除授<承>
1681.11.21 (肅宗7) 內瞻奉事<承>
1681.11.25~82.2.25. 長興奉事<承>
1682.2.25. 司瞻奉事 除授<先>
1682.12.26. 內資直長 除授<承>
1684.2.9. 活人別提 除授<承>
1688.8.22. 瓦署別提 謝恩<承>
1689.2.6. 中部主簿 除授<承>
1689.4.5. 松羅察訪 除授<承>

이장 李墻 1585~?
本貫 泰安. 字 聖居
醫科 李泰仁 長男. 宋天祿 胥
醫科. 亨難元從勳. 內<醫>
醫副正<醫><姓>. 內正<醫先>
1612 (光海4) 式年試 醫科 壯元

1614.7.18. 醫員. 亨難元從 三等 錄勳
* <太> 未收錄
* 竣系 6世

이장규 李章奎 ?
本貫 未詳
1801.12.14. 義禁府 月令醫員<承>
1811.4.14. 義禁府 月令醫員<承>

이장백 李長白 1656~1715
本貫 安山. 字 汝久
外醫 李贇英 三男. 醫科 金聲宇 胥
醫科. 內. 折衝<太>. 僉知<醫>
1678 (肅宗4) 惠久. 增廣試 醫科
1702 (肅宗28) 內醫院入院<太>
1711.12.21 (肅宗37) 加資(通政)<承>
1713.6.25 (肅宗39) 副護軍 除授<承>
1714.9.27 (肅宗40) 副司直 除授<承>
1714.12.21. 副護軍 除授<承>
* 8世 / 贇英公派

이장식 李章植 ?
本貫 未詳
1865.4.10. 義禁府 月令醫員<承>

이장주 李長周 李章周 1728~?
本貫 全義. 字 聖來
生員 李徵台 子. 參判 李長夏 弟
同參<參>. 僉使. 副司勇
1767.11.11. 醫人. 同參 差下<承>
1767.11.14. 副司勇 除授<承>
1769.3.26 (英祖45) 長夏 弟<承>
1770.4.10. 平薪僉使 除授<承>

이장환 李章桓 1832~?

本貫 安山. 字 致文<族譜>

內鍼 李漢植 長男. 察訪 金基憲 胥

內鍼<承>. 惠久<姓續>

1867 (高宗4) 內鍼醫差下<醫帖>

1873.2.19. 鍼醫. 相當職調用<承>

1879.12.21 (高宗16) 鍼醫. 加資<承>

1887.10.11 (高宗24) 鍼醫. 賞<承>

* <鍼> 未收錄

* 15世 / 折衝將軍派

이장혁 李章赫 = **이장혁** 李章爀

이장혁 李章爀 1820.9.29~1896.11.25

本貫 全州. 字 公憲. 改名 李章赫

醫科 李晋秀 次男. 內醫 安與善 胥

李宜萬 胥<族譜>

醫科. 領率. 內<太>. 崇政<承>

內正<醫>. 牧使. 上護軍

1852 (哲宗3) 式年試 醫科 壯元

1856 (哲宗7) 內醫院入院<太>

1858.10.19 (哲宗8) 御醫差下<省>

1871.3.17 (高宗8) 改名 李章赫<承>

1874 (高宗11) 副司果<李冕基 醫>

1874.5.13. 羅州監牧官 除授<承>

1876.8.11. 羅州監牧. 仍任<承>

1878.2.4. 羅州監牧官. 遞職<承>

1878.3.9~3.23. 砥平縣監<承>

1878.3.23. 始興縣令 除授<承>

1879.12.21. 御醫. 超授嘉善<省>

1879.12.21~81.12.27. 驪州牧使<省>

1880.9.29. 子 內醫院調用<承>

1881.7.11 (高宗17) 加嘉義<承>

1881.12.23. 加資憲. 差 領率<承>

1881.12.27~82.12.28. 朔寧郡守<承>

1882.1.8 (高宗19) 加正憲<承>

1882.1.11. 加崇政<承>

1882.12.29. 上護軍 除授<承>

1885.1.27~1887.6.12. 利川府使<承>

1887.6.12~92.12.12. 交河郡守<承>

1892.12.21. 上護軍 除授<承>

1896.11.25 (高宗33) 卒<族譜>

* 41世 / 完昌大君派

이재구 李在球 李在求 1830~?

本貫 天安. 字 聖寶

外醫 李重模 子. 洪承祖 胥

醫科. 外. 惠久<醫>. 審藥

1850 (哲宗1) 增廣試 醫科

1880.6.6. 全羅審藥<湖南啓錄>

* 嘉善 昌連系 10世

이재두 李在斗 1842~?

本貫 慶州. 字 君拜. 初名 基斗

縣監 李裕烈 子. 醫科 康文翼 胥

籌學. 外. 醫直<醫帖>

1860 (哲宗11) 籌學 入格

1880 (高宗17) 前 典醫直長<醫帖>

* 建功將軍 仁達系 15世

이재민 李在珉 = **이재원** 李在瑗

이재봉 李在琫 1852~?

本貫 天安. 字 奉玉. 外醫 李重模 子

內醫 李重植 姪. 計士 康載寅 胥
醫科. 內鍼<承>. 太. 六品. 醫主<醫>
1879.12.21 (高宗16)
-<省> 內醫 重植 姪. 內鍼醫 差下
1879.12.24. 副司勇 除授<承>
1882 (高宗19) 式年試 醫科
1891.7.14 (高宗28) 鍼醫. 加資<承>
1895.4.24. 任 典醫司兼典醫<承>
1899.8.14~1900.6.13 (光武3~4)
-<承> 內部病院製藥師
1900.6.13. 任 廣濟院製藥師<承>
1905.1.26~1906.3.12 (光武9~10)
-<承> 六品. 任 廣濟院醫師
* <鍼> <太> 未收錄
* 嘉善 昌連系 10世

이재선 李在璿 1807~?
本貫 天安. 字 舜齊
外醫 李重晋 繼子
內鍼醫 李重恒 次男. 僉知 崔秉健 胥
醫科. 外. 醫教<醫>
1831.3.1. 義禁府 月令醫員<承>
1834 (純祖34) 久任. 式年試 醫科
* 嘉善 昌連系 10世

이재원 李在瑗 1826~?
本貫 天安. 字 聖慕. 初名 李在珉
內醫 李重植 子. 醫科 李鎭夏 胥
同參<參>. 內<太>. 內正<醫>. 縣監
1846 (憲宗12) 式年試 醫科
1849.7.12. 外醫. 同參 差下<省>
1854.12.30 (哲宗5) 珍島監牧官<省>
1855.12.29. 前 珍島監牧官<省>

1858.10.23. 同參. 本廳調用<省>
1858.10.25 (哲宗9) 內醫院入院<省>
* <太> "興陽縣監" 記錄
* 嘉善 昌連系 10世

이재정 李再靖 ?
本貫 未詳
1741.7.12. 義禁府 月令醫員<承>
1756.閏9.11. 禁府 月令醫員<承>

이재형 李在珩 1805~?
本貫 天安. 字 君玉. 律科 李重益 子
醫科 李祉膺 孫. 朴來遠 胥
醫科. 外. 醫正<醫>
1831 (純祖31) 式年試 醫科
1858. 式年試 醫科 參試<醫先>
* 嘉善 昌連系 10世

이재형 李在馨 ?
本貫 旌善. 譯科 李明爀 子
外醫 李宜秀 玄孫. 內醫 卞宗浩 胥
外. 醫直<李禹鉉 譯><完薦>
1846 (憲宗12) 典醫直長<李禹鉉 譯>
* 延系 12世

이재황 李在璜 1794~?
本貫 天安. 字 周玉. 醫科 李重晋 子
醫科 李重臨 繼子. 引儀 金樂敏 胥
醫科. 外. 醫正<醫>
1816 (純祖16) 式年試 醫科
* 嘉善 昌連系 10世

이적춘 李適春 1689~?
本貫 全州. 字 春經 僉使 李斗興 繼子
武科 咸平人 鄭昌彧 子<醫先>
李尙白 胥
醫科
1714 (肅宗40) 式年試 醫科

이전 李佺 ?
本貫 未詳
醫科<眉巖>
1573.4.15 (宣祖6) 式年試 醫科 壯元
* <醫> 未收錄

이전 李塡 ?
本貫 泰安
外. 通訓. 惠主<李時馨 武>
1678 (肅宗4) 惠民主簿<李時馨 武>
* 竣系 6世

이정 李淟 ?~1718
本貫 全州
昌城君 李佖 三男. 宣祖 曾孫
宗室. 藥醫. 都摠管. 儒川君. 司饔副提
1704.6.24. 司饔副提調 除授<承>
1709.11.10. 儒川都正. 議藥事<承>
1710.2.10. 儒川都正. 加資<承>
1710.4.25 (肅宗36) 儒川君<承>
1714.2.4 (肅宗40) 副摠管 除授<承>
1714.6.24. 加資<承>
1717.12.2 (肅宗43) 都摠管 除授<承>
* 33世 / 慶昌君派

이정겸 李鼎謙 1748~?.7.9
本貫 安山. 字 士恒. 改名 彦謙
李啓道 三男
外. 通訓<族譜> 惠主<承> 圖別<族譜>
1777.8.19 (正祖1) 惠民主簿<承>
1795.11.12 (正祖19) 六曹醫員. 上<褒貶>
* 12世 / 副護軍派

이정구 李鼎耇 1758~?
本貫 陜川. 字 老敬<姓續>
進士 李衡胤 獨子
內醫 李鼎玉 再從弟. 李相鎭 胥
外. 醫直<姓續>
1758 (英祖34) 生<姓續>
* 宣敎郞 順光系 9世

이정기 李定基 1772.2~?
本貫 安山. 李德泓 四男
外. 惠奉<族譜>
* 12世 / 贇英公派

이정길 李鼎吉 = 이정진 李鼎鎭

이정대 李廷大 1698~?
本貫 海州. 譯科 李碩材 三男
徐泰建 胥<姓續>
外. 醫直<姓續>
1698 (肅宗24) 生<姓續>
* 12世 / 侍郞 仁戾系

이정덕 李廷德 1691~1751
本貫 古阜. 字 大年
內鍼. 腫敎<鍼>. 南部主簿. 察訪

1733.7.18. 醫人. 內鍼醫差下<承>

1742.9.21~10.14. 南部主簿<承>

1742.10.14 (英祖18) 苑別 除授<先>

1744.8.11. 沙斤察訪 除授<承>

1744.9. 前 苑別. 沙斤察訪 赴任<先>

1746.11. 沙斤察訪. 遞. 炮保差員<先>

1751.閏5.20 (英祖27)

-<承> 回還陳奏使行. 到鳳城身死

이정덕 李鼎德 1755.4.9~1814.2.14

本貫 全州. 字 重三

外醫 李燦國 繼子

醫科 李燦玉 次男. 醫科 吳熙采 胥

醫科. 外. 醫正<醫>

1783 (正祖7) 增廣試 醫科 壯元

1814.2.14 (純祖14) 卒<族譜>

* 39世 / 完昌大君派

이정륜 李挺崙 1753~?

本貫 全州. 字 季瞻 外醫 李重芳 次男

崔奎齡 胥. 劉益海 胥<醫先>

醫科. 外. 惠主<姓>

1777 (正祖1) 惠久. 增廣試 醫科

1777.8.19. 惠民奉事<承>

1786 (正祖10) 惠民主簿<丙午所懷騰錄>

* 36世 / 完昌大君派

이정림 李挺霖 1744~1808

本貫 全州. 字 德雨

司猛 李顯芳 繼子. 李宗芳 子

義盈主簿 劉宗顯 胥

醫科. 內. 內正<太>

1771 (英祖47) 惠久. 式年試 醫科

1783 (正祖7) 內醫院入院<太>

1786.2.30 (正祖10) 掌務官<承>

* 36世 / 完昌大君派

이정모 李定謨 = **이충모** 李忠謨

이정모 李正模 1822~?

本貫 慶州. 字 心一. 察訪 李宅濂 子

醫科 李鼎夏 從玄孫. 同參 李顯養 胥

醫科. 外. 醫正<醫>

1855 (哲宗6) 式年試 醫科. 初壯

1882. 式年試 醫科 參試<醫>

* 36世 / 菊堂公派 (靖順公派)

이정목 李廷榮 1666~?

本貫 開城. 字 章汝

李義憲 子. 醫科 崔秀崗 胥

醫科. 外. 醫正<醫>

1689 (肅宗15) 增廣試 醫科

1696.8.15. 義禁府 月令醫員<承>

1699.2. 都監醫員<思陵封陵都監儀軌>

1706.9.1 (肅宗32) 典醫判官<上>

1717.10.14. 前 典醫僉正<承>

1727.閏3.24 (英祖3) 典醫監醫員<承>

이정번 李廷蕃 ?

本貫 雪城. 首醫 李東馨 子<承>

同參<承>. 惠主<承>

1699.閏7.10 (肅宗25) 惠民主簿<承>

1705.9.1. 前 主簿. 負債蕩減<訓練謄錄>

1719.4.21. 別入直同參議藥. 賞<承>

* <參> 未收錄

* 順禎系 5世

이정복 李鼎福 = 이정옥 李鼎玉

이정봉 李廷鳳 ?
本貫 海州. 譯判 李好源 次男<姓續>
醫科 李承逸 來孫. 司果 鄭行六 壻
武科<李馨鎭 醫>. 外. 醫奉<等>
1810. 李馨鎭 養父<李馨鎭 醫>
* 14世 / 侍郎 仁戾系

이정상 李鼎祥 = 이과열 李果說

이정신 李鄭臣 ?
本貫 慶州. 字 忠卿. 京 居
全州府尹 李堪 庶子
醫科. 外. 通訓<醫>. 醫奉<醫>
1525 (中宗20) 式年試 醫科 一位
1525.3.19. 李魯臣 關 下獄<實>
* 25世 / 菊堂公派 (靖順公派)

이정악 李挺岳 1746~?
本貫 全州. 字 伯瞻 外醫 李重芳 長男
韓壽寧 壻. 趙斗榮 壻<醫先>
醫科. 外. 惠教<醫>. 醫訓<醫>
1770.5.7 (英祖46) 惠民直長<承>
1773 (英祖49) 惠教. 增廣試 醫科
* 36世 / 完昌大君派

이정엽 李廷燁 ?
本貫 未詳
1729.11.25. 義禁府 月令醫員<承>

이정영 李廷榮 李廷英 1633~?
本貫 天安. 字 伯仁

李義吉 子. 梁承仁 壻
醫科. 外. 司果
1650 (孝宗1) 增廣試 醫科
1687.7.11 前司果. 任 御營廳鍼醫<御營>
* 嘉善 昌連系 5世

이정옥 李鼎玉 李梃玉 1731~1778
本貫 陜川. 字 熙瑞<醫>, 伯鉉<太>
初名 壽慶. 改名 鼎福
同知 李東胤 長男<姓續>
鄭道源 壻. 朴廷最 壻<醫先>
醫科. 內. 通訓. 內正<太>
1754 (英祖30) 增廣試 醫科
1756.1.19. 義禁府 月令醫員<承>
1756.3.27. 義禁府 月令醫員<承>
1773 (英祖49) 內醫院入院<太>
1775.閏10.8 (英祖51) 御醫<承>
1776.6.26 (正祖卽位) 內醫. 汰<承>
* 宣敎郎 順光系 9世

이정주 李鼎柱 ?
本貫 全州
外醫 李文行 子. 活參 鄭璿 壻
外. 惠主<李容奎 譯>
1844 (憲宗10) 惠民主簿<李容奎 譯>
* 37世 / 完昌大君派

이정즙 李挺楫 1741~?
本貫 全州. 字 濟伯 譯正 李宗芳 長男
譯科 劉聖重 壻. 外醫 李重芳 姪
同參, 嘉善<參>. 衣主<參>. 察訪
<幼幼一心>(=幼幼集成) 醫幼(失傳)
1782.9.7 (正祖6) 加設同參 差下<承>

1782.9.14. 副司勇 除授 <承>

1784.1.15~1.27. 桃源察訪 <承>

1785.6.5 (正祖9) 五衛將. 汰 <承>

1786.5.6 (正祖10) 加資(嘉善) <承>

* 36世 / 完昌大君派

이정진 李鼎鎭 1787.10.7~1816.5.25

本貫 全州. 異名 李鼎吉 <姓續>

外醫 李命純 長男. 韓慶會 胥 <族譜>

外. 醫直 <姓續> 司果 <李龍爀 律> <族譜>

180j8.12.12 (純祖8) 六曹醫員. 上 <褒貶>

1809.6.12 (純祖9) 六曹醫員. 上 <褒貶>

1809.12.14. 六曹醫員. 上 <褒貶>

1810.6.13 (純祖10) 六曹醫員. 上 <褒貶>

1812.1.10. 義禁府 月令醫員 <承>

1815.9.11. 義禁府 月令醫員 <承>

1816.5.25 (純祖16) 卒 <族譜>

* 39世 / 完昌大君派

이정하 李鼎夏 1693~?

本貫 慶州. 字 凝命

內醫 李時弼 子. 金盤石 胥

醫科. 外. 醫僉 <醫> <姓>

1720 (英祖46) 式年試 醫科

* 32世 / 菊堂公派 (靖順公派)

이정화 李廷華 ?~1694.6.7

本貫 未詳

保社元從勳. 內鍼 <鍼>. 萬戶. 司果

1680.6.26. 濟用副奉事 謝恩 <承>

1681.3.9 (肅宗7) 鹿島萬戶 除授 <承>

1693.8.11 內鍼醫差下. 副司果 除授 <承>

1694.5. 司果. 保社元從 二等 錄勳

1694.6.7 (肅宗20) 卒 <承>

이정환 李正桓 1848~?

本貫 安山. 字 敬元. 李漢德 子

內醫 李漢慶 繼子. 寫字官 劉晉祜 胥

清被. 外. 通政 <族譜> <承>

譯奉 <李熙增 醫>. 廣濟院委員

1874 (高宗11) 清學 取才 <八>

1888.9.14. 清學堂下. 加通政 <承>

1902.8.21~04.5.24. 廣濟院委員 <承>

1904.9.12. 任 廣濟院委員 <承>

* 15世 / 折衝將軍派

이제강 李濟康 ?

本貫 泰安. 醫科 李晩善 子

醫科

1894 (高宗31) 式年試 醫科 壯元

* 副護軍 堅系 14世

이제규 李濟奎 1873.4.1~?

本貫 泰安. 字 景壽. 李性善 子

醫科 李鎭宇 曾孫. 內醫 玄行健 胥

醫科. 內鍼 <醫> 太. 洋醫

六品. 判六等. 太醫主事

1887.10.11. 行健 胥. 內鍼醫差下 <承>
-<大韓> 司勇 除授

1888 (高宗22) 式年試 醫科

1889.10.14. 司果 除授. 陞六 <大韓>

1891.7.15 (高宗28) 御醫差下 <承>

1899.9.15~02.7.5 官立醫學校 <大韓>

1902.8.22. 醫學教教官. 判六等 <承>

1902.8.22~9.3. 廣濟院臨時委員 <承>

1904.4.25. 六品. 任 院分主事 <承>

1905.6.23~07.1.4. 陸軍三等軍醫 <承>
1928.7.16. 醫師免許 取消 <總>
* <鍼> <太> 未收錄
* 副護軍 堅系 14世

이제마 李濟馬 1837.3.19~1900.9.21
本貫 全州. 字 務平. 號 東武
李攀五 庶長男. 譜名 變雲, 變晉
<東醫壽世保元> <格致藁> 著述
1880.11.14. 出身. 守門將 除授 <承>
1881.2.5. 任 統理機務衙門參謀官 <承>
1881.4.1 (高宗18) 副司果 除授 <承>
1886.12.29. 鎭海縣監 除授 <承>
1888.7.10 (高宗25) 僉知 除授 <承>
1896.10.19 (高宗33)
-<承> 高原郡守 除授. 奏五等
1898.3.23. 高原郡守. 辭職 <省>
* 39世 / 安原大君派

이제밀 李齊密 ?
本貫 未詳
1713 (肅宗39) 增廣試 醫科 初試入格
1713.9.10. 初試入格 拔去事 <承>

이제방 李齊昉 1696~?
本貫 江陰. 字 晦叔
李壽星 子. 李萬根 胥
醫科. 外. 醫正 <八>
1717 (肅宗43) 式年試 醫科
1721.1.12. 義禁府 月令醫員 <承>
1728.9.16. 義禁府 月令醫員 <承>
* 潤孫系 6世

이제백 李齊白 1681~?
本貫 江陰. 字 馨卿
譯科同知 李惟亮 子
醫科 李齊徽 弟. 計士 林城 胥 <醫先>
醫科. 外. 醫正 <醫>
1705 (肅宗31) 式年試 醫科
1706.9.12. 義禁府 月令醫員 <承>
* 潤孫系 6世

이제완 李濟完 1849~?
本貫 泰安. 字 致固. 籌學 李膺善 子
醫科 李濟丸 再從兄. 醫科 韓應星 胥
籌學. 外. 醫直 <醫帖>
1864 (高宗1) 籌學入格
1880 (高宗17) 前 典醫直長 <醫帖>
* 副護軍 堅系 14世

이제인 李濟仁 ?
本貫 未詳
內鍼 <鍼>. 活別. 副司勇
1619.9.10 (光海11) 鍼醫. 陞實 <實>
1621.4.21 (光海13) 活人別提 <實>
1632.6.9 (仁祖10) 副司勇 除授 <承>

이제인 李悌寅 1793~?
本貫 廣州. 字 敬與
監牧 李孝達 子. 畫員司果 洪膺福 胥
醫科. 內 <太>. 嘉善 <完薦>
醫判 <承>. 同知 <醫>
1811.6.23 (純祖11) 典醫直長. 賞 <承>
1812 (純祖12) 增廣試 醫科
1830.6.14. 前 醫判. 內醫院入院 <承>
1862.12.6 (哲宗13) 加資 <省>

* 17世 / 廣陵府院君派

이제한 李齊漢 1678~?

本貫 江陵. 字 仲紀. 籌學 李惟哲 子

醫科 李齊徽 從弟. 武科 權萬興 壻

醫科. 律科. 外. 醫教<醫>

1702 (肅宗28) 式年試 醫科

* 潤孫系 6世

이제헌 李齊憲 ?

本貫 未詳. 驪州 居

蔭. 儒醫. 司勇

1717.8.18. 儒生. 議藥同參事<承>

1717.8.19 (肅宗43) 副司勇 除授<承>

1717.10.2. 儒醫. 入侍<承>

1718.1.2 (肅宗44) 副司勇 除授<承>

1718.1.12. 司勇. 醫官入侍<承>

이제형 李濟衡 1846~?

本貫 泰安. 字 汝楫

外醫 李準善 繼子

譯直 李元善 子. 譯科僉知 玄錫 壻

醫科. 外. 醫判<完薦>

1874 (高宗11) 增廣試 醫科

1887.9 (高宗24) 典醫判官<完薦>

* 副護軍 堅系 14世

이제환 李濟丸 1857~?

本貫 泰安. 字 公範

籌學 李教善 繼子

籌學 李鳳善 子. 內醫 李兢杜 壻

醫科. 外. 醫主<醫>

1882 (高宗19) 式年試 醫科

* 副護軍 堅系 14世

이제휘 李齊徽 1676~?

本貫 江陵

譯科同知 李惟亮 長男. 算學 林城 壻

醫科. 外. 畜別

1699 (肅宗25) 增廣試 醫科

1708.3.14. 義禁府 月令醫員<承>

1731.3.18 (肅宗37) 畜別 除授<承>

* 潤孫系 6世

이조 李稠 1624~?

本貫 未詳

外. 醫奉<推鞫>

1651.12.13. 典醫醫員. 救療醫<推鞫>

1651.12.19. 前 奉事. 刑訊<推鞫>

1651.12.26 (孝宗2) 釋放<承>

이조갑 李祖甲 = 이만구 李晚求

이존상 李存常 1838.11.3~1893.11.20

本貫 全州. 字 養元. 異名 李寬秀

李宗憲 繼子. 內醫 李宗惠 次男

醫科 李德模 壻

醫科. 外. 醫僉<醫>

1859 (哲宗10) 色掌. 增廣試 醫科

1893.11.20 (高宗30) 卒<族譜>

* 40世 / 完昌大君派

이종구 李鍾九 1811.9.9~1838.7.3

本貫 井邑. 字 聖九<族譜>

籌學 李圭復 次男. 崔爀 壻<族譜>

外. 惠參<完薦>

1838.7.8 (憲宗4) 卒<族譜>
* 22世

이종길 李宗吉 ?
本貫 全州. 外醫 李儀祥 長男<姓續>
外. 醫直<八><姓續>
1844 (憲宗10) 典醫直長<八>
* 39世 / 完昌大君派

이종덕 李宗德 1800.11.12~1879.5.19
本貫 全州. 字 子厚. 異名 李宗榮
雲科 李儀九 長男. 醫科 南維河 外孫
內鍼 康晉成 胥. 安宗植 胥<醫先>
醫科. 領率. 內<太>
資憲<八>. 知樞<醫>
1825 (純祖25) 式年試 醫科
1845 (憲宗11) 內醫院入院<太>
1854.1.25 (哲宗5) 加通政<藥房>
1866.4.13 (高宗3) 加資<承>
1869.1.23. 堂上. 加資. 差 領率<承>
1879.5.19 (高宗20) 卒<族譜>
* 39世 / 完昌大君派

이종돈 李宗惇 1828~?
本貫 未詳
武科. 內鍼<承>. 判五等. 訓判, 副司果
1872.1.15 (高宗9) 訓主 除授<承>
1872.7.9~7.21. 加設訓練判官<承>
1877.1.13. 前 判官. 內鍼醫差下<承>
1877.1.7 (高宗14) 副司果 除授<承>
1879.12.21. 鍼醫. 察訪待窠擬入<承>
1895.5.26. 任 典醫補. 判五等<承>
* <鍼> 未收錄

이종려 李鍾呂 1784.5.4~1831.1.22
本貫 井邑. 字 聖律
算學 李圭說 獨子. 譯科 金漢泰 胥
醫科. 籌學. 內. 籌訓<算先>. 內正<太>
1800 (正祖24) 籌學 入格
1812 (純祖12) 增廣試 醫科
1815 (純祖15) 內醫院入院<太>
1824.6.20 (純祖24) 有頉<承>
1830.7.8. 前 正. 還屬<承>
1831.1.22 (純祖31) 卒<族譜>
* 22世

이종림 李鍾林 1828.4.10~?
本貫 井邑. 字 泰卿
內醫 李圭南 長男. 譯判 安承燁 胥
醫科. 同參<承>. 內<承>. 通政<承>
醫正. 內正<醫>. 縣監. 副司果
1828.4.10 (純祖28) 生<族譜>
1852 (哲宗3) 式年試 醫科. 初壯
1863.8. 咸鏡監營審藥<咸鏡>
1880.1.10. 同參差下. 任 副司果<承>
1881.12.23. 同參. 內醫院入院<承>
1881.2. 前 典醫正<李鍾林 所志>
1882.1.15 (高宗16) 御醫差下<承>
1886.1.30~1887. 彦陽縣監<承/先>
1886.8.30. 加差內醫. 陞實<承>
1892.6.18 (高宗29) 加通政<承>
* <參> <太> 未收錄
* 22世

이종석 李宗石 = 李宗吉 誤記<姓>

이종선 李鍾善 1797.8.24~1821.11.29
本貫 井邑. 字 公善
計士 李圭鼎 次男. 內醫 李彦厚 胥
籌學. 外. 醫直<李海朝 律>
1812 (純祖12) 籌學 入格
1821.11.29 (純祖21) 卒<族譜>
* 22世

이종억 李鍾億 1821.7.28~?
本貫 井邑. 字 世若
外醫 李圭龍 長男. 外醫 李浩永 胥
籌學. 外. 惠參<完薦>
1821.7.28 (純祖21) 生<族譜>
1840 (憲宗6) 籌學 入格
1875.8 (高宗12) 惠民參奉<完薦>
* 22世

이종영 李種英 ?
本貫 未詳
亨難元從勳. 內. 內正<太>
1612.10.16 (光海4) 內醫<實>
1614.7.18. 直長. 亨難元從 一等 錄勳

이종영 李宗榮 = **이종덕** 李宗德

이종준 李宗準 ?~1499.3
本貫 慶州. 字 仲鈞. 號 慵齋
李時敏 子
文科. 儒醫. 持平. 舍人. 縣令
<神仙太乙紫金丹方>(1497年) 著述
1485 (成宗6) 文科 謁聖試 一等 二位
1499.3. 壁書 關聯 鞠問中 物故
* 27世 / 月城君派

이종한 李宗翰 = **이종헌** 李宗憲

이종한 李宗漢 ?
本貫 全州. 畵員嘉義 李聖麟 長男
外. 惠敎<姓續>
* 37世 / 完昌大君派

이종항 李宗恒 ?
本貫 全州
外. 惠參<完薦>

이종헌 李宗憲 1721.10.27~1796.4.10
本貫 井邑. 字 汝元. 初名 李宗翰
算學 李德祥 四男. 折衝 卞弘宇 胥
譯科. 算學. 外. 醫主<李元弼 律>
1736 (英祖12) 算學 入格
1750 (英祖26) 式年試 譯科. 蒙學
1796.4.10 (正祖20) 卒<族譜>
* 19世

이좌국 李佐國 1734~?
本貫 全州. 字 聖輔. 號 慕庵
外. 副司勇
1763.6.26 (英祖39) 副司勇 除授<承>
1763.8.3~1764.7.8 (英祖39~40)
-<兩東鬪語> 副司勇. 通信使行 良醫

이주 李周 李舟 ?
本貫 牛峯. 李得丘 子<李吉培 文>
典醫. 佐命原從勳. 中訓. 醫正<容齋集>
判典醫事. 檢參議
1406.1.5 (太宗6) 判典醫事<實>
1411.10.21. 檢參議. 佐命原從 三等 錄勳

1418.2.7. 誠寧大君 卒. 職牒 收<實>
* 7世

이주기 李周基 ?
本貫 未詳
1808.5.19. 義禁府 月令醫員<承>
1810.5.29. 義禁府 月令醫員<承>

이주모 李周模 1867~?
本貫 江陰. 字 文卿
醫科 李淑 子. 內醫 李兢杜 胥
醫科. 外. 醫主<醫>
1882 (高宗19) 式年試 醫科 壯元
* 潤孫系 11世

이주신 李柱臣 1633~?
本貫 海州. 字 廷叟
通政 李馨白 五男
醫科 李柱漢 弟 . 譯科 李化龍 胥
醫科. 外. 醫判<醫>
1654 (孝宗5) 式年試 醫科
* 8世 / 侍郎 仁戻系

이주한 李柱漢 1611~?
本貫 海州. 字 天支
通政 李馨白 子. 全應時 胥
醫科. 內. 內正<太>
1643 (仁祖21) 式年試 醫科
1645.3.2 (仁祖23) 救療醫員<承>
1647 (仁祖25) 內醫院入院<太>
1659.12.22 (顯宗卽位) 內醫奉事<承>
1663.5.24. 咸鏡道審藥 除授<承>
* 8世 / 侍郎 仁戻系

이주한 李周翰 = 이주헌 李周憲

이주헌 李周憲 1741.11.1~1800.2.2
本貫 井邑. 字 文則. 初名 李周翰
算學 李徵瑞 長男. 醫科 方處和 胥
醫科. 內. 嘉善<太>. 內正<姓>. 同知
1765 (英祖41) 式年試 醫科
1779.8.10 (正祖3) 訓練都監藥房<承>
1780 (正祖4) 內醫院入院<太>
1783.12.15 (正祖7) 內醫主簿<承>
1784.10.28. 奏請使行 御醫. 賞<承>
1792.6.17 (正祖16) 御醫陞差<承>
1792.7.2. 副司直<承>
1793.6.24 (正祖17) 僉知 遞職<承>
1796.4.21~4.25. 五衛將<承>
1796.4.25 (正祖20) 僉知 除授<承>
1799.3.27 (正祖23) 加資(嘉善)<承>
1799.4.3. 同知 除授<承>
1800.2.2 (正祖24) 卒<族譜>
* 19世

이준 李浚 1668~?
本貫 全州. 字 道原. 李重振 長男
內醫 李重蕃 從姪. 算學 尹就大 胥
醫科. 外. 惠主<姓續>
1690 (肅宗16) 惠久. 式年試 醫科
* 35世 / 完昌大君派

이준규 李峻奎 1852.6.8~1918.5.18
本貫 平昌. 字 敬修
李元敦 子. 李始復 孫
太. 嘉義<承>. 郡守. 內部病院長
侍從院副卿. 廣濟院長

<醫方撮要> (1906年) 著述
1898.7.30 (光武2) 兼典醫. 陞敍<承>
1899.12.15. 內部病院長 除授<承>
1900.6.13. 廣濟院長 除授<承>
1900.12.29~1902.5.6. 始興郡守<承>
1902 通政. 典醫. 始興郡守<濟嬰新論>
1902.5.6~1903.6.28. 永平郡守<承>
1903.6.29~1906.3.25. 驪州郡守<承>
1903.11.4 (光武7) 醫官. 加嘉善<實>
1905.12.25 (光武8)
-<承> 驪州郡守. 監董. 加嘉義
1906.3.25~3.26. 侍從院副卿<承>
1906.3.27~閏4.15 載寧守. 辭任<承>
1906.5.8~8.12. 務安郡守<承>
1906.8.12~08.10.15 南平守<承><省>
1914.3.10. 醫生免許 115號 發給<總>
* <太> 未收錄

이준기 李濬基 1830~?
本貫 泰安. 字 邱汝
譯科 李鎭益 子. 醫科 李思義 孫
內醫 李福膺 外孫. 譯僉 李防 胥
醫科. 內鍼<省>. 醫正<醫>
1849 (憲宗15) 色掌. 式年試 醫科
1878 (高宗15) 內鍼醫差下<醫帖>
1879.12.21 (高宗16) 鍼醫. 賞<省>
1879.12.23. 醫官<省>
* <鍼> 未收錄
* 副護軍 堅系 12世

이준모 李俊謨 ?
本貫 全州
外醫 李希靖 子. 譯科 洪處有 胥

外. 惠敎<金東杓 雲><完薦>
1858 (哲宗9) 惠民敎授<李興善 雲>
* 37世 / 完昌大君派

이준방 李峻芳 1693~?
本貫 全州. 字 子昂. 寫字 李英錫 子
醫科 李龍錫 姪. 池遇漢 胥
醫科. 外. 惠主<姓>. 醫正<醫><姓>
1714 (肅宗40) 久任. 式年試 醫科
1728.3.28 (英祖4) 鞠廳 月令醫<承>
1754. 增廣試 醫科 參試<醫>
* 35世 / 完昌大君派

이준방 李俊方 ?
本貫 未詳
外. 醫副奉<醫帖>
1880 (高宗17) 前 典醫副奉事<醫帖>

이준선 李準善 ?
本貫 泰安
計士 李好基 子. 同參 金亨選 胥
外. 醫直<李濟衡 醫><完薦>
1874 (高宗11) 典醫直長<李濟衡 醫>
* 副護軍 堅系 13世

이준성 李晙成 ?
本貫 安山
內醫 李敬仁 次男. 外醫 李顯懋 胥
外. 醫奉<李命健 譯>
1876 (高宗13) 典醫奉事<李命健 譯>
* 14世 / 主簿公派

이준수 李峻秀 1856.5.4~?
本貫 全州. 字 元德. 有秀<族譜>
贊儀 李淳榮 次男. 李潤榮 繼子
醫科 李崙秀 弟. 內醫 劉漢緯 胥
吳性潤, 梁致植 胥<族譜>
醫科. 外. 醫僉<醫>
1882 (高宗19) 增廣試 醫科
* 40世 / 完昌大君派

이준정 李準正 1865~1894(?)
本貫 天安. 字 伯心
醫科 李淳根 繼子
內醫 李命錫 子. 引儀 崔成在 胥
醫科. 內<醫>. 通訓. 醫主<醫>. 副司直
1880 (高宗17) 增廣試 醫科 壯元
1880.6.25. 醫徒. 醫科 壯元<教旨>
1881.12.23. 外醫. 內醫院入院<承>
1887.10.9. 內醫. 本院陞敍<承>
1887.10.12 (高宗24) 御醫陞差<承>
1891.7.14 (高宗28) 六品職調用<承>
1891.7.16 (高宗28) 副司直 除授<承>
1893.6.30. 加差內醫. 陞實<承>
1894.7.30 (高宗31) 有頉<承>
* <太> 未收錄
* 嘉善 昌連系 12世

이중겸 李重謙 ?
本貫 天安
外醫 李世膺 長男. 崔道彥 胥
外. 醫直<李在泰 譯>
1827 (純祖27) 典醫直長<李在泰 譯>
* 嘉善 昌連系 9世

이중담 李重湛 = 이중진 李重晉

이중례 李仲禮 ?
本貫 未詳
1487.7.4. 春宮都監 醫員. 賞<實>
1489.7.13. 前日 黃海等地 救療<實>
1493.10.29 (成宗24) 告身還給<實>

이중림 李重臨 1751~?
本貫 天安. 字 大哉
醫科 李祉膺 長男. 金南郁 胥
醫科. 外. 醫僉<醫>
1773 (英祖49) 教授. 增廣試 醫科
1777.8.19 (正祖1) 典醫監醫員<承>
1788.10.12. 典醫監別單祿官<省>
* 嘉善 昌連系 9世

이중모 李重模 ?
本貫 天安
內醫 李福膺 子. 算別 崔淇 胥
外. 惠主. 腫敎<八>. 察訪. 司果
1865.2.19 (高宗2) 司果<掌苑 先>
1865.2.19. 掌苑別提 除授<先>
1867.6.27. 平邱察訪 除授<承>
* 嘉善 昌連系 9世

이중방 李重芳 ?
本貫 全州. 李圭錫 三男<姓續>
同參 李翊臣 孫. 金必裕 胥
外. 惠主<李挺岳 醫>
1752.1.29 (英祖28) 鍼醫<承>
* 35世 / 完昌大君派

이중번 李重蕃 1661~1719
本貫 全州. 字 君實
李壽天 子. 外醫 劉興國 胥
醫科. 內<太>. 內正<醫>. 引儀. 牲主
1678 (肅宗4) 式年試 醫科
1693 (肅宗19) 內醫院入院<太>
1716.8.7~1717.2.12. 典牲主簿<承>
1717.2.12. 司導主簿 除授<承>
1717.12.22 (肅宗43) 引儀 除授<承>
* 34世 / 完昌大君派

이중식 李重植 1808~?
本貫 天安. 字 伯元
內醫 李福膺 子. 雲判 韓相瓚 胥
醫科. 首醫. 內<太>. 崇祿<承>
醫僉<承>. 內正<醫>. 知樞
1827 (純祖27) 增廣試 醫科
1838.4.15. 醫僉. 內醫院入院<承>
1852.6.10 (哲宗3) 加通政<藥房>
1862.12.6 (哲宗13) 加資(嘉善)<省>
1863.7.18. 加資(嘉義)<藥房>
1866.3.20 (高宗3)
-<承> 前 同知. 加資憲. 差 領率
1866.5.1~5.13 (高宗3) 知事<承>
1874.6.21 (高宗11) 加資(正憲)<承>
1876.3.2. 首醫. 加資(崇政)<承>
1878.2.24 (高宗15) 加資(崇祿)<承>
1879.12.22. 姪. 內鍼醫調用<承>
1885.2.27 (高宗22) 賞<承>
* 嘉善 昌連系 9世

이중완 李重完 ?
本貫 天安. 外醫 李世應 次男<姓>

外. 醫徒<完薦>
1828. 吳致中 妻父<吳致中 譯>
* 嘉善 昌連系 9世

이중진 李重晋 1759~?
本貫 天安. 字 郁哉. 初名 李重湛
醫科 李祉膺 次男. 譯科 皮載禧 胥
醫科. 外. 醫僉<醫>
1786 (正祖10) 色掌. 式年試 醫科
* 嘉善 昌連系 9世

이중항 李重恒 1783~?
本貫 天安. 字 聖允
外醫 李時膺 繼子
醫科 李祉膺 四男<姓>
司勇 金學宗 胥<李在璿 醫>
內鍼. 腫敎<鍼>. 察訪. 贍主. 副司果
1811.8.20 (純祖11) 內鍼醫 差下<承>
1814.1.7 (純祖14) 副司果 除授<承>
1818.6.25 (純祖18) 贍主 除授<承>
1823.3.6 (純祖23) 膳工主簿<承>
1823.4.12~1825.7. 利仁察訪<承>
1825.7.17. 還屬. 副司果 除授<承>
1834.11.13. 入侍<承>
* 嘉善 昌連系 9世

이중환 李重煥 1865.1.11~1939.11.13
本貫 井邑. 字 兢成. 初名 李乙吉
醫科 李哲相 獨子. 內醫 李能基 胥
籌學. 外. 醫徒<生徒典醫監差帖>
1879 (高宗16) 籌學 入格
1881.5. 入醫徒<生徒典醫監差帖>
1939.11.13. 卒<族譜>

* 25世

이중훈 李重勳 ?
本貫 全州
外. 惠主<完薦>
1874.6.27. 義禁府 月令醫員<承>
1875.8 (高宗12) 惠民主簿<完薦>
1881.7.13. 義禁府 月令醫員<承>
1884.6.14 (高宗21) 六曹醫員. 上<褒貶>

이지 李芝 ?
本貫 平昌. 字 秀老 領中樞 李季同 子
醫科. 內. 內正<太>
1524 (中宗20)
-<醫> 宣敎郎. 慶尙審藥. 式年試 醫科一位
* 13世 / 憲武公派

이지공 李持恭 ?
本貫 南陽. 外醫 李觀培 子
同參 李敬培 從姪. 外醫 張載遠 胥
外. 活別. 活參<李明德 譯>
1801 (純祖1) 活人別提<李明德 譯>
* 仁恕系 6世

이지방 李枝芳 ?
本貫 全州
李汝桂 次男. 慶禕 胥<姓續>
外. 醫直<姓>
* 29世 / 從義君派

이지상 李止相 1866.3.11~1929.12.11
本貫 井邑. 字 敬善. 籌學 李海萬 次男
內醫 崔好直 外孫. 譯奉 韓敎庠 胥

醫科. 籌學. 外. 醫主<醫>
1879 (高宗16) 籌學 入格
1882 (高宗19) 式年試 醫科
1929.12.11. 卒<族譜>
* 24世

이지선 李持善 ?
本貫 南陽
外醫 李尙培 子. 譯科 金世禧 胥
外. 惠主<李明球 譯>
1803 (純祖3) 惠民主簿<李明球 譯>
* 仁恕系 6世

이지선 李志善 1869~?
本貫 泰安. 字 致道
醫科 李恕根 子. 雲正 金濟正 胥
醫科. 內鍼<承>. 醫主<醫>. 副司果
1884.9 (高宗21) 童蒙. 譯完薦<完薦>
1885 (高宗22) 式年試 醫科
1885.2.26. 忠根 姪. 內鍼醫差下<承>
1889.11.25 (高宗26) 脫喪. 還屬<承>
1889.11.26. 副司果 除授<承>
* <鍼> 未收錄
* 郡守 嶷系 12世

이지손 李志孫 ?
本貫 韓山. 字 子謙
工曹參判 李永垠 子
醫科
1498 (燕山4) 式年試 醫科
* 12世 / 戶長公系 丁悼公派

이지수 李芝秀 1821~?
本貫 全州. 字 汝三
同參＜參＞
1861.1.29. 外醫. 同參差下＜藥房＞
1864.10.20 (高宗1) 醫官. 入侍＜承＞
1865.閏5.30 (高宗2) 同參減下＜承＞

이지술 李祉述 ?
本貫 廣州
縣令 李孝詷 子＜李基祖 進＞
同參. 通政＜參＞. 活別. 僉知
1653.6.9 (孝宗4) 同參. 賞＜承＞
1659.7.21. 南部參奉 除授＜承＞
1662.8.20 (顯宗3) 軍資參奉＜承＞
1662.8.20~11.23. 禮賓參奉＜承＞
1662.11.23. 司饔參奉 除授＜承＞
1669.12.26. 活人別提 除授＜承＞
1674.10.17. 加資(通政)＜承＞
1676.9.18 (肅宗2) 僉知 謝恩＜承＞
＊ 8世 / 廣源君派

이지양 李志養 1800.7.29~1862.8.19
本貫 安山. 字 君善＜族譜＞
外醫 李學曾 繼子. 外醫 李學行 長男
律科 田富春 胥
外. 醫直＜李漢圖 雲＞
1843 (憲宗9) 典醫直長＜李漢圖 雲＞
1862.8.19 (哲宗13) 卒＜族譜＞
＊ 13世 / 折衝將軍派

이지응 李祉膺 1731~?
本貫 天安. 字 晩汝. 初名 李成遠
醫科 李寅佑 繼子. 雲科 李寅休 子

卞泰佐 胥. 計士 李維憲 胥＜醫先＞
醫科. 外. 醫正＜醫＞
1753 (英29) 久任. 式年試 醫科 壯元
1777. 增廣試 醫科 參試＜醫先＞
1777. 式年試 醫科 參試＜醫先＞
1777.8.19 (正祖1) 典醫監醫員＜承＞
1785.12.17 (正祖9) 典醫久任＜承＞
1788.10.12. 典醫監別單祿官＜省＞
＊ 嘉善 昌連系 8世

이지풍 李持豊 1781~?
本貫 南陽. 字 大有
同參 李敬培 子. 算教 李命權 胥
醫科 金光斗 胥＜醫先＞
醫科. 外. 司果＜醫＞
1801 (純祖1) 式年試 醫科
＊ 仁恕系 6世

이지하 李之夏 ?
本貫 未詳
外. 醫久＜實＞
1469.7.26 (睿宗1) 典醫權知＜實＞

이지화 李枝華 1652~?
本貫 安山. 字 盛實. 左尹 李賫壯 子
外醫 李聖福 從孫. 禦侮 崔大楷 胥
醫科. 武科. 保社元從勳. 通政＜承＞
統制使＜醫＞. 副護軍
1666 (顯宗7) 式年試 醫科
1683.7.18. 前 主簿. 加通政＜承＞
1683.7.21 (肅宗9) 副護軍 除授＜承＞
1694.5. (肅宗20) 保社元從 三等 錄勳
＊ 8世 / 無派

이지희 李志喜 1871~?
本貫 泰安
內醫 李忠根 子. 計士 李鍾律 胥
醫科. 外. 醫久<承>
1887.10.11. 忠根 子 典醫監調用<承>
1891 (高宗28) 式年試 醫科
* 郡守 嶷系 12世

이진 李晋 ?
本貫 未詳
醫科
1678 (肅宗4) 增廣試 醫科

이진겸 李晉謙 1759.3.15~1807.8
本貫 安山. 李啓道 四男. 李益 胥
外. 惠主<承><族譜>
1795.6.18 (正祖19) 惠民主簿<承>
1807.8 (純祖7) 卒<族譜>
* 12世 / 副護軍派

이진규 李振圭 1864~?
本貫 居昌. 字 敬天
李秉象 子. 鄭桓永 胥
醫科. 外. 醫主<醫>
1891 (高宗28) 式年試 醫科
1891.6. 慶尙審藥<褒貶題目>
1891.11. 慶尙審藥<褒貶題目>

이진방 李震芳 1690~?
本貫 全州. 字 馨叔
醫科 李龍錫 次男<姓續>
金尙億 胥. 崔瑞麟 胥<醫先>
醫科. 外. 惠久<醫>

1703.10.7. 義禁府 月令醫員<承>
1717 (肅宗43) 式年試 醫科
* 35世 / 完昌大君派

이진상 李眞相 ?
本貫 未詳
儒醫. 副司勇
1700.5.10. 京中士人. 醫術有名. 任 副司勇<承>
1701.8.5 (肅宗27) 學生. 使之同參議藥<承>

이진상 李鎭常 1791~?
本貫 泰安. 字 汝柱. 改名 李鎭宇
算敎 李思泌 子. 首醫 李以楷 良玄孫
醫科 李文範 親孫. 引儀 金樂敏 胥
醫科. 籌學. 籌別<醫>
1807 (純祖7) 籌學 入格
1816 (純祖16) 計士. 式年試 醫科
* 副護軍 堅系 11世

이진성 李震成 1664~1730(?)
本貫 全州. 字 大卿<參>
籌學 李英俊 子. 通政 金栒 胥<族譜>
揚武原從勳. 同參<參>. 引儀. 察訪
1703.8.29 (肅宗29) 醫官<承>
1704.4.22 (肅宗30) 引儀 除授<承>
1709.12.21. 副護軍 除授<承>
1718.閏8.22. 歸厚別提 除授<先>
1720.7.26. 中部主簿 除授<承>
1722.2.15. 桃源察訪 除授<承>
1726.9.7 (英祖2) 引儀 除授<承>
1726.12.28. 沙斤察訪 除授<承>
1727.2 (英祖3) 沙斤察訪 赴任<先>
1728.7.15. 察訪. 揚武原從 二等 錄勳

1728.12 (英祖4) 沙斤察訪 遞職<先>
1730.8.10 (英祖6) 副司直 除授<承>
1730.11.13. 有頉<承>
* 33世 / 完昌大君派

이진수 李晋秀 1790.7.28~1845.4.29
本貫 全州. 字 稚明
醫科 李鼎德 次男. 雲科 玄啓九 胥
醫科. 外. 通訓<族譜>. 醫正<醫>
1812 (純祖12) 增廣試 醫科
1826.3.13. 義禁府 月令醫員<承>
1845.4.29 (憲宗11) 卒<族譜>
* 40世 / 完昌大君派

이진양 李鎭陽 ?
本貫 全州. 李敏基 子
外醫 李命基 姪. 外醫 李鼎耆 胥
外. 惠徒<完薦>. 惠主. 司果.
1844 (憲宗10) 惠民主簿<李一淵 譯>
1858 (哲宗9) 司果<李一泳 譯>
* 37世 / 長川君派

이진우 李鎭宇 = 이진상 李鎭常

이진욱 李震郁 ?
本貫 未詳
外. 惠主<承>
1746.12.4 惠民署劑藥官. 審藥差送<承>
1750.6.4. 義禁府 月令醫員<承>
1754.6.14. 義禁府 月令醫員<承>
1755.6.12. 院 月令劑藥官<承>
1767.11.28. 義禁府 月令醫員<承>
1777.8.19 (正祖1) 惠民主簿<承>

이진주 李鎭周 = 이병은 李炳殷

이진태 李鎭泰 1787~?
本貫 泰安. 字 子瞻. 改名 李鎭和
畵員 李思集 繼子. 李思運 子
外醫 李潤白 孫. 鄭忠瀚 胥
內醫 鄭行集 孫壻. 崔侖 胥<醫先>
醫科. 外. 醫正<牛峰金 族譜>
1813 (純祖13) 式年試 醫科. 初壯
* 副護軍 堅系 11世

이진하 李鎭夏 = 이병하 李炳夏

이진함 李鎭咸 1806~?
本貫 泰安. 字 子亨. 改名 李炳咸
外醫 李思義 子. 內鍼醫 玄鳳瑞 胥
醫科. 外. 醫正<醫>
1835 (憲宗1) 色掌. 增廣試 醫科
* 副護軍 堅系 11世

이진화 李鎭和 = 이진태 李鎭泰

이진환 李震煥 1698~1750.12.18
本貫 安山. 字 文叔<族譜>
李萬立 長男
外醫 李聖福 從孫. 張# 胥
1744.7.2. 義禁府 月令醫員<承>
1750.4.22. 義禁府 月令醫員<承>
1750.12.18 (英祖26) 卒<族譜>
* 8世 / 承尹公派

이집대 李集大 1706~?
本貫 海州. 同知 李碩弼 次男

外醫 李碩琦 姪. 李東夏 胥

外. 惠直＜姓續＞

1706 (肅宗32) 生＜姓續＞

* 12世 / 侍郎 仁戻系

이징하 李徵夏 1671～1732(?)

本貫 旌善. 譯科 李英立 子

醫科 李義元 孫

金世明 胥＜崔觀泰 醫＞

揚武元從勳. 同參＜參＞

嘉善＜承＞. 宰主. 郡守. 同知

1709.11.23. 副司勇 除授＜承＞

1714.9.11 (肅宗40) 司宰主簿＜承＞

1715.6.1 (肅宗41) 副司果 除授＜承＞

1715.12.26. 護軍 除授＜承＞

1719.4.22 (肅宗45) 加資(通政)＜承＞

1719.4.27. 副護軍 除授＜承＞

1720.11.6. 副司直 除授＜承＞

1721.3.5 (景宗1) 僉知 謝恩＜承＞

1722.6.6 (景宗2)

-＜承＞ 陳奏兼奏請使行 御醫. 賞

1728.7.15. 僉知. 揚武元從 二等 錄勳

1728.7～1728.11. 蔴田郡守＜先＞

1730.2.2 (英祖6) 加嘉善＜承＞

1730.4.20. 同知 除授＜承＞

1732.9.14 (英祖8) 有頉＜承＞

* 延系 6世

이차린 李次麟 ?

本貫 陰城. 字 慶瑞

上護軍 李子棟 子. 內醫 李道元 甥

醫科. 外. 惠直＜姓＞

1699 (肅宗25) 惠久. 增廣試 醫科

이찬 李燦 李纘 1575～1654

本貫 麗州. 字 仲明 號 菊窓 石澗＜參＞

龍宮 居. 李潤壽 次男. 李元忠 孫

儒醫 柳成龍 外姪

同參＜參＞. 正郎. 縣監

1632.6.11 (仁祖10) 旁通醫術 薦＜承＞

1634.8.22. 軍威縣監＜海槎錄＞

1639.10.12. 欲爲招致議藥＜承＞

1639.11.6. 工曹正郎 除授＜承＞

1639.12.13. 金山縣監 下直＜承＞

1642.12.2. 漣川縣監 謝恩＜承＞

* 17世 / 校尉公派 (政堂公派)

이찬 李纘 1651～?

本貫 江陰. 字 述夫 護軍 李彭壽 長男

內醫 李道元 再從姪. 外醫 李尙厚 胥

醫科. 外. 惠主＜醫＞

1682 (肅宗8) 增廣試 醫科

1685.12.25. 惠民署製藥官＜承＞

* 潤孫系 6世

이찬국 李燦國 1731.3.9～1762.12.22

本貫 全州. 計士 李景泓 獨子＜姓續＞

醫科 李景洽 姪. 張興相 胥

外. 醫直＜李益秀 醫＞

1755.2.25. 義禁府 月令醫員＜承＞

1755.6.12. 院 月令劑藥官＜承＞

1761.9.3. 義禁府 月令醫員＜承＞

1762.12.22 (英祖38) 卒＜族譜＞

* 38世 / 完昌大君派

이찬옥 李燦玉 1726.10.30～1757.2.15

本貫 全州. 字 士韞

醫科 李景洽 長男

黃夏臻 胥. 尹命瑞 胥<醫先>

醫科. 外. 醫正<醫>

1747 (英祖23) 判官. 式年試 醫科

1757.2.15 (英祖33) 卒<族譜>

* 38世 / 完昌大君派

이창규 李昌奎 1777~?

本貫 全州. 字 士章

同參<參>. 副司果

1822.7.3. 同參差下. 任 副司果<承>

1832.9.25. 副司果 除授<承>

1838.7.5 (憲宗4) 醫官. 入侍<承>

이창균 李昌均 1864~?

本貫 全州. 字 舜弼. 外醫 李容觀 子

譯科折衝 朴衝玉 胥<完薦>

醫科

1884.9 (高宗21) 閑良. 譯完薦<完薦>

1885 (高宗22) 增廣試 醫科

* 39世 / 完昌大君派

이창륜 李昌倫 ?

本貫 慶州

內鍼 李允馨 四男. 寫字官 洪允英 胥

外. 醫徒<完薦>

1870.10 (高宗7) 典醫生徒<完薦>

* 36世 / 菊堂公派 (靖順公派)

이창비 李昌備 ?

本貫 未詳

外. 惠直<御營>

1845.5.3. 前 惠直. 任 御營廳鍼醫<御營>

이창선 李昌善 1847~?

本貫 泰安. 外醫 李豊基 繼子

外醫 李彦基 子

外醫 崔漢佑 胥<完薦>

外. 惠直<李濟殷 籌>. 引儀

1861.3 (哲宗12) 閑良. 譯完薦<完薦>

1885.11.6 (高宗22) 假引儀<承>

1887.11.30. 兼引儀 除授<承>

1889.11.9 (高宗26) 引儀 除授<承>

* <完薦> 生年記錄

* 建功將軍 仁達系 14世

이창수 李昌修 ?

本貫 未詳

1841.2.17 (憲宗7) 先來 還渡江

-<義州謄錄> 進賀謝恩兼冬至使行醫員

이창수 李昌秀 ?

本貫 全州

醫科

1894 (高宗31) 式年試 醫科

이창언 李昌言 ?

本貫 牙山. 字 子美. 鳳山 居

副司猛 李終男 子

醫科. 外. 醫參<醫>

1513 (中宗8) 前 參奉. 式年試 醫科二位

이창정 李昌庭 1573~1625

本貫 延安. 字 仲蕃. 號 華陰

正言 李澍 子. 李應明 胥

文科. 儒醫. 觀察使

<壽養叢書類輯>(1620年) 著述

1608 (光海卽位) 文科 別試乙科 一位

* 16世 / 太子詹事公派 (三陟公派)

이창우 李昌佑 1791~?

本貫 慶州. 字 聖輔

內鍼 李允馨 三男

內鍼<鍼>. 嘉善

1821.8.28 (純祖21) 內鍼醫 差下<承>

1821.8.29 (純祖21) 副司勇 除授<承>

1832.9.25. 副司果 除授<承>

1854.12.15. 鍼醫廳首醫. 加資<省>

1862.2.29 (哲宗13) 加資<省>

1866.4.7 (高宗3) 醫官. 入侍<承>

* <鍼> 名 "李昌佐" 誤記

* 36世 / 菊堂公派 (靖順公派)

이창좌 李昌佐 1788~?

本貫 慶州. 字 聖翼 內鍼 李允馨 長男

同參 李時聖 來孫<參>

同參. 嘉義<參>. 同知<參>

1808.12.6 (純祖8) 同參 差下<承>

1812.3.29 (純祖12) 同參. 賞<省>

1832.9.25 (純祖32) 副司果 除授<承>

1837.4.16 (憲宗3) 有頉<承>

1858.10.23 (哲宗9) 同參. 加資<省>

1862.2.29 (哲宗13) 加資<省>

* 36世 / 菊堂公派 (靖順公派)

이창하 李昌夏 ?

本貫 慶州. 字 仲茂. 李時明 長男

李雄傑 胥. 吳悌吉 胥<醫先>

醫科. 外. 醫敎<醫>

1702 (肅宗28) 式年試 醫科

1707.3.7. 義禁府 月令醫員<承>

1730.3.14. 義禁府 月令醫員<承>

* 32世 / 菊堂公派 (靖順公派)

이창호 李昌昊 ?

本貫 全州

外醫 李思厚 子. 譯奉 玄應祜 胥

外. 惠直<完薦>

1864.8 (高宗1) 惠民直長<完薦>

* 40世 / 壽春君派

이척 李倜 ?

本貫 陽城. 醫科 李三吉 長男

府使 河滋之 胥<族譜>

外. 醫僉<分門><族譜>

<分門瘟疫易解方>(1542年) 著述 參與

1542 (中宗37) 前 典醫僉正<分門>

1554.12.18. 李文楗 來問藥<黙齋>

1568.8.6 (宣祖1) 柳 訪問<眉巖>

* 13世 / 一侍中派

이천배 李天培 ?

本貫 水原. 李興瑞 子. 計士 張斗星 胥

外. 醫直. 司正<李震煥 譯>

1714.12.21. 副司正 除授<承>

이천식 李天植 1813~?

本貫 全州. 字 圍春<姓續>

算學 李漢升 子. 醫科 李錫禧 曾孫

外醫 金樂九 胥

外. 鍼醫<姓續>. 惠主<李容彬 譯>

1813 (純祖13) 生<姓續>

1872.6 (高宗7) 惠民主簿<完薦>

* 37世 / 完昌大君派

이철기 李澈基 ?
本貫 泰安
同參 李鎭夏 子. 算學 慶憲熙 壻
外. 宣略<敎旨>. 醫奉<李晩善 醫>. 副司果
1875.8 (高宗12) 典醫奉事<完薦>
1880.6.25. 宣略. 行 忠武衛副司果<敎旨>
* 副護軍 堅系 12世

이철명 李哲明 ?
本貫 井邑
內鍼. 東部參奉<鍼>

이철상 李哲相 1846.10.7~1926.6.13
本貫 井邑. 字 聖文
算學 李海斗 次男. 外醫 李鍾善 從孫
計士 韓得周 壻. 李章煥 壻<醫先>
醫科. 籌學. 外. 醫僉<醫>
1860 (哲宗11) 籌學 入格
1864 (高宗1) 增廣試 醫科
1926.6.13. 卒<族譜>
* 24世

이총재 李寵在 = **이용재** 李龍在

이최명 李最明 1698~?
本貫 慶州. 字 而晦
籌學 李命說 子. 內醫 金應壽 壻
算學. 外. 醫久<承>. 引儀<籌>
1736 (英祖32) 算學 入格
1777.8.19 (正祖1) 典醫監醫員<承>·
* 建功將軍 仁達系 12世

이최백 李最白 1750~?
本貫 泰安. 字 季良
醫科 李文夏 子. 外醫 玄載章 壻
醫科. 外. 醫正<醫>
1774 (英祖50) 式年試 醫科 壯元
* 副護軍 堅系 9世

이최수 李最秀 1764~1810
本貫 慶州. 字 幼實. 贊儀 李命存 子
內醫 李世珪 孫. 算學 尹弼殷 壻
醫科. 內. 內正<太>. 司果<豊基秦 族譜>
1789 (正祖13) 式年試 醫科 壯元
1799 (正祖23) 內醫院 入院<太>
1807.4.21 (純祖7) 有頉<承>
* 建功將軍 仁達系 12世

이최수 李最綏 1796~?
本貫 慶州. 字 聖安 通德 李命夔 繼子
司果 李命尹 子. 外醫 李世珪 孫
雲正 方顯國 壻. 外醫 方厚元 孫壻
醫科. 外. 醫正<醫>
1819 (純祖19) 式年試 醫科
* 建功將軍 仁達系 12世

이최인 李最仁 ?
本貫 慶州
醫科 李命洽 子. 吳道鏡 壻
外. 醫直<李彦厚 醫>. 司果
1786. 典醫直長. 司果<李彦厚 醫>
* 建功將軍 仁達系 12世

이최준 李最濬 ?
本貫 慶州

363

內醫 李命鎰 子. 內醫 金光國 胥

外. 醫徒＜八＞

1831. 李彦相 父＜李彦相 籌＞

＊ 建功將軍 仁達系 12世

이춘부 李春敷 1721~?

本貫 慶州. 字 茂弘

武科 李德夏 次男

同參 李時聖 孫＜姓＞

內鍼. 資憲＜鍼＞. 宰主. 僉使. 同知

1749.12.19. 醫人. 內鍼醫差下＜承＞

1749.12.21. 副司果 除授＜承＞

1752.4.29 (英祖28) 副司果 除授＜承＞

1757.10.14. 司宰主簿 除授＜承＞

1759.1.6~61.8.16. 珍島監牧官＜承＞

1762.2.18 (英祖38) 副司果 除授＜承＞

1764.6.11 (英祖40) 副司果 除授＜承＞

1772.9.6 (英祖46) 副司果 除授＜承＞

1773.1.7 (英祖47) 加通政＜承＞

1773.1.12. 副護軍 除授＜承＞

1773.7.19. 加資(嘉善)＜承＞

1773.10.27. 馬梁僉使＜承＞

1775.1.18. 花梁僉使 除授＜承＞

1775.5.17 (英祖51) 加嘉義＜承＞

1776.2.21 (英祖52) 還屬＜承＞

1776.11.20. 同知 除授＜承＞

1776.12.1. 副護軍 除授＜承＞

1777.6.11 (正祖1) 副護軍 除授＜承＞

1778.5.25 (正祖2) 副護軍 除授＜承＞

1787.4.9 (正祖11) 五衛將 除授＜承＞

1787.5.6. 同知 除授＜承＞

1790.6.24 (正祖15) 加資憲＜省＞

＊ 33世 / 菊堂公派 (靖順公派)

이춘양 李春揚 李春陽 1595~1664

本貫 永川. 字 仲新

計士 李睦 子. 鄭彦邦 胥

外醫 金國祥 外孫. 李孝誠 曾孫

醫科. 內. 內正＜太＞

1618 (光海10) 式年試 醫科

1634 (仁祖12) 內醫院入院＜太＞

1635.6.19 (仁祖13) 鄭昌衍 治療＜承＞

1641.12.1. 右議政 姜碩期 治療＜承＞

1651.12.19 (孝宗2) 前 正

-＜推鞫＞ 李孝性 物故關. 刑訊

1651.12.26 (孝宗2) 釋放＜承＞

이춘후 李春厚 1577~?

本貫 淸風. 字 永汝

會寧府使 李鱗 子

醫科. 外

1624 (仁祖2) 式年試 醫科

1644.8.28. 分揀事, 放送之意＜承＞

이충근 李忠根 1838~?

本貫 泰安. 字 孝汝

外醫 李漢朝 子. 外醫 金厚曾 胥

醫科. 內鍼＜承＞. 內＜承＞. 醫僉＜醫＞

1855 (哲宗6) 式年試 醫科

1874.2.14 慶年 孫. 內鍼醫 差下＜承＞

1881.12.23. 鍼醫. 內醫院入院＜承＞

1882.1.25 (高宗19) 御醫差下＜承＞

1885.2.26. 姪 內鍼醫調用＜承＞

1886.10.30. 加差內醫. 陞實＜承＞

1887.10.11. 子 典醫監調用＜承＞

1891.7.14 (高宗28) 賞＜承＞

＊ ＜鍼＞ ＜太＞ 未收錄

* 郡守 嶷系 11世

이충모 李忠謨 1769~?
本貫 全州. 字 道一. 初名 李定謨
外醫 李養直 繼子. 內醫 李維善 三男
譯科同知 李邦曄 胥
醫科. 籌學. 外. 醫正<姓>
1789 (正祖13) 計士. 式年試 醫科
1806 (純祖6) 籌學 入格
1816. 式年試 醫科 參試<醫先>
* 37世 / 完昌大君派

이충식 李忠植 ?
本貫 廣州. 內醫 李悌寅 子
武科 金景瑗 胥<完薦>
外. 醫奉<秦相鍵 醫>. 司果
1846. 都監醫員<綬陵山陵都監儀軌>
1866.6 (高宗3) 惠久. 司果<完薦>
1867 (高宗4) 典醫奉事<秦相鍵 醫>
* 18世 / 廣陵府院君派

이충연 李忠淵 1825~?
本貫 廣州. 字 聖深
引儀 李悌寬 繼子
李悌德 子. 雲前衛 金鎭浩 胥<完薦>
同參<參>. 資憲. 嘉善. 察訪. 知事
1860.6.27 (哲宗11) 醫官. 入侍<藥房>
1862.2.29 (哲宗13) 同參<省>
1867.6.27 (高宗4) 同參. 減下<承>
1871.6.24 (高宗8) 同參 還屬<承>
1875.8 (高宗12) 同參. 司果<完薦>
1876.9.19~9.24. 銀溪察訪<承>
1876.9.24~1879.8.6. 迎華察訪<承>

1879.8.6 (高宗16) 有頉<承>
1881.10.1 (高宗18) 脫喪. 還屬<承>
1887.10.11 (高宗24) 同參. 加資<承>
1890.10.20 (高宗27) 加資<承>
1891.7.14 (高宗28) 同參. 加資<承>
1893.1.29 (高宗30) 知事 除授<承>
1895.4.29. 任 典醫司兼全醫<承>
* 18世 / 廣陵府院君派

이충화 李忠華 ?
本貫 廣州. 內醫 李悌寅 子<姓>
1862.3.12 (哲宗13) 還渡江
-<義州謄錄> 回還冬至兼謝恩使行醫員
* 18世 / 廣陵府院君派

이취하 李就夏 ?
本貫 安山. 外醫 李東燮 子
丁良佑 胥<崔恒鎭 醫>
外. 惠主<承>
1777.8.19 (正祖1) 惠民主簿<承>
* 10世 / 寶英公派

이치영 李致榮 ?
本貫 全州. 惠主 李桓 次男<姓續>
外. 惠直<完薦>
* 39世 / 完昌大君派

이침 李琛 ?
本貫 安德. 字 獻父
宣敎郎 李明善 子
醫科. 外. 醫直<醫>
1513 (中宗8) 前 直長. 式年試 醫科二位

이칭수 李稱守 李稱壽 ?

本貫 陽城. 字 子均

同知 李拱 庶子. 內醫 李引錫 從孫

醫科. 外. 審藥

1497.7.3. 庶子. 上言乞赴醫科<實>

1498 (燕山4) 式年試 醫科

1504.9.8 (燕山10) 京畿審藥<實>

1506.9.6. 淑媛 族親 定屬兩界極邊<實>

1514.9.10. 甲山 配中<實>

* 12世 / 一侍中派

이탁 李鐸 ?

本貫 安山. 字 善汝<族譜>

外醫 李彦謙 次男

李恒謙 繼子. 邊# 胥

1824.11.19. 義禁府 月令醫員<承>

* 13世 / 副護軍派

이태규 李泰葵 1693~?

本貫 全州. 字 而陽

訓主 李俊發 子. 醫科 李泰芳 弟

朴東彦 胥. 李大華 孫

醫科. 外

1719 (肅宗45) 增廣試 醫科

1723.8.3. 義禁府 月令醫員<承>

1731.8.11. 義禁府 月令醫員<承>

* 嘉善 禮信系 4世

이태령 李台齡 ?

本貫 全州<安聖輔 醫>

內鍼<承>. 紙別. 副司勇

1733.9.4 (英祖9) 治腫廳針醫

-<承> 內鍼醫 差下. 副司勇 除授

1738.10.10. 造紙別提 除授<先>

1742.7.5 (英祖15) 入侍<承>

* <鍼> 未收錄

이태방 李泰芳 1687~?

本貫 全州. 字 而春

訓別 李俊發 子. 李厚載 胥

醫科. 外. 醫正<姓>

1713 (肅宗39) 醫久增廣試 醫科

1717.7.1. 義禁府 月令醫員<承>

* 嘉善 禮信系 4世

이태섭 李泰燮 ?

本貫 未詳

1723.4.28 (景宗3) 救療醫員<承>

이태원 李泰遠 1711~1769

本貫 未詳. 字 來吉

同參. 崇祿<參>. 僉使. 府使. 知事

1748.6.22 (英祖24)

-<承> 學生. 天文學兼教授 除授

1748.7.7 (英祖24) 副司勇 除授<承>

1750.11.21. 前 教授. 同參差下<承>

1750.11.25 (英祖26) 司果 除授<承>

1751.閏5.5 (英祖27) 加資(通政)<承>

1751.閏5.6. 副護軍 除授<承>

1751.7.19~8.14. 所斤僉使<承>

1751.8.14~9.26. 花梁僉使<承>

1751.9.26 (英祖27) 僉知 除授<承>

1752.10.27 (英祖28) 加嘉善<承>

1752.12.20. 同知 除授<承>

1753.4.17~1754.7.30. 果川縣監<先>

1754.8.8 (英祖30) 副護軍 除授<承>

1755.8.9~1756.1.13. 同知 <承>

1756.9.16 (英祖32) 加嘉義 <承>

1758.12.11. 副護軍 除授 <承>

1759.1.2 (英祖35) 加資憲 <承>

1759.3.20~3.26. 知事 <承>

1759.3.26~1761.4.2. 高陽郡守 <承>

1759.6.17. 郡守. 加資(正憲) <承>

1761.4.7 (英祖37) 加資(崇政) <承>

1762.8.9~1764.3. 加平郡守 <承>

1764.3.30 (英祖40) 副護軍 除授 <承>

1765.12.22. 通津府使 除授 <承>

1766.1.14 (英祖42) 副護軍 除授 <承>

1766.2.1. 加崇祿 <承>

1766.5.8. 淳昌郡守 <承>

1766.5.8. 利川府使 除授 <承>

1767.3.12. 副護軍 除授 <承>

1767.11.11 (英祖43) 有頉 <承>

이태인 李泰仁 1560~?

本貫 泰安. 字 德寬. 號 杏村

籌學 李壽千 子. 李國禎 胥

醫科. 亨難元從勳. 翼社元從勳

外. 惠主 <醫>

1606 (宣祖39) 增廣試 醫科

1614.7.18. 醫員. 亨難元從 三等 錄勳

1614.10.29 醫員. 翼社元從 三等 錄勳

1638.8.17 (仁祖16) 惠民署醫員 <承>

* 竣系 5世

이태저 李泰著 1698~?

本貫 全州. 字 而顯

訓別 李俊發 子. 李東英 胥

醫科. 外. 惠主 <醫><姓>

1720 (肅宗46) 式年試 醫科 壯元

* 嘉善 禮信系 4世

이태증 李泰增 ?

本貫 未詳

外. 審藥

1723.11.18. 院 月令劑藥官 <承>

1727.6. 內醫院 月令劑藥官 <承>

1729.10.28. (咸鏡)北兵營審藥 <承>

1740.2.12. 義禁府 月令醫員 <承>

1751.6.17. 義禁府 月令醫員 <承>

이태하 李泰夏 1724~?

本貫 全州. 字 士鎭. 李宜春 子

醫科. 外. 醫教 <醫>

1768 (英祖44) 久任. 式年試 醫科

1777.8.19 (正祖1) 典醫監醫員 <承>

* 35世 / 長川君派

이태형 李泰亨 1659~?

本貫 慶州. 字 子和

同參 <參>. 歸別. 畜別. 饔奉

1702.閏6.29. 歸厚別提 除授 <先>

1714.1.12 (肅宗40) 副司果 除授 <承>

1714.12.21. 副司直 除授 <承>

1715.3.3. 司畜別提 除授 <承>

1721.9.25. 順陵參奉 除授 <承>

1723.8.10. 司饔奉事 除授 <承>

1724.7.17 (景宗4) 資直 除授 <承>

이택로 李宅魯 ?

本貫 全州

外醫 李東哲 子. 醫科 趙鳴玉 胥 <姓>

外. 惠主<完薦>

1861.3 (哲宗12) 惠民生徒<完薦>

1866.6 (高宗3) 惠民參奉<完薦>

1870.10 (高宗7) 惠民主簿<完薦>

1878.6 (高宗12) 惠民主簿<完薦>

이택모 李宅謨 1765~?

本貫 全州. 字 君範. 改名 李完謨

內醫 李維善 次男. 金漢慶 胥<醫先>

醫科. 籌學. 外. 醫正<醫>

1795 (正祖19) 式年試 醫科

1813 (純祖13) 籌學 入格

1813.2.24. 義禁府 月令醫員<承>

* 37世 / 完昌大君派

이택주 李宅柱 1804~?

本貫 全州. 字 聖安

醫科 李浩昇 子. 武科萬戶 秦東顯 胥

醫科. 外. 醫敎<醫>

1837 (憲宗3) 色掌. 式年試 醫科

* 37世 / 完昌大君派

이파 李坡 ?

本貫 泰安

醫科 李泰仁 次男. 賓主 李迂峽 胥

亨難元從勳. 外. 惠主<李時亮 醫>

1614.7.18. 醫員. 亨難元從 三等 錄勳

1662.11.24. 任 慶尙審藥<上>

* 竣系 6世

이팽년 李彭年 ?

本貫 仁川. 字 伯老 副司果 李小南 子

醫科. 外. 醫參<醫>

1513 (中宗8) 前 參奉. 式年試 醫科三位

이풍기 李豊基 ?

本貫 泰安

籌學 李鎭浩 子. 同參 金漢雋 胥

外. 惠敎<完薦><李濟殷 籌>

1861.3 (哲宗12) 惠民敎授<完薦>

* 副護軍 堅系 13世

이필 李泌 = **이흡** 李洽

이필 李佖 1627~1689

本貫 全州. 字 子儀. 墓 通津

慶昌君 珘 子. 宣祖 孫

宗室. 昌城君. 藥醫. 懸祿

都摠管. 惠民提調

1650.6.13. 昌城正 除授<承>

1660.5.11. 慈候平復. 議藥. 賞<承>

1662.12.2. 昌城都正. 醫術頗精<承>

1674.2.20. 慈殿患候, 入侍議藥<實>

1674.8.18. 顯宗 卒에 入侍<實>

1679. 加懸祿<墓碣>

1688.11.2. 惠民提調 除授<實>

* 32世 / 慶昌君派

이필기 李弼琦 ?

本貫 星州

醫科 李復圭 子. 計士 李惟鍾 胥

外. 醫直<李德求 醫><完薦>

1834 (純祖34) 典醫直長<李德求 醫>

* 17世 / 文烈公派 (廣平君公派)

이필하 李苾夏 1681~1739.3.2

本貫 全州. 字 君寶

籌教 李耈民 長男<姓續>

計士 玄百源, 計士 崔碩堅 胥<醫先>

醫科. 算學

康熙 算學 入格

1702 (肅宗28) 式年試 醫科

1739.3.2 (英祖15) 卒<族譜>

* 34世 / 完昌大君派

이필호 李弼鎬 1788~?

本貫 星州. 字 君京

內醫 李玄圭 繼子

李錫圭 子<姓> 趙是亨 胥<秦斗煥 醫>

內鍼. 通政<鍼>. 僉知

1807.4.19 (純祖7) 內鍼醫差下<承>

1808.9.25 (純祖8)

-<承> 進賀·謝恩 兼冬至使行 御醫

1820.2.29 (純祖20) 加資(通政)<承>

1821.2.10 (純祖21) 僉知 除授<承>

1821.8.28. 有頉<承>

1823.10.2. 還屬. 副護軍 除授<承>

1824.閏7.11~7.28. 五衛將<承>

1824.閏7.14 (純祖24) 僉知 除授<承>

1834.11.13. 入侍<承>

* 17世 / 文烈公派 (廣平君公派)

이필환 李必桓 ?

本貫 安山

外醫 李漢弼 子. 外醫 卞峻 胥

外. 惠參<完薦>

1893.8 (高宗30) 惠民參奉<完薦>

* 15世 / 折衝將軍派

이하석 李河錫 1784~?

本貫 全州. 字 景臨, 星來. 廣州 居

同參 李命運 子

進士. 同參. 氷庫別提<參>. 監牧

1819 (純祖19) 式年試 進士 壯元

1821.8.7 (純祖21) 獄參 除授<承>

1822.6.25. 宗廟副奉事 除授<承>

1824.12.22. 繕工主簿 除授<承>

1838.4.15 前 察訪. 加設同參 差下<省>

1845.12.29 (憲宗11) 羅州監牧官<省>

1849.6.19 (哲宗卽位) 靈光 定配<省>

1850.7.2 (哲宗1) 釋放<省>

이하손 李夏孫 ?

本貫 延安

兵曹參議 李仁文 庶次男<族譜>

內. 內正<太>

* 11世 / 太子詹事公派 (內醫正公派)

이하창 李夏昌 ?

本貫 永川

譯科 李興佐 子. 李載白 胥

李枝郁 孫. 內醫 李春揚 玄孫

外. 醫直<李長復 譯>

1786 (正祖10) 典醫直長<李長復 譯>

이학무 李學懋 ?

本貫 全州. 譯直 李熙翼 父

外. 惠參<完薦>

* 39世 / 長川君派

이학선 李學善 ?

本貫 全州

雲正 李信謨 子. 外醫 李希豊 孫

369

外. 惠主<李好善 醫>
1885 (高宗22) 惠民主簿<李好善 醫>
* 38世 / 完昌大君派

이학수 李學修 ?
本貫 未詳
1818.1.8. 義禁府 月令醫員<承>

이학증 李學曾 1864.6.18~1807.3.12
本貫 安山. 字 聖甫
外醫 李元實 長男. 李寅綱 胥
外. 醫奉<李漢圖 雲><八>
1807.3.12 (純祖7) 卒<族譜>
* 12世 / 折衝將軍派

이학행 李學行 1772.11.4~1821.8.16
本貫 安山. 字 聖郁<族譜>
外醫 李元實 子. 林得茂 胥
外. 醫直<八>
1821.8.16 (純祖21) 卒<族譜>
* 12世 / 折衝將軍派

이학호 李鶴浩 1850.4.11~1934.11.17
本貫 平昌. 號 翠
太. 通政<承>. 奏四等. 軍部主事
1901.11.11 任 軍部主事 判六等<大韓>
1902.10.20 (光武6) 陞六<大韓>
1903.3.22. 兼典醫. 加通政<承>
1903.5.21. 任 典醫補 敍 判四等<承>
1903.12.20. 任 典醫 敍 奏六等<承>
1905.2.20. 任 院典醫. 陞 奏四等<承>
1914.3.14. 醫生免許 113號 發給<總>
1934.11.17. 卒<總>

* <太> 未收錄

이한경 李漢慶 1811~?
本貫 安山. 字 善有
同參 李顯養 子. 雲正 玄啓運 胥
醫科. 領率. 同參<參>. 內<太>
資憲<族譜> 醫正<醫>
內正<繼後>. 縣監. 僉知
1835 (憲宗1) 增廣試 醫科
1864.3.20 (高宗1) 醫官. 入侍<承>
1866.4.13 (高宗3) 內醫院入院<承>
1866.4.14. 御醫差下<承>
1870.5.30 (高宗7) 副司正. 陞實<承>
1872.10.9 (高宗9) 內醫正<繼後謄錄>
1876.1.16 (高宗13) 加通政<承>
1876.2.11~17 (高宗14) 五衛將<承>
1876.2.17. 僉知 除授<承>
1876.11.17~79.6.27. 積城縣監<承>
1877.2.2 (高宗15) 領率 差<承>
1878.2.28 (高宗16) 加嘉善<承>
1879.6.27~80.12.15 陽川守<承><省>
1879.12.21 (高宗16) 加資(嘉義)<承>
1880.12.18 (高宗18) 護軍 除授<承>
1881.7.11 (高宗19) 加資(資憲)<承>
* 14世 / 折衝將軍派

이한백 李翰白 ?
本貫 安山. 司果 李寶元 長男
保社元從勳. 外. 惠主<族譜>
1694.5. 前 奉事. 保社元從 三等 錄勳
1697.2.3 (肅宗23) 南兵營審藥<承>
* 8世 / 主簿公派

이한식 李漢植 1795~1860(?)

本貫 安山. 字 汝貞<鍼>. 德哉<族譜>

李仁養 長男. 外醫 李允夏 玄孫

雲奉 李仁桓 胥

內鍼<鍼>

1842.8.10. 內鍼醫 差下<藥房>

1860.7.14 (哲宗12) 鍼醫. 有頉<藥房>

* 14世 / 折衝將軍派

이한신 李漢臣 1759~?

本貫 慶州. 字 汝實

同參<參>. 崇祿<參>. 郡守. 知事

1801.4.11~4.16 (純祖1) 慶熙將<承>

1801.4.13 (純祖1) 同知 除授<承>

1807.12.9. 嘉善. 外醫. 同參差下<省>

1809.9.12~9.13. 永同縣監<承>

1809.9.13~9.20. 振威縣令<承>

1809.9.20~1812.6. 朔寧郡守<承>

1810.10.19 (純祖10) 加嘉義<承>

1811.1.18 (純祖11) 加資憲<承>

1812.3.29 (純祖12) 加資(正憲)<承>

1812.6.29~8.16. 知事<承>

1812.8.19. 大護軍 除授<承>

1812.10.8 (純祖12) 加崇政<承>

이한유 李漢維 1833.7.10~1863.8.7

本貫 安山. 字 國源

外醫 李憲養 次男. 通政 全孝訥 胥

醫科. 內. 內正<太>

1855 (哲宗6) 式年試 醫科

1856 (哲宗7) 內醫院入院<太>

1863.8.7 (哲宗14) 卒<族譜>

* 14世 / 折衝將軍派

이한재 李漢宰 1865.12.8~1931.1.20

本貫 全州. 改名 李洵宰. 京 居

太. 通政<承>. 奏四等

1895.4.7 (高宗32) 敍 判六等<大韓>

1895.11.17. 任 典醫司典醫補<承>

1896.1.1 (高宗33) 敍 判五等<大韓>

1897.6.19. 從七品. 典醫補. 賞<承>

1897.10.8 (光武1) 陞六<承>

1898.7.30 (光武2) 陞敍<承>

1902.3.29 (光武6) 加通政<承>

1903.3.22 (光武7) 陞敍<承>

1903.閏5.12. 任 太醫院典醫<承>

1903.7.6 (光武7) 敍 奏六等<大韓>

1903.9.16. 陞 一等(奏五等)<承>

1905.2.20. 通政. 任 太醫院典醫<承>

1905.3.23 (光武9) 陞 一等<大韓>

1905.12.19. (光武9) 改名 洵宰<承>

1914.3.7. 醫生免許 62號 發給<總>

1931.1.20. 卒<總>

* <太> 未收錄

이한조 李漢朝 ?

本貫 泰安. 李益年 子

內醫 李慶年 姪. 內醫 李圭南 胥

外. 醫奉<李忠根 醫><完薦>

1855 (哲宗6) 典醫奉事<李忠根 醫>

* 郡守 嶷系 10世

이한종 李漢宗 1825~1875(?)

本貫 泰安. 字 聖秩

內醫 李慶年 子. 譯科 邊稙 胥

醫科. 內<太>. 醫奉<醫>. 內正<醫>

1846 (憲宗12) 式年試 醫科

1862.1.4. 黃海兵營審藥＜黃海兵＞

1862.7.10. 黃海兵營審藥＜黃海兵＞

1862 (哲宗13) 內醫院入院＜太＞

1869.9.9 (高宗6) 前 正. 還屬＜承＞

1874.6.21. 掌務官. 外職除授＜省＞

1875.12.27 (高宗12) 有頉＜承＞

＊ 郡守 嶷系 10世

이한진 李漢鎭 ＝ **이영진** 李英鎭

이한철 李漢喆 ？

本貫 未詳

1811.5.14. 義禁府 月令醫員＜承＞

1812.4.13. 義禁府 月令醫員＜承＞

이한필 李漢弼 ？

本貫 安山

外. 惠參＜完薦＞

＊ 14世 / 折衝將軍派

이한흥 李漢興 ？

本貫 未詳

1759.12.16. 義禁府 月令醫員＜承＞

1762.4.2. 義禁府 月令醫員＜承＞

이함 李涵 1696～？

本貫 廣州. 字 士容. 通政 李東白 子

醫科 李浹 從兄弟. 武科 鄭昌彧 胥

醫科. 外. 惠主＜醫＞

1723 (景宗3) 式年試 醫科 壯元

1725.2.13. 義禁府 月令醫員＜承＞

1727.2.5. 義禁府 月令醫員＜承＞

＊ 14世 / 廣陵府院君派

이해 李獬 ？

本貫 未詳

靖國原從勳. 外. 主簿＜錄券＞

1507.4.20. 主簿. 靖國原從 三等 錄勳

이해 李楷 ？

本貫 全州. 京 居

護軍 李彦恒 次男＜姓續＞. 李景哲 胥

內鍼＜鍼＞. 司勇＜李大榮 醫＞

1658.7.27. 在京. 內鍼醫로 薦擧＜承＞

1659.1.10 (孝宗10) 內鍼醫差下＜承＞

1663.7.5 (顯宗4) 副司勇 除授＜承＞

＊ 38世 / 完昌大君派

이해성 李海盛 1853.4.3～1946

本貫 井邑. 字 聖涵

籌教 李鍾黃 三男. 籌教 李尙燦 胥

籌學. 同參＜承＞. 通政. 奏四等. 郡守

1853.4.3 (哲宗4) 生＜總＞

1880.9.30. 外醫. 同參差下＜承＞

1880.10.6 (高宗17) 副司勇 除授＜承＞

1886 (高宗23) 籌學 入格

1892.6.22 (高宗29) 副司果 除授＜承＞

1903.12.20～07.3.15 抱川郡守＜承＞

1904.3.26 (光武8) 加通政＜承＞

1907.3.15～12.13 (隆熙1)

-＜承＞＜皇城＞ 和順郡守. 奏四等

1907.12.13. 任 南海郡守. 四等＜皇城＞

1914.2.7. 醫生免許 77號 發給＜總＞

1946. 卒＜族譜＞

＊ ＜參＞ 未收錄

＊ 23世

이해승 李海昇 1854~?
本貫 井邑. 字 致日
內醫 李鍾林 繼子. 李鍾彬 子<族譜>
醫科 卜壽崙 胥
醫科
1866.6 (高宗3) 童蒙. 譯完薦<完薦>
1882 (高宗19) 增廣試 醫科
* 23世

이해창 李海昌 1841.閏3.14~1917.3.21
本貫 井邑. 字 士言<族譜>
籌敎 李鍾黃 次男. 金學一 胥<族譜>
同參<省> 嘉善<大韓> 奏三等. 郡守
1871.6.18. 外醫. 同參 差下<承>
-<大韓> 效力副尉 副司勇
1876.12. 宣略. 副司果<大韓>
1877.7. 宣略. 副護軍<大韓>
1879.8.10 通訓. 迎華察訪<承><大韓>
1879.12.21~1880.4.6. 始興縣令<承>
1880.4.6. 抱川縣監 除授<省>
1881.12.23 (高宗18) 加通政<承>
1882.1.2~12.29. 加平郡守<承>
1882.12.29~83.12.12. 高陽郡守<承>
1883.12.12~89.1.30. 麻田郡守<承>
1889.1.30~90.5 漣川縣監<省><大韓>
1892.6.22 (高宗29) 副護軍 除授<承>
1895.4.29. 任 典醫司兼典醫<承>
1898.7.30 (光武2) 兼典醫. 陞敍<承>
1902.1.28. 通政. 院典醫 遞職<承>
1902.1.28. 任 太醫院典醫補<承>
-<大韓> 判四等
1903.5.21~05.10.19. 寶城郡守<承>
-<大韓> 奏五等

1905.10.19~1907.6.7. 富平郡守<承>
1906.10.1 (光武10) 陞 奏三等<大韓>
1907.1.21 (光武11) 加嘉善<大韓>
1914.3.14. 醫生免許 178號 發給<總>
1917.3.21. 卒<實>
* <參> 未收錄
* 23世

이행눌 李行訥 1740~?
本貫 慶州. 字 幼敏. 李仁敷 子
同參 李時聖 曾孫. 朴景郁 胥<姓>
同參<參>. 司果
1773.5.17 首醫 時聖孫 同參差下<承>
1773.5.18 (英祖49) 副司果 除授<承>
1775.10.17 (英祖51) 司果 除授<承>
1781.閏5.3 (正祖5) 副司果 除授<承>
1798.2.8. 設店採銀. 削名該廳<承>
1798.4.21. 嚴刑減死定配<省>
1801.3.4 (純祖1) 還屬<承>
1805.2.28 (純祖5) 醫官. 入侍<省>
* 34世 / 菊堂公派 (靖順公派)

이행진 李行進 ?
本貫 廣州. 醫科 李浹 子
外. 醫直<姓續>
* 15世 / 廣陵府院君派

이헌 李軒 ?
本貫 未詳
典醫. 醫副正<實>
1412.6.23 (太宗12) 副司直. 賞<實>
1413.6.7 (太宗13) 藥房醫員<實>
1413.8.12. 典醫主簿. 賞<實>

1416.10.21 (太宗16) 典醫判官<實>

1418.6.22 (太宗18) 典醫副正<實>

이헌길 李獻吉 1738.8.25~1784.4.29

本貫 全州. 字 夢叟. 蒙叟

李嚞煥 門人. 李基煥 子. 鄭彦祺 胥

<麻疹奇方> 著述

1775 (英祖51) 麻疹治療 名聲

1784.4.29 (正祖8) 卒<族譜>

* 37世 / 德泉君派

이헌백 李憲白 ?

本貫 未詳

外. 醫久<承>

1777.8.19 (正祖1) 典醫監醫員<承>·

이헌양 李憲養 1804.7.1~1879.7.26

本貫 安山. 字 景章<八>

外醫 李學行 次男. 醫科 鄭暹 胥

外. 通政. 腫教<八>. 僉知

1842 (憲宗8) 陞<八>

1848. 腫教. 僉知<李漢紀 譯>

1855.8.30. 分長興主簿. 賞<省>

1857.6. 前 瓦別. 監董. 賞<省>

1872.10.9 (高宗9) 前 主簿<繼後>

1879.7.26 (高宗16) 卒<族譜>

* 13世 / 折衝將軍派

이헌우 李憲愚 ?

本貫 未詳

同參<承>. 瓦別. 監祭. 郡守

1879.12.21 (高宗16) 幼學. 入診<承>

1879.12.21~25 昭寧園守奉官<承>

1879.12.26. 瓦署別提 除授<承>

1880.4.26~12.20. 義禁府都事<承>

1880.12.20. 始興縣令 除授<承>

1881.2.26. 身病. 未赴任遞職<承>

1881.3.13. 前 縣監. 同參 差下<承>

1882.8.28 (高宗19) 同參 減下<承>

1883.12.8 (高宗20) 還屬<承>

1883.12.10. 副司勇 除授<承>

1886.4.18. 尙瑞主簿 除授<承>

1886.5.20 (高宗23) 監察 除授<承>

1886.11.25~87.5.18. 舒川郡守<承>

1887.5.18. 和順縣監 除授<承>

1888.2.16~1889.2.21. 長水縣監<承>

1890.1.6 (高宗27) 釋放<承>

1890.4.14. 蕩滌. 同參 還屬<承>

1891.7.14. 守令待窠首先擬入<承>

* <參> 未收錄

이현 李炫 1869~?

本貫 江陰. 字 明仲

雲直 李升模 子. 醫科 李洽 親孫

醫科. 外. 醫主<醫>

1882 (高宗19) 增廣試 醫科

* 潤孫系 12世

이현규 李玄圭 1741~1804

本貫 星州. 字 錫汝

譯科 李性恭 長男

內醫 李萬祥 孫. 譯主 金弘鎭 胥

醫科. 內<太>. 通政<承>. 醫僉. 僉知

1762 (英祖38) 式年試 醫科

1764.8.10 (英祖40) 典醫僉止<承>

1769.12.18. 禮賓參奉 除授<承>

1771.2.17. 軍資奉事 除授 <承>

1772.1.28~2.12. 禧陵直長 <承>

1772.2.12 (英祖48) 盈直 除授 <承>

1777.8.19 (正祖1) 典醫監醫員 <承>

1786 (正祖10) 內醫院入院 <太>

1790.6.24. 加通政. 御醫 陞差 <承>

1793.12.7. 加設僉知 除授 <承>

* 16世 / 文烈公派 (廣平君公派)

이현기 李絢基 1826~?

本貫 泰安. 字 君素

計士 李鎭中 繼子

籌學 李鎭宇 子. 計士 洪宜健 胥 <等>

籌學. 外. 醫直 <完薦>

1839 (憲宗5) 籌學 入格

1864.8 (高宗1) 典醫參奉 <完薦>

1875.8 (高宗12) 典醫直長 <完薦>

* 副護軍 堅系 12世

이현무 李顯懋 ?

本貫 全州. 雲科 李熙奎 父

外. 惠主 <李命健 譯> <完薦>

1858 (哲宗9) 惠民直長 <李熙奎 譯>

* 39世 / 長川君派

이현석 李顯錫 = 이순근 李淳根

이현손 李賢孫 ?

本貫 定山. 京 居. 李長命 子

醫科. 外. 醫直 <醫>

1543 (中宗38) 前 直長. 式年試 醫科

이현양 李顯養 1783~1852

本貫 安山. 字 敬直. 宜卿 <參>

號 谷靑 . 初名 光秀

雲直 李在祐 子. 司正 金景瀚 胥

醫科. 同參. 通政 <參>

醫僉 <醫>. 察訪. 僉知 <醫>

文集 <谷靑冗語>

1803 (純祖3) 增廣試 醫科

1813.1.6. 義禁府 月令醫員 <承>

1817.9.21. 義禁府 月令醫員 <承>

1820.12.11 (純祖20) 六曹醫員. 上 <褒貶>

1821.6.13 (純祖21) 六曹醫員. 上 <褒貶>

1821.9.25 同參差下. 副司果 除授 <承>

1832.9.25. 副司果 除授 <承>

1842.7.22 (憲宗8) 迎華察訪 <省>

* 13世 / 折衝將軍派

이현충 李顯忠 1753~?

本貫 未詳. 字 晦而. 同參 李泰遠 孫

同參 <承>. 獄主. 察訪

1771.11.19 (英祖47) 同參 差下 <承>

1782.8.6. 前 司勇. 同參 差下 <承>

1784.3.30 (正祖8) 副司果 除授 <承>

1787.6.22. 典獄主簿 除授 <承>

1789.10.13~1792.1. 平丘察訪 <承>

* <參> 未收錄

이협 李浹 1696~?

本貫 廣州

禦侮 李東耆 子. 譯正 朴敦成 胥

醫科. 外. 醫正 <醫>

1722 (景宗2) 增廣試 醫科

1726.2.9. 義禁府 月令醫員 <承>

1727.3.4. 義禁府 月令醫員 <承>

* 14世 / 廣陵府院君派

이형기 李亨基 1777.7.20～1842.10.9

本貫 安山. 字 善汝. 初名 李榮基

外醫 李德弘 子. 醫科 李安基 弟

計士 李白圭 胥. 雲直 趙弘毅 胥

醫科. 內. 嘉善 <八>

醫直 <完薦>. 同知 <太>

1803 (純祖3) 增廣試 醫科

1815 (純祖15) 內醫院入院 <太>

1817.4.30. 御醫差下 <承>

1821.6.29. 有頉 <承>

1823.8.1. 副司果 除授 <承>

1824.6.20. 還屬 <承>

1830.11.15 (純祖30) 加通政 <承>

1830.12.2. 副護軍 除授 <承>

1831.3.23 (純祖31)

-<承> 陳奏兼奏請使行 御醫. 加嘉善

1834.11.25. 純祖 卒. 金甲島定配 <承>

1837.2.27 (憲宗3) 定配 釋放 <承>

1842.10.9 (憲宗8) 卒 <族譜>

* 12世 / 蕡英公派

이형수 李亨守 李亨壽 ?

本貫 陽城. 同知 李拱 庶子

醫科 李稱守 弟 <族譜>

外. 啓功郎. 醫直 <李葉 醫>

1506.9.6. 淑媛 族親 定屬兩界極邊 <實>

1512.8.7. 甲山 賊變 一等軍功 <實>

1514.9.10. 甲山 配中 <實>

* 12世 / 一侍中派

이형석 李澄錫 = 이순근 李淳根

이형식 李亨植 ?

本貫 金城. 外醫 李養浩 子

外. 惠參 <姓續>

* 郡守 獻同系 9世

이형원 李馨遠 1611～?

本貫 全州. 字 近榮

漢城判官 李鶴林 庶子

折衝 趙德潤 胥

醫科. 外. 醫判 <醫>

1627 (仁祖5) 式年試 醫科

1648.12.20 (咸景)北兵使審藥 任 <承>

* 32世 / 溫寧君派

이형은 李亨誾 1802～?

本貫 慶州. 字 綱哉. 改名 李裕誾

內醫 李彥厚 繼子. 醫科 李彥邦 子

內醫 金近源 胥

醫科. 外. 醫判 <醫>

1835 (憲宗1) 色掌. 增廣試 醫科

* 建功將軍 仁達系 14世

이형익 李馨益 李亨翼 ?

本貫 全州. 初名 李亨翼. 大興 生

禦侮 李元白 子

寧國元從勳 內鍼 <鍼> 嘉義 饔主. 府使

1632.11.6. 內鍼醫 薦. 不允 <承>

1633.1.7. 內鍼醫 差下 <承>

1637.2.29. 主簿. 胡亂扈從錄 <承>

1639.8.6 (仁祖17) 饔主 除授 <承>

1642.11.2～1644.4. 龍仁縣令 <先>

1643.5.21 (仁祖21) 加通政 <承>
1644.10.22. 西部參奉 除授 <承>
1645.8.11~48.1.30. 富平府使 <先>
1645.8.20. 府使. 寧國元從 一等 錄勳
1648.1.6~49.5. 嘉善. 金浦郡守 <先>
1649.6.23. 仁祖 卒. 慶源府 定配 <承>
1651.1.26 王大妃危重 治療目 放 <承>
1653.閏7.21 (孝宗4) 加資 <承>
1657.11.4~11.6 (孝宗8) 五衛將 <承>
1660.3.18 (顯宗1) 副護軍 除授 <承>
* <鍼> "嘉善" 誤謬

이형진 李馨鎭 1776~?
本貫 海州. 字 致元
外醫 李廷鳳 繼子
譯科 李廷龍 次男 <姓續>. 金彦基 胥
韓壽海, 方有直 胥 <醫先>
醫科. 外. 醫判 <醫>
1810 (純祖10) 式年試 醫科
* 15世 / 侍郎 仁戻系

이형풍 李亨豊 1827~?
本貫 慶州. 字 大中. 改名 李裕豊
察訪 李彦周 子. 醫科 李彦邦 姪
進士 安東昇 胥
醫科. 籌學. 外. 醫判 <醫>
1847 (憲宗13) 籌學 入格
1858 (哲宗9) 計士. 式年試 醫科
* 建功將軍 仁達系 14世

이혜정 李蕙汀 李惠汀 ?
本貫 全州. 字 芳叔 <壯襄>
李重吉 子. 金義龍 胥

醫科. 宣武元從勳. 內. 通政 <實>
衣主 <太>. 僕主 <太>. 僉知 <醫>
1588.1. 宣教郎. 咸鏡北審藥 <壯襄>
1591 (宣祖24) 式年試 醫科
1605.4.16. 判官. 宣武元從 三等 錄勳
1616. 通訓. 內醫直長 <李商尹 進>
1619.9.6. 御醫陞 東班實職 除授 <實>
1619.12.13. 御醫. 加資(通政) <實>
* 31世 / 孝寧大君派

이호건 李浩健 1794~?
本貫 全州. 字 稚行
算學 李惟鍾 次男 <姓續>
首醫 李惟鐸 姪
內醫 方孝民 外孫. 計士 洪履祿 胥
醫科. 外. 醫判 <醫>
1825 (純祖25) 式年試 醫科 壯元
* 36世 / 完昌大君派

이호검 李好儉 ?
本貫 雪城. 李陽臣 子
內. 嘉善 <太>. 內正 <承>. 護軍
1619.12.13. 侍藥廳 掌務官. 賞 <實>
1634. 前 正 <迎接都監米麵色儀軌>
1637.4.10 (仁祖15) 內醫正 <承>
1639.10.16~11.8. 瀋陽陪從醫官 <東>
1643.4.6. 護軍. 職牒還給 <承>
1644.2.19~1645.2. 瀋陽陪從 <東>
1645.8.9 (仁祖23) 御醫. 賞 <承>
* 順禎系 3世

이호근 李浩近 1805~?
本貫 全州. 字 季仁

首醫 李惟鐸 子. 盈主 安國衡 胥
醫科. 外. 醫正<醫>
1827 (純祖27) 增廣試 醫科. 初壯
* 36世 / 完昌大君派

이호긍 李浩兢 1775~?
本貫 全州. 字 士元. 初名 李永殷
計士 李惟俊 長男<姓續>
醫科 李浩昇 兄. 醫科 鄭桓復 胥
醫科. 內. 通政<醫先>. 醫僉<承>
內正<承>. 僉知<太>
1809 (純祖9) 增廣試 醫科. 初壯
1818.3.24. 義禁府 月令醫員<承>
1822.7.8. 義禁府 月令醫員<承>
1822.12.4. 前 醫僉. 內醫院入院<承>
1826.5.1. 有頉<承>
1830.9.8 前 正. 還屬<承>
1836.4.5 (憲宗2) 加通政<承>
* 36世 / 完昌大君派

이호덕 李浩悳 ?
本貫 全州
外. 醫奉<邊埈 譯>. 引儀. 東部令
1866.12.11 (高宗3) 假引儀 除授<承>
1868.8.10 (高宗5) 兼引儀<承>
1870.12.24 (高宗7) 造紙別提 除授<承>
1871.6.8 (高宗8) 司䆃主簿 除授<承>
1873.5.10~1875.8.15. 東部令<承>
1874. 完昌大君十六代孫<璿源>
1875.8.15 (高宗12) 濟用主簿 除授<承>
1876.1.30 (高宗13) 內資主簿 除授<承>
1876.3.13. 濟用主簿 除授<承>
1876.12.20. 引儀 除授<承>

* 36世 / 完昌大君派

이호면 李鎬冕 1842~?
本貫 牛峰. 字 沅玉. 李㙫 子
文科. 同參<參>. 通政. 承旨. 大司諫
1864.11.1 (高宗1)
-<承> 幼學. 同參 差下. 副司勇 除授
1868.1.2. 咸興監牧官 除授<承>
1867.4.16 (高宗6) 同參減下<承>
1868.1.2. 咸興監牧官 除授<承>
1870.5.16. 咸興監牧官 仍任<承>
1873. 式年試 生員 三等 三十六位
1876.4.22. 水原監牧官 除授<承>
1878.7.18. 副司正 除授<承>
1878.8.6. 水原監牧官 仍任<承>
1878 (高宗15) 文科. 庭試丙科 14位
1879.3.29~80.12.30. 興陽縣監<承>
1889.4.26. 伊川府使 除授<承>
1891.3.23. 驪州牧使 除授<承>
1892.4.28~93.1.27. 南陽府使<先>

이호명 李浩命 1790~?
本貫 全州. 字 膚汝
計士 李惟健 長男. 宋匡殷 胥
雲科. 外. 醫直<等>
1813 (純祖13) 式年試 陰陽科. 地理學
* 36世 / 完昌大君派

이호석 李好錫 1850~?
本貫 天安. 字 春卿
內醫 李在瑗 子. 醫科 李麟善 胥
醫科. 同參<承>. 內<醫>. 通政. 僉知
1872.10.21. 外醫. 同參差下<承>

1873 (高宗10) 式年試 醫科
1874.2.14. 同參. 內醫院入院<承>
1874.4.5 (高宗11) 御醫差下<承>
1875.10.9 (高宗12) 內醫陞實<承>
1881.7.11 (高宗18) 加通政<承>
1881.10.12~11.7. 五衛將<承>
1881.10.12 (高宗18) 僉知 除授<承>
* <太> <參> 未收錄
* 嘉善 昌連系 11世

이호선 李好善 1869~?
本貫 海州. 字 德兼. 李基沃 繼子
譯科 李基泰 子. 外醫 李學善 胥
醫科
1885 (高宗22) 式年試 醫科
* 17世 / 侍郞 仁戾系

이호승 李浩昇 1779~?
本貫 全州. 字 文老. 初名 永周<醫>
異名 浩殷. 計士 李惟俊 次男<姓續>
醫科 韓應奎 胥
醫科. 外. 醫正<醫>
1804 (純祖4) 式年試 醫科
1811.6.23 (純祖11) 典醫判官<承>
* 36世 / 完昌大君派

이호연 李浩然 1650~?
本貫 全州. 字 善養
譯科 李應淑 子. 李承逸 胥
醫科. 外. 奉事<姓>. 司果<李珍實 律>
1678 (肅宗4) 式年試 醫科
1699 (肅宗25) 司果<李珍實 律>

이호영 李浩永 1789~?
本貫 全州. 字 光汝<姓續>
計士 李惟俊 四男<姓續>
金麝 胥<井邑李 族譜>
外. 醫直<李鍾億 籌>
1840 (憲宗6) 典醫直長<李鍾億 籌>
* 36世 / 完昌大君派

이호은 李浩殷 = **이호승** 李浩昇

이호응 李浩膺 1870~?
本貫 全州. 字 舜明
雲正 李周鉉 繼子
雲科 李文鉉 子. 譯判 申得準 胥
醫科
1881.8 (高宗15) 童蒙. 譯完薦<完薦>
1885 (高宗22) 增廣試 醫科

이호인 李浩仁 1784~?
本貫 全州. 字 士行<姓續>
計士 李惟俊 三男<姓續>
外. 醫直<姓續>
* 36世 / 完昌大君派

이호질 李浩質 ?
本貫 全州. 李惟一 長男<姓續>
外醫 李錫衡 孫. 外醫 皮宗舜 胥
外. 惠敎<姓續>
1864.8 (高宗1) 惠民訓導<完薦>
* 36世 / 完昌大君派

이호형 李鎬瀅 1853.10.12~?
本貫 公州

太. 通政<大韓>. 奏四等. 廣濟技師
1899.3.18 (光武3)
-<承> 任 內部病院醫師 判六等
1900.6.13 任 廣濟院醫師 判五等<承>
1900.7.27 任 廣濟院技師 判五等<承>
1904.4.24. 任 太醫院兼典醫<大韓>
1904.10.29 (光武8) 陞 奏四等<大韓>
1905.4.6 (光武9) 加通政<大韓>
1914.6.12. 醫生免許 588號 發給<總>
* <太> 未收錄

이홍기 李弘杞 李弘基 ?
本貫 未詳
1754.7.2. 義禁府 月令醫員<承>
1762.9.5. 義禁府 月令醫員<承>

이홍장 李弘章 1621~1694
本貫 陰竹. 字 大叔
習讀 李好古 子. 僉使 崔仁吉 胥
醫科 鄭禮民 胥<醫先>
醫科. 保社元從勳. 內. 嘉善
內正<醫>. 同知<太>
1646 (仁祖24) 式年試 醫科
1666 (顯宗7) 內醫院入院<太>
1675.3.22 (肅宗1) 副司果 除授<承>
1678.3.8 (肅宗4) 加通政<承>
1678.3.10. 副護軍 除授<承>
1678.7.29. 守令除授<承>
1679.7.5 (肅宗5) 忠壯衛將<承>
1683.11.14 (肅宗9) 加資<承>
1686.4.20 (肅宗12) 副護軍 除授<承>
1694.5. 僉知. 保社元從 一等 錄勳

이홍즙 李弘楫 ?
本貫 未詳
外. 醫久<承>.
1777.8.19 (正祖1) 典醫監醫員<承>.

이효식 李孝植 ?
本貫 未詳
外. 醫久<康陵改修都監儀軌>
1807.3.23 典醫醫員<康陵改修都監儀軌>

이효칙 李孝側 1476~1544.7.3
本貫 固城. 字 希仁. 號 雙灘
李泭 庶子. 誤記 李孝則<惺所覆瓿藁>
外. 奉直郎. 醫奉<友鄉契軸>
1540.6.8. 前 典醫奉事<分財記>
1544.7.3 (中宗39) 卒<族譜>
* 14世 / 參判公派

이환 李桓 ?
本貫 全州. 寫字 李彦相 子<姓續>
外. 惠主<姓續>
1795.6.18 (正祖19) 惠民參奉<承>
* 38世 / 完昌大君派

이회벽 李懷璧 ?
本貫 慶州. 字 可獻
副司正 李孝祖 子
醫科. 靖國原從勳. 外. 醫直<醫>
1507 (中宗2) 直長. 式年試 醫科 三位
1507.4.20 典醫前銜. 靖國原從勳 三等

이회선 李晦善 1861~?
本貫 泰安. 字 聖木

內醫 李能基 子. 籌別 康載弘 胥
醫科. 籌學
1873 (高宗10) 籌學 入格
1882 (高宗19) 式年試 醫科
* 副護軍 堅系 13世

이후담 李後聃 ?
本貫 井邑. 內鍼醫 李哲明 子
內鍼<鍼>. 通政. 活別. 引儀. 僉知
1658.6.25 (孝宗9) 鍼醫<承>
1663.6.15 (憲宗4) 護軍 除授<承>
1667.7.22 (顯宗8) 引儀 除授<承>
1668.1.20. 東活人別提 除授<承>
1669.3.9 (顯宗10) 副司果 除授<承>
1673.12.28 (顯宗14) 護軍 除授<承>
1674.12.27 (肅宗卽位) 僉知<承>
1676.7.11 (肅宗2) 護軍<承>

이후원 李厚源 ?
本貫 未詳
1811.6.15. 義禁府 月令醫員<承>
1816.6.24. 義禁府 月令醫員<承>

이후창 李後昌 ?
本貫 全州. 字 汝大
外醫 李萬澤 三男<姓續>
算學. 外. 醫直<姓續>
乾隆 算學 入格
* 36世 / 完昌大君派

이흡 李洽 1791~?
本貫 江陰. 字 敬和. 改名 李泌
雲科 李亨鎭 子. 外醫 高世元 外孫

雲正 女景瑞 胥
醫科. 外. 醫正<姓>
1813 (純祖13) 醫訓. 式年試 醫科
1821.9.16. 醫員<健陵山陵都監儀軌>
1825. 式年試 醫科 參試<醫先>
1827. 增廣試 醫科 參試<醫先>
1831. 式年試 醫科 參試<醫先>
* 潤孫系 10世

이흥문 李興門 1710~1773
本貫 全州. 字 德章. 李仁佐 繼子
武科 李仁佑 子. 醫科 韓益泰 胥
醫科. 內. 嘉義<太>. 同知
1738 (英祖14) 式年試 醫科
1743 (英祖19) 內醫院入院<太>
1749.7.27 (英祖25) 御醫陞差<承>
1756.9.16 (英祖32) 加通政<承>
1756.12.25. 僉知 除授<承>
1758.1.4 (英祖34) 加嘉義<承>
1758.2.6~9.5. 同知<承>
1759.1.2 (英祖35) 加嘉義<承>
* 35世 / 完昌大君派

이흥준 李興俊 = 이흥후 李興後

이흥진 李興震 ?
本貫 江陰. 內醫 李道元 子. 慶洽 胥
醫科. 外. 惠直<姓>
1696 (肅宗22) 惠久. 式年試 醫科
* 潤孫系 6世

이흥회 李興會 = 이흥후 李興後

이흥후 李興後 1622~?
本貫 慶州. 字 振甫
他名 李興俊<醫>. 李興會<姓>
李仁民 子. 醫科 李順弼 從玄孫
計士 金方慶 外孫
醫科. 首醫. 內. 內正<醫>
1639 (仁祖17) 式年試 醫科 壯元
1684 (肅宗10) 內醫院入院<醫先>
1689 (肅宗15) 陞 首醫<醫先>
* <太> 未收錄
* 哲全系 7世

이희구 李憙求 李熹求 1820~?
本貫 星州. 字 景晦<八>. 命叔<姓續>
外醫 李弼琦 三男<姓續>
醫科 李德求 弟. 內醫 金相羲 胥<八>
外. 醫直<全世基 醫>. 副司果<姓續>
1846 (憲宗12) 陞<八>
* 18世 / 文烈公派 (廣平君公派)

이희규 李希奎 ?
本貫 全州
外. 惠參<等>
1859 (哲宗10) 惠民參奉<等>

이희대 李禧大 1705~?
本貫 江陰. 字 大而
醫科 李齊白 次男. 梁任廈 胥
醫科. 外. 醫正<醫>
1729 (英祖5) 久任. 式年試 醫科
1732.9.11. 義禁府 月令醫員<承>
1734.3.27. 義禁府 月令醫員<承>
1739.5.25 救療官<溫陵封陵都監儀軌>

1744. 救療官. 典醫僉正<溫陵志>
1754. 濟州審藥<濟州島磨崖銘>
* 潤孫系 7世

이희동 李喜東 ?
本貫 全州. 武科 李泰培 子
丁好愼 胥. 醫科 李萬培 姪
外. 醫直<李養儀 律>
1786 (正祖10) 典醫直長<李養儀 律>
* 敦友系 5世

이희명 李熙命 1646~?
本貫 海州. 字 平仲. 李柱夏 子
內醫 李柱漢 姪. 李惟碩 胥
醫科. 外. 醫正<醫>
1688.10.7. 都監救療官 送<山陵>
1672 (顯宗13) 式年試 醫科
1692.1.15. 忠淸兵營審藥 除授<承>
1705.11.1 (肅宗31) 典醫監官員<承>
* 9世 / 侍郎 仁戾系

이희배 李喜倍 ?
本貫 未詳
1759.10.2. 義禁府 月令醫員<承>

이희선 李熙善 1854~?
本貫 安山. 字 樂汝
外醫 李命桓 長男. 李永爕 胥
醫科
1885 (高宗22) 增廣試 醫科
* 16世 / 賓英公派

이희양 李熙養 ?
本貫 未詳
1681.4.4. 義禁府 月令醫官 <承>

이희인 李希仁 ?
本貫 平昌. 字 彦弘. 外醫 李芳 子
醫科. 外. 醫參 <醫>
1540 (中宗35) 前 參奉. 式年試 醫科

이희인 李喜仁 1736~?
本貫 未詳. 字 仁甫
武科 <參>. 同參. 通政 <參> 氷別. 察訪
1782.9.7 (正祖6) 醫人. 同參差下 <承>
1782.9.14. 副司勇 除授 <承>
1784.4.16 (正祖8) 氷別 除授 <承>
1784.8.2 (正祖8) 桃源察訪 除授 <承>
1786.5.6 (正祖10) 加資(通政) <承>

이희일 李禧一 1708~?
本貫 江陰. 字 大貫
醫科 李齊徽 子. 張鳳維 胥
醫科. 算學. 外
算訓 <算先>. 醫僉 <醫>
康熙 算學 入格
1732 (英祖8) 式年試 醫科
* 潤孫系 7世

이희정 李希靖 ?
本貫 全州
司勇 李觀杜 子. 崔致觀 胥
外. 通訓 <準戶口>. 惠敎 <李萬善 醫>
1834 (純祖34) 惠民敎授 <李信謨 雲>
* 36世 / 完昌大君派

이희준 李禧俊 ?
本貫 未詳
1792.閏4.7. 義禁府 月令醫員 <承>

이희증 李熙增 1868~?
本貫 安山. 字 鈺汝. 外醫 李正桓 子
內醫 李漢慶 孫. 內醫 李基徹 胥
醫科. 內鍼 <承>
1882 (高宗19) 增廣試 醫科
1883.5.24. 外醫. 內鍼醫 差下 <承>
* <鍼> 未收錄
* 16世 / 折衝將軍派

이희춘 李熙春 1859~?
本貫 安山. 字 相汝
外醫 李命桓 子. 金濟榮 胥
醫科. 外. 醫主 <醫>
1885 (高宗22) 增廣試 醫科
* 16世 / 贊英公派

이희풍 李希豊 ?
本貫 全州. 李觀輝 子. 李宗恒 孫
外. 惠參 <李信謨 雲>
1834 (純祖34) 惠民參奉 <李信謨 雲>
* 36世 / 完昌大君派

이희헌 李希憲 1588~1671
本貫 羽溪. 京 居. 大司憲 李戡 子
醫科. 首醫. 衛聖元從勳. 定運元從勳
昭武元從勳. 內. 正憲 <醫>
甕主 <太>. 知樞 <醫>
<東醫寶鑑> 等 醫書 多數 勘校
1600 (宣祖33) 式年試 醫科

383

1608.10. 醫書印出 功. 正職除授＜實＞

1613.2. 通訓. 內直長＜新纂癖瘟方＞

1613.11. 通訓. 內醫直長＜東醫寶鑑＞

1614.8.27. 直長. 衛聖元從 三等 錄勳

1614.10.11 直長. 定運元從 三等 錄勳

1615.2. 通訓. 內直＜黃帝內經素問＞

1619.9.6. 御醫陞. 東班實職 除授＜實＞

1619.12.13 (光海11) 加資＜實＞

1626. 內灸＜纂圖方論脈訣集成＞

1628.9.17. 行 司果. 昭武元從 一等 錄勳

1631.2.29 (仁祖9) 加嘉善＜承＞

1635.1.3. 嘉善. 同知樞 除授＜承＞

1645. 嘉義 忠武衛 副護軍＜鶴谷集＞

1650.12.29 (孝宗1) 加資(正憲)＜承＞

* ＜醫＞＜醫先＞“本貫 全州” 誤謬

* 16世 / 副司正公派

江陰李氏 潤孫(＝胤遜)系
4世 外醫 李時龍 以後 24名

慶州李氏
哲仝系 3世 醫科 李順弼 以後 7名
仁達系 8世 內鍼 李以楨 以後 29名
奉事 希哲系 8世 外醫 李東潤 以後 3名
菊堂公派 (靖順公派) /
25世 醫科 李鄭臣 以後 20名

固城李氏
參判公派 / 14世 外醫 李孝側 以後 3名

廣州李氏
廣陵府院君派/ 16世 醫科 李浹 以後 7名

金山李氏
/ 20世 內醫 李世卿 以後 4名

金城李氏 郡守 獻同系
8世 外醫 李養浩 以後 3名

南陽李氏 仁恕系
5世 同參 李敬培 以後 8名

雪城李氏 順禎系
3世 內醫 李好儉 以後 3名

星州李氏
文烈公派 (星山府院君公派) /
6世 儒醫 李啓基 以後 5名
文烈公派 (廣平君公派) /
12世 醫科 李義亨 以後 11名

安山李氏
贇英公派 / 7世 外醫 李贇英 以後 26名
主簿公派 / 6世 外醫 李聖福 以後 5名
折衝將軍派/ 9世 外醫 李裕興 以後 21名
副護軍派 / 12世 外醫 李鼎謙 以後 5名

陽城李氏
一侍中派 / 10世 內醫 李引錫 以後 6名

麗州李氏 校尉公派 (政堂公派) /
17世 同參 李燦 以後 3名

延安李氏
太子詹事公派 (內醫正公派) /
11世 內醫 李夏孫 以後 3名

井邑李氏
/ 19世 外醫 李宗憲 以後 20名

全州李氏
完昌大君派 /
29世 內醫 李永壽 以後 116名
長川君派 / 35世 醫科 李泰夏 以後 8名
壽春君派 / 38世 醫科 李世有 以後 5名
嘉善 禮信系 4世 醫科 李泰芳 以後 3名
敦友系 4世 醫科 李萬培 以後 3名

旌善李氏 延系
4世 醫科 李義元 以後 8名

天安李氏 嘉善 昌連系
5世 醫科 李廷榮 以後 25名

泰安李氏
副護軍 堅系 5世 內醫 李尙蕃 以後 46名
竣系 5世 醫科 李泰仁 以後 10名
郡守 嶷系 9世 首醫 李慶年 以後 7名

海州李氏 侍郎 仁戾系 /
8世 內醫 李柱漢 以後 39名

陜川李氏 宣敎郎 順光系
9世 醫科 李鼎玉 以後 10名

林氏
慶州 羅州 扶安 鎭川

임경유 林景儒 1698~?
本貫 慶州. 字 德老
律學 林宗挺 獨子. 李後泌 胥
外. 醫直 <姓續>
1698 (肅宗24) 生 <姓續>
* 10世 / 郡守 敦系

임계운 林啓運 ?
本貫 未詳
1834.11.13 幼學. 解治腫與聞於議藥 <實>

임광택 林光澤 ?
本貫 羅州. 外醫 林震英 獨子 <姓續>
外. 醫直 <姓續>
* 貴根系 8世

임광윤 林光潤 ?
本貫 羅州
林震芳 子. 外醫 林震英 姪
外醫 林時昌 曾孫. 宋時讚 胥 <姓續>
外. 參奉 <姓續>
1743.2.23. 義禁府 月令醫員 <承>
1747.7.25. 義禁府 月令醫員 <承>
* 貴根系 8世

임국주 林國柱 ?
本貫 羅州
僉知 林世茂 子. 醫科 林大慶 曾孫

外. 壽折衝<姓>. 醫奉<姓>
* 貴根系 7世

임기영 林基永 ?
本貫 羅州. 外醫 林性運 子
外醫 林東洽 孫. 武科 洪九鐸 胥
外. 惠直<林羽鍾 雲><完薦>
1850 (哲宗1) 惠民直長<林羽鍾 雲>
* 貴根系 10世

임기원 林基遠 ?
本貫 羅州
外醫 林性達 子. 南星玄 胥<姓>
外. 惠直<姓>
* 貴根系 10世

임기협 林基協 ?
本貫 羅州. 外醫 林性直 繼子
同知 卞秀淵 胥. 方基昌 胥<姓>
外. 惠奉<姓>
1866.6 (高宗3) 惠民參奉<完薦>
* 貴根系 10世

임빈 林蘋 ?
本貫 未詳
亨難元從勳. 外
1614.7.18. 醫員. 亨難元從 三等 錄勳

임대경 林大慶 1604~?
本貫 羅州. 同知 林麒秀 次男<姓續>
醫科 林德胤 再從弟. 丁○○<姓續>
醫科. 外. 醫正<醫>
1624 (仁祖2) 式年試 醫科

* 貴根系 4世

임대재 林大材 ?
本貫 扶安
醫科 林秀芳 長男. 方時燁 胥
外. 通政. 醫久<承>. 僉知
1721.2.13 (景宗1) 典醫監醫官<承>
1721.2.16. 鍼醫<承>
1744.10.27~1745.6.16. 忠翊將<承>
1744.12.2 (英祖20) 僉知 除授<承>
* 21世 / 典書公派

임덕무 林德茂 ?
本貫 未詳
醫科
1615 (光海7) 式年試 醫科

임덕윤 林德胤 ?
本貫 羅州. 字 士彬
林春卿 長男<姓續>. 張希成 胥
醫科 外 嘉善<醫> 醫正<林亨吉 醫先>
1585 (宣祖18) 式年試 醫科 壯元
* 貴根系 4世

임도영 林道永 1854~?
本貫 慶州. 字 德卿. 林錫俊 子
外醫 林在盛 孫. 譯科僉知 朴鎭元 胥
醫科
1885 (高宗22) 增廣試 醫科
* 15世 / 郡守 敦系

임동욱 林東郁 ?
本貫 羅州. 外醫 林國柱 三男<姓>

外. 醫直<林性道 譯><姓>
1813 (純祖13) 典醫直長<林性道 譯>
* 貴根系 8世

임동윤 林東潤 ?
本貫 羅州. 外醫 林國柱 長男
醫科 林大慶 玄孫. 全光秀 胥
外. 醫直<林性薰 雲><姓>
1813 (純祖13) 典醫直長<林性薰 雲>
* 貴根系 8世

임동흡 林東洽 ?
本貫 羅州. 外醫 林國柱 次男<姓>
外. 醫直<鄭在元 醫><姓>
1837 (憲宗3) 典醫直長<鄭在元 醫>
* 貴根系 8世

임득무 林得茂 ?
本貫 羅州. 武科折衝 林重澤 子<八>
外. 惠參<林豊淵 雲>
* 司果 仁龍系 6世

임득우 林得雨 ?
本貫 羅州. 武科折衝 林重澤 子<八>
外. 惠主<林昇淵 譯>
1805 (純祖5) 惠民主簿<林昇淵 譯>
* 司果 仁龍系 6世

임봉창 林鳳昌 ?
本貫 未詳
同參<承>. 副司果
1891.7.3. 外醫. 同參 差下<承>
1891.7.4 (高宗28) 副司勇 除授<承>

1891.7.14. 醫官. 六品職除授<承>
1891.7.16. 副司直 除授<承>
1891.12.21. 副司果 除授<承>
1892.閏6.25 (高宗29) 入侍<承>
* <參> 未收錄

임사기 林士奇 ?
本貫 未詳
平難元從勳. 外
1591.3.21. 醫員. 平難元從 三等 錄勳

임석구 林錫九 1796~?
本貫 慶州. 字 君範<姓續>
外醫 林在秀 長男
外. 惠等第<姓續>
* 14世 / 郡守 敦系

임석전 林碩荃 ?
本貫 鎭川. 字 郡郁
通訓 林春迪 次男. 醫科 林碩馨 弟
醫科. 主簿<姓>
1699 (肅宗25) 式年試 醫科
* 15世

임석형 林碩馨 ?
本貫 鎭川. 通訓 林春迪 長男
圖畵敎授 咸悌健 胥
醫科. 外. 通訓. 醫判<準戶口>
1681 (肅宗7) 式年試 醫科
* 15世

임성달 林性達 ?
本貫 羅州. 外醫 林東洽 次男<姓>

外. 惠主＜姓＞

1837 (憲宗3) 咸鏡審藥. 上＜褒貶記＞

* 貴根系 9世

임성운 林性運 ?

本貫 羅州. 外醫 林東洽 長男＜姓＞

外. 惠主＜林羽鍾 雲＞

1837 (憲宗1) 惠民主簿＜鄭在元 醫＞

* 貴根系 9世

임성직 林性直 ?

本貫 羅州

外醫 林東潤 長男. 洪知福 胥＜姓＞

外. 醫直＜完薦＞＜姓＞

* 貴根系 9世

임성징 林聖徵 ?

本貫 羅州. 嘉善 林時燦 子

外. 醫直＜姓續＞

임성하 林成夏 ?

本貫 鎭川

醫科 林碩馨 子. 尹時弼 胥＜姓＞

外. 醫奉＜林齊栢 譯＞. 司果＜姓＞

1729 (英祖5) 典醫奉事＜林齊栢 譯＞

* 16世

임세교 林世僑 1709~?

本貫 扶安. 字 國柱

外醫 林大材 長男. 萬戶 金時重 胥

醫科. 外. 醫正＜醫＞

1738 (英祖14) 式年試 醫科

* 22世 / 典書公派

임수방 林秀芳 ?

本貫 扶安

醫科 林宇建 次男. 內醫 玄萬運 胥

醫科. 外. 醫正＜醫＞

1681 (肅宗7) 式年試 醫科

* 21世 / 典書公派

임승연 林昇淵 1864~?

本貫 羅州. 字 聖源. 副司勇 林鍾祜 繼子

雲徒 林鍾韶 子. 外醫 趙廷瑀 親外孫＜八＞

外醫 林得雨 曾孫. 外醫 李應淳 胥

醫科. 外. 醫僉＜完薦＞

1880 (高宗17) 增廣試 醫科

1880.6.25. 啓功郎. 前 醫直. 醫科＜敎旨＞

1893.8 (高宗30) 典醫僉正＜完薦＞

* 司果 仁龍系 9世

임시량 林時亮 ?

本貫 羅州. 林大立 次男＜姓續＞

醫科 林大慶 姪. 劉哲明 胥＜姓＞

外. 惠主＜姓＞. 東部主簿. 圖別

1666 (顯宗7) 東部主簿＜張極星 籌＞

1667.1.24 (顯宗8) 司圃別提 除授＜承＞

1667.12.20. 禮賓別提 除授＜承＞

1668.12.26 (顯宗9) 北部主簿＜承＞

* 貴根系 5世

임시창 林時昌 ?

本貫 羅州

林大忠 三男. 醫科 林大慶 姪＜姓續＞

外. 醫直＜姓＞

* 貴根系 5世

임영 林英 ?
本貫 未詳
寧國元從勳. 外. 醫直<承>
1645.8.20. 鍼醫. 寧國元從 三等 錄勳
1666.10.12 (顯宗7) 典醫直長. 賞<承>

임우건 林宇建 1612~?
本貫 扶安. 字 創餘
通政 林尙馣 子. 譯正 金斗老 胥
醫科. 外. 醫正<醫>
1660 (顯宗1) 增廣試 醫科
* 20世 / 典書公派

임응우 林應雨 ?
本貫 慶州. 活別 林國珍 次男<姓續>
外. 醫久<承>
1795.11.6. 典醫前衙 笞三十,放送<承>
* 11世 / 郡守 敦系

임익빈 林益彬 ?
本貫 羅州 (?)
1740.3.12. 義禁府 月令醫員<承>
1759.9.19. 義禁府 月令醫員<承>
* 貴根系 8世 (?)

임익정 林益禎 林益貞 ?
本貫 羅州. 武科 林胤華 次男
醫科 林挺喬 從孫<姓>
1741.9.25. 義禁府 月令醫員<承>
1751.3.28. 義禁府 月令醫員<承>
* 貴根系 8世

임익주 林益柱 ?
本貫 羅州. 武科 林胤華 三男
醫科 林挺喬 從孫<姓>
1746.3.10. 義禁府 月令醫員<承>
1747.1.6. 義禁府 月令醫員<承>
* 貴根系 8世

임재성 林在盛 ?
本貫 慶州. 譯正 林熙之 子
外. 惠參<林道永 醫>
* 13世 / 郡守 敦系

임재수 林在秀 1767~?
本貫 慶州. 字 體健<姓續>
律科 林志浩 獨子. 金宗繪 胥<姓續>
外. 惠主<完薦>
1828 (純祖28) 惠民主簿<崔寅植 譯>
* 13世 / 郡守 敦系

임재신 林在新 ?
本貫 慶州. 司果 林世喆 子
外醫 林澤 曾孫<醫科譜>
外. 惠參<完薦>
* 13世 / 郡守 敦系

임정교 林挺喬 1659~?
本貫 羅州. 字 如天. 初名 林廷喬
武科 林時憲 三男<姓續>
醫科 林大慶 從孫. 武科 李孝元 胥
醫科. 外. 醫敎<醫>
1690 (肅宗16) 式年試 醫科
1714.8.6. 義禁府 月令醫員<承>
* 貴根系 6世

임종희 林鍾禧 ?
本貫 羅州
譯奉 林景埴 子. 外醫 林得雨 孫
譯判 趙鼎耉 胥<林弘淵 譯>
外. 惠主<朴喜銑 醫>
1870.10 (高宗7) 惠民主簿<完薦>
* 司果 仁龍系 8世

임진교 林震喬 ?
本貫 扶安
外醫 林大材 次男. 姜宇柱 胥<姓>
1751.1.4. 義禁府 月令醫員<承>
1751.7.11. 義禁府 月令醫員<承>
* 22世 / 典書公派

임진영 林震榮 ?
本貫 羅州. 引義 林萬喬 長男
外醫 林時昌 孫. 任壽千 胥
外. 醫奉<姓續>
* 貴根系 7世

임천균 林天均 ?
本貫 鎭川. 折衝 林碩持 子
醫科 林碩馨 從姪. 洪舜敍 胥<姓>
外. 醫奉<姓>
*16世

임취윤 林就潤 ?
本貫 慶州. 活別 林國珍 子
外醫 林澤 再從姪. 譯主 金泰翼 胥
外. 醫直<孔在德 律>
1822 (純祖22) 典醫直長<孔在德 律>
* 11世 / 郡守 敦系

임택 林澤 1714~?
本貫 慶州. 字 國甫<姓續>
算學 林殷挺 子. 卞弘宇 胥<姓續>
外. 醫參. 算別<林漢喆 醫>
1784 (正祖8) 典醫參奉<林德雨 武>
* 10世 / 郡守 敦系

임한철 林漢喆 1789~?
本貫 慶州. 字 敬執. 萬戶 林德雨 子
外醫 林澤 孫. 計士 李鎭邦 胥
醫科. 外. 惠久<醫>
1822 (純祖22) 式年試 醫科
* 12世 / 郡守 敦系

임형길 林亨吉 ?
本貫 羅州. 醫科 林德胤 次男<姓續>
僉知 崔泰慶 胥
醫科. 直長<姓>
1652 (孝宗3) 增廣試 醫科
* 貴根系 5世

임형수 林馨洙 ?
本貫 慶州
外醫 林在新 子. 寫字官 朴存行 胥
外. 醫徒<完薦>
1870.10 (高宗7) 典醫生徒<完薦>
* 14世 / 郡守 敦系

慶州林氏 (郡守 敦系)
/ 10世 外醫 林景儒 以後 11名

羅州林氏
貴根系 4世 醫科 林德胤 以後 22名

司果 仁龍系 6世 外醫 林得雨 以後 4名

扶安林氏

典書公派 / 20世 醫科 林宇建 以後 5名

鎭川林氏

/ 15世 醫科 林碩馨 以後 4名

任氏

淳昌 豊川

임경기 任景夔 ?
本貫 未詳
內鍼＜鍼＞
1650.12.29. 同參鍼醫. 賞＜承＞
1653.閏7.21 (孝宗4) 鍼醫. 賞＜承＞

임번 任蕃 ?
本貫 豊川
醫習＜任自重 進＞
1534 (中宗29) 醫習＜任自重 進＞

임서봉 任瑞鳳 1667~?
本貫 淳昌. 字 德輝. 洪州 居
參奉 林蓆 子
生員. 儒醫. 陵直長
＜壬申疹疫方＞(失傳) 著述
1699 (肅宗25) 增廣試 生員 二等
1719.2.26 (肅宗45) 司勇 除授＜承＞

1724.8.11 (景宗4) 儒醫 入侍＜承＞
1726.6.24. 健元陵直長 除授＜承＞

임언국 任彦國 ?
本貫 未詳. 全羅 井邑 生. 明宗時人
外. 治腫醫. 醫敎＜湖陰雜稿＞. 賓主
＜治腫祕方＞(1559年) 著述

임원준 任元濬 1423~1500
本貫 豊川. 字 子深. 號 四友堂
驪州 墓. 任肩 子. 南珪 胥
文科. 佐理勳. 左翼原從勳. 西河君
內＜實＞. 崇政. 參贊. 典醫提調
＜瘡疹集＞ 著述. ＜救急簡易方＞
1447.9.17 典醫. 副司正. 醫書撰集官＜實＞
1452.4.25 司正. 條陳 醫學便宜 訴＜實＞
1455.1 (端宗3) 醫書訓導 除授＜實＞
1455.12.27. 司直. 左翼原從 一等 錄
1456 (世祖2) 文科. 式年試 乙科 壯元
1463.12.27 世祖"醫藥論" 註解刊行＜實＞
1471.3.27. 三等 佐理功臣 錄勳
* ＜太＞ 未收錄
* 13世 / 伯派

張氏

大元 德水 白川 安東 沃溝
仁同 豊德 興海

장건 張建 ?
本貫 未詳
平難元從勳. 外
1591.3.21. 醫員. 平難元從 三等 錄勳

장경철 張景哲 ?
本貫 白川
張遠瑞 子. 內醫 張昌漢 曾孫＜八＞
外. 腫教＜張仁煥 醫＞
1786.10.9 (正祖10) 針醫＜承＞
* 碩系 8世

장경현 張景賢 1694～1757(?)
本貫 白川. 字 思淑
張震亮 子. 金大宗 胥＜韓尙鎰 律＞
同參＜參＞. 僉使. 盈主. 監牧. 司果
1737.10.7 (英祖13) 前 主簿. 鍼醫差下＜御營＞
1746.2.25. 防垣萬戶 除授. 改差＜承＞
1746.2.26. 鍼醫. 藥房差下＜御營＞
1749.3.25. 美錢僉使 改差＜承＞
1750.11.21. 前 僉使. 同參 差下＜承＞
1750.11.25 (英祖26) 司果 除授＜承＞
1752.11.17. 典設別提 除授＜承＞
1754.2.25～9.28. 義盈主簿＜承＞
1754.9.28. 司導主簿 除授＜承＞
1755.10.9～57.8.4. 羅州監牧官＜承＞

1757.8.4. 南陽監牧官 除授＜承＞
1757.9.3 (英祖33) 有頉＜承＞
* 碩系 8世 (?)

장계원 張繼遠 ?
本貫 未詳
外. 醫久＜承＞
1639.7.24 典醫醫員. 院月令劑藥官＜承＞

장국간 張國幹 ?
本貫 大元
外. 惠徒＜完薦＞

장두재 張斗齋 ?
本貫 未詳
1757.8.19. 義禁府 月令醫員＜承＞

장득강 張得江 ?
本貫 未詳
醫科
1591 (宣祖24) 式年試 醫科

장득대 張得大 ?
本貫 未詳
1782.7.8. 救療官. 甕津府 定配＜承＞
1782.7.28 (正祖6) 釋放＜承＞

장득신 張得信 1781～?
本貫 白川. 字 游洪. 外醫 張景哲 子
內鍼＜鍼＞
1808.閏5.22 (純祖8) 內鍼醫差下＜承＞
1809.11.10. 加差鍼醫. 陞實＜承＞
1815.2.10 (純祖15) 入侍＜承＞
* 碩系 9世

장득해 張得海 ?
本貫 衿川
外醫 張彦龍 子. 張世龍 孫
醫科. 外. 醫久<醫>
1585 (宣祖18) 式年試 醫科

장린 張潾 1692~?
本貫 仁同. 字 興源. 醫科 張有齡 子
醫科 張瀚 弟. 別將 李道華 胥
醫科. 外. 主簿<姓>
1719 (肅宗45) 增廣試 醫科
1721.閏6.16. 義禁府 月令醫員<承>
1726.2.27. 義禁府 月令醫員<承>
* 致孫系 8世

장만견 張萬堅 ?
本貫 未詳
1688.2.15. 院 月令劑藥官<承>

장만성 張萬星 ?
本貫 白川. 字 宿夜
內醫 張昌漢 次男
計士 金忠立 胥. 鄭俊民 胥<醫先>
醫科. 外. 醫僉<醫>
1651 (孝宗2) 式年試 醫科
* 碩系 6世

장말석 張末石 ?
本貫 興海. 字 季韞. 張終孫 子
醫科
1531 (中宗26) 式年試 醫科

장몽년 張夢年 ?
本貫 未詳
平難元從勳. 外. 醫生<錄券>
1591.3.21. 醫生. 平難元從 三等 錄勳

장봉윤 張鳳允 ?
本貫 大元
賓主 張遇晉 子. 金憲章 胥
外. 惠奉<趙宗翊 醫>
1801 (純祖1) 惠民奉事<趙宗翊 醫>

장봉징 張鳳徵 ?
本貫 未詳
1744.9.12. 義禁府 月令醫員<承>

장봉한 張鳳翰 1692~?
本貫 豊德. 字 汝輝
萬戶 張世佑 繼子
張世輔 子. 李興震 胥
醫科. 外. 折衝<安山李 族譜>. 惠久<醫>
1717 (肅宗43) 式年試 醫科
1723.4.16. 義禁府 月令醫員<承>
1727.4.4. 義禁府 月令醫員<承>

장붕한 張鵬翰 ?
本貫 未詳
外. 活參
1713.閏5.10 (肅宗39) 東活參<承>
1720.12.20. 禁府 月令醫員<承>
1732.11.18. 義禁府 月令醫員<承>

장사건 張思健 1754~?
本貫 安東. 字 純甫

譯科 張宅謙 子<張應斗 譯>

內鍼<鍼>. 司直<八>

1801.1.19 內鍼醫差下. 任 副司勇<承>

1803.6.24 (純祖3) 副司果 除授<承>

1805.2.28. 本院輪回入直醫官<承>

* 守同系 10世

장사경 張思敬 1783~?

本貫 安東. 字 誠甫

內鍼<鍼>. 副司果

1821.8.28. 醫人. 內鍼醫差下<承>

1821.8.29 (純祖21) 副司勇 除授<承>

1832.9.25. 副司果 除授<承>

1843.10.8 (憲宗9) 鍼醫<省>

* 守同系 10世(?)

장사욱 張思頊 ?

本貫 安東

譯正 張宅裕 子. 籌學 李元爐 胥

外. 醫直<八>. 司譯前銜<張錫永 譯>

1839 (憲宗5) 典醫直長<金宗儒 籌>

* 守同系 10世

장사원 張思遠 ?

本貫 丹陽. 字 成進. 律習 張策 子

醫科. 外. 惠直<張守哲 律>

1570 (宣祖3) 審藥. 式年試 醫科 三位

1600 (宣祖33) 惠民直長<張守哲 律>

장사한 張師漢 1796~?

本貫 仁同. 字 子雲. 外醫 張鏴 繼了

醫科 張鎹 子. 申道純 胥

醫科. 外. 醫久<醫>

1828 (純祖28) 色掌. 式年試 醫科

* 武科 泰淮系 5世

장석복 張錫福 ?

本貫 安東. 外醫 張載遠 子

外. 醫直<八>

* 守同系 11世

장석희 張錫禧 1769~?

本貫 安東. 字 汝純. 外醫 張載遠 子

察訪 秦瀟 胥. 內醫 秦興白 孫壻

醫科. 外. 醫正<醫>

1790 (正祖14) 增廣試 醫科

1809.3.9. 義禁府 月令醫員<承>

1816. 式年試 醫科 參試<醫先>

1816.8.15. 義禁府 月令醫員<承>

* 守同系 11世

장선경 張善慶 ?

本貫 未詳

1744.7.1. 義禁府 月令醫員<承>

장성유 張聖維 1664~1732

本貫 仁同. 字 持叔. 張天羽 子

內醫 張天翮 從姪. 譯正 申燦 胥

醫科. 內. 內正<太>

1684 (肅宗10) 式年試 醫科

1691 (肅宗17) 內醫院入院<太>

1701.10.11. 禧嬪闕 熊川縣定配<承>

1711.12.29 (肅宗37) 移配載寧<承>

1720.7.29. 載寧定配罪人<承>

1721.9.28 (景宗1) 特放<承>

* 23世 / 楊州派

장세걸 張世傑 ?
本貫 大元. 字 子俊. 京 居
副司猛 張熙孫 子
醫科. 外. 奉訓郎<醫>. 醫奉<醫>
1525 (中宗20) 前 醫奉. 式年試 醫科二位

장세관 張世寬 ?
本貫 白川
張希成 子. 醫科 張世憲 弟
醫科. 亨難元從勳. 外. 醫僉<醫>
1591 (宣祖24) 式年試 醫科
1596.8.3~11.23 (宣祖29) 前 僉正
-<日本往還日記> 通信使行 醫員
1614.7.18. 醫員. 亨難元從 三等 錄勳
* 碩系 4世

장세만 張世萬 ?
本貫 仁同. 畵員 張子房 子
外醫 張忠侃 從孫. 金之鼎 胥
醫科. 外. 醫正<醫>
1683 (肅宗9) 增廣試 醫科
1703.9.18. 平安兵使審藥 除授<承>
* 28世 / 良月派

장세보 張世輔 1664~?
本貫 德水. 字 德天
內鍼<鍼>. 司直
1716 (肅宗42) 內鍼醫差下<鍼>
1719.7.24 (肅宗45) 司直 除授<承>
1720.3.27 (肅宗46) 副司直 除授<承>
1723.10.1. 李時弼 關 追捕<辛壬>

장세헌 張世憲 ?
本貫 白川. 張希成 子
醫科. 平難元從勳. 外
1590 (宣祖23) 增廣試 醫科
1591.3.21. 醫員. 平難元從 三等 錄勳
* 碩系 4世

장순민 張舜民 ?
本貫 白川. 副司猛 張鼎和 子
外. 醫直<張孝健 雲>

장승방 張承方 ?
本貫 未詳
1750.6.1. 義禁府 月令醫員<承>
1751.10.27. 義禁府 月令醫員<承>

장시경 張始慶 ?
本貫 未詳
1774.4.26. 義禁府 月令醫員<承>

장언룡 張彦龍 ?
本貫 衿川. 張世龍 子
外. 醫副正<張德海 醫>
1574.5.11~1574.11.1 (宣祖7)
-<朝天記> 聖節使行 醫員
1585. 典醫副正<張德海 醫>

장영 張鍈 ?
本貫 仁同
外. 譯徒<完薦>. 醫奉<等>
* 武科 泰淮系 4世

장영균 張榮均 ?
本貫 未詳. 張俊燮 繼子. 張泰燮 子
醫科
1894 (高宗31) 式年試 醫科

장온 張鎰 ?
本貫 仁同
萬戶 張信厚 子. 申漢模 胥
外. 司果<張師漢 醫>
1804.9.20. 義禁府 月令醫員<承>
1807.3.3. 義禁府 月令醫員<承>
* 武科 泰淮系 4世

장완 張浣 ?
本貫 仁同
醫科 張有齡 長男. 崔廷豪 胥
外. 醫僉<張德華 律>
1715.3.22. 義禁府 月令醫員<承>
1725.8.28 (英祖1) 前 典醫直長<上>
1725. 典醫僉正<張德華 律>
1737.11.2. 義禁府 月令醫員<承>
* 致孫系 8世

장용준 張容駿 1866.8.30~1915.9.17
本貫 未詳
太. 嘉善. 廣濟院長
1899.10.23. 太醫院兼典醫. 賞<承>
1899.11.21 (光武3) 兼典醫. 陞六<承>
1900.2.6~10. 內部病院醫師<承>
1900.3.18~19. 侍從院 分侍從<承>
1903.閏5.4~5. 東明土陵 參奉<承>
1904.4.25. 通政. 任 廣濟院長<承>
1906.12.14. 兼典醫. 加資<承>

1914.3.30. 醫生免許 876號 發給<總>
1915.9.17. 卒<總>
* <太> 未收錄

장원기 張遠期 ?
本貫 白川
外. 醫直<卞光瑜 雲>
1734.8.6. 義禁府 月令醫員<承>
1737.3.6. 義禁府 月令醫員<承>
1737.7.2. 內醫院 月令劑藥官<承>

장원식 張元植 ?
本貫 仁同
外醫 張哲漢 子. 律敎 李至善 胥
外. 醫徒<完薦>
1864.8 (高宗3) 典醫生徒<完薦>
* 武科 泰淮系 6世

장유령 張有齡 1651~?
本貫 仁同. 字 亘萬
武科 張世英 子. 朴周相 胥
醫科. 外. 醫正<上><姓>
1675 (肅宗1) 訓導. 式年試 醫科
1705.1.16 (肅宗31) 鍼醫. 藥房差下<禁衛營>
1725.3.7 (英祖1) 前 典醫正<上>
* 致孫系 7世

장유신 張有信 ?
本貫 未詳
典醫少監<實>. 司院知事
1403.9.27. 典醫少監. 馬遼東送<實>
1403.11.7. 司譯院副使. 遼東行<實>
1410.2.18. 典醫少監. 馬遼東送<實>

1413.8.26 (太宗13)

-<實> 司譯知事. 豐海採訪使除授

* 非醫人 推定

장의방 張義方 ?

本貫 未詳

外. 惠主<承>

1743 (英祖19) 待令製藥官

-<承> 1786.9.29. 記事

1746.4.29. 義禁府 月令醫員<承>

1754.6.2. 義禁府 月令醫員<承>

1786.9.28 上言令藥院提舉一體查問<承>

1786.9.29. 惠民主簿<承>

장익 張翼 ?

本貫 未詳

典醫

1397.10.22. 典醫醫員. 寧海 定配<實>

1397.12.19 (太祖6) 釋放<實>

장익모 張益謨 ?

本貫 豐德

外. 惠直<完薦>

장익상 張益翔 ?

本貫 大元. 張哲碩 子. 李思九 胥<姓>

外. 惠徒<等>

* 21世

장익주 張翊周 ?

本貫 仁同. 字 君輔

醫科 張世萬 次男. 律科 尹逸巒 胥

醫科. 外. 醫正<醫>

1711 (肅宗37) 式年試 醫科

* 28世 / 良月派

장익한 張翼漢 ?

本貫 白川. 譯科 張世宏 子

醫科 張世憲 姪. 通政 奇伯賢 胥

醫科. 寧國元從勳. 內. 內正<太>

1630 (仁祖8) 式年試 醫科

1644 (仁祖22) 內醫院入院<太>

1645.8.20. 醫員. 寧國元從 三等 錄勳

1660.5.11 (顯宗卽位) 劑藥官. 賞<承>

* 碩系 5世

장인환 張仁煥 1836~?

本貫 白川. 字 聖佐. 張東翼 子

外醫 張景哲 曾孫. 醫科 崔錫駿 胥

醫科. 外. 醫主<醫>

1874 (高宗11) 增廣試 醫科

* 碩系 11世

장재원 張載遠 ?

本貫 安東

譯科 張宅仁 子. 譯科 韓壽康 胥

外 醫直<李明德 譯> 司果<張應龍 譯>

1786.12.14 (正祖10) 訓練院鍼醫<省>

1790 (正祖14) 訓藥<張錫禧 醫>

* 守同系 10世

장지 張祉 ?

本貫 未詳

典醫

1408.1.18. 王鍼灸誤治 巡禁司行<實>

장지중 張志中 ？

本貫 仁同

外. 惠主＜朴浩性 醫＞

1777.8.19 (正祖1) 惠民直長＜承＞

장창한 張昌漢 1607～？

本貫 白川. 字 子傑. 資憲 張世容 子

醫科 張世憲 姪. 譯科 洪喜男 胥

醫科. 內. 內正＜太＞

1633 (仁祖11) 前 奉事. 式年試 醫科

1650 (孝宗1) 內醫院入院＜太＞

1658.1.15 (孝宗9) 製藥官. 賞＜承＞

＊ 碩系 5世

장천즙 張天楫 ？

本貫 白川

外. 醫直＜皮宗植 醫＞

장천핵 張天翮 1665～？

本貫 仁同. 字 鳳兮

譯科嘉善 張燦 子. 邊永和 胥

醫科. 內. 嘉義＜太＞. 內正＜醫＞

1683 (肅宗9) 增廣試 醫科

1691 (肅宗17) 內醫院入院＜太＞

1701.10.11. 禧嬪關 泗川縣定配＜承＞

1711.12.29 (肅宗37) 移配蔚珍＜承＞

1721.9.28 (景宗1) 特放＜承＞

＊ 22世 / 楊州派

장철견 張哲堅 ？～1478.5.18

本貫 仁同

東部令 張智 子. 李著 胥＜張季文 文＞

武科＜族譜＞ 外 秉節＜族譜＞

惠訓＜張振文 進＞ 副司猛＜族譜＞

1478.5.18 (成宗9) 卒＜族譜＞

＊ 16世 / 京派

장철한 張哲漢 ？

本貫 仁同

外醫 張鋏 子. 縣監 金明爀 胥＜完薦＞

外. 醫參＜李奎善 籌＞

1847 (憲宗3) 典醫參奉＜李奎善 籌＞

＊ 武科 泰淮系 5世

장충간 張忠侃 ？

本貫 仁同. 張後堪 子. 李墻 胥＜姓＞

外. 惠主＜承＞＜姓＞

1651.12.22. 義禁府月令醫員＜推鞠＞

1652.3.28 (孝宗3) 罷其職＜承＞

1663.1.10 (顯宗4) 惠主簿 除授＜承＞

＊ 26世 / 良月派

장태경 張泰慶 1809～1887.11.4

本貫 沃溝. 字 子華

號 愚岑. 初諱 大慶

張志淳 子. 鄭仁基 胥

方外. 壽嘉善＜族譜＞. 壽同知＜族譜＞

醫案書 ＜愚岑雜著＞ 著述

1887.11.4 (高宗24) 卒＜族譜＞

장택조 張宅祚 1726～？

本貫 安東. 字 自天

內鍼. 通政＜鍼＞. 賓主. 察訪. 僉知

1766.8.16. 副司果. 內鍼醫 差下＜承＞

1769.9.5 (英祖42) 副司果 除授＜承＞

1779.12.25. 禮賓主簿 除授＜承＞

1783.12.28. 司宰主簿 除授 <承>

1784.12.25~1786.5.6. 平丘察訪 <承>

1786.5.6~1787.5.25. 安奇察訪 <承>

1787.5.26 (正祖11) 司果 除授 <承>

1793.10.4 (正祖17) 加通政 <承>

1793.10.6 (正祖17) 副護軍 除授 <承>

1796.5.6~6.3 (正祖20) 五衛將 <承>

1796.5.27. 僉知 除授 <承>

* 守同系 9世 (?)

장한 張瀚 1688~?

本貫 仁同. 字 慶龍

醫科 張有齡 次男. 鄭時益 胥

醫科. 揚武元從勳. 外. 惠主 <姓/錄券>

1705 (肅宗31) 式年試 醫科

1717.7.21. 義禁府 月令醫員 <承>

1728.7.15. 前 主簿. 揚武元從 二等 錄勳

1728.9.17. 義禁府 月令醫員 <承>

* 致孫系 8世

장한국 張漢國 ?

本貫 大元. 萬戶 張益起 次男

外醫 張益翔 姪. 尹翊行 胥 <姓>

外. 惠參 <姓>

장한규 張漢奎 ?

本貫 豊德. 外醫 張益謨 子

外醫 趙基弘 胥 <完薦>

外. 醫直 <完薦>

1893.8 (高宗30) 典醫直長 <完薦>

장현규 張鉉奎 ?

本貫 大元

外. 惠參 <完薦>

장호 張祜 1721~1780(?)

本貫 未詳. 字 大受

同參 <參>. 副司果

1776.7.12. 醫人. 同參 差下 <承>

1778.11.20 (正祖2) 副司果 除授 <承>

1780.3.15 (正祖4) 同參 有頉 <承>

장환 張鐶 1769~?

本貫 仁同. 字 士重. 萬戶 張信厚 子

同參 玄載鼎 外孫. 李廷仁 胥

醫科. 外. 醫僉 <醫>

1795.6.18 (正祖19) 典醫參奉 <承>

1798 (正祖22) 式年試 醫科

1810.8.24. 義禁府 月令醫員 <承>

1815.7.19. 義禁府 月令醫員 <承>

* 武科 泰淮系 4世

장효순 張孝純 ?

本貫 大元

外. 惠參 <等>

1880 (高宗17) 惠民參奉 <等>

장희룡 張熙龍 ?

本貫 大元

外醫 張鉉奎 子. 朴昌根 胥

外. 惠徒 <完薦>

1864.8 (高宗1) 惠民生徒 <完薦>

白川張氏 碩系

4世 醫科 張世憲 以後 9名

安東張氏 守同系
9世 內鍼 張宅祚 以後 7名

仁同張氏 上將軍系
良月派 / 26世 外醫 張忠侃 以後 3名

仁同張氏
致孫系 7世 醫科 張有齡 以後 4名
武科 泰淮系 4世 醫科 張鍰 以後 6名

蔣氏
牙山 單本

장석현 蔣錫玄 ?
本貫 牙山
外醫 蔣憲祖 子. 司猛 李勉養 胥
外. 惠直<完薦>
1878.6 (高宗15) 惠民直長<完薦>

장세복 蔣世復 ?
本貫 牙山. 醫科 蔣漢弼 長男<姓>
揚武元從勳. 外. 直長<錄券>
1721.7.3 (景宗1) 院 月令製藥官<承>
1724.1.5. 典獄署 月令醫<承>
1728.7.15. 前 直長. 揚武元從 二等 錄勳
1735.10.13. 義禁府 月令醫員<承>
1736.4.26. 義禁府 月令醫員<承>
* 20世 / 碩崗公派

장세정 蔣世貞 ?
本貫 牙山. 算敎 蔣景琬 長男
醫科 蔣有英 三從孫
李世彧 胥<蔣益亮 醫>
外. 惠主<吳壽謙 籌>
1719 (肅宗45) 冬至使行 醫員<承>
1720 (景宗卽位) 冬至使行 醫員<承>
1722.2.6. 陳奏兼 奏請使行 醫員<承>
1722.10.16. 義禁府 月令醫員<承>
1724.6~12. 都監醫員<山陵>
1731.6.16. 義禁府 月令醫員<承>
* 20世 / 碩崗公派

장수방 蔣秀芳 ?
本貫 牙山. 外醫 蔣世復 長男<姓>
1739.12.20. 義禁府 月令醫員<承>
1742.5.20. 義禁府 月令醫員<承>
* 21世 / 碩崗公派

장유엽 蔣有曄 ?
本貫 牙山. 計士 蔣百馨 長男
醫科 韓瑋 胥<白徵賢 醫>
外. 醫久<承>
1656.12.21 典醫醫員. 院月令劑藥官<承>
* 18世 / 碩崗公派

장유영 蔣有英 ?
本貫 牙山
計士 蔣百馨 次男. 金以瑱 胥
醫科. 外. 醫直<姓>
1651 (孝宗2) 式年試 醫科
1662.12.14 典醫醫員 兩南審藥差送<承>
1663.2.24. 義禁府 月令醫員<承>

1671.9.3. 義禁府 月令醫員＜承＞

* 18世 / 碩崗公派

장익량 蔣益亮 1711~?

本貫 牙山. 字 仲集. 蔣世元 繼子

外醫 蔣世貞 次男. 金壽咸 胥

醫科 外 老通政＜省＞ 醫正＜醫＞ 老僉知

1739.6.30. 義禁府 月令醫員＜承＞

1744 (英祖20) 式年試 醫科

1777.8.19 (正祖1) 典醫監醫員＜承＞

1790.6.24. 八十歲. 加通政＜省＞

1790.7.1 (正祖14) 僉知 除授＜承＞

* 21世 / 碩崗公派

장한경 蔣漢卿 ?

本貫 牙山

外. 醫徒＜承＞

1795.10.10 (正祖9) 典醫生徒＜承＞

1795.10.11. 苔五十度, 放送＜承＞

* 22世 / 碩崗公派 (?)

장한익 蔣漢翼 ?

本貫 牙山 醫科 蔣有英 次男. 鄭鎰 胥

醫科. 外. 惠直＜姓＞

1693 (肅宗19) 式年試 醫科

* 19世 / 碩崗公派

장한필 蔣漢弼 ?

本貫 牙山

醫科 蔣有英 長男. 外醫 玄萬初 胥

醫科. 外. 惠主＜姓＞

1684 (肅宗10) 式年試 醫科

* 19世 / 碩崗公派

장헌조 蔣憲祖 ?

本貫 牙山

外. 惠徒＜完薦＞

牙山蔣氏

　碩崗公派 / 18世 外醫 蔣有曄 以後 9名

全氏

金山 甘泉 昆陽 全州 天安
旌善 鎭安 平康

전겸대 全謙大 ?

本貫 全州

外. 活參＜全孝晩 雲＞

1840 (憲宗6) 活人參奉＜全孝晩 雲＞

* 10世

전경진 全慶震 ?

本貫 旌善

外. 通訓. 惠敎＜全鶴老 武＞

1641.2.16. 藥醫. 帶去醫官 逃走＜承＞

1645.閏6.10. 義禁府 月令醫員＜承＞

1662. 通訓. 前 惠民敎授＜全鶴老 武＞

전계종 全繼宗 ?

本貫 天安

醫習＜全烈 生＞ 宣務郎

1624 (仁祖2) 醫習＜全烈 生＞

전계홍 全繼洪 = 전세홍 全世弘

전군석 全君錫 = 전시박 全是朴

전규명 全圭命 1869~?
本貫 全州. 字 性汝 外醫 全重默 繼子
雲正 全容默 子. 外醫 金在訥 胥
醫科
1884.9 (高宗21) 閑良. 譯完薦＜完薦＞
1885 (高宗22) 增廣試 醫科 壯元
* 14世

전규성 全圭成 1867~?
本貫 全州. 字 聖韶. 雲科 全承默 子
醫科 全圭命 從兄. 譯科 方漢奎 胥
醫科. 外. 醫主＜醫＞
1888 (高宗25) 式年試 醫科
* 14世

전기준 全岐俊 ?
本貫 寶城
外醫 全在裕 子. 外醫 李象坤 胥
外. 惠徒＜完薦＞
1878.6 (高宗15) 惠民生徒＜完薦＞
* 世允系 10世

전덕립 全德立 ?
本貫 昆陽. 字 汝誠
全希男 子. 司譯知樞 李愉 胥
醫科. 昭武元從勳. 內鍼. 內
通政＜鍼＞. 內止＜醫＞. 僉知＜太＞
1624 (仁祖2) 式年試 醫科
1628.9.17. 醫員. 昭武元從 二等 錄勳

1643.2.2. 鍼醫. 替事入瀋＜承＞
1643.2.28~1645.2. 瀋陽陪從＜東＞
1644 (仁祖22) 內醫院入院＜太＞
1645.9.20 (仁祖23) 醫官. 賞＜承＞
* 福良系 4世

전동혁 全東爀 全東赫 ?
本貫 未詳
同參＜參＞. 監牧. 縣令. 副司果
1869.4.16. 外方醫. 同參 差下＜承＞
1872.6.13~1874.5. 羅州監牧官＜承＞
1875.3.2~7.5 (高宗12) 安峽縣監＜省＞
1875.7.5~1876.3.13. 陽川縣令＜承＞
1876.3.13~1878.3. 永平縣令＜承＞
1878.3.24. 還屬. 副司果 除授＜承＞
1882.8.28 (高宗19) 病. 減下＜承＞
1883.6.4. 刊仕籍免爲庶人＜省＞
1883.6.5 (高宗20) 楸子島 定配＜承＞

전득구 全得龜 1740~?
本貫 全州. 嘉善 全爾常 子
外醫 全爾倫 姪. 折衝 崔文徵 胥
外. 腫徒＜準戶口＞
1765 (英祖41) 治腫生徒＜準戶口＞
1777 (正祖1) 治腫生徒＜準戶口＞
1781 (正祖4) 治腫生徒＜準戶口＞
* 9世

전명춘 全明春 ?
本貫 未詳
外方醫. 治腫醫
1494.7.12 (成宗25)
-＜實＞ 醫員. 楊熙止 推薦, 成宗 診察

전빈 全額 全彬 ?
本貫 昆陽. 字 士元
內醫 全德立 長男. 洪慶偉 壻
醫科. 內鍼. 內. 腫教<鍼> 內正<太>
1656.12.21. 鍼醫. 副司勇 陞職<承>
1662 (顯宗3) 增廣試 醫科
1704 (肅宗30) 內醫院入院<太>
* 福良系 5世

전사박 全嗣朴 ?
本貫 寶城. 武科宣傳官 全重男 子
外. 惠直<八>
* 世玧系 4世

전사일 全思逸 ?
本貫 未詳
1732.11.25. 院 月令製藥官<承>
1734.7.3. 義禁府 月令醫員<承>
1735.9.25. 義禁府 月令醫員<承>

전상우 全尙禹 ?
本貫 未詳
外. 惠主<承>
1777.8.19 (正祖1) 惠民主簿<承>

전석동 全石童 ?
本貫 鎭安. 首醫 全循義 獨子
宋# 壻. 牧使 金安永 壻<族譜>
進士<實>. 儒醫. 縣令
1465.1.2. 南部令. 告身還收<實>
1469. 前 贊儀. 增廣試 進士 二等
1478.1.11. 延豐縣監 推鞫<實>
1485.7.8. 新溪縣令 除授<實>

* 43世 / 天安全氏 兜平君派

전석준 全碩俊 ?
本貫 寶城. 外醫 全在矩 子
外. 惠訓<全鍾羽 雲>
1873 (高宗10) 惠民訓導<全世基 醫>
* 世玧系 10世

전세관 全世寬 ?
本貫 昆陽. 內醫 全頔 子. 鄭遠 壻
醫科. 外. 惠主<姓>
1678 (肅宗4) 增廣試 醫科
* 福良系 6世

전세기 全世基 1846~?
本貫 寶城. 字 萬汝
醫科 全用俊 繼子
外醫 全碩俊 子. 外醫 李熹求 壻
醫科. 外. 醫主<醫>
1870.10 (高宗7) 幼學. 譯完薦<完薦>
1873 (高宗10) 式年試 醫科
* 世玧系 11世

전세주 全世胄 ?
本貫 昆陽. 內醫 全頔 子. 李志雄 壻
內醫 全德立 孫. 吳邦立 壻<醫先>
醫科. 外. 醫教<醫>
1690 (肅宗16) 增廣試 醫科
* 福良系 6世

전세홍 全世弘 ?
本貫 昆陽. 字 遠伯. 初名 全繼洪
內醫 全額 子. 算教 李益章 壻

醫科. 內<太>. 通訓. 贍主
1675 (肅宗1) 式年試 醫科
1678.12.5 (肅宗4) 內醫院入院<承>
1694.6.4 (肅宗20) 御醫<承>
1697.9.11 (肅宗23)
-<承> 陳奏兼 奏請使行 御醫
1698.8.16 (肅宗24) 內贍主簿<承>
1701.8.29 (肅宗27) 罷職放送<承>
* 福良系 6世

전순의 全循義 ?
本貫 鎭安<全石童 進>
內醫 全仁貴 獨子. 李正弼 胥<族譜>
首醫. 左翼原從勳. 內. 正憲<實>
醫正<實>. 同知
<醫方類聚>(1445年) 編. <食療撰要>
<山家要錄>著述 <鍼灸擇日編集> 共著
1440.6.21. 錦城大君 治療. 賞<實>
1447 (世宗29) 護軍<鍼擇>
1454.3.13 (端宗2) 典醫正<實>
1455.12.27. 上護軍. 左翼原從 一等
1456.5.18 (世祖2) 僉知 除授<實>
1457.3.23 (世祖3) 大護軍<實>
1460 嘉靖. 龍驤衛上護軍<食療撰要>
1462.4.11 (世祖8) 同知 除授<實>
1464.11.4 (世祖10) 同知. 加資憲<實>
1470 (成宗1) 資憲<成化庚寅譜>
1493.9.6 (成宗24) 故人. 正憲<實>
* <太> 未收錄
* 42世 / 天安全氏 兜平君派

전시박 全是朴 ?
本貫 昆陽. 初名 君錫<姓>

計士 全忠立 長男. 內醫 全悌望 從兄弟
計士 崔弘立 胥
外. 惠主 <全翊天 籌><姓>
1692 (肅宗18) 惠民主簿<全翊天 籌>
* 府使 倫系 5世

전양대 全養大 ?
本貫 全州. 司正 全得範 子
外. 惠參<全宅周 雲>
* 10世

전영 全英 ?
本貫 未詳
1474.6.20. 醫員. 國葬時 功. 賞<實>

전영석 全永錫 ?
本貫 金山
全在明 次男<姓續>. 外醫 朴愼行 胥
外. 九品. 惠參<姓續>. 醫主<全泰龍 醫>
1885.1.15. 義禁府 月令醫員<承>
1886.3.24. 義禁府 月令醫員<承>
1891 (高宗28) 典醫主簿<全泰龍 醫>
1902.9.26 九品. 任 廣濟院事務委員<承>

전영준 全英俊
本貫 寶城
外醫 全在和 子. 外醫 鄭烷 胥
外. 惠徒<八>
1870.10 (高宗7) 惠民生徒<完薦>
* 世尢系 10世

전용준 全用俊 1810~?
本貫 寶城. 字 明中

雲科 全在信 繼子
外醫 全在矩 子. 武科 金東侃 胥
醫科. 外. 惠久<醫>
1844 (憲宗10) 增廣試 醫科
* 世允系 10世

전유형 全有亨 1566.3.4~1624.1.25
本貫 平康. 字 叔嘉. 號 鶴松
槐山 居. 全絪 獨子. 張# 胥.
府使 安鳳 胥<墓碣>
文科. 定運元從勳. 翼社元從勳
儒醫. 嘉善. 牧使. 參判. 同知
畵 <五臟圖>(失傳), 文集 <鶴松集>
1605 (宣祖38) 文科 庭試 甲科 壯元
1612.10.7. 前郡守. 醫術最爲精明<實>
1614.10.11. 縣令. 定運元從 一等 錄勳
1614.10.29 正郞. 翼社元從 一等 錄勳
1619.12.13 廣州牧使 侍藥功加資<實>
1623.10.18 (仁祖1) 同知. 推考<承>
1624.1.25. 李适 關聯, 無告 處刑<實>
1662.6.4. 有亨, 大提學 賓五代孫<承>
* 6世

전응대 全應大 1757~?
本貫 全州
外醫 全得龜 子. 外醫 全興大 第
外. 惠徒<準戶口>
1789 (正祖13) 惠民生徒<準戶口>
1792 (正祖16) 惠民生徒<準戶口>
* 10世

전의준 全毅俊 ?
本貫 寶城

外醫 全在弘 子. 李憲植 胥
外. 惠直<全弼基 醫>
1887.9 (高宗24) 惠民直長<完薦>
* 世允系 10世

전이륜 全爾倫 ?
本貫 全州. 全昌煜 子. 李晩大 胥
外. 惠主<全得完 律>
1777.8.19 (正祖1) 惠民主簿<承>
* 8世

전이창 全以昌 ?
本貫 昆陽. 典獄主簿 全世望 長男
內醫 全悌望 姪. 姜震栻 胥
醫科. 嘉善<醫><姓>. 護軍
1690 (肅宗16) 增廣試 醫科 壯元
1726.12.28 (英祖2) 護軍 除授<承>
* 府使 倫系 6世

전인귀 全仁貴 ?
本貫 鎭安. 異名 仁奇<族譜>
全天吉 獨子. 府使 高# 胥<族譜>
佐翼原從勳. 內. 通政. 大護軍
1426.7.25 (世宗8) 內醫. 賞<實>
1442.3.21. 大護軍. 祭溫井神<實>
1452.5.18 (端宗卽位)
-<實> 文宗 卒, 典醫廳直 降等
1462.11.9 故. 護軍. 佐翼原從 三等 錄勳
* <太> 未收錄
* 41世 / 天安全氏 兜平君派

전인기 全仁奇 = 전인귀 全仁貴

전임대 全任大 ?
本貫 全州
外. 惠徒<完薦> 活參<全致默 雲>
* 10世

전재구 全在矩 ?
本貫 寶城
外醫 全致敬 子. 譯僉 金耆瑞 胥
外. 惠直<全用俊 醫>
1844 (憲宗10) 惠民直長<全用俊 醫>
* 世允系 9世

전재겸 全在濂 ?
本貫 寶城 (?)
外. 惠奉<承>
1777.8.19 (正祖1) 惠民奉事<承>
* 世允系 9世 (?)

전재유 全在裕 ?
本貫 寶城
外醫 全致敬 子. 趙翼明 胥
外. 惠參<全昌彬 律>
1822 (純祖22) 惠民參奉<全昌彬 律>
* 世允系 9世

전재홍 全在弘 ?
本貫 寶城. 武科察訪 全致常 子
外. 惠敎<全弼基 醫>
* 世允系 9世

전재화 全在和 ?
本貫 寶城. 武科察訪 全致常 子
外醫 全在矩 從兄弟

外. 惠參<全鴻基 醫>
* 世允系 9世

전적 全頔 ?
本貫 昆陽. 內醫 全德立 次男
內醫 全額 弟. 通政 李承逸 胥
醫科. 內. 內正<太>
1663 (顯宗4) 式年試 醫科
1673 (顯宗14) 內醫院入院<太>
* 福良系 5世

전정기 全正基 ?
本貫 寶城
外. 惠直<安得顯 醫><完薦>
1891 (高宗28) 惠民直長<安得顯 醫>
* 世允系 11世

전제망 全悌望 1639~1715
本貫 昆陽. 字 子順
全忠祥 次男. 譯科 金義忠 胥
醫科. 內. 通政. 僉知<太>
1657 (孝宗8) 式年試 醫科
1659.2.4. 義禁府 月令醫員<承>
1684 (肅宗20) 內醫院入院<太>
1702.2.9 (肅宗28) 忠壯將 除授<承>
1711.12.21 (肅宗37) 賞<承>
* 府使 倫系 5世

전종기 全鍾夔 ?
本貫 未詳
外. 醫副奉<醫帖>
1880 (高宗17) 前 典醫副奉事<醫帖>

전종덕 全鍾德 ?
本貫 寶城
外醫 全正基 子. 外醫 洪宜聞 胥
外. 醫徒<完薦>
1891.3 (高宗30) 典醫生徒<完薦>
* 世乭系 12世

전종설 全鍾卨 1870~?
本貫 寶城. 字 景順. 醫科 全鴻基 子
醫科
1891 (高宗28) 式年試 醫科
* 世乭系 12世

전중묵 全重默 ?
本貫 全州
譯科 全宅正 子. 醫科 方大鏞 胥
外. 惠訓<全圭命 醫>
1884.9 (高宗21) 惠民訓導<完薦>
* 13世

전치경 全致敬 ?
本貫 寶城
司果 全道源 子. 外醫 全嗣朴 玄孫
外. 醫直<全在信 雲>
1801 (純祖1) 典醫直長<全在信 雲>
* 世乭系 8世

전치대 全致大 ?
本貫 全州
外. 活參
1840 (憲宗6) 活人參奉<全孝晩 雲>
* 10世

전태룡 全泰龍 1857~?
本貫 金山. 字 用汝
外醫 全永錫 子. 外醫 李麟基 胥
醫科. 外. 醫僉<完薦>
1891 (高宗28) 增廣試 醫科
1893.8 (高宗30) 典醫僉正<完薦>

전태현 全泰賢 ?
本貫 未詳
1746.10.23. 義禁府 月令醫員<承>
1748.6.11. 義禁府 月令醫員<承>

전택신 全宅信 1825~?
本貫 全州. 字 致敬
內鍼<鍼>. 通訓
1857 (哲宗8) 內鍼醫 差下<鍼>
1862.2.29 (哲宗13) 鍼醫. 加資<省>
* 12世 (?)

전택정 全宅鼎 ?
本貫 全州
外. 鍼醫. 惠主<完薦>
1882 (高宗19) 惠民鍼醫<李奭雨 醫>
1891 (高宗28) 惠民直長<金錫泓 醫>
1891.3 (高宗28) 惠民主簿<完薦>
* 12世

전택희 全宅憙 1816~?
本貫 全州
外醫 全孝曾 子. 金孝根 胥
外. 通訓. 惠主<準戶口>
1843. 朝散大夫. 行惠民直長<準戶口>
1855. 朝散大夫. 行惠民直長<準戶口>

1858. 通訓大夫. 行惠民主簿 <準戶□>

* 12世

전필기 全弼基 1862~?

本貫 寶城. 字 輔汝

外醫 全毅俊 子. 畵員 白英培 胥

醫科. 外. 醫主 <醫>

1891 (高宗28) 式年試 醫科

* 世允系 11世

전현 全俔 ?

本貫 昆陽. 全智仁 子

外. 醫僉 <全大頤 譯>

1600 (宣祖33) 典醫僉正 <全大頤 譯>

전홍기 全鴻基 1832~?

本貫 寶城. 字 大汝

外醫 全英俊 子. 張聖麒 胥

醫科. 外. 醫主 <醫>

1876.4.14. 伏闕 甲戌增廣 初試人付 <承>

1876 (高宗13) 式年試 醫科

* 世允系 11世

전홍묵 全弘默 ?

本貫 全州 (?)

外. 惠訓 <李謙來 雲>

1876.3.5 (高宗13) 還渡江

-<義州謄錄> 回還冬至兼謝恩使行醫員

1885 (高宗22) 惠民訓導 <李謙來 雲>

* 13世 (?)

전효민 全孝閔 1786~?

本貫 全州

外醫 全興大 次男. 外醫 全孝曾 弟

外. 奉列. 惠直 <準戶□>

1798 (正祖22) 童蒙 <準戶□>

1801 (純祖1) 惠民生徒 <準戶□>

1807. 朝奉大夫. 惠民直長 <準戶□>

1813. 故. 奉列大夫. 行惠直 <準戶□>

* 11世

전효백 全孝百 ?

本貫 全州. 寫字官 全允大 繼子

全榮大 次男 <姓續>. 譯科 劉運吉 胥

外. 惠主 <八> <牛峰金 族譜>

* 11世

전효석 全孝石 = **전효안** 全孝顔

전효선 全孝善 ?

本貫 甘泉. 字 慶甫. 京 居. 全林 子

醫科. 外. 醫直 <醫>

1513 (中宗8) 直長. 式年試 醫科 四位

전효안 全孝顔 1800~?

本貫 全州. 他名 全孝石

外醫 全興大 三男. 外醫 全孝曾 弟

雲正 金振禹 胥. 譯直 李燁 胥

外. 中直. 惠直 <八>. 活參

1822. 朝散大夫. 東活人參奉 <準戶□>

1825. 朝散大夫. 東活人參奉 <準戶□>

1831. 中直大夫. 行惠民訓導 <準戶□>

1858. 中直大夫. 行惠民訓導 <準戶□>

* 11世

전효증 全孝曾 1784~?

本貫 全州. 外醫 全興大 長男

宣略 朴禧仁 胥. 外醫 朴泰悌 孫壻

外. 通訓. 惠徒＜準戶□＞. 濟用主簿. 副司果

1798 (正祖22) 惠民生徒＜準戶□＞

1801 (純祖1) 惠民生徒＜準戶□＞

1807. 宣略. 忠武衛副司果＜準戶□＞

1816. 宣略. 忠武衛副司果＜準戶□＞

1822. 故. 通訓. 濟用主簿＜準戶□＞

＊ 11世

전효철 全孝澈 ?

本貫 全州

外. 惠徒＜完薦＞

＊ 11世 (?)

전흥대 全興大 1759~?

本貫 全州

外醫 全得龜 子. 進士 高象煥 胥

外. 通訓. 治腫＜教旨＞. 惠主. 司正

1777 (正祖1) 惠民生徒＜準戶□＞

1779.1. 爲奮順副尉忠武衛司正＜教旨＞

1791. 奮順副尉. 忠武衛司正＜準戶□＞

1795.10.22. 通訓. 任 惠民主簿＜惠啓＞

1798. 通訓. 前 惠民主簿＜準戶□＞

1801. 通訓. 前 惠民主簿＜準戶□＞

＊ 10世

전흥준 全興俊 ?

本貫 寶城. 折衝 全在禧 子

外醫 全致敬 孫. 外醫 鄭宜悌 胥＜八＞

外. 惠訓＜全中基 譯＞＜完薦＞

1867 (高宗4) 惠民訓導＜金在憲 譯＞

1875.8 (高宗12) 惠民訓導＜完薦＞

＊ 世允系 10世

昆陽全氏

福良系 4世 內醫 全德立 以後 6名

府使 倫系 5世 內醫 全悌望 以後 3名

全州全氏

/ 8世 外醫 全爾倫 以後 20名

天安全氏

兜平君派 / 41世 內醫 全仁貴 以後 3名

寶城全氏(兆陽全) 世允系

4世 外醫 全嗣朴 以後 19名

旌善全氏 臨河君派 ＝ 全州全

全州全氏 世數 ＋ 40世 ＝ 旌善全氏 世數

天安全氏 穎達派 ＝ 寶城全

天安全氏 兜平公派 ＝ 鎭安全

田氏

開城 秋城 河陰

전광순 田光淳 1784~?

本貫 河陰. 字 擎玉

律科 田富春 長男

醫科 田禹年 三從玄孫. 護軍 李恒培 胥

醫科. 外. 醫正<醫>

1809 (純祖9) 增廣試 醫科

1819.12.16. 宣敎郞. 典醫監醫員<承>

1821.8.27. 義禁府 月令醫員<承>

1821.11.2. 義禁府 月令醫員<承>

* 21世 / 潭陽田氏 - 耒隱公派

전동리 田東里 1677~1750(?)

本貫 秋城. 字 潤敬

內鍼<鍼> 同參<參> 通訓<承> 察訪

1736.9.9 (英祖12)

-<承> 御營廳藥房. 內鍼醫 差下

1736.9.11 (英祖12) 副司勇 除授<承>

1738.3.17. 鍼醫. 同參 差下<承>

1741.6.25. 造紙別提 除授<先>

1742.9.20~1745.2. 桃源察訪<承>

1750.11.20 (英祖26) 年老病重<承>

1750.11.21 (英祖26) 同參 減下<承>

1752.10.29 (英祖28)

-<承> 東里相如何, 故止於堂下矣

전만엽 田萬燁 ?

本貫 開城

折衝 田泰闢 子. 籌學 韓益信 胥

外醫 韓爾迪 孫壻<姓續>

外. 惠直<金鍾浩 雲><姓續>

전양지 田養智 ?

本貫 未詳. 郡守 河澹 胥

外. 司膳食醫

1469 (睿宗1) 故. 司膳食醫<河氏所志>

전영구 田榮銶 1865~?

本貫 河陰. 字 星五

醫科 田宜用 子. 寫字官 金季永 胥

醫科. 外. 醫主<醫>

1882 (高宗19) 增廣試 醫科

* 24世 / 潭陽田氏 - 耒隱公派

전영옥 田榮鎣 ?

本貫 河陰

醫科 田宜用 子. 金健熙 胥

外. 醫久<醫八>

1891 (高宗28) 新<醫八>

* 24世 / 潭陽田氏 - 耒隱公派

전영일 田榮鎰 1874~?

本貫 河陰. 字 萬汝. 田宜豊 子

醫科 田在說 孫. 金東弼 胥

外. 醫久<醫八>

1888 (高宗25) 元<醫八><醫等>

* 24世 / 潭陽田氏 - 耒隱公派

전우년 田禹年 ?

本貫 河陰. 初名 田禹平

武科 田萬秋 次男. 醫科 鄭宗鎬 胥

醫科. 外. 醫僉<醫>

1666 (顯宗7) 式年試 醫科

* 17世 / 潭陽田氏 - 耒隱公派

전우평 田禹平 = 전우년 田禹年

전의룡 田宜龍 1834~?

本貫 河陰. 字 致耘. 改名 田宜用

醫科 田在說 子. 韓廷郁 胥

醫科. 外. 醫僉＜完薦＞＜醫等＞
1858 (哲宗9) 式年試 醫科 壯元. 初壯
1875.8 (高宗12) 典醫教授＜完薦＞
* 23世 / 潭陽田氏 - 耒隱公派

전의석 田宜錫 1858~?
本貫 河陰. 字 致逖. 譯科 田俊說 子
醫科 田在說 姪. 武科 鄭在坤 胥
醫科. 外. 醫主＜醫＞
1876 (高宗13) 式年試 醫科
* 23世 / 潭陽田氏 - 耒隱公派

전의용 田宜用 = 전의룡 田宜龍

전의탁 田宜鐸 1863~?
本貫 河陰. 字 致鳴
雲科 田佑說 繼子. 譯科 田俊說 子
醫科 田光淳 孫. 律科 郭應淳 胥
醫科. 外. 醫主＜醫＞
1885 (高宗22) 增廣試 醫科
* 23世 / 潭陽田氏 - 耒隱公派

전재열 田在說 1805~?
本貫 河陰. 字 子敬
醫科 田光淳 長男. 醫科 南正五 胥
外醫 李慶泰 胥＜醫先＞
醫科. 外. 醫僉＜醫＞
1831 (純祖31) 式年試 醫科
* 22世 / 潭陽田氏 - 耒隱公派

전종택 田宗澤 ?
本貫 未詳
外. 惠主＜承＞

1777.8.19 (正祖1) 惠民主簿＜承＞

전태열 田泰說 1825~?
本貫 河陰. 律科 田永淳 子
醫科 田光淳 姪＜姓續＞
外. 惠直＜姓續＞. 審藥＜褒貶題目＞
1825 (純祖25) 生＜姓續＞
1884.2.20. 義禁府 月令醫員＜承＞
1886.10.3. 義禁府 月令醫員＜承＞
* 23世 / 潭陽田氏 - 耒隱公派

전하풍 田夏豐 ?
本貫 未詳
1744.10.20. 義禁府 月令醫員＜承＞
1758.12.13. 義禁府 月令醫員＜承＞

潭陽田氏
耒隱公派 / 17世 醫科 田禹年 以後 10名

潭陽田氏 耒隱公派 = 河陰田氏

丁氏

羅州 禮山

정대호 丁大祜 ?
本貫 未詳
1735.9.11. 義禁府 月令醫員＜承＞

정문수 丁文壽 1723~?

本貫 未詳. 字 聖叟

同參<參>. 嘉善<承>. 紙別. 僉知

1782.6.6. 醫人. 同參 差下<承>

1782.6.10 (正祖6) 副司勇 除授<承>

1782.11.29. 禮賓參奉 除授<承>

1783.11.22~12.1. 內資奉事<承>

1783.12.1. 司饔奉事 除授<承>

1784.12.25~1786.12.27. 濟直<承>

1786.12.27 (正祖10) 紙別 除授<先>

1794.1.1 (正祖18) 加通政<承>

1794.1.27~2.1 (正祖18) 僉知<承>

1794.2.7 (正祖18) 副護軍 除授<承>

1802.1.2 行 副護軍. 年八十, 加嘉善<承>

정석윤 丁錫胤 1824~1868(?)

本貫 禮山. 字 致永

外醫 丁日燮 子. 司果 康顯承 胥

醫科. 同參<參>. 醫正<醫>

1844 (憲宗10) 增廣試 醫科

1861. 式年試 醫科 參試<醫先>

1864.1.7. 外醫. 同參差下<承>

1866.4.11. 同參. 陞實<承>

1868.4.19 (高宗5) 同參. 有頉<承>

* 武科僉使 達道系 8世

정선건 丁善建 ?

本貫 羅州

醫科. 外. 惠久<醫>

1663 (顯宗4) 式年試 醫科

정세구 丁世球 ?

本貫 未詳. 沈逢源 妻四寸<眉巖>

1568.4.3 (宣祖1) 醫習. 玉果人<眉巖>

정시제 丁時悌 1647.6.13~1719.5.17

本貫 羅州. 字 汝昇. 異名 時梯

楊洲 墓. 蔭縣監. 丁彦珩 庶子<萬>

權晶 胥<族譜>

內鍼<鍼>. 同參. 崇祿<參>. 郡守. 知樞

1689.2.13. 鍼醫. 同參 差下<承>

1689.3.6~10.9 (肅宗15) 獄參<承>

1689.10.9 饔奉除授. 因庶子相換<承>

1692.1.27 (肅宗18) 司導主簿<承>

1696.5.20 (肅宗22) 僉知 謝恩<承>

1696.12.21. 僉知. 加資(嘉善)<承>

1699.2.1 (肅宗25) 加資(嘉義)<承>

1699.2.25~10.22. 砥平縣監<承>

1699.10.25 (肅宗25) 護軍 除授<承>

1700.11.4 (肅宗26) 副司直 除授<承>

1703.5.2 (肅宗29) 同知 除授<承>

1705.10.7 (肅宗31) 忠翊將 除授<承>

1709.1.6~3.22. 永平縣令<先>

1709.3.22. 高陽郡守 除授<承>

1709.10.7 (肅宗35) 加資(資憲)<承>

1710.2.10 (숙종36) 加資(正憲)<承>

1711.12.21 (肅宗37) 加資(崇政)<承>

1711.12.21~12.2.12 知事<承:麻田先>

1712.2.12~·1714.6. 麻田郡守<先>

1714.6.24 (肅宗40) 加資(崇祿)<承>

1717.12.7 (肅宗43) 知事 除授<承>

1719.5.17 (肅宗45) 卒<族譜>

* <參> 本貫 禮山 記錄

* 18世 / 恭安公派

정약용 丁若鏞 1762.6.16~1836.2.22
本貫 羅州. 字 美庸. 號 茶山
牧使 丁載遠 四男
文科. 儒醫. 承旨. 府使. 副護軍
醫書 <麻科會通> <醫零> 著述
1789 (正祖13) 文 式年試 甲科 二位
1830.5.5. 前 承旨. 議藥同參事<實>
1834.11.13 (純祖34)
-<實> 副護軍. 精通醫理. 聞於議藥
1836.2.22 (純祖36) 卒<實>
* 24世 / 月軒公派 (大司憲公派)

정일섭 丁日燮 ?
本貫 禮山
醫科 丁載熙 子. 朴亮煥 胥
外. 醫直<丁錫胤 醫>
1844 (憲宗10) 典醫直長<丁錫胤 醫>
* 武科僉使 達道系 7世

정재희 丁載熙 1758~?
本貫 禮山. 字 元明. 丁翼升 子
安命尙 胥. 安植 胥<醫先>
醫科. 外. 醫正<丁錫胤 醫>
1789 (正祖13) 敎授. 式年試 醫科
* 武科僉使 達道系 6世

정지태 丁志泰 1731~1791(?)
本貫 羅州. 字 亨叔. 丁萬遂 獨子
同參 丁時梯 曾孫<萬>
同參<參>. 正憲<參>. 僉使. 知事
1769.8 (英祖45) 同參差下<承>
1769.8.17 (英祖45) 醫官. 入侍<承>
1770.10.19. 副護軍 除授<承>
1770.10.30. 加通政. 僉使除授<承>

1770.11.8 (英祖46) 僉知 除授<承>
1770.12.26. 草芝僉使. 加嘉善<承>
1771.11.8. 草芝僉使. 加嘉義<承>
1775.5.23 (英祖51) 知事 除授<承>
1775.9.21. 加正憲<承>
1791.4.10 (正祖15) 同參. 有頉<承>
* <參> "丁時梯 子" 記錄 誤謬
* 21世 / 恭安公派

정희태 丁希泰 1737~?
本貫 禮山. 字 士賢
同參. 通政<參>. 僉知
1787.9.2. 醫人. 同參差下<承>
1802.11.13. 副司果. 加通政<承>
1802.11.16 (純祖2) 副護軍 除授<承>
1803.1.7 (純祖3) 僉知 除授<承>
1803.閏2.3. 副護軍 除授<承>
1803.4.19~8.30. 五衛將<承>

禮山丁氏 武科僉使 達道系
6世 醫科 丁載熙 以後 3名

鄭氏

慶州 金浦 東萊 溫陽 晉州
昌寧 淸州 河東 漢川 咸平

정건 鄭鍵 ?
本貫 東萊

外醫 鄭儀赫 子. 金宗儒 胥
外. 惠直<鄭讀畛 雲>
1849. 鄭源益 父<鄭源益 律>

정건곤 鄭乾坤 ?~1637.1.22
本貫 未詳
外. 醫副正<江都誌>
1637.1.22 (仁祖15) 醫副正
-<江都誌> 江華 陷落時 殉節

정경선 鄭敬先 ?
本貫 慶州
庶孼 -<實> 1620.2.13 記事
內 通訓<鄭信男 文> 醫副正 內正<太>
<醫林撮要> 編纂
1576 (宣祖9) 典醫副正<鄭禮男 醫>

정경존 鄭敬存 1763~?
本貫 金浦. 字 而直. 內醫 鄭維常 子
外醫 鄭錫蕃 繼子. 雲科 安思一 胥
醫科. 外. 醫正<姓><八>
1783 (正祖7) 久任. 式年試 醫科
1795.6.18 (正祖19) 典醫正<承>
* 司譯院正 憲得系 7世

정계도 鄭繼燾 ?
本貫 未詳
醫科. 外. 醫久<承>. 審藥
1672 (顯宗13) 式年試 醫科
1683.1.29. 典醫監醫員. 松都審藥<承>
1688.1.4. 義禁府 月令醫員<承>
1694.3.3. 義禁府 月令醫員<承>

정계립 鄭繼立 ?
本貫 昌寧. 通政 鄭應龍 子
僉知 卞應寬 胥<朴文英 醫>
外. 審藥
1640.10. 御營審藥. 釋放<承>
1650.10.25. 慈殿病症 關聯 鞠問<承>

정계수 鄭桂秀 ?
本貫 慶州
內醫 鄭瑋 次男. 外醫 張鳳允 胥
外. 惠主<鄭宜復 醫>
1822 (純祖22) 惠直<洪勉維 醫先>
1828 (純祖28) 惠民主簿<鄭宜復 醫>
* 56世 / 文獻公派

정계증 鄭繼曾 ?
本貫 晉州
儒醫. 通訓. 兼醫教, 縣監
1513. 通訓. 醫學教授<鄭世球 生>
1523.9.25 (中宗18) 河陽縣監<實>
* 15世 / 忠莊公派

정계훈 鄭繼勳 ?
本貫 未詳
1688.1.2. 義禁府 月令醫員<承>

정곤 鄭坤 1602~?
本貫 溫陽
醫科 鄭禮男 子. 朴應發 胥
醫科. 外. 醫正<醫>
1630 (仁祖8) 式年試 醫科 壯元
* 誠同系 5世

정관철 鄭觀喆 1765~?

本貫 昌寧. 字 子由

律科僉知 鄭志仁 子. 醫科 尹有秀 胥

醫科. 外. 惠教<醫>

1804 (純祖4) 式年試 醫科

정관희 鄭觀喜 1852~?

本貫 溫陽. 字 允賓

同參 鄭麟夏 繼子

譯奉 鄭龍夏 子. 外醫 朴岐榮 胥

醫科. 外. 醫主<醫>

1880 (高宗17) 增廣試 醫科

1880.6.25. 醫徒. 醫科 二等<教旨>

* 誠同系 15世

정광 鄭珖 1770~?

本貫 慶州. 字 光玉. 改名 鄭集

外醫 鄭允達 長男<姓>

察訪 慶明運 胥. 醫科 慶冕 孫壻

醫科. 外. 惠教<醫>. 惠主<完薦>

1792 (正祖16) 惠久. 式年試 醫科

1795.10.20 (正祖19) 慶尙道審藥<承>

* 55世 / 文獻公派

정광빈 鄭光賓 1729~?

本貫 溫陽. 字 觀甫

內醫 鄭興祥 子. 譯科 申好沈 胥

醫科 申應渭 胥<醫先>

醫科. 外. 醫正<醫>

1754 (英30) 色掌. 久任. 增廣試 醫科

* 29世 / 高城公派

정광석 鄭光奭 1856~?

本貫 咸平. 字 景保

鄭桓泰 繼子. 鄭桓永 子

內鍼醫 鄭國誠 孫. 外醫 金德勳 胥

醫科. 外. 醫主<醫>

1876 (高宗13) 式年試 醫科

* 齡系 12世

정광신 鄭光新 1858~?

本貫 咸平. 字 景民

鄭桓永 子. 醫科 鄭光奭 弟

醫科. 外. 醫主<醫>

1882 (高宗19) 增廣試 醫科

* 齡系 12世

정광은 鄭光殷 1803~?

本貫 咸平. 字 君敬

醫科 鄭桓復 繼子. 醫科 鄭桓榮 長男

醫科 金在信 胥

醫科. 內鍼<鍼>. 嘉義

醫正<醫>. 同知

1831.3.2. 義禁府 月令醫員<承>

1834 (純祖34) 式年試醫科

1837.4.16 (憲宗3) 內鍼醫差下<承>

1875.4.11 (高宗12) 加資(通政)<承>

1876.1.30 (高宗13) 五衛將 除授<承>

1878.2.24 (高宗15) 加資(嘉善)<承>

1879.3.8~閏3.9 (高宗16) 同知<承>

1879.12.21. 加資<承>

* 齡系 12世

정광인 鄭光仁 1832~?

本貫 咸平. 字 景周

鄭桓益 繼子. 鄭桓豊 子

內鍼醫 鄭國誠 孫. 李龍 胥

外. 醫久<醫八>

1884 (高宗21) 陞<醫八>. 新<醫等>

* 齡系 12世

정광주 鄭光周 ?

本貫 咸平

醫科 鄭桓榮 次男. 譯科 趙正杓 胥

外. 醫直<鄭重琦 醫>

1864.8 (高宗1) 典醫直長<完薦>

* 齡系 12世

정광호 鄭匡鎬 1632~?

本貫 溫陽. 字 明錫. 宣教郎 鄭垣 子

醫科 鄭禮男 孫. 朴亨根 胥

醫科. 保社元從勳. 外. 醫正<醫>

1654 (孝宗5) 式年試 醫科

1672 (顯宗13) 使行醫員. 賞

-<承> 1677.5.21 記事

1694.5. 前 正. 保社元從 三等 錄勳

* 誠同系 6世

정구 鄭球 ?

本貫 慶州. 同參 鄭允明 子

外. 醫直<等>

1778.8.27. 御營廳鍼醫. 汰<御營>

* 55世 / 文獻公派

정구한 鄭龜漢 1646~?

本貫 金浦

武科主簿 鄭士誠 子. 金峻吉 胥

醫科

1663 (顯宗4) 式年試 醫科

* 司譯院正 憲得系 4世

정국성 鄭國誠 1776~?

本貫 咸平. 字 致明

內鍼 鄭文徵 子. 同參 鄭纘僑 孫

內鍼. 腫敎<鍼>. 賓主. 察訪

1799.8.22. (正祖23)

-<省> 北部閑良. 祖 故 醫官 纘僑

1806.3.29. 醫人. 內鍼醫差下<承>

1815.4.3 (純祖15) 副司果 除授<承>

1823.7.1 (純祖23) 副司果 除授<承>

1823.9.29. 禮賓主簿 除授<承>

1824.12.15 (純祖24) 安奇察訪<省>

1826.10.12. 安奇察訪. 旣遞外任<承>

* 齡系 10世

정국인 鄭國仁 ?

本貫 未詳

外. 惠參<承>

1777.8.11 (正祖1) 惠民參奉<承>

정규 鄭奎 ?

本貫 未詳. 字 子五

同參<參>

1681.7.2 (肅宗7) 同參. 汰<承>

정규 鄭潙 1726~1781

本貫 咸平. 字 舜與

通德 鄭虎徵 繼子

醫科 鄭允臣 長男. 洪聖龜 胥

崔德一, 崔允基 胥<醫先>

醫科. 內. 通訓. 內正<太>

1747.6.2. 中部假官 典醫副奉事 <承>

1750 (英祖26) 式年試 醫科 壯元

1755.8.29. 義禁府 月令醫員 <承>

1758 (英祖34) 內醫院入院 <太>

1765. 式年試 醫科 參試 <醫先>

1766.7.6 (英祖42) 御醫陞差 <承>

1769.3.12 (英祖45) 御醫 <承>

* 齡系 10世

정기 鄭錡 = 정현 鄭鉉

정기현 鄭基鉉 1861.5.21~?
本貫 東萊

太. 通政 <大韓>. 一等軍醫

1884.9.16~9.19. 繕工監假監役官 <承>

1885.3.22~3.24. 繕工監假監役官 <承>

1902.10.9. 監董. 加通政 <大韓>

1903.6.17 (光武7) 判三等

-<大韓> 任 侍衛騎兵大隊軍醫補

1903.6.23 (光武7) 任 兼典醫 <大韓>

1904.9.23. 任 陸軍一等軍醫 <大韓>

정기홍 鄭基弘 ?
本貫 漢川

外醫 鄭煜 子. 雲正 崔廷燮 胥

外. 醫直 <完薦>

1893.8 (高宗30) 典醫直長 <完薦>

* 司果 迎孫系 12世

정남수 鄭柟壽 ?
本貫 漢川. 字 子久. 號 杏林

司果 鄭致 次男. 金德龍 胥

嘉善 李泉龍 胥 <醫先>

醫科. 首醫. 內. 嘉善. 醫正 <承>

內正 <醫>. 同知 <太>

詩文集 <六家雜詠>

1606 (宣祖39) 式年試 醫科 壯元

1623.3.12 光海 命. 變亂探知, 未告 <實>

1625.3.22 (仁祖3) 前 典醫正 <承>

1625 (仁祖3) 內醫院入院 <太>

1637.1.30~9.6. 瀋陽陪從醫官 <東>

1650.12.29 (孝宗1) 加資 <承>

1659.6.5. 孝宗 卒. 流配 <承>

* <太> 享年 74

* 司果 迎孫系 4世

정남수 鄭楠秀 1764~1820
本貫 慶州. 字 老卿. 初名 鄭來秀

內醫 鄭瑋 子. 文天綬 胥

醫科. 內. 通政 <醫先>. 僉知 <太>

1790 (正祖14) 久任. 增廣試 醫科

1798.10.19. 慶尙監營審藥 <省>

1802 (純祖2) 內醫院入院 <太>

1812.10.9 (純祖12) 兼御醫 陞差 <承>

1818.11.3 (純祖18) 加資(通政) <承>

* 56世 / 文獻公派

정대붕 鄭大鵬 ?
本貫 未詳

平難元從勳. 光國元從勳. 亨難元從勳

寧社元從勳. 內鍼. 引儀 <鍼>

縣監. 副司果

1591.3.21. 副司果. 平難元從 三等 錄勳

1591.閏3.2. 副司果. 光國元從 三等 錄勳

1614.7.18. 前 奉事. 亨難元從 三等 錄勳

1619.12.13 (光海11) 鍼醫. 賞 <實>

1625.8.14. 司導主簿 <睡翁先生日記>
1626.閏6.24 (仁祖4) 資主 除授 <承>
1628.9.14. 主簿. 寧社元從 一等 錄勳
1630.8.10 (仁祖8) 陰城縣監 <承>

정대축 鄭大畜 ?
本貫 未詳
醫科
1588 (宣祖21) 式年試 醫科

정덕수 鄭德秀 1755~?
本貫 慶州. 字 景元. 通德 鄭瑾 長男
內醫 鄭億齡 孫. 外醫 李景游 胥
醫科. 外. 醫正 <醫>
1777 (正祖1) 增廣試 醫科
1790. 增廣試 醫科 參試 <醫先>
1792. 增廣試 醫科 參試 <醫先>
1803. 增廣試 醫科 參試 <醫先>
1804. 式年試 醫科 參試 <醫先>
* 56世 / 文獻公派

정덕우 鄭德禹 ?
本貫 河東
醫科 鄭道源 三男. 李敏大 胥 <姓續>
外. 直長 <姓續>
1750.7.12 (英祖26) 惠民參奉. 罷職 <承>
* 19世 / 散員公派

정덕원 鄭德源 = 정덕항 鄭德恒

정덕유 鄭德游 ?
本貫 未詳
外. 惠奉 <承>

1738.4.3 (英祖14) 惠民奉事. 汰 <承>

정덕주 鄭德周 1713~?
本貫 河東. 字 聖智
醫科 鄭道源 長男 <姓續>
計士 林逸儒 胥
醫科. 外. 醫僉 <醫>. 活參
1734.6.16. 西活人參奉. 罷職 <承>
1738 (英祖14) 式年試 醫科
* 19世 / 散員公派

정덕함 鄭德涵 ?
本貫 未詳
外. 惠主 <承>
1727.10.11. 義禁府 月令醫員 <承>
1742.5.29. 西南郊救療官 前 惠主 <承>

정덕항 鄭德恒 ?
本貫 溫陽. 改名 鄭德源 <姓>
武科 鄭大濟 子. 醫科 鄭世謹 孫
張景良 胥 <姓>
外. 醫直 <鄭東賓 醫>
1753.4.17. 義禁府 月令醫員 <承>
1755.10.14. 義禁府 月令醫員 <承>
* 27世 / 高城公派

정덕호 鄭德浩 ?
本貫 溫陽. 鄭和濟 子
醫科 鄭世謹 從孫. 李世挺 胥 <姓>
外. 醫直 <姓>
* 27世 / 高城公派

정도성 鄭道成 ?
本貫 河東. 字 德高
醫科 鄭進 子. 醫科 辛磴 胥
醫科. 內<醫>. 醫訓<醫>. 內參<姓>
1702 (肅宗28) 式年試 醫科 壯元
1702.9.3. 義禁府 月令醫員<承>
1710.1.2. 義禁府 月令醫員<承>
1726.10.14. 閔鎭遠. 內醫 推薦<承>
* <醫先> "內醫未許參汰" 記錄
* <太> 未收錄
* 24世 / 文成公派

정도원 鄭道源 1690~?
本貫 河東. 字 子淵
譯科 鄭晚益 次男<姓續>
內醫 鄭斗俊 從孫. 李麟錫 胥
醫科. 外. 惠直<醫>
1711 (肅宗37) 式年試 醫科
1727.12.12 (英祖3) 惠民參奉<承>
* 18世 / 散員公派

정동빈 鄭東賓 1816~?
本貫 溫陽. 字 仁叔
外醫 鄭興寬 長男
醫科 金棨 胥. 外醫 金起明 胥<八>
醫科. 外. 醫僉<醫>
1840 (憲宗6) 式年試 醫科
1870. 式年試 醫科 參試<醫先>
1870.10 (高宗7) 典醫僉正<完薦>
* 29世 / 高城公派

정동수 鄭棟秀 ?
本貫 慶州

內醫 鄭瑋 子. 金仁秀 胥<醫先>
外. 惠主<姓>
1816 (純祖16) 惠民直長<鄭宜焌 醫>
* 56世 / 文獻公派

정동신 鄭東臣 ?
本貫 未詳
外. 朝散<惠啓>. 審藥
1795.10.22. 朝散. 任 慶尙右兵營審藥<惠啓>

정동우 鄭東羽 1691~1751
本貫 溫陽. 字 仲輝. 醫科 鄭浚 繼子
醫科 鄭泓 子. 算學 李克晟 胥
醫科. 內<太>. 通政<承>. 僉知
1713 (肅宗39) 增廣試 醫科
1730 (英祖6) 內醫院入院<太>
1743.1.9. 掌務官. 加資(通政)<承>
1743.1.11 (英祖19) 仍屬御醫<承>
1743.11.19~1744.2.8. 僉知<承>
1744.2.14 (英祖20) 副護軍 除授<承>
* 誠同系 8世

정두빈 鄭斗賓 ?
本貫 溫陽
外醫 鄭興祐 子. 醫科 郭再泰 胥
外. 醫直. 司勇<皮宗植 醫先>
1805 (純祖5) 典醫直長<鄭禮敎 醫>
* 29世 / 高城公派

정두석 鄭斗錫 1639~?
本貫 漢川. 字 受之 西部參奉 鄭琛 子
首醫 鄭聃壽 從孫. 譯正 李益芯 胥
醫科. 寫字<醫>. 通政. 上護軍<醫>

1662 (顯宗3) 增廣試 醫科
1680. 寫字官<璿源錄校正廳儀軌>
1681.8.11. 上護軍. 竝相當職除授<承>
* 司果 迎孫系 6世

정두준 鄭斗俊 1639~1717
本貫 河東. 字 子昻
折衝 鄭松齡 四男. 李柱箕 胥
醫科. 首醫. 內<太>. 嘉善
正<東槎日錄>. 同知
1660 (顯宗1) 增廣試 醫科 壯元
1669 (顯宗10) 內醫院入院<太>
1678.2.7 (肅宗4) 御醫陞差<承>
1682.5.28~11.14 (肅宗8) 前 正
-<東槎日錄> 通信使行 良醫
1683.11.14 (肅宗9) 加資<承>
1683.11.16. 加資改正<承>
1699.2.1 (肅宗25) 加資(嘉善)<承>
1699.3.3. 同知 除授<承>
1709.11.20 (肅宗35) 副司直 除授
* 16世 / 散員公派

정두제 鄭斗齊 鄭斗濟 ?
本貫 河東. 外醫 鄭瑞羽 子<承>
外. 醫直<承>
1743.9.8. 義禁府 月令醫員<承>
1760.3.13. 義禁府 月令醫員<承>
1777.8.19 (正祖1) 典醫監醫員<承>
1785.9.8 (正祖9)·典醫直長<承>
1787.2.8 (正祖11) 前 典醫直長<承>
* 26世 / 文成公派

정득수 鄭得秀 1759~?
本貫 慶州. 字 景讓. 通德 鄭瑾 次男
內醫 鄭億齡 孫. 李景植 胥
醫科. 外. 醫僉<醫>
1783 (正祖7) 式年試 醫科
* 56世 / 文獻公派

정득희 鄭得禧 1715~1769
本貫 漢川. 字 重休
護軍 鄭世榮 次男. 李岳齡 胥
內醫 韓愈重 外孫胥. 金世瑜 胥<醫先>
醫科. 內<太>. 通政<承>. 僉知
1726.4.24. 承文院 寫字官<承>
1727 (英祖3) 惠久. 增廣試 醫科
1744 (英祖20) 內醫院入院<太>
1761.4.7 (英祖37) 加通政<承>
1761.4.8. 仍屬御醫. 副護軍 除授<承>
1762.9.11~10.9 (英祖38) 僉知<承>
* <醫><醫先> 乙酉生 誤 -<太><承>
* 司果 迎孫系 9世

정락겸 鄭樂謙 ?
本貫 河東
醫科 鄭有黙 長男. 金應福 胥<姓>
外. 惠主<姓>
* 23世 / 散員公派

정락수 鄭樂修 ?
本貫 河東. 譯直 鄭惟一 長男<姓續>
醫科 鄭有黙 姪. 金漢郁 胥<姓>
外. 惠主<姓>
1791.8.22. 惠民任官. 鳳山郡定配<省>
1792.6.18. 釋放. 惠民署任官<承>

* 23世 / 散員公派

정락윤 鄭樂允 ?
本貫 河東. 鄭惟憲 子
外. 惠直<姓續>
* 23世 / 散員公派

정래경 鄭來慶 1636~?
本貫 溫陽. 字 善友
譯科 鄭夢臺 次男. 儒醫 鄭碏 七大孫
譯科 周大仁 胥. 白彦順 胥<醫先>
醫科. 保社元從勳. 外. 醫教<醫>
1660 (顯宗1) 增廣試 醫科
1662.3.7. 義禁府 月令醫員<承>
1664.9.16. 義禁府 月令醫員<承>
1694.5. 保社元從功臣 三等 錄勳
* 24世 / 高城公派

정래수 鄭來秀 = **정남수** 鄭楠秀

정련 鄭璉 1749~?
本貫 慶州. 字 公瑾. 初名 鄭瑜
首醫 鄭允說 子. 譯科嘉善 李澐 胥
醫科. 內. 內正<太>
1774 (英祖50) 惠徒. 式年試 醫科
1774.4.1 (英祖50) 新榜 惠生徒<承>
1775 (英祖51) 內醫院入院<太>
1776.6.12. (正祖卽位)
-<承> 父, 旣已照律 定配, 內醫 汰
* 55世 / 文獻公派

정렴 鄭磏 1506.3.4~1549.7.16
本貫 溫陽. 字 士潔. 號 北窓

左議政 鄭順鵬 長男. 生員 柳仁傑 胥
進士. 儒醫. 醫教<北窓集>. 縣監
<鄭北窓方>(失傳) 著述
1537 (中宗32) 司馬試<北窓集>
1539. 抱川縣監 除授<輿地圖書>
1544.11.3. 精於藥理, 參論用藥<實>
1549.7.16 (明宗4) 卒<族譜>
* 17世 / 高城公派

정린하 鄭麟夏 1816~1871
本貫 溫陽. 字 公瑞
同參 鄭檍 子. 武科 金景瑗 胥
醫科. 同參<參>. 內<太>. 禦侮<教旨>
醫正<醫>. 副司果<教旨>
1840 (憲宗6) 式年試 醫科 壯元
1861.7.12 (哲宗12) 同參差下<藥房>
1871.7.1. 前 同參. 內醫待窠陞實<承>
-<太> 內醫院入院. 未許參卒
1871.7.3 (高宗8) 口傳軍職附<承>
1880.6.25. 禦侮. 行 龍驤衛副司果<教旨>
* 誠同系 14世

정만년 鄭萬年 ?
本貫 河東
醫科 鄭信敏 次男. 醫科 鄭千年 弟
司果 鄭英忠 孫. 折衝 宋業男 胥
醫科. 外
1693 (肅宗19) 式年試 醫科
1705.3.11. 義禁府 月令醫員<承>
* 20世 / 散員公派

정만희 鄭晚禧 1717~?
本貫 漢川. 字 季休

護軍 鄭世榮 三男

內醫 鄭得禧 弟. 金彭壽 胥

醫科. 外. 惠主<醫>

1740 (英祖16) 增廣試 醫科

* 司果 迎孫系 9世

정명주 鄭明冑 ?

本貫 溫陽. 譯正 鄭裕慶 次男

醫科 鄭來慶 姪. 醫科 鄭信敏 胥

醫科. 外. 醫正<醫>

1672 (顯宗13) 訓導. 式年試 醫科

1676.1.9. 義禁府 月令醫員<承>

* 25世 / 高城公派

정무선 鄭懋善 ?

本貫 溫陽

醫科 鄭履敎 子. 同知 林世忠 胥<八>

外. 醫直<鄭秉岐 醫>

1856 (哲宗7) 典醫直長<八>

* 31世 / 高城公派

정문재 鄭文在 ?

本貫 東萊. 鄭達 子. 趙昌門 胥<姓>

1818.4.20. 義禁府 月令醫員<承>

* 齊和系 15世

정문수 鄭文綏 ?

本貫 東萊. 鄭樑臣 子<姓>

1812.11.25. 義禁府 月令醫員<禁衛>

1812.11.26. 義禁府 月令醫員<承>

1818.4.18. 義禁府 月令醫員<承>

* 齊和系 15世

정문승 鄭文升 1679~?

本貫 河東. 字 仲愼

首醫 鄭斗俊 四男

李慶夏 胥. 計士 玄百源 胥<醫先>

醫科. 外. 惠主<醫>

1705 (肅宗31) 式年試 醫科

* 17世 / 散員公派

정문익 鄭文益 1662~1729

本貫 河東. 字 仲謙

首醫 鄭斗俊 長男<姓續>

計士 玄晋元 胥

醫科. 揚武元從勳. 內. 嘉善<醫>

內正<太>. 副護軍<姓續>

1687 (肅宗13) 式年試 醫科

1699 (肅宗25) 內醫院入院<太>

1723.6.20. 前 御醫. 副司果 除授<承>

1728.7.15. 主簿. 揚武元從 二等 錄勳

* 17世 / 散員公派

정문진 鄭文晋 1669~?

本貫 河東. 字 仲晦

首醫 鄭斗俊 次男

內醫 鄭文益 弟. 李尙厚 胥

醫科. 外. 惠主<醫>

1696 (肅宗22) 式年試 醫科

* 17世 / 散員公派

정문징 鄭文徵 ?

本貫 咸平. 同參 鄭守良 長男

內鍼<姓>. 引儀. 獄主

1771.12.22 (英祖47) 假引儀 除授<承>

1775.12.20 (英祖51) 假引儀 除授<承>

1780.5.17 (正祖4) 典獄主簿 除授 <承>

1782.12.3 (正祖6) 前 主簿. 蕩滌 <承>

* <鍼> 未收錄

* 齡系 9世

정문항 鄭文恒 1703~?

本貫 河東. 字 仲允

首醫 鄭斗俊 五男. 李世鳳 胥 <姓>

內鍼. 崇政 <鍼>. 紙別. 縣令. 知樞

1723.12.7 (景宗3) 內鍼醫 差下 <鍼>

1723.12.10 (景宗3) 副司勇 除授 <承>

1734.2.10 (英祖10) 司果 <紙別 先>

1734.2.10. 造紙別提 除授 <先>

1735.6.13~1737.3.3. 桃源察訪 <承>

1737.3.3~1738.8.16. 瓦署別提 <承>

1738.8.16. 司圃別提 除授 <先>

1741.7.24 (英祖17) 加通政 <承>

1741.8.2. 副護軍 除授 <承>

1742.6.3. 忠壯衛將 除授 <承>

1742.12.27~1744.5.18. 僉知 <承>

1744.5.18 (英祖20) 忠壯將 除授 <承>

1744.5.11. 加嘉善 <承>

1744.6.5. 同知 除授 <承>

1745.2.30. 差備待令. 加資 <承>

1746.9.25 (英祖22) 加資 <承>

1746.10.23. 副護軍 除授 <承>

1749.5.12 (英祖25) 知事 除授 <承>

1749.12.13~50.12.15 永平縣令 <先>

1756.2.14~2.18 (英祖32) 知事 <承>

1762.1.2. 年今八十, 加崇政 <承>

* 17世 / 散員公派

정미 鄭瑂 ?

本貫 漢川. 字 汝玉

首醫 鄭聃壽 子. 全應龍 胥

醫科. 寧國元從勳. 內鍼 <鍼>

內. 內正 <太>. 副司正 <鄭斯僑 武>

1635 (仁祖13) 增廣試 醫科

1643 (仁祖21) 內醫院 入院 <太>

1645.8.20. 僉正. 寧國元從 一等 錄勳

1658.11.20 (孝宗9) 賞 <承>

* 司果 迎孫系 5世

정민 鄭珉 ?

本貫 慶州

外. 惠主 <完薦>

* 55世 / 文獻公派

정민구 鄭敏求 1820~?

本貫 溫陽. 字 穉訥

醫科 鄭好善 子. 醫科 李在璜 胥

醫科. 外. 醫正 <八>. 副司果 <醫>

1850 (哲宗1) 色掌. 增廣試 醫科

1876. 式年試 醫科 參試 <醫>

1879. 式年試 醫科 參試 <醫>

1884.9 (高宗21) 典醫正 <完薦>

1891. 增廣試 醫科 參試 <醫>

* 32世 / 高城公派

정민수 鄭民秀 1768~?

本貫 慶州. 字 奇九 號 壁山 <醫先>

外醫 鄭琛 子. 司果 金命鍊 胥

醫科. 外. 惠主 <醫先>

1792 (正祖16) 式年試 醫科

* 56世 / 文獻公派

정밀 鄭密 1619~?
本貫 東萊. 字 靜吾. 崇政 鄭忠福 子
醫科 鄭實 弟. 醫科 李馨遠 胥
醫科. 外. 醫僉<醫>
1643 (仁祖21) 式年試 醫科
* 齊和系 10世

정병기 鄭秉岐 1863~?
本貫 溫陽. 字 周景
外醫 鄭允求 子 算別 崔廷在 胥
醫科. 外. 醫僉<醫>
1872.6 (高宗7) 童蒙. 譯院完薦<完薦>
1880 (高宗17) 增廣試 醫科
1880.6.25. 啓功郎. 前 醫直. 醫科<教旨>
* 33世 / 高城公派

정병로 鄭秉魯 1835~?
本貫 溫陽. 字 景曾. 譯科 鄭仁求 子
醫科 鄭好善 孫. 外醫 白晉榮 胥
外. 醫直<醫八><八>
1870 (高宗7) 陞<醫八>
* 33世 / 高城公派

정병하 鄭秉夏 ?
本貫 未詳
1862.11.28 (哲宗13) 還渡江
-<義州謄錄> 進賀謝恩兼歲幣使行醫員

정병호 鄭秉灝 1827~?
本貫 溫陽. 字 士郁. 醫科 鄭忠求 子
同參 李鎭夏 胥. 趙益炯 胥<八>
醫科. 外. 醫正<醫>
1858 (哲宗9) 色掌. 式年試 醫科

1882. 增廣試 醫科 參試<醫>
1885. 式年試 醫科 參試<醫>
* 33世 / 高城公派

정복 鄭復 ?
本貫 未詳
外. 惠參<承>
1777.8.19 (正祖1) 惠民參奉<承>

정붕수 鄭鵬壽 ?
本貫 光州. 字 彦老. 郡守 鄭大德 子
醫科. 外. 醫副奉<醫>
1564 (明宗19) 前 副奉. 式年試 醫科二位
* 8世

정사경 鄭思敬 ?
本貫 東萊
外. 惠主<順天金 族譜>

정사공 鄭思恭 ?~1730.4.21
本貫 溫陽
儒醫 鄭維岳 孽子<桐巢漫錄>
揚武元從勳. 儒醫 嘉義<承> 引儀 縣令
1720.2.25. 方外醫官. 入侍<承>
1720.3.9 (肅宗46) 司勇. 加資<承>
1722.5.23. 永平縣令 除授<承>
1727.11.23. 副護軍. 加嘉義<承>
1728.3.15. 陽川縣令 除授<承>
1728.7.15. 縣令. 揚武元從 一等 錄勳
1730.4.21 李麟佐亂關 鞠問 物故<承>
* 22世 / 高城公派

정사담 鄭士湛 ?
本貫 未詳
外. 審藥
1664.8.10. 濟州審藥 除授 <承>

정사충 鄭士忠 ?
本貫 延日. 進士 鄭希韶 次男 <文化柳 族譜>
內. 內正 <太>
1577.2 (宣祖5) 內醫參奉 <政和>

정사현 鄭斯玄 ?
本貫 漢川
內醫 鄭瑁 次男. 郡守 尹希益 胥 <姓>
縣監. 監牧. 同知 <鍼>
1672.12.23 (顯宗13) 鍼醫 <承>
1674.9.6. 中部參奉 除授 <承>
1680.閏8.2. 河東縣監 除授 <承>
1680.閏8.8 (肅宗6) 副司直 除授 <承>
1681.11.10 (肅宗7) 軍官折衝 <承>
1686.1.13 (肅宗12) 武科. 嘉善 <承>
1686.1.21. 護軍 <承>
1687.4.17. 景福假衛將 除授 <承>
1687.4.21 (肅宗13) 司正 除授 <承>
1704.4.22. 江華監牧官 除授 <承>
* 司果 迎孫系 6世

정상교 鄭尙僑 ?
本貫 昌寧. 譯科 鄭承立 子
外醫 鄭繼立 姪. 醫科 鄭禮民 胥
醫科. 內. 內正 <太>
1639 (仁祖17) 式年試 醫科

정서린 鄭瑞麟 1704~?
本貫 河東. 字 信甫
內醫 鄭道成 子. 崔東弼 胥
醫科. 外. 醫判 <醫>
1723 (景宗3) 惠久. 式年試 醫科
* 25世 / 文成公派

정서오 鄭瑞五 ?
本貫 河東 (?)
1728.7.27. 義禁府 月令醫員 <承>
1730.3.5. 義禁府 月令醫員 <承>
* 25世 / 文成公派 (?)

정서우 鄭瑞雨 ?
本貫 河東 (?)
1754.3.16. 義禁府 月令醫員 <承>
* 25世 / 文成公派 (?)

정서익 鄭瑞羽 1701~?
本貫 河東
譯科 鄭道昌 子. 醫科 鄭進 再從孫
外. 壽通政 <承>. 醫直 <承>
1746.2.8. 義禁府 月令醫員 <承>
1751.3.26. 義禁府 月令醫員 <承>
1777.8.19 (正祖1) 典醫監醫員 <承>・
1785.9.10 (正祖7) 直長 <承>
1787.2.8. 年八十七. 壽加資 <承>
* 25世 / 文成公派

정석규 鄭錫圭 1858~?
本貫 慶州. 字 伯玄. 譯僉 鄭在晟 子
外醫 鄭宜哲 孫. 譯主 洪龜錫 胥
醫科. 外. 醫僉 <完薦>

1880 (高宗17) 增廣試 醫科
1880.6.25. 醫徒. 醫科 二等<敎旨>
1893.8 (高宗30) 典醫僉正<完薦>
* 59世 / 文獻公派

정석번 鄭錫蕃 ?
本貫 金浦
司果 鄭俊禧 長男. 內醫 鄭維常 兄弟
醫科 鄭龜漢 從孫. 譯科 李瑞甲 胥
外. 醫直<鄭敬存 醫>
1783 (正祖7) 典醫直長<鄭敬存 醫>
* 司譯院正 憲得系 6世

정석상 鄭錫常 = **정유상** 鄭維常

정섬 鄭暹 1772~?
本貫 東萊. 字 日昇. 譯科 鄭思鈺 子
內醫 鄭遇 從弟. 醫科 金栢齡 胥
醫科. 外. 醫正<醫先>
1790 (正祖14) 增廣試 醫科
1795.10.22 (正祖19) 忠淸審藥. 瓜滿<惠啓>
1811.8.11. 義禁府 月令醫員<承>
1819.1.27. 義禁府 月令醫員<承>
* 齊和系 14世

정세근 鄭世謹 1646~?
本貫 溫陽. 字 士愼
譯正 鄭宗文 五男. 醫科 鄭來慶 姪
韓廷稷 胥. 金君平 胥<醫先>
醫科. 外. 醫正<醫>
1678 (肅宗4) 增廣試 醫科 壯元
1681.2.25. 醫禁府 月令醫員<承>
* 25世 / 高城公派

정세룡 鄭世龍 ?
本貫 未詳
典醫. 典醫少監<實>
1395.3.1 (太祖4) 典醫少監<實>

정세흠 鄭世欽 1650~?
本貫 溫陽. 字 子昂
譯僉 鄭宗文 六男. 同知 咸義信 胥
醫科. 外. 醫直<醫>
1682 (肅宗8) 增廣試 醫科
* 25世 / 高城公派

정수감 鄭壽堿 ?
本貫 慶州. 參奉 鄭浚 子
醫習<八>. 啓功郞<鄭麟祥 醫>
* 49世 / 文獻公派

정수량 鄭守良 ?
本貫 咸平. 同參 鄭纘僑 子<姓>
同參<姓>. 引儀. 活別. 察訪
1739.3.15 (英祖15) 假引儀<承>
1742.3.3 (英祖18) 引儀 除授<承>
1744.8.19 (英祖20) 活人別提 除授<承>
1745.1.28. 桃源察訪 除授<承>
1747.8.21 (英祖23) 桃源察訪<承>
* <參> 未收錄
* 齡系 8世

정수량 鄭遂亮 1842~?
本貫 河東. 字 元明
外醫 鄭履學 子. 護軍 崔進洙 胥
醫科. 外. 醫僉<醫>
1861 (哲宗12) 式年試 醫科
* 22世 / 散員公派

정수범 鄭守範 1686~?
本貫 咸平. 字 汝憲
武科 鄭時僑 四男
醫科 鄭守成 弟. 譯科折衝 金泰禎 胥
醫科. 外. 醫僉<醫先>. 副司果
1714.12.10. 副司果 除授<承>
1717 (肅宗43) 式年試 醫科 壯元
1718.閏8.16. 禁府 月令醫員<承>
1723.4.28 (景宗3) 救療醫員<承>
1723.5.2 (景宗3) 救療醫官<承>
* 齡系 8世

정수성 鄭守成 鄭邃成 1675~?
本貫 咸平. 字 汝守
武科萬戶 鄭時僑 長男
首醫 鄭禮男 玄孫. 首醫 崔萬尙 胥
醫科. 外. 折衝<醫>. 主簿. 僉知<醫>
1699 (肅宗25) 增廣試 醫科
1725.9.8. 前 主簿. 加通政<承>
1755.10.17 (英祖31) 宗親府藥房<承>
* 齡系 8世

정수흥 鄭邃興 1855~?
本貫 河東. 字 起仲
外醫 鄭履學 子. 內醫 方載鏞 胥
醫科. 醫主<完薦>
1876 (高宗13) 式年試 醫科
1893.8 (高宗30) 典醫主簿<完薦>
* 22世 / 散員公派

정숙 鄭璹 ?
本貫 慶州. 外醫 鄭允達 子
外. 惠直<八>. 活參<李容奎 譯>
* 55世 / 文獻公派

정순희 鄭純禧 1750~?
本貫 漢川. 字 士粹. 察訪 鄭宗周 子
醫科 鄭斗錫 增孫. 醫科 卞連成 胥
醫科. 外. 惠主<牛峰金 族譜><姓>
1771 (英祖47) 式年試 醫科
1777.8.19 (正祖1) 惠民主簿<承>
* 司果 迎孫系 9世

정시형 鄭時衡 ?
本貫 未詳
1722.4.26 (景宗2) 救療官<承>

정신구 鄭信求 ?
本貫 溫陽. 醫科 鄭好善 三男
尹鴻根 胥<姓>
外. 醫直<李崙秀 醫>
1866.6 (高宗3) 典醫直長<完薦>
* 32世 / 高城公派

정신국 鄭信國 ?
本貫 河東. 外醫 鄭忠佐 繼子
鄭忠任 子<姓>. 譯正 金範禹 胥
外. 醫直<鄭義白 醫>
1812 (純祖12) 典醫直長<鄭義白 醫>
* 20世 / 散員公派

정신민 鄭信敏 1621~?
本貫 河東. 字 子實
司果 鄭英忠 次男. 外醫 邊偉 胥
醫科. 保社元從勳. 外. 醫正<醫>
1650 (孝宗1) 增廣試 醫科
1656.12.15 典醫醫官. 院月令劑藥官<承>
1672.7.2 (顯宗13) 前 典醫正<承>

1694.5. 前 正. 保社元從 三等 錄勳

* 19世 / 散員公派

정신현 鄭頤鉉 ?

本貫 河東

外醫 鄭樂修 子. 李仁横 胥＜姓＞

外. 惠直＜姓＞

1835 (憲宗1) 惠民直長＜金濬升 薦＞

* 24世 / 散員公派

정실 鄭實 ?

本貫 東萊

崇政 鄭忠福 長男. 譯科 邊堅 胥

醫科. 寧國元從勳. 外. 醫僉＜錄券＞

1639 (仁祖17) 式年試 醫科

1645.8.20. 僉正. 寧國元從 三等 錄勳

* 齊和系 10世

정안세 鄭安世 1639~?

本貫 東萊. 同參 鄭之問 子

同參. 嘉善＜參＞. 同樞＜參＞

1672.2.8 (顯宗13) 醫官. 入侍＜承＞

1680.9.24 (肅宗6) 副司果 除授＜承＞

1683.11.14 (肅宗9) 加資＜承＞

1684.11.29 (肅宗10) 入侍＜承＞

* 20世 / 直提學公派

정양효 鄭良孝 ?

本貫 未詳

外. 醫正＜實＞

1483.1.21 (成宗14) 典醫止＜貴＞

정억 鄭檍 1769~?

本貫 溫陽. 字 景年

醫科 鄭宜泰 子. 外醫 高景稷 胥

醫科. 同參＜參＞

1822 (純祖22) 式年試 醫科 壯元

1831.12.12 (純祖31) 六曹醫員. 上＜褒貶＞

1832.6.12 (純祖32) 六曹醫員. 上＜褒貶＞

1832.12.12. 六曹醫員. 上＜褒貶＞

1833.6.12 (純祖33) 六曹醫員. 上＜褒貶＞

1834.2.20 (純祖34) 外醫. 同參差下＜承＞

1842.7.12 (憲宗8) 醫官. 入侍＜藥房＞

1843.10.8 (憲宗9) 賞＜省＞

* 誠同系 13世

정억령 鄭億齡 1690~1767

本貫 慶州. 字 大年. 改名 鄭允學

鄭趾慶 三男. 同參 鄭麟祥 孫

僉使 洪錫夏 胥

內. 嘉善. 內直＜太＞. 同知

1708 (肅宗34) 式年試 醫科

1719 (肅宗42) 內醫院入院＜太＞

1720.3.9 (肅宗46) 賞＜承＞

1763.1.11 (英祖39) 同知 除授＜承＞

* 54世 / 文獻公派

정연 鄭埏 ?

本貫 溫陽. 醫科 鄭禮民 三男

醫科. 內＜承＞. 通政. 僉知

1663 (顯宗4) 式年試 醫科

1669.9.7 (顯宗10) 御醫＜承＞

1671.12.22 (顯宗12) 僉知 除授＜承＞

* ＜太＞ 未收錄

* 誠同系 5世

정영수 鄭英秀 ?
本貫 慶州. 外醫 鄭球 子. 金以儉 胥
外. 醫直 <等>
1852 (哲宗3) 典醫直長 <鄭宜豐 蒙元>
* 56世 / 文獻公派

정영순 鄭永淳 1865~?
本貫 河東. 字 錫胤
外醫 鄭宅鉉 子. 吳性潤 胥
醫科. 外. 醫主 <醫>
1888 (高宗25) 式年試 醫科
* 25世 / 散員公派

정예교 鄭禮教 1784~?
本貫 溫陽. 字 英甫. 外醫 鄭斗賓 子
全得蚪 胥. 譯科 金麗河 胥 <醫先>
醫科. 外. 惠主 <姓>
1805 (純祖5) 增廣試 醫科
* 30世 / 高城公派

정예남 鄭禮男 ?
本貫 慶州. 字 士恭. 內醫 鄭敬先 子
醫科
1576 (宣祖9) 式年試 醫科 壯元

정예남 鄭禮男 1577~1612
本貫 咸平. 字 善餘
僉知 鄭億 子. 宣夢龍 胥
醫科. 衛聖勳. 亨難元從勳. 鷄陵君
內. 通政 <醫>. 內正 <醫>
衣主. 牲主 <太>. 僉知
<東醫寶鑑> 編纂 初期 關與
1582 (宣祖18) 式年試 醫科 壯元

1596.3.3. 北部主簿 除授 <竹> <實>
1596.6.17 (宣祖29) 尙衣主簿 <實>
1597.3.28 (宣祖30) 尙衣主簿 <竹>
1608.9.16. 御醫. 加資(通政) <實>
1608.9.29 (光海卽位) 僉知 除授 <實>
1612 (光海3) 三等 衛聖功臣 錄勳
1613. 卒. 折衝. 僉知. 鷄陵君
-<會盟錄> 贈漢城判尹. 資憲
1614.7.18 行 副護軍 亨難元從勳 二等
* 齡系 4世

정예남 鄭禮男 1578~?
本貫 溫陽. 字 子和. 號 西疇
同知 鄭麒 子. 醫科 鄭禮民 從兄弟
折衝 文應億 胥
醫科. 外. 醫教 <醫>
詩文集 <六家雜詠>. 文集 <西疇遺稿>
1615 (光海7) 式年試 醫科
1636 (仁祖14) 醫學教授 <丙丁錄>
1643. 式年試 醫科 參試 <醫先>
* <醫> "折衝 引儀 衣主" 誤謬
* 誠同系 4世

정예민 鄭禮民 ?
本貫 溫陽. 司果 鄭豹 子. 韓德男 胥
醫科. 外. 醫正 <醫>
1609 (光海1) 增廣試 醫科
1619.12.29 家垈入于仁慶宮. 加資 <實>
1634. 典醫判官 <迎接都監米麵色儀軌>
* 誠同系 4世

정예수 鄭禮秀 1806~?
本貫 慶州. 字 致文. 改名 鄭澈秀

醫科 鄭珖 子. 外醫 金致文 胥

醫科. 內鍼<鍼>. 同參<參>

資憲<承>. 知事

1849 (憲宗15) 惠久. 式年試 醫科

1857 (哲宗8) 內鍼醫 差下<鍼>

1862.2.29. 同參. 加資(通政)<省>

1866.4.13 (高宗3) 加資(嘉善)<承>

1866.11.5~11.16 (高宗3) 同知<承>

1873.8.20~10.10 (高宗3) 同知<承>

1874.2.14 (高宗11) 加資(嘉義)<承>

1878.2.24 (高宗15) 加資(資憲)<承>

1879.12.21. 胥 內醫調用<承>

1881.4.1~4.13 (高宗18) 知事<承>

1885.1.2 (高宗22) 資憲<省>

1887.10.30. 孫. 惠民登第<承>

* 56世 / 文獻公派

정완 鄭烷 ?

本貫 漢川

鄭國根 子. 內醫 鄭得禧 孫<姓>

外. 腫敎<全鴻基 醫>. 醫敎<姓>. 察訪

1810.1.11. 義禁府 月令醫員<承>

1817.7.28. 義禁府 月令醫員<承>

1833.12.15. 平陵察訪. 怨聲載路<省>

1834.12.23. 察訪. 蕩滌罷職秩<省>

* 司果 迎孫系 11世

정우 鄭遇 1765~1801

本貫 東萊. 字 熙運

譯科 鄭思鉉 子. 武科 李宅基 胥

醫科. 內. 內正<太>

1789 (正祖13) 式年試 醫科

1790 (正祖14) 內醫院入院<太>

1792.8.23 (正祖16) 醫官. 入侍<承>

* 齊和系 14世

정우선 鄭友善 ?

本貫 溫陽. 醫科 鄭履敎 子

外. 醫直. 譯前銜. 察訪<姓續>

* 31世 / 高城公派

정욱 鄭煜 ?

本貫 漢川

鄭國喆 次男. 醫科 鄭純禧 孫<姓>

外. 惠徒<完薦>

* 司果 迎孫系 11世

정운 鄭運 ?

本貫 未詳

1802.6.10. 義禁府 月令醫員<承>

1806.12.27. 義禁府 月令醫員<承>

정원구 鄭元求 ?

本貫 溫陽

外醫 鄭懋善 長男. 朴耆遠 胥<姓>

外. 醫直<完薦>

1861.3 (哲宗12) 典醫直長<完薦>

1866.6. 咸鏡監營審藥<咸鏡>

* 32世 / 高城公派

정원유 鄭元有 1661~1714.8.25

本貫 光州. 羅州 居<承>

同參 鄭後啓 孫<參>

同參<參>. 副司勇

1714.6.1 士人. 副司勇 除授<承>

1714.6.10. 副司勇. 醫官入侍<承>

1714.6.20 (肅宗40) 同參 差下＜承＞
1714.8.25. 以朝令上來, 客死於旅＜承＞

정위 鄭圍 ?
本貫 未詳
典醫. 醫直＜實＞
1410.2.20 (太宗10) 典醫直長＜實＞

정위 鄭瑋 1739～1792
本貫 慶州. 字 伯溫. 譯科 鄭允喆 子
首醫 鄭趾彥 孫. 譯僉 金致福 胥
醫科. 內. 內正＜太＞
1774 (英祖50) 惠久. 增廣試 醫科
1777.8.19 (正祖1) 惠民主簿＜承＞
1778 (正祖2) 內醫院入院＜太＞
1783.11.12 (正祖7) 內醫＜承＞
* 55世 / 文獻公派

정유 鄭瑜 = 정련 鄭璉

정유 鄭裕 ?
本貫 清州. 字 裕之. 外醫 鄭熙文 子
醫科. 外. 承訓郎. 醫參＜醫＞
1525 (中宗20) 醫參. 式年試 醫科六位

정유 鄭洧 1733～?
本貫 咸平. 字 清興
醫科 鄭允臣 三男. 醫科 李景洽 胥
察訪 趙昌禧 胥＜醫先＞
醫科. 外. 醫僉＜醫＞
1755.7.16. 義禁府 月令醫員＜承＞
1756 (英祖32) 式年試 醫科
* 齡系 10世

정유각 鄭惟覺 1628～1700
本貫 慶州. 字 子直
譯科 鄭凱臣 子. 醫科 金時鎰 胥
醫科. 內. 崇祿＜太＞. 惠主＜承＞. 知樞
1657 (孝宗8) 式年試 醫科
1672.7.2 (顯宗13) 外司醫員＜承＞
1673.7.30. 惠民主簿. 內醫院入院＜承＞
1676.2.23 (肅宗2) 加資＜承＞
1678.12.25 (肅宗4) 僉知 除授＜承＞
1683.11.14 (肅宗9) 加資＜承＞
1684.4.11 (肅宗10) 護軍. 謝恩＜承＞
1696.12.21 (肅宗22) 知事. 加資＜承＞
1699.2.1 (肅宗25) 加資＜承＞

정유교 鄭有敎 ?
本貫 溫陽
同知 鄭湯賓 子. 方有直 胥
醫科 鄭光賓 姪. 內醫 鄭興祥 孫
外. 醫直＜鄭宜善 律＞
1834 (純祖34) 典醫直長＜鄭宜善 律＞
* 30世 / 高城公派

정유돈 鄭有惇 ?
本貫 慶州. 外醫 鄭智秀 子
外. 惠參＜鄭在衡 譯＞
1891 (高宗28) 惠民參奉＜鄭在衡 譯＞
* 57世 / 文獻公派

정유묵 鄭惟默 1741～?
本貫 河東. 字 會心
外醫 鄭和敬 次男. 譯正 金得瑞 胥
醫科. 外. 惠主＜醫＞
1765 (英祖41) 式年試 醫科

1777.8.19 (正祖1) 惠民主簿<承>

* 22世 / 散員公派

정유상 鄭維常 1736~1795

本貫 金浦. 字 仲五. 初名 鄭錫常

護軍 鄭俊禧 次男. 武科 韓壽福 壻

醫科. 內. 內正<太>

1759 (英祖35) 式年試 醫科

1777.8.19 (正祖1) 典醫監醫員<承>

1780. 式年試 醫科 參試<醫先>

1781 (正祖5) 內醫院入院<太>

* 司譯院正 憲得系 6世

정유성 鄭有性 1849~?

本貫 慶州. 字 性久

外醫 鄭義秀 子. 同參 丁錫胤 壻

醫科. 外. 醫主<完薦>

1874 (高宗11) 惠久. 增廣試 醫科

1887.9 (高宗24) 典醫主簿<完薦>

* 57世 / 文獻公派

정유승 鄭有昇 1845~?

本貫 慶州. 字 聖元

外醫 鄭智秀 子. 譯僉 李耆增 壻

醫科. 外. 宣略<敎旨>. 醫僉. 副司果

1875.8 (高宗12) 司譯直長<完薦>

1880 (高宗17) 主簿. 增廣試 醫科

1880.6.25. 宣略. 行 忠武衛副司果<敎旨>

1891 (高宗28) 典醫僉正<鄭在衡 譯>

* 57世 / 文獻公派

정유악 鄭維岳 1632~?

本貫 溫陽. 字 吉甫. 號 東村. 京 居

獻納 鄭雷卿 子. 儒醫 鄭碏 從女孫

李時楷 壻

文科. 儒醫. 判書

1660.1.3. 前 參奉. 素稱通曉醫方<承>

1662.8.3. 同參議藥. 副司果 除授<承>

1666 (顯宗7) 文科 別試 丙科 二位

1674.2.21. 掌令. 慈殿痢疾, 議藥<承>

1674.4.19 副司直. 中殿之猝重治<實>

1674.8.11. 左副承旨. 諸御醫商議<承>

* 21世 / 高城公派

정유인 鄭惟仁 ?

本貫 東萊. 字 德老. 主簿 鄭勞謙 子

文科. 儒醫. 奉常正<實>

<頤生錄>(1523年) 著述

1543 (中宗38) 文科 式年試 丙科 四位

* 17世 / 詹事公派 (直提學公派)

정유준 鄭有俊 1860~?

本貫 慶州. 字 成重. 進士 鄭耆秀 子

外醫 鄭瑋 孫. 武科 玄錕 壻

醫科. 籌學

1885 (高宗22) 增廣試 醫科

1886 (高宗23) 籌學 入格

* 57世 / 文獻公派

정유증 鄭有曾 1800~1872(?)

本貫 慶州. 字 道汝. 鄭倫秀 子

外醫 鄭儀秀 繼子. 醫科 安宗鐸 壻

醫科. 首醫. 內<太>. 崇祿<醫>

醫主<承>. 府使. 知事

1822 (純祖22) 式年試 醫科

1824.2.21. 義禁府 月令醫員<承>

1826.2.1. 義禁府 月令醫員 <承>

1828 (純祖28) 前 醫主. 內醫院入院 <承>

1837.4.10. 御醫差下. 副司果 除授 <承>

1838.4.15. 還差 <承>

1845.7.25 (憲宗11) 加資 <省>

1849.7.12 (哲宗卽位) 加資 <省>

1850.3.5 (哲宗1) 首醫. 加資 <藥房>

1861.6.24. 竹山府使 除授 <省>

1861.8.6. 前 府使. 還屬 <藥房>

1864.10.5 (高宗1) 醫官. 入侍 <承>

1872.9.26 (高宗9) 首醫. 病. 汰 <承>

* 57世 / 文獻公派

정유항 鄭有恒 1841~?

本貫 慶州. 字 性若

外醫 鄭仁秀 繼子

外醫 鄭義秀 子. 內醫 卞哲淵 胥

醫科. 外. 惠主 <醫>

1859 (哲宗10) 增廣試 醫科

1876.8.7 (高宗13) 審藥. 杖刑 <承>

1882 (高宗19) 醫員. 前 敎授 <王敎>

* 57世 / 文獻公派

정윤교 鄭允僑 1742~?

本貫 慶州. 字 惠伯

內鍼. 通政 <鍼>. 副司果

1794.7.29 (正祖18) 鍼醫. 入侍 <承>

1795.12.27 (正祖19) 內鍼醫差下 <承>

1798.4.10 (正祖22) 副司果 除授 <承>

1800.2.17. 副司果. 加通政 <承>

1800.7.14. 正祖 卒. 渭原郡 定配 <承>

1803.2.6 (純祖3) 釋放 <承>

* 54世 / 文獻公派 (?)

정윤구 鄭允求 1818~?

本貫 溫陽. 字 通仲

外醫 鄭懋善 子. 司果 趙鼎烈 胥

外. 朝散 <敎旨>. 醫直 <鄭秉岐 醫>

1851.12.13 (哲宗2) 六曹醫員. 上 <褒貶>

1853.6.14 (哲宗4) 六曹醫員. 上 <褒貶>

1856 (哲宗7) 陞 <八>

1880.6.25. 朝散. 行 前 醫直 <敎旨>

* 32世 / 高城公派

정윤달 鄭允達 ?

本貫 慶州. 首醫 鄭趾彦 四男

朴道弘 胥 <醫先>

外. 通德. 醫參 <鄭有俊 醫>

1792 (正祖16) 通德 <鄭玳 醫先>

* 54世 / 文獻公派

정윤덕 鄭允德 = 정윤설 鄭允說

정윤명 鄭允明 1743~?

本貫 慶州. 字 季通

譯科 鄭趾徽 三男. 同參 鄭麟祥 孫

武科 李興昌 胥 <姓>

同參. 嘉義 <參>. 縣監. 引儀. 同知

1752.10.10. 假引儀 除授 <承>

1755.7.11 (英祖31) 兼引儀 除授 <承>

1761.12.7 (英祖37) 加通政 <承>

1761.12.15. 副護軍 除授 <承>

1762.1.16~1764.7. 花梁僉使 <承>

1767.6.5~1768.2.4. 僉知 <承>

1771.6.14 (英祖47) 加資(嘉善) <承>

1771.8.17 (英祖47) 同知 除授 <承>

1773.12.22~1776.4. 陽智縣監 <承>

1774.11.25 (英祖50) 加資(嘉義) <承>

1776.5.1 (正祖卽位) 副護軍 除授 <承>

1777.8.25 (正祖1) 醫官. 訴 <承>

* 54世 / 文獻公派

정윤복 鄭允復 1721~?

本貫 慶州. 字 士初. 資憲 鄭趾遠 子

同參 鄭麟祥 孫. 辛重光 胥

醫科. 外. 惠教 <醫>

1754 (英祖30) 增廣試 醫科

1772.4.14 (英祖48) 惠民主簿

1777.8.19 (正祖1) 惠民主簿 <承>

* 54世 / 文獻公派

정윤집 鄭允集 1714~?

本貫 慶州. 字 天與

資憲 鄭趾遠 長男. 同參 鄭麟祥 孫

李壽益 胥. 卞錫夏 胥 <醫先>

醫科. 外. 醫正 <醫>

1753 (英祖29) 教授. 式年試 醫科

1768.7.14 (英祖44) 典醫監官生 <承>

1781.3.12 (正祖5) 假官典醫教授 <承>

* 54世 / 文獻公派

정윤설 鄭允說 1723~1789

本貫 慶州. 字 汝良. 改名 鄭允德

內醫 鄭趾彦 三男. 李世晦 胥

同參 鄭麟祥 孫. 崔始燁 胥 <醫先>

醫科. 首醫. 內. 崇祿 <太>. 縣監. 知事

1750 (英祖26) 惠久. 式年試 醫科

1757 (英祖33) 內醫院入院 <太>

1760.11.9 (英祖36) 副司勇 除授 <承>

1766.3.30 (英祖42) 加通政 <承>

1766.4.13 (英祖42) 僉知 除授 <承>

1766.6.9. 德浦僉使 除授 <承>

1769.7.11 (英祖45) 加嘉善 <承>

1769.8.5 (英祖45) 同知 除授 <承>

1770.10.30. 副護軍. 加嘉義 <承>

1772.2.19~1774.6. 漣川縣監 <承>

1773.9.22 (英祖49) 加資 <承>

1774.6.22 (英祖50) 副護軍 除授 <承>

1774.12.5 (英祖50) 知事 除授 <承>

1774.12.9. 副護軍 除授 <承>

1775.9.21 (英祖51) 加崇祿 <承>

1776.6.7 (正祖卽位)

-<實> 妄度改名. 慶山 押梁驛 徒配

1782.12.3 (正祖6) 前 醫官. 蕩滌 <承>

* 54世 / 文獻公派

정윤신 鄭允臣 1683~?

本貫 咸平. 字 邦彦. 初名 鄭虎臣

醫科 鄭守成 子. 內醫 金文衍 胥

醫科. 外. 醫正 <醫>

1722 (景宗2) 增廣試 醫科

* 齡系 9世

정윤실 鄭允實 ?

本貫 慶州

內醫 鄭趾彦 五男. 鄭煜 胥

外. 惠主 <姓>

1805. 救療官 <國葬都監虞主所儀軌>

* 54世 / 文獻公派

정윤필 鄭允弼 1722~?

本貫 慶州. 字 翼敬

內醫 鄭趾彦 次男. 折衝 白世圭 胥

譯科. 同參<參>. 監牧. 副司果
1740 (英祖16) 增廣試 譯科 三位. 漢學
1767.7.19 同參差下. 任 副司果<承>
1768.4.20~5.2. 咸興監牧官<承>
1768.5.2~1770.11. 南陽監牧<承>
* 54世 / 文獻公派

정윤학 鄭允學 = 정억령 鄭億齡

정윤협 鄭允協 1723~?
本貫 慶州. 字 汝和
內醫 鄭趾顯 子. 同參 金德崙 胥
譯科. 同參. 崇祿<參>. 郡守. 知樞
1740 (英祖16) 增廣試 譯科 五位. 漢學
1754.2.28. 外方醫. 同參 差下<承>
1754.3.4 (英祖30) 司勇 除授<承>
1757.3.7 (英祖33) 加通政<承>
1757.3.12. 副護軍 除授<承>
1757.7.29. 僉知 除授<承>
1758.1.4 (英祖34) 加嘉善<承>
1758.2.5 (英祖34) 副護軍 除授<承>
1758.7.23~10.16 (英祖34) 同知<承>
1758.10.18 (英祖34) 護軍 除授<承>
1761.4.7 (英祖37) 加嘉義<承>
1761.12.22. 副護軍 除授<承>
1764.6.21 (英祖40) 同知 除授<承>
1766.2.1 (英祖42) 加資憲<承>
1766.3.11 (英祖42) 知事 除授<承>
1766.3.30 (英祖42) 加正憲<承>
1766.4.18. 朔寧郡守. 知樞 相換<承>
1769.1.8 (英祖45) 副護軍 除授<承>
1769.7.11 (英祖45) 加崇政<承>
1770.10.3. 副護軍. 加崇祿<承>

1774.12.5~1775.12.3. 安山郡守<先>
1778.4.9 (正祖2) 爲人妖妄. 削籍<承>
1783.8.27 (正祖7) 勿復屬<承>
* 54世 / 文獻公派

정의검 鄭宜儉 ?
本貫 慶州
醫科 鄭民秀 子. 外醫 韓弘遠 胥
外. 惠奉<鄭在善 譯>
1872.6 (高宗9) 典醫奉事<完薦>
* 57世 / 文獻公派

정의겸 鄭宜謙 1822~1875 (?)
本貫 慶州. 字 益汝
鄭學秀 子. 醫科 鄭宜煥 再從弟
外醫 安聖麟 外孫. 外醫 崔憲玉 胥
雲正 金得魯 胥<醫先>
醫科. 內<太>. 醫僉<完薦> 內正<醫>
1855 (哲宗6) 色掌. 式年試 醫科
1861.3 (哲宗12) 典醫僉正<完薦>
1862.2.14. 內醫. 賞<春秋>
1875.7.1 (高宗12) 有頉<承>
* 57世 / 文獻公派

정의관 鄭宜觀 ?
本貫 慶州
鄭學秀 子. 譯科同知 金光義 胥
外. 惠參<鄭在倫 醫>
1882 (高宗19) 惠民參奉<鄭在倫 醫>
* 57世 / 文獻公派

정의길 鄭宜吉 ?
本貫 慶州

醫科 鄭民秀 子. 武科折衝 丁桂英 胥
外. 惠直<鄭在善 譯>
1856.3.5 (哲宗7) 還渡江
-<義州謄錄> 回還冬至兼謝恩使行醫員
* 57世 / 文獻公派

정의목 鄭宜穆 ?
本貫 慶州
外醫 鄭晉秀 子. 咸鎭嵩 胥
外. 惠奉<姓>
* 57世 / 文獻公派

정의복 鄭宜復 1809~?
本貫 慶州. 字 元七
外醫 鄭桂秀 次男. 引儀 趙鼎錫 胥
醫科. 外. 惠主<姓>
1828 (純祖28) 式年試 醫科
* 57世 / 文獻公派

정의선 鄭宜善 1813~?
本貫 溫陽. 字 養汝
外醫 鄭有敎 子. 外醫 鄭最善 兄
律科. 外. 醫徒<完薦>
1834 (純祖34) 式年試 律科 二位
* 31世 / 高城公派

정의수 鄭儀秀 ?
本貫 慶州. 引儀 鄭珪 子
同參 鄭允明 孫. 通德 趙昌運 胥
外. 惠主<鄭有曾 醫>
1822 (純祖22) 惠民主簿<鄭有曾 醫>
* 56世 / 文獻公派

정의수 鄭義秀 ?
本貫 慶州
醫科 鄭珖 子. 武科折衝 柳昌鎭 胥
外. 惠直<劉正相 醫><完薦>
1859 (哲宗10) 惠民參奉<鄭有恒 醫>
1873 (高宗10) 惠民直長<劉正相 醫>
* 56世 / 文獻公派

정의온 鄭宜溫 ?
本貫 慶州
醫科 鄭得秀 子. 譯直 朴以善 胥
外. 醫直<牙山朴 族譜>
1870.10 (高宗7) 典醫前衝<完薦>
* 57世 / 文獻公派

정의엽 鄭宜燁 ?
本貫 慶州
醫科 鄭孝秀 子. 外醫 李始蓁 胥
外. 醫直<完薦>
1864.8 (高宗1) 典醫直長<完薦>
* 57世 / 文獻公派

정의영 鄭宜永 1807~?
本貫 慶州. 字 錫之
外醫 鄭桂秀 長男
醫科 鄭宜復 兄. 譯奉 朴信源 胥
醫科. 外. 醫正<醫>
1835 (憲宗1) 增廣試 醫科 壯元
1852. 式年試 醫科 參試<醫先>
1854.6.12 (哲宗5) 六曹醫員. 上<褒貶>
1854.12.11. 六曹醫員. 上<褒貶>
1855.6.12 (哲宗6) 六曹醫員. 上<褒貶>
1855.12.13. 六曹醫員. 上<褒貶>

1864.8 (高宗1) 典醫僉正<完薦>
* 57世 / 文獻公派

정의제 鄭宜悌 ?
本貫 慶州. 醫科 鄭德秀 子
外. 醫奉<八><完薦>
* 57世 / 文獻公派

정의준 鄭宜焌 1795~?
本貫 慶州. 字 聖用. 外醫 鄭棟秀 子
醫科 鄭宜煥 從兄. 醫科 金錡彦 胥
別軍職 朴思弼 胥<醫先>
醫科. 外. 醫判<醫>
1816 (純祖16) 式年試 醫科
* 57世 / 文獻公派

정의철 鄭宜哲 ?
本貫 慶州. 外醫 鄭忠秀 繼子
鄭益秀 子. 武科 河景運 胥
外. 醫奉<鄭錫圭 醫><完薦>
1859 (哲宗10) 典醫奉事<朴有信 譯>
* 57世 / 文獻公派

정의태 鄭宜泰 1775~?
本貫 溫陽. 字 大來. 醫科 鄭鉉 子
譯科嘉義 金徽重 胥. 朴希隆 胥<醫先>
醫科. 外. 禁衛營鍼醫<醫>. 醫僉<醫>
1795 (正祖19) 式年試 醫科. 初壯
1801.8.21. 義禁府 月令醫員<承>
* 誠同系 12世

정의필 鄭儀弼 ?
本貫 金浦. 醫科 鄭敬存 子

外. 醫直<鄭淳初 譯>
* 司譯院正 憲得系 8世

정의혁 鄭儀赫 ?
本貫 東萊
外. 畵員. 惠徒<鄭光植 雲>

정의환 鄭宜煥 1796~?
本貫 慶州. 字 幼成
內醫 鄭楠秀 子. 雲正 玄應瑞 胥
醫科. 外. 醫判<醫>
1813 (純祖13) 色掌. 式年試 醫科
* 57世 / 文獻公派

정이교 鄭履敎 1758~?
本貫 溫陽. 字 敬五. 醫科 鄭光賓 子
算學 林潤 胥. 譯主 朴經漢 胥
醫科. 外. 醫正<醫>
1783 (正祖7) 色掌. 式年試 醫科
1803. 增廣試 醫科 參試<醫先>
* 30世 / 高城公派

정이석 鄭爾碩 ?
本貫 漢川
鄭禹 子. 內醫 鄭柟壽 從孫<姓>
內鍼<鍼>
1670.閏2.12. 鍼醫. 入內醫得狂易疾<承>
* 司果 迎孫系 6世

정이주 鄭爾柱 1683~1750(?)
本貫 未詳. 字 虎卿
同參<參>. 苑別. 監牧. 察訪. 司果
1720.10.24. 前 副司果. 同參差下<承>

1720.11.6. 司果 除授 <承>

1724.7.18~1726.6.25. 引儀 <承>

1726.6.25. 掌苑別提 除授 <先>

1727.8.30~1730.3. 景陽察訪 <承>

1730.8.10 (英祖6) 副司直 除授 <承>

1734.5.22~1736.12. 珍島監牧官 <承>

1737.1.2 (英祖13) 副司果 除授 <承>

1742.8.22. 歸厚別提 除授 <先>

1744.7.11~1746.11. 南陽監牧官 <承>

1746.11.24. 副司果 除授 <承>

1748.3.10~1749.11. 晉州監牧官 <承>

1749.11.5 (英祖25) 副司果 除授 <承>

1750.11.20. 年老病重. 同參减下 <承>

정이학 鄭履學 ?

本貫 河東. 律科 鄭有範 子

醫科 鄭道源 再從曾孫 譯判 吳命範 胥

外. 惠參 <鄭逡亮 醫>

1861 (哲宗12) 惠民參奉 <鄭逡亮 醫>

* 21世 / 散員公派

정익 鄭熐 1708~?

本貫 溫陽. 字 汝晦

内醫 鄭東羽 子. 計士 李茂夏 胥

醫科. 外. 醫僉 <醫>

1735 (英祖11) 式年試 醫科

* 誠同系 9世

정인남 鄭仁男 ?

本貫 未詳

宣武元從勳. 亨難元從勳. 衛聖元從勳

内. 通政. 衣主 <太>. 軍判. 僉樞 <太>

1604.10.28 (宣祖37) 甕注 除授 <竹>

1605.4.16. 引儀. 宣武元從 三等 錄勳

1605.9.19. 軍器判官 罷職 <實>

1605.10.27. 資主. 相換 引儀 <竹>

1614.7.18. 前 判官. 亨難元從 一等 錄勳

1614.8.27. 前 判官. 衛聖元從 三等 錄勳

1619.11 (光海11) 御醫. 加資 <實>

정인빈 鄭寅賓 ?

本貫 未詳

外. 惠參 <承>

1777.8.19 (正祖1) 惠民參奉 <承>

정인상 鄭麟祥 1652~?

本貫 慶州. 字 聖應. 折衝 鄭仁佑 子

醫習 鄭壽珹 曾孫. 徐圭 胥

上護軍 宋時微 胥 <醫先>

醫科. 保社元從勳. 同參

通政 <參>. 僉正 <錄券>. 察訪. 僉知

1672 (顯宗13) 式年試 醫科

1684.11.20 (肅宗10) 同參. 喪 <承>

1685.12.18 (肅宗11) 同參. 有頉 <承>

1694.5. 前 僉正. 保社元從 三等 錄勳

1699.2.6. 南部主簿 除授 <承>

1699.2.26~1701.2.26. 司畜別提 <承>

1701.1.26 (肅宗27) 贍主 除授 <先>

1703.3.25. 平丘察訪 除授 <承>

1704.1.4 (肅宗30) 副司果 除授 <承>

1710.2.10 (肅宗36) 加資(通政) <承>

1714.6.24 (肅宗40) 賞 <承>

* 52世 / 文獻公派

정인수 鄭仁秀 ?

本貫 慶州. 醫科 鄭珧 子. 黃崒 胥

外. 惠參<鄭有恒 醫>

1859 (哲宗10) 惠民參奉<鄭有恒 醫>

* 56世 / 文獻公派

정인식 鄭仁埴 ?

本貫 溫陽

醫科 鄭燻 子. 醫科 崔恒徵 胥

外. 醫直<八>

1783 (正祖7) 鄭鉉 父 <鄭鉉 醫>

* 誠同系 10世

정인진 鄭寅鎭 1839.2.24~?

本貫 東萊

同參<承>. 太<承>. 嘉義<承>

奏五等. 守春官. 縣監

1890.8.16. 昭寧園 守春官 除授<承>

1891.11.30. 前 守春官. 同參差下<承>

1891.12.1. 同參. 副司果 除授<承>

1892.1.10. 宣略. 龍驤衛副司果<大韓>

1892.12.14~17. 通訓. 三登縣令<承>

1892.12.20~93.3.27.龍仁縣令<先>

-<先> 1893.1.13. 赴任

1893.3.26~1894.7.14. 牙山縣監<承>

1895.4.7. 任 典醫司典醫<承>

1897.9.13 (光武1) 太醫院典醫<省>

1897.10.8 (光武1) 加通政<加資錄>

1898.7.30. 陞 奏五等<承><大韓>

1903.3.22 (光武7) 加嘉善<承>

1903.9.16 (光武7) 加嘉義<承>

* <參><太> 未收錄

정일귀 鄭一龜 1822~?

本貫 東萊<醫帖>

同參<參>. 縣監<省>

1865.1.15 (高宗2) 同參減下<承>

1874.6.19 (高宗11) 同參. 還屬<承>

1877.1.25 (高宗14). 同參. 入侍<承>

1887.8.29 (高宗24) 禮安縣監 除授<省>

1887.10.9. 同參. 賞<省>

정일선 鄭一善 1825~?

本貫 溫陽. 字 德卿. 律教 鄭泰教 子

內醫 鄭興祥 曾孫. 外醫 崔錫祐 胥

律科. 外. 醫徒<完薦>. 副司果<完薦>

1849 (憲宗15) 式年試 律科 三位

* 31世 / 高城公派

정자주 鄭自周 ?

本貫 未詳

1468.3.22 (世祖14) 金輔 母 療<實>

1468.6.28. 醫員. 賞 復戶<實>

정작 鄭碏 1533.3.6~1603.3.19

本貫 溫陽. 字 君敬. 號 古玉

左議政 鄭順朋 五男. 儒醫 鄭礦 弟

龍川正 李壽鵬 胥

進士. 儒醫. 佐郎<實>

<東醫寶鑑> 編纂初期 關與

1552 (明宗7) 式年試 進士 二等

1603.3.19 (宣祖36) 卒<族譜>

* <參> 收錄

* 17世 / 高城公派

정재관 鄭在寬 1871~?

本貫 慶州. 字 敬教

外醫 鄭宜哲 子. 譯科同知 玄鐋 胥

醫科. 籌學. 外. 醫判<籌>

1885 (高宗22) 增廣試 醫科

1886 (高宗23) 籌學 入格

* 58世 / 文獻公派

정재교 鄭在敎 1859~?

本貫 溫陽. 字 敬五

譯科 鄭義賓 子. 外醫 鄭興寬 孫

醫科 田在說 外孫. 譯科 崔鍾淵 胥

醫科. 外. 醫主<醫>

1875.8 (高宗12) 幼學. 譯完薦<完薦>

1879 (高宗16) 式年試 醫科

1883.2.8. 義禁府 月令醫員<承>

* 誠同系 11世

정재륜 鄭在倫 1852~?

本貫 慶州. 字 元常

外醫 鄭宜觀 繼子

內醫 鄭宜謙 子. 內醫 秦喜鳳 胥

醫科

1882 (高宗19) 增廣試 醫科 壯元

* 58世 / 文獻公派

정재만 鄭在晚 1828~?

本貫 慶州. 字 君成

首醫 鄭有曾 子. 內醫 崔好植 胥

察訪 安國鐘 胥<醫先>

醫科. 內<太>. 昭威. 內正<醫>

1852 (哲宗3) 式年試 醫科

1854.1.25 (哲宗5) 內醫院入院<藥房>

1856.12.5 (哲宗6) 御醫陞差<藥房>

1868.7.29 (高宗5) 御醫. 減下<承>

1875.4.11. 其子. 譯院等第調用<省>

1875.8.21 (高宗12) 內醫. 汰<藥房>

* 58世 / 文獻公派

정재선 鄭在善 1830~?

本貫 溫陽. 字 景止

醫科 鄭煥敎 子. 同知 尹相協 胥

醫科. 外. 醫正<醫>

1850 (哲宗1) 增廣試 醫科

* 31世 / 高城公派

정재신 鄭在信 ?

本貫 河東

譯科 鄭文興 次男. 李益成 胥

外. 醫直<金景洙 醫><八>

1809 (純祖9) 典醫直長<金景洙 醫>

* 21世 / 散員公派

정재영 鄭在英 1815~1880.12.26

本貫 慶州. 字 致先. 改名 鄭在元

醫科 鄭宜煥 長男. 外醫 林性運 胥

武科 柳昌鎭 胥<醫先>

外醫 金鐸洙 胥<八><鄭鍾夏 醫>

醫科. 內<太>. 嘉義 內正<醫>. 郡守

1837 (憲宗3) 式年試 醫科

1855 (哲宗6) 內醫院入院<太>

1858.8.15 (哲宗9) 御醫<省>

1858.10.23 (哲宗9) 守令除授<省>

1863.12.18. 哲宗卒 高山縣 流配<省>

1864.1.8 (高宗1) 改名 鄭在英<承>

1870.5.30 (高宗7) 內醫. 有頉<承>

1872.7.1 (高宗9) 脫喪. 還屬<承>

1875.4.14. 義興縣令. 陽城縣監 換<省>

1875.4.14~1876.3.13. 陽城縣監<承>

1876.3.13~1879.3.21. 果川縣監<先>
1877.2.2 (高宗15) 加通政<承>
1877.12.29. 子 鍾夏. 內醫調用<承>
1878.2.24 (高宗16) 加資<承>
1879.3.21~12.26. 龍仁縣令<承>
1879.12.21 (高宗16) 御醫. 加資<承>
1879.12.26~80.12.20. 高陽郡守<承>
1880.12.20. 加平郡守 除授<承>
1880.12.26. 卒. 子 鍾夏 有頉<承>
* 58世 / 文獻公派

정재용 鄭在鎔 鄭在溶 鄭在瑢 ?
本貫 慶州
醫科 鄭宜永 子. 外醫 李倫謨 胥
外. 惠主<鄭鍾興 醫>
1879.11.13. 義禁府 月令醫員<承>
1886.10.15. 義禁府 月令醫員<承>
* 58世 / 文獻公派

정재원 鄭在元 = **정재영** 鄭在英

정재익 鄭在益 ?
本貫 慶州. 醫科 鄭宜焌 繼子
武科 鄭宜嚇 子. 外醫 姜鼎欽 胥
外. 承仕郎<教旨>. 惠參<鄭鍾學 醫>
1880 (高宗17) 惠民參奉<鄭鍾學 醫>
1880.6.25. 承仕郎. 前 惠參<教旨>
* 58世 / 文獻公派

정재인 鄭在寅 1825~?
本貫 慶州. 字 又春
醫科 鄭宜煥 子. 譯判 李浩誠 胥
內鍼<鍼>. 嘉善<教旨>

惠主<鄭鍾學 醫>. 僉知
1861 (哲宗12) 內鍼醫差下<鍼>
1870.5.30 (高宗7) 有頉<承>
1872.7.1 (高宗9) 脫喪. 還屬<承>
1874.2.14. 鍼醫. 加資(通政)<承>
1874.5.16~5.20. 五衛將<承>
1874.5.16 (高宗11) 僉知 除授<承>
1879.12.21 (高宗16) 鍼醫. 加資<承>
1880.6.25. 嘉善. 行 龍驤衛副護軍<教旨>
1887.10.11 (高宗24) 鍼醫. 賞<承>
* 58世 / 文獻公派

정재준 鄭在駿 ?
本貫 慶州
醫科 鄭宜復 子. 外醫 李重模 胥
外. 醫參<鄭鍾奎 醫>
1885.11.6. 咸鏡監營審藥. 杖刑<承>
* 58世 / 文獻公派

정제 鄭濟 ?
本貫 未詳
醫科. 翼社元從勳. 外
1615 (光海7) 式年試 醫科
1614.10.29 醫員. 翼社元從 三等 錄勳

정종건 鄭鍾健 ?
本貫 未詳
1879.1.8. 義禁府 月令醫員<承>
1885.7.22. 義禁府 月令醫員<承>

정종규 鄭鍾奎 1876~?
本貫 慶州. 字 景瑞. 外醫 鄭在駿 子
醫科

1888 (高宗25) 式年試 醫科

* 59世 / 文獻公派

정종례 鄭宗禮 1577~?

本貫 延日. 京 居

承議郎 鄭春蘭 子. 武科 金應壽 胥

醫科. 扈聖元從. 淸難元從. 亨難元從勳

內. 醫僉<扶桑錄>. 內正<太>

1600 (宣祖33) 式年試 醫科

1605.4.5. 醫員. 扈聖元從 三等 錄勳

1605.4.16. 醫僉. 淸難元從 三等 錄勳

1614.7.18. 前 主簿. 亨難元從 三等 錄勳

1617.6~1617.10 (光海9) 前 僉正

-<扶桑錄> 通信使行 醫員

1619.12.13 (光海11) 製藥官. 賞<實>

정종억 鄭鍾億 1855~?

本貫 慶州. 字 君萬. 鄭在男 繼子.

外醫 鄭在益 子. 醫科 安秉益 胥

醫科. 外. 醫主<醫>

1885 (高宗22) 增廣試 醫科

* 59世 / 文獻公派

정종하 鄭從夏 ?~1420.10.28

本貫 未詳

典醫. 醫正<實>

1418.6.4. 醫員. 讓寧大君病 治療<實>

1420.10.28. (世宗2)

-<實> 正. 上王殿 入直拒否 斬刑

정종하 鄭鍾夏 1854~1894(?)

本貫 慶州. 字 聖時

內醫 鄭在英 子. 算學 尹鎬楨 胥

醫科. 內<承>. 通正<醫帖>. 醫主<醫>

1874 (高宗11) 增廣試 醫科

1877.12.29. 在英 子. 內醫院入院<承>

1877.12.30. 副司果 除授<承>

1878.2.24 (高宗16) 內醫. 加資<承>

1879.12.21. 加差內醫. 陞實<承>

1880.12.26. 內醫 (父喪)有頉<承>

1887.10.11 (高宗24) 御醫. 賞<承>

1894.9.24. 御醫. 身病. 減下<承>

* <太> 未收錄

* 59世 / 文獻公派

정종학 鄭鍾學 1862~?

本貫 慶州. 字 敬習

內鍼醫 鄭在寅 繼子. 外醫 鄭在益 子

醫科. 外. 醫主<醫>

1880 (高宗17) 增廣試 醫科

1880.6.25. 醫徒. 醫科 一等<敎旨>

* 59世 / 文獻公派

정종호 鄭宗鎬 1623~?

本貫 溫陽. 醫科 鄭坤 子. 高敬仁 胥

醫科. 外. 醫正<八>

1649 (仁祖27) 久任. 式年試 醫科

1662 (顯宗3) 前 僉正

-<飮氷錄> 進賀 兼陳奏使行 醫員

* 誠同系 6世

정종흥 鄭鍾興 ?

本貫 慶州. 外醫 鄭在溶 子

醫科

1894 (高宗31) 式年試 醫科

* 59世 / 文獻公派

정종희 鄭鍾僖 1866~?

本貫 慶州. 字 公翼

譯奉 鄭在宅 繼子

外醫 鄭在益 子. 醫科 鄭得秀 曾孫

雲科郡守 李周鈺 胥

醫科

1882 (高宗19) 增廣試 醫科

* 59世 / 文獻公派

정준 鄭浚 1667~?

本貫 溫陽. 字 德三

醫科 鄭匡鎬 子. 外醫 劉興國 胥

醫科. 外. 醫判 <醫>

1683 (肅宗9) 增廣試 醫科

* 誠同系 7世

정중교 鄭重僑 ?

本貫 溫陽

鄭燁 長男. 朴昌胤 胥 <姓>

外. 醫直 <姓>

* 29世 / 高城公派

정중기 鄭重琦 1850~?

本貫 咸平. 字 奇玉. 外醫 鄭光周 子

醫科. 外. 醫主 <醫>

1874 (高宗11) 增廣試 醫科

* 齡系 13世

정중대 鄭重岱 1846~?

本貫 咸平. 字 宗元

內鍼 鄭光殷 子. 內鍼 安命浩 胥

醫科. 外. 醫主 <醫>

1873 (高宗10) 式年試 醫科 壯元

* 齡系 13世

정중주 鄭重周 1757~?

本貫 溫陽. 字 文仲. 鄭燁 次男

外醫 鄭重僑 弟. 李思九 胥 <姓>

同參. 嘉義 <參>. 同知

1795.3.5 (正祖19) 同參差下 <承>

1795.3.12 御營廳鍼醫. 同參遷轉 <御營>

1797.7.26 (正祖21) 副司果 除授 <承>

1809.8.15 (純祖9) 加資(通政) <承>

1809.11.3 (純祖9) 僉知 除授 <承>

1809.12.10. 副護軍 除授 <承>

1810.10.19 (純祖10) 加嘉善 <承>

1811.1.18 (純祖11) 加嘉義 <承>

1811.1.23. 五衛將 除授 <承>

1811.1.28. 同知 除授 <承>

1815.9.20 (純祖15) 入侍 <承>

* 29世 / 高城公派

정즙 鄭楫 1816~?

本貫 溫陽. 字 聖圭. 律敎 鄭宜濟 子

醫科 鄭鉉 孫. 內醫 秦東奭 胥

醫科. 同參 <承>. 醫主 <醫>

監牧. 察訪. 副司果

1861.3 (哲宗12) 典醫直長 <完薦>

1867.12.1. 宗親府藥房. 賞 <承>

1870.10 (高宗7) 典醫直長 <完薦>

1870 (高宗7) 色掌. 式年試 醫科

1875.1.30. 外醫. 同參差下 <承>

1875.2.1 (高宗12) 副司果 除授 <承>

1879.12.28~1882.4. 順天監牧官 <承>

1885. 增廣試 醫科 參試 <醫>

1887.10.19~90.閏2.17 自如察訪 <承>

1890.12.4 (高宗27) 副司果 除授＜承＞

1891. 增廣試 醫科 參試＜醫＞

1895.4.29. 任 典醫司兼全醫＜承＞

＊ ＜參＞ 未收錄

＊ 誠同系 13世

정지문 鄭之問 ?~1658.6.24

本貫 東萊. 鄭承祀 孫. 領相 鄭光弼 庶姪

同參. 通政＜參＞. 腫教＜承＞. 司直

1617.11.28 (光海9) 幼學. 廢母上訴＜實＞

1623.4.2 (仁祖1) 廢母上訴關 刑罪＜實＞

1632.6.11 (仁祖10) 外方醫. 入侍＜承＞

1634.5.19. 治腫教授. 賤人＜承＞

1634.5.26. 廢母上訴關. 流配光陽＜承＞

1634.6.1 (仁祖12) 絶島定配＜承＞

1635.4.11. 釋放＜承＞

1638.5.14. 前 教授. 加通政＜承＞

1638.5.14 (仁祖16) 副司果 除授＜承＞

1639.6.20 (仁祖17) 司直 除授＜承＞

1641.6.22~1643.3.3. 瀋陽陪從＜東＞

1658.6.24. 三水 定配罪人. 物故＜承＞

＊ 19世 / 直提學公派

정지민 鄭智民 ?

本貫 溫陽

司果 鄭豹 子. 醫科 鄭禮民 弟

醫科. 外. 醫教＜醫＞

1621 (光海13) 式年試 醫科

＊ 誠同系 4世

정지수 鄭智秀 1813~?

本貫 慶州

醫科 鄭珖 子. 武科 高永翼 胥

外. 壽通政. 惠主. 醫直＜承＞. 副護軍

1864.8 (高宗1) 惠民參奉＜完薦＞

1870 (高宗7) 惠民主簿＜安秉宜 八＞

1875.8 (高宗12) 鍼醫. 司正＜完薦＞

1878.5 (高宗15) 治腫廳鍼醫 除授＜醫帖＞

1880.6.25. 宣略. 行 忠武衛副司正＜教旨＞

1880. 司正. 典醫監醫員＜鄭有昇 醫＞

1882.4.4 (高宗19)

-＜承＞ 直長. 加通政. 副護軍 除授

＊ 53世 / 文獻公派

정지언 鄭趾彦 1697~1758.4.11

本貫 慶州. 字 義叔

同參 鄭麟祥 四男. 僉使 李晚大 胥

醫科. 首醫. 內. 崇祿＜太＞. 縣監. 知樞

1720 (肅宗46) 惠久. 式年試 醫科

1729.4.28. 義禁府 月令醫員＜承＞

1744 (英祖20) 內醫院入院＜太＞

1744.8.9 (英祖20) 御醫差下＜承＞

1748.6.21 (英祖24) 引儀 除授＜承＞

1749.7.10. 司畜別提 除授＜承＞

1750.1.26. 長壽察訪 除授＜承＞

1751.閏5.5 (英祖27) 加資(通政)＜承＞

1751.7.3~7.22. 僉知＜承＞＜始興 先＞

1751.7.22~1752.3.10. 衿川縣監＜先＞

1751.9.14 (英祖27) 加嘉善＜承＞

1751.12.15 (英祖27) 加嘉義＜承＞

1752.6.4 (英祖28) 副護軍 除授＜承＞

1752.10.26 (英祖28) 加資(資憲)＜承＞

1753.10.27 (英祖29) 知事 除授＜承＞

1754.2.1. 抱川縣監 除授＜承＞

1754.8.1~1756.2.6. 果川縣監＜先＞

1756.2.6. 罷 定配三陟＜果川 先＞

1756.3.25 (英祖32) 釋放 <承>
1756.9.16 (英祖32) 加正憲 <承>
1756.11.26. (英祖32) 加崇政 <承>
1758.1.4 (英祖34) 加崇祿 <承>
1758.4.11 (英祖34) 卒 <承>
* 53世 / 文獻公派

정지현 鄭趾顯 1683~1730
本貫 慶州. 字 晦叔
同參 鄭麟祥 五男. 吳裕興 胥
醫科. 揚武元從勳. 內<太>. 通政. 僉知
1705 (肅宗31) 式年試 醫科
1707.1.16. 義禁府 月令醫員 <承>
1709 (肅宗34) 內醫院入院 <太>
1719.2.13 (肅宗45) 御醫陞差 <承>
1725.6.9 (英祖1) 加通政 <承>
1726.8.23 (英祖2) 忠壯將 除授 <承>
1728.7.15. 僉知. 揚武元從 二等 錄勳
* 53世 / 文獻公派

정지홍 鄭趾弘, 鄭祉弘 1696~?
本貫 慶州. 鄭麟吉 子
同參 鄭麟祥 姪. 譯科 鄭晩益 胥 <姓>
醫科. 外. 惠主 <姓>
1725 (英祖1) 增廣試 醫科
* 53世 / 文獻公派

정지희 鄭趾禧 1699~?
本貫 慶州. 字 德老
同參 鄭麟祥 子. 尹泰碩 胥
醫科. 外. 醫正 <醫>
1721 (景宗1) 增廣試 醫科
* 53世 / 文獻公派

정진 鄭進 ?
本貫 河東. 字 退夫
鄭繼祥 次男. 李時賢 胥
醫科. 外. 惠久. 醫僉 <醫>
1678 (肅宗4) 惠久. 增廣試 醫科
1701.2.1. 義禁府 月令醫員 <承>
* 23世 / 文成公派

정진교 鄭進敎 = **정진교** 鄭晋敎

정진교 鄭晋敎 1781~?
本貫 溫陽. 字 明五. 改名 鄭進敎
同知 鄭景賓 繼子. 同知 鄭碩賓 子
內醫 鄭興祥 孫. 護軍 李東恩 胥
醫科. 外. 醫僉 <醫>
1801 (純祖1) 增廣試 醫科
1804.3.10. 義禁府 月令醫員 <承>
1811.8.15. 義禁府 月令醫員 <承>
* 30世 / 高城公派

정진수 鄭晉秀 ?
本貫 慶州. 內醫 鄭璉 子
外. 惠主 <姓>
* 56世 / 文獻公派

정집 鄭瑔 = 鄭玒

정차량 鄭次良 ?
本貫 慶州. 正郎 鄭其 次男
左翼原從勳. 內<實>. 昭威. 護軍
1453.7.15. 日僧 喜益, 學 鍼灸 <實>
1455.12.27. 護軍. 左翼原從勳 一等
1460.2.25. 內醫. 明使 治療 <實>

445

* ＜太＞ 未收錄

* 48世 / 平章公派

정찬교 鄭纘僑 1689~?

本貫 咸平. 字 仲賢

武科 鄭昌彧 次男. 首醫 鄭禮男 曾孫

同參. 崇祿＜參＞. 引儀. 縣監. 知事

1733.3.28 (英祖9) 假引儀 除授＜承＞

1735.6.13 (英祖11) 引儀 除授＜承＞

1735.10.28. 兼引儀. 同參差下＜承＞

1738.4.16~10.7. 西部主簿＜承＞

1738.10.7. 典設別提 除授＜承＞

1740.2.8~2.25. 松羅察訪＜承＞

1740.2.25. 平丘察訪 除授＜承＞

1746.2.8 (英祖22) 加通政＜承＞

1746.10.2. 僉知 除授＜承＞

1747.2.19 (英祖23) 同知 除授＜承＞

1748.11.29. 副護軍 除授＜承＞

1751.12.15 (英祖27) 加嘉義＜承＞

1751.12.28. 同知 除授＜承＞

1752.10.27 (英祖28) 加資憲＜承＞

1753.2.8. 陽川縣監 除授＜承＞

1756.11.26. 加崇政. 超二資＜承＞

1757.1.16 (英祖33) 知事 除授＜承＞

1759.閏6.17 (英祖35) 加資(崇祿)＜承＞

1759.閏6.20. 副護軍 除授＜承＞

1763.5.4 (英祖39) 副護軍 除授＜承＞

* 齡系 7世

정창교 鄭昌敎 ?

本貫 未詳

外. 醫久＜承＞

1777.8.19 (正祖1) 典醫監醫員＜承＞

정창조 鄭昌祖 1814~?

本貫 金浦. 字 景裕

外醫 鄭儀弼 子. 譯僉 邊準 胥

內鍼＜鍼＞. 崇政. 五衛將. 知事

1847.9.24 (憲宗13)

-＜典享司＞ 前 典醫直長. 任 兵曹藥房

1847.12.11. 六曹醫員. 上＜褒貶＞

1848.6.13 (憲宗14) 六曹醫員. 上＜褒貶＞

1849.12.12. 六曹醫員. 上＜褒貶＞

1860.7.14. 外醫. 內鍼醫 差下＜藥房＞

1866.10.2 (高宗3) 脫喪. 還屬＜承＞

1867.4.10 (高宗4) 加資(通政)＜承＞

1867.12.25~1868.1.13. 五衛將＜承＞

1867 (高宗4) 僉知＜鄭淳初 譯＞

1867.12.25~1868.1.13. 五衛將＜承＞

1875.4.11 (高宗12) 加資(嘉善)＜承＞

1876.1.30 (高宗13) 同知 除授＜承＞

1879.12.21 (高宗16) 加資＜承＞

1881.11.15~12.8 (高宗18) 知事＜承＞

1881.12.23. 加資＜承＞

1885.1.27 (高宗22) 加資＜承＞

1887.10.11 (高宗24) 鍼醫. 賞＜承＞

* 司譯院正 憲得系 9世

정창종 鄭昌宗 ?

本貫 未詳

外. 醫徒＜承＞

1796.1.27 (正祖20) 典醫生徒＜承＞

정천년 鄭千年 ?

木貫 河東. 字 久汝

醫科 鄭信敏 長男

李時徵 胥. 尹尙敏, 辛尙俊 胥＜醫先＞

醫科
1675 (肅宗1) 增廣試 醫科
* 20世 / 散員公派

정철석 鄭哲碩 ?
本貫 未詳
保社元從勳. 外. 副司正
1694.5. 副司正. 保社元從 三等 錄勳

정철수 鄭澈秀 = 정예수 鄭禮秀

정최선 鄭最善 ?
本貫 溫陽. 外醫 鄭有敎 子
外. 惠徒<完薦>
1834. 鄭宜善 弟<鄭宜善 律>
* 31世 / 高城公派

정추 鄭樞 ?
本貫 未詳
內. 內正<太>
<分門瘟疫易解方>(1542年) 共著
1542 (中宗37) 前 典醫直長<分門>

정충구 鄭忠求 1800~?
本貫 溫陽. 字 蓋仲
醫科 鄭好善 子. 寫字官 朴履信 胥
醫科. 外. 醫正<醫>
1827 (純祖27) 色掌. 增廣試 醫科
1844. 增廣試 醫科 參試<醫先>
1852. 式年試 醫科 參試<醫先>
* 32世 / 高城公派

정충수 鄭忠秀 ?
本貫 慶州. 外醫 鄭環 子
外. 惠參<鄭錫圭 醫>
* 56世 / 文獻公派

정충엽 鄭忠燁 1725~?
本貫 河東. 字 日章. 號 梨湖
內醫 鄭行集 長男
折衝 金德興 胥<姓>
內鍼<鍼>. 畫員. 老通政<鍼>. 老僉知
畫 <歇惺樓望萬二千峯圖>
1758.12.28. 前 司果. 內鍼醫 差下<承>
1759.1.2 (英祖35) 副司果 除授<承>
1776.2.21 (英52) 前 鍼醫. 還屬<承>
1794.1.8 (正祖18) 老職 除授<省>
1794.1.27 (正祖18) 僉知 除授<承>
* 19世 / 散員公派

정충욱 鄭忠煜 1730~?
本貫 河東. 字 元亮
內醫 鄭行集 次男<姓續>
醫科 金履固 胥
醫科. 外. 醫僉<醫>
1753 (英祖29) 式年試 醫科
* 19世 / 散員公派

정충좌 鄭忠佐 ?
本貫 河東. 譯正 鄭行哲 繼子
鄭行玉 次男<姓續>
內鍼 鄭文恒 孫. 洪聖源 胥<姓>
外. 醫久<承>·
1777.8.19 (正祖1) 典醫監醫員<承>·
* 19世 / 散員公派

정충주 鄭忠周 1743~?
本貫 河東. 字 聖從. 鄭行六 三男
內醫 鄭行晢 繼子<姓>
同參<參>. 副司果
1774.4.11. 行謹 子 同參差下<承>
1776.9.11. 英祖 卒. 熊川縣 定配<承>
1777.1.15 (正祖1) 放送<承>
1782.12.3 (正祖6) 前 醫官. 蕩滌<承>
1784.7.23 (正祖8) 復屬<承>
1784.7.26 (正祖8) 副司果 除授<承>
1788.9.24 (正祖12) 汰<承>
* <姓> 行六 子 <承> 行謹 子
* 19世 / 散員公派

정충현 鄭忠鉉 1812~?
本貫 河東. 字 孝善<姓續>
外醫 鄭樂允 子. 雲正 田致禎 胥
外. 惠敎<鄭東淳 雲>
1812 (純祖12) 生<姓續>
1879 (高宗16) 惠民敎授<鄭東淳 雲>
* 24世 / 散員公派

정침 鄭琛 ?
本貫 慶州. 通政 鄭允中 子
同參 鄭允明 姪. 醫科 方世正 胥
外. 惠主<鄭民秀 醫>
1792 (正祖16) 惠民主簿<鄭民秀 醫>
* 55世 / 文獻公派

정태건 鄭泰建 ?
本貫 未詳. 初名 泰建, 減度
太. 通政. 奏六等. 郡守
1900.12.29. 榮川郡守 除授<承>

-<官報> 典醫補. 奏六等
1900.3.14. 任 典醫補. 判四等<皇城>
1901.7.22(陽). 加通政<官報>
1902.3.7. 榮川郡守. 改名<承>
1903.9.16. 兼典醫. 陞敍<承>
* <太> 未收錄

정택현 鄭宅鉉 ?
本貫 河東
司譯前銜 鄭樂豊 子. 鄭昌銀 胥
外. 醫主<鄭永淳 醫>
1876.5.17. 義禁府 月令醫員<承>
1879 (高宗16) 惠民主簿<鄭東淳 雲>
1886.8.27. 義禁府 月令醫員<承>
1888 (高宗25) 典醫主簿<鄭永淳 醫>
* 24世 / 散員公派

정학년 鄭鶴年 ?
本貫 東萊. 字 伯翁
資正 鄭宗輔 子. 左議政 鄭佸 孫
醫科. 內. 通政<太>
1531 (中宗26) 式年試 醫科
1551.6.4 (明宗6) 加資(通政)<實>
* 17世 / 詹事公派 (府尹公派)

정학온 鄭學溫 1768~?
本貫 咸平. 字 士直
醫科 鄭洧 子. 鄭思信 胥
醫科. 嘉善<承>. 閤監. 同知
1790 (正祖14) 增廣試 醫科
1793.11.30~1795.9.10. 領籤<承>
1795.9.10. 閤監, 副司果 除授<承>
1800.11.8. 殯殿待令閤屬官. 加資<承>

1802.8.18 (純祖2) 閣監. 加嘉善<承>
1804.5.4~8.25 (純祖4) 五衛將<承>
1804.5.29. 同知 除授<承>
* 齡系 11世

정한우 鄭漢宇 = 정태건 鄭泰建

정해 鄭海 = 정회 鄭澮

정해 鄭垓 ?
本貫 溫陽
醫科 鄭禮民 次男. 李禮元 胥
醫科. 外. 醫判<醫>
1654 (孝宗5) 式年試 醫科
1659.8.20. 義禁府 月令醫員<承>
* 誠同系 5世

정해 鄭瑎 1765~?
本貫 慶州. 字 階玉
譯科 鄭允喆 次男
內醫 鄭瑋 弟. 外醫 崔性弘 胥
醫科. 外. 惠主<醫先>
1792 (正祖16) 式年試 醫科
* 55世 / 文獻公派

정행근 鄭行謹 1687~1757
本貫 河東. 字 寡悔. 號 樂閒堂
內醫 鄭文益 嫡長男
譯科折衝 金景說 胥
醫科. 內<太>. 嘉善. 同知
1710 (肅宗36) 增廣試 醫科
1720 (肅宗46) 內醫院入院<太>
1731.10.13 (英祖7) 副司果 除授<承>

1745.2.30. 掌務官. 加資(通政)<承>
1746.2.19~11.16 (英祖22) 僉知<承>
1756.5.7~5.14 (英祖32) 同知<承>
* 18世 / 散員公派

정행철 鄭行哲 1716~1773
本貫 河東. 字 聖與
內鍼 鄭文恒 次男<姓續>
萬戶 鄭文復 繼子. 譯正 張世煥 胥
邊煥 胥<醫先>
醫科. 內<太>. 通政<承>. 僉知
1741 (英祖17) 式年試 醫科 壯元
1750 (英祖26) 內醫院入院<太>
1761.7.23 (英祖37) 加通政<承>
1761.8.19~1762.7.16. 僉知<承>
1769.12.27 (英祖45) 護軍 除授<承>
* 18世 / 散員公派

정행집 鄭行集 鄭行執 1704~1759
本貫 河東. 字 大成
醫科 鄭文晉 獨子
尹甫命 胥. 李廷福 胥<醫先>
醫科. 內. 通訓. 醫奉. 內正<太>
1724.11.27. 典醫參奉. 汰<承>
1729 (英祖5) 久任. 式年試 醫科
1751 (英祖27) 內醫院入院<太>
1759.1.1 (英祖35) 御醫啓下<承>
* 18世 / 散員公派

정현 鄭鉉 1754~?
本貫 溫陽. 字 元擧. 初名 鄭錡
外醫 鄭仁植 子. 同知 邊翰謨 胥
醫科. 外. 醫判<醫>

1783 (正祖7) 色掌. 增廣試 醫科

* 誠同系 11世

정형도 鄭亨道 1700~1769(?)

本貫 河東. 字 季通

司果 鄭光宅 父<承>

內鍼<鍼>. 副司果

1746.2.26 (英祖18) 司勇. 鍼醫差下<御營廳>

1748.7.30 (英祖20) 鍼醫<承>

1766.4.1 內鍼醫差下. 任 副司勇<承>

1766.4.5 (英祖42) 副司果 除授<承>

1769.6.17 (英祖45) 有頉<承>

정호선 鄭好善 1778~?

本貫 溫陽. 字 誠汝

醫科 鄭履敎 子. 通德郎 洪得河 胥

醫科. 外. 嘉善. 醫正<醫>. 同知<醫>

1798 (正祖22) 式年試 醫科

1811.閏3.22. 義禁府 月令醫員<承>

1821.8.9. 義禁府 月令醫員<承>

* <醫先> "他技 折衝" 記錄

* 31世 / 高城公派

정호신 鄭虎臣 = **정윤신** 鄭允臣

정홍 鄭泓 1661~?

本貫 溫陽

醫科 鄭宗鎬 子. 內醫 金立誠 胥

醫科. 外. 醫正<醫>

1681 (肅宗7) 式年試 醫科

* 誠同系 7世

정홍구 鄭弘求 ?

本貫 溫陽. 醫科 鄭好善 五男<姓>

1871 (高宗7) 典醫直長<卞志洙 籌>

* 32世 / 高城公派

정화경 鄭和敬 ?

本貫 河東. 譯主 鄭文偉 長男

通德 鄭義敦 胥<牛峰金 族譜>

外. 惠主<鄭樂衍 雲>. 醫直<姓>

1756 (英祖32) 典醫直長<金寅夏 譯>

* 21世 / 散員公派

정화석 鄭和碩 1628~?

本貫 漢川. 字 大叔

繕工奉事 鄭璜 次男

首醫 鄭柟壽 從孫. 內醫 柳德澤 胥

醫科. 外. 醫正<姓>

1650 (孝宗1) 增廣試 醫科

* 司果 迎孫系 6世

정환 鄭環 ?

本貫 慶州. 醫科 鄭允復 子

外. 惠主<八>

* 55世 / 文獻公派

정환교 鄭煥敎 1803~?

本貫 溫陽. 字 元章

雲科 鄭暘賓 長男

醫科 鄭興默 孫. 同參 趙宗翊 胥

醫科. 外. 醫正<醫>

1828 (純祖28) 式年試 醫科

1839.1.29. 義禁府 月令醫員<承>

1846. 式年試 醫科 參試<醫先>

정환기 鄭煥琪 ?

本貫 未詳

太. 六品. 判六等. 經理技師

1902.2.4(陽) (光武6) 判六等

-<官報> 任 平北觀察府主事

1903.3.22 (光武7) 兼典醫. 陞六<省>

1903.9.16. 兼典醫. 陞敍<承>

1906.10.16(陽). 任 經理院技師<官報>

* <太> 未收錄

정환복 鄭桓復 1751~?

本貫 咸平. 字 匡瑞

內醫 鄭潟 子. 朴泰元 胥

醫科. 外. 醫正<八>

1773 (英祖49) 增廣試 醫科

1777.8.19 (正祖1) 典醫監醫員<承>·

* 齡系 11世

정환영 鄭桓榮 1777~?

本貫 咸平. 字 聖約. 內醫 鄭潟 子

醫科 鄭桓復 弟. 通德郎 金道兢 胥

醫科. 外. 醫正<醫>

1806.1.1. 義禁府 月令醫員<承>

1807.2.12. 義禁府 月令醫員<承>

1807 (純祖7) 式年試 醫科. 初壯

1817.8.23. 義禁府 月令醫員<承>

* 齡系 11世

정환영 鄭桓永 ?

本貫 咸平. 內鍼醫 鄭國誠 子

雲直 金時勳 胥<鄭光新 醫>

外. 醫徒<完薦>

1870.10 (高宗7) 典醫生徒<完薦>

* 齡系 11世

정회 鄭澮 1729~?

本貫 咸平. 字 仲浩. 初名 鄭海

醫科 鄭允臣 次男. 金振夏 胥

醫科. 外. 醫正<醫>

1753 (英祖29) 式年試 醫科

1776.10.14 (正祖卽位) 典醫參奉<承>

1783. 增廣試 醫科 參試<醫先>

* 齡系 10世

정효민 鄭孝民 ?

本貫 溫陽

司果 鄭豹 子. 醫科 鄭禮民 弟

醫科. 外. 奉事<姓>. 審藥

1627 (仁祖5) 式年試 醫科

1639.12.4. 全羅審藥. 方在囚中<承>

* 誠同系 4世

정효수 鄭孝秀 1772~?

本貫 慶州. 字 任汝. 鄭瑅 繼子

內醫 鄭瑋 三男. 譯科 李學海 胥

醫科. 外. 醫正<醫>

1801 (純祖1) 式年試 醫科

1803.8.1. 義禁府 月令醫員<承>

1809.2.18. 義禁府 月令醫員<承>

1812.12.11 (純祖12) 六曹醫員. 上<褒貶>

1813.6.13 (純祖13) 六曹醫員. 上<褒貶>

1814.6.12 (純祖14) 六曹醫員. 上<褒貶>

* 56世 / 文獻公派

정효종 鄭孝終 ?

本貫 慶州. 字 可貞. 主簿 鄭知年 子

文科. 儒醫. 兼惠敎. 內資寺正. 參議

1458 (世祖4) 謁聖試 乙科三等 一位

1483.10.23 (成宗14) 兼惠民敎授<實>

* 50世 / 文獻公派 (叅議公派 始祖)

정후계 鄭後啓 1600~?

本貫 光州. 字 昌卿

號 雲溪<光州邑誌>. 學生 鄭大觀 子

進仕. 內鍼. 同參. 崇祿<鍼>

典別. 僕主<參> 牧使. 知事

1635 (仁祖13) 增廣試 進仕

1644.5.17~1645.2. 瀋陽陪從<東>

1649.8.7. 內鍼醫差下. 任 副司勇<承>

1649.12.2. 典設別檢 除授<承>

1650.12.29 (孝宗1) 加資(通政)<承>

1651.1.6 (孝宗2) 加資(嘉善)<承>

1651.1.10. 副護軍 除授<承>

1651.9~1652.7.4. 陽川縣監<承>

1652.7.4~1653.8. 交河縣監<先>

1653.6.9 (孝宗4) 加嘉義<承>

1653.7.21. 加資憲<承>

1656.3.27~6.23. 振威縣令<承>

1656.6.23. 楊根郡守 除授<承>

1656.7.7~1658.2.18. 楊根郡守<先>

1659.1.7 (孝宗10) 知事 謝恩<承>

1661.9.2. 知事. 加資(正憲)<承>

1662.9.16 (顯宗3) 加資(崇政)<承>

1664.1.9. 南陽府使 除授. 未赴任<承>

1664.1.16~2.22. 坡州牧使<承>

1664.2.22 (顯宗5) 知事 除授<承>

1665.1.30 (顯宗6) 加資(崇祿)<承>

* <鍼> 高陽郡守 記錄

정후선 鄭厚善 1803~?

本貫 溫陽. 字 重汝

醫科 鄭履敎 子. 譯正 李廷奭 胥

醫科. 外. 醫僉<醫>

1837 (憲宗3) 式年試 醫科. 初壯

* 31世 / 高城公派

정훤 鄭晅 ?

本貫 晉州

正言 兪大徹 胥<鄭期泰 生>

內鍼. 通訓. 活別<鍼>. 衣別

1637.8.13 (仁祖15) 尙衣別提<承>

1637.12.1. 鍼醫. 崔鳴吉 治療 命<承>

1637.12.25 (仁祖15) 尙衣別提<承>

1639.11.21~40.12.6. 瀋陽陪從<東>

1642. 通訓. 前 衣別提<鄭期遇 生>

1643.9.5 (仁祖21) 鍼醫. 入侍<承>

* <鍼> 名 "鄭楦" 官職 "衣主" 誤謬

정흥관 鄭興寬 ?

本貫 溫陽

外醫 鄭德恒 次男. 崔繼明 胥

外. 醫奉<完薦><姓>

1844 (憲宗10) 典醫奉事<鄭東賓 醫>

* 28世 / 高城公派

정흥묵 鄭興默 1752~?

本貫 溫陽. 字 子淵. 譯科 鄭德鴻 子

內醫 鄭興祥 二從弟. 僉使 朴緯漢 胥

醫科. 外. 醫正<醫>

1774 (英祖50) 增廣試 醫科

1777.8.19 (正祖1) 典醫監醫員<承>

1792. 式年試 醫科 參試<醫先>

1801. 增廣試 醫科 參試<醫先>

1801. 式年試 醫科 參試<醫先>

* 28世 / 高城公派

정흥민 鄭興民 ?

本貫 溫陽. 鄭德範 子

醫科 鄭世欽 從曾孫. 權應說 胥<姓>

外. 醫直<卞晳淵 醫><八>

1846 (憲宗12) 典醫直長<卞晳淵 醫>

* 28世 / 高城公派

정흥상 鄭興祥 1711~1785

本貫 溫陽. 字 君瑞. 僉使 鄭德淵 子

外醫 鄭熙碩 孫. 朴世煥 胥

醫科. 內<太>. 通政<承>. 僉知

1735 (英祖11) 增廣試 醫科

1751.12.13. 六曹醫員. 上<褒貶>

1756 (英祖32) 內醫院入院<太>

1763.6.3 (英祖39) 御醫 差下<承>

1763.6.12. 副司果 除授<承>

1770.10.30. 通訓. 加通政<承>

1772.9.10 (英祖48) 僉知 除授<承>

* 28世 / 高城公派

정흥우 鄭興祐 ?

本貫 溫陽. 司果 鄭德昌 子

醫科 鄭世欽 曾孫. 皮德獜 胥<姓>

外. 惠教<鄭禮教 醫>

1777.8.19 (正祖1) 惠民主簿<承>

* 28世 / 高城公派

정흥지 鄭興智 ?

本貫 未詳

佐理原從勳. 內. 折衝<實>. 內正<實>

1466.11.14 (世祖12) 醫員<實>

1471.1.23 (成宗2) 內醫正<實>

1471. 內正. 佐理原從 三等 錄勳

1478.6.1 (成宗9) 內醫正<實>

1489.10.1 (成宗20) 加折衝<實>

* <太> 未收錄

정흥택 鄭興宅 ?

本貫 溫陽. 鄭德泂 子

外. 醫奉<鄭用賓 雲>

1843 (憲宗9) 典醫奉事<鄭用賓 雲>

* 28世 / 高城公派

정희문 鄭熙文 ?

本貫 淸州

靖國原從勳. 外. 審藥<鄭裕 醫>

1507.4.20. 醫員. 靖國原從 三等 錄勳

1525 (中宗20) 審藥<鄭裕 醫>

정희백 鄭羲白 1791~?

本貫 河東. 字 太初

外醫 鄭信國 長男. 安聖希 胥

醫科. 外. 醫主<醫>

1818 (純祖12) 增廣試 醫科. 初壯

* 21世 / 散員公派

정희생 鄭希生 ?

本貫 未詳

內<實>

1595.4.13 (宣祖28) 醫官<實>

* ＜太＞ 未收錄

정희석 鄭熙碩 ?
本貫 溫陽. 譯科 鄭世益 繼子
司果 鄭世謙 子. 醫科 鄭世欽 姪
譯科 金時微 胥＜姓＞
外. 惠主＜鄭興祥 醫＞＜姓＞
* 26世 / 高城公派

정희수 鄭熙秀 ?
本貫 慶州. 外醫 鄭琚 子
譯主 李希迪 胥＜完薦＞
外. 惠參＜完薦＞
1861.3 (哲宗12) 惠民參奉＜完薦＞
1875.1.11. 義禁府 月令醫員＜承＞
1875.1.29. 義禁府 月令醫員＜承＞
1878.6 (高宗15) 治腫廳鍼醫 除授＜醫帖＞
* 56世 / 文獻公派

정희수 鄭喜秀 ?
本貫 慶州
外. 醫參＜完薦＞
1861.3 (哲宗12) 典醫參奉＜完薦＞
* 56世 / 文獻公派 (?)

慶州鄭氏
文獻公派 / 49世 醫習 鄭壽瑊 以後 76名

金浦鄭氏 司譯院正 憲得系
4世 醫科 鄭龜漢 以後 6名

東萊鄭氏 齊和系
10世 醫科 鄭實 以後 6名

溫陽鄭氏
誠同系 4世 醫科 鄭禮民 以後 20名
高城公派 /
17世 儒醫 鄭礦 以後 44名

河東鄭氏
文成公派 / 23世 醫科 鄭進 以後 7名
散員公派 / 16世 首醫 鄭斗俊 以後 33名

漢川鄭氏 司果 迎孫系
4世 首醫 鄭栢壽 以後 12名

咸平鄭氏 齡系
4世 內醫 鄭禮男 以後 22名

曹氏
伏龍 昌寧 花園

조경지 曹敬智 1395~1492
本貫 昌寧. 異名 曹智敬. 曹知敬
曹元鳳 子＜族譜＞
佐翼原從勳. 佐理原從勳. 內＜太＞
老正憲＜實＞. 判典醫事. 知事＜族譜＞
1441.11.8 (世宗23) 典醫判官＜實＞
1444.7.29 (世宗26) 護軍＜實＞
1455.12.27 判典醫事. 佐翼原從勳 一等
1460.7.18 (世祖6) 超資 嘉善＜實＞
1460.8.16. 通政. 行 上護軍＜實＞

1471. 行 司直. 佐理原從 二等 錄勳

1481.9.15 (成宗12) 同知<實>

1486.9.29 (成宗17) 加資憲<實>

1490.9.20. 資憲. 加資(正憲)<實>

1490.9.28 (成宗21) 正憲. 司果<實>

* 24世 / 知中樞公派 (始祖)

조극인 曹克仁 ?

本貫 伏龍

外. 醫主<曹敏禹 醫>

1482.7.7 (成宗13) 職牒 還給<實>

* 主簿 克仁系 1世

조금손 曹今孫 ?

本貫 未詳

外. 審藥<耽羅志>

1488.閏1.3 (成宗19) 審藥<耽羅志>

조대방 曹大邦 ?

本貫 未詳. 字 漢如<醫先>

醫科

1588 (宣祖21) 式年試 醫科

조대윤 曹大胤 ?

本貫 花園. 曹興 子. 宋孔龍 胥

醫科

1591 (宣祖24) 式年試 醫科

조민우 曹敏禹 ?

本貫 伏龍. 字 瑞卿. 外醫 曹克仁 子

醫科. 外. 通訓. 醫僉<曹彭老 醫>

1531 (中宗26) 式年試 醫科 壯元

1549. 通訓. 典醫僉正<曹彭老 醫>

* 主簿 克仁系 2世

조신 曹伸 ?

本貫 昌寧. 字 伯奮. 號 適菴

縣監 曹繼門 孽子

內<太>. 內侍敎官

1479.2.4. 內侍敎官 除授<實>

1485.2.15 (成宗16) 王命. 屬醫司<實>

1489.2.14. 令 常仕內醫院<實>

* <太> 名"曹紳", 本貫"宜寧" 誤謬

* 26世 / 監司公派

조지경 曹智敬 曹知敬 = 曹敬智

조청 曹聽 ?

本貫 未詳

典醫. 判典醫事<實>. 檢參議

1412.6.19. 判典醫事 罷職<實>

1412.6.23. 前 判典醫事. 賞<實>

1414.3.6 (太宗14) 判典醫事<實>

1428.1.13 (世宗10) 檢參議<實>

조탁 曹倬 1552~1621

本貫 昌寧. 字 大而. 號 二養堂. 恥齋

曹夢禎 子. 朴蘭榮 胥

文科. 儒醫. 參判. 宣武元從勳

<二養篇> 著述

1599 (宣祖32) 文科別試 甲科 壯元

1605.4.16. 掌令. 宣武元從 一等 錄勳

조팽로 曹彭老 ?

本貫 伏龍. 京 居. 醫科 曹敏禹 子

醫科. 內. 內正<太>

1549 (明宗4) 前 醫奉. 式年試 醫科五位
* 主簿 克仁系 3世

조한수 曺翰壽 ?
本貫 未詳
外. 惠參＜承＞
1777.11.15 (正祖1) 惠民參奉＜承＞

伏龍曺氏 主簿 克仁系
外醫 曺克仁 以後 3名

趙氏

錦山 白川 淳昌 稷山 平壤
豐穰 漢山 漢陽 花園 橫城

조경기 趙慶基 1662.3.27~1718.6.25
本貫 平壤. 字 仲餘 僉使 趙興璿 子
醫科 趙興晉 姪. 同知 李次賢 胥
醫科. 首醫. 内＜太＞
嘉義. 内正＜醫＞. 同知
1662.3.27 (顯宗3) 生＜族譜＞
1687 (肅宗13) 式年試 醫科
1696 (肅宗22) 内醫院入院＜太＞
1699.2.1 (肅宗25) 準職除授＜承＞
1702.1.10 (肅宗28) 副司直 除授＜承＞
1709.10.7 (肅宗35) 加資＜承＞
1710.4.19 (肅宗36) 同知 除授＜承＞
1714.5.28 (肅宗40) 副司直 除授＜承＞

1714.6.24. 加資＜承＞
1718.6.25 (肅宗44) 卒＜族譜＞
* 23世 / 僉樞公派

조경섭 趙景燮 1855~?
本貫 平壤. 字 理叔. 趙敏和 子
外醫 趙章和 繼子. 金世鉉 胥
醫科. 外. 醫主＜醫＞
1876 (高宗13) 式年試 醫科
* 29世 / 僉樞公派

조경우 趙慶遇 ?
本貫 未詳
内鍼＜鍼＞

조공린 趙公璘 ?
本貫 漢陽
禦侮 趙德海 子＜趙公玠 武＞
翼社元從勳. 外
1614.10.29 醫員. 翼社元從 三等 錄勳

조광인 趙光仁 ?
本貫 白川
司譯前衘 趙斗明 子. 洪禮福 胥
外. 惠敎＜趙龍始 譯＞＜姓續＞
1840 (憲宗6) 惠民敎授＜趙龍始 譯＞
* 30世 / 復興府院君派 (承旨公派)

조구정 趙龜鼎 1681~1744.11.24
本貫 平壤. 字 叔九. 趙寅基 子
醫科 趙興晉 孫. 萬戶 金益燦 胥
醫科. 外. 主簿＜姓＞. 司果
1705 (肅宗31) 式年試 醫科

1708.9.21 (肅宗34) 司果 除授＜承＞

1717.9.21. 義禁府 月令醫員＜承＞

1722.3.10. 義禁府 月令醫員＜承＞

1744.11.24 (英祖20) 卒＜族譜＞

＊ 24世 / 僉樞公派

조근 趙瑾 1580～?

本貫 白川. 趙環璧 長男. 韓潤榮 胥

醫科. 外. 審藥

1613 (光海5) 增廣試 醫科

1646.11.12. 全南道審藥 除授＜承＞

조기원 趙基元 ?

本貫 坡平. 寫字 趙顯琦 子

雲科 高鎭鵬 胥＜完薦＞

外. 惠參＜完薦＞

1891.3 (高宗28) 惠民參奉＜完薦＞

조기홍 趙基弘 ?

本貫 坡平

外. 惠訓＜完薦＞

조기환 趙起煥 1808～?

本貫 漢山. 字 叔珍. 譯直 趙膺杓 子

內鍼 趙運杓 從姪. 譯科 李廷柱 胥 譯科. 外.

壽嘉義＜省＞. 鍼醫. 譯主＜譯＞. 同知

1840 (憲宗6) 式年試 譯科. 漢學

1864.11.20. 前 譯主. 鍼醫除授＜御營＞

1880.6.26. 漢學堂下官. 加通政＜省＞

1884.5.6. 御營廳鍼醫. 改差＜御營＞

1887.1.2 (高宗24) 前 同知. 加資＜姓＞

＊ 司果 璉孫系 10世

조대기 趙大基 ?

本貫 未詳

1715.3.17. 義禁府 月令醫員＜承＞

조대윤 曹大胤 ?

本貫 花園. 曺興 子. 宋孔龍 胥

醫科. 亨難元從勳. 外

1591 (宣祖24) 式年試 醫科

1614.7.18. 醫員. 亨難元從 三等 錄勳

조덕남 趙德男 ?

本貫 未詳

光國元從勳. 內. 醫正. 內正＜太＞

1591.閏3.2. 醫正. 光國元從 三等 錄勳

조덕조 趙德祚 1710～?

本貫 未詳. 字 聖哉. 號 松齋

1747.11～1748.閏7.30 (英祖23～24)

-＜朝鮮人筆談＞ 通信使行 醫員

조동규 趙東奎 ?

本貫 平壤. 趙明熙 子＜族譜＞

外. 醫徒＜完薦＞

1848. 金學源 妻父＜金學源 律＞

＊ 27世 / 僉樞公派

조동현 趙東顯 ?

本貫 白川

武科 趙廷和 子. 內鍼醫 愼懋 胥

外. 醫直＜趙憲默 雲＞

1790 (正祖14) 典醫直長＜趙憲默 雲＞

조득찬 趙得贊 1752~1780.5.2
本貫 平壤. 字 贊玉 <族譜>
司果 趙泰世 三男. 醫科 趙宋基 從孫
李仁蕃 胥 <族譜>
外. 活參 <牛峰金 族譜>
1780.5.2 (正祖4) 卒 <族譜>
* 25世 / 僉樞公派

조득후 趙得珝 1744~1779.3.4
本貫 平壤. 字 士厚 <族譜>
外醫 趙世和 長男. 朴昌鎭 胥 <族譜>
外. 醫直 <崔錫基 醫>
1779.3.4 (正祖3) 卒 <族譜>
* 25世 / 僉樞公派

조명관 趙明觀 ?
本貫 平壤. 外醫 趙得贊 繼子
武科 趙得璡 次男. 折衝 金樂一 胥
外. 醫奉 <牛峰金 族譜>
1812 (純祖12) 典醫奉事 <朴毅煥 律>
* 26世 / 僉樞公派

조명옥 趙鳴玉 1756~?
本貫 淳昌. 字 季珒
雲主 趙宗魯 子. 同知 金德曄 胥
醫科. 外. 禁衛營鍼醫 <醫>. 惠主 <醫>
1777 (正祖1) 增廣試 醫科
1777.8.19 (正祖1) 惠民直長 <承>
1785.10.22. 原春道審藥. 靈光郡定配 <承>
1786.10.4 (正祖10) 釋放 <承>
* 僉知 希玠系 7世

조명학 趙明學 1802~?
本貫 平壤. 字 聖在 <姓續>

趙得玹 次男. 醫科 趙宋基 曾孫
司果 金相淳 胥 <姓續>
外. 醫徒 <完薦>
1802 (純祖2) 生 <族譜> <姓續>
* 26世 / 僉樞公派

조문표 趙文杓 ?
本貫 漢山. 譯正 趙重澤 長男 <姓>
1799.6.12. 義禁府 月令醫員 <承>
1804.11.21. 義禁府 月令醫員 <承>
* 司果 璉孫系 9世

조문흥 趙聞興 ?
本貫 未詳
1731.3.16. 義禁府 月令醫員 <承>

조복운 趙復運 1774.2.11~1841.10.3
本貫 平壤. 字 性伯 <族譜>
外醫 趙是喆 長男. 崔興論 胥 <族譜>
外. 醫直 <八> <完薦>
1774.2.11 (英祖50) 生 <族譜>
1841.10.3 (憲宗7) 卒 <族譜>
* 24世 / 僉樞公派

조상건 趙相健 1773.8.3~1849.5.2
本貫 平壤. 字 君元 <族譜>
譯科 趙鼎運 長男. 外醫 趙是喆 從孫
李光迪, 李能白 胥 <族譜>
外. 醫徒 <完薦>
1773.8.3 (英祖49) 生 <族譜>
1849.5.12 (哲宗1) 卒 <族譜>
* 25世 / 僉樞公派

조상권 趙相權 趙相瓘 ?

本貫 平壤. 外醫 趙復運 長男

外醫 趙豊運 繼子. 朴* 胥<族譜>

1817.12.18. 義禁府 月令醫員<承>

1818.6.30. 義禁府 月令醫員<承>

* 25世 / 僉樞公派

조상욱 趙相郁 1802.2.4~1842.9.9

本貫 平壤. 字 文哉<族譜>

趙謙運 子. 司直 張漢敬 胥<姓>

外. 禦侮<族譜>. 司譯前銜. 惠民鍼醫<八>

惠主<姓>. 司果<族譜>

1802.2.4 (純祖2) 生<族譜>

1842.9.9 (憲宗8) 卒<族譜>

* 25世 / 僉樞公派

조상윤 趙相尹 ?

本貫 未詳

1819.6.13. 義禁府 月令醫員<承>

조석범 趙錫範 1859~?

本貫 錦山. 字 士洪

外醫 趙宜默 子. 外醫 玄義圭 胥

醫科. 外. 醫主<醫>

1878.6 (高宗15) 幼學. 譯完薦<完薦>

1880 (高宗17) 典醫副奉事<醫帖>

1885 (高宗22) 增廣試 醫科

* 通政 卓系 9世

조석부 趙錫孚 1634~?

本貫 未詳. 字 君實. 京 居

保社元從勳. 同參<參>

通政<承>. 資主. 僉知

1672.閏7.4. 京居人. 同參差下<承>

1672.閏7.12. 副司勇 除授<承>

1674.9.6. 中部參奉 除授<承>

1676.1.27. 內資奉事 除授<承>

1676.2.8~3.19 (肅宗2) 司饔奉事<承>

1676.3.19. 長興奉事 除授<承>

1676.9.9 (肅宗2) 副司勇 除授<承>

1684.6.10. 歸厚別提 除授<先>

1685.6.27. 內資主簿 罷職<承>

1694.5. 前 奉事. 保社元從 一等 錄勳

1699.2.1 (肅宗25) 加資(通政)<承>

1700.12.21 (肅宗26) 僉知 除授<承>

1705.9.24 (肅宗31) 副司直 除授<承>

조석홍 趙錫洪 1827~1886(?)

本貫 錦山. 字 公範

外醫 趙宜承 子. 譯科 李經修 胥

醫科. 同參<醫>. 內. 通訓

醫僉<承>. 內正<完薦>

1855 (哲宗6) 色掌. 式年試 醫科

1874.6.22. 前 醫僉. 同參差下<承>

1875.4.11. 同參. 內醫院入院<承>

1877.11.29. 加差內醫. 陞實<承>

1880.2.2. 內醫. 御醫陞差<承>

1886.6.14 (高宗23) 有頉<承>

* <參> <太> 未收錄

* 通政 卓系 9世

조선택 趙善澤 1732~?

本貫 漢山. 字 公遠. 折衝 趙德鎭 子

譯判 金弘翼 胥. 鄭德涌 胥<醫先>

醫科. 外. 醫僉<醫>

1756 (英祖32) 式年試 醫科

* 司果 璉孫系 8世

조성 趙晟 1492~1555
本貫 平壤. 字 伯陽. 良哭
號 養心堂. 判官 趙守誠 長男
文典籍 趙揚門 孫
進士. 儒醫. 司畜. 副司果
1512.9.4 (中宗7) 蔭. 參奉<實>
1513 (中宗8) 式年試 進士 三等
1540.7.16 (中宗39) 進士<實>
1552.6.22. 醫藥功, 副司果 除授<實>
1553.5.12 (明宗8) 司畜 除授<實>
* 14世 / 正郎公派

조세린 趙世璘 ?
本貫 稷山
內. 內正<太>

조세웅 趙世雄 1683.9.12~1731.8.14
本貫 平壤. 字 大淑<族譜>
首醫 趙慶基 獨子. 李克晟 胥<姓>
外. 醫直<姓續>. 譯奉. 副司果<族譜>
1683.9.12 (肅宗9) 生<族譜>
1719 (肅宗45) 司譯奉事<李潤夏 譯>
1731.8.14 (英祖7) 卒<族譜>
* 24世 / 斂樞公派

조송기 趙宋基 1686~1729.7.26
本貫 平壤. 字 汝圭
折衝 趙興琳 五男
內醫 趙興瑀 姪. 李枝盛 胥
醫科. 通訓<準戶□>. 外. 醫判<醫>
1708 (肅宗34) 式年試 醫科

1717.8.20. 義禁府 月令醫員<承>
1724.2.12. 義禁府 月令醫員<承>
1729.7.26 (英祖5) 卒<族譜>
* 23世 / 斂樞公派

조수기 趙守基 1667~1720.11.21
本貫 平壤. 字 子久<族譜>
武科折衝 趙興琳 長男
金尹平 胥<族譜>
外. 通仕郎<族譜>. 惠參<八>. 活參<族譜>
1720.11.21 (景宗卽位) 卒<族譜>
* 23世 / 斂樞公派

조숭수 趙崇壽 1714~?
本貫 未詳. 字 敬老. 號 活庵
1747.11~1748.閏7.30 (英祖23~24)
-<桑韓鏘鏗錄> 通信使行 良醫

조시보 趙時普 趙是普 1737.6.2~?.8.10
本貫 平壤. 字 士直<族譜>
武科 趙文璧 次男. 趙光澤 繼子
朴讚行 胥<族譜>
1737.6.2 (英祖13) 生<族譜>
1783.4.12. 義禁府 月令醫員<承>
* 23世 / 斂樞公派

조시직 趙時稷 ?
本貫 未詳
內鍼<鍼>. 中部主. 廣主. 引儀. 副司果
1649.9.17. 副司果 除授<承>
1656.1.16. 西活人別提 除授<承>
1657.12.21 (孝宗8) 盈主 除授<承>
1660.5.25 (顯宗1) 禮賓別提<承>

1661.6.22~1662.1.8. 中部主簿 <承>

1662.1.8 (顯宗3) 廣興主簿 除授 <承>

1663.6.23 (顯宗4) 引儀 除授 <承>

조시철 趙是喆 1748.9.18~1811.9.1

本貫 平壤. 字 士賢 <族譜>

武科別提 趙潤璧 繼子

武科 趙文璧 三男

醫科 趙存璧 再從孫

司果 金命鐸 胥 <族譜>

武科. 外. 宣略 <族譜>. 醫奉 <八>

宣傳官 <族譜>. 司果 <八>

1748.9.18 (英祖24) 生 <族譜>

1784 (正祖8) 從士. 武科 庭試 丙科

1811.9.1 (純祖11) 卒 <族譜>

* 23世 / 僉樞公派

조신립 趙信立 1610~?

本貫 平壤

嘉善 趙應順 子. 金性煥 胥 <族譜>

外. 惠奉 <承> <族譜>

1610 (光海2) 生 <族譜>

1625.6.18 (仁祖3) 惠奉. 推考 <承>

* 20世 / 僉樞公派

조안주 趙安周 ?

本貫 平壤. 字 子尙

譯科 趙東立 子. 外醫 趙信立 從姪(?)

醫科

1687 (肅宗13) 式年試 醫科

* 21世 / 僉樞公派 (?)

조여로 趙汝櫓 ?

本貫 白川

亨難元從勳. 振武原從勳. 內

通訓 <趙光煥 文> 內正 <太>

1614.7.18. 醫員. 亨難元從 三等 錄勳

1617.12.8. 惠主. 廢大妃論 贊 <實>

1625.7.29. 主簿. 振武原從 一等 錄勳

1643.2.2. 京畿審藥 除授 <承>

1645.8.9 (仁祖23) 掌務官. 賞 <承>

조영경 趙永經 ?

本貫 淳昌. 趙鼎斗 子

外醫 趙鉉五 孫. 鄭楠秀 胥

外. 醫直 <趙宰根 醫>

1891 (高宗28) 典醫直長 <趙宰根 醫>

* 僉知 希珩系 8世

조영규 趙煐奎 1754~?

本貫 平壤. 字 稚晦

趙明行 長男 <族譜>. 鄭演 胥

醫科. 外. 惠敎 <醫>. 醫訓 <醫>

1777 (正祖1) 惠敎. 式年試 醫科

* 27世 / 僉樞公派

조영서 趙永緒 1812~

本貫 淳昌. 字 子承. 外醫 趙鼎鐸 子

醫科 趙鼎欽 繼子. 外醫 崔塾 胥

外. 醫直 <八>

1841 (憲宗7) 陞 <八>

* 僉知 希珩系 8世

조영선 趙英璿 ?

本貫 未詳

461

内. 内正<太>. 扈聖元從勳
1592.4.28. 內醫. 勿北行諫<再造藩邦志>
1593.2.17. 內醫. 逃走罪 連山配<實>
1605.4.5. 內醫. 扈聖元從 三等 錄勳

조영위 趙永緯 ?
本貫 淳昌
外. 惠參<完薦>
1864. 李定善 妻父<李定善 籌>
* 僉知 希珩系 8世

조운균 趙運杓 1805~?
本貫 漢山. 字 平甫. 趙延澤 繼子
譯前銜 趙寬澤 次男
醫科 趙善澤 再從姪
譯前銜 玄時鼎 胥<姓>
內鍼<鍼>. 譯前銜<完薦>. 紙別. 察訪
1824 (純祖24) 內鍼醫差下<鍼>
1853.12.24 (哲宗4) 司果<紙別 先>
1853.12.24. 造紙別提 除授<先>
1857.11.18 (哲宗8) 延華察訪<省>
* 司果 璉孫系 9世

조유용 趙有溶 ?
本貫 楊洲
右政 趙挺 庶子. 外醫 趙有澈 第
亨難元從 翼社元從勳. 外. 惠主<錄券>
1614.7.18. 前 惠主. 亨難元從 三等 錄勳
1614.10.29 醫員. 翼社元從 三等 錄勳
* 12世 / 文剛公派

조유철 趙有澈 ?
本貫 楊洲. 右議政 趙挺 庶子<錄券>

醫科. 亨難元從勳. 翼社元從勳
外. 惠主<錄券>
1603 (宣祖36) 式年試 醫科
1614.7.18. 前 惠主. 亨難元從 三等 錄勳
1614.10.29 醫員. 翼社元從 三等 錄勳
* 12世 / 文剛公派

조의묵 趙宜默 ?
本貫 錦山
同參 趙宗翊 子. 李宗進 胥
外. 惠主<趙錫範 醫>
1870.11.20. 義禁府 月令醫員<承>
1878.6 (高宗15) 惠民主簿<完薦>
1886.4.6. 義禁府 月令醫員<承>
* 通政 卓系 8世

조의승 趙宜承 ?
本貫 錦山. 同參 趙宗協 繼子
同參 趙宗翊 長男. 朴思徹 胥
外. 醫直<趙錫洪 醫><完薦>
1855 (哲宗6) 典醫直長<趙錫洪 醫>
* 通政 卓系 8世

조의형 趙宜亨 1812~?
本貫 錦山. 字 道叔
同參 趙宗翊 次男
外醫 趙宜承 弟<姓>
內鍼<鍼>. 惠直<完薦>. 惠主<姓>
1849 (哲宗即位) 內鍼醫差下<鍼>
1859.4.10. 鍼醫. 脫喪. 還屬<藥房>
* 通政 卓系 8世

조익순 趙益洵 ?
本貫 未詳
1792.4.23. 式年試 醫科初試入格＜承＞

조익황 趙益璜 ?
本貫 坡平
譯正 趙重達 子. 外醫 金宗耆 胥
外. 醫徒＜完薦＞＜等＞
1872.6 (高宗9) 典醫生徒＜完薦＞

조인흡 趙仁洽 ?
本貫 錦山
內醫 趙錫洪 子. 譯科 崔昌淵 胥
外. 醫奉＜完薦＞
1891.3 (高宗28) 典醫奉事＜完薦＞
＊ 通政 卓系 10世

조장화 趙章和 ?
本貫 平壤
醫科 趙煐奎 子. 譯科 李炳升 胥
外. 醫徒＜八＞
1876. 趙景燮 養父＜趙景燮 醫＞
＊ 28世 / 僉樞公派

조재근 趙宰根 1865~?
本貫 淳昌. 字 必相. 趙永翰 子
外醫 趙永經 繼子. 譯前衛 崔豊淵 胥
醫科
1891 (高宗28) 式年試 醫科
＊ 僉知 希珩系 9世

조재명 趙在明 ?
本貫 漢山

外. 醫奉＜完薦＞＜八＞

조정순 趙貞淳 1860~?
本貫 錦山. 字 景道. 譯正 趙錫謙 子
內醫 趙錫洪 姪. 武科 金在赫 胥
醫科. 外. 醫主＜醫＞
1885 (高宗22) 增廣試 醫科
1891.3 (高宗28) 典醫主簿＜完薦＞
＊ 通政 卓系 10世

조정준 趙廷俊 1674~?
本貫 橫城. 字 重敬. 譯科 趙泰抃 父
揚武元從勳. 內鍼 同參＜參＞
腫教＜鍼＞. 監牧. 副司果
＜及幼方＞(1749年) 著述
1723 (景宗3) 司勇＜趙泰抃 譯＞
1723.12.7. 內鍼醫 差下＜承＞
1723.12.10. 副司果 除授＜承＞
1726.8.5 (英祖2) 造紙別提 除授＜先＞
1727.6.18. 西氷庫別提 除授＜承＞
1728.7.15. 別提. 揚武元從 二等 錄勳
1730.8.11. 沙斤察訪 除授＜承＞
1730.9. 沙斤察訪 赴任＜先＞
1730.11.13 (英祖6) 同參 差下＜承＞
1732.3.17. 沙斤察訪. 平丘移任＜先＞
1732.3.17~1734.10. 平丘察訪＜承＞
1737.3.21~1739.8. 南陽監牧官＜承＞
1741.11.17~1744.1. 晉州監牧官＜承＞
1750.11.20 (英祖26) 年老病重＜承＞
1750.11.21. 同參. 減下＜承＞

조정탁 趙鼎鐸 ?
本貫 淳昌. 雲判 趙行玉 子

醫科 趙鳴玉 姪. 李持善 胥
外. 惠直<完薦><八>
* 僉知 希珩系 7世

조정필 趙禎弼 = 조정회 趙禎會

조정회 趙禎會 禎會 1774.9.2~1836.2.3
本貫 平壤. 字 永受<族譜>
異名 禎弼<姓>
外醫 趙濟忠 子. 崔漢相 胥<族譜>
外. 朝奉<族譜>. 惠參<八>
1774.9.2 (英祖50) 生<族譜>
1836.2.3 (憲宗2) 卒<族譜>
* 27世 / 僉樞公派

조정흠 趙挺欽 趙鼎欽 1777~?
本貫 淳昌. 字 敬夫
醫科 趙鳴玉 子. 醫科 鄭惟默 胥
醫科. 外. 惠主<醫>
1801 (純祖1) 增廣試 醫科
* 僉知 希珩系 8世

조제언 趙濟彦 1735~?
本貫 平壤. 字 美伯. 僉知 趙錫祚 子
首醫 趙慶基 曾孫. 算學 李景洙 胥
醫科. 內<醫>. 醫訓<醫>
1759 (英祖35) 訓導. 式年試 醫科
1763.11.22. 內醫. 本有沈痼之疾 汰<承>
* <太> 未收錄
* 26世 / 僉樞公派

조제충 趙濟忠 1752.1.11~1824.6.28
本貫 平壤. 字 元仲<族譜>

外醫 趙弘祚 子. 吳熙采 胥<姓>
外. 通訓<族譜>. 惠主<八>
1752.1.11 (英祖28) 生<族譜>
1824.6.28 (純祖24) 卒<族譜>
* 26世 / 僉樞公派

조존벽 趙存璧 ?
本貫 平壤. 字 輝重. 趙尙佑 繼子
趙尙裕 子. 醫科 崔是華 胥
醫科. 外. 醫僉<醫>
1687 (肅宗13) 式年試 醫科
* 22世 / 僉樞公派

조종식 趙宗式 ?
本貫 未詳. 誤記 趙宗伐
內鍼<鍼>. 同參<參>. 副司果
1648.5.19. 全羅道濟州審藥 除授<承>
1661.11.5. 鍼醫. 內鍼醫差下<承>
1673.7.2 (顯宗14) 副司果 除授<承>
1674.10.17 (肅宗卽位) 鍼醫. 賞<承>

조종익 趙宗翊 1776~?
本貫 錦山. 字 美卿. 司果 趙命禧 子
同參 趙宗協 從弟. 外醫 張鳳允 胥
醫科 同參<參> 醫正<八> 郡守 副司果
1801 (純祖1) 惠主. 增廣試 醫科
1801.9.17. 義禁府 月令醫員<承>
1802.8.4. 義禁府 月令醫員<承>
1814.8.19 (純祖14) 同參 差下<承>
1821.9.25. 有頃<承>
1823.10.2. 還屬. 副司果 除授<承>
1834.11.3 (純祖34) 醫官. 爲直宿<省>
1835.11.14 (憲宗1) 入侍<承>

* <醫> "安山郡守" 記錄

* 通政 卓系 7世

조종칙 趙宗侙 = **조종식** 趙宗式 ?

조종협 趙宗協 1758~?

本貫 錦山. 字 和卿. 察訪 趙昌禧 子

同參. 正憲<參>. 氷別. 郡守. 知事

1794.7.16 (正祖18) 同參差下<承>

1796.12.20. 副司果 除授<承>

1801.12.2~1802.9.24. 典設別提<承>

1802.9.24. 氷庫別提 除授<承>

1802.11.17~05.2.29 順天監牧<承>

1805.2.28. 前 監牧官. 加通政<承>

1805.2.29 (純祖5) 副護軍 除授<承>

1805.3.21. 五衛將 除授<承>

1809.8.15 (純祖9) 加資(嘉善)<承>

1809.11.3. 同知 除授<承>

1809.12.10. 護軍 除授<承>

1810.10.19 (純祖10) 加嘉義<承>

1811.1.18 (純祖11) 加資憲<承>

1811.2.2. 知事 除授<承>

1812.6.29~7.6. 龍安縣監<承>

1812.7.6~12.7. 振威縣令<承>

1812.10.8 (純祖12) 加正憲<承>

1812.12.27~13.2.26 龍仁縣監<承>

1813.2.26~1814.6.20. 安山郡守<承>

1814.6.21 (純祖14) 大護軍 除授<承>

* 通政 卓系 7世

조중관 趙重觀 ?

本貫 未詳

外. 醫久<承>·

1777.8.19 (正祖1) 典醫監醫員<承>·

조중흥 趙仲興 1701~?

本貫 豊穰. 字 士受

訓劒 趙錫祉 子. 金斗煥 胥

醫科. 外. 醫正<醫>

1729 (英祖5) 式年試 醫科

1731.2.9. 義禁府 月令醫員<承>

1739.8.27. 義禁府 月令醫員<承>

조진웅 趙震雄 ?

本貫 未詳

1691.5.15. 義禁府 月令醫員<承>

조징규 趙徵奎 ?

本貫 未詳

內鍼<鍼>. 同參. 嘉善<參>. 僕主. 劒知

1646.10.30 (仁祖24) 諸醫等商議<承>

1656.8.23. 司宰參奉 除授<承>

1656.9.28 (孝宗7) 司饔參奉<承>

1658.1.9 (孝宗9) 司僕主簿 除授<承>

1658.1.19. 司直<承>

1661.5.12 (顯宗2) 副司果 除授<承>

1661.10.11. 副司果. 今加折衝<承>

1662.2.9 (顯宗3) 劒知 除授<承>

1662.9.16. 加資(嘉善)<承>

조창해 趙昌海 = **조창회** 趙昌會

조창회 趙昌會 1693.9.23~1738.4.23

本貫 白川. 字 聖運. 初諱 昌海<族譜>

萬戶 趙重齊 長男. 洪世泰 胥

內鍼醫 白光璘 胥<醫先>

醫科. 揚武元從勳. 內. 內正＜太＞. 司果
1713 (肅宗39) 增廣試 醫科
1713.6.9 (肅宗39) 副司果 除授＜承＞
1723 (肅宗49) 內醫院入院＜太＞
1728.7.15. 司正. 揚武元從 一等 錄勳
1736.7.14 (英祖12) 司果 除授＜承＞
1738.4.23 (英祖14) 卒＜族譜＞
＊ 26世 / 復興府院君派 (承旨公派)

조채기 趙采基 ?
本貫 未詳
1715.9.5. 義禁府 月令醫員＜承＞

조청명 趙淸命 ?
本貫 未詳
內. 內正＜太＞

조충화 趙忠和 ?
本貫 平壤
外醫 趙東奎 長男. 雲判 玄膺命 壻
外. 醫徒＜完薦＞
1870.10 (高宗7) 典醫生徒＜完薦＞
＊ 28世 / 僉樞公派

조치중 趙致中 1807～1873.5.14
本貫 平壤. 字 仲執
外醫 趙相健 繼子
趙相運 次男＜族譜＞＜姓續＞
譯折衝 朴明壎 壻＜完薦＞＜姓續＞
內鍼＜鍼＞. 禦侮＜族譜＞. 惠主＜完薦＞
監牧. 副司果
1845.5.3 (憲宗11) 御營廳鍼醫. 汰＜御營＞
1848 (憲宗14) 內鍼醫 差下＜鍼＞

1867.1.3～68.12.20 蔚山監牧＜承＞
1868.12.27 (高宗5) 副司果 除授＜承＞
1873.5.14 (高宗10) 卒＜族譜＞
＊ 26世 / 僉樞公派

조평 趙枰 ?
本貫 白川. 趙元禧 子. 權旭 壻
文科. 儒醫. 朝散＜實＞. 兼惠敎. 佐郎
1465 (世祖11) 文 式年試 丁科 15位
1489.3.17. 惠民敎授. 罷職＜實＞

조평 趙平 ?
本貫 未詳
外. 醫生
1545.12.11 (仁宗1) 醫生＜黙齋＞

조풍운 趙豐運 ?
本貫 平壤. 字 行五
外醫 趙是普 次男. 崔興崙 壻＜族譜＞
1805.12.15. 義禁府 月令醫員＜承＞
1815.5.1. 義禁府 月令醫員＜承＞
＊ 24世 / 僉樞公派

조학로 趙學魯 1749～1812(?)
本貫 淳昌. 字 習汝
內鍼. 嘉善＜鍼＞. 同知
1800 (純祖卽位) 內鍼醫差下＜鍼＞
1800.8.6. 副司直 除授＜承＞
1803.4.20 (純祖3) 加通政＜承＞
1806.2.6～2.10 (純祖6) 五衛將＜承＞
1810.10.19 (純祖10) 加嘉善＜承＞
1811.2.19 (純祖11) 同知 除授＜承＞
1812.1.28 (純祖12) 有頉＜承＞

* 僉知 希珩系 6世

조항벽 趙恒璧 1855.10.6~1912.8.10
本貫 平壤. 字 致和
外醫 趙行均 繼子
外醫 趙行五 長男. 譯奉 李溫修 胥
醫科. 通訓<族譜>. 外. 醫僉<族譜>
1855.10.6 (哲宗6) 生<族譜>
1876 (高宗13) 醫主. 式年試 醫科
1912.8.10. 卒<族譜>
* 29世 / 僉樞公派

조행균 趙行均 1798.10.6~1858.10.10
本貫 平壤. 子 平汝<族譜>
外醫 趙禎會 長男. 外醫 朴奎晩 胥
外. 朝散<族譜>. 醫直<八><趙恒璧 醫>
1798.10.6 (正祖22) 生<族譜>
1817.3.19. 義禁府 月令醫員<承>
1858.10.10 (哲宗9) 卒<族譜>
* 28世 / 僉樞公派

조행오 趙行五 1826.7.7~1897.4.17
本貫 平壤. 字 景余<族譜>
外醫 趙禎會 次男. 計士 李鎭豊 胥
外. 通訓<族譜>. 醫徒<八>
1826.7.7 (純祖26) 生<族譜>
1897.4.17. 卒<族譜>
* 28世 / 僉樞公派

조행의 趙行儀 ?
本貫 漢山. 趙孟愈 長男
外. 惠奉<八>
1838.5.6. 義禁府 月令醫員<承>

1866.12.5. 義禁府 月令醫員<承>
1871.7.12. 義禁府 月令醫員<承>
* 司果 璉孫系 10世

조행준 趙行俊 ?
本貫 漢山
趙孟愈 次男. 武科 秦東運 胥
外. 醫直<八>
1864 (高宗1) 典醫直長<趙鉉益 譯>
* 司果 璉孫系 10世

조현기 趙顯基 1689~?
本貫 平壤. 字 晦叔
內醫 趙興瑀 子. 譯正 金景周 胥
醫科. 外. 醫僉<醫><族譜>
1710 (肅宗36) 增廣試 醫科
* 23世 / 僉樞公派

조현규 趙鉉圭 1786~?
本貫 淳昌. 字 士實. 內鍼 趙學魯 子
內鍼<鍼>
1817 (純祖17) 內鍼醫差下<鍼>
* 僉知 希珩系 7世

조현서 趙顯瑞 ?
本貫 平壤
外. 惠久. 副司果<完薦>

조현오 趙鉉五 ?
本貫 淳昌
外. 惠教<趙宰根 醫>
* 僉知 希珩系 7世

조형시 趙亨始 ?

本貫 白川

外醫 趙光仁 次男. 李鎭玉 胥

外. 惠主<李漢紀 譯><完薦>

1846 (憲宗12) 惠民主簿<趙基鎬 譯>

* 31世 / 復興府院君派 (承旨公派)

조홍정 趙弘鼎 ?

本貫 白川. 內醫 趙昌會 玄孫 (?)

外. 醫直<完薦><醫八>

* 30世 / 復興府院君派 (承旨公派) (?)

조홍조 趙弘祚 1713.8.8~1786.4.6

本貫 平壤. 字 潤哉<族譜>

外醫 趙世雄 次男

李夏大, 李聖鳳 胥<姓>

外. 醫直<八><族譜>

1713.8.8 (肅宗39) 生<族譜>

1786.4.6 (正祖10) 卒<族譜>

* 25世 / 斂樞公派

조화세 趙和世 1717~1788.7.2

本貫 平壤. 字 而瑞<族譜>

折衝 趙安基 繼子. 趙賓基 三男<族譜>

醫科 趙宋基 姪. 劉大漢 胥

外. 醫直<族譜>

1773 (英祖49) 典醫直長<趙得珩 譯>

1788.7.2 (正祖12) 卒<族譜>

* 24世 / 斂樞公派

조흥남 趙興男 ?

本貫 漢陽. 字 善元. 禦侮 趙終孫 子

醫科. 首醫. 光國元從勳. 扈聖元從勳

宣武元從勳. 亨難元從勳. 衛聖元從勳

定運元從勳. 內. 崇正<太>. 知事

1570 (宣祖3) 式年試 醫科 一位

1591.閏3.2. 司果. 光國元從 一等 錄勳

1604.10.23 (宣祖37) 付實職<實>

1605.4.5. 行 護軍. 扈聖元從 一等 錄勳

1605.4.16. 行 護軍. 宣武元從 三等 錄勳

1614.7.18 行 副司直 亨難元從勳 一等

1614.8.27. 行 護軍. 衛聖元從 三等 錄勳

1614.10.11 行 護軍. 定運元從勳 三等

1617.11.25. 知事. 廢大妃 贊成<實>

1619.12.13 (光海11) 御醫. 加資<實>

1627.5.17 (仁祖5) 御醫. 入侍<承>

* <太> 享年 77

조흥우 趙興瑀 1654~1719

本貫 平壤. 字 禹玉

武科同知 趙尙熹 三男<族譜>

醫科 趙興晋 從弟. 內醫 金立誠 胥

醫科. 內. 內正<太>. 副司直

1678 (肅宗4) 式年試 醫科

1691 (肅宗17) 內醫院入院<太>

1711.5.6 (肅宗37) 副司直 除授<承>

* 22世 / 斂樞公派

조흥주 趙興周 ?

本貫 未詳

佐翼原從勳. 內. 昭威. 護軍

1440.1.19 (世宗22) 醫員<實>

1451.2.16 (文宗1) 內醫<實>

1455.12.27. 護軍. 佐翼原從 三等 錄勳

* <太> 未收錄

조흥진 趙興晋 1631~1700.5.12
本貫 平壤. 字 子旭
趙尙謙 長男. 李杜夏 胥
醫科. 外. 醫判<趙寅基 譯>
1652 (孝宗3) 訓導. 增廣試 醫科
1678 (肅宗4) 典醫判官<趙寅基 譯>
1700.5.12 (肅宗26) 卒<族譜>
* 22世 / 僉樞公派

조희명 趙熙明 1841~?
本貫 漢陽. 字 文汝. 初名 趙熙學
雲科 趙載範 子. 譯科 劉漢宗 胥
醫科. 外. 醫僉<醫>
1872.6 (高宗9) 典醫直長<完薦>
1874 (高宗11) 增廣試 醫科
* 27世 / 僉樞公派

조희학 趙熙學 = 조희명 趙熙明

錦山趙氏 通政 卓系
7世 同參 趙宗協 以後 9名

白川趙氏
復興府院君派 (承旨公派) /
26世 內醫 趙昌會 以後 4名

淳昌趙氏 僉知 希珩系
6世 內鍼 趙學魯 以後 10名

平壤趙氏
僉樞公派 / 20世 趙信立 以後 37名

漢山趙氏 司果 璉孫系
8世 醫科 趙善澤 以後 6名

種氏
靈巖

종치선 鍾致善 ?
本貫 靈巖
外. 醫正<鍾世弼 譯>
1525 (中宗20) 典醫正<鍾世弼 譯>

종치온 鍾致溫 ?
本貫 未詳
外. 醫副正
1507. 醫副正. 式年試 醫科參試<醫>

周氏
尙州 靈光

주명신 周命新 1729~?
本貫 尙州. 字 文哉. 號 岐下
同參. 嘉善<參>. 惠主<承>. 縣監. 同知
<醫門寶鑑>(1724年) 著述
1773.12.14 (英祖49) 內局卽補<承>
1777.8.19 (正祖1) 惠民主簿<承>
1786.12.14. (禁衛營)藥房<省>
1790.1.12. 同參加設差下<承>

1790.6.24 (正祖14) 加資(通政)<承>
1790.8.5~10.27 (正祖14) 僉知<承>
1793.6.5~6.21 (正祖17) 五衛將<承>
1793.6.19 (正祖17) 同知 除授<承>
1795.閏2. 前同知<園幸乙卯整理儀軌>
1797.6.15. 任積城守. 年限已過改差<承>
1797.6.22. 護軍 除授<承>

주백 周伯 ?
本貫 靈光
譯科 周大仁 子. 生員 金敬堯 胥
醫科. 外. 醫判<東槎日錄>
1654 (孝宗5) 式年試 醫科 壯元
1663.4.1 (顯宗4) 平安審藥 除授<承>
1682.5.28~11.14 (肅宗8) 前 判官
-<東槎日錄> 通信使行 醫員
1688.1.12. 義禁府 月令醫員<承>
1689.9.27. 義禁府 月令醫員<承>

朱氏

羅州 晉州

주덕남 朱德男 ?
本貫 未詳
醫科
1609 (光海1) 式年試 醫科

주세형 朱世炯 ?
本貫 晉州
外. 惠奉<鄭麟夏 醫>

주이남 朱以南 ?
本貫 未詳
醫科. 亨難元從勳. 寧社元從勳
內. 醫直<錄券>. 內正<太>
1609 (光海1) 增廣試 醫科
1614.7.18. 醫員. 亨難元從 三等 錄勳
1628.9.14. 直長. 寧社元從 一等 錄勳
1637 (仁祖15) 內醫院入院<太>

주정하 朱鼎夏 1693~?
本貫 羅州. 字 子和
朱世弼 子. 崔時熄 胥
醫科. 外. 惠主<醫>
1719 (肅宗45) 增廣試 醫科
1726.11.28. 義禁府 月令醫員<承>
1729.12.2. 義禁府 月令醫員<承>

주희식 朱希式 ?
本貫 未詳
醫科
1588 (宣祖21) 式年試 醫科

池氏
忠州

지경현 池景灝 ?
本貫 忠州
通訓雲僉 池燦雨 子<池景灝 武>
外. 醫等第<姓續>
1735 (英祖11) 池景灝 兄<池景灝 武>

지석영 池錫永 1855.5.15~1935.2.1
本貫 忠州. 字 公胤. 號 松村
池翼龍 四男. 陳錫圭, 金顯九 胥
文科. 勳五等. 儒醫. 通政. 奏一等. 承旨. 府尹
<牛痘新說>(1885年) <新學新說>(1891年)
1883 (高宗20) 文科. 式年試 乙科 六位
1899.2.17. 學部 醫學校長 除授<承/大韓>
1902.11.25. 勳五等. 八卦章敍勳<承>
1907.2.2. 正三品. 奏一等<大韓>
1907.4.20. 大韓醫院學監 除授<承>
1914.1.19. 醫生免許 6號 發給<總>
1935.2.1. 卒<總>
* 30世 / 忠義君派

지순원 池順源 ?
本貫 未詳
靖國原從勳. 外
1507.4.20. 醫員. 靖國原從 二等 錄勳

지영호 池永浩 ?
本貫 未詳
靖國原從勳. 外
1507.4.20. 醫員. 靖國原從 二等 錄勳

秦氏
豊基

진경환 秦慶煥 1785.11.18~1850.3.4
本貫 豊基. 字 君會. 號 井觀<族譜>
內醫 秦東秀 長男. 外醫 金宗準 胥
醫科. 首醫. 內. 資憲<太>
醫僉<承>. 知樞<八>
1785.11.18 (正祖9) 生<族譜>
1803 (純祖3) 增廣試 醫科
1817.5.14. 前 醫僉. 內醫院入院<承>
1820.3.1. 脫喪(父喪). 還屬<承>
1820.9.4. 加差內醫. 待窠陞實事<承>
1820.12.10. 內醫. 御醫陞差<承>
1821.5.6. 有頉<承>
1824.10.8. 脫喪. 副司果 除授<承>
1826.5.1. 還屬<承>
1838.4.15 (憲宗4) 加通政<承>
1838.6.20. 五衛將 除授<承>
1838.6.25. 僉知 除授<承>
1841.10.11 (憲宗7) 加資<省>
1843.10.8 (憲宗9) 加資<省>
1850.3.4 (哲宗1) 卒<族譜>
* 35世 / 山陰公派

진동기 秦東夔 1770.5.5~1828.10.19

本貫 豊基. 字 誨汝 <族譜>

進士 秦溶 長男

外醫 秦載白 孫. 鄭重僑 胥 <姓>

外. 將仕郎 <族譜>. 醫直 <八>

1750.5.5 (英祖26) 生 <族譜>

1828.10.19 (純祖28) 卒 <族譜>

* 34世 / 山陰公派

진동로 秦東老 1776.8.9~1844.2.2

本貫 豊基. 字 季成. 號 南潤 <族譜>

首醫 秦泳 四男

同知 鄭忠敏 胥 <族譜>

內鍼. 通訓 <族譜>. 腫敎 <鍼>

監書. 察訪. 副司果

1776.8.9 (英祖52) 生 <族譜>

1796.10.4 (正祖20) 監書 <承>

1801.7.28. 司卷. 內鍼醫差下 <承>

1810.12.27~1812.1.1. 內贍主簿 <承>

1812.1.1. 瓦署別提 除授 <承>

1812.12.27~1815.5. 松羅察訪 <承>

1815.5.13. 還屬. 副司果 除授 <承>

1824.10.8. 脫喪. 副司果 除授 <承>

1844.2.2 (憲宗10) 卒 <族譜>

* 34世 / 山陰公派

진동석 秦東奭 1782.11.7~1846.10.13

本貫 豊基. 字 稚固

號 守一齋. 筤玉軒

外醫 秦泂 次男. 外醫 李持善 胥

醫科. 外. 崇祿 <醫>

醫正 <內閣日曆>. 閣監. 知樞 <醫>

1782.11.7 (正祖6) 生 <族譜>

1810 (純祖10) 久任. 式年試 醫科

1815.5.28. 醫正. 閣監差下 <內閣日曆>

1827.9.11 (純祖27) 加資 <省>

1828.2.15 (純祖28) 加資 <省>

1829.2.16 (純祖29) 加資 <省>

1829.6.24 (純祖29) 加資 <省>

1830.8.27 (純祖30) 閣監 <承>

1846.10.13 (憲宗12) 卒 <族譜>

* 34世 / 山陰公派

진동수 秦東秀 1764.10.25~1818.1.14

本貫 豊基. 字 伯俊. 號 松潤 <族譜>

首醫 秦泳 長男. 通德 洪得河 胥

醫科. 內. 崇政 <太> 醫正. 知樞 <醫>

1764.10.25 (英祖40) 生 <族譜>

1783 (正祖7) 式年試 醫科

1790 (正祖14) 內醫院入院 <太>

1805.2.28 (純祖5) 前 正. 加通政 <承>

1806.5.13~5.25 (純祖6) 五衛將 <承>

1806.5.23. 同知 除授 <承>

1811.2.12 (純祖11) 同知 除授 <承>

1812.3.29 (純祖12) 加資(嘉義) <承>

1812.10.8. 加資憲 <承>

1815.1.6 (純祖15) 加正憲 <省>

1818.1.14 (純祖18) 卒 <族譜>

* 34世 / 山陰公派

진동열 秦東說 = **진동직** 秦東稷

진동직 秦東稷 1778.7.5~1851.6.20

本貫 豊基 字 仲輔, 改名 秦東說

進士 秦溶 次男. 外醫 秦載白 孫

譯科同知 趙完澤 胥

醫科. 外. 禦侮<族譜>

醫正<八>. 副司果<族譜>

1778.7.5 (正祖2) 生<族譜>

1798 (正祖22) 式年試 醫科

1809.1.30. 義禁府 月令醫員<承>

1822.7.4. 義禁府 月令醫員<承>

1851.6.20 (哲宗2) 卒<族譜>

* 34世 / 山陰公派

진두환 秦斗煥 1814.12.20~1851.12.24

本貫 豊基. 字 仲璇

內鍼 秦東老 次男. 內鍼醫 李弼鎬 胥

醫科. 外. 宣略<族譜>

醫僉<醫>. 副司果<族譜>

1814.12.20 (純祖14) 生<族譜>

1849 (憲宗15) 式年試 醫科 壯元

1851.12.24 (哲宗2) 卒<族譜>

* 35世 / 山陰公派

진명환 秦命煥 1803.11~1886.1.8

本貫 豊基. 字 福汝<族譜>

內醫 秦東秀 三男. 司譯前衡 崔琳 胥

外. 宣略<族譜>. 惠奉<姓>. 副司果<族譜>

1861.3 (哲宗12) 惠民參奉<完薦>

1886.1.8 (高宗25) 卒<族譜>

* 35世 / 山陰公派

진문환 秦文煥 1812.1.3~1837.6.5

本貫 豊基. 字 聚奎

醫科 秦東稷 長男. 內鍼醫 李重恒 胥

醫科. 外. 宣略<族譜>

醫僉<醫>. 副司果<族譜>

1812.1.3 (純祖12) 生<族譜>

1835 (憲宗1) 增廣試 醫科

1836.2.21. 義禁府 月令醫員<承>

1837.6.5 (憲宗3) 卒<族譜>

* 35世 / 山陰公派

진상건 秦尙建 1847.9.6~1887.5.10

本貫 豊基. 字 公立. 號 游齋<族譜>

初諱 相鍵. 內醫 秦喜龍 繼子

譯科 秦鴻喜 子. 外醫 李忠植 胥

醫科. 外. 宣略<族譜>

醫正<完薦>. 副司果<族譜>

1847.9.6 (憲宗13) 生<族譜>

1867 (高宗4) 式年試 醫科 壯元

1872.6 (高宗9) 典醫正<完薦>

1887.5.10 (高宗24) 卒<族譜>

* 37世 / 山陰公派

진성환 秦性煥 1788.7.18~1832.11.15

本貫 豊基. 字 君善. 號 菊圃<族譜>

內醫 秦東秀 次男

算學監牧 洪五成 胥

醫科 玄晉永 胥<醫先>

醫科. 外. 通訓<族譜>. 醫僉<醫>

1788.7.18 (正祖12) 生<族譜>

1805 (純祖5) 增廣試 醫科. 初壯

1832.11.15 (純祖32) 卒<族譜>

* 35世 / 山陰公派

진수환 秦壽煥 1802.8.26~1853.12.14

本貫 豊基. 字 仁央<族譜>

僉知 秦東雲 子. 內醫 秦泳 孫

別提 崔必良 胥

外. 通仕郎<族譜>

醫直<秦喜哲 譯><完薦>
1802.8.26 (純祖2) 生<族譜>
1852 (哲宗3) 典醫直長<秦喜哲 譯>
1853.12.14 (哲宗4) 卒<族譜>
* 35世 / 山陰公派

진식 秦湜 1747.11.27~1782.1.23
本貫 豊基. 字 老泉
內醫 秦興白 次男. 武科 安世澤 胥
醫科. 外. 宣略<族譜>
醫僉<醫>. 副司果<族譜>
1747.11.27 (英祖23) 生<族譜>
1771 (英祖47) 訓導. 式年試 醫科
1782.1.23 (正祖6) 卒<族譜>
* 33世 / 山陰公派

진영 秦泳 1743.11.16~1822.8.5
本貫 豊基. 字 德涵. 號 寬菴<族譜>
醫科 秦昌白 獨子. 譯科 趙聖敏 胥
醫科. 首醫. 內. 崇祿<太>
內正<秦後觀 墓表>. 監牧. 縣監. 知事
1743.11.16 (英祖19) 生<族譜>
1765.3.23 (英祖41) 式年試 醫科
1777.8.19 (正祖1) 典醫監醫員<承>
1781 (正祖5) 內醫院入院<太>
1783.12.15 (正祖7) 內醫直長<承>
1791.3.27. 兼差御醫 陞差<承>
1799.4.13. (正祖23)
-<承> 晉州監牧 除授, 南陽 相換
1800.8.15~10.15. 木川縣監<承>
1800.10.15~1802.6. 陰竹縣監<承>
1800.12.2 (純祖卽位) 加通政<承>
1802.11.13. 副護軍. 加嘉善<承>
1802.11.16 (純祖2) 護軍 除授<承>
1803.1.7 (純祖3) 同知 除授<承>
1803.閏2.3. 護軍 除授<承>
1805.2.28 (純祖5) 護軍. 加嘉義<承>
1809.8.15 (純祖9) 加資(資憲)<承>
1809.11.3. 知事 除授<承>
1809.12.10. 大護軍 除授<承>
1810.10.19 (純祖10) 加正憲<承>
1811.1.18 (純祖11) 加崇政<承>
1812.3.29. 考例施賞(加崇祿?)<承>
1819.2.19 (純祖19) 首醫<承>
1822.8.5 (純祖22) 卒<族譜>
* 33世 / 山陰公派

진옥 秦沃 1744.5.8~1783.10.25
本貫 豊基. 字 啓一<族譜>
內醫 秦興白 長男. 李啓輝 胥<族譜>
外. 醫直<秦後觀 墓表>
1783.10.25 (正祖7) 卒<族譜>
* <族譜> 乙巳生(1725) 記錄
* 33世 / 山陰公派

진이근 秦以謹 1650.7.9~1704.5.28
本貫 豊基. 字 士重. 號 秋圃<族譜>
譯科敎誨 秦正國 繼子
司猛 秦義國 次男. 韓繼姜 胥
外. 彰信<族譜> 醫參<八> 副司勇<族譜>
1650.7.9 (孝宗1) 生<族譜>
1704.5.28 (肅宗30) 卒<族譜>
* <姓> "通政" 記錄 <族譜> 後觀 父贈職
* 30世 / 山陰公派

진재백 秦載白 1720.11.26~1776.8.9

本貫 豊基. 字 敬叔<族譜>

外醫 秦後覩 長男. 林世茂 胥<姓>

外. 禦侮. 醫直<八>. 司果<秦東奭 醫>

1720.11.26 (肅宗46) 生<族譜>

1776.8.9 (英祖52) 卒<族譜>

1783. 禦侮. 行 忠武衛副司果<秦溶 進>

1792. 故. 典醫直長<內閣日曆>

* 32世 / 山陰公派

진창백 秦昌白 1698.8.16~1760.2.21

本貫 豊基. 字 盛叔. 號 雲齋<族譜>

內醫 秦後覩 長男. 醫科 朴慶昇 胥

醫科. 外. 禦侮<族譜>

醫正<醫>. 副司果<族譜>

1698.8.16 (肅宗24) 生<族譜>

1721 (景宗1) 敎授. 增廣試 醫科

1756. 式年試 醫科 參試<醫先>

1760.2.21 (英祖36) 卒<族譜>

* 32世 / 山陰公派

진학순 秦學洵 1866.10.5~?

本貫 豊基. 字 明允<醫>. 德一<族譜>

號 兮山<族譜>. 異名 秦學純<族譜>

醫科 秦尙建 長男. 外醫 李時庠 胥

醫科. 武科<承>. 外. 洋醫

通政<族譜>. 醫主<醫>. 參領

1866.10.5 (高宗3) 生<族譜>

1885 (高宗22) 式年試 醫科

1886.3.29. 入 濟衆院本科<朝野新聞>

1894.11.14. 出身. 入仕統衛營隊<承>

1895.閏5.25 (高宗32) 任 副尉<承>

1897.2.19. 任 正尉<承>

1898.閏3.19. 陞 通政<承>

1906.5.29 任 參領<承>

* 38世 / 山陰公派

진형 秦泂 1759.11.8~1818.2.9

本貫 豊基. 字 聖遠<族譜>

外醫 秦載白 次男. 金義瑞 胥<姓>

外. 嘉善<族譜>. 醫久<八>. 閣監. 同知

1759.11.8 (英祖35) 生<族譜>

1792.1.7. 領籤 推薦<內閣日曆>

1792.1.11 (正祖16) 領籤 除授<承>

1800.11.8. 殯殿待令閣屬官. 加資<承>

1802.8.15 (純祖2) 前 僉知<承>

1802.8.18. 閣監. 加嘉善<承>

1802.10.22~11.17. 五衛將<承>

1802.10.28 (純祖2) 同知<承>

1817.5.10 (純祖17) 前 五衛將<承>

1818.2.9 (純祖18) 卒<族譜>

* 33世 / 山陰公派

진후관 秦後觀 1674.4.16~1753.1.28

本貫 豊基. 字 少遊. 號 河谷<族譜>

外醫 秦以謹 長男. 嘉義 金聲灝 胥

醫科. 揚武元從勳. 內

通訓<族譜>. 內正<太>

1674.4.16 (顯宗15) 生<族譜>

1699 (肅宗25) 久任. 式年試 醫科

1708. 式年試 醫科 參試<醫先>

1721.2.13 (景宗1) 典醫監醫官<承>

1722. 增廣試 醫科 參試<醫先>

1724.閏4.7. 掌務官. 準職除授<承>

1728.7.15. 內判. 揚武元從 一等 錄勳

1732.4.16 (英祖8) 御醫 陞差<承>

1744.2.19. 年老病痼. 內醫減下<承>

1753.1.28 (英祖29) 卒<墓表><族譜>

* 31世 / 山陰公派

진후구 秦後觀 1689.10.21~1759.10.29

本貫 豊基. 字 少章<族譜>

外醫 秦以謹 次男. 金興胄 壻<姓>

外. 通德郎. 醫直<秦東益 譯>

1689.10.21 (肅宗15) 生<族譜>

1759 (英祖35) 卒<族譜>

* 31世 / 山陰公派

진흥백 秦興白 1705.3.3~1772.8.27

本貫 豊基. 字 哉起. 號 運菴<族譜>

內醫 秦後觀 次男. 醫科 秦昌白 弟

崔尙欽 壻. 僉使 張聖維 壻<醫先>

醫科. 內<太>. 通政<族譜>. 僉知

1705.3.3 (肅宗31) 生<族譜>

1726 (英祖2) 式年試 醫科. 初壯

1729.1.7. 義禁府 月令醫員<承>

1745 (英祖21) 內醫院入院<太>

1755.5.11. 兼差御醫 差下<承>

1755.5.14 (英祖31) 副司果 除授<承>

1759.6.17. 掌務官. 加資(通政)<承>

1759.6.20 (英祖35) 副護軍 除授<承>

1760.4.4. 册封奏請使行 御醫<承>

1762.12.3 (英祖38) 僉知 除授<承>

1772.8.27 (英祖48) 卒<族譜>

* 32世 / 山陰公派

진희룡 秦喜龍 1807.3.28~1828.3.3

本貫 豊基. 字 椎中. 號 菜園<族譜>

首醫 秦慶煥 長男. 譯科縣監 崔昔 壻

醫科. 外. 禦侮<族譜>

醫僉<醫>. 副司正<族譜>

1807.3.28 (純祖7) 生<族譜>

1825 (純祖25) 色掌. 式年試 醫科

1828.3.3 (純祖28) 卒<族譜>

* 36世 / 山陰公派

진희봉 秦喜鳳 1812.11.12~1866.11.23

本貫 豊基. 字 儀卿

醫科 秦性煥 繼子

首醫 秦慶煥 次男. 譯科 李宜燦 壻

醫科. 內<太>. 通政<族譜>. 僉知<醫>

1812.11.12 (純祖12) 生<族譜>

1834 (純34) 色掌. 式年試 醫科. 初壯

1836.3.6. 義禁府 月令醫員<承>

1848 (憲宗14) 內醫院入院<太>

1850.3.5 (哲宗1) 有頉<藥房>

1852.6.10. 前 御醫. 還屬<藥房>

1856.12.5 (哲宗6) 御醫陞差<藥房>

1856.6.19 (哲宗7) 內醫. 賞<省>

1866.11.3 (高宗3)

-<承> 脫喪(母喪). 前 御醫. 還屬

1866.11.23. 卒<族譜>

* 36世 / 山陰公派

진희성 秦喜性 1833.9.21~?

本貫 豊基. 字 浩慶<八>. 會慶<族譜>

醫科 秦文煥 獨子

內鍼 李重恒 外孫. 律科 李東彬 壻

外. 宣略<族譜>. 醫直<八><完薦>

副司果<族譜>

1833.9.21 (純祖33) 生<族譜>

1861 (哲宗12) 陞<八>

1879.9.28. 義禁府 月令醫員<承>

* 36世 / 山陰公派

豊基秦氏
山陰公派 / 30世 醫科 秦以謹 以後 26名

陳氏
梁山

진계선 陳繼善 ?
本貫 梁山. 外醫 陳瑋 子
外醫 崔振玉 胥<姓>
外. 惠直<陳熙冕 醫><完薦>
* 21世

진도 陳璹 1789.11.25~1870.6.19
本貫 梁山. 字 秀彊<族譜>
譯奉 陳宜恭 繼子<八>
武科 陳宜良 三男. 崔# 胥<族譜>
外. 朝散<族譜>
惠民鍼醫<陳熙冕 醫>. 主簿<族譜>
1870.6.19 (高宗7) 卒<族譜>
* <族譜> 宜恭 繼子 "兄陳環" 記錄
* 20世

진복창 陳復昌 ?
本貫 未詳
1652.4.19. 義禁府 月令醫員<承>

진약 陳若 ?

本貫 未詳
1489.7.13. 王命, 前日 黃海 救療<實>

진영 陳英 ?
本貫 梁山. 外醫 陳繼善 次男<姓>
外醫 金相一 胥<八>
通禮生徒 鄭桓泰 胥<陳熙昌 醫>
外. 惠參<完薦>
1875.8 (高宗15) 惠民參奉<完薦>
* 22世

진후창 陳後昌 ?
本貫 未詳
1648.12.13. 典獄署 月令醫<承>

진희면 陳熙冕 1859~?
本貫 梁山. 字 華卿
外醫 陳英 子. 譯科折衝 玄豊瑞 胥
醫科. 外. 醫主<醫>
1878.6 (高宗15) 幼學. 譯完薦<完薦>
1882 (高宗19) 式年試 醫科
* 23世

梁山陳氏 /
20世 外醫 陳璹 以後 4名

477

車氏
文城

차도형 車道亨 1676~?
本貫 文城
醫科 車世輔 子. 醫科 鄭埈 外孫
醫科. 外. 通訓<準戶□>
惠主<準戶□>. 活參
1705 (肅宗31) 惠久. 增廣試 醫科
1726.5.6. 義禁府 月令醫員<承>
1733.2.1 (英祖9) 東 活人參奉<承>
1733.5.26. 前 活參. 右職陞敍<承>
* 軾系 6世

차도흥 車道興 ?
本貫 文城 (?)
外. 惠直<承>
1738.4.3 (英祖14) 惠民直長. 汰<承>
* 軾系 6世 (?)

차득참 車得驂 ?
本貫 未詳
內. 嘉善<實>. 惠民副提調
<救急簡易方>(1489年) 編纂 參與
1467.12.15 (世祖13) 內醫<實>
1476.1.17 (成宗7) 告身還給<實>
1478.7.4. 惠民署副提調. 通政<實>
1488.11.15. 加嘉善. 副護軍<實>
* <太> 未收錄

차맹강 車孟康 ?
本貫 未詳
佐理原從勳 內. 通政<實>. 醫正<實>
1471. 典醫正. 佐理原從 二等 錄勳
1471.4.18 (成宗2) 典醫正<實>
1471.12.13 (成宗2) 典醫副正<實>
1488.9.30 (成宗19) 加通政<實>
* <太> 未收錄

차세보 車世輔 1638~?
本貫 文城
醫科 車挺元 子. 醫科 鄭埈 胥
醫科. 外. 醫判<李文夏 醫>
1678 (肅宗4) 惠久. 增廣試 醫科
* 軾系 5世

차시보 車時輔 ?
本貫 文城 (?)
1672.11.17. 義禁府 月令醫員<承>
* 軾系 5世 (?)

차우방 車佑邦 ?
本貫 文城. 禦侮 車錫記 子
醫科 車道亨 孫. 綠事 李益敬 胥
外. 惠徒<準戶□>
1801 (純祖1) 惠民生徒<準戶□>
* 軾系 8世

차정원 車挺元 ?
本貫 文城
圖畫敎授 車忠益 子. 崔正立 胥
醫科. 外. 通訓<承>. 醫訓<醫>
1627 (仁祖5) 式年試 醫科

1636.7.11. 通訓. 咸南審藥 除授＜承＞

* 軾系 4世

文城車氏 軾系

4世 醫科 車挺元 以後 6名

蔡氏
仁川 平康

채광하 蔡光夏 1672~?

本貫 仁川. 字 景文

蔡克諧 子. 內鍼 蔡得沂 孫

內鍼＜鍼＞. 昭威. 南部主簿. 畜別. 護軍

1717.10.4 (肅宗43) 醫官＜承＞

1720.3.27 (肅宗46) 護軍 除授＜承＞

1722.8.27~12.10. 南部主簿＜承＞

1722.12.10. 司畜別提 除授＜承＞

1723.10.1. 李時弼 關 追捕＜辛壬＞

* 20世 / 弼善公派

채동건 蔡東健 ＝ **채동근** 蔡東根 誤記

채동근 蔡東根 1832~?

本貫 仁川

同參＜承＞. 太 . 嘉善＜大韓＞

奏四等. 監察. 典別. 郡守

1888.8.18 (高宗25) 監察 除授＜承＞

1889.3.21. 前 監察. 同參差下＜承＞

1889.3.22 (高宗26) 副司果 除授＜承＞

1889.3.25. 典設別提 除授＜承＞

1890.閏6.29. 掌樂主簿 除授＜承＞

1890.5.30. 長興主簿 除授＜承＞

1891.7.29~92.5 迎華察訪＜承:外案考＞

1892.11.21~94.8.25 平陵察訪＜承＞

1894.9.20. 連源察訪 除授＜承＞

1895.11.17. 任 典醫補. 判五等＜承＞

1898.3.4~3.30. 安山郡守 奏六等＜承＞

1898.4.1~6.29. 鎭岑郡守 奏六等＜承＞

1898.7.30 (光武2) 加資(通政)＜承＞

1900.3.14. 任 典醫 敍 奏五等＜承＞

1903.12.10 (光武7) 加嘉善＜大韓＞

1905.2.20. 嘉善. 任 典醫＜承＞

1905.3.7. 陞 四等＜大韓＞

* ＜參＞＜太＞ 未收錄

채득기 蔡得沂 1605~1646

本貫 仁川. 字 詠而. 號 雩潭. 忠州 居

尙州 墓. 內鍼醫 蔡有終 子

內鍼＜鍼＞. 敎授. 氷別. 副司勇

＜四醫經驗方＞ ＜三意一驗方＞ 處方收錄

1636.8.22. 敎授. 鍼術精妙＜海槎錄＞

1639.8.16 內鍼醫差下. 任 副司勇＜承＞

1639.9.6. 氷庫別提 除授＜承＞

1643.2.28~1644.1.21. 瀋陽陪從＜東＞

* 18世 / 弼善公派

채유종 蔡有終 1561~1606

本貫 仁川. 字 秀謙. 陰城 生

進士 蔡無悆 子

宣武元從勳. 內鍼 豊儲直長＜鍼＞. 畜別

1605.4.16. 義兵將. 宣武元從 三等 錄勳

1606.10.11 (宣祖39) 畜別 除授<實>

* 17世 / 弼善公派

채응우 蔡膺祐 1716~?

本貫 平康. 字 自天

僉知 蔡壽胤 三男<萬>

同參. 資憲<參>. 察訪. 縣監. 知樞

1753.3.3 (英祖29) 御營廳藥房

-<承> 同參差下. 副司勇 除授

1754.8.8. 掌苑別提 除授<承>

1754.12.28. 桃源察訪 除授<承>

1757.3.7 (英祖33) 加通政<承>

1757.3.12. 副護軍 除授<承>

1757.9.19~57.12.15 果川縣監<先>

1758.1.4 (英祖34) 加嘉義<承>

1758.2.2. 同知 除授<承>

1758.2.13. 陽智縣監 除授<承>

1759.1.2 (英祖35) 加嘉義<承>

1764.3.14 (英祖40) 知樞 除授<承>

1772.12.14 (英祖48) 減下還付<承>

* 18世 / 少監公派

채장손 蔡長孫 ?

本貫 平康. 字 子胤. 京 居

司果禦侮 蔡玉童 子

醫科. 外. 醫直<醫>

1540 (中宗35) 前 直長. 式年試 醫科

채형온 蔡亨溫 ?

本貫 平康. 字 通之. 訓導 蔡潾 子

醫科. 外. 醫奉<醫>

1507 (中宗2) 前 奉事. 式年試 醫科四位

仁川蔡氏

弼善公派 / 17世 內鍼 蔡有終 以後 3名

崔氏

江陵 江華 慶州 朔寧 水原
全州 朱溪 稷山 鐵原 淸州
忠州 通川 海州 和順

최경관 崔敬寬 1810~?

本貫 慶州. 字 致敎

醫科 崔學修 三男. 醫科 李在璜 胥

醫科. 籌學. 外. 醫僉<醫>

1832 (純祖32) 籌學 入格

1844 (憲宗10) 增廣試 醫科 壯元

1867. 式年試 醫科 參試<醫先>

* 28世 / 和淑公派 (參判公派)

최경직 崔敬直 1802~?

本貫 慶州

計士 崔學善 子. 外醫 崔重瑀 孫

外. 壽通政. 醫久<崔錫祐 醫>

籌訓<八>. 司果<崔錫祐 醫>

1849. 計士<殯殿魂殿都監儀軌>

1872.1.15. 五衛將 除授改差<承>

* 28世 / 和淑公派 (參判公派)

최경현 崔擎玄 1673~?

本貫 慶州. 字 文淑

同參 崔時省 次男 <姓>
內鍼. 南部主 <鍼>. 察訪. 監牧. 副司果
1719.12.22. 副司果 除授 <承>
1725.3.7 (英祖1) 司畜別提 除授 <承>
1725.7.28~1729.5. 長水察訪 <承>
1730.5.13~1732.9. 江華監牧官 <承>
1732.9.11 (英祖8) 副司果 除授 <承>
1737.5.18. 鍼醫. 老病特甚. 汰 <承>
* 24世 / 和淑公派 (參判公派)

최경희 崔景熙 ?
本貫 慶州. 同知 崔泰彬 子
外醫 崔益彬 姪. 譯科 金得臣 胥
外. 醫直 <崔尙基 譯>
1798 (正祖22) 典醫直長 <崔尙基 譯>
* 貞系 9世

최계원 崔啓遠 ?
本貫 江陵
同知 崔尙泰 子. 內醫 崔觀泰 姪 <姓>
外. 醫直 <姓>
1812 (純祖12) 典醫生徒 <八>
* 29世 / 睡軒公派

최계진 崔啓進 ?
本貫 江陵. 文科郡守 崔宇泰 子
內醫 崔觀泰 從姪. 外醫 高應壽 胥
外. 醫主 <姓>
1803.8.28. 義禁府 月令醫員 <承>
1804 (純祖4) 典醫直長 <崔錫祥 雲>
1807.1.21. 義禁府 月令醫員 <承>
1808.3.1. 義禁府 月令醫員 <承>
1810.5.22. 審藥. 決杖一百 <承>

1811.7.9. 義禁府 月令醫員 <承>
1816.3.6. 義禁府 月令醫員 <承>
* 29世 / 睡軒公派

최계풍 崔啓豊 ?
本貫 江陵. 崔國泰 子
內醫 崔觀泰 從姪. 莊敏亮 胥 <姓>
外. 活參 <姓>
* 29世 / 睡軒公派

최계현 崔啓賢 ?
本貫 江陵
內醫 崔觀泰 子. 鄭允弼 胥 <姓>
外. 惠直 <崔學民 譯>
1777.8.19 (正祖1) 惠民參奉 <承>
* 29世 / 睡軒公派

최계호 崔啓浩 ?
本貫 江陵. 武科 崔元泰 次男
內醫 崔觀泰 姪. 金雲翼 胥 <姓>
外. 活參 <姓>
* 29世 / 睡軒公派

최관태 崔觀泰 1708~1774
本貫 江陵. 字 景瞻
萬戶 崔道眞 次男
同參 李徵夏 胥. 李德澤 胥 <醫先>
醫科. 內 <太>. 通政. 僉知 <醫>
1735 (英祖11) 增廣試 醫科
1738.10.24. 義禁府 月令醫員 <承>
1739.11.4. 義禁府 月令醫員 <承>
1756 (英祖32) 內醫院 入院 <太>
1768.1.13 (英祖44) 御醫啓下 <承>

1768.1.14 (英祖44) 副司果 除授 <承>

1770.10.19. 副護軍 除授 <承>

* 28世 / 睡軒公派

최광부 崔光復 1750~?

本貫 海州. 字 仲始

內鍼 <鍼>. 副司勇

1769.11.17. 內鍼醫差下. 任 副司勇 <承>

1779.3.27 (正祖3) 鍼醫. 有頉 <承>

최광식 崔光植 1782~?

本貫 慶州. 字 正叔. 內醫 崔源 次男

內醫 崔漢植 弟. 醫科 李重臨 胥

醫科. 內. 通政 <完薦>

醫正 <醫>. 僉知 <太>

1809 (純祖9) 增廣試 醫科

1809.8.8. 義禁府 月令醫員 <承>

1820.9.14. 義禁府 月令醫員 <承>

1834 (純祖34) 內醫院入院 <太>

* 26世 / 和淑公派 (參判公派)

최광태 崔光台 崔光泰 ?

本貫 未詳

1740.4.25. 義禁府 月令醫員 <承>

1759.4.4. 義禁府 月令醫員 <承>

최광택 崔光鐸 ?

本貫 未詳

外. 醫直 <承>

1795.6.18 (正祖19) 典醫直長 <承>

최구경 崔龜慶 1680~1735

本貫 慶州. 字 聖獻

醫科 崔壽星 次男. 內醫 趙興瑀 胥

醫科. 內 <太>. 通政 <承>. 僉知

1699 (肅宗25) 增廣試 醫科

1702.1.22. 義禁府 月令醫員 <承>

1702.8.14. 義禁府 月令醫員 <承>

1714 (肅宗40) 內醫院入院 <太>

1722.5.5 (景宗2) 副司果 除授 <承>

1723.9.28 (景宗3) 加通政 <承>

1726.5.11. 忠壯衛將 除授 <承>

1726.6.2 (英祖2) 僉知 除授 <承>

* 24世 / 和淑公派 (參判公派)

최귀성 崔貴誠 ?

本貫 未詳

內 <實>

1544.6.29. 醫員. 領相 尹殷輔 治 <實>

* <太> 未收錄

최규상 崔奎祥 1856~?

本貫 慶州. 字 而瑞

內醫 崔性愚 子. 醫科 崔漢柱 胥

醫科. 籌學. 內 <承>. 通訓 <承>. 六品

太醫主事. 副司果

1871 (高宗8) 籌學 入格

1880 (高宗17) 前 典醫直長 <醫帖>

1880 (高宗17) 增廣試 醫科

1880.6.25. 宣略. 行 忠武衛副司果 <教旨>

1881.12.23. 性愚 子. 內醫院入院 <承>

1886.12.26. 加差內醫. 陞實 <承>

1887.10.11. 掌務官. 陞敍 <承>

1887.10.12 (高宗24) 御醫差下 <承>

1895.2.28 (高宗32) 有頉(父喪) <承>

1904.5.5. 四品 太醫院日記 監董 <承>

1906.5.2. 六品. 任 太醫院分主事＜承＞
1906.12.14. 太醫院分主事＜承＞
* ＜太＞ 未收錄
* 28世 / 和淑公派 (參判公派)

최규순 崔圭珣 1812~?
本貫 忠州
武兼 崔斗煥 子. 武科 劉鼎述 胥
外. 壽通政. 惠直＜完薦＞. 副護軍
1873 (高宗10) 惠民直長＜朴永奭 譯＞
1882.4.21. 加資. 副護軍 除授＜承＞
1885 (高宗22) 五衛將＜崔容鎬 雲＞
* 嘉善 得龍系 10世

최규승 崔奎承 1851~?
本貫 慶州. 字 景烈
內醫 崔性協 子. 洪勉祖 胥＜完薦＞
外. 醫直＜醫八＞＜完薦＞
1884 (高宗21) 陞＜醫八＞
1885.8.11. 義禁府 月令醫員＜承＞
1885.8.25. 義禁府 月令醫員＜承＞
* 28世 / 和淑公派 (參判公派)

최규제 崔奎齊 1690~?
本貫 慶州. 字 文叔. 通德 崔振興 子
醫科 崔尙燿 再從姪. 醫科 金世珍 胥
醫科. 外. 惠教＜姓＞
1714 (肅宗40) 增廣試 醫科
* 24世 / 和淑公派 (參判公派)

최규헌 崔奎憲 1846.5.30~?
本貫 慶州. 字 胤章. 號 夢庵
內醫 崔性協 子. 雲正 李承模 胥

醫科. 内＜承＞. 嘉善＜承＞
醫僉＜醫＞. 縣令
＜小兒醫方＞ (1912年 刊) 著述
1864 (高宗1) 色掌. 式年試 醫科
1875.4.12 (高宗12)
-＜承＞ 外醫. 性協 子. 內醫院入院
1882.3.28. 脫喪(父喪). 還屬＜承＞
1882.4.13. 加差內醫. 陞實＜承＞
1884.3.4 (高宗21) 御醫陞差＜承＞
1891.4.4~4.9 (高宗28) 三登縣令＜承＞
1893.6.30 (高宗30) 內醫. 加通政＜承＞
1898.7.30 (光武2) 典醫. 加嘉善＜承＞
1914.2.13. 醫生免許 97號 發給＜總＞
* ＜太＞ 未收錄
* 28世 / 和淑公派 (參判公派)

최규현 崔圭玹 ?
本貫 忠州
崔有煥 子. 外醫 崔圭珣 從兄弟
外. 惠主＜崔昌鎬 雲＞
1855 (哲宗6) 惠民主簿＜崔昌鎬 雲＞
* 嘉善 得龍系 10世

최규현 崔圭鉉 1809~?
本貫 忠州
武科 崔箕煥 繼子. 武兼 崔斗煥 子
外. 壽嘉善. 惠主＜八＞. 僉知＜八＞
1882.2.28. 壽加資＜承＞
1882.3.3. 加設五衛將 除授＜承＞
1889.1.7. 副護軍. 八十. 加嘉善＜承＞
* 嘉善 得龍系 10世

최극령 崔極齡 ?
本貫 靑松. 字 泰伯
嘉善 崔泰巖 子. 張昌厚 胥
醫科. 外 通訓<準戶□> 醫正<準戶□>
1689 (肅宗15) 訓導. 增廣試 醫科

최긍순 崔肯淳 1840~?
本貫 慶州. 字 重然. 僉知 崔錫耆 子
醫科 崔錫敎 繼子<姓>
醫科 崔吉淳 弟. 雲直 李宗晋 胥
醫科. 外. 醫正<完薦>
1864 (高宗1) 增廣試 醫科
1884.9 (高宗21) 典醫正<完薦>
* 貞系 12世

최기환 崔箕煥 ?
本貫 江陵. 嘉善 崔德樞 子
司果 李樞 胥<崔聲遠 運>
外. 通政. 惠主<崔榮遠 運>. 僉知<姓>
1821 (純祖12) 惠民主簿<崔聲遠 運>
* 28世 / 睡軒公派

최길순 崔吉淳 1836~?
本貫 慶州. 字 惠伯. 僉知 崔錫耆 子
外醫 崔命基 孫. 譯科同知 金繼運 胥
醫科. 外. 通訓<敎旨>. 醫正<醫>
1858 (哲宗9) 色掌. 式年試 醫科
1870.10 (高宗7) 典醫正<完薦>
1880.6.25. 通訓. 前 醫正<敎旨>
* 貞系 12世

최대연 崔大衍 ?
本貫 未詳

外. 惠直<承>
1784.8.4 (正祖8) 惠民直長<承>

최덕령 崔德齡 1680~1746
本貫 海州. 字 仁老. 折衝 崔齊衡 子
首醫 崔聖任 孫. 算學 林城 胥
醫科. 揚武元從勳. 內<太>. 通政. 僉知.
1708 (肅宗34) 式年試 醫科
1715 (肅宗41) 內醫院入院<太>
1719.4.21 (肅宗45) 加資<承>
1722.5.1 (景宗2) 陞差御醫<承>
1723.1.10 (景宗3) 御醫減下<承>
1728.7.15. 奉事. 揚武元從 一等 錄勳
1733.5.12~9.1 (英祖9) 忠壯將<承>
1733.7.14. 加通政<承>
1733.7.18. 副護軍 除授<承>
1740.2.8 (英祖16) 僉知 除授<承>

최덕린 崔德隣 1714~?
本貫 朱溪. 字 君芳. 計士 崔始峻 子
內醫 崔始崙 再從姪. 金始源 胥
醫科. 外. 醫正<醫>
1744 (英祖20) 式年試 醫科
1774. 式年試 醫科 參試<醫先>
1777.8.19 (正祖1) 典醫監醫員<承>
* 進仕 潤屋系 9世

최도성 崔道成 1850~?
本貫 稷山. 字 源一. 崔泰曾 子
醫科 崔重善 孫. 籌學 洪命錫 胥
醫科. 外. 醫主<醫>
1874 (高宗11) 增廣試 醫科
* 壽長系 11世

최도언 崔道彦 ?
本貫 慶州. 譯奉 崔重灝 長男
外. 醫直<八>
* 24世 / 和淑公派 (參判公派)

최도옥 崔道鈺 ?
本貫 慶州. 崔重岳 次男. 方漢明 壻
外. 醫直<八>
1804 (純祖4) 典醫直長<崔昭 譯>
* 24世 / 和淑公派 (參判公派)

최도원 崔道源 ?
本貫 慶州
譯奉 崔重灝 子. 外醫 崔道彦 弟
外. 醫直<崔興植 譯>
* 24世 / 和淑公派 (參判公派)

최도익 崔道益 ?
本貫 慶州. 外醫 崔重仁 子
外. 惠參<醫八><完薦>
1844. 李一淵 妻父<李一淵 譯>
* 24世 / 和淑公派 (參判公派)

최도인 崔道仁 ?
本貫 慶州
譯判 崔重觀 子. 金志案 壻
外. 醫主<崔湜 醫>
1792 (正祖16) 主簿<崔湜 醫>
* <等><八> "典醫直長" 記錄
* 24世 / 和淑公派 (參判公派)

최도함 崔道涵 ?
本貫 慶州

內鍼 崔鎭台 獨子<姓續>. 劉遇漢 壻
外. 惠敎<崔國樑 譯><姓>
1777.8.19 (正祖1) 惠民主簿<承>
* 26世 / 和淑公派 (參判公派)

최돈행 崔敦行 ?
本貫 全州. 嘉善 崔得慶 子
外. 惠主<崔圭德 雲>
* 僉使 錫範系 3世

최동준 崔東峻 ?
本貫 慶州
崔崙 子. 東部主簿 金尙璘 壻
醫科. 外. 惠主<姓>
1727 (英祖3) 增廣試 醫科
* 23世 / 和淑公派 (參判公派)

최두운 崔斗運 ?
本貫 慶州
醫科 崔漢壽 次男<姓續>
譯科 李信培 壻
外. 醫直<金翼周 醫>
1825 (純祖25) 典醫直長<金翼周 醫>
* 26世 / 和淑公派 (參判公派)

최득렬 崔得烈 ?
本貫 全州
外. 惠直<韓致誠 雲>

최득룡 崔得龍 ?
本貫 江陵
折衝 崔紇 子 司果 禹洪 壻
醫科. 寧國元從勳. 內

嘉義<太>. 内正<醫>. 同知
1615 (光海 7) 增廣試 醫科
1630 (仁祖8) 内醫院入院<太>
1636.4.2. 元孫 誕生. 加資<實>
1643.3.22 (仁祖21) 同知 除授<承>
1645.8.20. 同知. 寧國元從 一等 錄勳
1648.11.29. 晉安尉 治療<承>
* 24世 / 睡軒公派

최만상 崔萬尙 1648~1712.5
本貫 清州. 字 志卿. 内醫 崔有後 子
高順立 胥. 首醫 崔聖任 胥<醫先>
醫科. 首醫. 内鍼<鍼>. 同參<參>
内. 資憲<太>. 縣監
1675 (肅宗1) 增廣試 醫科 壯元
1678.7.21. 醫員. 同參 差下<承>
1678.8.22 (肅宗4) 副司勇 除授<承>
1681.7.11. 前 教授(治腫)<承>
1683 (肅宗9) 内醫院入院<太>
1699.2.1 (肅宗25) 加資(通政)<承>
1700.11.18. 忠壯將 除授<承>
1701.3.7 (肅宗27) 僉知 除授<承>
1705.5.7 (肅宗31) 忠壯將 除授<承>
1709.10.7 (肅宗35) 加資(嘉善)<承>
1710.2.10 (肅宗36) 加資(嘉義)<承>
1710.9.27. 同知 除授<承>
1711.12.21 (肅宗37) 加資(資憲)<承>
1712.1.26~12.5. 陽智縣監. 病卒<先>
* 貴同系 7世

최만원 崔萬遠 ?
本貫 未詳
1728.12.11. 義禁府 月令醫員<承>

최만적 崔萬敵 ?
本貫 清州. 字 亨叔. 崔有點 子
内醫 崔萬尙 三從弟. 嘉善 李恒吉 胥
醫科
1690 (肅宗16) 式年試 醫科
* 貴同系 7世

최명기 崔命基 ?
本貫 慶州. 外醫 崔景熙 子
外. 醫直<崔吉淳 醫>
* 貞系 10世

최명석 崔命錫 1668~1732(?)
本貫 江陵. 字 子三
揚武元從勳. 内鍼. 腫教<鍼>
1699 (肅宗25) 内鍼醫 差下<鍼>
1728.7.15. 教授. 揚武元從 二等 錄勳
1732.7.8 (英祖32) 鍼醫. 有頉<承>

최명식 崔明植 1859~?
本貫 慶州. 字 俊卿
外醫 崔昶 子. 崔永祐 胥
外. 醫主<完薦>
1889 (高宗26) 新<醫八>
1891.3 (高宗28) 典醫主簿<完薦>
* 26世 / 和淑公派 (參判公派)

최묵 崔默 1712~?
本貫 朱溪. 字 愼夫
算學 崔始敬 子. 内醫 韓斗衡 胥
内醫 崔始崙 再從姪. 趙寅基 胥<醫先>
醫科. 外. 醫正<醫>
1729 (英祖5) 式年試 醫科 壯元

* 進士 潤屋系 10世

최반석 崔盤石 ?
本貫 海州
外. 醫直<崔尙崙 律>
1713 (肅宗39) 典醫直長<崔尙崙 律>

최방린 崔邦麟 1852.1.9~?
本貫 未詳
太. 通政<皇城>
1903.3.22. 兼典醫. 陞六<省>
1903.9.16. 兼典醫. 陞敍. 加通政<承/皇城>
1914.3.14. 醫生免許 166號 發給<總>
* <太> 未收錄

최복로 崔復魯 ?
本貫 朱溪. 計士 崔應慶 子
外. 醫直<崔漢相 雲>
* 進士 潤屋系 11世

최복순 崔復淳 ?
本貫 未詳
外. 醫直<醫帖>
1880 (高宗17) 前 典醫直長<醫帖>

최봉희 崔奉曦 ?
本貫 慶州. 同參 崔興祚 子
外. 醫直<醫八>. 引儀
1774 (英祖50) 引儀<洪知福 譯>
* 22世 / 和淑公派 (參判公派)

최빈경 崔賓景 ?
本貫 稷山

譯科 崔辰燁 次男. 外醫 崔寅景 弟
外. 惠主<姓續>
* 壽長系 7世

최빈희 崔賓曦 ?
本貫 慶州
崔碩昌 子. 李世萬 胥
外. 惠直<崔九成 譯>
1741 (英祖17) 惠民直長<崔九成 譯>

최상규 崔尙圭 1740~1791
本貫 朱溪. 字 瑞五
醫科 崔默 子. 譯正 金致福 胥
醫科. 內. 通訓. 內正<太>
1765 (英祖41) 式年試 醫科
1772 (英祖48) 內醫院入院<承>
1774.2.10 (英祖50) 御醫陞差<承>
1784.10.28 (正祖8) 前 主簿
-<承> 陳奏兼奏請使行 御醫. 賞
* 進士 潤屋系 11世

최상급 崔尙岌 ?
本貫 未詳
保社元從勳. 外. 參奉
1681.2.6. 公淸兵營審藥 除授<承>
1694.5. 參奉. 保社元從 三等 錄勳

최상목 崔相穆 ?
本貫 未詳
太<承>. 兼典醫
1905.11.6 (光武9)
-<承> 兼典醫. 領敎寧 沈舜澤 治療
* <太> 未收錄

최상숙 崔尙燝 1643~1709(?)
本貫 慶州. 字 汝輝
內鍼醫 崔楡 長男<姓續>
姜受立 胥<姓>
內鍼. 腫敎<鍼>. 瓦別. 南部主簿
1697 (肅宗23) 內鍼醫 差下<鍼>
1704.10.6~1705.10.2. 南部主簿<承>
1705.10.2. 瓦署別提 除授<承>
1707.8.30. 瓦署別提<承>
1709.11.30 (肅宗35) 故人<承>
* 23世 / 和淑公派 (參判公派)

최상옥 崔尙玉 ?
本貫 稷山. 外醫 崔宅安 子<姓續>
外. 惠參<崔榮大 醫>
* 壽長系 9世

최상요 崔尙燿 1659~?
本貫 慶州. 字 晦叔
計士 崔檉 三男<姓續>
醫科 崔壽星 三從弟. 金天元 胥
醫科. 外
1683 (肅宗9) 增廣試 醫科
1690.9.14. 義禁府 月令醫員<承>
* 23世 / 和淑公派 (參判公派)

최상우 崔相愚 1871~?
本貫 慶州. 字 淵如
醫科 崔肯淳 子. 外醫 金慶集 胥
醫科. 外. 醫主<醫>
1884.9 (高宗21) 閑良. 譯完薦<完薦>
1884 (高宗21) 陞<醫八>
1885 (高宗22) 增廣試 醫科
* 貞系 13世

최상준 崔相駿 1858~?
本貫 慶州. 字 元八
醫科 崔吉淳 子. 譯判 洪允健 胥
醫科. 外. 醫僉<崔亮燮 譯>
1880 (高宗17) 增廣試 醫科
1880.6.25. 承仕郎. 前醫奉. 醫科<敎旨>
1884.9 (高宗21) 典醫主簿<完薦>
1891 (高宗28) 典醫僉正<崔亮燮 譯>
* 貞系 13世

최상필 崔相弼 ?
本貫 慶州. 崔命淳 子. 盧學說 胥
外. 醫直<崔亨燮 醫>
1880 (高宗17) 前 典醫直長<醫帖>
* 31世 / 和淑公派 (參判公派)

최석교 崔錫敎 1790~?
本貫 慶州. 字 聖老. 初名 崔錫耆
內醫 崔遠基 子. 內醫 秦東秀 胥
醫科 外 醫正<醫> 司勇<豊基秦 族譜>
1818 (純祖12) 增廣試 醫科
* 貞系 11世

최석구 崔錫九 ?
本貫 慶州
外. 醫參<完薦>

최석기 崔錫基 1814~?
本貫 慶州. 字 聖功. 雲直 崔爌 繼子
雲判 崔燁 子. 雲正 玄重瑞 胥
醫科 外. 惠丰<姓>. 副司果<醫>
1846 (憲宗12) 惠久. 式年試 醫科
* 29世 / 和淑公派 (參判公派)

최석두 崔錫斗 ?

本貫 全州 <崔鍾希 生>

同參<承>. 嘉義<承>. 府使. 同敦寧

1883.7.7~9. 繕工監假監役官<承>

1883.8.10 (高宗20) 同參差下<承>

1883.8.11. 副司勇 除授<承>

1884.3.24. 典設主簿. 監察 相換<承>

1884.11.30. 掌樂主簿 除授<承>

1885.1.27~12.20. 高山縣監<承>

1885.12.20~87.10.15. 龍仁縣令<承>

1887.10.15~89.12.29. 南原府使<承>

1889.4.7 (高宗26) 加通政<承>

1889.12.29~90.12.21. 富平府使<先>

1891.12.29. 敦寧都正 除授<承>

1892.3.20. 加嘉善. 護軍 除授<承>

1892.4.13 (高宗29) 同敦寧 除授<承>

1892.7.6. 護軍 除授<承>

1902.1.26 (光武6) 加嘉義<承>

* <參> 未收錄

최석륜 崔碩崙 ?

本貫 朱溪. 崔海 長男

外醫 崔忠男 孫. 醫科 鄭信敏 胥

醫科. 主簿<姓>

1660 (顯宗1) 增廣試 醫科

* 進士 潤屋系 7世

최석만 崔錫萬 ?

本貫 慶州

籌學 崔敬允 子. 醫科 崔學修 孫

譯科 洪應普 胥<崔世源 籌>

1873 (高宗10) 典醫參奉<崔世源 籌>

1885 (高宗22) 典醫直長<崔衡源 譯>

* 29世 / 和淑公派 (參判公派)

최석문 崔錫聞 ?

本貫 慶州

籌學 崔恒在 子. 譯科 朴迪性 胥

外. 醫直<崔興源 籌>

1866.6 (高宗3) 典醫直長<完薦>

* 29世 / 和淑公派 (參判公派)

최석영 崔錫永 1811~?

本貫 稷山. 字 孝汝

外醫 崔振玉 子. 雲正 鄭暘賓 胥

醫科. 外. 醫僉<醫>

1837 (憲宗3) 式年試 醫科

1866.6.13 (高宗3) 六曹醫員. 上<褒貶>

1866.12.12. 六曹醫員. 上<褒貶>

1867.6.12 (高宗4) 六曹醫員. 上<褒貶>

1867.12.11. 六曹醫員. 上<褒貶>

1870.6.11 (高宗7) 六曹醫員. 上<褒貶>

1870.12.11. 六曹醫員. 上<褒貶>

1871.12.11 (高宗8) 六曹醫員. 上<褒貶>

* 壽長系 10世

최석우 崔錫祐 ?

本貫 稷山

外. 惠主<八>

1849. 鄭一善 妻父<鄭一善 譯>

* 壽長系 10世

최석우 崔錫祐 1842~1902.1.30

本貫 慶州. 字 永汝

內醫 崔敬直 子. 內鍼醫 李昌佐 胥

醫科. 太. 通政<承>. 判六等

醫僉<醫>. 典饍主事
1888 (高宗25) 式年試 醫科
1896.9.5. 典饍主事 除授<省>
1897.3.6. 任 典醫補. 判六等 <承>
1897.9.13. 典醫補. 七品 除授<省>
1898.7.30. 典醫補. 加通政<承>
* <太> 未收錄
* 29世 / 和淑公派 (參判公派)

최석윤 崔錫胤 1865.12.13~?
本貫 未詳
太. 通政<承>
1903.3.13 (光武7) 別入直醫官<承>
1903.3.22. 兼典醫. 加通政<承>
1904.4.5. 兼全醫. 喪中起復<承>
1914.2.2. 醫生免許 38號 發給<總>
* <太> 未收錄

최석장 崔錫章 1857~?
本貫 慶州. 字 雲卿. 籌別 崔龍在 子
譯科. 外. 醫副奉
1880 (高宗17) 前 典醫副奉事<醫帖>
1882 (高宗19) 副奉事. 式年試 譯科. 漢學
* 29世 / 和淑公派 (參判公派)

최석전 崔錫銓 1802~?
本貫 稷山. 字 平甫. 雲科 崔慶玉 子
外醫 崔宅謙 孫. 同參 鄭重周 胥
醫科. 外. 醫正<醫>
1828 (純祖28) 式年試 醫科
1844. 增廣試 醫科 參試<醫先>
1848. 增廣試 醫科 參試<醫>
1850. 增廣試 醫科 參試<醫先>

1855. 式年試 醫科 參試<醫先>
1859. 增廣試 醫科 參試<醫先>
1861.3 (哲宗12) 典醫僉正<完薦>
* 壽長系 10世

최석종 崔錫宗 ?
本貫 慶州
外. 醫直<金準植 胥>
1864 (高宗1) 典醫參奉<李奎常 醫>
1866.6 (高宗3) 典醫直長<完薦>
* 29世 / 和淑公派 (參判公派) (?)

최석준 崔錫駿 1804~?
本貫 稷山. 字 德卿. 雲科 崔仲玉 子
內醫 朴明達 外孫. 譯主 張燾 胥
醫科. 外. 醫僉<醫>
1828 (純祖28) 式年試 醫科
* 壽長系 10世

최석철 崔錫哲 ?
本貫 慶州. 內醫 崔奎祥 子
醫科
1894 (高宗31) 式年試 醫科
* 29世 / 和淑公派 (參判公派)

최석현 崔錫賢 1869~?
本貫 慶州. 字 伯俊
內醫 崔奎憲 子. 譯奉 李正桓 胥
醫科. 籌學
1885 (高宗22) 籌學 入格
1885 (高宗22) 增廣試 醫科
* 29世 / 和淑公派 (參判公派)

최석호 崔錫祜 = 최석우 崔錫祐 誤記

최석흘 崔碩屹 1654~?
本貫 朱溪 崔海 次男. 醫科 崔碩崙 弟
醫科
1689 (肅宗15) 增廣試 醫科
* 進士 潤屋系 7世

최석희 崔錫禧 崔錫熙 ?
本貫 慶州. 醫科 崔敬寬 子. 醫科 李在瑮 胥
籌學. 外. 醫直<醫帖>
1871 (高宗8) 籌學入格
1880 (高宗17) 前 典醫直長<醫帖>
* 29世 / 和淑公派 (參判公派)

최선 崔墡 1699~?
本貫 慶州. 字 汝伯
醫科 崔尙燿 長男
金重華 胥. 鄭浩然 胥<醫先>
醫科. 外
1725 (英祖1) 增廣試 醫科
1727.2.12. 義禁府 月令醫員<承>
1739.5.25 救療官<溫陵封陵都監儀軌>
1739.9.26. 義禁府 月令醫員<承>
* 24世 / 和淑公派 (參判公派)

최성근 崔性近 1821~?
本貫 慶州. 字 成之
內醫 崔光植 長男
內醫 崔性協 弟. 譯司果 方允中 胥
醫科. 外. 醫正<醫>
1850 (哲宗1) 增廣試 醫科
1866.6 (高宗3) 典醫正<完薦>

* 27世 / 和淑公派 (參判公派)

최성로 崔成魯 ?
本貫 未詳
外. 醫久<承>·
1777.8.19 (正祖1) 典醫監醫員<承>·

최성면 崔性勉 ?
本貫 慶州
譯科 崔俊植 子<崔性善 譯>
外. 惠參<崔信翕 譯>
1861 (哲宗12) 惠民參奉<崔信翕 譯>
* 27世 / 和淑公派 (參判公派)

최성민 崔性敏 1836~?
本貫 慶州. 字 性訥
譯科僉知 崔鴻植 子
內醫 崔性協 從弟. 譯科 李尙健 胥
醫科. 外. 醫正<醫>
1885 (哲宗6) 式年試 醫科
* 27世 / 和淑公派 (參判公派)

최성수 崔性綏 1768~?
本貫 慶州. 字 履重
改名 崔必遠. 崔必弘
算學 崔亮運 長男<姓續>
內醫 慶成運 胥
醫科. 籌學. 外. 醫判<醫>
1783 (正祖7) 籌學 入格
1805 (純祖5) 增廣試 醫科
1809.1.11. 義禁府 月令醫員<承>
1813.7.11. 義禁府 月令醫員<承>
* 27世 / 和淑公派 (參判公派)

최성양 崔性良 1770~?

本貫 慶州. 字 賢甫. 初名 崔必良

籌學 崔鴻運 次男<姓續>

醫科 崔性綏 從弟. 譯科 玄啓桓 胥

籌學. 外

1791 (正祖5) 籌學 入格

1796.12.5. 義禁府 月令醫員<承>

1800.12.4. 義禁府 月令醫員<承>

* 27世 / 和淑公派 (參判公派)

최성우 崔性愚 1823~1895(?)

本貫 慶州. 字 慶會. 初名 崔膺善

內醫 崔好植 子. 醫科 李鎭宇 胥

醫科. 領率. 內<太>

崇政. 內正<醫>. 大護軍

1846 (憲宗12) 色掌. 式年試 醫科

1858 (哲宗9) 內醫院入院<太>

1877.2.2. 前 內醫. 還屬(父喪)<承>

1880.6.25. 通訓. 前 內醫正<教旨>

1881.4.5. 上掌務. 加通政<承>

1881.4.6 (高宗18) 御醫差下<承>

1881.6.6. 五衛將 除授<承>

1881.6.10. 僉知 除授<承>

1881.12.13. 子. 內醫調用<承>

1884.12.27. 加資. 差 領率<承>

1885.1.27. 加資. 大護軍 除授<承>

1885.2.7 (高宗22) 加資<承>

1885.4.14 (高宗22) 加資<承>

1887.10.11 (高宗24) 御醫. 加資<承>

1895 (高宗32) 卒 推定

-<承> 1895.2.28. 子 崔奎祥 有頉

* 27世 / 和淑公派 (參判公派)

최성임 崔聖任 1632~1709

本貫 海州. 字 士重. 號 竹窓

崔敬立 次男. 林得民 胥

醫科. 首醫. 內. 同參<參>

崇祿<太>. 府使. 知樞

1651 (孝宗2) 式年試 醫科

1661 (顯宗2) 內醫院入院<太>

1666.1.23. 御醫. 加資(通政)<承>

1666.1.27 (顯宗7) 護軍. 謝恩<承>

1670.10.2 (顯宗11) 副護軍 除授<承>

1674.11.17. 忠壯衛將 除授<承>

1674.10.17. 加資(嘉善)<承>

1675.2.25 (肅宗1) 副護軍 除授<承>

1675.12.17~76.5.25 積城縣監<先>

-<先> 1676.1 赴任. <先> 衿川 相換

1676.6.13 (肅宗2) 加資(嘉義)<承>

1676.6.13~78.7.6 衿川縣監.瓜遞<先>

1678.3.8 (肅宗4) 加資憲<承>

1680.3.9~11.22. 振威縣監<承>

1680.11.22~82.9.15. 衿川縣監<先>

-<先> 1680.12.7 赴任 : 瓜遞

1682.9.11 (肅宗8) 副護軍 除授<承>

1683.11.14 (肅宗9) 加資(正憲)<承>

1683.11.14~12.14. 正憲. 金浦郡守

-<先> 11.29 赴任

1684.7.19~1685.1.5. 安山郡守<先>

1684.11.20 (肅宗10) 加資(崇政)<承>

1685.1.5~1688.1.2. 高陽郡守<承>

1688.2.25 (肅宗14) 知中樞 除授<承>

1689.1.21. 加資(崇祿)<承>

1689.3.16 (肅宗15) 知事 除授<承>

1689.12.6. 任 麻田守 改差<金浦 先>

1689.12.6~1692.5. 金浦郡守<先>

-<先> 89.12.19 赴任
1692.7.15 (肅宗18) 知事 謝恩<承>
1695.7.11~1698.6. 衿川縣監
-<先> 1697.11 赴任 瓜遞

최성창 崔性昌 ?
本貫 慶州
崔心運 繼子. 外醫 崔斗運 子
醫科 崔漢壽 孫. 外醫 崔振玉 胥
外. 醫直<安山李 族譜>
1784.12.19. (咸鏡)南兵營審藥<承>
1789.6.22. 義禁府 月令醫員<承>
1801.12.12. 義禁府 月令醫員<承>
* 27世 / 和淑公派 (參判公派)

최성태 崔聖泰·?
本貫 江陵
萬戶 崔道桓 子. 李東柱 胥
外. 醫直<姓>·
1751.2.2. 義禁府 月令醫員<承>
1755.1.7. 義禁府 月令醫員<承>
1777.8.19 (正祖1) 典醫監醫員<承>
* 28世 / 睡軒公派

최성협 崔性協 1818~1879
本貫 慶州. 字 和卿
內醫 崔光植 次男. 外醫 李浩俊 胥
醫科. 內. 通政. 醫正<醫>. 內正<八>
1835 (憲宗1) 增廣試 醫科. 初壯
1872.9.16. 營建都監救療官. 賞<承>
1873.3.12. 內醫. 御醫差下<承>
1874.6.21. 內醫. 相當職調用<承>
1875.8 (高宗12) 內醫正<完薦>

1875.10.10. 子. 內醫調用<承>
1878.2.24 (高宗15) 御醫. 加資<承>
1879.7.16 (高宗16) 有頉<承>
-<承> 1882.3.28. 子 崔奎憲 脫喪
* <太> 未收錄
* 27世 / 和淑公派 (參判公派)

최성홍 崔性弘 ?
本貫 朔寧
外. 惠主<鄭瑞 醫先>
1792 (正祖16) 惠民主簿<鄭瑞 醫先>
1799.4.18. 義禁府 月令醫員<承>

최성희 崔性喜 ?
本貫 慶州. 醫科 崔性敏 同行列
外. 醫直<完薦>
1872.6 (高宗9) 典醫直長<完薦>
* 27世 / 和淑公派 (參判公派)

최세담 崔世淡 ?
本貫 通川. 字 子雅. 萬戶 崔從漢 子
醫科
1507 (中宗2) 學生. 式年試 醫科 二位

최수강 崔秀崗 ?
本貫 鐵原
僉知 崔泰慶 次男. 郡守 吳孝誠 胥
醫科. 外. 醫判<姓>
1666 (顯宗7) 醫敎. 式年試 醫科
* 禦侮 隱泉系 7世

최수경 崔修敬 1692~?
本貫 慶州. 字 輔卿

崔尙崇 長男<姓續>
醫科 崔壽星 四從姪. 醫科 李次麟 胥
醫科. 外. 惠主<醫>. 活參
1670 (肅宗40) 增廣試 醫科
1733.5.26. 前 活參. 右職陞敍<承>
* 24世 / 和淑公派 (參判公派)

최수성 崔壽星 1650~?
本貫 慶州. 字 明瑞. 武科 崔梡 獨子
內鍼醫 崔栢 姪. 內鍼醫 崔有泰 胥
醫科. 外. 醫正<醫>. 司正<姓續>
1672 (顯宗13) 式年試 醫科
* 23世 / 和淑公派 (參判公派)

최수연 崔壽延 ?
本貫 未詳
內<實>
1523.2.12. 內醫. 領相 問病<實>
* <太> 未收錄

최수엽 崔遂燁 ?~1823(?)
本貫 慶州. 字 而晦
內鍼 崔泰齡 獨子<姓續>
內鍼. 崇祿<鍼>. 知事
1773.12.26 (英祖49) 內鍼醫差下<承>
1776.4.21. 副司果 除授<承>
1803.4.20 (純祖3) 加通政<承>
1803.4.22. 副護軍 除授<承>
1809.6.19~1809.7.7. 五衛將<承>
1809.8.15 (純祖9) 加資(嘉善)<承>
1809.11.3~12.3. 同知<承>
1809.12.10. 護軍 除授<承>
1811.1.18 (純祖11) 加嘉義<承>

1812.10.8 (純祖12) 加資憲<承>
1812.12.19~1813.2.10. 知事<承>
1813.2.14 (純祖13) 大護軍 除授<承>
1820.2.29 (純祖20) 加資<承>
1822.1.4 (純祖22) 加崇祿<承>
1823.4.8 (純祖23) 有頉<承>
* 25世 / 和淑公派 (參判公派)

최숙 崔塾 ?
本貫 朔寧
崔應斗 子. 內鍼 崔曄 孫<姓>
外. 惠主<八><崔昌植 雲>
1841 (憲宗7) 惠民主簿<八>
* 19世 / 郎將公派 (通禮公派)

최숙인 崔叔仁 ?
本貫 未詳
1540. 式年試 醫科 參試<醫先>

최순립 崔順立 1558~?
本貫 朔寧. 領議政 崔興源 次男
醫科. 首醫. 扈聖元從勳. 衛聖元從勳
內. 通政. 內正. 慈山縣監<太> 僉知<醫>
1600 (宣祖33) 前 直長. 式年試 醫科 壯
1605.4.5. 前 內醫. 扈聖元從 三等 錄勳
1614.8.27. 前 內正. 衛聖元從 三等 錄勳
1617.12.27 (光海9)
-<實> 質問醫官. 加資, 實職除授
1624. 內正. 質問醫官<答朝鮮醫問>
* 9世 / 郎將公派 (贊成公派)

최승원 崔承源 1849~?
本貫 慶州. 字 功武

崔錫箕 子. 醫科 鄭民秀 外孫
外醫 崔重瑛 玄孫. 外醫 高鎭鴻 胥
醫科
1870 (高宗7) 式年試 醫科 壯元
* 30世 / 和淑公派 (參判公派)

최시륜 崔始崙 1694~1770
本貫 朱溪. 字 伯瞻. 武科 崔東稷 子
內醫 崔興勃 三從孫. 律科 朴重康 胥
醫科. 內. 資憲<太>. 醫訓<醫>. 知樞
1722 (景宗2) 增廣試 醫科 壯元
1740 (英祖16) 內醫院入院<太>
1751.閏5.5. 掌務官. 加資(通政)<承>
1751.閏5.6. 副護軍 除授<承>
1751.7.19~7.26. 忠翊衛將,<承>
1751.7.26 (英祖27) 僉知 除授<承>
1753.1.11 (英祖29) 僉知 除授<承>
1755.5.14 (英祖31) 副護軍 除授<承>
1756.11.26 (英祖32) 加嘉善<承>
1757.1.8 (英祖33) 同知 除授<承>
1758.7.17 (英祖34) 同知樞 除授<承>
1759.6.17. 差備待令. 加資<承>
1759.閏6.20. 副護軍 除授<承>
1763.4.26 (英祖39) 知中樞 除授<承>
1763.12.26. 副護軍 除授<承>
* 進仕 潤屋系 9世

최시성 崔時省 1643~?
本貫 慶州. 字 日三
崔梓 子. 譯科通政 千永善 胥<姓>
同參<參>. 資主
1678.12.5 (肅宗4) 同參 差下<承>
1678.12.13 (肅宗4) 副司正 除授<承>

1697.1.6~1698.2.11. 內資主簿<承>
* 23世 / 和淑公派 (參判公派)

최시원 崔視遠 ?
本貫 淸州
醫科 崔俊成 子. 譯科 宣得李 胥
醫科. 外. 惠主<姓>
1621 (光海13) 式年試 醫科
* 貴同系 5世

최시원 崔始遠 1703~?
本貫 朱溪. 字 德喬. 算學 崔東傑 子
內醫 崔始崙 再從弟. 韓重琦 胥
醫科. 外. 惠主<醫>
1725 (英祖1) 增廣試 醫科
1728.12.17. 義禁府 月令醫員<承>
* 進仕 潤屋系 9世

최시적 崔始迪 1712~?
本貫 朱溪. 字 季平
引儀 崔東奭 繼子. 算學 崔東傑 子
醫科 金世瑜 胥
醫科. 算學. 外. 算別<醫>. 醫正<醫>
乾隆 算學 入格
1741 (英祖17) 計士. 式年試 醫科
* 進仕 潤屋系 9世

최시첨 崔時瞻 ?
本貫 水原. 同知 崔後衍 子
外醫 崔漢昌 從孫. 李栢栽 胥<姓>
外. 惠主<崔景稷 武>
1727 (英祖3) 前 惠主簿<崔景稷 武>

최시화 崔是華 1638~?

本貫 清州

武科 崔希閔 子. 律科 金士健 胥

醫科. 外. 醫正<醫>

1660 (顯宗1) 增廣試 醫科

* 貴同系 7世

최식 崔湜 ?

本貫 未詳

1712.6.14. 院 月令製藥官<承>

최식 崔湜 1765~?

本貫 慶州. 字 士秀. 改名 崔昕

外醫 崔道仁 子. 玄商禮 胥

醫科. 外. 惠主<醫>. 醫正<崔鍾植 譯>

1792 (正祖16) 惠久. 式年試 醫科

1834.7.9. 慶尙統營審藥<統營日記>

1840 (憲宗6) 典醫正<崔鍾植 譯>

* 25世 / 和淑公派 (參判公派)

최실 崔室 ?

本貫 和順. 字 漢禎. 號 重淳

承旨 崔重演 子<族譜>

外. 通德<族譜>. 惠主<崔悌賞 醫>

1573.4.1. 禮曹醫員. 柳 治療<眉巖>

1576 (宣祖9) 惠民主簿<崔悌賞 醫>

* 9世 / 副正公派

최언성 崔彦成 ?

本貫 朱溪. 氷庫別提 崔世汀 子

外. 惠敎<崔碩崙 醫><姓>

1591 (宣祖24) 惠民敎授<崔夢男 籌>

* 進士 潤屋系 4世

최연진 崔演鎭 = **최진연** 崔鎭演

* <醫先> 誤記. <承><醫> 參照

최엽 崔曄 1736~?

本貫 朔寧. 字 晦之

掌樂別提 崔碩寬 子. 洪大成 胥<姓>

內鍼<鍼>. 副司勇

1777.10.10 (正祖1) 內鍼醫差下<承>

1777.10.15 (正祖1) 副司勇 除授<承>

* <鍼> 名 "崔燁" 誤謬

* 17世 / 郞將公派 (通禮公派)

최영대 崔榮大 1859~?

本貫 稷山. 字 器成. 崔普淵 子

外醫 崔尙玉 曾孫. 金奎應 胥

醫科. 外. 醫主<醫>

1885 (高宗22) 增廣試 醫科

* 壽長系 12世

최영덕 崔榮悳 1866~?

本貫 稷山. 字 三汝

雲科 崔興淵 繼子

醫科 崔恒淵 子. 譯判 李溫修 胥

醫科. 內<承>. 通訓. 醫僉<承>

1882 (高宗19) 增廣試 醫科

1888.3.18. 前 醫僉. 內醫院入院<承>

1888.3.19 (高宗25) 副司勇 除授<承>

1889.12.30. 陞敍. 御醫差下<承>

1891.7.14 (高宗28) 御醫. 賞<承>

* <太> 未收錄

* 壽長系 12世

최영석 崔永奭 1862~?
本貫 稷山. 字 君伯
外醫 崔在成 子. 譯科 朴鎭元 胥
醫科. 外. 醫正<完薦>
1879 (高宗16) 式年試 醫科
1884.9 (高宗21) 典醫正<完薦>
* 壽長系 12世

최영우 崔榮祐 ?
本貫 稷山. 雲科 崔悳淵 三男<姓續>
外. 惠久<姓續>
1874 (高宗11) 崔亨愚 父<崔亨愚 雲>
* 壽長系 12世

최영운 崔榮運 1840~?
本貫 稷山. 字 德叟
雲科 崔兢淵 子. 太醫 崔錫胤 孫
譯奉 李海龍 胥. 內醫 李鍾呂 孫壻
醫科. 外. 醫僉<醫>
1858 (哲宗9) 式年試 醫科
1864.11.10. 黃海兵營審藥<黃海兵>
1873. 式年試 醫科 參試<醫>
1878. 都監醫員<睿陵山陵都監儀軌>
* 壽長系 12世

최영조 崔榮祖 ?
本貫 稷山. 雲科 崔悳淵 長男<姓續>
譯僉知 韓應五 胥
外. 惠教<崔尙愚 雲>. 都正<等>
1866.6 (高宗3) 惠民教授<完薦>
* 壽長系 12世

최영조 崔永祚 ?
本貫 稷山. 譯科 崔奎東 養父
外. 醫直<朴永冕 醫>
1875.8 (高宗12) 典醫直長<完薦>
* 壽長系 12世

최영직 崔永直 ?
本貫 未詳
外. 醫副奉<醫帖>
1880 (高宗17) 典醫副奉事<醫帖>

최영진 崔榮鎭 1831~?
本貫 稷山. 字 聖述<姓續>
雲科 崔學淵 子. 醫科 崔錫銓 從孫
外. 惠等第<姓續>
* 壽長系 12世

최영찬 崔永讚 1846~?
本貫 朱溪. 字 士贊. 崔漢栢 子
醫科 崔漢柱 姪. 計仕 李廷柱 胥
籌學. 外. 醫直<醫帖>
1871 (高宗8) 籌學入格
1880 (高宗17) 典醫直長<醫帖>
* 進士 潤屋系 14世

최영철 崔永哲 1880~?
本貫 稷山. 字 聖弼
外醫 崔義成 子. 譯科郡守 玄昔運 胥
醫科
1891 (高宗28) 增廣試 醫科
* 壽長系 12世

최영칠 崔永七 1835~?
本貫 朱溪. 字 元五
武科 崔宗源 子. 譯士 金鎭五 胥
內醫 金驥男 孫壻. 申景模 胥<醫先>
醫科. 外. 醫僉<醫>
1870 (高宗7) 式年試 醫科
1891. 式年試 醫科 參試<醫>
* 進仕 潤屋系 14世

최용 崔鏞 ?
本貫 慶州. 雲科 崔載益 子
外. 醫久<醫八>
1884.7.10. 義禁府 月令醫員<承>
1884.7.12. 義禁府 月令醫員<承>
1885 (高宗22) 元<醫八>
* 30世 / 和淑公派 (參判公派)

최우량 崔宇量 1599~1671
本貫 江華. 字 無極<族譜>. 公州 居
內鍼 許任 弟子. 縣監 崔岋 子
內鍼<承>. 副司勇
1634. 字 無極<公州靑衿錄>
1641.5.20. 任 副司勇 別入直鍼醫<承>
1644.5.17~1645.2. 瀋陽陪從<東>
1656.7.14 (孝宗7) 副司勇 除授<承>
* <鍼> 未收錄

최우식 崔佑植 1834~?
本貫 朱溪. 字 允吉
崔汲 子. 內醫 崔始崙 玄孫
外醫 尹得亨 外孫. 律科 徐應浩 胥
醫科. 內<太>. 嘉善. 醫僉. 內正<醫>
1859 (哲宗10) 惠久. 增廣試 醫科

1863.7.18. 醫僉. 內醫院入院<藥房>
1864.3.2 (高宗1) 御醫差下<承>
1868.7.29 (高宗5) 御醫. 減下<承>
1885.1.28 (高宗22) 加通政<承>
1887.10.9 (高宗24) 御醫. 加資<省>
* 進士 潤屋系 13世

최원 崔源 1716~?
本貫 慶州. 字 明遠
萬戶 崔漢重 長男<姓續>
內鍼<鍼>. 監牧. 圃別. 副司果
1759.6.25. 醫人. 內鍼醫差下<承>
1759.6.28 (英祖35) 副司勇 除授<承>
1759.11.13~1763.12.20. 腫敎<承>
1763.12.20~64.12.16 紙別<先><承>
1764.12.16. 司圃別提 除授<先>
1765.12.21~1768.7. 蔚山監牧官<承>
1768.8.1 (英祖44) 副司果 除授<承>
1773.11.25 (英祖49) 闋服, 還屬<承>
* 26世 / 和淑公派 (參判公派)

최원 崔源 1764~1821
本貫 慶州. 字 士深. 引儀 崔廷說 子
醫科 崔恒鎭 從姪. 外醫 朴載潤 胥
醫科. 內. 資憲<太>. 內判<承>. 知事
1786 (正祖10) 式年試 醫科
1803 (純祖3) 內醫院入院<太>
1805.2.28. 內判. 加通政. 御醫差下<承>
1805.3.1 (純祖5) 副護軍 除授<承>
1807.8.4~8.15 (純祖7) 五衛將<承>
1807.8.12. 僉知 除授<承>
1810.10.19 (純祖10) 加嘉善<承>
1810.12.1~1811.2.25. 同知<承>

1811.3.13 (純祖11) 護軍 除授 ＜承＞

1818.11.3 (純祖18) 加嘉義 ＜承＞

1820.2.29 (純祖20) 加資憲 ＜承＞

1821.2.10 (純祖21) 知事 除授 ＜承＞

＊ 25世 / 和淑公派 (參判公派)

최원기 崔遠基 1770~?

本貫 慶州. 字 汝九

譯科 崔景濂 子. 同知 邊翰謨 胥

醫科. 首醫. 內 ＜太＞

嘉善. 醫判 ＜承＞. 同知

1792 (正祖16) 式年試 醫科

1793.4.12. (正祖17) 前 醫判

-＜承＞ 內醫院入院. 加差內醫

1793.11.25. 內醫主簿 除授 ＜承＞

1807.2.4 (純祖7) 上掌務官. 賞 ＜承＞

1811.1.18. 加通政 ＜承＞

1811.1.19 (純祖11) 御醫陞差 ＜承＞

1811.2.14. 加設僉知 除授 ＜承＞

1820.2.29 (純祖20) 加資(嘉善) ＜承＞

1821.2.10 (純祖21) 同知 除授 ＜承＞

1823.10.2 (純祖23) 護軍 除授 ＜承＞

1830.12.22. 五衛將 改差 ＜承＞

1834.11.13. 入侍 ＜承＞

＊ 貞系 10世

최유 崔楡 1603~1678

本貫 慶州. 字 楡之 ＜族譜＞

進士 崔忠立 長男 ＜姓續＞

李海壽 胥 ＜姓＞

內鍼 南陽 江華監牧 ＜鍼＞

1648.5.11 (仁祖26) 內鍼醫差下 ＜承＞

1650.12.29 (孝宗1) 同參鍼醫. 賞 ＜承＞

1678 (肅宗4) 卒 ＜族譜＞

＊ 22世 / 和淑公派 (參判公派)

최유량 崔惟亮 ?

本貫 慶州. 字 子良

武科 崔舜立 子. 金重煜 胥

醫科. 外. 惠主 ＜醫＞

1690 (肅宗16) 增廣試 醫科

1703.11.23. 黃海道審藥 除授 ＜承＞

＊ 20世 / 和淑公派 (參判公派)

최유상 崔有相 ?

本貫 淸州

醫科 崔視遠 子. 李起龍 胥

醫科. 外. 醫僉 ＜姓＞

1660 (顯宗1) 式年試 醫科

1670.7.4. 義禁府 月令醫員 ＜承＞

1674.1.15. 咸鏡道審藥 除授 ＜承＞

＊ 貴同系 6世

최유주 崔有柱 ?

本貫 江陵. 崔頒 子

內醫 崔得龍 孫. 李化龍 胥

醫科. 外. 醫主 ＜醫＞

1660 (顯宗1) 增廣試 醫科

＊ 26世 / 睡軒公派

최유태 崔有泰 1629~?

本貫 淸州. 字 大叔

內鍼 崔應遠 次男. 訓判 丁承明 胥

醫科. 內鍼. 崇祿 ＜鍼＞

郡守. 活人提調. 知樞

1651 (孝宗2) 式年試 醫科

1659.7.20~1660.5.11. 活人提調 <承>

1660.5.11. 加通政. 副護軍 除授 <承>

1661.4.14 (顯宗2) 僉知 謝恩 <承>

1665.1.30. 僉知. 加資(嘉善) <承>

1666.10.12 (顯宗7) 加資(嘉義) <承>

1675.3.22 (肅宗1) 副護軍 除授 <承>

1676.3.28 (肅宗2) 同知樞 除授 <承>

1679.4.4 (肅宗5)

-<承> 謝恩 兼陳奏辨誣使行 醫員. 賞

1679.7.6~11.15. 嘉義. 金浦郡守 <先>

1679.12.26 (肅宗5) 副護軍 除授 <承>

1680.5.22 (肅宗6) 同知 謝恩 <承>

1680.12.21. 加資憲 <承>

1681.5.25 (肅宗7) 知樞 除授 <承>

1683.11.14 (肅宗9) 加資 <承>

1685.11.3 (肅宗11) 同知. 厥 <承>

1685.11.4. 副護軍 除授 <承>

1687.9.27. 冬至使行 鍼醫. 有頉 <承>

1687.11.15 (肅宗13) 同知 除授 <承>

1690.5.12 (肅宗16) 加資 <承>

1690.5.18~1690.12. 陽川縣令 <承>

* 貴同系 6世

최유후 崔有後 1620~1652

本貫 清州. 字 永叔

內鍼 崔應遠 長男. 醫科 崔俊成 從孫

金仁立 壻. 醫科 金士男 孫壻

醫科. 寧國元從勳. 內

通政 <承>. 僉知 <太>

1639 (仁祖17) 式年試 醫科

1640 (仁祖18) 內醫院入院 <太>

1645.8.20. 副司正. 寧國元從 一等 錄勳

1650.12.29 (孝宗1) 加資(通政) <承>

* 貴同系 6世

최윤 崔閏 ?

本貫 未詳

內 <實>

<醫方類聚> 編纂 關與

1445.10.27 (世宗27) 醫官 <實>

* <太> 未收錄

최윤적 崔胤績 1610(?)~?

本貫 未詳

保社元從勳. 內鍼. 通政 <鍼>

腫敎 <鍼>. 活別. 司果

1653.10.19. 前 司果. 內鍼醫差下 <承>

1674.2.2 (顯宗15) 活別 除授 <承>

1690.2.18. 年過八十,病重, 汰 <承>

1694.5. 前 別提. 保社元從 一等 錄勳

최윤중 崔允中 ?

本貫 未詳

外. 醫徒 <承>

1768.5.26 (英祖44) 典醫生徒 <承>

최윤징 崔崙徵 1705~?

本貫 慶州. 字 君瞻

萬戶 崔會慶 三男 <姓續>

內醫 崔周慶 繼子. 計士 金必禎 壻

醫科. 外. 醫正 <醫>

1729 (英祖5) 久任. 式年試 醫科

* 25世 / 和淑公派 (參判公派)

최은식 崔殷植 1805~?

本貫 慶州. 字 景輅. 內醫 崔源 三男

譯科 申潤權 壻. 林景埴 壻<醫先>

醫科. 外. 治教<醫>. 利仁察訪<醫>

1834 (純祖34) 惠久. 式年試 醫科

1842.7.3. 前 察訪. 其職及茲<省>

* 26世 / 和淑公派 (參判公派)

최응선 崔膺善 = **최성우** 崔性愚

최응원 崔應遠 ?

本貫 清州. 譯科 崔俊參 子

醫科 崔俊成 姪. 嘉善 全仁元 壻

內鍼<鍼>. 引儀

1643.10.12 (仁祖21) 鍼醫<承>

1644. 元孫陪行醫. 瀋陽留<承>

1648.12.20 (仁祖26) 引儀 除授<承>

* 貴同系 5世

최의성 崔義成 1835~?

本貫 稷山. 字 夏卿. 醫科 崔孝曾 子

金必勳 壻<八>. 尹喜豊 壻

外. 醫直<崔永哲 醫><醫八>

1869.10.18 (高宗6) 前 典醫直長<繼後>

1877 (高宗14) 陞<八>

1878.12.12 (高宗15) 六曹醫員. 上<褒貶>

1879.6.13 (高宗16) 六曹醫員. 上<褒貶>

1879.12.12. 六曹醫員. 上<褒貶>

1880 (高宗17) 禮曹醫員<醫帖>

* 壽長系 11世

최익명 崔翊明 1683~1730(?)

本貫 清州. 字 顯甫 內醫 崔萬尙 四男

譯科 韓後愈 壻<姓>

內鍼<鍼>. 副司勇

1723.12.7 (景宗3) 內鍼醫差下<承>

1723.12.10 (景宗3) 副司勇 除授<承>

1728.12.11 (英祖4) 脫喪. 還屬<承>

1730.4.21. 方在鍼醫. 逆謀關鞫問<承>

* 貴同系 8世

최익빈 崔益彬 ?

本貫 慶州

崔鼎漢 子. 閔亮建 壻<姓>

外. 醫直<姓>

1768 (英祖4) 典醫直長<崔景烈 雲>

* 貞系 8世

최익서 崔翊瑞 1683~?

本貫 清州. 字 雲甫

武科主簿 崔萬佑 子

內鍼醫 崔有泰 孫. 萬戶 洪錫禹 壻

醫科. 揚武元從勳. 外. 醫正<醫>

1708 (肅宗34) 式年試 醫科 壯元

1717.1.24. 義禁府 月令醫員<承>

1726.9.24. 義禁府 月令醫員<承>

1728.7.15. 揚武元從 二等 錄勳

1742.8.5. 救療官. 前 僉正<承>

* 貴同系 8世

최익주 崔益周 ?

本貫 未詳

外. 藥房<醫帖>

1880 (高宗17) 御營廳藥房<醫帖>

최익진 崔翊振 崔益振 1691~?

本貫 清州. 字 起甫. 崔萬善 子

內鍼醫 崔有泰 孫. 李枝蔓 壻

醫科. 外. 惠主<醫>

1714 (肅宗40) 式年試 醫科

1722.5.17. 義禁府 月令醫員<承>

1730.5.5. 義禁府 月令醫員<承>

* 貴同系 8世

최인경 崔寅景 ?

本貫 稷山. 譯科 崔震燁 長男<姓續>

外. 惠直<金鼎鉉 準戶口>

* 壽長系 7世

최인원 崔仁源 1879~?

本貫 慶州. 字 維卿

崔錫祿 繼子. 武科 崔錫鳳 子

醫科. 外. 醫久<醫八>

1890 (高宗27) 元<醫八>

1891 (高宗28) 增廣試 醫科

* 30世 / 和淑公派 (參判公派)

최일규 崔日奎 1840~?

本貫 慶州. 字 義卿

內鍼醫 崔邃燁 獨子<姓續>

內鍼<鍼>

1838 (憲宗4) 內鍼醫 差下<鍼>

1843.10.8 (憲宗9) 鍼醫<省>

* 26世 / 和淑公派 (參判公派)

최자빈 崔自濱 ?

本貫 和順. 崔潗 子. 崔士威 胥

文科. 儒醫. 兼醫教. 大司成

1460 (世祖6) 春塘臺試 乙科 一等 二位

1466.6.2 (世祖12) 典醫教授<實>

* 4世 / 大司成派 始祖

최자운 崔子雲 ?

本貫 未詳. 稷山 居

外. 司膳署食醫<實>. 丞

1431.10.28 (世宗13) 食醫<實>

1435.2.12. 前 署丞. 以孝子拜職<實>

최자윤 崔自潤 ?

本貫 江華. 崔渚 子

醫習. 通德郎<崔灝 生>

1496. 醫習. 通德郎<崔灝 生>

최자타 崔自沱 ?

本貫 未詳

外醫. 司膳署食醫<實>

1441.8.7 (世宗23) 食醫<實>

최잠 崔岑 1702~?

本貫 慶州. 字 君瞻

醫科 崔尙燿 次男<姓續>. 金世弼 胥

醫科. 外. 惠主<姓>

1721 (景宗1) 增廣試 醫科

* 24世 / 和淑公派 (參判公派)

최재성 崔在成 ?

本貫 稷山. 崔泰曾 子

醫科 崔孝曾 姪. 律科 全宅祐 胥

外. 醫直<崔永奭 醫>

1869.10.18 (高宗6) 前 典醫直長<繼後>

* 壽長系 11世

최재수 崔載洙 ?

本貫 鐵原. 折衝 崔錫謙 子

醫科 崔鐵俊 從曾孫. 李聖集 胥

外. 醫直＜崔尙樞 雲＞
1809 (純祖9) 典醫直長＜崔尙樞 雲＞
＊ 禦侮 隱泉系 12世

최적 崔迪 1627~?
本貫 江陵. 字 汝吉
內醫 崔得龍 次男. 籌學 崔亨立 胥
內鍼 同參＜參＞. 腫敎＜鍼＞. 活別. 司果
1652.9.4. 前 司果. 內鍼醫差下＜承＞
1680.5.5 (肅宗6) 副司勇 除授＜承＞
1683.閏6.17. 活人別提. 汰＜承＞
1694.7.8 (肅宗20) 同參＜承＞
＊ 25世 / 睡軒公派

최정 崔禎 ?
本貫 江陵
外醫 崔啓賢 子. 譯科 金復瑞 胥
外. 惠參. 活參＜韓應孝 譯＞
1837 (憲宗3) 惠民參奉＜崔學民 譯＞
＊ 30世 / 睡軒公派

최정구 崔鼎九 ?
本貫 未詳
1762.7.18. 義禁府 月令醫員＜承＞

최정진 崔廷鎭 ?
本貫 未詳
外. 通訓＜吏曹關＞. 審藥
1863.6.10. 黃海兵營審藥＜黃海兵＞
1880.11.20. 通訓. 任 慶尙監營審藥＜吏曹關＞

최정호 崔挺豪 ?
本貫 慶州

崔繼賢 子. 折衝 鄭仁佑 胥
醫科. 內. 內判＜太＞
1672 (顯宗13) 式年試 醫科
1687 (肅宗13) 內醫院入院＜太＞
＊ 22世 / 和淑公派 (參判公派)

최정환 崔井煥 ?
本貫 忠州
外. 惠民鍼醫＜完薦＞. 尙衣別提
1840 (憲宗6) 別提＜李升鉉 雲＞

최제빈 崔悌贇 ?
本貫 和順. 字 士美. 外醫 崔室 子
醫科. 外. 審藥
1576 (宣祖9) 黃海審藥. 式年試 醫科一位
＊ 10世 / 副正公派

최종복 崔宗福 ?
本貫 全州. 外醫 崔敦行 子
醫科 卞重觀 胥＜姓續＞
外. 惠主＜姓續＞
1855 (哲宗6) 惠民主簿＜崔圭德 雲＞
＊ 僉使 錫範系 4世

최종설 崔宗說 ?
本貫 未詳
1755.6.5. 義禁府 月令醫員＜承＞
1760.4.4 (英祖36)
-＜承＞ 册封奏請使行 醫員
1764 (英祖40) 冬至使行 醫員＜承＞

최종유 崔宗裕 ?
本貫 全州. 外醫 崔敦行 子

外. 惠主＜姓＞

＊ 僉使 錫範系 4世

최종익 崔宗益 崔宗翼 ?

本貫 未詳

1768 (英祖44) 冬至使行 醫員＜承＞

1778 (正祖3) 冬至使行 醫員＜承＞

1784.10.28. (正祖8)

-＜承＞ 陳奏兼奏請使行 醫員. 賞

최종하 崔鍾夏 ?

本貫 水原. 司勇 崔致元 子

外. 惠徒＜崔兢植 雲＞

최종형 崔宗衡 1723~1781

本貫 慶州. 字 子雲

醫科 崔修敬 長男. 畵員 咸世輝 壻

醫科 申漢楫 壻＜醫先＞

醫科. 內＜太＞. 通政. 僉知

1747 (英祖23) 式年試 醫科

1760 (英祖36) 內醫院入院＜太＞

1766.7.6 (英祖42) 御醫陞差＜承＞

1774.6.19~11.8 (英祖50) 僉知＜承＞

1774.11.12. 副護軍 除授＜承＞

＊ 25世 / 和淑公派 (參判公派)

최주경 崔周慶 1682~1738

本貫 慶州. 字 德甫

醫科 崔壽星 三男

計士 李萬實 壻. 內鍼 崔有泰 外孫

醫科. 內＜太＞. 通政. 牲主. 僉知

1705 (肅宗31) 式年試 醫科 壯元

1707 (肅宗33) 內醫院入院＜太＞

1714.6.29 (肅宗40) 副司直 除授＜承＞

1714.9.27. 副司正 除授＜承＞

1728.12.11 (英祖4) 副司果 除授＜承＞

1735.1.25. 典牲主簿 除授＜承＞

1735.1.28 (英祖11) 加通政＜承＞

1735.2.4. 副護軍 除授＜承＞

1735.9.24~1736.4.9. 忠翊將＜承＞

1736.3.2 (英祖12) 僉知 除授＜承＞

＊ 24世 / 和淑公派 (參判公派)

최주옥 崔柱玉 ?

本貫 稷山

外醫 崔宅安 子. 外醫 崔宅奎 姪

外. 惠參＜崔錫運 律＞

1823.4.6. 義禁府 月令醫員＜承＞

1823.6.2. 義禁府 月令醫員＜承＞

＊ 壽長系 9世

최준 崔焌 1770~?

本貫 慶州. 字 明甫

內鍼＜鍼＞. 司直＜高鎭衡 譯＞

1821.8.28. 醫人. 內鍼醫差下＜承＞

1821.8.29 (純祖21) 副司勇 除授＜承＞

최준 崔浚 ?

本貫 朱溪

籌學 金國鎭 獨子. 醫科 崔始遠 從曾孫

內醫 金宗建 外孫. 外醫 金麗澤 壻

外. 惠主＜姓＞

＊ 進仕 潤屋系 12世

최준규 崔峻奎 ?

本貫 未詳

太. 通政. 兼典醫
1903.9.16 (光武7) 兼典醫. 加資<承>
* <太> 未收錄

최준성 崔俊成 ?
本貫 淸州. 崔德恩 次男. 金應國 胥
醫科. 亨難元從勳. 外. 醫正<醫>
1603 (宣祖36) 式年試 醫科
1614.7.18. 醫員. 亨難元從 三等 錄勳
* 貴同系 4世

최준영 崔俊永 ?
本貫 未詳
1866.2.22 (高宗3) 先來 還渡江
-<義州謄錄> 謝恩兼冬至使 醫員
1866.2.27. 使行 軍官. 代醫員<省>

최중선 崔重善 1783~?
本貫 稷山. 字 而習
外醫 崔昌禧 子. 計士 金成喆 胥
醫科. 外. 醫正<醫>
1810 (純祖10) 式年試 醫科
* 壽長系 9世

최중영 崔重瑛 ?
本貫 慶州
醫科 崔崙徵 子. 籌別 李徵瑞 胥
外. 醫直<崔學一 籌><姓>
1779 (正祖3) 典醫直長<崔學一 籌>
* 26世 / 和淑公派 (參判公派)

최중우 崔重瑀 ?
本貫 慶州. 萬戶 崔華徵 次男

醫科 崔恒徵 姪<醫八>
外. 醫直<崔錫祐 醫><姓>
* 26世 / 和淑公派 (參判公派)

최중인 崔重仁 ?
本貫 慶州. 外醫 崔奉曦 子
外. 醫直<醫八>
* 23世 / 和淑公派 (參判公派)

최중정 崔重挺 1726~1789
本貫 慶州. 字 大圭
醫科 崔崙徵 長男<姓續>
金世順 胥. 金匡禹 胥<醫先>
醫科. 內. 通政<醫先>. 僉知<太>
1747 (英祖23) 式年試 醫科
1766 (英祖42) 內醫院入院<太>
1774.2.10 (英祖50) 御醫 陞差<承>
1783.12.15 (正祖7) 副司正<承>
1786.5.6 (正祖10) 加資(通政)<承>
* 26世 / 和淑公派 (參判公派)

최증 崔曾 1765~1808
本貫 慶州. 字 景先. 光來. 初名 崔晃
護軍 崔道慶 子. 譯判 安宅聖 胥
醫科. 內. 內正<太>
1790 (正祖14) 增廣試 醫科
1794.5.12. 慶尙監營審藥<承>
1802 (純祖2) 內醫院入院<太>
* 25世 / 和淑公派 (參判公派)

최진기 崔進基 崔鎭基 1781~?
本貫 慶州. 字 成汝. 譯科 崔景濂 子
內醫 崔遠基 弟. 譯科知事 尹得運 胥

醫科 朴惟淳 胥 <醫先>

醫科. 外. 醫正 <醫>

1803.1.2. 義禁府 月令醫員 <承>

1806.1.8. 義禁府 月令醫員 <承>

1807 (純祖7) 式年試 醫科

1811.8.7. 義禁府 月令醫員 <承>

1826.3.1. 義禁府 月令醫員 <承>

1840. 式年試 醫科 參試 <醫先>

1843. 式年試 醫科 參試 <醫先>

* 貞系 10世

최진명 崔鎭明 ?

本貫 朱溪

外醫 崔復魯 子. 譯前衛 金道浚 胥

外. 醫直 <崔漢相 雲>

* 進士 潤屋系 12世

최진연 崔鎭演 1724~?

本貫 淸州. 字 大受. 誤記 崔演鎭

崔德一 子. 醫科 崔是華 從孫

崔萬瞻 胥. 李世翊 胥 <醫先>

醫科. 外. 醫正 <醫>

1762 (英祖38) 式年試 醫科

1768. 式年試 醫科 參試 <醫先>

1772.4.14 (正祖14) 典醫正 <承>

* 貴同系 9世

최진옥 崔振玉 ?

本貫 稷山. 外醫 崔宅成 繼子

武科 崔宅正 子. 監牧 李景濟 胥

外. 醫直 <崔錫永 醫> <八>

1837 (憲宗3) 典醫直長 <崔錫永 醫>

* 壽長系 9世

최진태 崔鎭台 1690~1753(?)

本貫 慶州. 字 山甫

內鍼醫 崔擎玄 獨子 <姓續>

內鍼. 通政 <鍼>. 腫敎 <鍼>. 僉知

1737.5.13. 醫人. 內鍼醫差下 <承>

1737.5.14 (英祖13) 司勇 除授 <承>

1743.7.9 (英祖19) 副司果 除授 <承>

1751.12.15 (英祖27) 加通政 <承>

1751.12.18~12.28. 忠壯衛將 <承>

1751.12.28. 僉知 除授 <承>

1753.6.17 (英祖29) 有頉 <承>

* 25世 / 和淑公派 (參判公派)

최진표 崔鎭杓 崔震杓 ?

本貫 未詳

1755.7.13. 義禁府 月令醫員 <承>

1755.8.6. 義禁府 月令醫員 <承>

최진학 崔振鶴 ?

本貫 慶州

醫科 崔學元 子. 趙景悌 胥

外. 醫直 <崔慶錫 譯>

1822.7.17. 義禁府 月令醫員 <承>

1822.7.21. 義禁府 月令醫員 <承>

* 28世 / 和淑公派 (參判公派)

최진호 崔晉鎬 1833~?

本貫 忠州

外醫 崔圭鉉 子. 寫字官 趙鼎鎬 胥

外. 壽通政 <承>. 惠主 <承> <八>

1875.8 (高宗12) 惠民主簿 <完薦>

1877.6.12 (高宗14) 前 惠民主簿 <承>

1902.4.21. 四品. 加壽通政 <承>

* 嘉善 得龍系 11世

최창 崔昶 ?
本貫 慶州
外醫 崔道益 子. 外醫 趙弘鼎 壻
外. 惠訓<醫八><完薦>
1889 (高宗26) 惠民訓導<醫八>
* 25世 / 和淑公派 (參判公派)

최창록 崔昌祿 ?
本貫 稷山. 崔元景 獨子<姓續>
金廷胄 壻<崔重鉉 律>
1783 (正祖7) 典醫直長<崔重鉉 律>
* 壽長系 9世

최창문 崔昌文 ?
本貫 未詳
外. 惠參<省>
1789.8.10 (正祖13) 惠民參奉<省>

최창신 崔昌愼 ?
本貫 未詳
外. 審藥
1784.12.15. (咸鏡)南兵使審藥<承>

최창한 崔昌漢 ?
本貫 未詳
外. 主簿<山陵>
1676.10.29. 前 主簿. 救療官<山陵>
1688.11.23. 分差 救療官<山陵>

최창희 崔昌熙 ?
本貫 稷山. 外醫 崔致景 次男<姓續>

醫科 李祉膺 壻
外. 腫教<八>. 氷別
1777.8.19 (正祖1) 典醫監醫員<承>
1780.6.22~12.16. 東氷庫別提<承>
* 壽長系 8世

최천기 崔天機 ?
本貫 稷山. 折衝 崔泰岦 三男
外醫 崔泰觀 從姪<姓續>
外. 醫奉<安山李 族譜><姓續>
1713 (肅宗39) 金震爀 妻父<金震爀 譯>
* 壽長系 6世

최천교 崔天橋 ?
本貫 稷山. 折衝 崔泰岦 四男
外醫 崔泰觀 從姪<姓續>
外. 惠奉<姓續>
* 壽長系 6世

최철준 崔鐵俊 ?
本貫 鐵原
譯判 崔孝信 子. 醫科 崔秀崗 從姪
醫科 金聲宇 壻
醫科. 外. 醫僉<醫先>
1675 (肅宗1) 增廣試 醫科
* 禦侮 隱泉系 8世

최충남 崔忠男 ?
本貫 朱溪
外醫 崔彦成 子. 林應鳶 壻<姓>
外. 惠教<崔碩崙 醫>
* 進士 潤屋系 5世

최치경 崔致景 1715~?
本貫 稷山. 字 景甫
通德 崔震漢 子. 譯科 韓壽山 胥
譯科. 惠主<譯>. 譯直<崔昌烈 譯>
1735 (英祖11) 增廣試 譯科. 漢學
1759 (英祖35) 司譯直長<崔昌烈 譯>
* 壽長系 7世

최침 崔沈 ?
本貫 全州. 字 沈之. 京 居
僉知 崔玉皓 子. 正郞 崔善敏 孫
醫科. 外. 醫主<醫>
1540 (中宗35) 前 主簿. 式年試 醫科
* 13世 / 文烈公派 (平度公派)

최태관 崔泰觀 ?
本貫 稷山
崔得忠 繼子. 武科 崔得聖 次男<姓續>
武科. 外. 惠直<八>. 僉正<崔錫玄 蔭>
* 壽長系 5世

최태령 崔泰齡 1677~1730.11.6
本貫 慶州. 字 國老
內鍼 崔尙燿 次男
揚武元從勳 內鍼 資憲<鍼> 察訪. 同知
1709.11.30. 喪人. 內鍼醫 差下<承>
1709.12.3 (肅宗35) 副司勇 除授<承>
1713.7.19 (肅宗39) 副司果 除授<承>
1714.11.5. 南部參奉 除授<承>
1716.7.5. 司宰奉事 除授<承>
1719.7.22. 內資直長<歸別 先>
1719.7.22. 歸厚別提 除授<承>
-<先> 1719.7.24 除授

1721.1.6 (景宗1) 沙斤察訪 除授<承>
1721.2 (景宗2) 沙斤察訪 赴任<先>
1723.5. 沙斤察訪 瓜遞<先>
1723.6.20 (景宗3) 副司果 除授<承>
1723.9.28. 加通政<承>
1723.10.4. 副護軍 除授<承>
1723.11.28. 忠壯衛將 除授<承>
1724.3.3 (景宗4) 僉知 除授<承>
1724.閏4.10. 加嘉善<承>
1724.7.16. 同知 除授<承>
1725.6.9 (英祖1) 加嘉義<承>
1726.7.12. 景福假衛將 除授<承>
1726.12.16 (英祖2) 副護軍 除授<承>
1728.7.15. 同知. 揚武元從 一等 錄勳
1728.4.2 (英祖4) 景福宮將 除授<承>
1730.9.12 (英祖6) 加資(資憲)<承>
1730.11.6 (英祖6) 卒<承>
* 24世 / 和淑公派 (參判公派)

최태성 崔泰成 ?
本貫 未詳
1762.2.21. 義禁府 月令醫員<承>

최태제 崔泰齊 ?
本貫 淸州
譯正 崔希亮 子. 譯科 方必濟 胥
醫科. 保社元從勳. 外
1675 (肅宗1) 增廣試 醫科
1694.5. 保社元從功臣 三等 錄勳
* 貴同系 7世

최태진 崔泰鎭 ?
本貫 慶州

外醫 崔孝承 子. 外醫 韓得相 胥

外. 醫主＜完薦＞

1893.8 (高宗30) 典醫主簿＜完薦＞

* 必恭系 4世

최택겸 崔宅謙 ?

本貫 稷山. 護軍 崔齊嵩 繼子

嘉善 崔齊岱 三男＜姓續＞

外醫 崔泰觀 曾孫. 金世彦 胥＜姓＞

外. 壽同知＜姓＞. 惠直＜八＞

* 壽長系 8世

최택규 崔宅奎 1694~?

本貫 清州. 字 汝辰. 崔翊慶 子

醫科 崔翊瑞 姪. 鄭時益 胥

醫科. 外. 醫僉＜醫＞

1720 (肅宗46) 式年試 醫科

* 貴同系 9世

최택규 崔宅奎 ?

本貫 稷山. 崔齊岱 次男＜姓續＞

外. 惠久. 活參＜姓續＞. 司果＜崔九淵 雲＞

* 壽長系 8世

최택성 崔宅成 崔宅星 ?

本貫 稷山. 雲判 崔齊崑 長男＜姓續＞

外醫 崔泰觀 曾孫

外. 壽折衝＜崔錫永 醫＞. 惠主＜八＞

* 壽長系 8世

최택안 崔宅安 ?

本貫 稷山. 崔齊岱 四男

外醫 崔宅成 從兄弟＜姓續＞

外. 活參＜姓續＞

* 壽長系 8世

최택전 崔宅銓 ?

本貫 朔寧. 外醫 崔塾 子

外. 惠直＜崔昌植 雲＞

* 20世 / 郎將公派 (通禮公派)

최택중 崔宅中 1717~1781

本貫 清州. 字 汝剛. 醫科 崔翊振 子 計士

林殷挺 胥. 尹挺協 胥＜醫先＞

醫科. 內＜太＞. 通政＜承＞. 僉知

1741 (英祖17) 惠久. 式年試 醫科

1751 (英祖27) 內醫院入院＜太＞

1758.1.5. 兼差御醫 差下＜承＞

1766.3.30. 別掌務官. 加通政＜承＞

1766.4.1 (英祖42) 副護軍 除授＜承＞

1764.6.23~1765.2.4. 僉知＜承＞

* 貴同系 9世

최택희 崔宅熙 ?

本貫 江陵. 寫字官 崔翼相 子

醫科

1894 (高宗31) 式年試 醫科

최필공 崔必恭 1766~1801.2.26

本貫 慶州

外. 惠參＜崔海鎭 雲＞

1791.12.23 (正祖15)

-＜承＞ 惠民醫員. 慶尙審藥 差送

1801.2.26 天主教徒. 西小門斬首＜實＞

* 必恭系 1世

최필양 崔必良 = 최성양 崔性良 ?

최필온 崔必溫 ?
本貫 慶州
籌學 崔鴻運 長男<姓續>
武科 張信厚 胥
外. 惠主<李思仁 醫>
1777.8.19 (正祖1) 惠民主簿<承>
* 27世 / 和淑公派 (參判公派)

최필완 崔必完 = 최학면 崔學勉

최필원 崔必遠 = 최성수 崔性綏

최필홍 崔必弘 = 최성수 崔性綏

최하서 崔河瑞 ?
本貫 稷山
崔大石 長男. 外醫 崔天橋 孫
外. 醫直<姓續>
1752.2.26. 義禁府 月令醫員<承>
1761.2.21. 義禁府 月令醫員<承>
1777.8.19 (正祖1) 典醫監醫員<承>·
* 壽長系 8世

최하세 崔河世 ?
本貫 未詳
1758.7.20. 義禁府 月令醫員<承>

최학면 崔學勉 1776~?
本貫 慶州. 字 景固. 初名 必完<姓續>
察訪 崔鳳民 次男<姓續>
醫科 崔學元 弟. 譯科同知 洪命福 胥

醫科. 外. 醫僉<醫>
1808.3.15. 義禁府 月令醫員<承>
1809 (純祖9) 增廣試 醫科
1811.8.2. 義禁府 月令醫員<承>
1817.6.13 (純祖17) 六曹醫員. 上<褒貶>
1817.12.12. 六曹醫員. 上<褒貶>
1818.6.12 (純祖18) 六曹醫員. 上<褒貶>
1822.閏3.1. 義禁府 月令醫員<承>
* 27世 / 和淑公派 (參判公派)

최학명 崔學明 1761~?
本貫 慶州. 字 士柔. 初名 崔必毅
計士 崔仁民 子. 醫科 崔學元 三從兄
算學別提 林潤 胥
醫科. 籌學. 外. 醫僉<醫>
1795 (正祖19) 計士. 式年試 醫科
1796 (正祖20) 籌學 入格
* 27世 / 和淑公派 (參判公派)

최학수 崔學修 1779~?
本貫 慶州. 字 道仲. 改名 崔學任
內醫 崔重挺 次男. 朴明復 胥
醫科. 籌學. 外. 醫正<醫>
1777 (正祖1) 籌學 入格
1809 (純祖9) 增廣試 醫科 壯元
1810.3.10. 義禁府 月令醫員<承>
1820.8.20. 義禁府 月令醫員<承>
* 27世 / 和淑公派 (參判公派)

최학우 崔學愚 ?
本貫 慶州
外. 惠徒<八>
* 27世 / 和淑公派 (參判公派)

최학원 崔學元 1768~?
本貫 慶州. 字 景仁. 初名 崔必元
察訪 崔鳳民 長男<姓續>
引儀 金載道 胥
醫科. 外. 醫正<姓>
1792 (正祖16) 久任. 式年試 醫科
1825. 式年試 醫科 參試<醫先>
* 27世 / 和淑公派 (參判公派)

최학원 崔學遠 ?
本貫 慶州
外醫 崔箕煥 三男. 成周德 胥<姓>
外. 惠教<姓>
1835.5.25 (憲宗1) 賞. 相當職調用<姓>
-<嘉禮都監儀軌> 前 主簿
* 29世 / 和淑公派 (參判公派)

최학인 崔學仁 1772~?
本貫 慶州. 字 恕卿
內醫 崔重挺 長男. 內醫 方孝民 胥
醫科. 籌學. 外. 醫正<醫>
1798 (正祖22) 計士. 式年試 醫科
1801.3.23. 義禁府 月令醫員<承>
1801.7.4. 義禁府 月令醫員<承>
1806 (純祖6) 籌學 入格
* 27世 / 和淑公派 (參判公派)

최학일 崔學一 1758~?
本貫 慶州. 字 而習
外醫 崔重瑛 子. 內醫 玄啓淳 胥
籌學. 外. 籌敎. 醫久<承>·
1777.8.19 (正祖1) 典醫監醫員<承>·
1779 (正祖3) 籌學 入格

* 27世 / 和淑公派 (參判公派)

최한경 崔漢景 ?
本貫 朱溪
副司果 崔#明 子. 雲儉 金孝晩 胥
外. 惠主<完薦>
1887.9 (高宗24) 惠民主簿<完薦>
* 進士 潤屋系 13世

최한국 崔漢國 ?
本貫 善山
外. 惠直<金汝恭 譯>

최한기 崔漢紀 ?
本貫 未詳
外. 醫直<醫帖>
1880 (高宗17) 前 典醫直長<醫帖>

최한룡 崔漢龍 ?
本貫 慶州<趙是亨 譯>
1720.10.7. 義禁府 月令醫員<承>
1720.12.10. 禁府 月令醫員<承>

최한보 崔漢輔 ?
本貫 朱溪<安山李 族譜>
外. 藥房
1841.12.12 (憲宗7) 六曹醫員. 上<褒貶>
1842.6.14 (憲宗8) 六曹醫員. 上<褒貶>
1842.12.12. 六曹醫員. 上<褒貶>
1843.6.12 (憲宗9) 六曹醫員. 上<褒貶>
1843.10.6. 兵曹藥房 瓜滿<典享司>
* 進士 潤屋系 13世 (?)

최한수 崔漢壽 1750~?
本貫 慶州. 字 仁老. 初名 崔漢述
進士 崔復大 子. 醫科 李遠白 壻
醫科. 籌學. 外. 醫正<醫>
1773 (英祖49) 久任. 增廣試 醫科
1777.8.9 (正祖1) 典醫監醫員<承>
1781 (正祖5) 籌學 入格
1786. 式年試 醫科 參試<醫先>
1801. 增廣試 醫科 參試<醫先>
1801. 式年試 醫科 參試<醫先>
1804. 式年試 醫科 參試<醫先>
* 27世 / 和淑公派 (參判公派)

최한술 崔漢述 = 최한수 崔漢壽

최한식 崔漢植 1780~1832(?)
本貫 慶州. 字 天卿
內醫 崔源 長男. 算學 洪就成 壻
醫科. 內. 通政<承>
內正<承>. 僉知<太>
1804 (純祖4) 式年試 醫科
1805 (純祖5) 內醫院入院<太>
1818.4.25 (純祖18) 前 正. 還差<承>
1821.8.21. 有頉<承>
1826.10.5. 前 正. 還差<承>
1830.11.15. 內醫. 加通政<承>
1830.11.20. 旣已加資. 御醫陞差<省>
1830.12.2. 副護軍 除授<承>
1831.12.25~1832.1.2. 五衛將<承>
* 26世 / 和淑公派 (參判公派)

최한우 崔漢佑 ?
本貫 朱溪

外. 惠主<李濟殷 籌><完薦>
* 進士 潤屋系 13世 (?)

최한우 崔漢佑 ?
本貫 慶州
醫科 崔奎齊 子. 盧在源 壻
外. 惠主<安山李 族譜>
1777.8.19 (正祖1) 惠民主簿<承>
* 25世 / 和淑公派 (參判公派)

최한주 崔漢柱 1812~?
本貫 朱溪. 字 君擎
計士 崔信明 繼子. 崔道明 子
計士 李浩達 壻. 內醫 李惟鑑 孫壻
醫科. 外. 醫主<醫>
1849 (憲宗15) 式年試 醫科
* 進士 潤屋系 13世

최한창 崔漢昌 ?
本貫 水原
通政 崔大立 子. 外醫 李贇英 壻
外. 惠主<安山李 族譜>

최한충 崔漢忠 ?
本貫 朱溪
外. 惠直<牛峰金 族譜>
* 進士 潤屋系 13世 (?)

최항령 崔恒齡 1687~1732
本貫 慶州. 字 仲允
內鍼 崔尙熽 長男. 內鍼 崔泰齡 弟
內鍼<鍼>. 引儀. 縣監. 察訪
1720.2.9 (肅宗46) 兼引儀 除授<承>

1720.4.20 (肅宗46) 副司正 除授 <承>

1723.6.24 (景宗3) 司導主簿 <承>

1724.1.27～1727.4.11. 平丘察訪 <承>

1727.4.11. 高敞縣監 除授 <承>

1728.3.24. 東部主簿 除授 <承>

1728.7.28 (英祖4) 定山縣監 <承>

1728.8.6. 引儀 除授 <承>

1728.12.25. 尙衣別提 除授 <承>

1730.2.2～32.4.23 永平縣令 辭遞 <先>

1732.5.6 (英祖8) 有頉 <承>

* 24世 / 和淑公派 (參判公派)

최항연 崔恒淵 1828~?

本貫 稷山. 字 聖久. 雲直 崔錫祜 子

內醫 李宜慶 外孫. 司勇 金宗允 壻

醫科. 外. 醫僉 <醫>

1850 (哲宗1) 增廣試 醫科

* 壽長系 11世

최항진 崔恒鎭 1746~?

本貫 慶州. 字 仲丘

譯判 崔重逸 子. 外醫 李就夏 壻

醫科. 外. 醫僉 <醫>

1774 (英祖50) 式年試 醫科

* 24世 / 和淑公派 (參判公派)

최항징 崔恒徵 1699~?

本貫 慶州. 字 汝常

萬戶 崔會慶 長男

內醫 崔周慶 姪. 算學 李龜齡 壻

醫科. 外. 醫正 <醫>

1723 (景宗3) 敎授. 式年試 醫科

* 25世 / 和淑公派 (參判公派)

최핵 崔梱 ?

本貫 慶州. 字 茂叔

東萊 生. 算敎 崔信立 長男 <姓續>

醫科 <姓續>. 內鍼. 活別 <鍼>. 司果

1650.12.29 (孝宗1) 同參鍼醫. 賞 <承>

1653.12.6 (孝宗4) 副司果 <承>

1654.6.4 (孝宗5) 司果 <承>

1655.4.20～1656.2.20 (孝宗6~7)

-<扶桑錄> 副司正. 通信使行 醫員

1658.1.15 (孝宗9) 議藥同參 <承>

* <醫> 未收錄

* 22世 / 和淑公派 (參判公派)

최행태 崔行泰 1739~?

本貫 江陵 字 聖安. 萬戶 崔道眞 三男

內醫 崔觀泰 弟. 醫科 鄭晩禧 壻

醫科. 外. 惠主 <醫>

1763 (英祖39) 增廣試 醫科

* 28世 / 睡軒公派

최헌옥 崔憲玉 ?

本貫 稷山

外. 惠主 <鄭宜謙 醫先>

1855 (哲宗6) 惠民主簿 <鄭宜謙 醫先>

* 壽長系 9世

최혁 崔爀 ?

本貫 慶州

計士 崔秉恒 子. 醫科 鄭羲白 壻

外 醫參. 引儀. 瓦別 <崔載斗 簒>

1862.9.19 (哲宗13) 假引儀 <省>

1863.3.4 (哲宗14) 贊引 <省>

* 28世 / 和淑公派 (參判公派)

최현 崔鉉 ？
本貫 慶州
外醫 崔道益 子. 外醫 趙弘鼎 胥
外. 惠主<完薦>
1878.6 (高宗15) 惠民主簿<完薦>
* 25世 / 和淑公派 (參判公派)

최현구 崔鉉九 ？
本貫 江陵. 譯主 崔學民 子
外醫 崔禎 孫. 鄭宜# 胥
外. 醫徒<完薦>
1872.6 (高宗9) 典醫生徒<完薦>
* 32世 / 睡軒公派

최혁기 崔赫基 1714~？
本貫 慶州. 字 士業
崔時夏 繼子. 算學 崔時建 子
醫科 崔修敬 再從弟. 李東洵 胥
醫科. 外. 惠主<醫>
1744 (英祖20) 式年試 醫科
* 24世 / 和淑公派 (參判公派)

최형섭 崔亨燮 1878~？
本貫 慶州. 字 常元. 外醫 崔相弼 子
醫科
1891 (高宗28) 式年試 醫科
* 32世 / 和淑公派 (參判公派)

최형식 崔亨植 ？
本貫 稷山
外. 惠主<等>
1891.3 (高宗28) 惠民主簿<完薦>
* 進士 潤屋系 13世 (?)

최형징 崔衡徵 1707~？
本貫 慶州. 字 汝瞻
內醫 崔龜慶 繼子. 崔會慶 四男<姓續>
金漢齡 胥
醫科. 司果<姓續>
1729 (英祖5) 式年試 醫科
* 25世 / 和淑公派 (參判公派)

최호 崔祜 ？
本貫 江陵. 外醫 崔啓遠 子<姓>
外. 惠參<崔敬三 籌>. 活參
1824.5.12. 義禁府 月令醫員<承>
1824.6.16. 義禁府 月令醫員<承>
1824. 惠民參奉<崔敬三 籌>
1827. 活人參奉<崔聖民 雲>
1827.1.6. 義禁府 月令醫員<承>
1835.12.24. 義禁府 月令醫員<承>
* 30世 / 睡軒公派

최호명 崔鎬明 1722~？
本貫 朱溪. 字 士郁
內醫 崔尙圭 子. 內鍼醫 玄箕瑞 胥
醫科. 外. 醫正<醫>
1795 (正祖19) 式年試 醫科
1807. 式年試 醫科 參試<醫先>
1809. 增廣試 醫科 參試<醫先>
1809.3.22. 義禁府 月令醫員<承>
1813.2.29. 義禁府 月令醫員<承>
* 進士 潤屋系 12世

최호식 崔好植 1801 1875
本貫 慶州. 字 懿稷
將士郎 崔崙 繼子. 首醫 崔暄 子

外醫 朴道常 外孫. 計士 金義教 胥
醫科. 內. 資憲. 醫僉＜醫＞. 知樞＜太＞
1840 (憲宗6) 式年試 醫科
1846 (憲宗12) 內醫院入院＜太＞
1854.1.25 (哲宗5) 加通政＜藥房＞
1854.12.15. 堂上醫官. 加資＜省＞
1871.10.15 (高宗8) 入侍＜承＞
1875. 卒-＜承＞ 77.2.2. 子性愚. 內醫還屬
* 26世 / 和淑公派 (參判公派)

최홍 崔泓 ?
本貫 朔寧. 外醫 崔宅銓 子
外. 醫徒＜崔昌植 雲＞
1885 (高宗22) 典醫生徒＜崔昌植 雲＞
* 21世 / 郎將公派 (通禮公派)

최홍우 崔弘宇 ?
本貫 未詳
外. 醫生＜承＞
1748.3.1 (英祖24) 醫生. 初檢＜承＞

최홍운 崔弘運 1730~?
本貫 淸州. 字 君陳
內醫 崔萬尙 曾孫＜鍼＞
內鍼＜鍼＞. 副司勇
1774.10.6. 醫人. 內鍼醫差下＜承＞
1774.10.11. 副司勇 除授＜承＞
* 貴同系 10世

최홍진 崔弘禛 ?
本貫 未詳
1756.7.14. 義禁府 月令醫員＜承＞

최황 崔晃 = 최증 崔曾

최효승 崔孝承 ?
本貫 慶州. 崔道曾 子
外醫 崔必恭 孫. 譯判 李宜隆 胥
外 惠參＜崔海鎭 雲＞
1878.6 (高宗15) 惠民參奉＜完薦＞
* 必恭系 3世

최효안 崔孝岸 ?
本貫 未詳
外. 典醫助敎＜實＞
1464.7.16 (世祖10) 典醫助敎＜實＞

최효증 崔孝曾 1798~?
本貫 朱溪. 字 伯源
醫科 崔重善 子. 崔繼明 胥
醫科. 外. 醫僉＜醫先＞
1823.8.21. 義禁府 月令醫員＜承＞
1823.8.25. 義禁府 月令醫員＜承＞
1825 (純25) 色掌. 式年試 醫科. 初壯
1826.1.22. 義禁府 月令醫員＜承＞
1834.2.2. 義禁府 月令醫員＜承＞
* 壽長系 10世

최후갑 崔後甲 ?
本貫 未詳
內鍼＜鍼＞. 設別. 活別
1705.12.4 (肅宗31) 鍼醫. 賞＜承＞
1707.7.14. 典設別提 除授＜承＞
1707.9.9. 活人別提 除授＜承＞
1709.9.11 (肅宗35) 活人別提＜承＞
1709.10.7. 醫官. 賞＜承＞

최훤 崔暄 1769~1844
本貫 慶州. 字 士獻. 譯科 崔道健 子
武科 李九成 胥 <醫先>
醫科. 首醫. 內. 正憲 <太>. 醫僉. 知樞
1804 (純祖4) 式年試 醫科 壯元
1812.10.9. 前 醫僉. 內醫院入院 <承>
1814.閏2.29. 加差內醫. 陞實 <承>
1820.12.10. 內醫. 御醫陞差 <承>
1830.11.15. 內醫. 加通政 <承>
1830.12.2~12.8. 五衛將 <承>
1830.12.8. 僉知 除授 <承>
1836.4.5 (憲宗2) 堂上醫官. 加資 <承>
1836.6.25. 同知 除授 <承>
1843.10.8 (憲宗9) 加資 <省>
* 25世 / 和淑公派 (參判公派)

최휘경 崔徽景 ?
本貫 未詳
1786.12.21. 義禁府 月令醫員 <承>
1796.12.21. 義禁府 月令醫員 <承>

최흔 崔昕 = **최식** 崔湜

최흘 崔屹 ?
本貫 全州. 字 太聳
司譯通訓 崔孝同 子
醫科. 外. 活參
1549 (明宗5) 東活參. 式年試 醫科 二位

최흥문 崔興門 ?
本貫 朱溪. 籌學 崔始裕 長男. 崔修敬 胥 <姓>
1751.11.26. 義禁府 月令醫員 <承>
1758.12.29. 義禁府 月令醫員 <承>

* 進士 潤屋系 8世

최흥발 崔興勃 1623~?
本貫 朱溪. 字 季玉
護軍 崔峻 子 內鍼醫 崔應遠 胥
醫科. 內. 內正 <太>
1646 (仁祖26) 式年試 醫科
1648.5.19. 咸鏡南兵使審藥 除授 <承>
1650 (仁祖28) 內醫院入院 <太>
1665.1.30 (顯宗6) 製藥官. 賞 <承>
* 進仕 潤屋系 7世

최흥복 崔興福 ?
本貫 未詳
1728.10.12. 義禁府 月令醫員 <承>

최흥조 崔興祚 ?
本貫 慶州. 醫科 崔惟亮 子
同參 <醫八>
* <參> 未收錄
* 21世 / 和淑公派 (參判公派)

江陵崔氏 必達系
睡軒公派 / 24世 內醫 崔得龍 以後 15名

慶州崔氏
貞系 8世 外醫 崔益彬 以後 10名
外醫 崔必恭 以後 3名
和淑公派 (參判公派) /
20世 醫科 崔惟亮 以後 93名

朔寧崔氏 郞將公派 (通禮公派) /
17世 內鍼 崔曄 以後 4名

全州崔氏 僉使 錫範系
3世 外醫 崔敦行 以後 3名

朱溪崔氏(茂朱崔) 進士 潤屋系
4世 外醫 崔彦成 以後 25名

稷山崔氏 壽長系 5世
外醫 崔泰觀 以後 36名

鐵原崔氏 禦侮 隱泉系
7世 醫科 崔秀崗 以後 3名

清州崔氏
貴同系 4世 醫科 崔俊成 以後 14名
德恩系 6世 醫科 崔是華 以後 3名

忠州崔氏 嘉善 得龍系
10世 外醫 崔圭鉉 以後 4名

1711.10.21. 萬戶. 北漢山城築造 功＜承＞

卓氏

탁기정 卓基正 ?
本貫 未詳
卓應龜 子. 內鍼 朴有常 胥
醫科
1894 (高宗31) 式年試 醫科

彭氏
龍岡

팽계술 彭繼述 1812～?
本貫 龍岡. 字 善之
內鍼＜鍼＞. 崇政. 知樞
1854 (哲宗5) 內鍼醫差下＜鍼＞
1855.9.5 (哲宗7) 加資(通政)＜省＞
1861.7.4 (哲宗13) 有頉＜藥房＞
1863.9.3. 脫喪. 還屬＜藥房＞
1866.4.13 (高宗3) 加資(嘉善)＜承＞

秋氏

추천길 秋天吉 ?
本貫 未詳
外. 鍼醫＜御營＞. 萬戶
1691.1.16 (肅宗17) 五之足萬戶 下直＜承＞
1704.4.22. 前 萬戶. 御營廳鍼醫差下＜御營＞
1705.9.12. 鍼醫 有頉＜御營＞

1869.1.4 (高宗6) 脫喪. 還屬＜承＞

1873.2.19 (高宗10) 加資(嘉義)＜承＞

1874.2.14 (高宗11) 加資(資憲)＜承＞

1874.3.5～4.5. 知樞＜承＞

1878.2.24 (高宗15) 加資＜承＞

1879.12.21 (高宗16) 加資＜承＞

＊ 18世

平氏

昌原

평순 平順 ?

本貫 昌原. 日人. 歸化人. 平原海 子

典醫. 通政. 內＜實＞. 大護軍

1435.10.21 (世宗17) 醫員＜實＞

1457.6.20 (世祖3) 內醫＜實＞

1462.4.24 (世祖8) 行 大護軍＜實＞

1469.閏2.10 (睿宗1) 醫員＜實＞

1478.12.12 (成宗9) 賞＜實＞

＊ ＜太＞ 未收錄

평원해 平原海 ?

日本 對馬島 出身 僧. 歸化人

典醫. 判典醫事. 中樞副使. 檢參議

1397.8.25. 日本來 授典醫博士 姓平＜實＞

1401.10.13 (太宗1) 典醫少監＜實＞

1406.1.5 (太宗6) 典醫監＜實＞

1408.12.25. 內藥房醫員,令仕典醫＜實＞

1409.閏4.19 (太宗9) 判典醫事＜實＞

皮氏

洪川

피병관 皮秉觀 1872～?

本貫 洪川. 字 光國. 醫科 皮相翊 子

醫科. 外. 醫主＜醫＞

1885 (高宗22) 增廣試 醫科

＊ 26世

피병규 皮秉奎 ?

本貫 洪川

內鍼 皮相休 子. 外醫 李重謨 胥

外. 惠訓＜皮熙哲 醫＞

1872.6 (高宗9) 惠民訓導＜完薦＞

＊ 26世

피병룡 皮秉龍 1847～?

本貫 洪川. 字 士潤

折衝 皮相驥 繼子

雲科 皮相堯 子. 內醫 趙錫洪 胥

醫科. 外. 醫主＜醫＞

1874 (高宗11) 增廣試 醫科

＊ 26世

피병연 皮秉淵 1829～?

本貫 洪川. 字 心汝. 改名 皮秉翼

內鍼醫 皮相休 子. 計士 李宜榮 胥

醫科. 外. 醫正＜醫等＞＜完薦＞

1849 (憲宗15) 式年試 醫科

1876. 式年試 醫科 參試＜醫＞

* 26世

피병익 皮秉翼 = 피병연 皮秉淵

피병준 皮秉俊 1864.1.3~?
本貫 洪川. 字 景秀. 外醫 皮相健 子
醫科. 內鍼. 洋醫. 六品
判三等. 軍務主事. 副司果
1885.9 (高宗22) 增廣試 醫科
1885.12.4. 內鍼醫 差下<承>
1885.12.5. 副司果 除授<承>
1889.7 (高宗26) 陞六<大韓>
1893.6.30 (高宗30) 脫喪. 還屬<承>
1893.7.1. 副司果 除授<承>
1894.10.19. 任 軍務衙門主事<承>
1897.12. 種痘醫養成所卒(二期)<大韓>
1898.4.12. 內部 官立種痘醫<大韓>
1899.3.18. 內部病院醫師. 判六等<承>
1900.6.13. 廣濟院醫師. 判五等<承>
1901.11.9 (光武5) 陞 判四等<大韓>
1904.5.20 (光武8) 陞 判三等<大韓>
1907.3. 大韓醫院醫員. 六品<大韓>
1911.8.4. 醫籍 謄錄. 98號(洋醫)<總>
1915.4. 總督府醫院 退職<每日新譜>
* <鍼> 未收錄
* 26世

피병집 皮秉緝 1875~?
本貫 洪川. 字 敬止. 醫科 皮相國 子
醫科
1891 (高宗28) 式年試 醫科
* 26世

피병회 皮秉晦 ?
本貫 洪川
醫科 皮相協 子. 醫科 金槼 胥
外. 醫直<醫帖>
1872.6 (高宗7) 典醫奉事<完薦>
1880 (高宗17) 前 典醫直長<醫帖>
* 26世

피상건 皮相健 ?
本貫 洪川
外醫 皮宗舜 子. 武科折衝 鄭榮瑞 胥
外. 惠參<皮秉俊 醫>
1885 (高宗22) 惠民參奉<皮秉俊 醫>
* 25世

피상국 皮相國 1850~?
本貫 洪川. 字 文卿
皮宗寬 繼子. 外醫 皮宗和 子
雲判 安永基 胥<八>. 崔允植 胥
醫科. 外. 醫主<醫>
1872 (高宗9) 陞<八>
1880 (高宗17) 前 典醫直長<醫帖>
1888 (高宗25) 式年試 醫科
* 25世

피상덕 皮相德 1857.12.12~1932.9.6
本貫 洪川
太<承>. 兼典醫
1893.1.23. 任 統衛營軍醫<承>
1903.11.13 (光武7) 兼典醫<承>
1914.2.7. 醫生免許 72號 發給<總>
1932.9.6. 卒<總>
* <太> 未收錄

* 25世

피상옥 皮相玉 1858~?
本貫 洪川. 字 善卿
外醫 皮宗和 子. 外醫 鄭允求 壻
醫科
1888 (高宗25) 式年試 醫科
* 25世

피상익 皮相翊 1854~?
本貫 洪川. 字 漢左
外醫 皮宗勳 子. 律敎 鄭源益 壻
醫科. 內鍼<承>. 內<承>. 監牧
1880 (高宗17) 前 典醫副奉事<醫帖>
1882 (高宗19) 增廣試 醫科
1883.5.24. 外醫. 內鍼醫差下<承>
1885.1.27 (高宗22) 內醫<承>
1887.10.7. 咸興監牧官 除授<承>
* <鍼> <太> 未收錄
* 25世

피상협 皮相協 1816~?
本貫 洪川. 字 公居
同參 皮宗桓 長男. 醫科 方禹九 壻
醫科. 外. 醫正<醫>
1837 (憲宗3) 式年試 醫科
* 25世

피상휴 皮相休 1808~?
本貫 洪川. 字 命汝. 外醫 皮宗舜 子
外醫 皮宗顯 繼子. 譯正 將憲周 壻
內鍼<鍼>. 惠主<皮秉淵 醫>
1851 (哲宗2) 內鍼醫 差下<鍼>

* 25世

피세린 皮世麟 1703~1765(?)
本貫 洪川. 字 聖遇. 武科 皮益煌 子
察訪 卜三彬 壻<姓>
內鍼. 崇綠<鍼>. 縣監. 知事
1728.12.11. (英祖4)
-<承> 訓鍊都監鍼醫. 內鍼醫 差下
1735.7.25 (英祖11) 副司果<歸別 先>
1735.7.25. 歸厚別提 除授<先>
1736.12.11~1737.12. 重林察訪<承>
1738.11.10~1741.4. 蔚山監牧官<承>
1742.8.10 (英祖18) 加通政<承>
1742.8.22. 副護軍 除授<承>
1743.8.9~9.15 (英祖19) 僉知<承>
1743.9.27. 副護軍 除授<承>
1744.6.5~6.16. 忠翊衛將 除授<承>
1745.2.30 (英祖21) 加資(嘉善)<承>
1750.7.17 (英祖26) 副護軍 除授<承>
1751.1.14 (英祖27) 加資(嘉義)<承>
1751.4.24. 加資(資憲)<承>
1751.7.14~16. 衿川縣監. 未赴任<承>
1751.7.19 (英祖27) 副護軍 除授<承>
1751.12.15. 加正憲<承>
1753.6.18 (英祖29) 知事<始興 先>
1753.6.18. 衿川縣監 除授<承>
1753.6.22 衿川縣監 赴任<先>
1756.9.16 (英祖32) 加崇政<承>
1757.7.5 (英祖33) 知事 除授
1758.1.4 (英祖34) 加崇祿<承>
1765.5.11 (英祖41) 有頉<承>
* 21世

피재겸 皮載謙 1772~?
本貫 洪川. 字 伯訥
內鍼醫 皮弘均 子. 譯科 洪仁福 胥
醫科. 外. 醫正<醫>
1808.9.22. 義禁府 月令醫員<承>
1809 (純祖9) 增廣試 醫科
1813. 式年試 醫科 參試<醫先>
1818.2.19. 義禁府 月令醫員<承>
* 23世

피재길 皮載吉 1749~?
本貫 洪川. 字 汝成 外方醫 皮弘楫 子
內鍼<鍼>. 監牧. 副司果
1793.7.5 (正祖17) 醫官. 入侍<承>
1793.7.7. 內鍼醫差下. 任 副司果<承>
1793.7.9~95.8.11. 羅州監牧官<承>
1800.7.14. 正祖 卒. 茂山府 定配<承>
1803.2.6 (純祖3) 釋放<承>
* 23世

피재린 皮在麟 = 皮載元 誤記

피재우 皮載佑 ?
本貫 洪川. 武科宣傳 皮弘淵 三男
折衝 林國柱 胥<姓>
外. 醫直<皮秉龍 醫>
* 23世

피재원 皮載元 ?
本貫 洪川. 外醫 皮弘廸 子
外. 醫直<八>
1777.8.19 (正祖1) 典醫監醫員<承>·
* 23世

피재정 皮載禎 ?
本貫 洪川. 武科 皮弘喆 子
外. 醫直<皮秉憲 雲>
* 23世

피재풍 皮載豊 1780~?
本貫 洪川. 字 大有
內鍼醫 皮弘翼 子. 譯主 李信培 胥
醫科. 外. 醫僉<醫>
1801 (純祖1) 增廣試 醫科
1809.1.25. 義禁府 月令醫員<承>
1823.2.11. 義禁府 月令醫員<承>
* 23世

피재형 皮載亨 ?
本貫 洪川
外醫 皮弘德 子. 朴慶元 胥
外. 從仕郎. 醫直<八>
1819 (純祖19) 從士郎<皮宗佑 醫>
* 23世

피종순 皮宗舜 ?
本貫 洪川. 外醫 皮載元 子<八>
外. 惠主<皮秉淵 醫><完薦>
1824.12.1. 義禁府 月令醫員<承>
1826.4.15. 義禁府 月令醫員<承>
* 24世

피종식 皮宗植 1790~?
本貫 洪川. 字 立卿
司果 皮載仁 長男
外醫 張天楫 外孫. 外醫 鄭斗賓 胥
醫科. 外. 惠主<姓>

1819 (純祖19) 惠久. 式年試 醫科
1833.6.15. 全羅審藥<完營日錄>
* 24世

피종오 皮宗五 ?
本貫 洪川
外. 醫直<完薦><等>
* 24世

피종우 皮宗佑 1788~?
本貫 洪川. 字 天汝
外醫 皮載亨 子. 雲科 趙行玉 胥
醫科. 外. 醫正<醫>
1819 (純祖19) 式年試 醫科
1835.9.24 (憲宗1) 前 僉正
-<典享司> 兵曹藥房 除授
1835.12.12. 六曹醫員. 上<褒貶>
1836.6.14 (憲宗2) 六曹醫員. 上<褒貶>
1836.12.13. 六曹醫員. 上<褒貶>
1837.6.11 (憲宗3) 六曹醫員. 上<褒貶>
1839.12.12 (憲宗5) 六曹醫員. 上<褒貶>
1840.6.13 (憲宗6) 六曹醫員. 上<褒貶>
1840.12.12. 六曹醫員. 上<褒貶>
1841.6.12 (憲宗7) 六曹醫員. 上<褒貶>
1843. 式年試 醫科 參試<醫先>
1843.10.6. 前 僉正. 任兵曹藥房<典享司>
1843.12.12 (憲宗9) 六曹醫員. 上<褒貶>
1844.12.11 (憲宗10) 六曹醫員. 上<褒貶>
1845.9.25. 兵曹藥房. 瓜滿<典享司>
1845.6.12 (憲宗11) 六曹醫員. 上<褒貶>
* 24世

피종현 皮宗顯 ?
本貫 洪川. 外醫 皮載元 子
外. 惠主<皮秉淵 醫>
* 24世

피종화 皮宗和 ?
本貫 洪川
醫科 皮載豊 子. 武科 金命源 胥
外. 醫直<皮相國 醫><醫等>
1888 (高宗25) 典醫直長<皮相國 醫>
* 24世

피종환 皮宗桓 1792~?
本貫 洪川. 字 毅汝
司果 皮載仁 次男. 司勇 趙祥奎 胥
醫科. 內鍼<鍼>. 同參<參>
醫正<醫>. 副司果
1816 (純祖16) 式年試 醫科
1823.9.29. 義禁府 月令醫員<承>
1824.8.29. 義禁府 月令醫員<承>
1834.12.16. 內鍼醫差下<承>
1835.1.10. 有頉<承>
1837.3.10. 脫喪. 還屬. 任 副司果<承>
1837.4.16 (憲宗3) 同參 差下<承>
* 24世

피종훈 皮宗勳 ?
本貫 洪川
醫科 皮載謙 子. 武科 金兌完 胥
外. 醫直<皮相翊 醫>
1859.6.13 (哲宗10) 六曹醫員 上<褒貶>
1865. 都監醫員<親臨政府時儀軌>
* 24世

피홍규 皮弘奎 ?
本貫 洪川
武科 皮光麟 子. 朴履漢 胥<姓>
外. 醫直<姓>
1779 (正祖3) 張益祿 妻父<張益祿 籌>
＊ 22世

피홍균 皮弘均 1737~?
本貫 洪川. 字 平仲
武科 皮萬麟 次男
雲直 李東彬 胥<皮載謙 醫>
內鍼<鍼>. 醫直<承>. 副司正
1776.2.21. 典醫直長. 內鍼醫差下<承>
1776.2.25 (英祖52) 副司正 除授<承>
1795.10.26 (正祖19) 醫官<承>
＊ 22世

피홍근 皮弘根 1732~?
本貫 洪川. 字 枝盛
武科僉正 皮萬麟 長男
算學 李允恒 胥
醫科. 外. 醫正<姓>
1765 (英祖41) 久任. 式年試 醫科
1773. 增廣試 醫科 參試<醫先>
＊ 22世

피홍덕 皮弘德 ?
本貫 洪川. 武科司正 皮道麟 長男
安世澤 胥<姓>
外. 醫直<八><姓>. 司正<皮宗佑 醫>
＊ 22世

피홍익 皮弘翼 1742~?
本貫 洪川. 字 士擧
內鍼 皮世麟 繼子
譯判 趙尙恒 胥<皮載豊 醫>
內鍼<鍼>. 腫教. 苑別. 監牧
1778.11.11 (正祖2) 內鍼醫差下<承>
1778.11.12. 副司勇 除授<承>
1789.6.20. 治腫教授<苑別 先>
1789.6.20. 掌苑別提 除授<先>
1790.5.22. 蔚山監牧官 除授<承>
＊ 22世

피홍적 皮弘迪 ?
本貫 洪川. 武科司正 皮道麟 子
外. 惠主<全在健 雲>
＊ 22世

피홍집 皮弘緝 = **피홍즙** 皮弘楫

피홍즙 皮弘楫 ?
本貫 洪川. 武科 皮德麟 子
外方醫. 腫醫<青邱野談>
＊ 22世

피홍택 皮弘澤 ?
本貫 洪川. 武科司正 皮道麟 子
外. 醫直<八>
＊ 22世

피희경 皮熙敬 1862~?
本貫 洪川. 字 交郁
外醫 皮秉奎 子. 趙載成 胥
醫科

1872.6 (高宗9) 童蒙. 譯院完薦<完薦>

1885 (高宗22) 增廣試 醫科

* <完薦> "外醫 皮相協 繼子" 記錄

* 27世

피희두 皮熙斗 1870~?

本貫 洪川. 字 明七

醫科 皮秉龍 子. 申景模 胥

醫科

1885 (高宗22) 增廣試 醫科

* 27世

피희석 皮熙晳 1835~?

本貫 洪川. 字 敬立

雲徒 皮秉直 子. 外醫 皮載禎 玄孫

外醫 李學曾 外孫. 察訪 金秉奎 胥

醫科. 外. 通政<承>. 惠主<醫>

1868.6.10 (高宗5) 六曹醫員. 上<褒貶>

1868.12.12. 六曹醫員. 上<褒貶>

1869.6.11 (高宗6) 六曹醫員. 上<褒貶>

1869.12.12. 六曹醫員. 上<褒貶>

1871.2.17. 義禁府 月令醫員<承>

1874.6 (高宗11) 增廣試 醫科 二等

-<敎旨> 通訓. 前 惠民主簿

1883.1.17. 義禁府 月令醫員<承>

1884.9 (高宗21) 惠民主簿<完薦>

1900.4.16 (光武4) 六品. 加通政<承>

* 27世

피희성 皮熙成 1863~?

本貫 洪川. 字 汝玉

醫科 皮秉淵 子. 醫科 玄光實 胥

醫科. 外. 醫主<醫>

1878 (高宗15) 參奉 新<醫等>

1882 (高宗19) 式年試 醫科

1883.4.12. 義禁府 月令醫員<承>

* 27世

피희철 皮熙哲 1857~?

本貫 洪川. 字 保卿. 外醫 皮秉奎 子

譯僉 高鎭泰 胥. 醫科 高在晋 孫壻

醫科. 外. 醫主<醫>. 敎官

1874 (高宗11) 增廣試 醫科 壯元

1882.11.20. 義禁府 月令醫員<承>

1902.12.19~12.22 商工學校敎官<承>

* 27世

洪川皮氏

/ 21世 內鍼 皮世麟 以後 43名

河氏

하숙륜 河叔崙 ?

本貫 未詳. 淸州 居<實>

外. 惠參<實>

1527.7.11 (中宗22) 前 惠民參奉<實>

1529.6.19. 孝子. 命旌門. 復戶<實>

하종해 河宗海 ?

本貫 未詳

靖國原從勳. 內. 首醫. 資憲

活人提調＜太＞. 知樞＜太＞

1497.12.25 (燕山3) 加資＜實＞

1501.4.5 (燕山7) 加通政＜實＞

1506.2.5 (燕山12) 加嘉善＜實＞

1506.9.5. 嘉善加, 請今政改正＜實＞

1507.4.20. 大護軍. 靖國原從 一等 錄勳

1517.2.18 (中宗12) 加嘉善＜實＞

1514.1.8 (中宗9) 惠民提調＜實＞

1523.2.26 (中宗18) 加嘉義＜實＞

1528.7.28 (中宗23) 首醫＜實＞

韓氏

新平 杻城 竹山 淸州

한각 韓珏 1689~1732(?)

本貫 未詳. 字 國寶

同參＜參＞. 雲敎. 司勇

1725.4.19. 觀象監軍職 除授＜承＞

1725.4.20 (英祖1) 副司勇 除授＜承＞

1725.10.2. 天文兼敎授 遞職＜承＞

1731.12.6. 前 司勇. 同參差下＜承＞

1731.12.7 (英祖7) 司勇 除授＜承＞

1732.4.16 (英祖8) 有頉＜承＞

한경국 韓慶國 ?

本貫 新平. 醫科 韓聖哲 長男＜族譜＞

外. 醫久＜承＞·

1777.8.19 (正祖1) 典醫監醫員＜承＞·

1799.5.24. 前 典醫監醫員＜承＞

＊ 24世 / 淸州韓氏 政堂公派

한경렴 韓慶濂 ?

本貫 新平. 字 士濟＜族譜＞

醫科 韓聖一 次男

外. 醫直＜族譜＞

＊ 24世 / 淸州韓氏 政堂公派

한경복 韓景福 ?

本貫 未詳

醫科. 亨難元從勳. 外. 醫久＜醫＞

1603 (宣祖36) 式年試 醫科

1614.7.18. 醫員. 亨難元從 三等 錄勳

한경상 韓敬庠 ?

本貫 未詳

外. 醫直＜醫帖＞

1880 (高宗17) 前 典醫直長＜醫帖＞

한경서 韓敬瑞 ?

本貫 淸州. 韓世敦 子

外. 惠直＜八＞

＊ 世敦系 2世

한경수 韓敬洙 ?

本貫 新平. 字 士淵＜族譜＞

醫科 韓聖一 長男. 李# 胥

外. 醫直＜族譜＞

＊ 24世 / 淸州韓氏 政堂公派

한경언 韓慶彦 = **한경집** 韓慶集

한경우 韓慶遇 ?
本貫 新平. 字 子雲<族譜>
韓聖弼 長男. 張得基 壻
外. 醫直<族譜>. 司果<韓文奎 薦>
1825 (純祖25) 司果<韓文奎 薦>
* 24世 / 淸州韓氏 政堂公派

한경인 韓慶仁 ?
本貫 新平. 字 惠叔<族譜>
韓聖弼 次男. 醫科 韓重休 曾孫
外醫 洪達泳 壻
外. 醫直<族譜>
1825 (純祖25) 典醫直長<韓文奎 薦>
* 24世 / 淸州韓氏 政堂公派

한경진 韓景鎭 ?
本貫 淸州
外. 醫徒<完薦>
* 31世 / 章悼公派 (?)

한경집 韓慶集 1731~1790.4.12
本貫 新平. 字 士瞻
初名 韓慶彦<醫>. 初名 光輔<族譜>
韓聖麟 繼子. 同知 韓聖齊 次男
內醫 韓聖鳳 姪. 計士 李萬偕 壻
李命洽, 玄載坤 壻<醫先>
醫科. 外. 醫正<金良友 薦><姓>
1754 (英祖30) 色掌 久任. 增廣試 醫科
1777.8.19 (正祖1) 典醫監醫員<承>
1790.4.12 (正祖14) 卒<族譜>
* 24世 / 淸州韓氏 政堂公派

한계남 韓繼男 ?
本貫 未詳
外. 惠久<承>
1629.12.21 惠民醫員. 院月令製藥官<承>

한계진 韓啓鎭 1823~?
本貫 新平. 字 順沃. 韓德奎 子
外醫 韓慶仁 孫
醫科 鄭宜煥, 崔學遇 壻
籌學. 外. 醫徒<完薦>
1844 (憲宗10) 籌學 入格
1870.10 (高宗7) 典醫生徒<完薦>
* 26世 / 淸州韓氏 政堂公派

한광갑 韓光甲 ?
本貫 淸州. 外醫 韓宗孝 子
外. 醫直<八><牛峰金 族譜>
* 28世 / 恭安公派

한광리 韓光履 ?
本貫 淸州
韓宗修 子. 外醫 鄭道興 壻
外. 通政<八>. 惠主. 僉知
1858. 惠民主簿. 僉知<韓應龜 譯>
* 28世 / 恭安公派

한광보 韓光輔 = 한경집 韓慶集

한광섬 韓光暹 ?
本貫 淸州. 醫科 韓宗祜 次男<族譜>
李良國 壻
外. 醫參<韓應煥 律>
1825 (純祖25) 典醫參奉<韓應煥 律>

* 28世 / 恭安公派

한광언 韓光彦 ?
本貫 淸州. 外醫 韓宗孝 子
外. 醫直<韓禹鉉 醫><八>
* 28世 / 恭安公派

한광택 韓光宅 1748~?
本貫 淸州. 字 爾良<族譜>
韓宗裕 獨子. 外醫 韓翊周 孫
鄭宗周 胥
外. 醫直<姓>
1792 (正祖16) 典醫直長<韓膺圭 雲>
* 28世 / 恭安公派

한국윤 韓國潤 1810~?
本貫 新平. 字 賓卿
司正 韓正鎭 繼子
外醫 韓宜鎭 長男<族譜>
譯科 金榮 胥
醫科. 外. 醫正<完薦>
1840 (憲宗6) 色掌. 式年試 醫科
* 27世 / 淸州韓氏 政堂公派

한국현 韓國賢 ?
本貫 淸州. 韓敬民 長男. 金# 胥
外. 醫參<族譜>
* 20世 / 禮賓尹公派

한기준 韓器儁 ?
本貫 淸州. 外醫 韓致亨 子
醫科. 外
1675 (肅宗1) 增廣試 醫科

1691.4.26. 義禁府 月令醫員<承>
* 德龍系 4世

한념의 韓念義 ?
本貫 未詳
1531. 式年試 醫科 參試<醫先>

한대현 韓大鉉 1851~?
本貫 淸州. 字 致一
醫科 韓應星 子. 計士 洪宜三 胥
醫科. 籌學. 外. 醫主<醫>
1870.10 (高宗7) 童蒙. 譯完薦<完薦>
1871 (高宗8) 籌學 入格
1882 (高宗19) 式年試 醫科
* 30世 / 恭安公派

한덕윤 韓德潤 1848~?
本貫 新平. 字 德賢
外醫 韓弘鎭 子. 全孝洽 胥
醫科. 外. 醫主<醫>
1864 (高宗1) 式年試 醫科
* 27世 / 淸州韓氏 政堂公派

한도창 韓道昌 1629.4.17~?.3.30
本貫 新平. 字 子由. 醫科 韓璜 次男
譯正 李益芯 胥. 李承男 胥<醫先>
醫科. 內. 嘉善<太>. 內正<太>. 同知
1629.4.17 (仁祖7) 生<族譜>
1650 (孝宗1) 增廣試 醫科 壯元
1664 (顯宗5) 內醫院入院<太>
1666.1.23. 御醫. 加資(通政)<承>
1666.1.27 (顯宗7) 護軍. 謝恩<承>
1667.1.1 (顯宗8) 加資(嘉善)<承>

527

1670.10.2 (顯宗11) 副護軍 除授＜承＞

* 20世 / 清州韓氏 政堂公派

한두산 韓斗山 1688~?

本貫 新平. 字 子輪

醫科 韓重休 次男＜姓續＞.

內鍼 卞三彬 胥

醫科. 外. 醫正＜醫＞

1713 (肅宗39) 增廣試 醫科 壯元

1717.8.14. 義禁府 月令醫員＜承＞

1717.8.19. 義禁府 月令醫員＜承＞

* 22世 / 清州韓氏 政堂公派

한두형 韓斗衡 1683.1.22~1727.8.18

本貫 新平. 字 叔權

內醫 韓重愈 獨子. 譯科 韓後雄 胥

醫科. 內. 內正＜太＞

1711 (肅宗37) 式年試 醫科

1718 (肅宗44) 內醫院入院＜太＞

1720.3.9 (肅宗46) 準職除授＜承＞

1727.8.18 (英祖3) 卒＜族譜＞

* 22世 / 清州韓氏 政堂公派

한득상 韓得相 ?

本貫 新平

外醫 韓宜弼 子. 譯徒 吳志仁 胥

外. 惠主＜完薦＞

1884.9 (高宗21) 惠民主簿＜完薦＞

* 元系 12世

한득주 韓得周 1727~?

本貫 清州. 字 君弼

萬戶 韓允泰 次男. 申沃 胥

李景弘 胥. 醫科 方世正 胥

醫科. 外. 醫正＜醫＞

1750 (英祖26) 式年試 醫科

* ＜族譜＞ 胥 "惠主 方雲紀" 記錄

* ＜醫先＞ 方時正 胥 紀錄

* 以上 "方雲紀 子 方時正 胥" 誤謬

* 26世 / 恭安公派

한련신 韓連辛 ?

本貫 竹山

外. 朝散. 醫僉＜韓旭 律＞

1570 (宣祖3) 朝散. 醫僉＜韓旭 律＞

한맹일 韓孟一 1700.7.10~1724.6.1

本貫 新平. 字 伯揆＜族譜＞

內醫 韓斗衡 長男. 金兒恒 胥

外. 奉事＜姓續＞

1724.6.1 (景宗4) 卒＜族譜＞

* 23世 / 清州韓氏 政堂公派

한명대 韓命大 ?

本貫 清州

雲科嘉善 韓箕燦 子. 李載夏 胥＜姓＞

外. 醫直＜八＞

* 29世 / 檢校參判公派

한명복 韓命福 ?

本貫 未詳

外. 惠主＜承＞

1777.8.19 (正祖1) 惠民主簿＜承＞

한명봉 韓命鳳 ?

本貫 清州

教誨通政 韓錫禧 子. 任泰延 胥＜姓＞
外. 惠主＜八＞＜姓續＞
＊ 26世 / 章悼公派

한명신 韓命信 ?
本貫 未詳
外. 直長＜燕行＞
1777.10.26～1778.3.28. 前 直長
-＜燕行＞ 進賀謝恩陳奏兼 冬至使行醫

한명오 韓明五 1838～?
本貫 淸州. 字 德哉. 韓廷郁 子
外醫 韓致俊 孫. 察訪 李宗爀 胥
醫科. 外. 醫僉＜完薦＞
1864 (高宗1) 增廣試 醫科 壯元
1878.6 (高宗15) 典醫僉正＜完薦＞
＊ 31世 / 恭安公派

한명조 韓明祖 ?
本貫 未詳
1487.7.4 (成宗18) 春宮都監 醫員＜實＞

한명희 韓命禧 1722～?
本貫 淸州. 字 永叔. 韓斗琦 子
外醫 韓敬瑞 來孫＜八＞
內鍼. 通政＜鍼＞. 僉知
1761 (英祖37) 內鍼醫差下＜鍼＞
1770.5.19 (英祖46) 前 司果＜承＞
1770.5.21 (英祖46) 副司果 除授＜承＞
1774.4.15 (英祖50) 加資(通政)＜承＞
1774.4.21. 護軍 除授＜承＞
1774.11.10～12.20. 僉知＜承＞
1774.12.20. 副護軍 除授＜承＞

1783.11.12 (正祖7) 鍼醫＜承＞
＊ 世敎系 7世

한몽기 韓夢奇 ?
本貫 淸州. 字 良弼. 司勇 韓繼信 子
醫科. 靖國原從勳. 外. 參奉＜錄券＞
1498 (燕山4) 式年試 醫科
1517.4.20. 參奉. 靖國原從 二等 錄勳

한무 韓茂 ?
本貫 淸州. 字 成實＜醫先＞. 楊州 墓
醫科 韓承老 長男. 正郎 吳漢 胥
生員 邊珀 胥＜族譜＞
醫科. 進士＜族譜＞
1606 (宣祖39) 增廣試 醫科
＊ 19世 / 文襄公派

한범서 韓範敍 1766～?
本貫 新平. 字 用九
算敎 韓壽岳 子. 引儀 金南瑞 胥
醫科. 籌學. 外. 醫主＜韓宜永 籌＞
1786 (正祖10) 籌學 入格
1792 (正祖16) 式年試 醫科
＊ 元系 10世

한범휘 韓範徽 1764～?
本貫 新平. 字 德操
算敎 韓壽岳 子. 贊儀 李命存 胥
醫科. 外. 醫僉＜醫＞. 副司果
1786 (正祖10) 式年試 醫科 壯元
1786.4.1. 副司果. 醫科居首＜承＞
＊ 元系 10世

한사건 韓思健 ?
本貫 清州. 韓慶大 子
外醫 韓命大 從姪. 金宏夏 胥<姓>
外. 惠參<八> 活參<方允國 醫>
* 30世 / 檢校參判公派

한상만 韓相萬 ?
本貫 未詳
外. 醫副奉<醫帖>
1880 (高宗17) 前 典醫副奉事<醫帖>

한상유 韓尙愈 ?
本貫 新平. 譯同知 韓瓊 子
醫科 韓瑋 從姪. 內醫 堅霖 外孫
外醫 韓彦忱 孫. 金慶生 胥
醫科. 昭武元從勳. 內
醫訓<醫>. 內正<太>
1627 (仁祖5) 訓導. 式年試 醫科
1628.9.17. 奉事. 昭武元從 二等 錄勳
1643.8.6 (仁祖21) 內醫奉事<承>
1653.閏7.21 (孝宗4) 掌務官<承>
* 元系 5世

한상유 韓相瑜 ?
本貫 清州
折衝 韓廷弼 子<韓應周 律>
武科 崔載海 胥. 同參 韓相瑚 兄弟
1818.11.4. 義禁府 月令醫員<承>
1821.11.17. 義禁府 月令醫員<承>
* 28世 / 章悼公派

한상호 韓相瑚 1780~?
本貫 清州. 字 盛泰. 初名 韓瑚

雲科 韓廷弼 長男. 外醫 金東宸 胥
醫科. 同參. 圖別. 沙斤察訪<參>. 司果
1809 (純祖9) 增廣試 醫科
1822.11.6. 同參差下. 任 副司勇<承>
1822.11.17 (純祖22) 同參. 賞<承>
1830.9.29. 有頉<承>
1832.10.5. 脫喪. 副司果 除授<承>
1832.12.1. 副司果 除授<承>
1848.3.9 (憲宗14) 司果<圖別 先>
1848.3.9. 司圖別提 除授<先>
* 28世 / 章悼公派

한생남 韓生南 1578~?.11.11
本貫 清州. 楊洲 墓
醫科 韓承老 次男
外. 惠參<族譜>
* 19世 / 文襄公派

한성보 韓聖輔 = 한성철 韓聖哲

한성봉 韓聖鳳 1708~1751
本貫 新平. 字 舜瑞. 譯科 韓斗綱 子
內醫 韓道昌 從曾孫. 武科 金重謙 胥
醫科. 內<太>. 通訓. 內正<醫>. 盈主
1729 (英祖5) 式年試 醫科
1731 (英祖7) 內醫院入院<太>
1742.8.8 (英祖18) 御醫陞差<承>
1749.12.4~1751.5.2. 義盈主簿<承>
* 23世 / 清州韓氏 政堂公派

한성유 韓聖愈 ?
本貫 新平. 醫科 韓瑋 子. 崔景曙 胥
醫科. 外. 醫正<上>

1662 (顯宗3) 教授. 增廣試 醫科
1680.11~81.3. 醫員<仁敬王后國葬都監儀軌>
1694.5.11 (肅宗20) 典醫正<上>
1705.1.16 (肅宗31) 鍼醫差下<禁衛>
* 元系 5世

한성일 韓聖一 1708~?
本貫 新平. 字 汝揆
內醫 韓斗衡 次男<姓續>. 張世敞 胥
醫科. 外. 醫僉<醫>
1738 (英祖14) 式年試 醫科
1762. 閏5~7. 都監醫員<莊祖墓所都監儀軌>
* 23世 / 淸州韓氏 政堂公派

한성철 韓聖哲 1731~?
本貫 新平. 字 君謙. 初名 韓聖輔
醫科 韓斗山 繼子. 韓斗賢 次男
醫科 趙仲興 胥
醫科. 外. 醫正<醫>
1762 (英祖38) 式年試 醫科
1780.7.26 (正祖4) 審藥<承>
* 23世 / 淸州韓氏 政堂公派

한세유 韓世愈 1678~?
本貫 淸州. 字 退甫
醫科 韓器寯 子. 外醫 韓致亨 孫
醫科. 外. 惠久<醫>. 審藥
1703.11.22. 全羅兵使審藥 除授<承>
1709.10.24. 義禁府 月令醫員<承>
1710 (肅宗36) 增廣試 醫科
* 德龍系 5世

한수백 韓壽栢 ?
本貫 新平
韓益明 子. 林時運 胥<韓範德 譯>
外. 醫奉<韓範德 譯>
* 元系 9世

한수대 韓壽岱 ?
本貫 淸州. 內醫 韓再愈 子<韓壽岳 譯>
外. 醫直<李致夏 譯>
1699 (肅宗25) 韓壽岳 弟<韓壽岳 譯>

한수성 韓壽星 ?
本貫 未詳
外. 惠參<承>
1728.9.5 (英祖4) 惠民參奉. 罷職<承>

한수성 韓守成 ?
本貫 淸州
譯僉 韓範喆 次男. 計士 吳玄昇 胥
外. 惠參<韓弘濬 律>
1844 (憲宗10) 惠民參奉<韓弘濬 律>
* 28世 / 章悼公派

한순경 韓順敬 ?
本貫 未詳
內<實>
1544.2.29 (中宗23) 內醫. 賞<實>
* <太> 未收錄

한술 韓珹 ?
本貫 新平. 通政 韓忠男 長男
醫科 韓璜 兄. 梁德潤 胥
醫科. 昭武元從勳. 外. 醫正<醫>

531

1618 (光海10) 式年試 醫科 壯元
1628.9.17. 醫員. 昭武元從 二等 錄勳
* 19世 / 淸州韓氏 政堂公派

한승규 韓昇奎 ?
本貫 新平. 字 李平<族譜>
外醫 韓景濂 三男. 趙存祐 胥<族譜>
外. 醫參<韓德潤 醫>
* 25世 / 淸州韓氏 政堂公派

한승로 韓承老 ?
本貫 淸州. 字 仁叟
淸平尉 韓紀 庶子
醫科. 外. 醫直<醫>
1570 (宣祖3) 前 直長. 式年試 醫科 一位
* 18世 / 文襄公派

한승현 韓升鉉 1858.7.28~?
本貫 淸州. 字 致仲. 醫科 韓應星 子
醫科. 籌學. 外. 判五等
醫主<醫>. 書記郎
1871 (高宗8) 籌學 入格
1885.5.25(陽). 典醫參奉 除授<大韓>
1885 (高宗22) 式年試 醫科 壯元
1885.6.1(陽). 陞六 . 典醫主簿<大韓>
1903.9.24. 任 度支部主事<承>
1906.6.30(陽). 陞 判五等<大韓>
1907.6.20(陽). 任度支部書記郎<大韓>
* 30世 / 恭安公派

한시달 韓時達 1642~?
本貫 淸州. 醫科 韓亨國 子<朴浚 醫>
禮賓主簿 金時昌 胥<族譜>

1692.12.3. 義禁府 月令醫員<承>
* 23世 / 恭安公派

한시진 韓時振 1626~1665
本貫 淸州. 字 子美<族譜>
畫員通政 韓善國 次男
醫科 韓亨國 從姪. 金進忠 胥
外. 司果<姓>
1662.5.29. 義禁府 月令醫員<承>
* 23世 / 恭安公派

한언유 韓彦愉 韓彦瑜 ?
本貫 枏城<韓孝生 武>
寧國元從勳. 外. 通訓
1637 (仁祖15) 通訓<韓孝生 武>
1645.5.23 (仁祖23) 鍼醫<承>
1645.8.20. 鍼醫. 寧國元從 三等 錄勳

한언침 韓彦忱 ?
本貫 新平
知樞 韓潤輔 長男. 金世福 胥
外. 醫直<韓俊亮 醫>. 譯正
1606 (宣祖39) 司譯院正<韓瑗 譯>
* 元系 3世

한언협 韓彦協 韓彦脅 ?
本貫 未詳
外. 醫判<海槎錄>
1629.7.24. 回還冬至使行醫員<承>
1629.12.3 (仁祖7) 拘禁<承>
1636.8.11~1637.3.9 (仁祖14~15)
-<海槎錄> 前 判官. 通信使行 醫員

한영 韓泳 韓詠 ?
本貫 淸州
醫科. 外. 審藥
1606 (宣祖39) 增廣試 醫科
1637.6.6. (仁祖15)
-<承> 前 宗親部藥房. 利差審藥

한영식 韓英植 ?
本貫 未詳
外. 醫直<醫帖>
1880 (高宗17) 前 典醫直長<醫帖>

한오석 韓迋錫 1704~1747
本貫 淸州. 字 俊汝
武科僉知 韓應五 長男. 禹泓濬 胥
外. 通訓. 醫久<族譜>
* 30世 / 恭安公派

한오현 韓五鉉 1862~?
本貫 淸州. 字 致奎. 醫科 韓應星 子
醫科
1885 (高宗22) 增廣試 醫科
* 30世 / 恭安公派

한용진 韓用珍 ?
本貫 未詳
典醫
1418.6.4. (太宗18)
-<實> 醫員. 讓寧大君 病 治療

한우현 韓禹鉉 1826~?
本貫 淸州. 字 景九
外醫 韓應鼎 次男. 外醫 韓光彦 孫

外醫 鄭斗賓 外孫. 通德 鄭弼秀 胥
醫科. 外. 醫主<醫>
1859 (哲宗10) 增廣試 醫科
* 30世 / 恭安公派

한위 韓瑋 1600~?
本貫 新平. 資憲 韓彦恂 子
外醫 韓彦忱 姪. 吳景業 胥
醫科. 外. 醫主<醫>
1630 (仁祖8) 式年試 醫科
1639. 講隷習讀<韓後愈 譯>
* 元系 4世

한응규 韓應奎 1761.12.3~1822.1.27
本貫 新平. 字 而晦
醫科 韓慶集 長男. 內醫 金泰儉 胥
雲敎 朴致亨 胥<醫先>
醫科. 籌學. 外. 醫正<醫>
1777.8.19 (正祖1) 典醫監醫員<承>·
1783 (正祖7) 式年試 醫科 壯元
1812 (純祖12) 籌學 入格
1819. 式年試 醫科 參試<醫>
1822.1.27 (純祖22) 卒<族譜>
* 25世 / 淸州韓氏 政堂公派

한응기 韓應箕 1808~?
本貫 淸州. 字 景仁. 譯科 韓光道 子
醫科 韓宗宅 孫. 算別 李圭升 胥
醫科. 外. 醫僉<醫>
1840 (憲宗6) 色掌. 訓導. 式年試 醫科
* 29世 / 恭安公派

한응기 韓應夔 ?
本貫 未詳
外. 惠主<承>. 察訪. 副司果
1872.5.2. 前 主簿. 子 惠民調用<承>
1885.11.21 (高宗22) 副司果<承>
1886.1.13. 子 惠民署大等第<承>
1886.10.10~11.15. 靑巖察訪<承>
1886.11.15~87.11.10. 迎華察訪<承>
1888.6.24. 松蘿察訪 遞職<承>

한응성 韓應星 1822~?
本貫 淸州. 字 景汝. 雲科 韓光運 子
醫科 韓宗宅 孫. 醫科 崔進基 胥
醫科. 外. 醫正<醫>
1850 (哲宗1) 增廣試 醫科 壯元
* 29世 / 恭安公派

한응시 韓應時 ?
本貫 淸州. 同參 韓相瑚 子
訓判 安弘燁 胥<姓續>
外. 醫等第<姓續>
1827 (純祖27) 韓應冕 弟<韓應冕 譯>
* 29世 / 章悼公派

한응인 韓應仁 ?
本貫 未詳
外. 審藥<公山日記>
1603.1.8 (宣祖36) 忠淸審藥<公山日記>

한응정 韓應鼎 ?
本貫 淸州. 外醫 韓光甲 長男
外醫 韓光彦 繼子. 外醫 鄭斗賓 胥
外. 惠直. 司果<韓禹鉉 醫>

1846 (憲宗12) 惠民參奉<韓羲鉉 律>
1874 (高宗11) 惠民直長<韓文鉉 譯>
* 29世 / 恭安公派

한의관 韓宜寬 ?
本貫 未詳
外. 惠直<承>
1827.11.1 (純祖27) 惠民直長<承>

한의근 韓宜勤 ?
本貫 新平
外. 惠久<劉舜祜 律>
1843 (憲宗9) 惠民前銜<劉舜祜 律>
* 元系 11世

한의진 韓宜鎭 1789.6.3~1844.6.17
本貫 新平. 字 學汝<族譜>
醫科 韓應奎 長男. 武科 崔光魯 胥
外. 醫直<族譜>
1840 (憲宗6) 典醫直長<韓國潤 醫>
1844.6.17 (憲宗10) 卒<族譜>
* 26世 / 淸州韓氏 政堂公派

한의필 韓宜弼 ?
本貫 新平
外. 惠主<完薦><八>
1843 (憲宗9) 惠民主簿<金勉曾 八>
* 元系 11世

한이적 韓爾迪 ?
本貫 新平. 內醫 韓俊興 三男
外醫 韓希愈 孫. 同知 吳振邦 胥
外. 惠參<韓益信 籌>

1723 (景宗3) 惠民參奉<韓益信 籌>
* 元系 7世

한익주 韓翊周 1699~1767
本貫 淸州. 字 聖翊
譯科 韓胤範 長男<姓續>
李三昌 胥. 醫科 鄭文晉 胥<族譜>
律科. 外. 醫直<姓續>. 別提
1699 (肅宗25) 生<族譜>
1726 (英祖2) 式年試 律科
1767 (英祖43) 卒<族譜>
* 26世 / 恭安公派

한익태 韓益泰 1680~?
本貫 新平. 字 大來
武科 韓重佖 次男
醫科 韓玞 曾孫. 醫科 張有齡 胥
醫科. 外. 醫僉<醫>
1702 (肅宗28) 式年試 醫科
1707.2.10. 義禁府 月令醫員<承>
1708.1.17. 義禁府 月令醫員<承>
* 22世 / 淸州韓氏 政堂公派

한인달 韓仁達 ?
本貫 未詳
昭武元從勳. 外. 鍼醫<錄券>
1628.9.17. 鍼醫. 昭武元從 二等 錄勳

한재유 韓再愈 1663~1715
本貫 淸州. 字 山斗
譯科 韓錫祚 子. 譯正 玄爀 胥
醫科. 內. 醫正<韓壽岳 譯>. 內正<太>
1684 (肅宗10) 式年試 醫科 壯元

1699 (肅宗25) 典醫正<韓壽岳 譯>
1700 (肅宗26) 內醫院入院<太>
1705.12.4 (肅宗31) 內醫. 賞<承>

한재응 韓在應 1782~?
本貫 新平. 字 聖瑞
武科縣監 韓宅祚 次男<族譜>
譯奉 李鎭觀 胥
醫科
1805 (純祖5) 增廣試 醫科
* 25世 / 淸州韓氏 政堂公派

한정리 韓廷理 ?
本貫 淸州
外. 惠主<完薦>
* 30世 / 恭安公派 (?)

한정배 韓廷培 = 韓廷浩 誤記

한정서 韓廷瑞 ?
本貫 淸州
外. 醫直<八>
1840 (憲宗6) 典醫直長<朴演鏞 八>
* 30世 / 恭安公派 (?)

한정우 韓廷瑀 ?
本貫 淸州
外. 惠主<林昇淵 醫>
* 30世 / 恭安公派 (?)

한정진 韓鼎鎭 1871~?
本貫 淸州. 字 利鈺<醫等>
譯直 韓昌奎 子. 金載僖 胥

外. 醫久＜醫八＞

1891 (高宗28) 元＜醫八＞

* 31世 / 章悼公派

한정현 韓鼎鉉 1835~?

本貫 淸州. 字 盛哉

醫科 韓應箕 子. 醫科 鄭光殷 胥

醫科. 籌學. 外. 醫僉＜醫＞

1855 (哲宗6) 籌學 入格

1861 (哲宗12) 式年試 醫科. 初壯

* 30世 / 恭安公派

한정호 韓廷浩 ?

本貫 淸州

外醫 韓致儉 子. 譯科 李燁 胥

外. 醫奉＜八＞

1867 (高宗4) 典醫奉事＜韓鑛五 譯＞

* 30世 / 恭安公派

한종상 韓宗祥 1741~1773

本貫 淸州. 字 美伯

律科 韓顯周 長男. 同參 李翼臣 胥

律科. 外. 醫直＜姓續＞

1771 (英祖47) 式年試 律科 五位

1773 (英祖49) 卒＜族譜＞

* 27世 / 恭安公派

한종우 韓宗祐 1728~1791

本貫 淸州. 字 士純

外醫 韓翊周 次男. 算學 李昌瑞 胥

醫科. 外. 通訓＜族譜＞. 醫僉＜醫＞

1756 (英祖32) 訓導. 式年試 醫科

1777.8.19 (正祖1) 典醫監醫員＜承＞

* 27世 / 恭安公派

한종택 韓宗宅 1758~?

本貫 淸州. 字 幼安

醫科 韓得周 子. 武科同知 崔尙泰 胥

醫科. 外. 醫正＜醫＞

1777.8.19 (正祖1) 典醫監醫員＜承＞·

1780 (正祖4) 式年試 醫科

1792. 式年試 醫科 參試＜醫先＞

* 27世 / 恭安公派

한종효 韓宗孝 ?

本貫 淸州

譯科 韓啓周 子. 醫科 韓得周 姪

外. 醫直＜韓禹鉉 醫＞＜八＞

* 27世 / 恭安公派

한준량 韓俊亮 ?

本貫 新平

韓景愈 子. 內醫 韓尙愈 從姪

外醫 韓彦忱 曾孫. 萬戶 具孝一 胥

醫科. 外. 通訓. 醫主＜韓爾剛 譯＞

1651 (孝宗2) 式年試 醫科

1684. 通訓. 醫主＜韓爾剛 譯＞

* 元系 6世

한준상 韓俊相 ?

本貫 新平

醫科 韓聖愈 子. 尹祉商 胥

外. 惠主＜姓＞

1723 (景宗3) 外醫＜韓慶祚 律＞

1729.10.2. 義禁府 月令醫員＜承＞

* 元系 6世

한준흥 韓俊興 1638~1710
本貫 新平. 字 雲卿. 外醫 韓希愈 子
韓尙愈 從姪. 算學 玄晉明 胥
醫科. 保社元從勳. 內<太>
嘉善. 醫正<錄券>. 同知
1660 (顯宗1) 增廣試 醫科
1664.2.13. 義禁府 月令醫員<承>
1680 (肅宗6) 內醫院入院<太>
1690.7.26 (肅宗16) 內醫. 加資<承>
1694.5. 前 正. 保社元從 三等 錄勳
1699.2.1 (肅宗25) 加資<承>
1700.12.1 (肅宗26) 同知. 敍用<承>
* 元系 6世

한중유 韓重愈 1651.8.8~1687.2.6
本貫 新平. 字 退之
內醫 韓道昌 長男. 醫科 鄭惟覺 胥
醫科. 內<太>. 內正<醫>
1666 (顯宗7) 式年試 醫科
1684 (肅宗10) 內醫院入院<太>
1684.11.21 (肅宗10) 掌務官. 賞<承>
1687.2.6 (肅宗13) 卒<族譜>
* 21世 / 淸州韓氏 政堂公派

한중정 韓重鼎 1747~1804(?)
本貫 淸州. 字 與和. 內鍼 韓命禧 子
內鍼<鍼>
1784.1.15 (正祖8) 內鍼醫 加差<承>
1804.9.2 (純祖4) 有頉<承>
* 世敎系 8世

한중휴 韓重休 1653.8.24~1725.11.28
本貫 新平. 字 休甫

內醫 韓道昌 次男. 內醫 韓重愈 弟
僉使 李廓然 胥. 洪漢 胥<醫先>
醫科. 外. 醫正<醫>
1678 (肅宗4) 敎授. 式年試 醫科
1688.10.7. 都監救療官<山陵>
1725.11.28 (英祖1) 卒<族譜>
* 21世 / 淸州韓氏 政堂公派

한지 韓芷 1567~?
本貫 淸州. 字 子馨
將仕 韓仁老 長男
醫科 韓承老 姪. 許欄 胥<族譜>
醫科. 外. 醫奉<醫>
1600 (宣祖33) 前 奉事. 式年試 醫科
1610. 都監醫員<光海迎接都監儀軌>
1613.7.6. 醫員. 介伊 卒. 削職<實>
* 19世 / 文襄公派

한차유 韓次愈 ?
本貫 未詳
1708.12.14. 院 月令劑藥官<承>
1723.11.18. 院 月令劑藥官<承>
1727.6 (英祖3) 院 月令劑藥官<承>
1734.4.22. 義禁府 月令醫員<承>
1753.1.9. 義禁府 月令醫員<承>

한창현 韓昌鉉 1853~?
本貫 淸州. 字 致大. 醫科 韓應星 子
醫科. 籌學. 外. 醫主<醫>
1871 (高宗8) 籌學 入格
1874 (高宗11) 增廣試 醫科
* 30世 / 恭安公派

537

한충민 韓忠敏 ?
本貫 未詳
醫科. 外. 審藥
1635 (仁祖13) 增廣試 醫科
1640.1. 濟州審藥 <五子直解 濟州刊>

한치검 韓致儉 ?
本貫 淸州
訓主 韓有文 子. 趙衡杓 胥
外. 惠參 <金渠 醫>. 司果
1822. 惠民參奉. 司果 <金渠 醫>
* 29世 / 恭安公派

한치수 韓致邃 ?
本貫 淸州
外. 惠主 <姓續>

한치형 韓致亨 ?
本貫 淸州
外醫 韓� 子. 外醫 梁士祥 胥
外. 惠主 <韓器儁 醫>
1675 (肅宗1) 惠民主簿 <韓器儁 醫>
* 德龍系 3世

한태현 韓台鉉 1844~?
本貫 淸州. 字 致三
醫科 韓應星 子. 洪懿祖 胥
醫科. 籌學. 外. 醫主 <醫>
1867 (高宗4) 式年試 醫科
1871 (高宗8) 籌學 入格
* 30世 / 恭安公派

한필오 韓弼五 ?
本貫 淸州
外醫 韓廷浩 子. 譯正 吳時成 胥
外. 醫直 <完薦>
1872.6 (高宗7) 典醫直長 <完薦>
* 31世 / 恭安公派

한항대 韓恒大 ?
本貫 淸州
韓奎燦 子. 計士 崔興祥 胥
外. 惠主 <金榮洙 雲>. 活參
1792. 惠參. 活參 <韓思益 譯>
1792 (正祖16) 惠民主簿 <金榮洙 雲>
* 29世 / 檢校參判公派

한형국 韓亨國 1617~?
本貫 淸州. 字 士元
司果 韓德修 長男. 權恪 胥
醫科. 外. 惠敎 <族譜>
1635.9.13. 義禁府 月令醫員 <承>
1652 (孝宗3) 增廣試 醫科 壯元
1655.4.20~1656.2.20 (孝宗6~7)
-<扶桑錄> 行 參奉. 通信使行 醫員
1656.12.24. 代馬島 下送 醫官 <承>
1661.12.21. 東萊 下送 <典客司日記>
* 22世 / 恭安公派

한홍규 韓弘逵
本貫 淸州
察訪 韓守根 三男. 武科 陳璟 胥
外. 惠主 <等>
1864.8 (高宗1) 惠民訓導 <完薦>
* 29世 / 章悼公派

한흥술 韓弘述 1811~?
本貫 清州. 字 士吉
察訪 韓守根 次男. 籌別 李浩天 胥
外. 醫直＜醫八＞
1838 (憲宗4) 陞＜醫八＞
* 29世 / 章悼公派

한홍원 韓弘遠 ?
本貫 清州. 察訪 韓守根 長男
外醫 韓守成 再從姪. 外醫 崔禎 胥
外. 惠主＜八＞
1844 (憲宗10) 惠民主簿＜韓應孝 譯＞
* 29世 / 章悼公派

한홍진 韓弘鎭 ?
本貫 新平
外醫 韓昇奎 子. 李峻經 胥
外. 醫直＜韓德潤 醫＞
1864 (高宗1) 典醫直長＜韓德潤 醫＞
* 26世 / 清州韓氏 政堂公派

한황 韓璜 1600.2.29~1681.7.26
本貫 新平. 字 而獻
通政 韓忠男 次男
醫科 韓玟 弟. 副司果 林鳳秀 胥
醫科. 寧國元從勳. 外
壽通政＜八＞ 醫正＜姓＞
1621 (光海13) 式年試 醫科
1637.6.6. (仁祖15)
-＜承＞ 前 宗親部藥房. 利差審藥
1645.8.20. 醫員. 寧國元從 二等 錄勳
1681.7.26 (肅宗7) 卒＜族譜＞
* 19世 / 清州韓氏 政堂公派

한효민 韓孝敏 ?
本貫 未詳
醫科
1627 (仁祖5) 式年試 醫科

한후성 韓後成 ?
本貫 清州
副護軍 韓仁偉 子. 柳昌辰 胥＜醫先＞
醫科. 外. 折衝＜醫＞. 僉知＜醫＞
1683 (肅宗9) 增廣試 醫科
1694.9.24 (肅宗20) 典醫監醫員＜上＞

한흡 韓潝 ?
本貫 清州. 韓德龍 子
寧國元從勳. 外. 通政＜韓器儁 醫＞
1645.8.20. 醫員. 寧國元從 三等 錄勳
* 德龍系 2世

한희유 韓希愈 ?
本貫 新平. 譯科 韓瑗 子
外醫 韓彦忱 孫. 計士 尹麒祥 胥
外. 惠直＜韓益信 籌＞. 司果
1660 (顯宗1) 司果＜韓俊興 醫＞
* 元系 5世

新平韓氏
元系 3世 外醫 韓彦忱 以後 15名

清州韓氏
恭安公派 / 22世 醫科 韓亨國 以後 33名
政堂公派 / 19世 醫科 韓玟 以後 25名
文襄公派 / 18世 醫科 韓承老 以後 4名
章悼公派 / 26世 外醫 韓命鳳 以後 10名

檢校參判公派 /

29世 外醫 韓命大 以後 3名

德龍系 2世 外醫 韓瀗 以後 4名

世敦系 2世 外醫 韓敬瑞 以後 3名

新平韓氏 世榮系 = 淸州韓氏 政堂公派

咸氏
陽根

함득일 咸得一 ?

本貫 未詳

保社元從勳. 同參<參>. 惠主. 副司果

1665.7.21. 惠民主簿 除授<承>

1665.11.26 (顯宗6) 鍼醫<承>

1672.7.2. 醫官. 對馬島 派遣<實>

1673.7.2 (顯宗14) 副司果 除授<承>

1681.8.14 (肅宗7)

-<承> 謝恩陳奏兼 冬至使行 御醫

1694.5. 副司果. 保社元從 一等 錄勳

함영술 咸永述 ?

本貫 楊根

咸鎭華 長男. 咸鎭嵩 繼子<姓>

外. 惠直<完薦>

* 長同系 12世

함유민 咸有敏 ?

本貫 楊根

僉知 咸繼佑 子. 金壽振 胥

醫科. 外. 醫主<醫>

1690 (肅宗16) 式年試 醫科

* 長同系 7世

함유정 咸有亭 ?

本貫 未詳

外. 醫直<井邑李 族譜>

함우순 咸遇順 ?

本貫 楊根. 外醫 咸永述 子

外醫 韓景鎭 胥<完薦>

外. 醫徒<完薦>. 引儀. 察訪

1854.12.25 (哲宗5) 假引儀 除授<省>

1859.8.18 (哲宗10) 兼引儀. 賞<省>

1864.8.19. 典設別提 除授<承>

1864.12.27 (高宗1) 引儀 除授<承>

1866.2.11 (高宗3) 引儀<承>

1868.11.10. 松羅察訪. 賞<承>

* 長同系 13世

함주령 咸柱齡 ?

本貫 楊根. 京 居. 禦侮 咸忠獻 子

醫科. 內. 通政. 內僉<太>. 僉知<醫>

1600 (宣祖33) 前 主簿. 式年試 醫科

陽根咸氏 長同系

7世 醫科 咸有敏 以後 3名

許氏

金海 陽川 河陽 混濱

허격 許激 1732~?
本貫 陽川. 字 汝浩
同參 許鋼 子. 同參 許溫 弟
同參. 引儀. 平陵察訪<參>
1768.7.30 (英祖44) 同參 差下<承>
1769.3.26 (英祖45) 引儀<承>
* 縣令 岾系 3世

허관 許寬 1747~1771.6.2
本貫 陽川. 字 伯敬
首醫 許磁 子. 察訪 慶崙 胥
醫科. 外. 醫正<李圭豊 籌>
1768 (英祖44) 式年試 醫科
1771.6.2. (英祖47)
-<承> 禁書 綱鑑 所持. 南海配後死刑
* 張孫系 9世

허광 許硑 ?
本貫 陽川. 外醫 許伋 子<姓>
外. 惠主<姓>
* 張孫系 8世

허급 許伋 ?
本貫 陽川. 畵員折衝 許諶 子
首醫 許信 從弟. 吳泰周 胥<姓>
外. 醫參<承>
1731.6.9 (英祖7) 典醫參奉<承>

* 張孫系 7世

허기 許愭 1365.6.25~1431.2.10
本貫 陽川. 字 元德. 號 梅軒<姓號>
判書 許錦 子. 同知 權重貴 胥<族譜>
國子試. 儒醫. 典醫少監. 牧使. 判奉常事
1404.1.12 (太宗4) 前 典醫少監<實>
1404.8.11. 判書 許錦 子<實>
1431.2.10 (世宗13) 卒<族譜>
* 15世 / 版圖佐郎公派

허도 許衜 ?~1431
本貫 陽川. 許信 子
儒醫. 檢校漢城尹. 知濟生院事. 參贊
1406.3.16 檢校漢城尹. 知濟生院事<實>
1422.1.15. 檢校參贊. 救療所監督<實>
1423.11.28. 參贊. 女醫制 請願<實>
* 13世 / 大提學公派

허렴 許磏 1722~1791
本貫 陽川. 字 汝潔. 畵員 許任 子
首醫 許磁 再從弟. 醫科 金壽澤 胥
醫科. 内<太>. 嘉善<承>. 同知
1740 (英祖16) 惠久. 增廣試 醫科
1767 (英祖43) 內醫院入院<太>
1769.8.4 (英祖45) 御醫陞差<承>
1773.10.18~1775.5.10. 僉知<承>
1774.11.25 (英祖49) 加資(嘉善)<承>
1775.5.16 (英祖50) 副護軍 除授<承>
1775.12.5. 同知 除授<承>
1775.12.9. 副護軍 除授<承>
* 張孫系 8世

허반 許磐 = 허수 許礒

허봉지 許鳳池 ?
本貫 金海
儒醫. 通訓. 醫習<許介 生>
1564. 通訓. 醫習<許介 生>

허사구 許思九 ?
本貫 陽川
進士 許璧 子. 儒醫 許衙 冑孫
光國元從勳. 外. 惠主
1591.閏3.2. 惠主. 光國元從 二等 錄勳
* 19世 / 大提學公派 (舍人公派)

허수 許礒 1711~1779
本貫 陽川. 字 子安. 初名 許磐
首醫 許信 獨子<姓續>
計士 方世謙 冑
醫科. 首醫. 內. 崇祿<太>. 郡守. 知樞
1738 (英祖14) 式年試 醫科 壯元
1744 (英祖20) 內醫院入院<太>
1749.7.27 (英祖25) 御醫陞差<承>
1750.10.10. 副護軍 除授<承>
1751.4.24 (英祖27) 加資<承>
1752.6.4 (英祖28) 副護軍 除授<承>
1753.4.28 (英祖29) 同知 除授<承>
1756.9.16 (英祖32) 加嘉義<承>
1756.11.26. 加資憲<承>
1757.12.19 (英祖33) 知事 除授<承>
1758.1.4 (英祖34) 加正憲<承>
1759.1.2 (英祖35) 加崇政<承>
1759.4.10. 副護軍 除授<承>
1759.4.19~12.22. 龍仁縣令<先>

1759.6.17. 縣監. 加資(崇祿)<承>
1760.1.20 (英祖36) 副護軍 除授<承>
1764.11.24. 副護軍 除授<承>
1768.6.8 (英祖44) 副護軍 除授<承>
1769.7.11 (英祖45) 副護軍 除授<承>
1770.3.20 (英祖46) 副護軍 除授<承>
1771.4.21 (英祖47) 副護軍 除授<承>
1771.6.27 (英祖47) 子 許寬 關聯
-<承> 濟州牧大靜縣 定配中. 釋放
* <太> 高陽郡守 記錄
* 張孫系 9世

허숙 許潚 ?
本貫 未詳
醫科. 昭武元從勳. 內. 內正<太>
1609 (光海1) 增廣試 醫科
1628.4.14 (仁祖6) 掌務官 賞<承>
1628.9.17. 正. 昭武元從 二等 錄勳
1635.9.26 領敦寧府事 金尙容 治療<承>

허식 許軾 ?
本貫 混濱. 字 子瞻. 許義山 子
醫科
1531 (中宗26) 式年試 醫科

허신 許信 1684~1746(?)
本貫 陽川. 字 立哉. 司直 許謙 子
計士 林埏 冑. 申世樟 冑<醫先>
醫科. 首醫. 揚武元從勳
內. 崇政<太>. 縣監. 知樞
1705 (肅宗31) 增廣試 醫科 壯元
1707 (肅宗33) 內醫院入院<太>
1723.9.28 (景宗3) 加通政<承>

1724.閏4.10 (景宗4) 加嘉善<承>
1725.12.28~1726.6.2. 忠翊將<承>
1726.3.9 (英祖2) 同知 除授<承>
1726.6.12. 副護軍 除授<承>
1728.7.15. 同知. 揚武元從 二等 錄勳
1733.3.28~1734.6. 陽智縣監<先>
1734.7.1 (英祖10) 副護軍 除授<承>
1735.1.28 (英祖11) 加嘉義<承>
1735.4.16. 加資憲<承>
1735.5.18. 知事 除授<承>
1742.3.3~1744.8. 龍仁縣令<承>
1743.1.9 (英祖19) 加資(正憲)<承>
1744.5.11. 加崇政<承>
1744.8.27 (英祖20) 護軍 除授<承>
1746.3.12. 前 龍仁倅. 前日入侍<承>
* <太> "享年 62" 誤謬
* 張孫系 8世

허승 許乘 1632~?
本貫 陽川. 字 耘叟
僉使 許崙 長男. 儒醫 許悁 九世孫
進士. 儒醫. 佐郎. 縣監. 副司果
1662 (顯宗3) 增廣試 進士 三等
1692.1.8 (肅宗17) 振威縣令 除授<承>
1701.4.24. 同參議藥. 副司果 除授<承>
1702.8.5 (肅宗27) 主簿. 同參議藥<承>
* 24世 / 版圖佐郎公派 (蘆村公派)

허언 許鄢 1753~?
本貫 陽川. 字 楚三. 許存 次男
<晉陽神方> 共著

허영 許郢 1751~?
本貫 陽川. 字 楚客. 許存 長男
<晉陽神方> 共著

허온 許溫 1724~?
本貫 陽川. 字 和元. 同參 許鋼 子
同參<參>. 通政. 察訪. 縣監. 僉知
1747.5.29 (英祖23) 假引儀 除授<承>
1750.4.9 (英祖26) 兼引儀 除授<承>
1752.10.10. 軍資主簿 除授<承>
1753.1.2. 興陽監牧官 除授<承>
1758.7.28 (英祖34)
-<承> 脫喪. 同參差下. 任 副司果
1759.1.27 (英祖35) 引儀 除授<承>
1759.11.13~1762.5. 平丘察訪<承>
1762.6.2 (英祖38) 副司果 除授<承>
1769.3.26 (英祖45) 加資(通政)<承>
1769.9.11. 僉知 除授<承>
1770.6.20. 砥平縣監 除授<承>
1772.5.5. 妻 妬忌 關聯 名刊削<實>
* 縣令 坫系 3世

허원 許源 ?
本貫 陽川
外. 惠直<朴有慶 雲>
1820.4.17. 義禁府 月令醫員<承>
1835.5.10. 義禁府 月令醫員<承>

허임 許任 ?
本貫 河陽. 羅州, 公州 居. 公州 墓
樂工 許億福 孼子. 黃* 胥
衛聖勳. 靖社元從勳. 河興君
內鍼<鍼>. 資憲. 府使

<鍼灸經驗方>(1644年) <四醫經驗方>

1596.11.1 (宣祖29) 治腫教授 <瑣尾錄>

1604.9.23 (宣祖37) 加通政 <實>

1609.10~10.15 麻田郡守. 未赴任 <實>

1612 (光海4) 三等 衛聖功臣 錄勳

1613 (光海5) 嘉善. 河興君 <會盟錄>

1615.10~1617.3. 永平縣令 <先>

-<實> 1616.1.23 除授

1616.11.27 (光海8) 加嘉義 <實>

1617.2. 楊洲牧使 除授. 未赴任 <實>

1617.3.15~19.8.30 嘉義. 富平府使 <先>

1622.4.6~23.3.18. 資憲. 南陽府使 <先>

-<承> 1623.3.26 罷職

1623.3. 衛聖勳, 河興君 削勳

1625.9.1. 前 府使. 靖社元從 二等 錄勳

1628.10.22 (仁祖6) 鍼醫 <承>

1639.8.8 (仁祖17) 受鍼關聯書啓 <承>

* <族譜>世數誤謬, <鍼> "嘉善" 誤謬

* 21世 / 文敬公派 (?)

* 先系 考證必要

허저 許㫜 ?

本貫 陽川

奉禮 許蓼 長男. 儒醫 許㥠 曾孫

内. 內判 <實>

<醫方要錄>(失傳) 著述

1489.7.25. 內醫判官. 賞 <實>

1493.2.15. 內主. 醫方要錄 著 <實>

* <太> 未收錄

* 18世 / 版圖佐郎公派 (奉禮公派)

허점 許坫 1649~1732.3

本貫 陽川. 字 盈叟. 庶孽

揚武元從勳. 同參. 崇祿. <參>

活別 <參>. 平邱察訪 <參>. 縣令. 知事

1681.11.21. 許通. 同參 差下 <承>

1694.7.3 (肅宗20) 長興主簿. 汰 <承>

1699.6.25. 長水察訪 除授 <承>

1705.6.10. 蔚山監牧官 除授 <承>

1708.1.10 (肅宗34) 副司果 除授 <承>

1710.2.18 (肅宗36) 副護軍 除授 <承>

1711.12.21 (肅宗37) 加資 <承>

1713.4.5~1714.11.8. 振威縣令 <承>

1714.6.24. 加資 <承>

1714.11.8 (肅宗40) 司直 除授 <承>

1723.9.28 (景宗3) 加正憲 <承>

1724.閏4.10 (景宗4) 加崇政 <承>

1728.7.15. 知事. 揚武元從 二等 錄勳

1730.11.6. 時年八十二, 加崇祿 <承>

1731.12.6 (英祖7) 有頉 <承>

1732.3 (英祖8) 卒

-<承> 1732.3.17. 子 許鋼 有頉

-<承> 1734.1.11. 子 許鋼 還屬

* 縣令 坫系 1世

허조 許銅 許銚 1699~1756.3.21

本貫 陽川. 字 琢如. 京 居

同參 許坫 孽子

同參. 崇祿 <參>. 郡守. 察訪. 知事

1728.11.12. 同參差下. 任 副司勇 <承>

1731.6.13 (英祖7) 引儀 除授 <承>

1731.6.21. 平丘察訪 除授 <承>

1732.3.17 (英祖8) 有頉 <承>

1734.1.11 (英祖10) 還屬 <承>

1734.1.12. 司果 除授 <承>

1734.5.11. 瓦署別提 除授 <承>

1734.10.2~1737.3.20. 平丘察訪 <承>

1737.3.22 (英祖13) 副司果 除授 <承>

1738.5.16. 司圃別提 除授 <先>

1739.8.5. 南陽監牧官 除授 <承>

1742.8.10 (英祖18) 加通政 <承>

1742.10.21. 僉知 除授 <承>

1744.5.11 (英祖20) 加嘉善 <承>

1744.5.18. 同知 除授 <承>

1745.1.28~1745.4.5. 麻田郡守 <承>

1745.4.5~1747.9. 安山郡守 <承>

1746.6.27 (英祖22) 加資(嘉義) <承>

1746.9.25. 加資(資憲) <承>

1749.5.12~1751.7. 衿川縣監 <承>

1751.閏5.6 (英祖27) 加正憲 <承>

1751.7.14. 副護軍 除授 <承>

1751.9.14. 加崇政 <承>

1752.11.4 (英祖28) 加崇祿 <承>

1753.4.2 (英祖31) 知事 除授 <承>

1756.3.14 (英祖32) 有頉 <承>

1756.3.21. 作故 <承>

* 縣令 坫系 2世

허종 許琮 1434.7.29~1494.2.14

本貫 陽川. 字 卿一. 宗之. 號 尙友堂

許蓀 子. 儒醫 許惜 曾孫. 韓*胥

文科. 敵愾勳. 佐理勳. 陽川府院君

儒醫. 右議政. 內醫提調

<醫門精要>(失傳)著<鄕藥集成方>諺解

1457 (世祖3) 文科 別試 乙科 三位

1467 (世祖13) 敵愾功臣 一等 錄勳

1471 (成宗2) 佐理功臣 四等 錄勳

1494.2.14 (成宗25) 卒 <族譜>

* 18世 / 版圖佐郎公派

허준 許浚 1539~1615

本貫 陽川. 字 淸源. 號 龜巖. 坡州 墓

府使 許碖 庶子. 儒醫 許惜 來孫

首醫. 扈聖勳. 陽平君

內. 崇祿 <太>. 內正 <眉巖>

<纂圖方論脈訣集成>,<諺解胎産集要>

<東醫寶鑑>,<辟疫神方>,<新纂辟瘟方>

1569.6.3 (宣祖2) 內醫. 眉巖薦 <眉巖>

1571.11.2 (宣祖4) 內醫僉正 <眉巖>

1573.11.3 (宣祖6) 內醫正 <眉巖>

1590.12.25 (宣祖23) 加通政 <實>

1596.1.3. 世子 治療 功 加資 <實>

1596.3.12 (宣祖29) 加嘉善 <竹>

1601 (宣祖34) 正憲 <諺解痘瘡集要>

1604.2.25. 三等 扈聖功臣 錄勳

1604. 行 副護軍 <三功臣>

1604. 崇政. 陽平君 <太平會盟圖>

1605. 崇政. 陽平君 <三功臣>

1608.2. 宣祖 卒. 首醫. 入試 <實>

1609.11.22 (光海1) 流配 釋放 <實>

1613 (光海5) 崇祿. 陽平君 <會盟錄>

1615.11.13 (光海7) 輔國 追贈 <實>

* <太> 生年誤 <太平會盟圖><簡易集>

* 20世 / 版圖佐郎公派 (陽平君派 祖)

陽川許氏

版圖佐郎公派 / 儒醫 許惜 以後 5名

張孫系 8世 首醫 許信 以後 6名

同參 許坫 以後 4名

玄氏

延州 單本

현갑 玄鉀 1790.6.17~1814.2.28
本貫 川寧. 字 汝函
首醫 玄在德 長男. 內醫 金穟 胥
醫科. 內. 內正<太>
1810 (純祖10) 式年試 醫科 壯元
1811 (純祖11) 內醫院入院<太>
1812.3.29. 掌務官. 加資<承>
1812.3.30. 加資改正. 準職<承>
1814.2.28 (純祖14) 卒<族譜>
* 25世

현건 玄鍵 1812.8.20~?
本貫 川寧. 字 章汝
譯科 玄在明 次男
首醫 玄在德 從姪. 朴英善 胥
醫科. 外. 醫僉<醫>
1835 (憲宗1) 增廣試 醫科
1864.8 (高宗1) 典醫教授<完薦>
1874. 增廣試 醫科 參試<醫>
1875.8 (高宗12) 典醫教授<完薦>
* 25世

현계구 玄啓九 1759.7.10~1825.3.9
本貫 川寧. 字 聖範<族譜>
外醫 玄載章 次男. 監牧 金達瑞 胥
雲科. 同參<參> 通政<族譜>
雲正<雲> 僉知<金濟慶 醫>
1783 (正祖7) 增廣試 陰陽科. 天文學
1786.閏7.19 (正祖10) 觀象僉正<省>
1821.9.25 同參差下. 任 副護軍<承>
1822.6.5 (純祖22) 同參. 汰<承>
1823.2.4 (純祖23) 安州牧. 釋放<承>
1823.5.7. 敍用<承>
1825.3.9 (純祖25) 卒<族譜>
* 22世

현계범 玄啓範 1717.10.28~1757.2.2
本貫 川寧. 字 汝浩<族譜>
內鍼 玄載泰 繼子. 同參 玄在鼎 長男
譯科 金景璧 胥<族譜>
內鍼<玄相健 譯><八>
1757.2.2 (英祖33) 卒<族譜>
* <鍼> 未收錄
* 22世

현계순 玄啓淳 1738.3.8~1786.2.25
本貫 川寧. 字 士質<醫>. 時哉<族譜>
同參 玄載鼎 三男. 金景游 胥
醫科. 內. 通政<太>. 僉知<醫>
1763 (英祖39) 增廣試 醫科
1763 (英祖39) 內醫院入院<太>
1767.4.16 (英祖43) 御醫陞差<承>
1773.7.25. 御醫. 闋服, 依例還屬<承>
1775.5.2 (英祖51) 副護軍 除授<承>
1775.5.3. 汰<承>
1786.2.25 (正祖10) 卒<族譜>
* 22世

현계의 玄啓義 1730.5.22~1777.7.21
本貫 川寧. 字 和叔<族譜>

外醫 玄載晟 長男. 外醫 玄處華 繼子
金潤明 胥<族譜>
外. 醫直<金景球 醫>
1777.7.21 (正祖1) 卒<族譜>
* 22世

현계조 玄啓祚 1727~1790
本貫 川寧. 字 而遠. 內醫 玄載觀 子
金志謙 胥. 鄭允經, 內醫 金養吾
尹廷運 胥<醫先>
醫科. 內. 內正<太>. 副司正
1753 (英祖29) 式年試 醫科
1755.8.10. 義禁府 月令醫員<承>
1773 (英祖49) 內醫院入院<太>
1783.12.15 (正祖7) 副司正<承>
* 22世

현광덕 玄光德 1805.1.11~?
本貫 川寧. 字 汝承
內鍼 玄鳳瑞 繼子. 察訪 玄雲瑞 次男
內醫 安宗錫 胥. 外醫 崔祜 胥<完薦>
醫科. 籌學. 外. 醫正<醫>
1831 (純祖31) 式年試 醫科
1833.9.7. 義禁府 月令醫員<承>
1840. 慶尙審藥. 上<春夏等褒貶榜目>
1841.12.3 (憲宗7) 審藥<科宦錄>
1851.8.1 (哲宗2) 審藥. 刑配<省>
1857 (哲宗8) 籌學 入格
1864.8 (高宗1) 典醫教授<完薦>
1870.10 (高宗7) 典醫僉正<完薦>
* 24世

현광렬 玄光烈 1805.7.28~1870.7.13
本貫 川寧. 字 景休. 玄奎瑞 次男
內醫 玄啓祚 孫. 外醫 朴重璉 胥
部將 金仁燮 胥<醫先>
醫科. 外. 醫正<醫>
1828 (純祖28) 式年試 醫科
1870.7.13 (高宗10) 卒<族譜>
* 24世

현광보 玄光輔 1799.11.27~1848.4.14
本貫 川寧. 字 德仲<族譜>
內鍼醫 玄鳳瑞 子. 鄭信道 胥
察訪 金昌源 胥<族譜>
外. 醫徒<完薦>
1864.8. 典醫生徒<完薦>
1848.4.14 (憲宗14) 卒<族譜>
* 24世

현광두 玄光斗 1808.9.28~1881.9.30
本貫 川寧. 字 聖七<族譜>
醫科 玄龜瑞 四男. 醫科 卞鍾徽 胥
外. 醫直<完薦>
1871. 典醫前銜<玄商健 籌>
1881.9.30 (高宗18) 卒<族譜>
* 24世

현광석 玄光錫 1753.10.5~1782.3.3
本貫 川寧. 字 伯元
內鍼醫 玄箕瑞 長男. 李敏行 胥<族譜>
外. 醫直<玄相健 譯>
1777.8.19 (正祖1) 典醫監醫員<承>
1782.3.3 (正祖6) 卒<族譜>
* 24世

현광선 玄光宣 1796.8.19~1879.8.4

本貫 川寧. 字 綱伯

雲科 玄重瑞 長男. 內醫 玄啓淳 孫

外醫 南維瑞 胥. 申道純 胥<醫先>

醫科. 內<太>. 崇政<族譜>

醫僉<承>. 知樞<醫>

1822 (純祖22) 式年試 醫科

1823.9.5. 義禁府 月令醫員<承>

1823.12.11 (純祖23) 六曹醫員. 上<褒貶>

1824.6.11 (純祖24) 六曹醫員. 上<褒貶>

1824.12.12. 六曹醫員. 上<褒貶>

1825.6.22 (純祖25) 六曹醫員. 上<褒貶>

1828.6.13 (純祖28) 六曹醫員. 上<褒貶>

1828.12.12. 六曹醫員. 上<褒貶>

1829.6.13 (純祖29) 六曹醫員. 上<褒貶>

1830.1.5. 義禁府 月令醫員<承>

1833.6.13. 前 醫僉. 內醫院入院<承>

1862.2.29 (哲宗13) 御醫. 加資<省>

1873.6.21. 前 御醫. 脫喪. 還屬<承>

1874.11.18 (高宗11) 加資<承>

1875.4.11. 其子 卽付內醫<承>

1878.5.12 (高宗15) 入直<承>

1878.6. 內醫. 崇政<完薦>

1879.8.4 (高宗16) 卒<族譜>

* 24世

현광실 玄光實 1810.3.26~?

本貫 川寧. 字 子華

雲科 玄重瑞 三男

內醫 玄啓淳 孫. 醫科 金成儉 胥

醫科. 外. 醫正<醫>

1850 (哲宗1) 增廣試 醫科

1861. 式年試 醫科 參試<醫先>

현광일 玄光一 1794.7.20~1840.11.5

本貫 川寧. 字 慶汝<族譜>

醫科 玄龜瑞 長男. 卞之銳, 趙相健 胥

外. 醫直<醫八><完薦>

1840.11.5 (憲宗14) 卒<族譜>

* 24世

현광진 玄光進 1825.10.5~?

本貫 川寧. 字 台善<族譜>

玄應漢 次男. 同參 現啓九 孫

金道銓 胥<族譜>

外. 醫直<族譜>. 雲直<玄泰健 雲>

1866.6 (高宗3) 典醫參奉<完薦>

* 24世

현광철 玄光哲 1805.7.28~1833.12.13

本貫 川寧. 字 仲愚

玄奎瑞 次男. 內醫 玄啓祚 孫

內鍼 白成一 外孫. 外醫 朴重璉 胥

醫科. 外. 醫僉<醫>

1827.11.1 (純祖27) 典醫直長<承>

1828 (純祖28) 式年試 醫科 壯元

1833.12.12 (純祖33) 卒<族譜>

* 24世

현구서 玄龜瑞 1767.7.24~1840.11.4

本貫 川寧. 字 靈仲

內醫 玄啓祚 長男. 內醫 崔宅中 胥

洪宅一, 僉使 金樞 胥<醫先>

醫科. 外. 醫正<族譜>

1790 (正祖14) 色掌. 增廣試 醫科

1940 (憲宗6) 卒<族譜>

* 23世

현기 玄琦 ?

本貫 星州

醫習. 宣務郎. 司直<玄鎭默 蔭>

1589 (宣祖22) 醫習<玄德龍 武>

현기린 玄起麟 ?

本貫 川寧. 譯科 玄重夏 子

醫科 玄翊夏 姪<族譜>

外. 醫參<族譜>

* 20世

현기봉 玄起鳳 1693.8.19~?

本貫 川寧. 字 儀卿

醫科 玄翊夏 子. 譯僉 韓益謙 胥

醫科. 外. 惠主<醫>

1714 (肅宗40). 增廣試 醫科 壯元

1720.1.4. 義禁府 月令醫員<承>

1720.1.12. 義禁府 月令醫員<承>

* 20世

현기붕 玄起鵬 1684.11.29~1750.8.12

本貫 川寧. 字 遠卿

內醫 玄瑞夏 子. 譯科 卞三錫 胥

醫科. 首醫. 揚武元從勳

內. 崇祿<太>. 縣監. 知中樞

1702 (肅宗28) 式年試 醫科

1716 (肅宗42) 內醫院入院<太>

1724.閏4.10 (景宗4) 加通政<承>

1724.閏4.12. 副護軍 除授<承>

1728.7.15. 折衝. 揚武元從 二等 錄勳

1731.9.25. 忠翊衛將 除授<承>

1732.閏5.18 (英祖8) 僉知 除授<承>

1733.7.14 (英祖9) 加嘉善<承>

1733.11.9~12.12 (英祖9) 同知<承>

1733.12.14. 副護軍 除授<承>

1735.4.16 (英祖11) 加嘉義<承>

1736.8.9 (英祖12) 加資憲<承>

1737.4.4 (英祖13) 知中樞 除授<承>

1741.1.12~8.29. 積城縣監. 罷職<承>

1741.12.5 (英祖17) 副護軍 除授<承>

1743.1.9 (英祖19) 加資(正憲)<承>

1744.5.11 (英祖20) 加崇政<承>

1744.5.18. 副護軍 除授<承>

1746.2.8 (英祖22) 加崇祿<承>

1746.2.16. 副護軍 除授<承>

1750.8.12 (英祖26) 卒<族譜>

* 20世

현기서 玄箕瑞 1735.3.8~1807(?)

本貫 川寧. 字 瑞玉

內鍼 玄啓範 長男

吳喜大, 武科 金衡齡 胥<族譜>

內鍼<鍼>

1770.6.17. 醫人. 內鍼醫 差下<承>

1807.4.19 (純祖7) 有頉<承>

* 23世

현도언 玄道彦 1702~?

本貫 川寧. 字 美叔. 初名 玄道亨

醫科 玄夏信 長男. 金重鎰 胥

醫科. 外. 惠主<醫>

1723 (景宗3) 式年試 醫科

* 20世

현도태 玄道泰 1711~?
本貫 川寧. 字 汝長<醫>. 亨仲<族譜>
醫科 玄夏信 次男. 醫科 鄭守範 胥
醫科. 外. 惠主<醫>. 活參
1734.6.10 (英祖10) 東活人參奉<承>
1735 (英祖11) 增廣試 醫科
* 20世

현도항 玄道恒 1718~?
本貫 川寧. 字 季範
醫科 玄夏信 三男
譯科 李榘 胥. 崔禹基 胥<醫先>
醫科. 外. 惠敎<醫>
1744 (英祖20) 式年試 醫科
1769.4.27 (英祖45) 惠民訓導<承>
* 20世

현도형 玄道亨 = 현도언 玄道彦

현동규 玄東圭 1862~?
本貫 川寧. 字 久玉
外醫 玄宜健 子. 外醫 玄仁黙 繼子
察訪 李明均, 李基周 胥
外. 醫直<醫八><醫等>. 譯前銜
1878.6 (高宗15) 童蒙. 譯完薦<完薦>
1884 (高宗21) 陞<醫八>
1884.7.23. 義禁府 月令醫員<承>
1893.8 (高宗30) 司譯前銜<完薦>
* 26世

현동선 玄東善 1854.1.1~?
本貫 川寧. 字 元章<族譜>
外醫 玄宗健 子. 外醫 鄭宜善 胥

外. 通訓<族譜>. 醫直<完薦>
1893.8 (高宗30) 典醫直長<完薦>
1924.3.5. 卒<族譜>
* 26世

현동숙 玄東肅 1872~?
本貫 川寧. 字 敬之. 外醫 玄漢圭 子
醫科
1885 (高宗22) 增廣試 醫科
* 26世

현동완 玄東完 1868.4.26~?
本貫 川寧. 字 福汝
內醫 玄行健 次男. 內醫 崔祐植 胥
醫科. 內鍼<承>. 內<承>
通政<族譜>. 奏四等. 製藥師長
1878.6 (高宗15) 童蒙. 譯完薦<完薦>
1885 (高宗22) 增廣試 醫科
1885.12.4. 內鍼醫 差下<承>
1885.12.5. 副司果 除授<承>
1887.10.11. 鍼醫. 內醫院入院<承>
1888.1.21 (高宗25) 御醫差下<承>
1893.6.30. 加差內醫. 陞實<承>
1894.10.4. 任 太醫院總務主事<承>
1895.5.26. 任 太醫主事 判五等<承>
1895.11.4. 任 典醫司主事<承>
1903.5.22. 任 太醫技師. 奏六等<承>
1903.9.16. 技師. 加資(通政)<承>
1905.2.20. 任 太醫院製藥師長<承>
-<大韓> 敍 奏四等八級
1906.12.14 (光武11) 陞 七級<承>
1907.8.2. 太醫院製藥師長<省>
* <太> <鍼> 未收錄

* 26世

현동철 玄東哲 1859.2.1~1890.2.24
本貫 川寧. 字 天明<族譜>
玄浩健 子. 內醫 玄禹瑞 曾孫
察訪 李浩德 胥<族譜>
外. 從士郎<族譜>. 醫奉<完薦>
1890.2.24 (高宗27) 卒<族譜>
* 26世

현동헌 玄東憲 1860.6.4~1913.2.20
本貫 川寧. 字 章汝
內醫 玄行健 長男. 譯判 金演 胥
醫科. 內<承>. 嘉善<族譜>. 醫主<醫>
1874 (高宗11) 增廣試 醫科
1881.12.23. 行健 子. 內醫院入院<承>
1887.10.12 (高宗21) 御醫差下<承>
1888.3.24. 加差內醫. 陞實<承>
1904.5.10. 四品. 院日記 監董<承>
1905.12.29 (光武9) 監董. 賞<承>
1906.1.23 (光武10) 加通政<官報>
1913.2.20. 卒<族譜>
* <太> 未收錄
* 26世

현동환 玄東煥 1848.1.1~1883.9.30
本貫 川寧. 字 周卿<族譜>
玄淇健 次男. 內醫 玄禹瑞 曾孫
外醫 崔孝承 胥<族譜>
外. 惠直<完薦>
1883.9.30 (高宗20) 卒<族譜>
* 26世

현령운 玄寧運 ?
本貫 川寧. 譯前銜 玄學石 子
外醫 玄義浚 曾孫. 崔履廷 子
外. 惠參<完薦>
1884.9 (高宗21) 惠民參奉<完薦>
* 24世

현만규 玄萬奎 1653.7.5~1730.4.22
本貫 川寧. 字 而景. 初名 玄次喜
醫科 玄琂 次男. 武科 李時馨 胥
醫科. 外. 醫正<族譜>
1678 (肅宗4) 增廣試 醫科
1689.4.27. 義禁府 月令醫員<承>
1711.5.15~1712.2.25 (肅宗37~38)
-<東槎日記> 前 主簿. 日本使行 醫員
1713.7.15 (肅宗39) 惠民署官員<承>
1730.4.22 (英祖6) 卒<族譜>
* 18世

현만기 玄萬紀 ?
本貫 川寧 (?)
外. 審藥
1664.9.24. 平安監司審藥 除授<承>
* 18世 (?)

현만운 玄萬運 1637.4.5~1707.11.12
本貫 川寧. 字 一之. 折衝 玄瑋 子
醫科 玄琂 姪. 內醫 鄭惟光 胥
醫科. 保社元從勳. 內
通政<族譜>. 內僉. 僉知<太>
1660 (顯宗1) 增廣試 醫科
1672 (顯宗13) 內醫院入院<太>
1694.5. 僉正. 保社元從 一等 錄勳

1699.2.1 (肅宗25) 加資(通政) <承>

1701.12.11. 忠壯將 除授 <承>

1707.11.12 (肅宗33) 卒 <族譜>

* 18世

현만주 玄萬胄 ?

本貫 川寧

同參 <參>. 司果

1681.7.11. 醫人. 同參 差下 <承>

1682.10.13 (肅宗8) 司果 除授 <承>

1698.3.29 (肅宗24) 醫官. 賞 <承>

* 18世

현만초 玄萬初 ?

本貫 川寧. 字 伯淳 <族譜>

通政 玄瑋 三男. 醫科 玄玤 姪

武科 崔善俊 壻 <族譜>

外. 通訓. 惠主 <玄鳴夏 武>

1688.1.20 (肅宗14) 醫官 <承>

* 18世

현문빈 玄文彬 1730.11.9~1798.8.17

本貫 川寧. 字 士質 <族譜>

醫科 玄夏升 子. 金益善 壻 <族譜>

外. 惠主 <玄晋瑞 譯>. 活奉 <玄啓基譯>

1798.8.17 (正祖22) 卒 <族譜>

* 20世

현봉서 玄鳳瑞 1784.11.7~1835.3.22

本貫 川寧. 字 鳴瑞

引儀 玄啓文 次男

同參 玄載鼎 孫. 訓判 金宗運 壻

內鍼. 通政 <鍼>. 僉知

1819.2.23. 醫人. 內鍼醫差下 <承>

1819.2.24 (純祖19) 副司勇 除授 <承>

1827.7.24 (純祖27) 加資(通政) <省>

1827.9.15~9.22. 五衛將 <承>

1827.9.18. 僉知 除授 <承>

1835.3.22 (憲宗1) 卒 <族譜>

* 23世

현사묵 玄思默 ?

本貫 驪州

玄樞星 子. 鄭行百 壻 <姓>

外. 醫奉 <姓>

현상건 玄商健 1844.7.27~?

本貫 川寧. 字 致祥 <醫>. 聖時 <族譜>

外醫 玄光斗 長男. 醫科 卜鍾徽 外孫

外醫 金厚曾 壻 <醫先>

醫科. 籌學. 外. 醫正 <醫>

1867 (高宗4) 式年試 醫科

1871 (高宗9) 籌學 入格

* 25世

현상열 玄商說 ?

本貫 川寧. 外醫 玄泰元 子. 張瀟 壻

外. 惠參. 活參 <玄義洵 譯>

1801. 惠民參奉. 活參 <玄義洵 譯>

* 20世

현상흥 玄商興 ?

本貫 未詳

外. 鍼醫

1794.1. 陪從鍼醫 <顯隆園幸行節目>

현서하 玄瑞夏 1659.7.7~1713.10.19
本貫 川寧. 字 君玉
內醫 玄萬運 長男. 李孝達 胥
醫科. 內. 內正<太>
1678 (肅宗4) 式年試 醫科
1686 (肅宗12) 內醫院入院<太>
1699.2.1 (肅宗25) 入直醫官<承>
1713.10.19 (肅宗39) 卒<族譜>
* 19世

현석하 玄錫夏 ?
本貫 川寧
外醫 玄萬初 次男. 醫科 玄珸 從孫
醫科 玄祐夏 弟. 金應九 胥
醫科. 外. 惠久<醫>
1699 (肅宗25) 式年試 醫科
1701.12.16. 義禁府 月令醫員<承>
1715.10.21. 義禁府 月令醫員<承>
* 19世

현신강 玄信綱 1669~1708
本貫 川寧. 字 立甫
算敎 玄達源 三男. 張仁傑 胥
醫科 玄珸 再曾孫. 金尙根 胥<醫先>
醫科. 內. 內正<太>
1696 (肅宗22) 式年試 醫科
1699 (肅宗25) 內醫院入院<太>
1705.12.4 (肅宗31) 內醫. 賞<承>
* 20世

현영건 玄永健 1840.4.17~1929.1.19
本貫 川寧. 字 聖言. 外醫 玄光輔 子
內鍼醫 玄鳳瑞 孫. 外醫 金瑩 胥

醫科. 外. 醫僉<醫>
1864 (高宗1) 增廣試 醫科
1876.8.2. 咸鏡北兵營審藥. 杖刑<承>
1914.8.9. 醫生免許 5025號 發給<總>
1929.1.19. 卒<總>
* 25世

현우서 玄禹瑞 1765.10.21~1821.8.23
本貫 川寧. 字 德圭. 號 湖雲<族譜>
引儀 玄啓寅 次男. 同參 玄載鼎 孫
計士 李啓顯 胥. 醫科 李錫禧 孫壻
醫科. 籌學. 內. 通訓
籌別<算先>. 內正<太>
1781 (正祖5) 籌學 入格
1790 (正祖14) 色掌. 增廣試 醫科
1812 (純祖12) 內醫院入院<太>
1812.10.9. 御醫陞差<承>
1821.8.23 (純祖21) 卒<族譜>
* 23世

현우성 玄禹成 ?
本貫 未詳
外. 審藥
1663.4.1 (顯宗4) 濟州審藥 除授<承>

현우하 玄祐夏 ?
本貫 川寧. 外醫 玄萬初 長男
醫科 玄錫夏 兄. 譯奉 趙憲基 胥
醫科
1683 (肅宗9) 增廣試 醫科
* 19世

현은 玄琂 1618.2.1~1662.2.1
本貫 川寧. 字 晦汝
用奉 玄得洪 子. 譯正 李益茂 胥
醫科. 外. 醫奉<玄萬齡 譯><族譜>
1646 (仁祖24) 式年試 醫科 壯元
1662.2.1 (顯宗2) 卒<族譜>
* 17世

현응원 玄應遠 = 현재덕 玄在德

현응철 玄應喆 1784.2.6~1830.4.14
本貫 川寧. 字 明夫
雲科 玄啓三 繼子
同參 玄啓九 長男. 僉使 金道銓 胥
醫科. 內鍼<鍼>. 副司果
1807 (純祖7) 式年試 醫科
1808.7.17. 義禁府 月令醫員<承>
1823.1.12. 義禁府 月令醫員<承>
1823.4.8. 內鍼醫差下. 任 副司勇<承>
1827.5.2. 脫喪. 副司果 除授<承>
1830.4.14 (純祖30) 卒<族譜>
* 23世

현의건 玄宜健 1832.8.9~?
本貫 川寧. 字 聖安<族譜>
外醫 玄光一 三男. 金德鎬 胥<醫八>
外. 醫徒<完薦>
1878.6 (高宗15) 典醫生徒<完薦>
* 25世

현의준 玄義浚 ?
本貫 川寧. 外醫 玄商說 子
外. 醫直. 譯直<玄宗運 醫>

* 21世

현익하 玄翊夏 1670.11.17~?
本貫 川寧. 字 君輔
內醫 玄萬運 三男
內醫 玄瑞夏 弟. 柳昌敏 胥
醫科. 醫正<燕行日記>
1696 (肅宗22) 敎授. 式年試 醫科
1702.9.3. 義禁府 月令醫員<承>
1712.11.3~1713.3.30 (肅宗38~39)
-<老> 前 正. 謝恩兼 冬至使行醫員
1731.6.9. 廣興倉假官 典醫奉事<承>
* 19世

현인묵 玄仁默 1810.10.20~1847.7.24
本貫 川寧. 字 伯元<族譜>
外醫 玄光一 長男. 譯直 崔昭 胥
外. 醫直<完薦><等>
1847.7.24 (憲宗13) 卒<族譜>
* 25世

현재관 玄載觀 1691~1738
本貫 川寧. 字 賓卿
內醫 玄信綱 長男
金甲命 胥. 金時珪 胥<醫先>
醫科 揚武元從勳 內 通政<太>
內正<族譜>. 副護軍
1714 (肅宗40) 增廣試 醫科
1717 (肅宗43) 內醫院入院<太>
1728.7.15. 司正. 揚武元從 一等 錄勳
1728.5.25. 兼察御醫 陞差<承>
1735.4.16 (英祖11) 加通政<承>
1735.4.18. 副護軍 除授<承>

* 21世

현재덕 玄載德 ?
本貫 川寧. 字 得心 <族譜>
醫科 玄道恒 次男. 醫科 玄道泰 繼子
嘉善 金鍵 胥 <族譜>
外. 惠參 <承>
1777.8.19 (正祖1) 惠民參奉 <承>
1788.10.12. 惠民署別單祿官 <省>
* 21世

현재덕 玄在德 1771.11.29~1833.8.15
本貫 川寧. 字 士說. 號 弇山
初名 玄應遠. 譯科 玄焞 子
贊儀 李命存 胥. 內醫 李世珪 孫胥
朴四弼 胥 <醫先>
<本草類涵要領>(1833年) 著述 未刊
醫科. 首醫. 內. 正憲 <太> 僉使. 知樞
1789 (正祖13) 式年試 醫科
1801.7.28. 領籤. 加差內醫 <承>
1802.11.12. 未經準職. 準職除授 <承>
1809.8.15 (純祖9) 御醫陞差 <承>
1812.4.26 (純祖12) 加通政 <承>
1812.6.15. 陳奏兼奏請使行 御醫 <承>
1814.5.19~1816.12. 東里僉使 <承>
1816.12.27. 副護軍 除授 <承>
1817.8.10~10.13. 五衛將 <承>
1817.8.10 (純祖17) 僉知 除授 <承>
1821.3.7 (純祖21) 副護軍 除授 <承>
1821.4.18. 同知 除授 <承>
1822.1.25 (純祖22) 加資 <承>
1827.7.24 (純祖27) 加資 <省>
1833.8.15 (純祖33) 卒 <族譜>

* 24世

현재성 玄載晟 1710.1.24~?.11.24
本貫 川寧
外醫 玄厚綱 子. 張繼賢 胥 <族譜>
外. 主簿 <族譜>
1740.2.21. 義禁府 月令醫員 <承>
* 21世

현재유 玄載裕 1718~?
本貫 川寧. 字 行遠. 初名 玄載垕
醫科 玄道彦 子. 金檍 胥
醫科. 外. 惠主 <醫>
1744 (英祖20) 式年試 醫科
1758.5.18. 救療官. 前 主簿. 賞 <承>
1777.8.19 (正祖1) 惠民主簿 <承>
* 21世

현재장 玄載章 1720.8.6~1789.12.30
本貫 川寧.. 字 質夫 <譯>. 仲輝 <族譜>
譯科 玄文恒 次男. 醫科 玄夏雄 孫
僉使 韓翼燦 胥
譯科. 外. 活參 <李思秀 醫>
1740 (英祖16) 增廣試 譯科. 漢學
1789.12.30 (正祖13) 卒 <族譜>
* 21世

현재정 玄載鼎 1701~1753
本貫 川寧. 字 和叔. 同參 玄悌綱 子
揚武元從勳. 同參. 嘉善 <參>
縣監. 察訪. 同知
1722.3.27 (景宗2) 假引儀 除授 <承>
1725.7.28. 典獄主簿 除授 <承>

1727.5.13. 內資主簿 除授＜承＞

1728.2.3 (英祖4) 贊儀 除授＜承＞

1728.7.15. 贊儀. 揚武元從 一等 錄勳

1730.8.11. 禮賓別提 除授＜承＞

1731.11.30. 平丘察訪 除授＜承＞

1734.11.13. 羅州監牧官 除授＜承＞

1739.2.22. 長水察訪 除授＜承＞

1743.1.2 (英祖19) 副司果 除授＜承＞

1743.1.9. 加資(通政)＜承＞

1743.2.18～3.5. 忠翊將＜承＞

1743.9.27～10.30. 僉知＜承＞

1743.11.5. 副護軍 除授＜承＞

1745.7.24～1746.2.16. 僉知＜承＞

1746.2.8 (英祖22) 加嘉善＜承＞

1746.2.18. 副護軍 除授＜承＞

1747.8.11～1747.10. 龍仁縣令＜承＞

1751.7.26 (英祖27) 同知 除授＜承＞

1753.8.15. 素患痰病危篤. 有頉＜承＞

1753. 卒＜族譜＞

* 21世

현재중 玄載重 ?

本貫 川寧. 字 致敬＜族譜＞

醫科 玄道恒 三男. 司猛 玄道徵 繼子

金景喆 胥＜族譜＞

外. 惠參＜承＞

1777.8.19 (正祖1) 惠民參奉＜承＞

* 21世

현재태 玄載泰 1695.6.9～1736.1.11

本貫 川寧. 字 聖望. 內鍼 玄孝綱 子

譯科 卞三允 胥＜族譜＞

內鍼＜鍼＞. 司勇

1730.11.13. 醫人. 內鍼醫差下＜承＞

1730.11.17 (英祖6) 司勇 除授＜承＞

1736.1.11 (英祖12) 卒＜族譜＞

* 21世

현재풍 玄載豊 1696～?

本貫 川寧. 字 大哉. 玄有綱 子

內鍼 玄載泰 再從弟. 內醫 李時弼 胥

醫科. 外. 醫正＜醫＞

1714 (肅宗40) 久任. 式年試 醫科

1722.1.6. 義禁府 月令醫員＜承＞

1724.1.22. 義禁府 月令醫員＜承＞

1759年. 式年試 醫科 參試＜醫先＞

* 21世

현재후 玄載垕 ＝ 현재유 玄載裕

현제강 玄悌綱 1665.11.2～1735.5.10

本貫 川寧. 字 順甫

算學 玄達源 次男

內鍼 玄孝綱 弟. 李顯宗 胥＜族譜＞

內鍼. 同參. 資憲＜參＞. 歸厚別提

盈主＜鍼＞. 縣監. 知事

1697 (肅宗23) 內鍼醫差下＜鍼＞

1727.2.3. 治腫教授＜歸別 先＞

1707.2.3. 歸厚別提 除授＜先＞

1709.12.21. 副司直 除授＜承＞

1711.12.25 (肅宗37) 司直 除授＜承＞

1712.1.16 (肅宗38) 引儀 除授＜承＞

1712.10.21. 廣興主簿 除授＜承＞

1713.5.23 (肅宗39) 引儀 除授＜承＞

1713.7.16. 活人別提 除授＜承＞

1714.6.20. 桃源察訪 除授＜承＞

1719.12.22. 副司果 除授 <承>
1723.9.28 (景宗3) 加通政 <承>
1723.10.4. 副護軍 除授 <承>
1725.6.8 (英祖1) 加資(嘉善) <承>
1725.10.23. 加資(嘉義) <承>
1726.2.18 (英祖2) 同知 除授 <承>
1726.12.29~1727.5.29. 陰竹縣監
-<先> 1727.1.17. 赴任
1727.5.29~28.11.22 衿川縣監 <先>
1730.2.2 (英祖6) 加資憲 <承>
1730.5.5. 知樞 除授 <承>
1734.1.11 (英祖10) 有頉 <承>
1735.5.10 (英祖11) 卒 <族譜>
* 20世

현종건 玄宗健 1824.3.6~1869.10.18
本貫 川寧. 字 致文 <族譜>
玄光業 長男. 金亨徹 胥 <族譜>
外. 醫徒 <完薦>
1869.10.18 (高宗6) 卒 <族譜>
* 25世

현종운 玄宗運 1854~?
本貫 川寧. 字 岱汝
玄學石 子. 外醫 玄義浚 曾孫
外醫 金鑽榮 胥. 柳昌根 胥 <八>
醫科. 外. 醫主 <醫>
1879 (高宗16) 式年試 醫科
* 24世

현진영 玄晋永 1759.2.3~1830.2.3
本貫 川寧. 字 愼伯
通德 玄必徽 長男

同參 玄必泰 繼子. 內醫 玄處明 孫
外醫 金在厚 胥
醫科. 外. 醫正 <族譜>
1783 (正祖7) 久任. 式年試 醫科
1830.2.3 (純祖30) 卒 <族譜>
* 23世

현차희 玄次喜 = 현만규 玄萬奎

현찬봉 玄燦鳳 1861~1918
本貫 延州. 字 文可. 號 南岡
永川 生. 贊議 玄聖寬 子
<南岡集> (1938年) 著述
太. 通政 <承>. 奏四等. 水輪主事. 郡守
1902.7.19~21 (光武6) 水輪主事 <承>
1903.3.22. 太醫院兼典醫. 陞六 <承>
1903.12.20~06.3.27 龍仁郡守 <承>
1904.3.26 (光武8) 加通政 <承>
1906.3.27~1908.12.6. 昆陽郡守 <承>
-<皇城> 奏四等
1908.12.6. 密陽郡守 除授. 父喪 未赴
* <太> 未收錄

현창건 玄昌健 1848~?
本貫 川寧. 字 聖言
醫科 玄光斗 子. 醫科 卞鍾徽 外孫
籌學. 外. 醫直 <醫帖>
1871 (高宗8) 籌學入格
1880 (高宗17) 前 典醫直長 <醫帖>
* 25世

현처명 玄處明 1715.11.17~1772.4.13
本貫 川寧. 字 士亮

內醫 玄起鵬 子. 譯科 金景璧 胥
醫科. 內<太>. 通政<族譜>. 僉知
1738 (英祖14) 式年試 醫科
1756 (英祖32) 內醫院入院<太>
1757.3.7 (英祖33) 加通政<承>
1757.3.12. 副護軍 除授<承>
1761.4.20~5.18 (英祖37) 僉知<承>
1765.2.3~閏2.13 (英祖41) 僉知<承>
1765.閏2.14. 副護軍 除授<承>
1772.4.13 (英祖48) 卒<族譜>
* 21世

현처화 玄處華 1718.2.11~?.7.23
本貫 川寧
醫科 玄起鳳 子. 譯科 張世煥 胥
外. 醫直<族譜>
* 21世

현태원 玄泰元 ?
本貫 川寧. 折衝 玄德昌 子. 崔壽昌 胥
外. 醫直<金紀協 醫>
1754 (英祖30) 典醫直長<玄商祿 醫>
* 19世

현태휘 玄泰輝 ?
本貫 川寧. 折衝 玄德華 子
外醫 玄泰元 從兄弟
外. 惠直<八>
* 19世

현택건 玄宅健 1838.12.8~?
本貫 川寧. 字 致仁
外醫 玄光一 四男. 朴# 胥<族譜>

外. 醫直<醫帖>
1838.12.8 (憲宗4) 生<族譜>
1880 (高宗17) 前 典醫直長<醫帖>
* 25世

현풍건 玄豊健 1855~?
本貫 川寧. 字 大年. 玄光運 子
內鍼醫 玄應喆 孫. 醫科 金在恒 胥
醫科. 外. 醫主<醫>
1873 (高宗10) 式年試 醫科
* 25世

현필건 玄必健 1844.10.30~?
本貫 川寧. 字 君成
醫科 玄光實 子. 醫科 卞壽崙 胥
醫科. 外. 醫僉<醫>
1864 (高宗1) 式年試 醫科 壯元. 初壯
* 25世

현필채 玄必采 1746.10.5~1809.5.9
本貫 川寧. 字 聖彬
內醫 玄處明 三男. 韓廷郁 胥
醫科. 內. 嘉善<太>. 同知
1774 (英祖50) 增廣試 醫科 壯元
1777.8.19 (正祖1) 典醫監醫員<承>
1786 (正祖10) 內醫院入院<太>
1796.6.10 (正祖20) 陞差御醫<承>
1802.10.15 (純祖2) 副護軍 除授<承>
1802.11.13. 行 副護軍 加嘉善<承>
1802.11.16 (純祖2) 護軍 除授<承>
1803.1.7 (純祖3) 同知 除授<承>
1803.閏2.3. 護軍 除授<承>
1809.5.9 (純祖9) 卒<族譜>

* 22世

현필태 玄必泰 1732.10.2~1788.10.24
本貫 川寧. 字 幼安
內醫 玄處明 長男. 譯科 李惟大 胥
同參<參>. 司果<族譜>
1775.4.27 (英祖51) 同參差下<承>
1775.5.2. 副司果 除授<承>
1780.3.3 (正祖4) 同參 有頉<承>
1788.10.24 (正祖12) 卒<族譜>
* 23世

현하승 玄夏升 1694.9.23~1760.5.19
本貫 川寧. 字 聞卿<族譜>
醫科 玄萬奎 長男. 吳允札 胥
醫科. 外. 醫正<玄啓基 譯>
1725 (英祖1) 惠主. 增廣試 醫科
1734.4.4. 義禁府 月令醫員<承>
1746.12.12. 義禁府 月令醫員<承>
1760.5.19 (英祖46) 卒<族譜>
* 19世

현하신 玄夏信 ?
本貫 川寧. 譯科 玄萬齡 長男
醫科 玄琯 孫. 金翊夏 胥
醫科. 外. 醫僉<族譜>
1705 (肅宗31) 式年試 醫科
1724.8~12. 都監醫員<景宗國葬都監儀軌>
* 19世

현하웅 玄夏雄 1669.10.13~?
本貫 川寧. 字 國甫
譯科 玄萬始 子. 醫科 玄琯 孫

醫科 玄萬奎 姪. 譯科 高徵厚 胥
醫科. 外. 惠主<玄文恒 譯>
1699 (肅宗25) 增廣試 醫科
1712.4.5 (肅宗38) 惠民署醫員
-<上> 咸鏡道紅疫救療官
* 19世

현학성 玄學成 1708~?
本貫 川寧. 字 汝久. 譯科 玄沂 子
醫科 玄琯 三從曾孫. 醫科 李嵩齡 胥
醫科. 外. 醫正<醫>
1735 (英祖11) 訓導. 增廣試 醫科
1737.7.29. 義禁府 月令醫員<承>
* 20世

현한규 玄漢圭 1872.11.20~?
本貫 川寧. 字 致貞<族譜>
玄用信 子. 醫科 玄晉永 孫
司正 金在禎 胥
外. 惠參<玄東肅 醫>
1885 (高宗22) 惠民參奉<玄東肅 醫>
* 25世

현한건 玄翰健 1844.2.24~?
本貫 川寧. 字 佑卿<醫>. 羽卿<族譜>
醫科 玄光烈 次男. 醫科 玄光哲 繼子
武科 李衝彬 胥<族譜>
醫科. 外. 醫主<醫>
1864 (高宗1) 色掌. 式年試 醫科
* 25世

현행건 玄行健 1840.4.4~1915.11.24
本貫 川寧. 字 聖天

內醫 玄光宣 子. 內醫 李尙復 胥

醫科. 內<承>. 嘉善<族譜>. 醫正<醫>

內正<完薦>. 同知

1864 (高宗1) 式年試 醫科

1875.4.14. 外醫. 內醫院入院<承>

1876.7.24. 小兒醫. 御醫差下<承>

1878.6. (高宗15) 內醫正<完薦>

1879.8.4 (高宗16) 有頉<承>

1881.10.1 (高宗18) 脫喪. 還屬<承>

1881.12.23. 以其子 內醫調用<承>

1885.1.28 (高宗22) 御醫加差<承>

1887.10.11. 其壻 內鍼醫調用<承>

1893.6.30 (高宗30) 內醫. 加通政<承>

1893.9.29〜11.19 (高宗33) 同知<承>

1893.11.19. 大護軍 除授<承>

1915.11.24. 卒<族譜>

* <太> 未收錄

* 25世

현효강 玄孝綱 1663〜1733.8.11

本貫 川寧. 字 常甫

算學 玄達源 長男. 李春熙 胥<族譜>

揚武元從勳. 內鍼. 通政<承>

瓦別<鍼>. 導主. 護軍

1690.2.20 內鍼醫差下 任 副司勇<承>

1697.1.6. 重林察訪 除授<承>

1701.1.26. 內資主簿 除授<承>

1709.12.21. 副護軍 除授<承>

1714.10.18 (肅宗40) 護軍 除授<承>

1714.11.5. 東部主簿 除授<承>

1716.8.7. 司導主簿 除授<承>

1718.3.19. 召村察訪 下直<承>

1722.8.11 (景宗2) 副司果 除授<承>

1728.7.15. 察訪. 揚武元從 二等 錄勳

1731.9.3〜11.13 (英祖7) 引儀<承>

1733.4.21 (英祖9) 爲鍼醫廳 首醫

-<承> 堂下官. 加資(通政)

1733.9.4 (英祖9) 有頉<承>

1733.8.11. 卒<族譜>

* 20世

현후강 玄厚綱 ?

本貫 川寧

計士 玄一源 三男. 譯正 金聲度 胥

算學. 外. 醫僉<族譜>

1692 (肅宗18) 算學 入格

1721.7.3 (景宗1) 院 月令製藥官<承>

* 20世

현희규 玄義圭 ?

本貫 川寧

外. 惠直<趙錫範 醫>

1885 (高宗22) 惠民直長<趙錫範 醫>

延州玄氏

中郞將公派 / 17世 醫科 玄珀 以後 87名

延州玄氏 中郞將公派 = 川寧玄氏

洪氏

南陽 缶林 豊山

홍건화 洪建和 ?
本貫 未詳
外. 惠主<承>
1777.8.19 (正祖1) 惠民主簿<承>

홍관하 洪寬和 ?
本貫 南陽
譯科 洪達溥 子. 洪達源 繼子
外. 惠久<姓>
* 同知 仁元系 8世

홍극성 洪克誠 1623~1694
本貫 缶林. 字 復一
副司勇 洪汝量 次男. 朴得賢 壻<墓表>
外. 醫參<族譜>
* 16世

홍기성 洪箕成 洪麒成 ?
本貫 南陽
籌學 洪勉邃 子. 醫科 李完謨 壻
外. 醫直<洪祐錫 籌>
1838.6.13. 義禁府 月令醫員<承>
1838.12.28. 義禁府 月令醫員<承>
1838 (憲宗4) 典醫直長<洪宜五 籌>
* 迪順副尉 世昌系 9世

홍기학 洪箕學 ?
本貫 南陽. 洪處臨 子<八>

外. 惠主<金相健 醫>
1843 (憲宗9) 惠民主簿<金相健 醫>
* 迪順副尉 世昌系 10世

홍달렴 洪達濂 1740~?
本貫 南陽. 字 禮源
醫科 洪澤龜 三男
內醫 洪達洙 弟. 醫科 金應龜 壻
醫科. 外. 醫正<醫>
1763 (英祖39) 增廣試 醫科
1775.7.3 (英祖51) 救療官<承>
* 同知 仁元系 7世

홍달명 洪達命 ?
本貫 南陽 (?)
1707.11.29. 義禁府 月令醫員<承>
1708.6.16. 義禁府 月令醫員<承>
* 同知 仁元系 7世 (?)

홍달삼 洪達三 ?
本貫 南陽 (?)
1754.4.21. 義禁府 月令醫員<承>
1756.6.14. 義禁府 月令醫員<承>
* 同知 仁元系 7世 (?)

홍달수 洪達洙 1732~1791
本貫 南陽. 字 道源
醫科 洪澤龜 長男. 譯科 方處祖 壻
醫科. 內. 通訓<承>. 內正<太>
1756 (英祖32) 式年試 醫科 壯元
1766 (英祖42) 內醫院入院<太>
1773.6.24 (英祖49) 兼差御醫<承>
* 同知 仁元系 7世

홍달영 洪達泳 ?
本貫 南陽. 洪祥龜 子
醫科 洪次熙 孫. 金道恒 胥<姓>
外. 惠主<韓得奎 籌><八>
1754.11.2. 義禁府 月令醫員<承>
1758.7.3. 義禁府 月令醫員<承>
* 同知 仁元系 7世

홍대연 洪大演 1686~1718
本貫 南陽. 字 胤卿. 譯科 洪舜澤 子
醫科 洪舜敍 再從姪. 計士 李萬郁 胥
醫科. 内. 内正<太>
1711 (肅宗37) 式年試 醫科 壯元
1715 (肅宗41) 内醫院入院<太>
1718.7.7 (肅宗44) 醫官. 賞<承>
* 24世 / 土洪系 勝系別派

홍대유 洪大有 ?
本貫 南陽
醫科 洪舜敍 子. 林天揩 胥<姓>
外. 醫直<洪禹喆 醫>
* 24世 / 土洪系 勝系別派

홍득겸 洪得謙 ?
本貫 南陽
譯科嘉善 洪義福 子. 崔宗魯 胥<姓>
外. 惠參<八>
* 26世 / 土洪系 勝系別派

홍득상 洪得相 ?
本貫 南陽. 譯科通政 洪知福 子
外醫 洪得謙 從兄弟
外. 醫直<等>

1801. 洪得珽 兄<洪得珽 譯>
* 26世 / 土洪系 勝系別派

홍득언 洪得彦 1755~?
本貫 南陽. 字 聖美
萬戶 洪昌福 子. 同知 鄭趾彬 胥
譯科. 外. 惠久<省>
1774 (英祖50) 式年試 譯科. 漢學
1788.10.12. 惠民署別單祿官<省>
1816.6.13 (純祖16) 六曹醫員. 上<褒貶>
* 26世 / 土洪系 勝系別派

홍득운 洪得運 1772~?
本貫 南陽. 字 景休. 通德 洪彦福 子
醫科 洪舜敍 三從曾孫
雲正 李東楫 胥. 鄭允植 胥<醫先>
醫科. 外. 通政<醫>. 醫僉<醫>
1803 (純祖3) 增廣試 醫科
1803.9.6. 義禁府 月令醫員<承>
1820.5.2. 義禁府 月令醫員<承>
1823.10.27. 徽慶園 監董<承>
1823.10.28. 前 僉正. 加通政<承>
* 26世 / 土洪系 勝系別派

홍련성 洪連誠 ?
本貫 南陽
同知 洪春景 子. 李義龍 胥<姓>
外. 惠主<八>
* 通政 厚千系 5世

홍린조 洪麟祖 ?
本貫 南陽
司譯前銜 洪永喆 子. 内醫 金相義 胥

外. 醫徒<完薦><八>
1866.6 (高宗3) 典醫生徒<完薦>
* 28世 / 土洪系 勝系別派

홍만우 洪萬遇 1677~1736(?)
本貫 南陽. 字 汝會 譯科 洪行源 次男
方震說 胥<洪聖龜 譯>
內鍼. 腫教<鍼>. 賓別
1723.2.5. 外醫人. 內鍼醫差下<承>
1735.6.13. 禮賓別提 除授<承>
1736.9.9 (英祖12) 鍼醫. 有頉<承>
* 迪順副尉 世昌系 6世

홍면겸 洪勉謙 1736~?
本貫 南陽. 字 君益. 初名 洪彦徽
同參 洪履福 子. 籌教 洪載源 胥
算學. 同參. 嘉義<參>. 縣令. 同知<參>
乾隆 算學 入格
1788.10.12. 戶曹別單計士<省>
1793.2.11 (正祖17) 同參差下<省>
1796.10.4 (正祖20)
-<省> 懷仁縣 除授, 漣川縣 相換
1796.10.4~98.12.18 漣川縣監<先>
1800.12.21. 南陽監牧官<省>
1801.12.28. 鎭川縣監 除授<省>
1801.12.29~02.11.28. 永平縣令<先>
1805.2.28. 副護軍. 加嘉善<承>
1809.8.15 (純祖9) 加資(嘉義)<承>
* 迪順副尉 世昌系 8世

홍면기 洪勉紀 1789~?
本貫 南陽. 字 稚綱
洪履華 繼子. 算學 洪履祿 子

醫科 金迪熙 外孫. 雲正 朴致孝 胥
醫科. 籌學. 外. 醫正<醫>
1806 (純祖6) 籌學 入格
1816 (純祖16) 式年試 醫科
1825.1.23. 義禁府 月令醫員<承>
1846. 式年試 醫科 參試<醫先>
* 迪順副尉 世昌系 8世

홍면양 洪勉讓 = **홍신양** 洪愼讓

홍면유 洪勉維 1801~?
本貫 南陽. 字 稚廉. 算學 洪履祿 子
李惟鍾 胥. 外醫 鄭桂秀 胥<醫先>
醫科. 籌學. 算別<李海殷 籌>
1821 (純祖21) 籌學 入格
1822 (純祖22) 計士. 式年試 醫科
* 迪順副尉 世昌系 8世

홍면행 洪勉行 ?
本貫 南陽. 籌別 洪聖澤 子
外醫 洪聖福 從姪<八>
外. 惠奉. 活人參奉<洪龜成 譯>
1801 (純祖1) 惠民參奉<洪龜成 譯>
* 迪順副尉 世昌系 8世

홍무현 洪懋鉉 1859~?
本貫 南陽. 字 德汝
洪禹錫 子. 外醫 洪宜健 孫
司勇 李秀淵 胥
醫科. 外. 醫僉<醫>
1885 (高宗22) 增廣試 醫科
* 迪順副尉 世昌系 12世

홍범조 洪範祖 1816~?
本貫 南陽. 字 聖則
醫科 洪舜敍 子. 崔憲曾 胥
醫科. 外. 惠直<醫>
1848 (憲宗14) 增廣試 醫科
* 28世 / 土洪系 勝系別派

홍복화 洪復和 1754~?
本貫 南陽. 字 陽來
內醫 洪達洙 子. 武科 張志厚 胥
醫科. 籌學. 外. 醫正<醫>
1783 (正祖7) 色掌. 式年試 醫科
1793 (正祖17) 籌學 入格
* 同知 仁元系 8世

홍상구 洪祥龜 ?
本貫 未詳
1737.4.2. 義禁府 月令醫員<承>
1737.7.2 (英祖13) 院月令劑藥官<承>

홍상호 洪尙好 ?
本貫 未詳
1779.5.12. 義禁府 月令醫員<承>

홍성복 洪聖福 ?
本貫 南陽. 初諱 洪益度
算學 洪萬興 子. 譯科僉知 崔台相 胥
算學. 外. 醫直<牛峰金 族譜>
1692 (肅宗18) 算學 入格
* 迪順副尉 世昌系 7世

홍성징 洪聖徵 1695~?
本貫 南陽. 字 子休 譯科 洪萬運 長男

內鍼醫 洪萬遇 姪. 首醫 趙慶基 胥
姜時輝. 金光礪 胥<醫先>
醫科. 外. 醫僉<醫>
1719 (肅宗45) 增廣試 醫科
* 迪順副尉 世昌系 7世

홍세하 洪世河 ?
本貫 未詳
外. 惠直<分門>
<分門瘟疫易解方> 著述 參與
1542 (中宗37) 前 惠民直長<分門>

홍수현 洪壽鉉 ?
本貫 南陽
外醫 洪禹範 繼子. 譯僉 洪膺普 子
外. 惠參<八>. 活參
1882 (高宗19) 活人參奉<洪秉完 譯>
* 迪順副尉 世昌系 12世

홍순 洪舜 ?
本貫 未詳
開國原從勳. 典醫監
1395. 典醫監. 開國原從 二等 錄勳

홍순서 洪舜敍 1671~?
本貫 南陽. 字 君五
洪萬翼 子. 縣監 李碩輔 胥
醫科. 外. 醫正<醫>
1690 (肅宗16) 敎授. 增廣試 醫科
* 23世 / 土洪系 勝系別派

홍술 洪述 ?
本貫 南陽

進士 洪仁祐 庶子. 判書 洪進 庶兄弟
扈聖元從勳. 外. 惠久 <錄券>
1605.4.5. 惠民前衛. 扈聖元從勳 三等

홍신경 洪愼敬 1729~?
本貫 南陽. 字 子一
萬戶 洪聖麟 子. 醫科 洪愼敬 弟
醫科. 外. 醫直 <醫>
1753 (英祖29) 式年試 醫科
* 迪順副尉 世昌系 8世

홍신덕 洪愼德 1720~?
本貫 南陽. 字 子潤. 萬戶 洪聖麟 子
內鍼醫 洪萬遇 孫. 李益燁 胥
醫科. 外. 醫教 <醫>
1750 (英祖26) 久任. 式年試 醫科
* 迪順副尉 世昌系 8世

홍신민 洪新民 ?
本貫 未詳
光國元從勳. 外. 醫奉 <錄券>
1591.閏3.2. 醫奉. 光國元從 三等 錄勳

홍신양 洪愼讓 1743~?
本貫 南陽. 字 士得. 改名 洪勉讓
同參 洪履福 子. 同參 蔡膺祐 胥
算學. 同參 <參>. 嘉義 <參>. 縣監. 同知
乾隆 算學 入格
1773.8.22 (英祖49) 同參 <承>
1773.9.22 (英祖49) 加資(通政) <承>
1774.2.17 (英祖50) 加嘉善 <承>
1774.3.21~6.13. 同知 <承>
1774.6.19. 副護軍 除授 <承>

1788.5.12 (正祖12) 副護軍 除授 <承>
1793.7.12 (正祖17) 同參. 汰 <承>
* <參> 漣川, 永平 守. 南陽監牧 記錄
* 迪順副尉 世昌系 8世

홍언신 洪彦信 洪彦愼 ?
本貫 南陽. 宣教郎 洪貴熙 子
醫科. 內. 惠參 <醫>. 內正 <太>
1543 (中宗38) 前 惠參. 式年試 醫科一位

홍언휘 洪彦徽 = **홍면겸** 洪勉謙

홍엽 洪燁 1783~?
本貫 南陽. 字 元明
醫科 洪復和 子. 醫科 韓宗宅 胥
籌學. 外
1808.2.21. 義禁府 月令醫員 <承>
1818.7.10. 義禁府 月令醫員 <承>
1832 (純祖32) 籌學 入格
* 同知 仁元系 9世

홍영석 洪榮錫 1857~?
本貫 南陽. 字 致華
醫科 洪宜秀 子. 內醫 金潤 胥
醫科. 外. 醫判 <醫>
1872.6 (高宗9) 幼學. 譯完薦 <完薦>
1880 (高宗17) 增廣試 醫科
1880.6.25. 醫徒. 醫科 三等 <教旨>
* 迪順副尉 世昌系 11世

홍영조 洪永祖 ?
本貫 南陽
外醫 洪夏喆 子. 雲判 李啓常 胥

外. 醫參<完薦>

1891.3 (高宗28) 典醫參奉<完薦>

* 28世 / 土洪系 勝系別派

홍영철 洪英喆 ?

本貫 南陽

外醫 洪得謙 子. 崔亨魯 胥<姓>

外. 醫直<康顯祐 籌>

* 27世 / 土洪系 勝系別派

홍우범 洪禹範 ?

本貫 南陽

外醫 洪箕學 子. 外醫 高景洛 胥

外. 惠教<等>

1825.12.12 (純祖25) 六曹醫員. 上<褒貶>

1826.6.13 (純祖26) 六曹醫員. 上<褒貶>

1826.12.12. 六曹醫員. 上<褒貶>

1827.6.13 (純祖27) 六曹醫員. 上<褒貶>

* 迪順副尉 世昌系 11世

홍우성 洪佑成 1823~?

本貫 南陽

醫科 洪勉紀 子. 醫科 南正五 胥

籌學. 外. 醫直<完薦>

1839 (憲宗5) 籌學 入格

1870.10 (高宗7) 典醫直長<完薦>

* 迪順副尉 世昌系 9世

홍우철 洪禹喆 1788~?

本貫 南陽. 字 用九 畵員 洪得祜 長男

外醫 洪大有 曾孫. 醫科 吳載宇 胥

醫科. 外. 惠主<醫先>

1818.12.11 (純祖18) 六曹醫員. 上<褒貶>

1819 (純祖19) 式年試 醫科 壯元

1819.6.13. 六曹醫員. 上<褒貶>

1819.12.11. 六曹醫員. 上<褒貶>

1820.6.13 (純祖20) 六曹醫員. 上<褒貶>

1826.5.21. 義禁府 月令醫員<承>

1826.6.10. 義禁府 月令醫員<承>

* 27世 / 土洪系 勝系別派

홍욱양 洪昱養 ?

本貫 南陽

外. 醫直<全元榮 雲><完薦>

홍욱호 洪旭浩 1740~?

本貫 豐山. 字 照隣. 縣監 洪純輔 子

同參. 嘉義<參>. 都摠管. 參判. 同知

1792.4.13. 活人別提 除授<承>

1792.12.18. 陽智縣監 除授<承>

1804.11.2. 陽川縣監 除授<承>

1812.4.2 (純祖12) 副護軍 除授<承>

1812.4.20. 戶曹參議 除授<承>

1813.2.5~14.閏2.11. 富平府使<先>

1813.10.1. 府使. 議藥入侍<承>

1814.閏2.13. 副護軍 除授<承>

1814.6.24. 戶曹參議 除授<承>

1815.1.6 (純祖15) 參議. 加嘉善<省>

1815.10.3. 戶曹參判. 加嘉義<承>

1815.10.17. 同知 除授<承>

* 16世 / 文敬公派 (南原公派)

홍유구 洪有龜 1632~?

本貫 南陽. 字 聖則. 洪浚 子. 韓潁 胥

文科. 儒醫. 府使. 禮賓正

1675 (肅宗1) 文科. 增廣試 丙科

1678.3.7. 副司正. 議藥功 賞＜承＞

1684.11.3. 廣州經歷. 醫等商議＜承＞

1689.10.1. 司果. 議藥功 賞＜承＞

홍윤석 洪允奭 1810~?

本貫 南陽. 字 士玉

護軍 洪大運 繼子. 寫字官 洪德運 子

譯科 吳繼亨 胥＜洪漢柱 譯＞

內鍼＜鍼＞. 腫教＜完薦＞

醫教＜洪命煥 雲＞. 司果

1835.5.2. 內鍼醫差下. 任 副司勇＜承＞

1837.12.24. 副司果 除授＜承＞

1843.10.8 (憲宗9) 鍼醫. 賞＜省＞

1852 (哲宗3) 司果＜洪憲柱 譯＞

* 通政 厚千系 12世

홍의건 洪宜健 ?

本貫 南陽

譯科 洪龜成 子. 外醫 洪勉行 孫

外. 醫奉＜醫科譜＞

* 迪順副尉 世昌系 10世

홍의룡 洪宜龍 ?

本貫 南陽

籌別 洪範成 子. 白命世 胥

外. 醫直＜完薦＞

1878.6 (高宗15) 典醫直長＜完薦＞

* 迪順副尉 世昌系 10世

홍응철 洪應喆 ?

本貫 南陽. 通德 洪得河 子

內醫 洪大演 玄孫

譯科 朴致道 胥＜姓＞

外. 醫直＜延州玄 族譜＞

1804.8.6. 義禁府 月令醫員＜承＞

1806.3.28. 義禁府 月令醫員＜承＞

* 27世 / 土洪系 勝系別派

홍의리 洪義利 ?

本貫 南陽. 字 子循. 京 居

府使知樞 洪繼庸 子

醫科. 外. 審藥

1513 (中宗8) 審藥. 式年試 醫科 三位

홍의문 洪宜聞 1838~?

本貫 南陽. 字 鶴于. 洪俊成 子

醫科 洪勉紀 孫. 外醫 金樂鏞 胥

籌學. 外. 醫直＜康錫祐 醫＞＜完薦＞

1853 (哲宗4) 籌學 入格

1882 (高宗19) 典醫直長＜康錫祐 醫＞

* 迪順副尉 世昌系 10世

홍의봉 洪宜鳳 = 홍의수 洪宜秀

홍의수 洪宜秀 1839~?

本貫 南陽. 字 俊卿. 初名 洪宜鳳

算學 洪胤成 子. 首醫 崔暄 外孫

引儀 李弼臣 胥

醫科. 籌學. 外. 通訓＜教旨＞. 醫正＜完薦＞

1864 (高宗1) 增廣試 醫科

1872.6 (高宗7) 典醫正＜完薦＞

1873 (高宗10) 籌學 入格

1880.6.25. 通訓. 典醫正＜教旨＞

1882. 式年試 醫科 參試＜醫＞

* 迪順副尉 世昌系 10世

홍의오 洪宜五 1823~?
本貫 南陽. 字 錫範
外醫 洪箕成 繼子
籌學 洪殷成 子. 計士 李敬基 壻
籌學. 外. 醫徒<完薦>
1838 (憲宗4) 籌學 入格
* 迪順副尉 世昌系 10世

홍의찬 洪宜燦 1835~?
本貫 南陽. 字 士光
籌學 洪範成 繼子. 籌學 洪胤成 子
內醫 劉漢緯, 金光說, 白命世 壻
外. 醫直<醫八>
1864 (高宗1) 陞<醫八>
* 迪順副尉 世昌系 10世

홍이복 洪履福 1713~?
本貫 南陽. 字 成之. 籌學 洪正夏 子
醫科 洪聖徵 再從弟. 司果 吳聖純 壻
算學. 同參<參>. 籌別<籌>. 司勇
1723 (景宗10) 算學 入格
1753.9.5 (英祖29) 算員<承>
1776.1.15 (英祖52) 司勇 除授<承>
1779.3.27 (正祖3) 同參 差下<承>
1779.3.28. 副司勇 除授<承>
* 迪順副尉 世昌系 7世

홍익도 洪益度 = 홍성복 洪聖福

홍익보 洪翼普 1809~?
本貫 南陽. 字 鵬擧
同參<參>. 監牧
1858 (哲宗9) 同參<高鎭郁 譯>

1860.8.12 (哲宗11) 醫官<省>
1874.2.17~1876.3. 興陽監牧官<承>
1876.3.14 (高宗13) 軍職除授<承>

홍인엽 洪仁燁 ?
本貫 未詳
1814.8.15. 義禁府 月令醫員<承>

홍자우 洪自禹 ?
本貫 南陽. 嘉善 洪士信 子
外醫 洪連誠 從孫. 柳時豪 壻<姓>
1707.5.24. 義禁府 月令醫員<承>
1707.5.25. 義禁府 月令醫員<承>
* 通政 厚千系 7世

홍장현 洪長鉉 ?
本貫 南陽. 譯科 洪弼祖 子
外醫 洪夏喆 從孫. 張鎭宅 壻
外. 醫直<完薦>
1866.6 (高宗3) 典醫直長<完薦>
* 29世 / 土洪系 勝系別派

홍재호 洪在晫 1872.9.20~?
本貫 未詳
勳五等. 太. 通政<實>. 高八等<總>
1907.10.25. 任 侍從院典醫<省>
1910.8.26 (隆熙4) 加通政<實>
1911.2.11~13.4.5. 李王職典醫<總>
1914.2.7. 醫生免許 71號 發給<總>
* <太> 未收錄

홍종현 洪宗鉉 ?
本貫 南陽

譯前銜 洪龍祖 子. 外醫 李文㷜 胥

外. 醫徒<完薦>

1870.10 (高宗7) 典醫生徒<完薦>

* 29世 / 土洪系 勝系別派

홍차희 洪次熙 1670~?

本貫 南陽. 字 明叔

司果 洪禹疇 子. 譯主 鄭之玄 胥

醫科. 外. 惠主<姓>

1689 (肅宗15) 惠久. 增廣試 醫科

* 同知 仁元系 5世

홍철보 洪哲普 1853.5.27~1925.7.4

本貫 南陽. 字 原明. 京 居

譯科僉知 洪台宇 子 内醫 洪顯普 從弟

醫科 金杞 外孫. 譯科 韓應晩 胥

譯科. 籌學. 勳五等. 同參. 太

嘉善<實>. 奏三等. 縣令. 衛生局長

1873 (高宗10) 籌學 入格

1873 (高10) 奉事 式年試 譯科. 漢學

1887.11.27. 前 僉正. 同參差下<承>

1887.11.29. 副司果 除授<承>

1889.12.13. 順天監督官 除授<承>

1890.5.20~92.5.13 漣川守<承><省>

1892.6.13~94.9 安城郡守<省><承>

1894.10.7. 陽川縣令 除授<省>

1895.4.7. 典醫司典醫 敍任<承>

1895.4.7. 任 院典醫 奏六等<大韓>

1897.10.8 (光武1) 加通政<大韓>

1898.7.30. 敍 奏五等<承><大韓>

1903.7.6. 任 内部衛生局長<大韓>

1903.7.22 (光武7) 敍 奏四等<大韓>

1903.11.4(陽) 敍 奏三等<大韓>

1907.10.25. 承寧府典醫 除授<省>

1909.9.7. 承寧府典醫. 勳五等 勳<實>

1910.8.25. 承寧府典醫. 加嘉善<實>

1911.2.1. 勳五等. 李王職典醫 任<實>

1915.8.23. 醫生免許 5317號發給<總>

1925.7.4. 卒<總>

* <參><太> 未收錄

* 迪順副尉 世昌系 11世

홍침 洪沈 ?

本貫 未詳

内<實>. 嘉義. 僉知

<分門瘟疫易解方> 著述 參與

1533.2.11 (中宗28) 加資<實>

1539.3.23 (中宗34) 僉知<實>

1542 (中宗37) 行 司孟<分門>

1544.2.9. 加資<實>

1551.6.4 (明宗6) 加資<實>

* <太> 未收錄

홍태욱 洪泰頊 1857~?

本貫 南陽. 字 明仲

縣監 洪觀錫 子. 引儀 崔載箕 胥

醫科. 外. 醫主<醫>

1882 (高宗19) 式年試 醫科

* 迪順副尉 世昌系 12世

홍태익 洪泰翼 1871~?

本貫 南陽. 字 叔輔. 籌學 洪玄錫 子

醫科 洪泰頊 再從弟. 譯科 金演 胥

醫科. 籌學

1888 (高宗25) 籌學 入格

1891 (高宗28) 式年試 醫科

* 迪順副尉 世昌系 12世

홍택구 洪澤龜 1694~?
本貫 南陽. 字 蔡伯
洪錫圭 繼子. 醫科 洪次熙 三男
鄭熙慶 胥. 崔時顯 胥<醫先>
醫科. 外. 醫正<醫>
1726 (英祖2) 式年試 醫科
* 同知 仁元系 6世

홍하철 洪夏喆 ?
本貫 南陽. 譯科 洪得一 次男
外. 惠主<洪敬祖 譯>
1821.12.11 (純祖21) 六曹醫員. 上<褒貶>
1822.12.12 (純祖22) 六曹醫員. 上<褒貶>
1823.6.13 (純祖23) 六曹醫員. 上<褒貶>
1828 (純祖28) 惠民主簿<洪敬祖 譯>
1853.12.12 (哲宗4) 六曹醫員. 上<褒貶>
* 27世 / 土洪系 勝系別派

홍현보 洪顯普 1815~?
本貫 南陽. 字 孝仲. 通政 洪名宇 子
醫科 洪聖徵 從玄孫
外醫 鄭在信 外孫. 內醫 金蓍仁 胥
醫科. 內<太>. 崇祿<承>. 內正<醫>
瓦別<醫>. 郡守. 知樞
<海初文稿> <海初詩稿>
1840 (憲宗6) 式年試 醫科
1856 (哲宗7) 內醫院入院<太>
1861.3 (哲宗12) 內醫正<完薦>
1864.8.2. 脫喪還屬. 副司果 除授<承>
1869.6.8. 前 正. 內醫陞實<承>
1871.6.18 (高宗8) 有頉(父喪)<承>

1873.7.1 (高宗10) 脫喪. 還屬<承>
1873.12.26~74.5.16 積城縣監<承>
1874.5.16~75.12.26 朔寧郡守<承>
1875.12.26~79.3.21 龍仁縣令<先>
1875.12.27 (高宗13) 加差. 陞實<承>
1877.2.2 (高宗15) 加通政<承>
1877.12.29. 加資(嘉善)<承>
1878.2.24 (高宗16) 加嘉義<承>
1879.3.21~1881.7.10. 果川縣監<先>
1879.12.21 (高宗16) 加資(資憲)<承>
1881.7.10~1882.8.13. 振威縣令<承>
1881.7.11 (高宗18) 加正憲<承>
1881.12.23. 加崇政<承>
1882.3.3 (高宗19) 加崇祿<承>
1882.10.9. 知樞 除授<承>
1882.11.22. 上護軍 除授<承>
1895.4.29. 任 典醫司兼典醫<承>
* 迪順副尉 世昌系 11世

홍환 洪晥 1661~?
本貫 南陽. 字 而晦. 安城 居
同參<參>. 引儀. 歸別
進士 洪天敍 長男. 李# 胥<萬>
1698.7.20 (肅宗24) 同參 推薦<承>
1704.8.7~11.19 (肅宗30) 引儀<承>
1706.8.10. 歸厚別提 除授<先>
1707.5.28 (肅宗33) 別提<承>
* 25世 / 唐洪系 - 益山君派

홍후평 洪后平 1679~?
本貫 南陽. 字 再大. 同知 洪自舜 子
外醫 洪連誠 曾孫. 辛斗星 外孫
醫科. 外. 醫正<醫>

1708 (肅宗34) 式年試 醫科

* 通政 厚千系 8世

南陽洪氏

仁元系 5世 醫科 洪次熙 以後 10名

世昌系 6世 內鍼 洪萬遇 以後 28名

通政 厚千系 5世 外醫 洪連誠 以後 4名

南陽洪氏 土洪系

勝系別派 / 23世 醫科 洪舜敍 以後 16名

黃氏

長水 昌原 平海 懷德

황덕유 黃德裕 ?

本貫 未詳

內鍼<鍼>. 通訓<圃別 先>. 圃別

1648.12.20~1649.12.19

-<先><承> 通訓. 司圃別提

1651.3.20 (顯宗2) 醫官<承>

황덕업 黃德業 ?

本貫 昌原

外醫 黃舜慕 子. 黃繼根 孫

醫科. 寧國元從勳. 外. 醫訓<醫>. 司果

1613 (光海5) 增廣試 醫科

1624.8.20~1625.3.26 (仁祖2~3)

-<東槎錄> 通信使行 醫員

1645.8.20. 醫員. 寧國元從 二等 錄勳

1650 (孝宗1) 司果<黃震亮 律>

황도순 黃道淳 1788~?

本貫 昌原. 字 稚性

同參. 長興主<參>. 利仁縣監<參>

氷庫別提. 副司果

北部令<參>. 敦寧都正<參>

1848.3.25 (憲宗14) 醫官<省>

1849. 奏請使行 御醫. 副司果<議政府關>

1855.7.1 (哲宗6) 義盈主簿<紙別 先>

1855.7.1 (哲宗6) 造紙別提 除授<先>

1859.6.25. 氷庫別提<紙別 先>

1859.6.25. 造紙別提 除授<先>

1864.10.9 (高宗1) 前 同參

-<承> 還屬, 差下. 副司果 除授

1870.6.11 (高宗7) 同參減下<承>

황도연 黃度淵 1808.3.28~1874.8.17

本貫 昌原. 號 惠菴. 黃鐘鉉 子

著作 <附方便覽><醫方活套>

<醫宗損益><醫宗損益本草>

* 18世 / 恭僖公派

황명구 黃命耇 ?

本貫 昌原. 醫科 黃壽巖 長男<姓>

1727.6 (英祖3) 院 月令製藥官<承>

* 應環系 5世

황몽희 黃夢禧 ?

本貫 未詳

外. 審藥

1571.6.1. 全羅審藥 簡滿<眉巖>

황성구 黃聖耈 ?
本貫 昌原
醫科 黃壽巖 三男. 金挺夏 胥
外. 醫直<黃泰明 醫>
1750 (英祖26) 直長<黃泰明 醫>
* 應環系 5世

황세구 黃世耈 1682~?
本貫 昌原. 字 濟卿
醫科 黃壽巖 次男. 醫科 白眞璧 胥
醫科. 外. 醫正<醫>
1699 (肅宗25) 式年試 醫科 壯元
1701.1.15. 義禁府 月令醫員<承>
1703.9.17. 義禁府 月令醫員<承>
* 應環系 5世

황세형 黃世亨 ?
本貫 長水. 字 泰耳
司正 黃事通 孼子
醫科. 靖國原從勳. 外
1489.10.19. 王命, 學"律呂新書"<實>
1498 (燕山4) 式年試 醫科
1507.4.20. 醫員. 靖國原從 三等 錄勳
1540. 式年試 醫科 參試<醫先>
* <憂亭集> 祭文 收錄

황수암 黃壽巖 ?
本貫 昌原
禦侮 黃九鼎 子. 李益苾 胥
醫科. 外. 醫正<姓>
1666 (顯宗7) 醫久. 式年試 醫科
1676.10.29. 都監救療官<山陵>
* 應環系 4世

황수철 黃壽鐵 黃受鐵 ?
本貫 昌原. 禦侮 黃九鼎 子
醫科 黃壽巖 弟. 譯科 洪汝器 胥
醫科. 外
1681 (肅宗7) 式年試 醫科
1686.7.13. 義禁府 月令醫員<承>
* 應環系 4世

황순모 黃舜慕 ?
本貫 昌原. 黃繼根 子<黃德業 醫>
外. 審藥
1535.11.25 (中宗30) 審藥<默齋>

황순지 黃順之 ?
本貫 未詳
典醫. 醫判<實>
1423.4.3 (世宗5) 典醫判官<實>
1423.4.11. 前 判官<實>

황술 黃述 1624~?
本貫 昌原. 長湍 生
內鍼 同參<參> 腫敎<鍼> 活別 副司勇
1660.2.16 (顯宗1) 外方針醫<承>
1663.7.5 (顯宗4) 副司勇 除授<承>
1689.1.17. 西 活人別提 除授<承>

황신 黃晨 ?
本貫 未詳
內. 內奉<太>

황엽 黃曄 1666~1736
本貫 長水. 字 晦中
黃聖龜 繼子. 武科 黃渭龜 次男

蔭. 儒醫. 主簿 <族譜>
* 13世 / 胡安公派 (別提公系)

황윤신 黃允慎 ?
本貫 未詳
光國元從勳. 扈聖元從勳
亨難元從勳. 外
1591.閏3.2. 馬醫. 光國元從 三等 錄勳
1605.4.5. 馬醫. 扈聖元從 三等 錄勳
1614.7.18. 醫員. 亨難元從 三等 錄勳

황익준 黃益俊 ?
本貫 昌原
同參 <參>. 典設別檢. 察訪. 副司勇
1663.7.5. 幼學. 副司勇 除授 <承>
1669.12.27. 典設別檢 除授 <承>
1671.7.15. 長水察訪 除授 <承>

황자후 黃子厚 1363~1440.8.21
本貫 懷德. 字 善養. 魯直
黃粹 子. 判尹 韓天童 胥
蔭. 儒醫. 中樞院使. 典醫提調 <實>
1427.9.11 (世宗9)
-<實> 判羅州牧事. "鄕藥救急方" 刊啓
* 4世

황정 黃玎 1426~1497
本貫 平海. 字 丁玉. 號 不倦軒
慶州 墓. 進士 黃裳吉 子 <族譜>
文科. 儒醫. 兼惠敎. 正言. 典籍
1474 (成宗5) 文科. 式年試 丙科 十四位
1486.1.21. 兼惠民敎授. 賞 <實>
* 11世 / 不倦軒派 始祖

황처신 黃處信 1658~1724
本貫 長水. 字 子中
黃晟 繼子. 縣令 黃暉 子
生員. 儒醫. 佐郞. 平市令. 郡守
1699.4.19. 寧陵參奉 除授 <承>
1705 (肅宗31) 式年試 生員 三等
1713.12.25 (肅宗39)
-<承> 宗廟奉事. 精於醫術, 招致
1717.8.23~1720.5.26. 平康縣監 <承>
1722.11.18. 定山縣監 除授 <承>
1722.12.28. 麻田郡守 除授 <承>
* 16世 / 胡安公派 (文貞公系)

황치장 黃致章 ?
本貫 昌原. 僉知 黃壽海 子
醫科 黃壽巖 姪. 司果 洪漢 胥
外. 惠參 <姓>
1720 (肅宗46) 惠民參奉 <黃夏成 譯>
* 應環系 5世

황태명 黃泰明 1726~?
本貫 昌原. 字 子和
外醫 黃聖耈 繼子
醫科 黃世耈 長男. 外醫 方世義 胥
醫科. 外. 醫正 <醫>
1750 (英祖26) 訓導. 式年試 醫科
1767.閏7.2 (英祖43) 耆老所藥房 <承>
* 應環系 6世

황태성 黃泰成 1728~?
本貫 昌原. 字 大然
醫科 黃世耈 次男. 李德三 胥
醫科. 外. 醫僉 <醫>

1763 (英祖39) 增廣試 醫科
1777.8.19 (正祖1) 典醫監醫員 <承>
* 應環系 6世

황필수 黃泌秀 1842.2.21~1914.9.18
本貫 昌原. 字 臣伯. 號 愼村
儒醫 黃度淵 子
蔭. 儒醫. 縣令
<方藥合編>(1874年) 刊行
1895.1.14 (高宗32) 任 內務主事 <承>
1895.1.29~2.5. 振威縣令 <承>
* 19世 / 恭僖公派

황헌 黃憲 ?
本貫 未詳
外. 腫敎 <承>
1638.9.17. 醫官. 治腫敎授 <承>
1639.11.18. 針醫. 治腫敎授 <承>

昌原黃氏 應環系
4世 醫科 黃壽巖 以後 8名

參考文獻

1. 一次史料

1-1 官撰 年代記

<高麗史節要> <東宮日記> <承政院日記> <日省錄> <藥房日記> <朝鮮王朝實錄>
<推鞫日記> <春秋日記>

1-2 錄券

<張寬 開國原從功臣錄券> <李衡 佐命原從功臣錄券> <佐翼原從功臣錄券>
<佐理原從功臣錄券> <靖國原從公臣錄券> <平難原從公臣錄券> <光國原從功臣錄券>
<扈聖原從功臣錄券> <宣武原從功臣錄券> <清難原從功臣錄券> <衛聖原從功臣錄券>
<定運原從功臣錄券> <翼社原從功臣錄券> <趙益道 亨難原從功臣錄券>
<靖社原從功臣錄券> <振武原從功臣錄券> <昭武原從功臣錄券> <寧社原從功臣錄券>
<寧國原從功臣錄券> <保社原從功臣錄券> <揚武原從功臣錄券>

1-3 先生案

<歸厚別提先生案> <內鍼醫先生案> <寫字廳先生案> <沙斤察訪先生案> <司圃別提先生案>
<醫科先生案> <醫藥同參先生案> <典醫監官案帖> <造紙別提先生案> <算學先生案> <太醫院先生案>

1-4 榜目 謄錄

<繼後謄錄> <禁衛營謄錄> <上言謄錄> <巡撫營謄錄> <御營廳謄錄> <御營廳抄謄錄> <兩廳完薦記>
<醫科榜目> <義州府狀啓謄錄> <雜科榜目> <典享司發關册> <八道總錄> <褒貶謄錄> <咸鏡監營啓錄>
<惠民署提調啓本> <黃海兵營啓錄> <訓練謄錄>

1-5 儀軌

<健陵山陵都監儀軌> <景陵山陵都監儀軌> <景宗國葬都監儀軌> <景宗懿陵山陵都監儀軌>
<光海君私親追崇都監儀軌> <光海迎接都監儀軌> <明聖王后山陵都監儀軌> <明成皇后山陵都監儀軌>
<穆陵修改儀軌> <愍懷嬪封墓都監儀軌> <奮武錄勳都監儀軌> <思陵封陵都監儀軌>
<璿源譜略修正儀軌> <睿陵山陵都監儀軌> <宣懿王后國葬都監儀軌> <昭顯世子墓所都監儀軌>
<肅宗國葬都監廳儀軌> <崇陵修改都監儀軌> <綏陵山陵都監儀軌> <元陵山陵都監儀軌>
<翼宗墓所都監儀軌> <仁敬王后國葬都監儀軌> <仁宣王后山陵都監儀軌> <仁顯王后山陵都監儀軌>
<莊烈王后山陵都監儀軌> <莊祖墓所都監儀軌> <親臨政府時儀軌> <顯宗崇陵山陵都監儀軌>
<扈聖宣武清難三功臣都監儀軌> <孝純賢嬪墓所都監儀軌> <孝章世子墓所都監儀軌>
<孝宗寧陵都監儀軌> <孝宗寧陵山陵都監儀軌> <徽慶園園所都監儀軌>

1-6 族譜

<等第八世譜> <萬姓譜> <性源錄> <性源錄 續篇> <姓號譜彙> <醫科譜> <醫科八世譜>
<醫等第譜> <醫譯籌八世譜>

1-7 文集 / 私撰日記

<癸未東槎日記> <戒逸軒日記> <公山日記> <老稼齋燕行日記> <陶山及門諸賢錄>
<東槎錄> <黙齋日記> <勿川先生文集> <眉巖日記> <眉巖日記草> <赴瀋日記> <桑韓唱和塤篪集>
<仙槎筆談抄錄> <修信使日記> <燕行日記> <燕行記事> <熱河日記> <龍泉談寂記> <倭變日記>
<愚谷日記> <月沙集> <陰崖日記> <壬午六月日記> <朝京日錄> <竹溪日記> <寒皐觀外史> <海遊錄>

1-8 醫書

<分門瘟疫易解方> <新編集成馬醫方> <重修政和經史證類備用本草> <鍼灸擇日編集>

1-9 其他

<對馬島宗家文書> <大韓帝國官員履歷書> <生徒惠民署差帖> <辛壬紀年提要>
<柳成龍備忘記入大統曆> <義順館迎詔圖> <壯襄公征討時錢部胡圖> <總督府官報>
<太平會盟圖> <平壤大同門鍾記> <皇城新聞>

2. 二次史料

2-1 族譜 類

高氏大同譜 典書公派 編纂委員會, <濟州高氏典書公派篇>, 제주, 1979
김학경, <牛峰金氏族譜>, 회상사, 大田, 1969
文化柳氏宗親會, <文化柳氏世譜>, 서울, 2008
邊東洙, <原州邊氏護軍公派譜>, 서울, 1996
卜昌淳. <密陽卜氏族譜>, 密陽卜氏大宗會譜所, 부천, 2008
信川康氏大同譜編纂委員會, <信川康氏大同譜>, 서울, 2007
牙山朴氏宗親會, <牙山朴氏世譜>. 發行地不明, 1996
安山李氏 族譜編纂委員會, <安山李氏族譜>, 大田, 2005
延秉權, <谷山延氏大同譜>, 괴산, 2002
寧海朴氏 大宗會, <寧海朴氏大同譜>, 서울, 1987
溫陽方氏 大同譜編纂委員會, <溫陽方氏大同譜>, 서울, 2005
溫陽鄭氏大同譜編纂委員會, <溫陽鄭氏大同譜>, 發行地不明, 2000
全州李氏 完昌大君派所, <全州李氏完昌大君派大同譜>, 서울, 2000
井邑李氏宗中會, <井邑李氏族譜>, 發行地不明, 2001
진수한, <豊基秦氏族譜 全>, 豊基秦氏大同譜所, 영주, 1978
清州韓氏大同族譜編纂委員會, 清州韓氏大同族譜, 서울, 1993
平壤趙氏 斂樞公派 宗親會, <平壤趙氏 文忠公孫 斂樞公派譜>, 發行地不明, 發刊年不明

河陽許氏 文敬公派 中央宗親會, <河陽許氏世譜>, 發行地不明, 1984
幸州奇氏大同譜所, <幸州奇氏大同譜>, 고양, 2004

2-2 單行本

濟州東洋文化研究所, <濟州島磨崖銘>, 제주, 1999
韓國精神文化研究院, <古文書集成 3 海南尹氏篇>, 서울, 1984

박훈평

東新大學校 韓醫學科 卒業(8期)
同大學院 碩士 卒業(醫史學 專功)
大韓韓醫學會 正會員
韓國醫史學會 正會員

조선의인지

초판인쇄 | 2012년 8월 3일
초판발행 | 2012년 8월 3일

지 은 이 | 박훈평
펴 낸 이 | 채종준
펴 낸 곳 | 한국학술정보㈜
주   소 | 경기도 파주시 문발동 파주출판문화정보산업단지 513-5
전   화 | 031) 908-3181(대표)
팩   스 | 031) 908-3189
홈페이지 | http://ebook.kstudy.com
E-mail | 출판사업부 publish@kstudy.com
등   록 | 제일산-115호(2000. 6. 19)

ISBN   978-89-268-3593-7 93510 (Paper Book)
        978-89-268-3594-4 95510 (e-Book)